胃肠诊断图谱

II 下消化道

第 2 版

监修 （日）八尾恒良
福冈大学名誉教授・佐田医院名誉院长

主编 （日）胃肠编委会

编委 （日）小林广幸
福冈山王医院消化科内科部长

（日）松田圭二
帝京大学医学部外科准教授

（日）岩下明德
福冈大学筑紫医院病理部教授

主译 令狐恩强
中国人民解放军总医院消化内科

韩英
北京军区总医院消化内科

辽宁科学技术出版社
·沈　阳·

Authorized translation from the Japanese language edition,entitle
胃と腸アトラスII　下部消化管　第2版
ISBN：978-4-260-01747-3
監修：八尾恒良
編集：「胃と腸」編集委員会
編集委員：小林広幸/松田圭二/岩下明徳
published by IGAKU-SHOIN LTD.,TOKYO Copyright©2014

图书在版编目（CIP）数据

胃肠诊断图谱：下消化道．第2版/（日）胃肠编委会主编；令狐恩强，韩英主译．—沈阳：辽宁科学技术出版社，2016.1（2024.4 重印）
ISBN 978-7-5381-7716-9

Ⅰ．①胃…　Ⅱ．①胃…　②令…　③韩…　Ⅲ．①消化系统疾病—内窥镜检—图谱　Ⅳ．① R570.4-64

中国版本图书馆 CIP 数据核字（2015）第 252456 号

出版发行：辽宁科学技术出版社
（地址：沈阳市和平区十一纬路25号　邮编：110003）
印 刷 者：辽宁新华印务有限公司
经 销 者：各地新华书店
幅面尺寸：210 mm × 285 mm
印　　张：22
插　　页：4
字　　数：400 千字
出版时间：2016年1月第1版
印刷时间：2024年4月第3次印刷
责任编辑：郭敬斌
封面设计：袁　舒
版式设计：袁　舒
责任校对：李　霞

书　　号：ISBN 978-7-5381-7716-9
定　　价：268.00元

编辑电话：024-23284363　13840404767
E-mail:guojingbin@126.com
邮购热线：024-23284502
http://www.lnkj.com.cn

译者名单

主　译　令狐恩强　（中国人民解放军总医院消化内科）
韩　英　（北京军区总医院消化内科）

副主译　柴宁莉　（中国人民解放军总医院消化内科）
林香春　（首都医科大学附属北京世纪坛医院消化内科）
金木兰　（首都医科大学附属北京朝阳医院病理科）
钱冬梅　（首都医科大学附属北京同仁医院消化内科）
赵洪川　（中日友好医院消化内科）

参　译　黄启阳　熊　英　冯　佳　张晓彬　姚国鹏　马连君　牛晓彤
冯秀雪　李贞娟　汪　颖　宁　波　郭宇航　张文刚　杜　晨
宋秀江　李惠凯　翟亚奇　王楠钧　丁　辉
（以上人员单位：中国人民解放军总医院消化内科）

第 2 版　译者简介

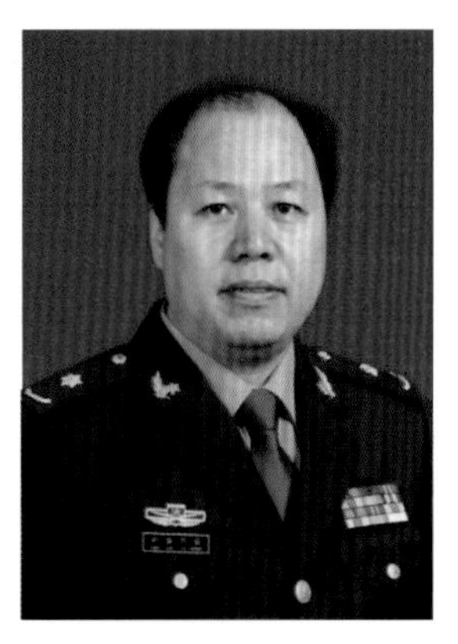

令狐恩强，博士，主任医师，教授，博士及博士后导师，现任中国人民解放军总医院消化内科主任。系中华医学会消化内镜学分会副主任委员（兼食管胃静脉曲张学组组长）；北京医学会消化内镜学分会候任主任委员；中国医师学会消化病学分会执行常委；中国健康促进基金会消化内镜专项基金管理委员会副主任委员；美国消化内镜学会国际委员；《中华胃肠内镜电子杂志》总编辑及《中华消化内镜杂志》副总编辑等。担任《Gastrointestinal Endoscopy》、《World Journal of Gastroenterology》、《中华医学杂志（英文版）》、《国际肝胆胰疾病杂志（英文版）》、《中华消化内镜杂志》、《南方医科大学学报》等多本杂志编委或审稿人。

从事内镜诊治工作 27 年，现为著名的消化病学、消化内镜专家，消化内镜隧道技术创始人，世界消化内镜技术的领军人之一，拥有多项消化内镜创新技术。国际上首创消化内镜隧道技术(2009)，并率先开展各项隧道技术，完善隧道技术理论体系，包括隧道技术治疗消化道大面积早癌（ESTD)、贲门失弛缓症（POEM）及固有肌层肿瘤（STER）等，极大拓展消化内镜的应用领域，使中国原创技术走向世界；在我国率先开展消化道早癌及癌前病变的内镜下微创切除(EMR、MBM、ESD 等)，成为中国该领域的创始人之一，不断攻克难题，引领我国内镜下早癌切除领域跻身世界前列；在食管胃底静脉曲张诊治方面，首创的 LDRf 分型法，推荐作为内镜下胃食管静脉曲张的诊治指南；在探索和规范胆胰疾病的诊断、内镜下 ERCP 微创治疗及复杂疑难 ERCP 技术方面做出重要贡献，并在我国率先开展超声内镜下胰腺囊性病变的治疗诊治，为该领域的顶级专家。共发表论文 260 余篇，SCI 论文影响因子 326 余分。主编专著与专业光盘 16 部，实用新型专利 9 项。获得军队医疗成果一等奖、二等奖等多项，获 2013 年度美国胃肠病学会大会唯一国际奖，成为中国学者获此殊荣的第一人，2014 年获得总后勤部“优秀中青年专家”荣誉称号。

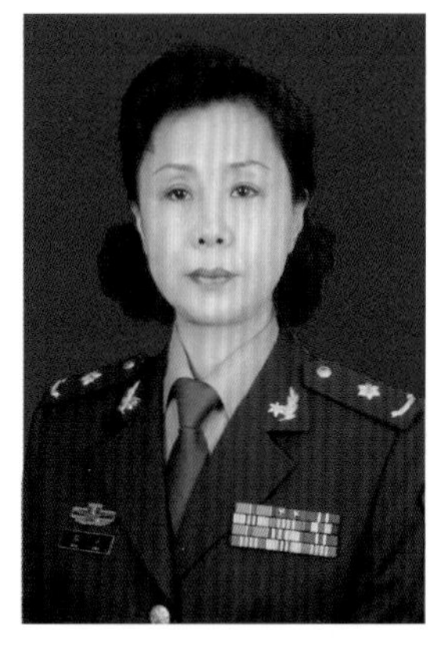

韩英，主任医师、教授、博士生导师，北京军区总医院原副院长，消化内科主任。系中华医学会消化分会委员兼司库；全军消化内科专业委员会副主任委员；全军门诊管理专业委员会常委；北京医师协会消化分会常务理事；北京医师协会内科分会理事；《Gastroenterology（中文版）》副主编；《GUT（中文版）》副主编；《Journal of Crohn's and Colitis（中文版）》编委；《Journal Digestive Diesase》编委；《中华消化杂志》等编委。

在解决消化专科及相关专业的疑难病、罕见病方面，具有丰富的临床经验，为著名消化病学专家。曾多次赴美国、日本研修，精通英、日两门外语，多次为中华医学会消化学会、消化内镜学会等组织的国际学术交流担任翻译。熟练专科操作如胃镜、肠镜下的诊断及治疗技术。近年来发表论文 100 余篇。获军队科技进步奖 7 项，临床成果奖 5 项，主研课题 5 项，主编专著 3 部，副主编 1 部，参编 5 部。

第 2 版 译者序

作为从事消化内镜诊疗临床工作多年的医生，感受至深的就是内镜下对病变的识别、判定和诊断，时常也苦于没有老师指点和带教。没有见过的“病变”往往无从识别，如同在茫茫人海中寻找从未谋面的陌生人，即使直面相对也无法辨识，甚或“擦肩而过、错失良机”，只能抱憾悔恨。内镜临床操作中误诊、漏诊的重要原因之一就是对病变的“视而不见”——不是因为不认真，而是因为“不认识”。尤其是当下，我们国家胃肠早癌的筛查工作已提上日程，只有“见多识广”，才能练就一双“慧眼”，在“万花丛中”去识别早期可疑病变那点“绿”。

多年来，虽然有各种版本的消化内镜图谱和书籍，但是缺乏系统性、全面性，特别是对少见病、罕见病的内镜下表现，更是无从查阅、无师可问。即使是常见病、多发病，内镜下表现也具有多样性，能与临床、病理以及治疗相结合的系统性分析诊断的图文并茂、可供自学的书籍一直是许多从事消化内镜临床诊疗人员的期盼。

本书是集日本的消化道诊断学之大成的《胃肠诊断图谱》第 2 版，融入 NBI、电子放大内镜、小肠镜、超声内镜等现代诊断技术，自 2009 年起新版编撰历经 6 年之久，是凝聚了全日本众多内镜及病理专家的心血之作，是一本不可多得的内镜诊断方面的好书。书中图片精美，内容涉及消化道各个器官，不仅对病变的内镜下表现进行了图文并茂、简明扼要的描述，而且结合每一个具体病例，从临床表现到相关实验室、影像学检查所见，及至该病（内镜下表现）所涉及的相关病理学、病理生理学等知识也进行了简要描述，令人耳目一新，颇有“一书在手，信心倍增”之感。

由于本书是日本专家撰写，为了让更多的中国消化内镜工作者了解、掌握该书的内容，不断提高自身的内镜下病变识别、判定和鉴别诊断的能力，我们组织了国内多名专家学者在百忙之中将本书翻译成中文奉献给读者。

本书从启动翻译到出版，得益于各位译者的奉献和努力，谨在此向他们表示衷心的感谢和崇高的敬意！由于时间仓促和水平所限，本书中难免有不尽人意之处，敬请各位读者给予指正。

掩卷反思，我国人口众多，疾病案例数量绝不亚于同是亚洲国家的日本，遗憾的是，我们缺乏总结和归纳，不重视高质量图像的采集及完整资料的追踪收集。希望本书起到“抛砖引玉”之效，期待在不远的将来能够集全国消化同道之力，编撰、出版一本我们中国自己的消化内镜的“百科全书”。

令狐恩强　韩英

2015 年 10 月 18 日

第 2 版　监修者序

在这个什么都可以用电脑或智能手机简单地检索到的年代，从事诊疗事业的医生们为了获取更多的知识和应对临床工作，每天都忙忙碌碌。

十年弹指一挥间，《胃肠诊断图谱》从初版到现在已经走过了 13 个春秋。这期间，消化道的检查方法也取得了明显的进步。日常所见的消化道疾病谱也随着时间的流逝有所改变。

随着时代的变迁，诊断学也有必要与时俱进。《胃肠》团队引入了新的诊断方法，没有局限于病变的诊断，对作为诊断依据的图像和病理组织结构花费了大量的时间和精力进行研究，在消化道图像诊断学方面继续在世界上处于首屈一指的地位。

在这一动力之下付诸行动，《胃肠诊断图谱》得以修订。

担任《胃肠》杂志编委会委员长的芳野纯治先生策划出版《胃肠诊断图谱》第 2 版。编委会同意本人担任监修，我深感荣幸。受东日本大震灾的影响，编审工作一度中断，还受到一部分原稿延迟的影响，拖宕日久，现在终于得以出版。

在此首先要向撰写原稿的诸位医生深表歉意，向在日常工作中一例一例认真地进行诊疗的执笔者深表敬意。其次，我还要向早期胃癌研究会的委员、《胃肠》杂志的编委、花费时间和精力审阅本书的编委、和我一起竭尽全力的本书编委会成员，以及努力进行具体编辑工作的医学书院的饭村祐二先生深表感谢。

出色的图像诊断除了需要检查者具备技术、经验，对于疾病状态的认识也是必不可少的。但是，个人的经验和知识是有限的。

本书含有大量精彩的图片，不但可供诊疗时作为参考，平时信手翻阅时也赏心悦目，没有了面对网络时的疲惫。日积月累之后，经验和知识必有长进。最后，衷心希望该书作为我们临床医生的参考，能够在诊疗患者时活学活用。

如果您能节约 1～2 次聚餐的费用，购入该书，我们将不胜感激。

八尾恒良

2014 年暮春

第2版 序

《胃肠诊断图谱》的初版是以刊登在《胃肠》杂志的病例为中心，包含各种消化道疾病的集大成之作，于2001年发行。在初版中，根据已故的村上忠重先生和已故的白壁彦夫先生创立的消化道诊断学，以精彩的X线片和内镜图像为中心，必要时加上超声、CT、MRI的影像，尽可能对病变的大体和显微图像进行对照，使各种疾病的X线片、内镜所见等一目了然，在当时毫无疑问是划时代的著作。时至今日，日本的消化道诊断学仍然注重通过画质优良的图像、实施准确缜密的诊断，并与病理所见对比，最后做出有理有据的系统诊断。但是，初版发行之后的消化道医学，特别是影像学技术的进步非常显著，新的X线诊断设备（数字化图像、三维CT）、内镜诊疗设备（放大内镜、NBI、胶囊内镜、小肠镜等）接二连三地开发出来，今天这些消化道设备已经在日常的临床工作中得以普遍应用。与之相随，图像诊断学在多样化的同时也在飞速进步，在初版中没有涉及很多的小肠疾病，得到了更清晰的内镜图像。另外，在初版中刊载的原有的小肠、大肠疾病，由新的诊疗设备得到了更清晰的图像，特别是内镜图像。可以说初版的病例已落后于时代了。在这种情况下，在初版的监修八尾恒良先生的大力协助下，经过几年的准备，更新了内容，修订版《胃肠诊断图谱》终于得以发刊。

本书的初版出版以来，《胃肠》编委会（与初版时的编委会已经完成了新旧交替）从病例资源中，为我们提供了严格筛选的图像。另外，胶囊内镜、气囊辅助内镜的登场，使很多的小肠疾病得到新的认识，内镜图像比初版增加了2倍以上。大肠疾病也包含了更丰富的放大内镜图像，几乎汇集了所有的下消化道疾病。关于累及上消化道的病变（Crohn病等），按照不同器官出示了不同种的病例，也设法使同一疾病在其他器官中的检索更为便利。我认为本书集最严选的精彩图像和病理所见于一体，务必请您放在手边，随时翻阅，无论是年轻的消化科医生还是有经验的老医生，相信本书都能为您的诊断提供帮助。

最后，向所有在百忙之中提供宝贵病例的诸位医生深表感谢，也向从项目筹划到校对方面给予我们很大帮助的医学书院医学书籍编辑部的饭村祐二先生表达深深的谢意。

[下消化道]编委
小林广幸
松田圭二
岩下明德
2014年4月

初版 序

《胃肠》杂志在1966年创刊，在其初创时的早期胃癌研究会时代，以已故的村上忠重先生、已故的白壁彦夫先生、崎田隆夫先生、已故的佐野量三先生为首，放射科医生、内镜医生、病理科医生济济一堂，开创了新的诊断学。

不仅满足于X线所见、内镜所见、切除标本的肉眼所见，将这些诊断图像通过病理组织学验证的研究方法得到确立。该方法不仅用于早期胃癌，早期食管癌、凹陷型早期大肠癌的诊断学也应运而生。通过内镜下“光学活检”的方法，还可以对无法一一进行活检取得标本的炎症性肠病等疾病的病理做出推断。现在，消化道疾病的形态诊断学已经成为可以推测出疾病的病理诊断的学问，并不言过其实。

临床医学以病例为基础，多少受个人的诊断能力和经验局限。凭个人经验可以诊断的病例是有限的。要认真地对待一个病例，需要进行多次全面的观察，舍此没有其他途径。客观地记录并保存下来，像日本一样，内科、放射科、外科、病理科通过横向联系进行分析，在欧美是不可能的。

本书集日本的内镜诊断学之大成，为的是向从事消化道诊断学的医生和研究者提供帮助。由《胃肠》编委会策划和编辑，以《胃肠》编委们所在医院的病例为中心，汇集精彩的X线和内镜所见，必要时增加超声、CT和MR影像，尽量对比病变的大体和显微病理学表现，以供体味病变X线和内镜表现的形成基础。

本书并不完善，尽管展示了200种以上的疾病，还是遗漏了一些疾病。癌症方面另有专著，此次就省略了。对病例的解说也是初次的尝试，不当之处请不吝赐教。

最后，向提供宝贵病例的诸位医生，医学书院的窪田宏先生、在病理学方面给予诸多指导的福冈大学筑紫医院病理部的岩下明德部长，提供帮助的教员津田纯郎、真武弘明、八尾哲史深表感谢！

《胃肠》主编

八尾恒良

2001年盛夏

执笔者一览

前畠裕司　九州大学大学院病态机能内科学
松本主之　岩手医科大学医学部内科学讲座消化内科消化管分野教授
齐藤裕辅　市立旭川病院副院长·消化器病中心长
垂石正树　市立旭川病院消化器病中心
大宫直木　藤田保健卫生大学消化道内科学准教授
后藤秀实　名古屋大学大学院医学系研究科消化器内科学教授
金城福则　浦添综合病院消化器中心顾问
水野浩志　仙台厚生病院消化器中心消化器内科
中堀昌人　仙台厚生病院消化器中心部长、临床检查中心长
伊藤贵博　旭川医科大学内科学讲座消化器·血液肿瘤抑制内科学助教
藤谷幹浩　旭川医科大学内科学讲座消化器·血液肿瘤抑制内科学准教授
中村志郎　兵库医科大学炎症性肠疾患讲座内科部门教授
佐佐木雅也　滋贺医科大学附属病院营养治疗部病院教授
九嶋亮治　滋贺医科大学临床检查医学讲座教授
清水诚治　大阪铁道医院医务部长
村野实之　村之诊所院长
平田一郎　藤田保健卫生大学消化道内科教授
平井郁仁　福冈大学筑紫病院消化器内科讲师
池田圭祐　福冈大学筑紫病院病理部
岩下明德　福冈大学筑紫病院病理部教授
臧原晃一　松山红十字病院胃肠中心所长
八尾建史　福冈大学筑紫病院内镜部诊疗教授
长坂光夫　藤田保健卫生大学消化道内科学讲师
森山智彦　九州大学大学院病态技能内科学讲师
佐田美和　北里大学东病院消化器内科讲师
小林清典　北里大学医学部新世纪医疗开发中心准教授
矢野智则　自治医科大学消化器内科讲师
木村智成　心脏病中心神原病院消化器内科长
三上　荣　神户市立医疗中心西市民病院消化器内科
水谷孝弘　济生会福冈综合病院内科部长
中村和彦　九州大学大学院医学研究院病态控制内科学诊疗准教授
井上博人　久留米大学医学部内科学讲座消化器内科部门
江森启悟　久留米大学医学部内科学讲座消化器内科部门
西俣伸亮　公益社团法人鹿儿岛共济会南风病院消化器内科
国崎玲子　横滨市立大学附属市民综合医疗中心肠症性肠病（IBD）中心准教授
下山　友　横滨市立大学附属市民综合医疗中心炎症性肠病（IBD）中心准教授
鸟井淑敬　藤田保健卫生大学坂文种报德会病院内科
小林　隆　藤田保健卫生大学坂文种报德会病院内科
藤冈　审　福冈红十字病院消化器内科
长滨　孝　福冈大学筑紫病院消化器内科讲师
梁井俊一　九州大学大学院病态机能内科学
中村昌太郎　九州大学先进医疗改革中心准教授
藤原　崇　癌·感染症中心读立驹込病院消化器内科医长
门马久美子　癌·感染症中心读立驹込病院消化器内科部长
岩男　泰　庆应义塾大学病院预防医疗中心教授
吉野修郎　吉野内科·外科诊所院长
山田正树　济生会川口综合病院外科
伴　慎一　济生会川口综合病院病理诊断科主任部长
小原　圭　小牧市民病院消化器内科
杉森圣司　大阪市立大学大学院医学研究科消化器内科学病院讲师
渡边宪治　大阪市立综合医疗中心消化器内科
中野尚子　藤田保健卫生大学消化道内科助教
高林广明　仙台厚生病院消化器内镜中心
松田知己　仙台厚生病院消化器内镜中心部长
冈　志郎　广岛大学病院内镜诊疗科诊疗讲师
田中信治　广岛大学大学院医齿药保健学研究科内镜医学教授
藤森俊二　日本医科大学消化器内科学准教授
坂本长逸　日本医科大学消化器内科学教授
野田哲裕　久留米大学医学部内科学讲座消化器内科部门助教
鹤田　修　久留米大学医学部消化器病中心教授
今村健太郎　福冈大学筑紫病院消化器内科
桑木光太郎　久留米大学医学部内科学讲座消化器内科部门助教
池上幸治　九州大学大学院病态技能内科学
八坂太亲　福冈大学筑紫病院消化器内科
川口真矢　伊势红十字病院消化器内科部长
赤松泰次　地方独立行政法人长野县立病院机构长野县立须坂病院副院长
饭田三雄　公立学校共济组合九州中央病院院长
浅野光一　九州大学病院光学医疗诊疗部助教
广濑靖光　久留米大学放射线科助教
鱼住　淳　久留米大学放射线科助教
富永素矢　市立旭川病院消化器病中心

垂水研一 川崎医科大学消化道内科学讲师
春间　贤 川崎医科大学消化道内科学教授
草野昌男 草之家内科诊所院长
五十岚正广 癌研有明病院消化器内科部长
大川清孝 大阪市立十三市民病院院长
大庭宏子 大阪市立十三市民病院消化器内科副部长
太田智之 札幌东德洲会病院消化器中心长
折居　裕 旭川厚生病院消化器科副院长
丸山保彦 藤枝市立综合病院消化器内科统括诊疗部部长
池谷贤太郎 滨松南病院消化器病・IBD 中心副中心长
梅野淳嗣 九州大学病院病态机能内科学助教
大津健圣 福冈大学筑紫病院消化器内科
松川正明 昭和大学江东丰洲病院消化器中心内科部门教授
千野晶子 癌研有明病院消化器内科医长
藤田浩史 日进折户（おりど）病院消化器内科部长
上田　涉 大阪市立十三市民病院消化器内科部长
小泽贤一郎 市立旭川病院消化器中心
佐野弘治 大阪市立综合医疗中心消化器内科副部长
船田摩央 直方中央病院消化器科医长
河内修司 松山市红十字消化器内科第一消化器内科副部长
桑田　刚 癌・感染症中心都立驹入病院消化器内科医长
大泉弘子 北榆会开成病院消化器科部长
齐藤雅雄 北榆会开成病院院长
花房正雄 大阪府立成人病中心消化道内科
饭石浩康 大阪府立成人病中心副院长
佐野村诚 北摄综合病院消化器内科部长
长田修一郎 久留米大学医学部内科学讲座消化器内科部门
山野泰穗 秋田红十字病院消化器中心长
工藤进英 昭和大学横滨市北部病院消化器中心长
丰嶋直也 昭和大学横滨市北部病院消化器中心
小林广幸 福冈山王病院消化器内科部长
久部高司 福冈大学筑紫病院消化内科讲师
河野弘志 圣玛利亚病院消化器内科诊疗部长
高木　亮 秋田红十字病院消化器病中心副部长
入口阳介 东京都癌检诊中心消化器内科部长
山村彰彦 东京都癌检诊中心检查科部长
芦塚伸也 宫崎大学医学部内科学讲座循环体控制学分类
稻津东彦 宫崎大学医学部内科学讲座循环体控制学分类
藤田　穰 川崎医科大学消化道内科学讲师
渕上忠彦 松山红十字病院名誉院长
小田丈二 东京都癌检诊中心消化器内科医长
本庶　元 大津红十字病院消化器科医长
松田圭二 帝京大学医学部外科准教授
渡边聪明 东京大学肿瘤外科・血管外科教授
小泽俊文 佐藤病院消化器内科部长
海上雅光 医疗生协中心病院病理诊断科科长
前山泰彦 久留米大学医学部内科学讲座消化器内科部门助教
川崎启祐 松山红十字病院胃肠中心副部长
迎　美幸 北里大学东病院消化器内科
泉屋　隆 泉屋内科诊所理事长
堀口慎一郎 癌・感染症中心都立驹入病院病理科医长
山名哲郎 JCHO 东京山手医疗中心大肠肛门病中心部长
筱原知明 佐久医疗中心消化内科
小山恒男 佐久医疗中心内镜内科部长
小金井一隆 横滨市立市民病院炎症性肠疾患

目　录

小肠

大肠

九、肛门病变

小肠

1 小肠憩室

食管 ➡ Ⅰ.17 页　胃 ➡ Ⅰ.134 页　大肠 ➡ Ⅱ.176 页（憩室炎·憩室出血）。※ 注：Ⅰ指《胃肠诊断图谱上消化道（第2版）》，Ⅱ指本书。后同

小肠憩室是部分小肠壁呈囊状突向管腔外的状态。除 Meckel 憩室外，小肠憩室的发生率低，为 1% ~2%。其中大部分为后天性，发生于肠系膜侧，以肌层缺如的假性憩室多见，好发于上部空肠和回肠末端，在空肠偶有多发憩室。大多数没有症状，约有 10% 的患者出现憩室炎、穿孔、出血及肠梗阻，是急腹症及消化道出血的原因。小肠 X 线检查对诊断有帮助，常描述为小肠系膜缘的开口狭小的囊状突起，大小从米粒到拳头不等。内镜检查可见具有盲端的管腔，有时在开口和憩室内部伴有开放性溃疡。无症状者可以不予处理，也有在憩室内发生恶性肿瘤的报道。

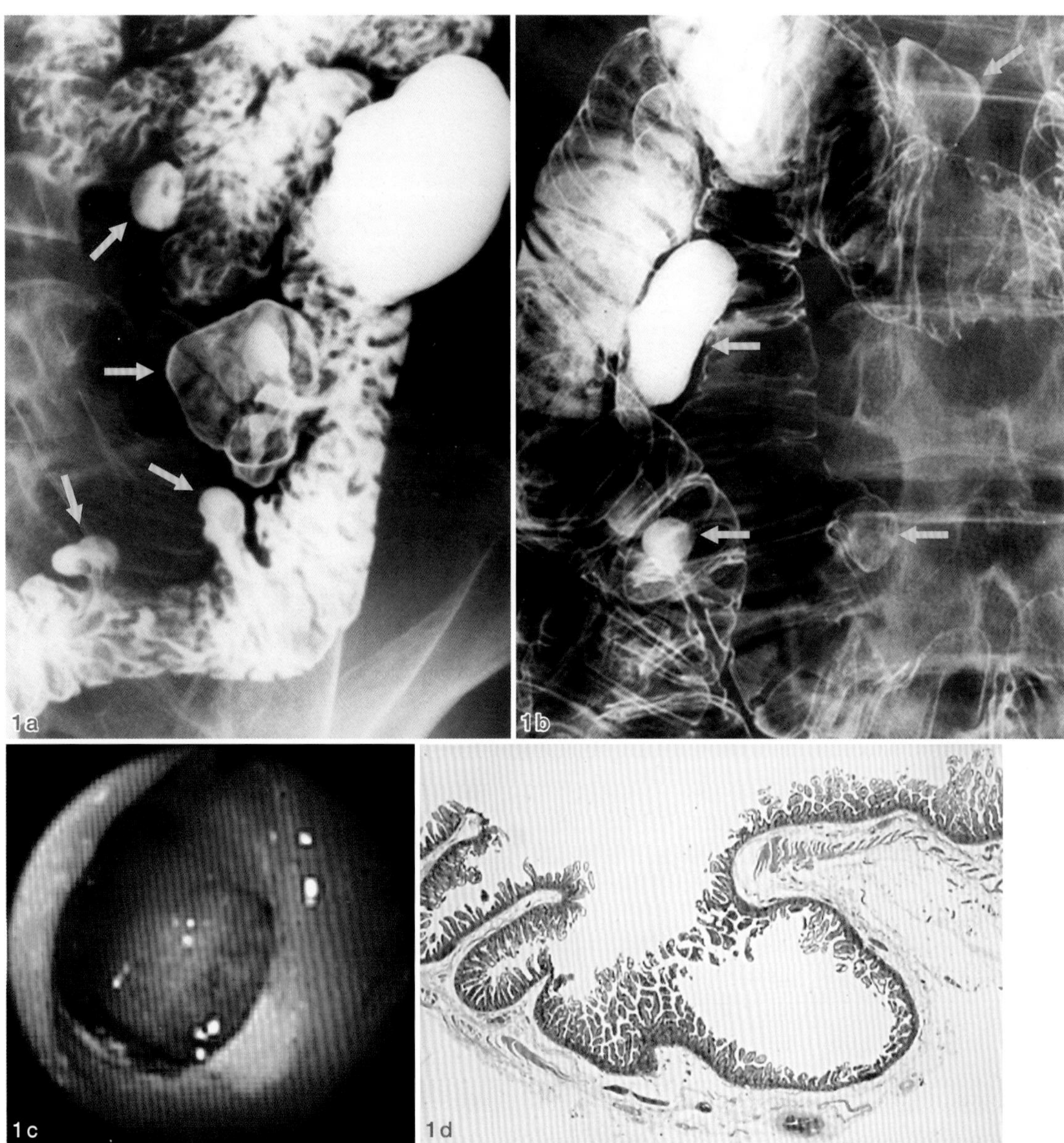

❶ [病例 1] 40 余岁女性，多发空肠憩室

a，b：小肠双重造影所见　在肠系膜缘见多发的向空肠壁外的囊状突起（箭头）。开口狭窄，憩室内未见溃疡。

c：术中小肠镜所见　憩室开口部见表浅的开放性溃疡。

d：病理组织学所见　为固有肌层缺如的假性憩室。

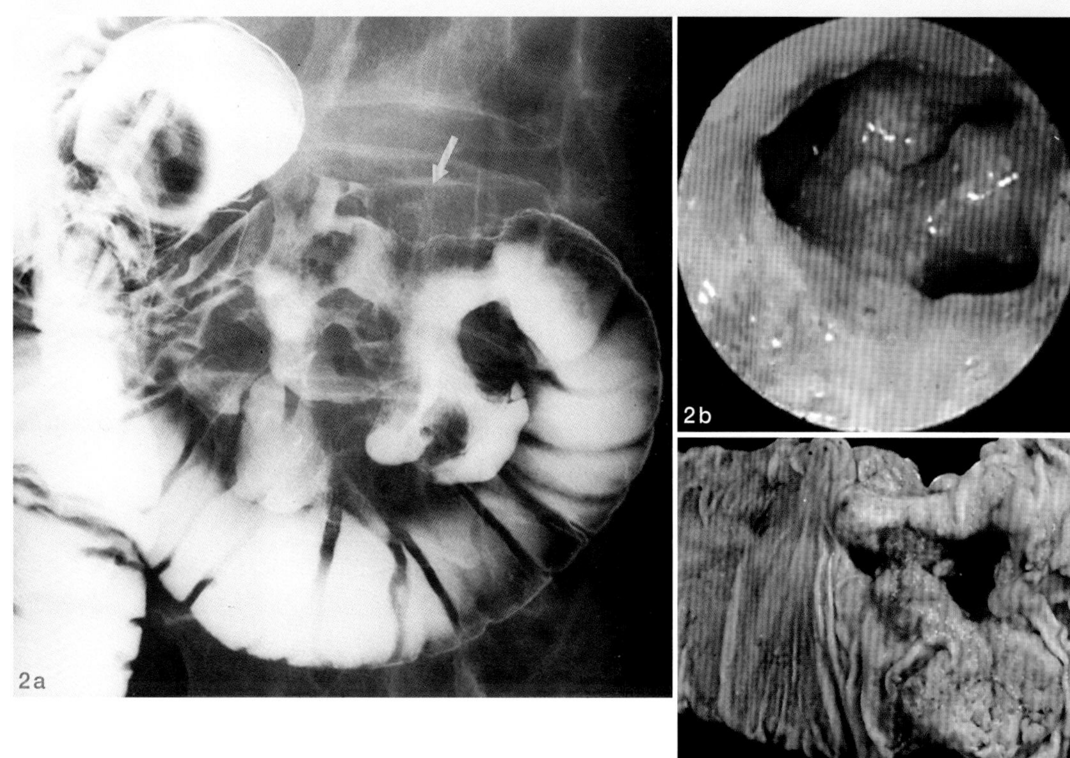

❷［症例 2］70 余岁男性，空肠憩室内发生的小肠癌

a：**小肠双重造影所见**　空肠憩室内可见多发结节状的充盈缺损。
b：**推进式小肠镜所见**　可见憩室内凹凸不完整的结节状隆起。
c：**切除标本肉眼所见**　憩室内可见直径约有 6cm 的结节状隆起。

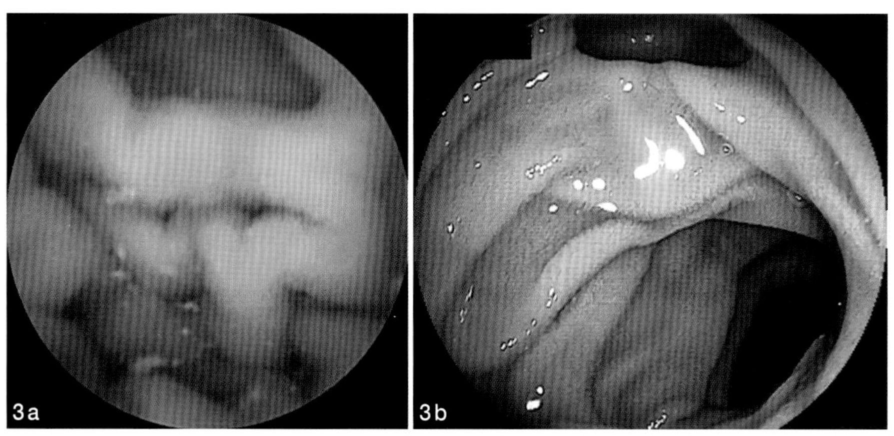

❸［症例 3］80 余岁男性，空肠憩室

a：**胶囊内镜所见**　空肠上部可见有盲端的管腔。
b：**双气囊小肠镜所见**　可见空肠上部管腔间有分隔。

参考文献

[1] Longo WE, et al. : Clinical implications of jejunoileal diverticular disease. Dis Colon Rectum 35 : 381–388, 1992.
[2] Shanmugam RP, et al. : A rare complication of jejunal diverticulosis. Trop Gastroenterol 27 : 134–135, 2006.
[3] 藤澤　聖，他：小腸憩室症．八尾恒良，他（編）：小腸疾患の臨床．医学書院，pp90–94, 2004.
[4] 藤澤　聖，他：術前診断しえた空腸憩室部小腸癌の 1 例．胃と腸 36：891–894, 2001.

（前畠裕司，松本主之）

2 Meckel 憩室

Meckel 憩室（Meckel’s diverticulum）是胚胎期卵黄管残留的先天性真性憩室，发生率为人口的 2% ~3%，是消化管畸形中发生率最高的。在成人存在于回盲瓣口侧 60 ~ 130cm 的回肠系膜对侧缘，大多数无症状，有时会有腹痛、出血及梗阻。在成人的消化道出血中小肠出血占 1% ~3%，其中 4.7% ~8.7%是由于 Meckel 憩室的出血。有报道在小儿便血的一半是由于 Meckel 憩室造成的。术前诊断比较困难，闪烁扫描（$^{99m}TcO_4^-$闪烁扫描）的 Meckel 憩室的阳性率也仅为 30% ~40%，在 X 线、内镜下观察到小肠索分支的盲端是关键。在胶囊内镜下也有漏诊的情况，需要注意。组织学上具有和肠管相同的 3 层结构，50%以上可见异位组织（70% ~80%为胃组织，其余胃胰腺、十二指肠等）。

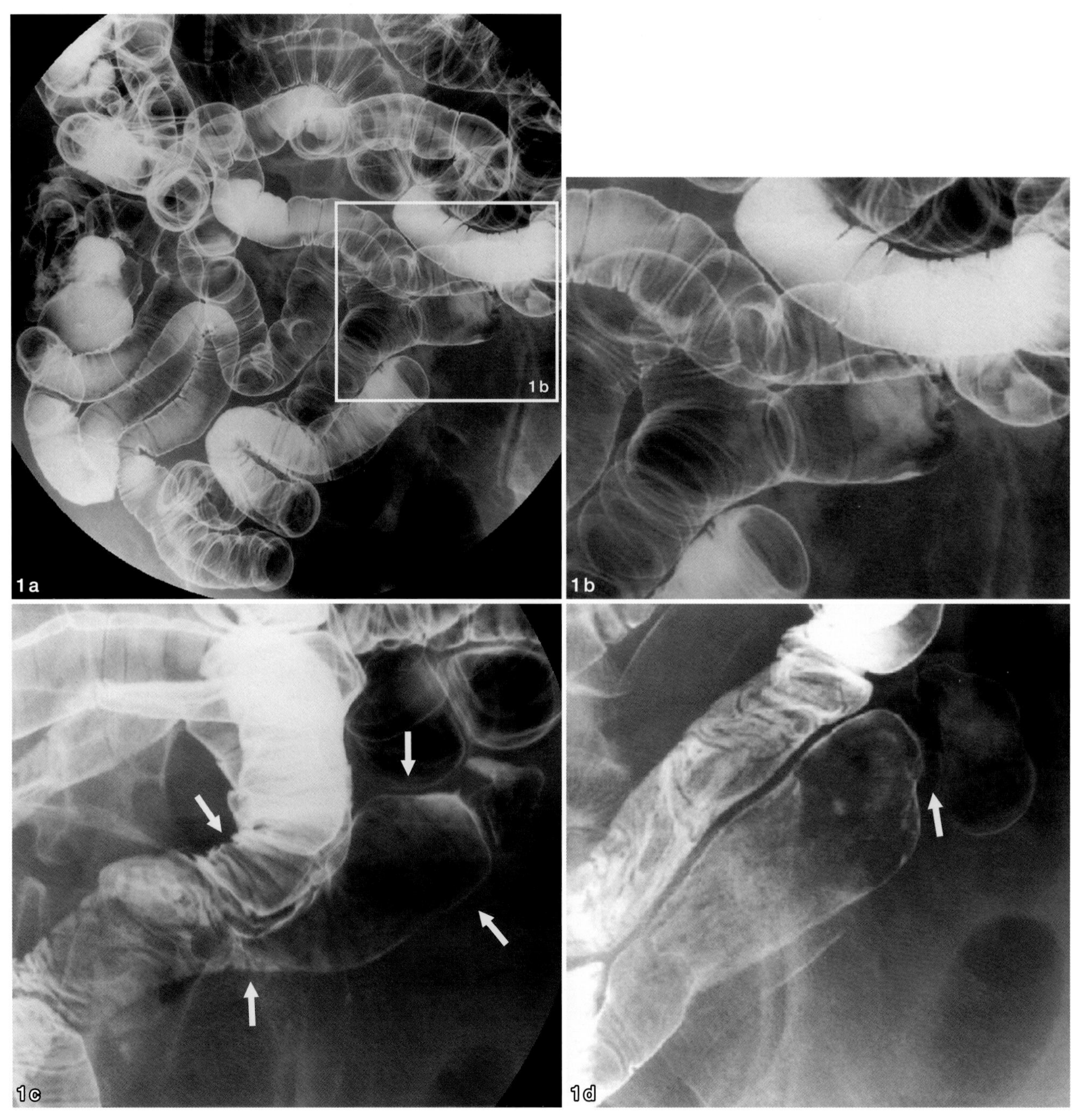

❶ **[病例 1] 60 余岁男性**

a ~ d：小肠造影所见 回肠下段见从小肠向外侧分支的管腔脏器（a，b）。管腔是小肠系膜对侧的憩室（c，箭头）。憩室近端显著狭窄（d，箭头）。

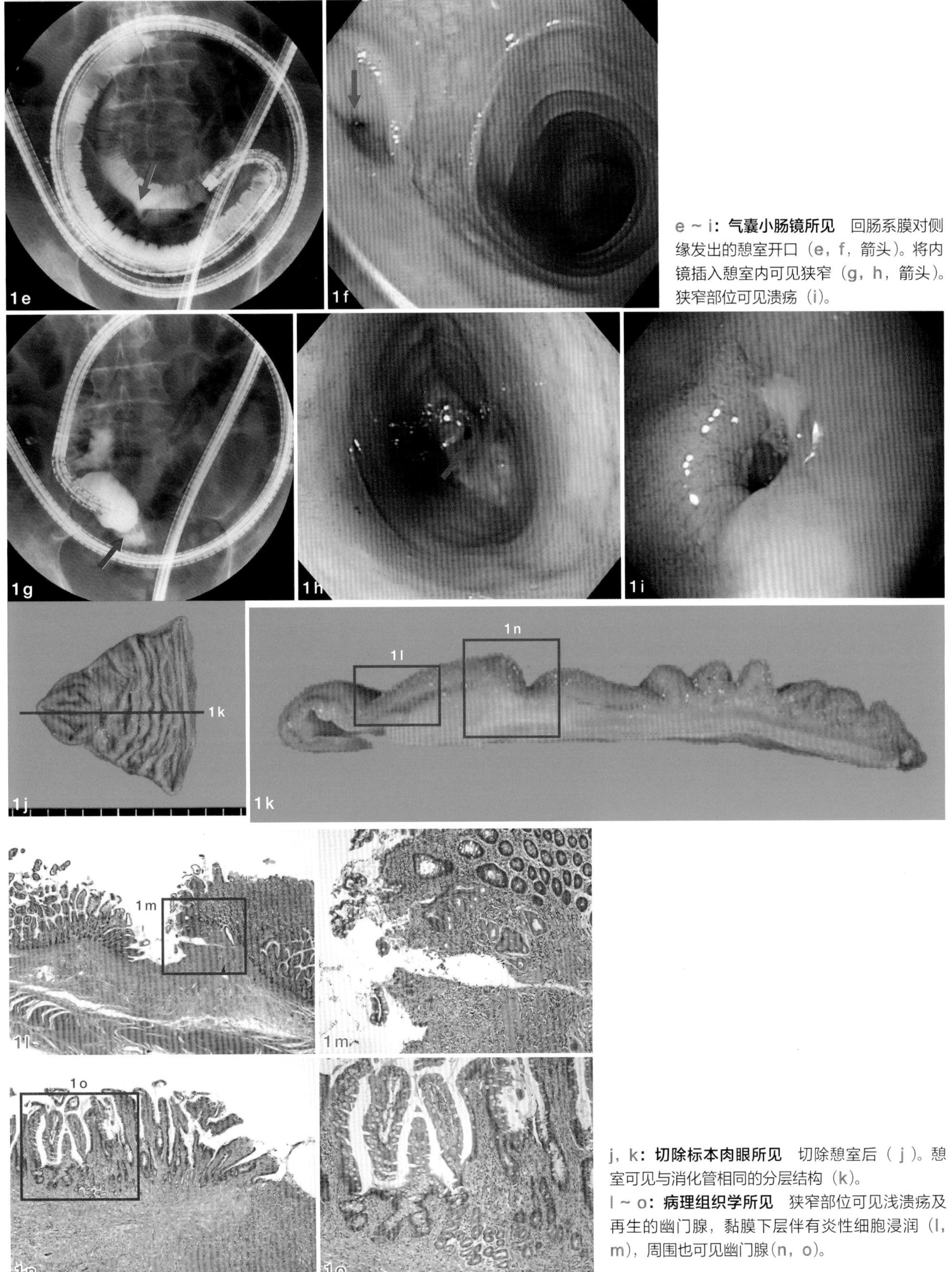

e ~ i：**气囊小肠镜所见** 回肠系膜对侧缘发出的憩室开口（e，f，箭头）。将内镜插入憩室内可见狭窄（g，h，箭头）。狭窄部位可见溃疡（i）。

小肠

j，k：**切除标本肉眼所见** 切除憩室后（j）。憩室可见与消化管相同的分层结构（k）。

l ~ o：**病理组织学所见** 狭窄部位可见浅溃疡及再生的幽门腺，黏膜下层伴有炎性细胞浸润（l，m），周围也可见幽门腺（n，o）。

参考文献

[1] Amoury RA, et al. : Meckel' s diverticulum. Greenberger NJ, et al (eds) : Pediatric surgery. Year Book Medical Publishers, Chicago, p859, 1986.

[2] 草野昌男，他：憩室性疾患（Meckel 憩室など），重複腸管. 胃と腸 43：662-666, 2008.

[3] 蒲池紫乃，他：Meckel 憩室. 八尾恒良，他（编）：小腸疾患の臨床. 医学書院，pp95-101, 2004.

（齐藤裕辅，垂石正树）

3 Meckel 憩室内翻症及肠管重复畸形

消化道重复症 胃 ➡Ⅰ.132 页 十二 ➡Ⅰ.276 页 大肠 ➡Ⅱ.138 页

Meckel 憩室内翻症是指 Meckel 憩室内翻入正常肠管的疾病状态。造成内翻的原因主要有：①广基性的憩室容易内翻；②真性憩室其自身蠕动所致；③憩室未被固定于肠系膜、肠管及其他器官，可以自由游离；④肠管内负压形成等学说。有些内翻可自然恢复，有些则由于先端形成溃疡导致憩室肿大而难以恢复，进而可导致溃疡出血、肠套叠、肠梗阻等并发症。Meckel 憩室内翻症需要与小肠肿瘤相鉴别，内翻部分的起始部可见 Kerckring 皱襞为其特征。其治疗除了通过外科手术切除外，也可经小肠镜，用圈套器圈套内翻的憩室的基底部从而将其切除，而且不会有任何并发症。

Meckel 憩室的起始部在肠系膜附着的对侧，而肠管重复症是位于肠系膜附着侧。肠管重复畸形可发生于全消化道，在回肠末端最常见。肠管重复畸形可分为两种：一种是与正常肠管之间没有交通，其内部肠液潴留而呈囊肿样的球状型；另一种是与正常肠管有交通的管状型。球状型可导致肠梗阻及肠套叠，管状型可由于肠液及异位胃黏膜分泌的胃液导致溃疡形成，可成为消化道出血或腹痛的原因。

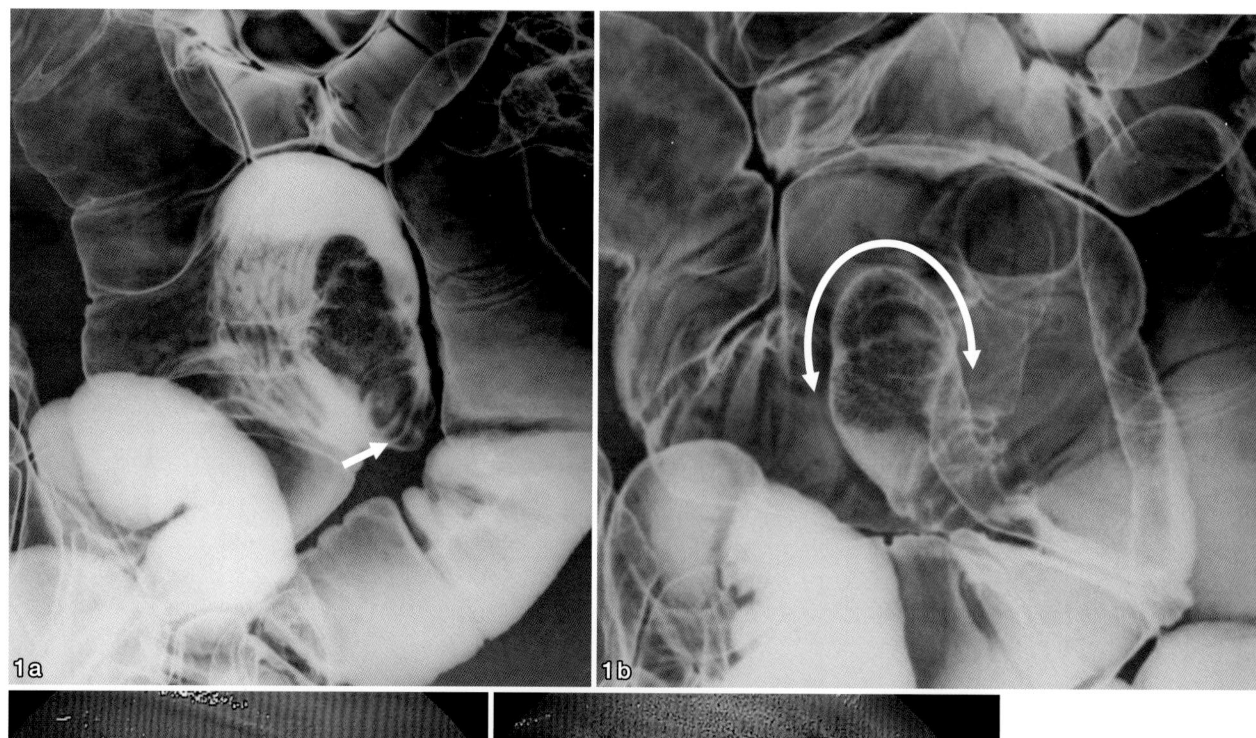

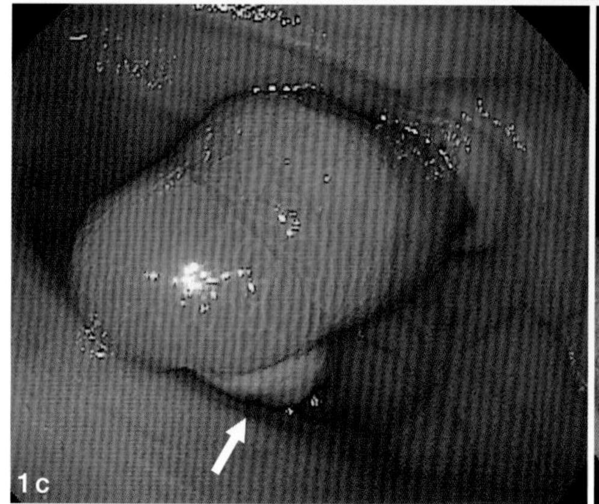

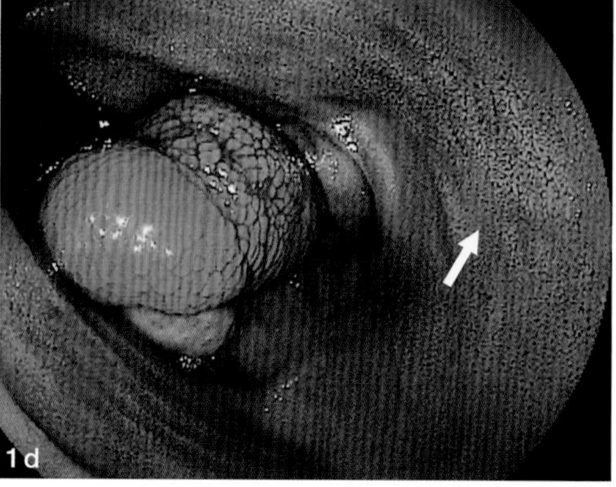

❶［病例 1］40 余岁男性，Meckel 憩室内翻症

主要症状为鲜血便，Hb6.2g/dL，贫血，异位胃黏膜同位素扫描阴性，腹部增强 CT 未见异常。

a：小肠造影（充盈像）所见 盆腔内回肠处见隆起型病变（箭头）。基底部见 Meckel 憩室内翻症特征性的 kerckring 皱襞。

b：插管小肠造影所见（仰卧位双重造影） 隆起的表面有肿大的绒毛结构（箭头）。

c：经肛门路径的 DBE 所见 见隆起部分被轻微发红的肿大的绒毛结构覆盖，顶端附近合并溃疡（箭头）。基底部见 kerckring 皱襞。

d：喷洒靛胭脂所见 隆起的基底部如箭头所示，Peyer 板即存在于肠系膜附着的对侧缘。

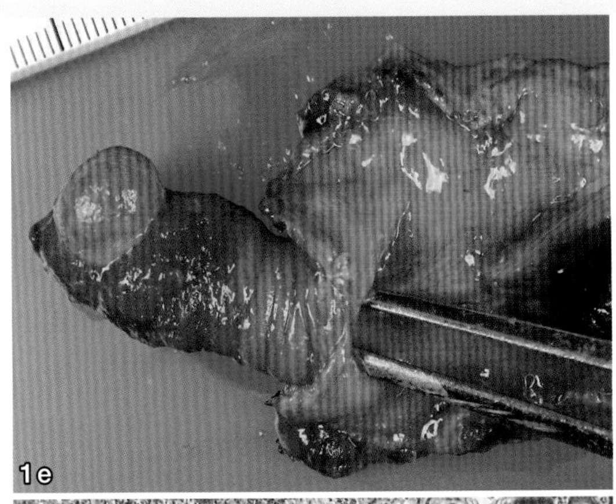

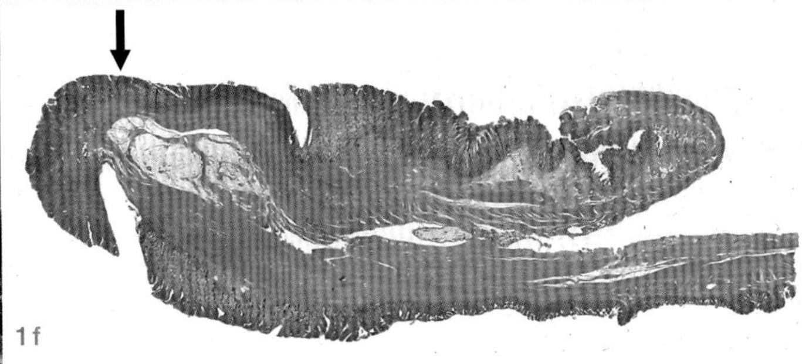

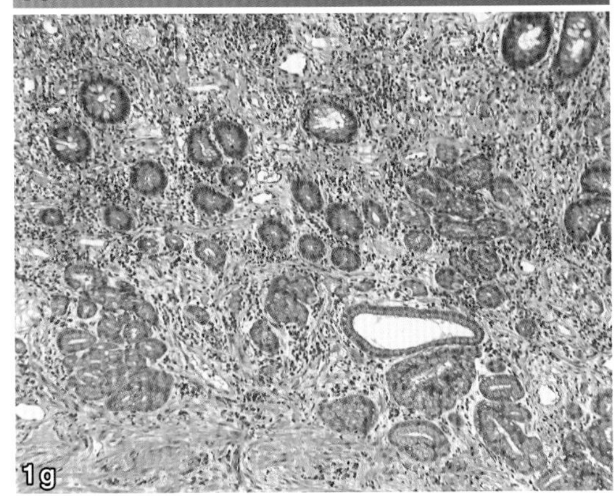

e：手术标本大体所见　通过 DBE 下墨汁标记后行腹腔镜手术。从浆膜侧内翻的 Meckel 憩室长约 3cm。

f：病理组织学所见（HE 染色低倍镜像）　隆起处是由黏膜层、黏膜下层、固有肌层、浆膜、肠系膜脂肪组织组成的真性憩室内翻形成，顶部近旁见黏膜缺损。

g：病理组织学所见　部分区域可见幽门腺。

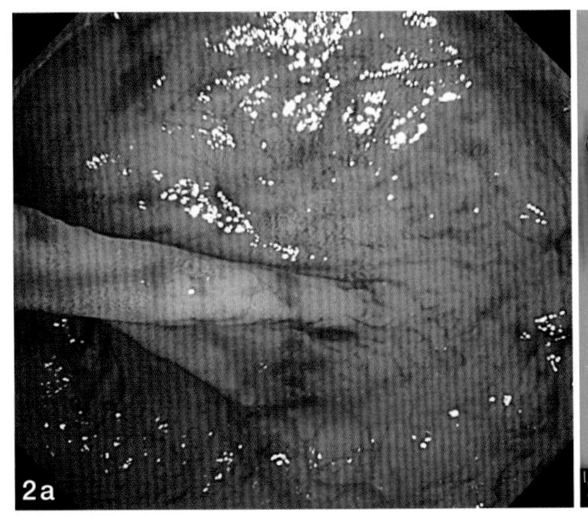

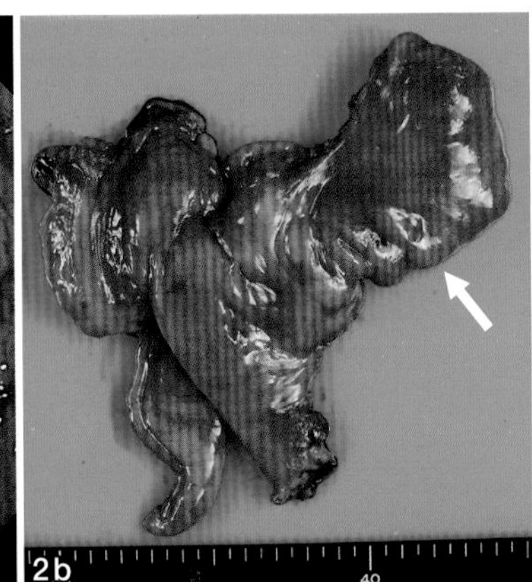

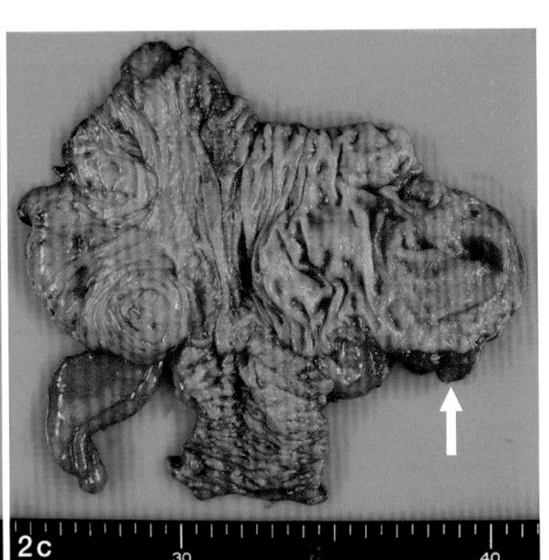

❷ [病例 2] 10 余岁女性，管状型肠管重复畸形

以暗红色便为首发症状，Hb 8.1g/dL, 贫血

a：结肠镜所见　回肠末端可见一大的重复肠管入口部。

b：手术标本大体所见　回肠末端肠系膜附着侧见长约 10cm 的管状病变（箭头）。

c：手术标本大体所见（展开后）　未见明确的溃疡。

d：病理组织学所见　盲端部（图 c 的箭头处）见糜烂、炎症、黏液腺、类似异位胰腺组织的导管。

参考文献

[1] 渕上忠彦，他：Meckel 憩室内翻症.「胃と腸」編集委員会（編）：胃と腸アトラスⅡ. 医学書院，pp376-379, 2001.

[2] Rubin DC : Small intestine: anatomy and structural anomalies. In Yamada T (ed) : Textbook of Gastroenterology. Oxford, Wiley-Blackwell, pp1093-1096, 2009.

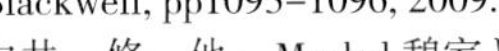

[3] 白井　修，他：Meckel 憩室と消化器重複症. 日臨 66：1343-1349, 2008.

（大宫直木，后藤秀实）

1 Whipple 病

★ 十二 ➡ Ⅰ.284 页

Whipple 病是由于 *Tropheryma whipplei* 的感染引起的全身性疾病。以腹泻、体重减少、腹痛、关节痛等为临床症状，表现为消化不良综合征。消化道以小肠（十二指肠、空肠、回肠）病变为主，在亚洲地区是极少见病。

内镜下表现为弥漫性白色绒毛为特征，根据以上症状及内镜所见应怀疑本病，重要的是要进行活检（详细参照“十二指肠”章节）。

近年来，对于小肠病变的气囊小肠镜及胶囊内镜检查不仅在诊断方面，在治疗随访及疗效判定方面也有很好的应用。

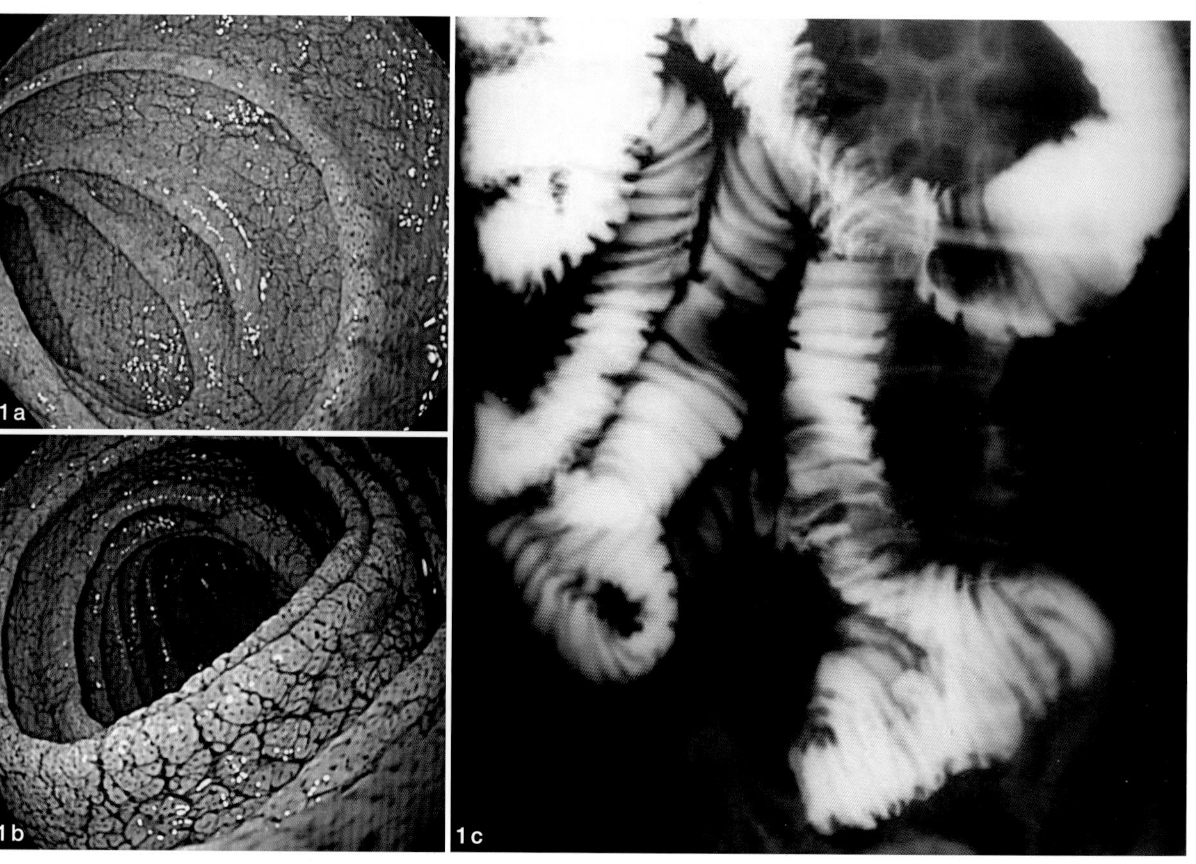

❶ **[病例 1] 50 余岁男性**（与“十二指肠”章节中的 [病例 1] 为同一病例）

a，b：推进式小肠镜所见　常规观察见空肠黏膜皱襞肿大及弥漫性发白的绒毛密集排列，比十二指肠黏膜更明显（参考“十二指肠”章节）(a)。靛胭脂染色见肿大的绒毛呈蛇皮样（b)。

c：小肠 X 线造影所见　见空肠黏膜皱襞肿大。

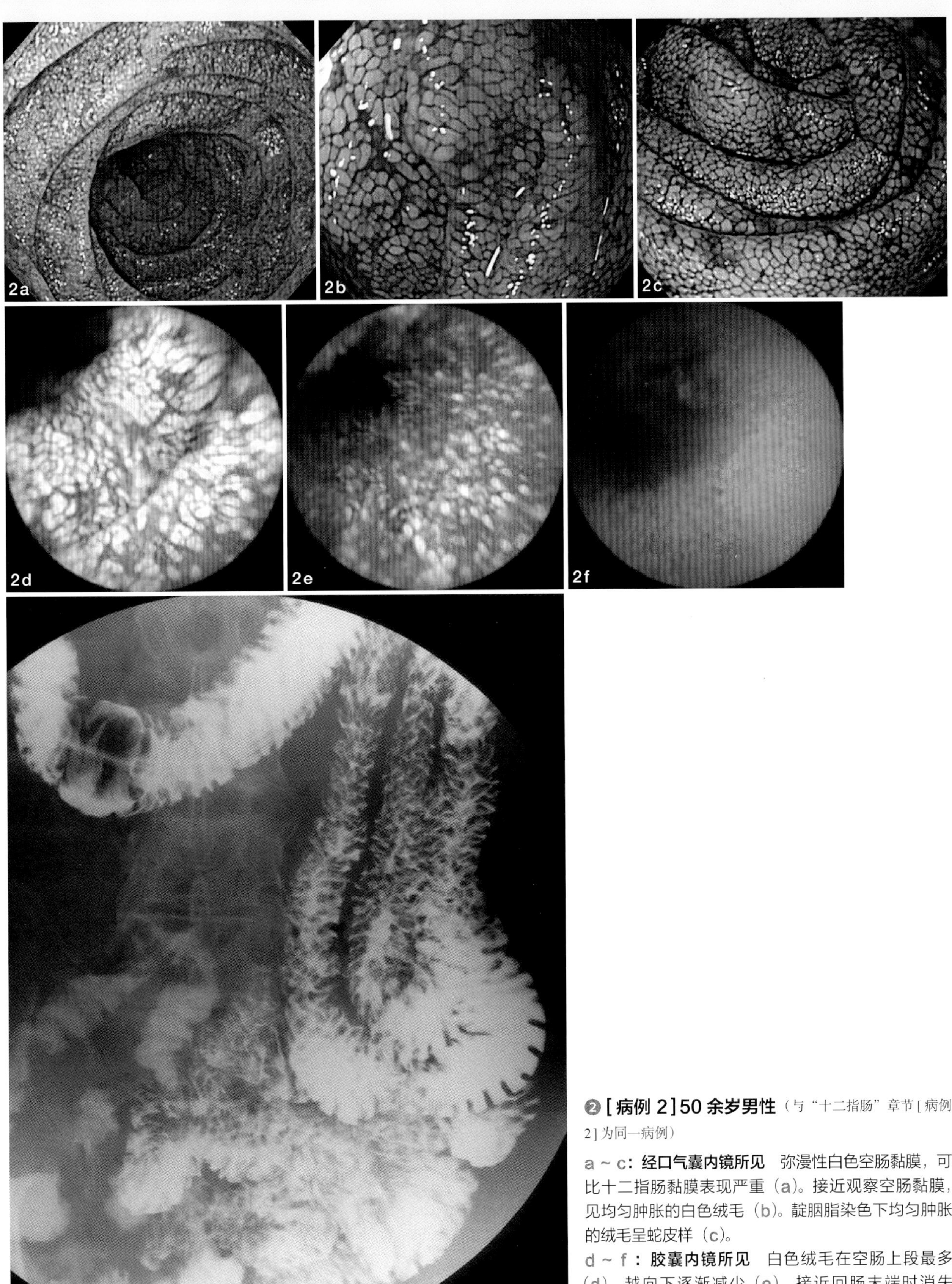

❷ **[病例 2] 50 余岁男性**（与“十二指肠”章节 [病例 2] 为同一病例）

a ~ c：**经口气囊内镜所见** 弥漫性白色空肠黏膜，可比十二指肠黏膜表现严重（a）。接近观察空肠黏膜，见均匀肿胀的白色绒毛（b）。靛胭脂染色下均匀肿胀的绒毛呈蛇皮样（c）。

d ~ f ：**胶囊内镜所见** 白色绒毛在空肠上段最多（d），越向下逐渐减少（e），接近回肠末端时消失（f）。

g：**小肠 X 线所见** 见小肠皱襞肿大。

参考文献

[1] 金城福則，他：小腸炎症性疾患— Whipple 病・糞線虫症．胃と腸 43：643–650, 2008.

[2] 金城福則，他：免疫異常と消化管病変— Whipple 病の 1 例．胃と腸 40：1197–1201, 2005.

（金城福则）

2 粪类圆线虫病

★ 十二 ➡ Ⅰ. 286 页

小肠 X 线造影的特征表性是为小肠上段扩张及皱襞肿大，黏膜皱襞消失、黏膜粗糙等。重症病例可见在黏膜皱襞消失、肠管扩张的基础上出现肠腔狭窄、铅管样狭窄。其他详见“十二指肠”部分。

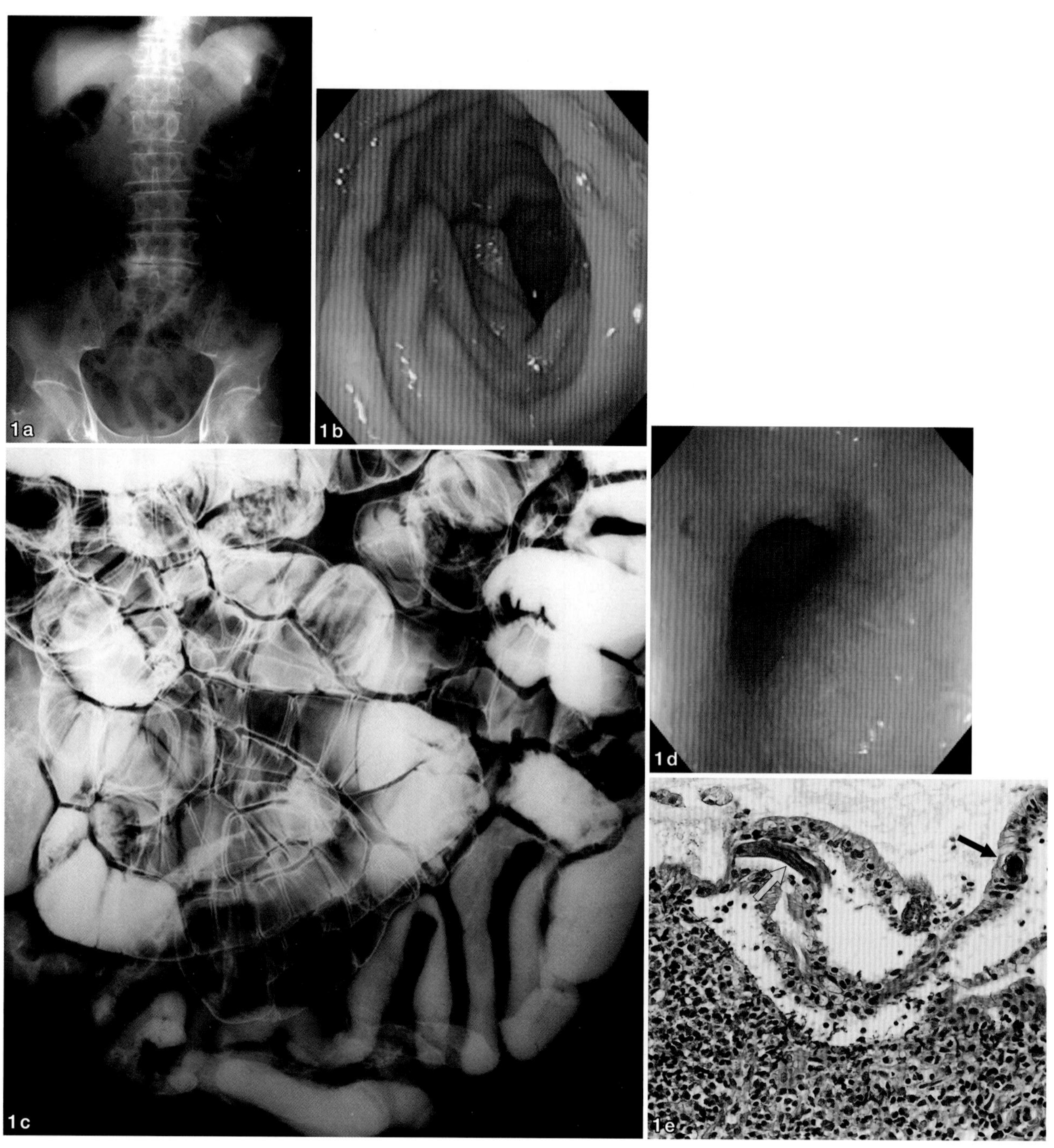

❶ [病例 1] 70 余岁男性

为明确腹泻、体重下降、低蛋白血症的原因由其他医院转来。

腹部 X 线（a）见回肠内气体像，不除外粪类圆线虫病。上消化道内镜检查（b）也诊断为十二指肠黏膜正常。小肠 X 线造影（c）检查见回肠黏膜皱襞消失、肠腔狭窄。下消化道内镜检查（d）见回肠末端肠腔狭窄、黏膜粗糙。该部位活检（e）在黏膜剥离出检出虫体（箭头）诊断为粪类圆线虫病，行驱虫治疗后临床症状及低蛋白血症均缓解并恢复正常。

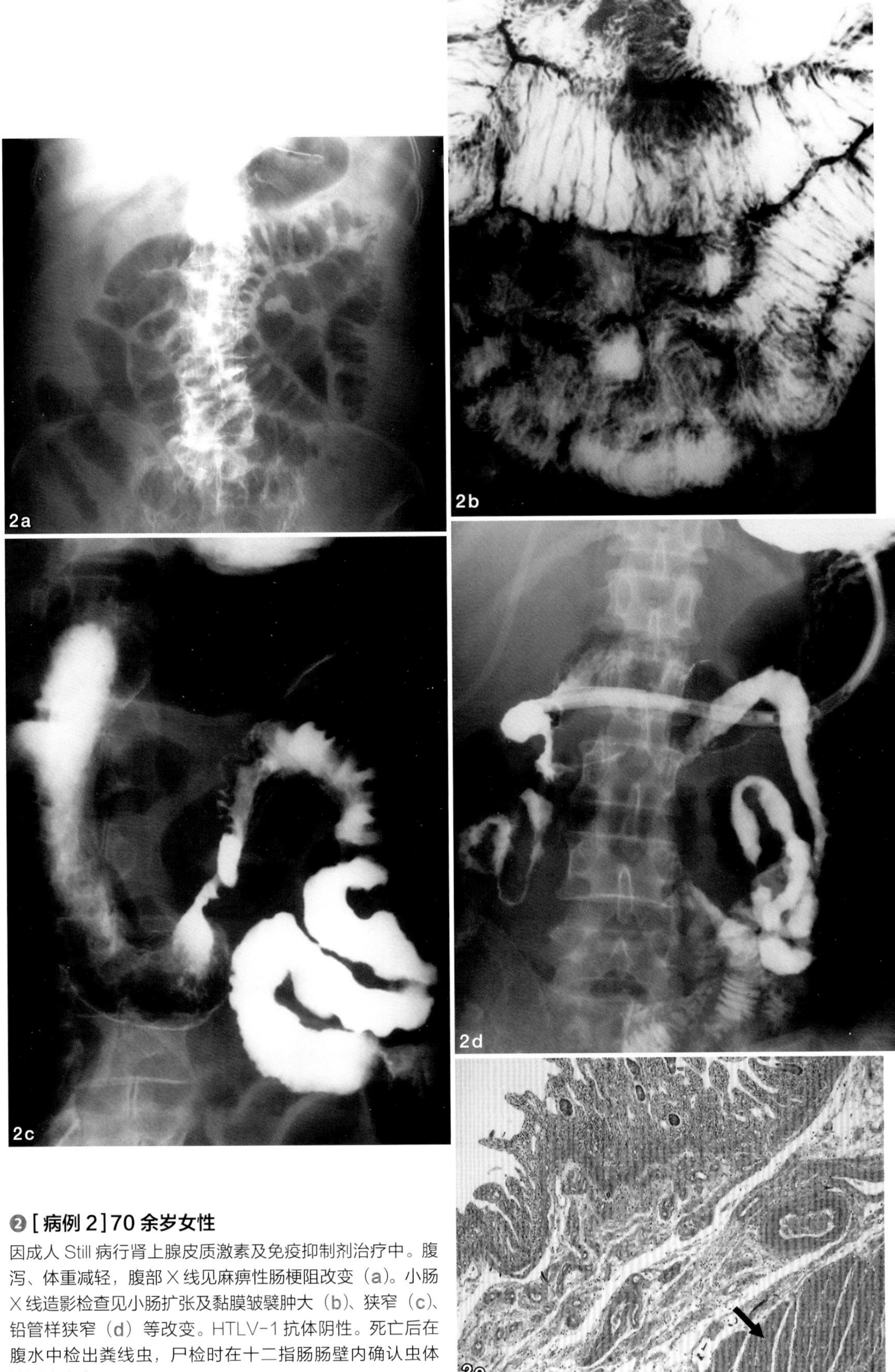

❷ [病例 2] 70 余岁女性

因成人 Still 病行肾上腺皮质激素及免疫抑制剂治疗中。腹泻、体重减轻，腹部 X 线见麻痹性肠梗阻改变（a）。小肠 X 线造影检查见小肠扩张及黏膜皱襞肿大（b）、狭窄（c）、铅管样狭窄（d）等改变。HTLV-1 抗体阴性。死亡后在腹水中检出粪线虫，尸检时在十二指肠肠壁内确认虫体（箭头）（e）。

参考文献

[1] 金城福則，他：小腸炎症性疾患— Whipple 病・糞線虫症．胃と腸 43：643–650, 2008.

[2] 金城福則，他：非腫瘍性びまん性十二指腸の診断—糞線虫症の X 線，内視鏡所見を中心に．胃と腸 37：819–828, 2002.

（金城福则）

3 异尖线虫病

胃 ➡ Ⅰ. 165 页

Anisakis 亚科的线虫 *Anisakis* 属或 *Terranova* 属感染消化道的状态。由经口摄入含有 Anisakis 幼虫的生鱼而进入消化道。但是由于人类不是线虫的最终宿主，所以人体通过一过性急性水肿而杀灭幼虫。好发部位以胃为最多，其次为小肠。

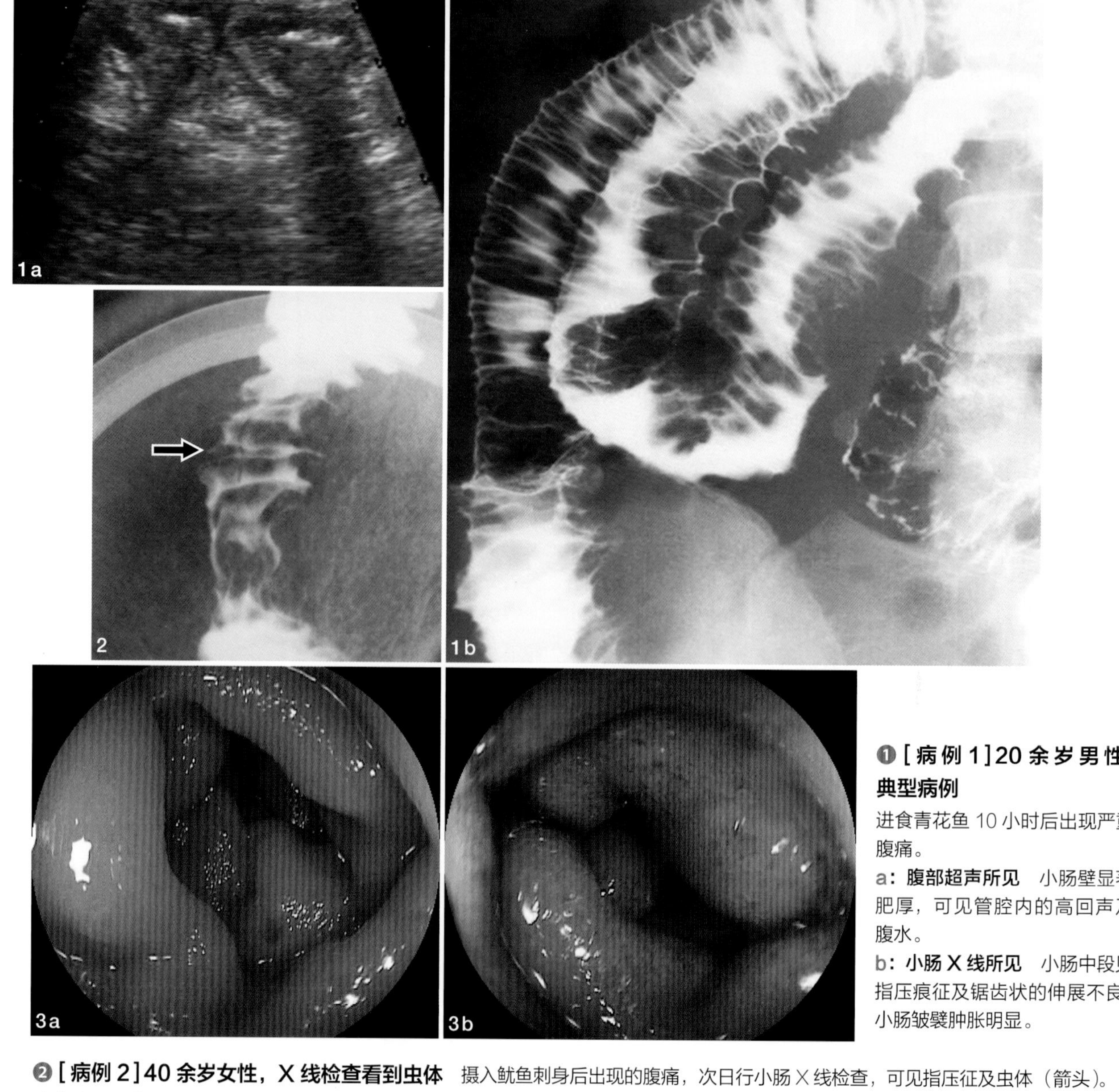

❶ **[病例 1] 20 余岁男性，典型病例**

进食青花鱼 10 小时后出现严重腹痛。

a：**腹部超声所见**　小肠壁显著肥厚，可见管腔内的高回声及腹水。

b：**小肠 X 线所见**　小肠中段见指压痕征及锯齿状的伸展不良。小肠皱襞肿胀明显。

❷ **[病例 2] 40 余岁女性，X 线检查看到虫体**　摄入鱿鱼刺身后出现的腹痛，次日行小肠 X 线检查，可见指压征及虫体（箭头）。

❸ **[病例 3] 50 余岁男性，小肠镜检查病例**

a，b：**经肛门小肠镜所见**　回肠远端伸展不良，病变柔软，未见黏膜缺损。

参考文献

[1] Matsui T, et al. : Intestinal anisakiasis : clinical and radiologic features. Radilolgy 157 : 299-302, 1985.

（松本主之）

4 蛔虫病

十二 ➡ I.290 页

人蛔虫（*Ascaris lumbricoides*）是最常见的人体肠道寄生线虫，体长最长可达 30cm。感染者大多无任何症状，有时可引起疼痛、小肠梗阻、肠穿孔、肠套叠等。蛔虫有小孔嗜孔性，经常可诱发阑尾炎、胆管炎及胰腺炎等。近年在日本其感染相对罕见，一些散发病例感染可能是来源于患病地区输入的蔬菜。诊断该病最好的方法是行粪便检查。近年来也有经小肠镜检查直接观察到虫体的报道。

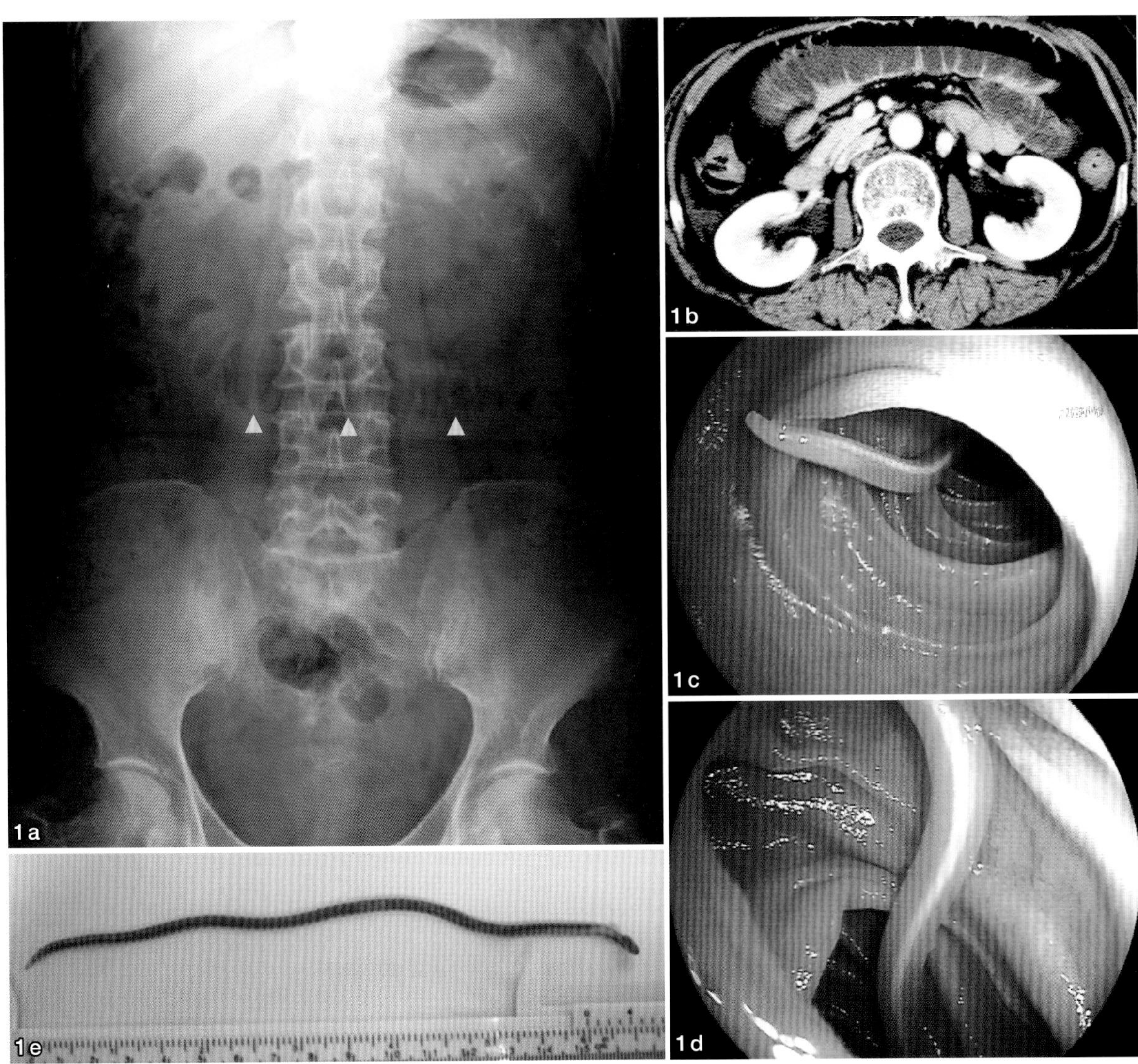

❶［病例 1］60 余岁女性，因腹痛、恶心来院，无手术史

a：**腹部 X 线（立位）所见**　见小肠扩张（箭头）。

b：**腹部增强 CT 所见**　见扩张的小肠，不能明确梗阻的起点。

c，d：**双气囊小肠镜所见**　空肠内见蛔虫的成虫。虫体灰白色，蚯蚓状，走行在虫体中心的肠管呈白色线状结构。

e：**经内镜取出的虫体**　体长约 16cm、横径约 3mm 的蛔虫成虫，右侧为尾部，根据尾部不向腹部弯曲、无交配刺，考虑该蛔虫是雌性成虫。

参考文献

[1] 谷田憲俊：感染症学，第 4 版．診断と治療社，pp515–517，2009.

[2] 吉田幸雄，他：図説人体寄生虫学，第 8 版．南山堂，pp92–95, 2011.

（水野浩志，中堀昌人）

5 绦虫病（日本海裂头绦虫病）

绦虫病是由日本海裂头绦虫、阔节裂头绦虫、有钩绦虫、无钩绦虫、大复殖门绦虫等寄生于肠道所致。日本海裂头绦虫的主要感染源是海洋洄游鲨鱼属的鱼类。日本产日本海裂头绦虫与北欧产阔节裂头绦虫是不同的种类，从形态学上很难区分。最近可以通过线粒体的细胞色素氧化酶亚单位 cytochrome c oxidase subunit I（*cox*1）或细胞色素 B [cytochrome b（*cob*）] 等碱基配对的方法鉴别日本海裂头绦虫或阔节裂头绦虫 。症状多为腹泻、腹痛，还可有腹部不适、恶心、倦怠感、体重减轻、头晕等症状。约 20% 日本海裂头绦虫症患者无自觉症状，多数患者因从肛门自然排虫而引起注意。引起贫血营养不良等症状者以阔节裂头绦虫多见，而日本海裂头绦虫症较少见。

诊断时如果粪便查到虫卵就足够了，无须行 X 线造影及内镜检查。行 X 线检查造影剂通过时动态观察可见绳样透亮带。判断困难时可在造影剂形成气泡等部位压迫数秒，有时可确认绦虫体节。有时插管法造影既可诊断又可进行治疗。而有些是患者在行下消化道内镜检查时偶然发现的。经内镜摘除时如果不抓住头节而仅仅抓住体节是没有意义的。经治疗排虫时，如果想确定裂头绦虫的种类或进行基因分析，最好将虫体的一部分冷冻保存。近来由于胶囊内镜的应用越来越普及，可以直接观察到虫体，也可用于判断驱虫后虫体是否仍存在。

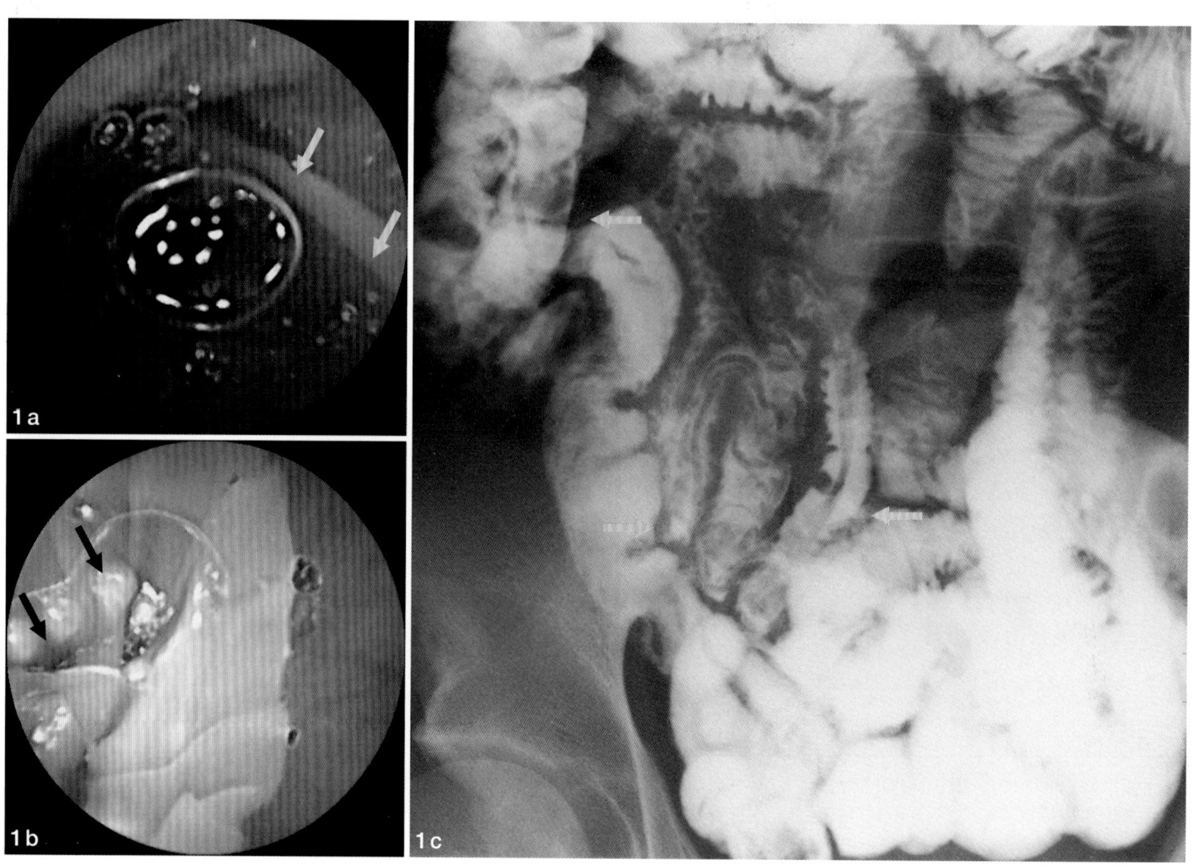

❶ [病例 1] 20 余岁男性

a，b：胶囊内镜所见 空回肠移行区附近见虫体颈部（a）、成熟的体节及其生殖器（b 箭头），通过胶囊内镜观察，虫体一直延续到结肠。

c：小肠 X 线所见 插管法行胃肠造影，造影剂充满小肠，1 小时后虫体麻痹，全部经肛门排出。回肠至升结肠虫体呈绳状透亮像（箭头）。

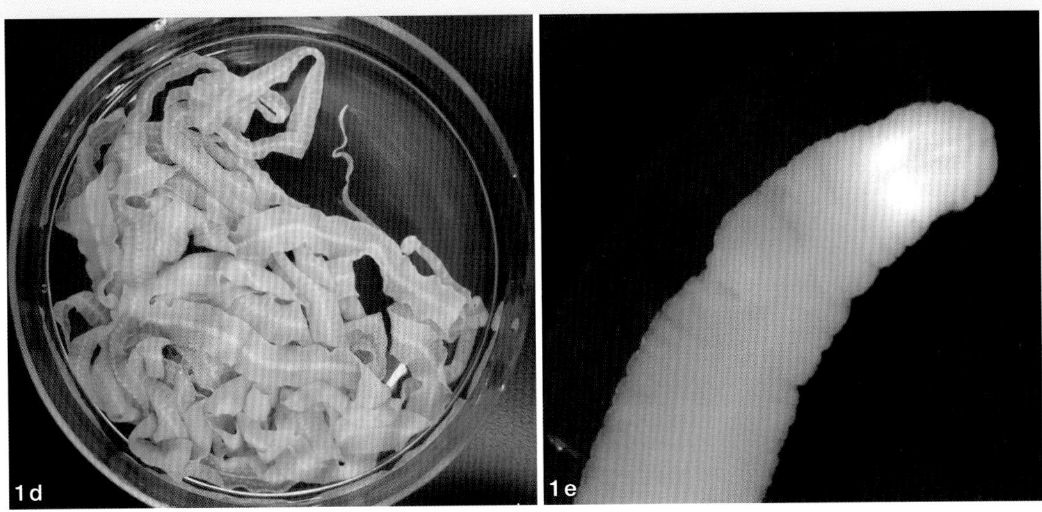

d，e：虫体的标本大体所见 驱虫法排出的虫体长约 3m（d），还可确认头节（e），根据基因分析的结果诊断为日本海裂头绦虫。

参考文献

[1] 福本宗嗣：その他の腸管寄生条虫症．熱帯病治療薬研究班：寄生虫症薬物治療の手引き第 7.0 版．pp45-46, 2010.

[2] Nakao M, et al. : Mitochondrial genomes of the human broad tapeworms Diphyllobothrium latum and Diphyllobothrium nihonkaiense (Cestoda : Diphyllobothriidae). Parasitol Res 101 : 233-236, 2007.

[3] 吉田幸雄，他：条虫類．図説人体寄生虫学，第 8 版．南山堂，pp185-208, 2011.

[4] 矢崎康幸，他：広節裂頭条虫症の X 線および内視鏡診断—その小腸 X 線像と内視鏡所見の考察．Gastroenterol Endosc 22：635-641, 1980.

[5] Nomura Y, et al. : Capsule endoscopy is a feasible procedure for identifying a Diphyllobothrium nihonkaiense infection and determining the indications for vermifuge treatment. BMJ Case Reports, 2010.

（伊藤贵博，藤谷幹浩）

6 旋尾线虫 TypeX 幼虫异型症

旋尾线虫 TypeX 幼虫寄生于中间宿主萤乌贼或介党鳕鱼等内脏中，进食那些生物后，幼虫进入小肠肠壁或眼前房等，并向皮肤移动，发生特殊的移行症。急腹症多在数小时或 2 天后出现腹痛或呕吐等肠梗阻的症状。病变多位于回肠，呈伴有全层性重度嗜酸细胞浸润的蜂窝织炎，诊断依赖生吃相应食物史及确认虫体或血清抗体效价检测。大多经禁食及对症治疗在短时间内获得缓解。对无手术史的肠梗阻病例需要询问饮食史。

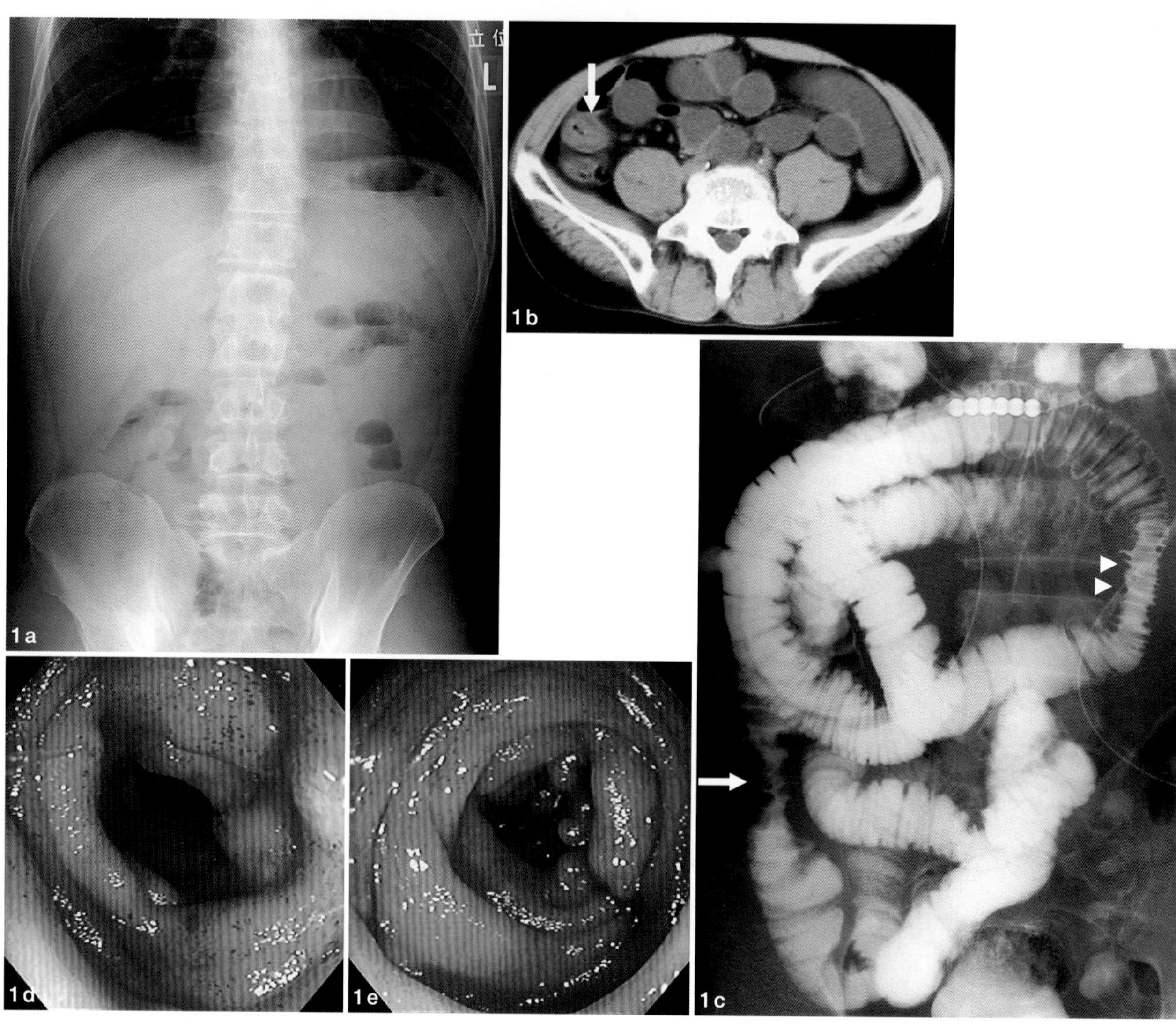

❶［病例 1］40 余岁男性，生食萤乌贼 2 天后出现呕吐伴下腹痛

a：入院时的立位腹 X 线所见　见小肠呈镜像。

b：入院时腹部 CT 所见　回肠局限性小肠壁全周性增厚（箭头）其口侧小肠扩张。

c：发病第 3 天经肠梗阻导管造影所见　回肠跳跃性区域性肠管水肿（箭头）及全周性狭窄。

d, e：发病第 5 天结肠镜所见　距回盲瓣约 15cm 口侧段见长度约 10cm 的全周性黏膜发红及水肿（d：口侧，e：肛侧），管腔挛缩狭窄，内镜尚能通过。活检未见到虫体，而酶抗体法检测到抗旋尾线虫幼虫抗体阳性（东京医科齿科大学国际寄生虫学讲座 赤尾信明医生所做），确定诊断。

参考文献

[1] Ando K, et al. : Further observation on the larva of suborder Spirulina suspected as the causative agent of creeping eruption. Jpn J Parasitol 41 : 384–389, 1992.

[2] Hasegawa H : Larval nematodes of the superfamily spiruroidea –A description, identification and examination of their pathogenicity. Acta Med Boil 26 : 79–116, 1978.

[3] 守田万寿夫，他：ホタルイカの生食が原因と思われる腸閉塞症状を呈した症例の検討．日消誌 92：26–31, 1995.

[4] 青山　庄，他：旋尾線虫幼虫 TypeX の関与が強く示唆されたホタルイカ生食による急性腹症 10 例の臨床的検討．日消誌 93：312–321, 1996.

[5] 三上　栄，他：旋尾線虫幼虫 typeX による小腸病変を内視鏡で観察しえた 1 例．Gastroenterol Endosc 51 : 1443–1449, 2009.

（中村志郎）

7 等孢子虫病

等孢子虫病是由球虫类原虫 *Isospora belli* 经口感染引起的疾病，患病部位为十二指肠到小肠上段。其主要症状为非血性水样腹泻。普通人群中多见以一过性腹泻为表现的旅行者腹泻，偶有长时间持续性水样泻者。在国外，AIDS，ATL 等免疫缺陷者易感是很大的问题，有时可重症化。病变黏膜水肿发红、长期感染的病例可见病理性绒毛萎缩，Kerckring 皱襞消失是其特征性表现。诊断时需要鉴别发生于上段小肠的寄生虫感染，尤其是与粪类圆线虫病的鉴别。小肠液或粪便检查时发现卵囊或十二指肠黏膜活检时发现虫体都可以确诊该疾病。ST 合剂对于等孢子虫病治疗有效。

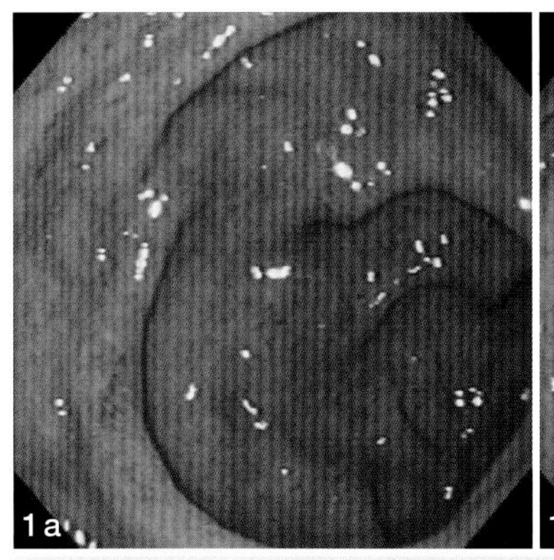

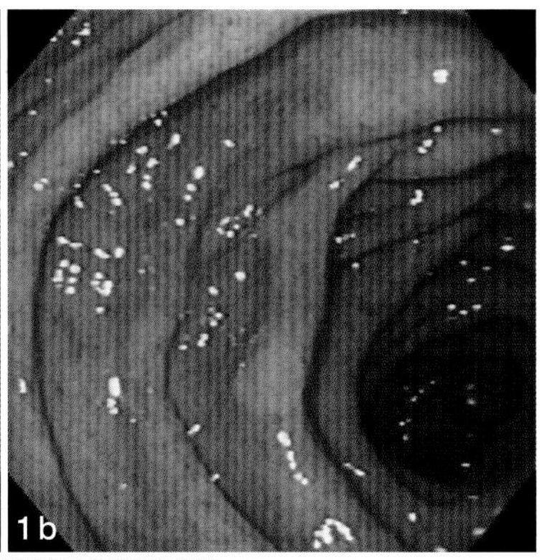

[病例 1] 40 余岁男性，免疫功能正常的等孢子虫患者

❶内镜所见 十二指肠黏膜粗糙、发红，气体水肿，kerckring 皱襞几近消失。

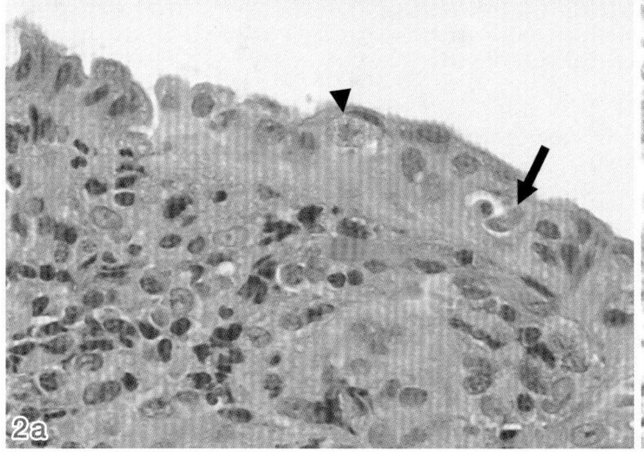

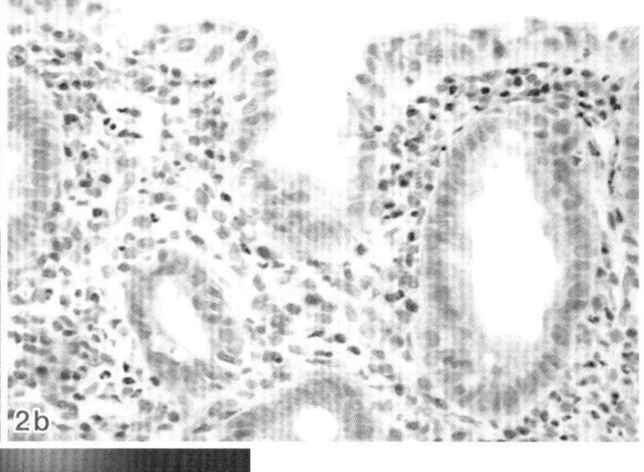

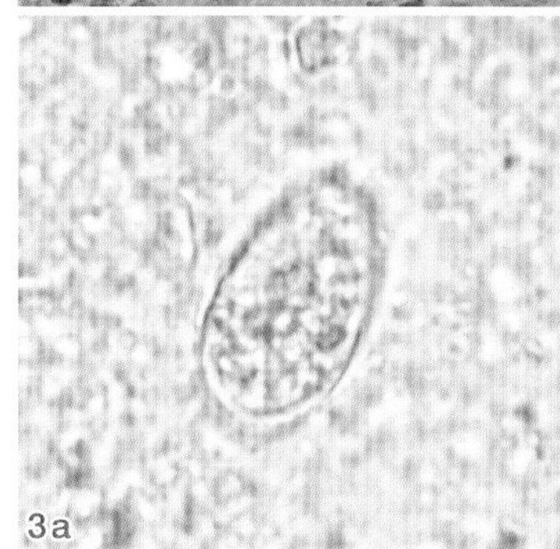

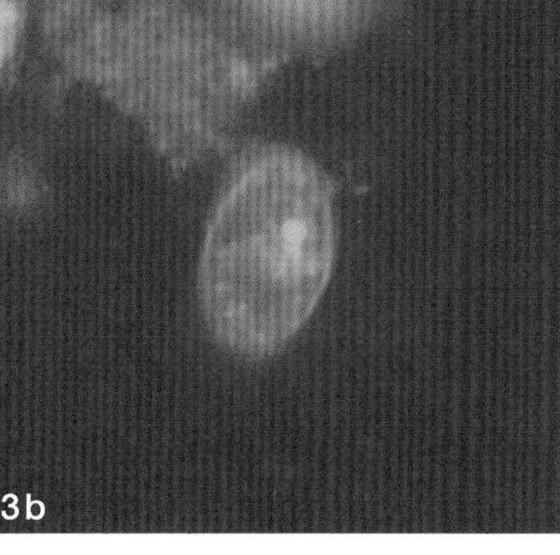

❷活检组织所见 a：消失上皮内见 2 倍于细胞核大小的大型有核的裂殖体、半月形配子体等多发育阶段的等孢子虫的虫体，背景为明显嗜酸细胞浸润炎性改变，绒毛结构萎缩。b：用患者本人血清做的间接酶免抗体染色阳性，可确认与虫体一致。

❸从粪便检查证明虫体存在 从粪便中找到卵囊（a：未染色，b：荧光照相的虫体像）。

参考文献

[1] Sasaki M, et al. : A case of malabsorption syndrome caused by isosporiasis in an immunocompetent patient. J Gastroenterol 39 : 88–89, 2004.

[2] 望月祐一，他：戦争イソスポーラ長期感染の 1 例．胃と腸 29：699–701, 1997.

[3] 望月祐一，他：イソスポーラ症．胃と腸 37：409–414, 2002.

[4] Asma I, et al. : How common is intestinal parasitism in HIV–infected patients in Malaysia? Trop Biomed 28 : 400–410, 2011.

[5] Heyworth MF : Parasitic disease in immunocompromised hosts. Cryptosporidiosis, isosporiasis, strongyloidiasis. Gastroenterol Clin North Am 25 : 691–707, 1996.

（佐佐木雅也，九嶋亮治）

8 巨细胞病毒性肠炎

胃 ➡ Ⅰ.166 页 大肠 ➡ Ⅱ.146 页 ※ 除外 HIV 感染者

在日本人群中，年幼时感染巨细胞病毒（cytomegalovirus，CMV）为隐性感染，在发生免疫缺陷时则导致显性感染。除 HIV 感染以外，免疫抑制治疗、化疗等是导致显性感染的原因。消化道是 CMV 感染的好发部位。发生于小肠时可见不规则的地图样溃疡、类圆形或深凿样溃疡，可导致出血或穿孔。有时可表现为腹泻伴肠黏膜轻微的溃疡性改变。

主要依据组织中发现细胞核包涵体、免疫组织化学染色或 PCR 的方法确认 CMV 的存在或 CMV 抗原阳性。需要注意的是，即使 CMV 阳性也可能是隐性感染。该疾病与其他感染或移植物抗宿主病（graft-versus-host disease，GVHD）不易鉴别，有时可合并这些疾病，引起小肠病变的多样性。

该疾病的基本治疗方法是抗病毒治疗，但多呈难治性，且易复发。

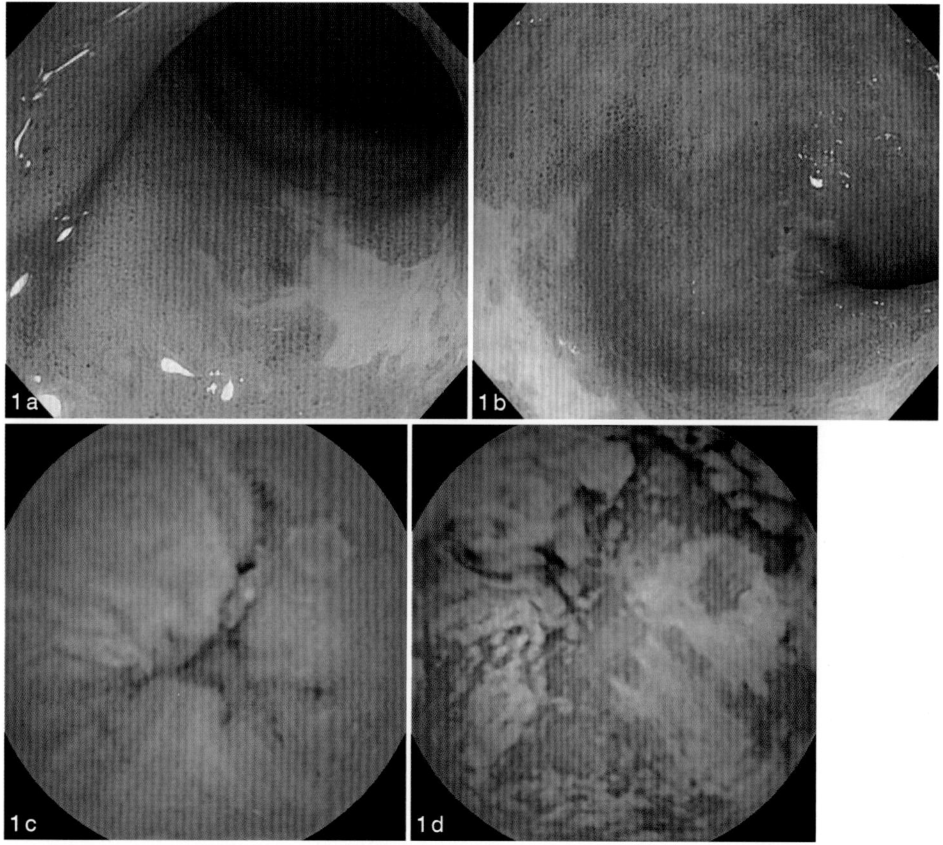

❶［病例 1］20 余岁女性，下段回肠病变

急性髓性白血病，脐带血移植治疗后，他克莫司治疗过程中出现腹泻。

a，b：末端回肠常规内镜所见 回盲瓣口侧见浅溃疡形成（a）口侧以深也可见浅溃疡形成，（b）病变间黏膜发红。

c：同期胶囊内镜所见 小肠中段见小溃疡形成。

d：下段回肠胶囊内镜所见 浅而不规则的多发溃疡形成。

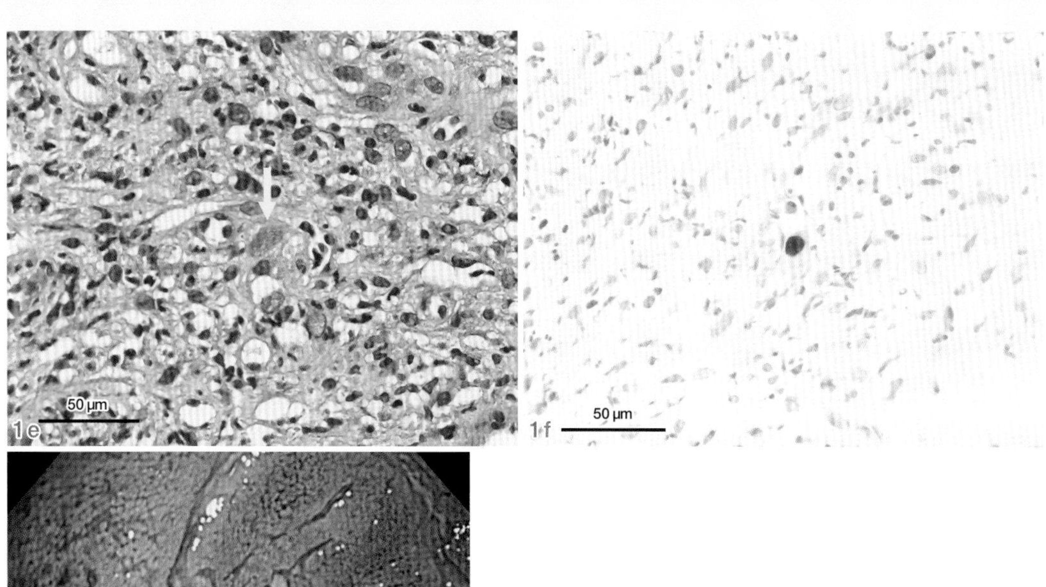

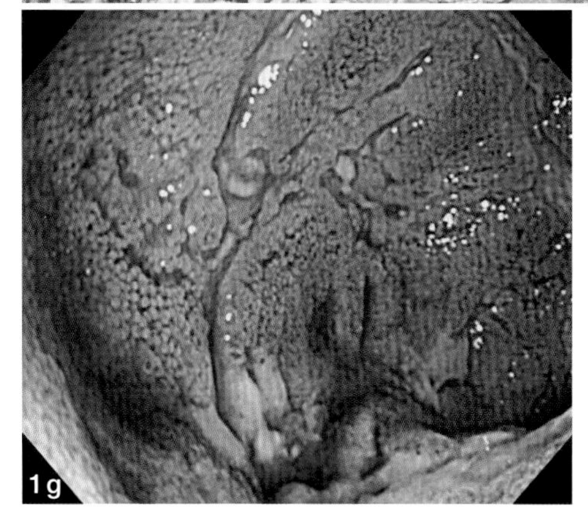

e，f：**取自溃疡基底部的组织学标本所见**　血管内皮细胞核内见包涵体（e 箭头），CMV 免疫染色见与包涵体阳性细胞一致的 CMV 阳性（f）。
g：**抗病毒治疗开始 3 周后常规内镜所见**　线状及明显的不规则的溃疡形成。

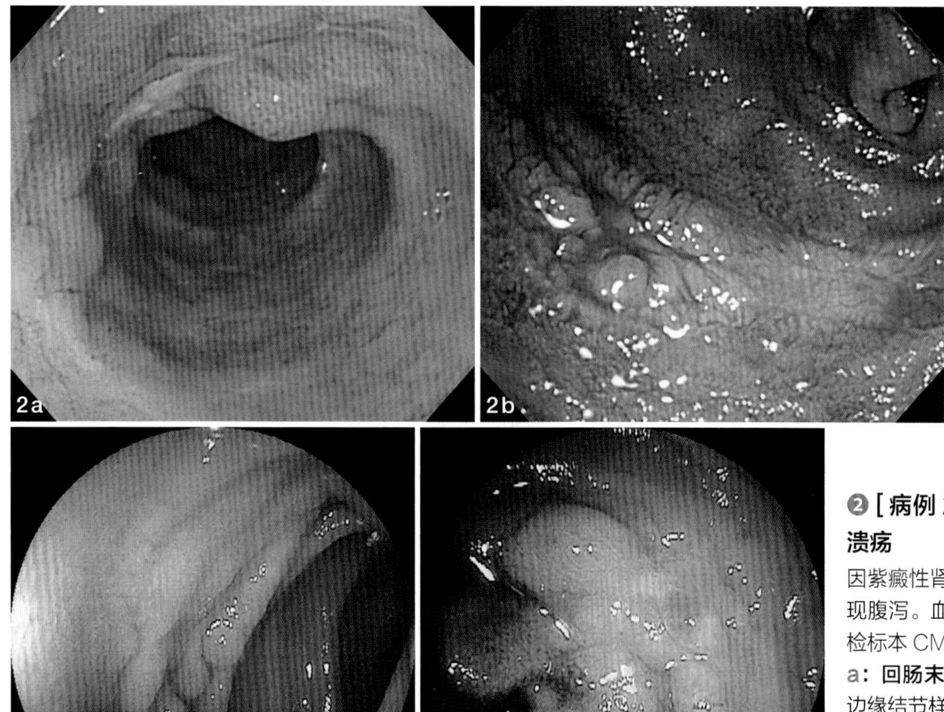

❷［病例 2］70 余岁女性，小肠多发溃疡

因紫癜性肾炎行激素间歇性治疗过程中出现腹泻。血 CMV 抗原阳性，大肠溃疡活检标本 CMV 阳性。
a：**回肠末端内镜所见**　白光观察见伴有边缘结节样改变的活动性溃疡。
b：**喷洒色素内镜所见**　溃疡周围的肛侧缘也可见小溃疡形成。
c，d：**抗病毒治疗 2 周后小肠镜所见**　回肠下段可见几乎瘢痕化的多发溃疡。

（松本主之）

9 耶尔森肠炎

耶尔森肠炎是由 *Yersinia enterocolitica*、*Y. pseudotuberculosis* 的肠道感染所致，经过 1 ~ 10 天的潜伏期发病。病变好发于富有淋巴组织的回盲部，多在回盲部 20cm 以内的回肠可见到病变。由于孤立的淋巴小结的炎症造成阿弗他溃疡及半球状隆起，Peyer 板肿大形成平台样隆起，为多发的铺路石样外观，隆起顶部常伴有糜烂。症状为腹痛、腹泻、发热，偶有亚急性病程。细菌培养需要低温培养，如果没有腹泻，做活检组织的培养有帮助。活检组织可见显著的淋巴细胞浸润及淋巴滤泡增生，也可见嗜中性粒细胞及噬酸细胞浸润，也可见非干酪性肉芽肿。

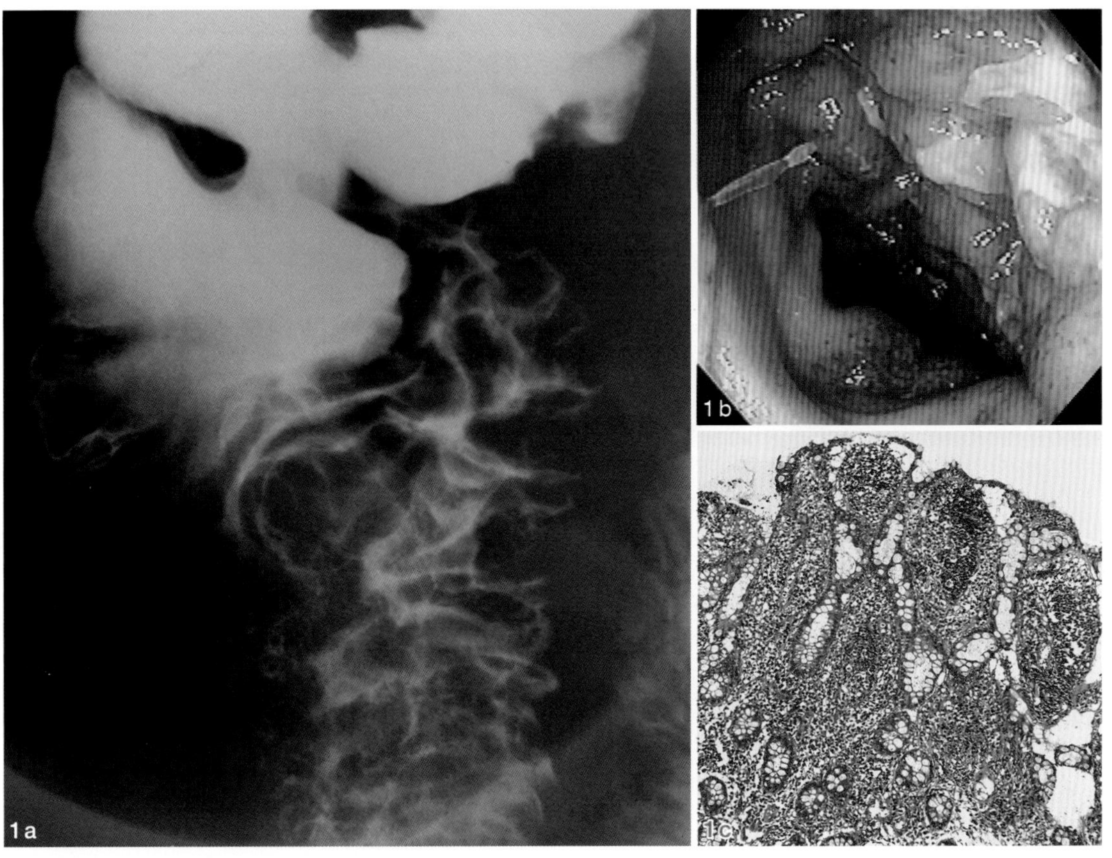

❶［病例 1］30 余岁女性。主诉：右下腹痛

a：钡灌肠所见　回肠末端造影，自回盲瓣到其口侧 30cm 见皱襞肥大及多发小圆形透亮影。

b：结肠镜所见　回肠末端伸展不良，多发黏膜下肿瘤样隆起，顶端附白苔。

c：病理组织学所见　活检标本可见显著的淋巴细胞浸润及淋巴滤泡增生，伴有中性粒细胞及嗜酸粒细胞浸润。

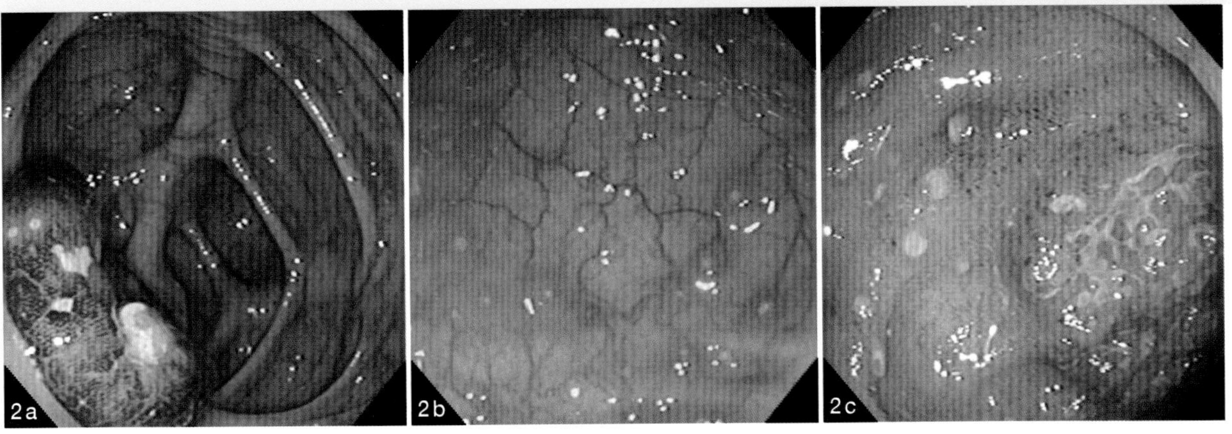

❷ [病例 2] 50 余岁男性。主诉：腹痛、腹泻

a ~ c：**结肠镜所见** 回盲瓣发红、肿大，伴有半周溃疡（a），盲肠到升结肠可见阿弗他样多发溃疡（b）。回肠末端见 Peyer 板的肿大及不规则多发糜烂，周围见多发阿弗他样溃疡（c）。

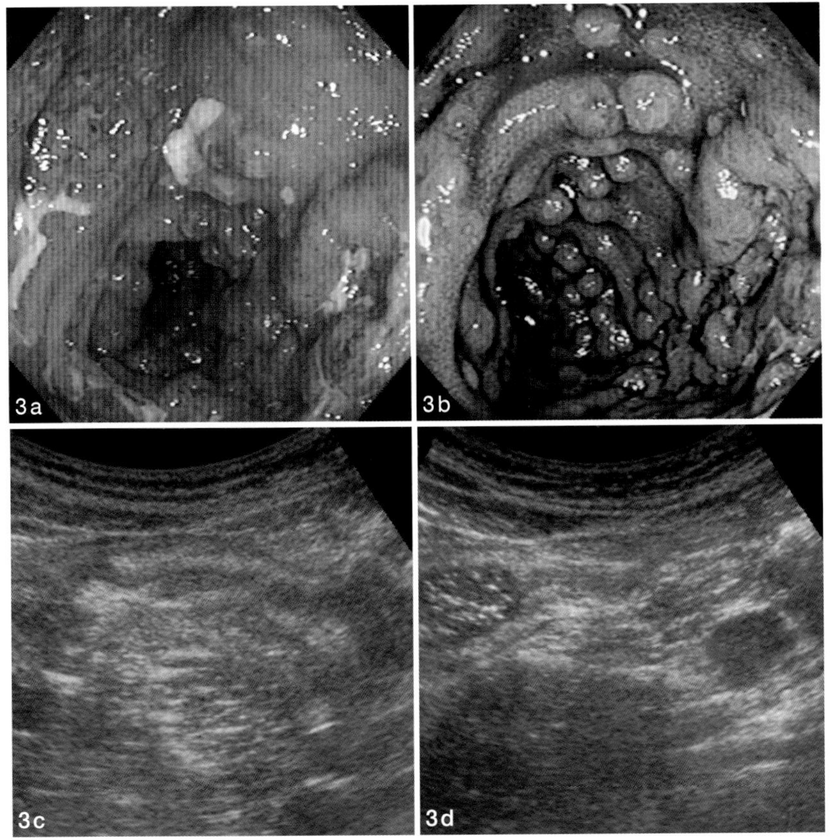

❸ [病例 3] 20 余岁男性。主诉：右下腹痛

a，b：**结肠镜所见** 回肠末端发红，伴有糜烂的半球状多发隆起，看似铺路石样（a），色素染色后可见隆起间的黏膜，可以观察到绒毛，未见溃疡（b）。

c，d：**腹部超声所见** 回肠末端肠壁增厚（c）和肠系膜淋巴结肿大（d）。

参考文献

[1] 清水誠治：エルシニア腸炎．大川清孝，他（編）：感染性腸炎 A to Z，第 2 版．医学書院，pp50–59, 2012.

[2] 岩下明徳，他：消化管感染症の病理．胃と腸 37：286–304, 2002.

（清水诚治）

10 伤寒和副伤寒

由肠伤寒杆菌（*Salmonella enterica* serovar Typhi）及副伤寒杆菌 A（S. *enterica* serovar Paratyphi A）经口摄入后引起的发热性疾病，分别称为肠伤寒和副伤寒。除了相对性缓脉、玫瑰疹、脾肿大三主症外，可见细菌在肠管病变处及网状内皮系统增殖所导致的菌血症，区别于普通的沙门氏菌感染而统称为伤寒病。

伤寒杆菌或副伤寒杆菌在潜伏期侵入肠道黏膜内，移行至 Peyer 板增殖，因此病变集中于以 Peyer 板为中心的回肠末端，有时也会累及右半结肠。

细菌经过回肠末端的 Peyer 板被吸收入肠管，经过肠系膜淋巴结入血（一次菌血症）再侵入门脉、肝脾骨髓，在肝脏增殖（二次菌血症）。

要检出细菌需要进行血液、粪便、胆汁的培养，在发热期血液培养阳性率较高。潜伏期时粪便培养加血培养很重要。

伤寒病在不同的分期病变形态不同，根据 Peyer 板的形态将疾病分为 4 期。本病不同分期的临床表现及内镜所见见**表 1**。

病理组织学检查在伤寒性疾病可见到弱嗜酸性的有丰富胞浆的组织细胞及非增殖性细胞（特异性炎性细胞浸润）。增殖的伤寒细胞称为伤寒结节。在固有层及肠系膜脂肪组织、淋巴结也可见到伤寒结节。

表 1 伤寒性疾病不同病期的临床表现及内镜下表现

<table>
<tr><th colspan="4">疾病分期</th><th>病理生理</th><th>临床症状</th><th colspan="2">检查材料</th><th>内镜下表现</th></tr>
<tr><td colspan="4">潜伏期</td><td>经口摄入，侵入肠黏膜移行至 Peyer 板增殖，形成初级病灶，侵入肠系膜淋巴结</td><td></td><td colspan="2"></td><td></td></tr>
<tr><td>发病第 1 周</td><td rowspan="2">髓样肿胀期</td><td></td><td></td><td>进入血液（一次菌血症），再进入门脉、肝、脾，在肝脏内增殖（二次菌血症），向胆系排菌</td><td>肠源性发热
相对缓脉
玫瑰疹
肝脾肿大</td><td rowspan="2">血液</td><td></td><td>Peyer 板内皱襞肿胀，黏膜无严重水肿</td></tr>
<tr><td>发病第 2 周</td><td rowspan="2">痂皮形成期</td><td></td><td>入 Peyer 板、肠黏膜淋巴结，移行至肝、脾等组织，Peyer 板坏死</td><td>稽留热
伤寒样面容
意识障碍</td><td rowspan="2">粪便</td><td>肝酶升高，肿大的 Peyer 板表面散在坏死、糜烂</td></tr>
<tr><td>发病第 3 周</td><td></td><td>溃疡形成期</td><td>痂皮脱落形成溃疡
肠出血</td><td>弛张热
肠出血
肠穿孔</td><td></td><td>与 Peyer 板一致的深至黏膜下的溃疡形成。溃疡多呈深凿样。溃疡病变中可见黏膜及肿大的黏膜皱襞</td></tr>
<tr><td>发病第 4 周</td><td></td><td></td><td>清除期</td><td>组织修复</td><td>解热
恢复</td><td></td><td></td><td>凹陷的边缘向中心形成再生上皮，被成熟上皮覆盖病灶呈凹陷样</td></tr>
</table>

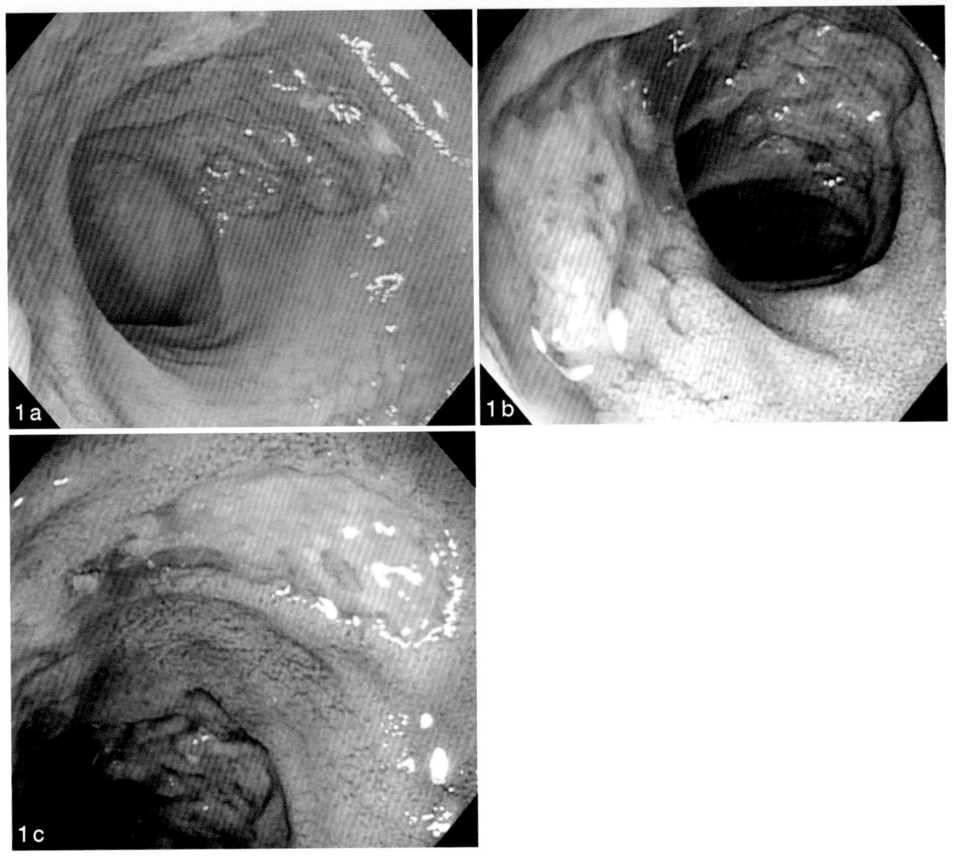

❶ [病例 1] 20 余岁男性

a ~ c：**发病第 2 周的结肠镜所见** 回肠末端肠系膜缘对侧可见界线清楚的卵圆形浅溃疡形成。

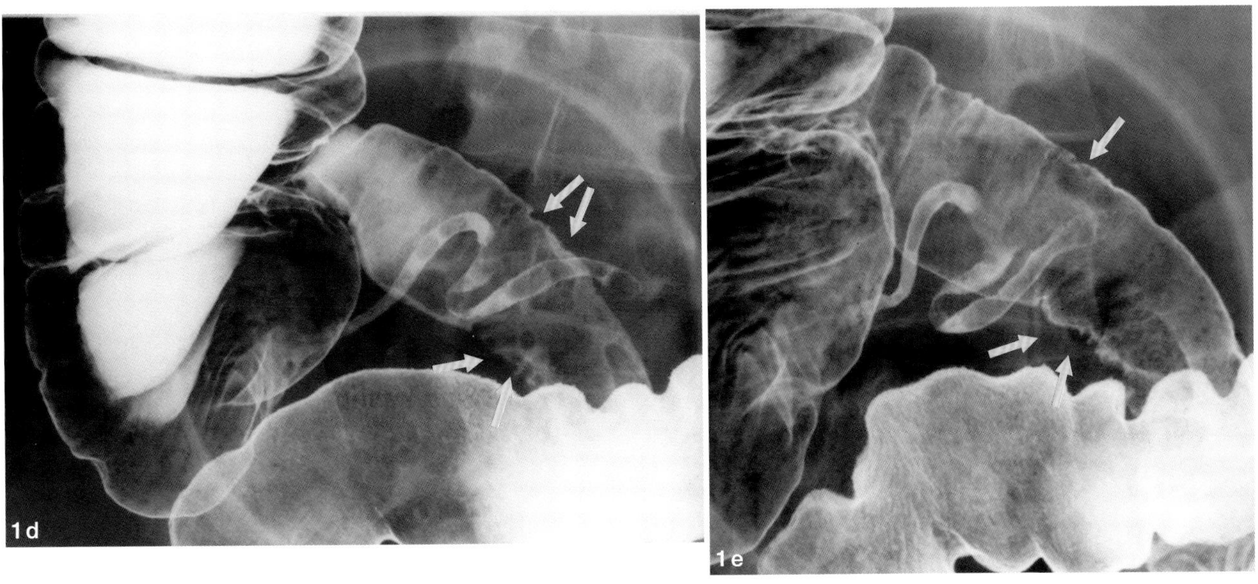

d，e：回肠末端肠系膜缘对侧肠壁不规则（箭头）。

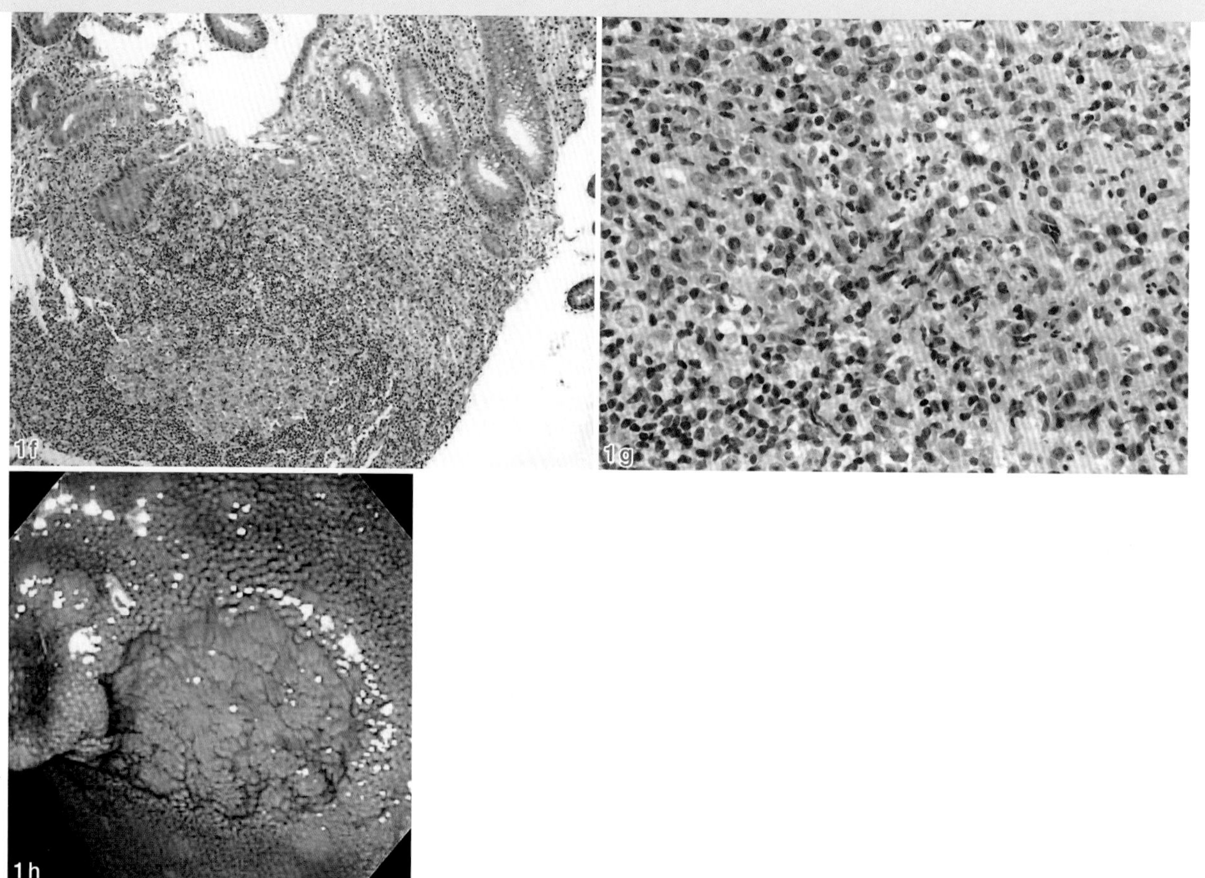

f，g：活检标本病理组织学所见 伤寒结节周围见弥漫性伴有多核白细胞的炎性细胞浸润（f）。可见弱嗜酸性胞浆的伤寒细胞样的巨噬细胞浸润（g）。

h：发病第 4 周结肠镜所见 回肠末端见愈合中的溃疡性病变，中央略有凹陷。

参考文献

[1] 永武　毅：細菌性感染症—腸チフス・パラチフス．別冊日本臨牀 領域別症候群 感染症症候群 I ：486–489, 1999.

[2] 相楽裕子：腸チフス・パラチフス．日臨 65：84–90, 2007..

[3] 村野実之，他：回腸終末部および大腸全域に病変を呈したパラチフスＡの１例．胃と腸 43：1680–1688, 2008.

[4] 渡辺英伸：下痢症—腸チフス・パラチフス．病理と臨　2：1141–1145, 1984.

（村野实之，平田一郎）

11 结核

食管 ➡ Ⅰ.38 页　★ 大肠 ➡ Ⅱ.152 页

肺结核好发部位为小肠，特别是包括回肠末端的下段回肠、盲肠及升结肠也是肠结核的好发部位。结核菌侵入淋巴组织后首先形成被称为结核结节的粟粒或芝麻大小的隆起型病变（图❶a），之后结节自发破溃形成糜烂、溃疡的同时随肠管淋巴液沿肠管的短轴扩散（图❶b），最后形成全周性溃疡时呈现典型的环形溃疡或带状溃疡。结核导致的溃疡有自愈的倾向，加重与缓解交替之间形成萎缩瘢痕带的情况也不少见。并且活动性病变与萎缩瘢痕带共存的情况也很多见。环形溃疡形成部位由于溃疡愈合导致纤维化有时形成环形狭窄（图❺）。在 X 线检查或气囊小肠镜检查时需注意这些表现。另外，在好发部位的淋巴组织通常比较丰富。

在 X 线检查及气囊小肠镜检查时要注意这些表现，应该以好发部位及具有丰富淋巴组织的 Peyer 板为中心进行详细的观察（图❹）。鉴别诊断要和可引起小肠溃疡及狭窄的 Crohn 病、非特异性多发性小肠溃疡、NSAIDs 引起的小肠病变、缺血性小肠炎等鉴别。确诊需依赖于结核杆菌培养阳性和活检存在干酪样肉芽肿。但是结核菌和干酪样肉芽肿的阳性率不高，因此在临床上经常会使用试验性抗结核治疗。

要注意并不是所有的肠结核都继发于肺结核，也有不少是原发性肠结核。近年来针对 Crohn 病和炎症性肠病的治疗，广泛使用免疫调节剂和抗 TNF-α 抗体。因此要注意鉴别肠结核与炎症性疾病，以免把上述药物应用到感染性疾病的肠结核中。

其他请参照“结肠”有关章节。

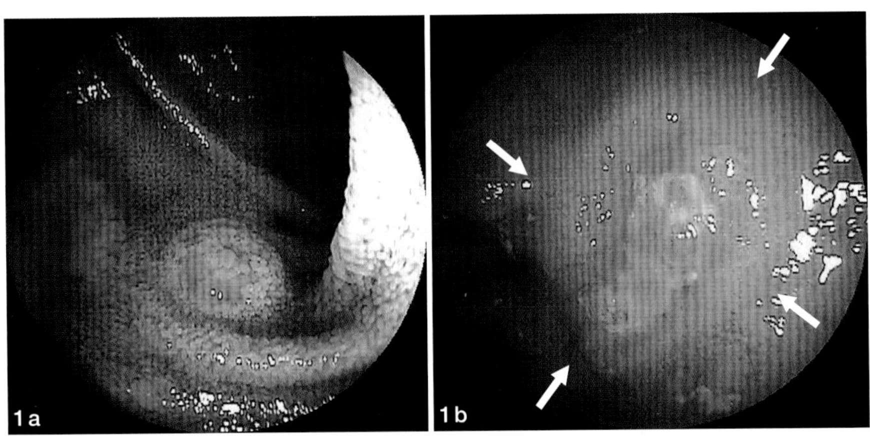

❶ 双气囊小肠镜检查发现的肠结核初期像

a：伴有中央发红的较为缓和的黏膜下肿瘤样隆起，即所谓结核结节的内镜像。

b：下段回肠 Peyer 板上见到的不规则溃疡。对小肠炎症性疾病需要判断 Peyer 板位置（通常位于肠系膜附着缘对侧），判断病变位于肠系膜缘或对侧缘是很有必要。

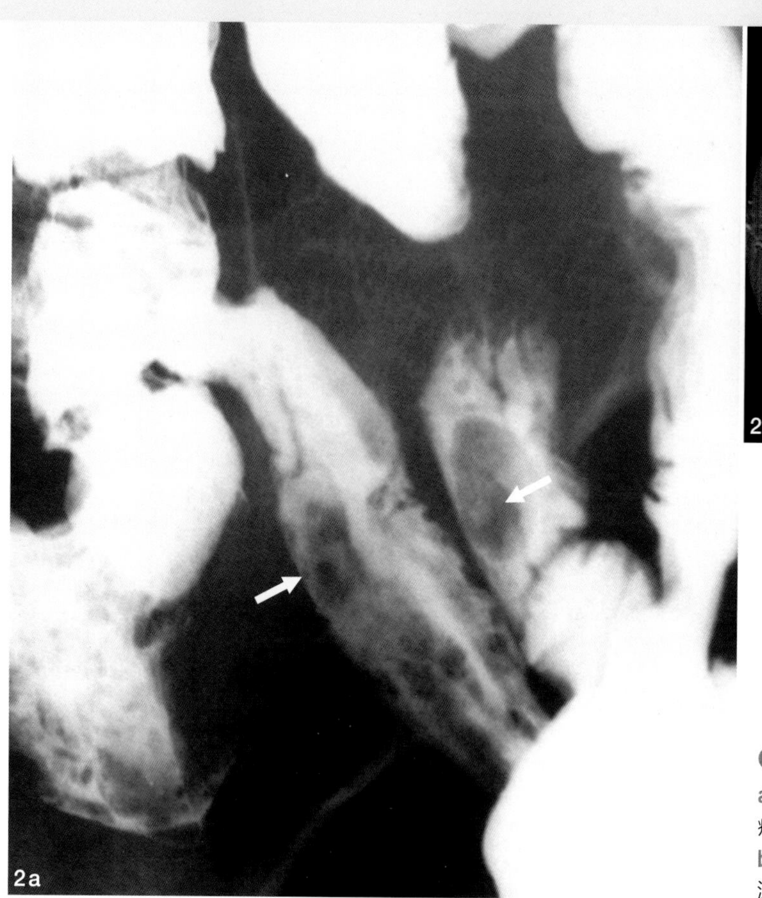

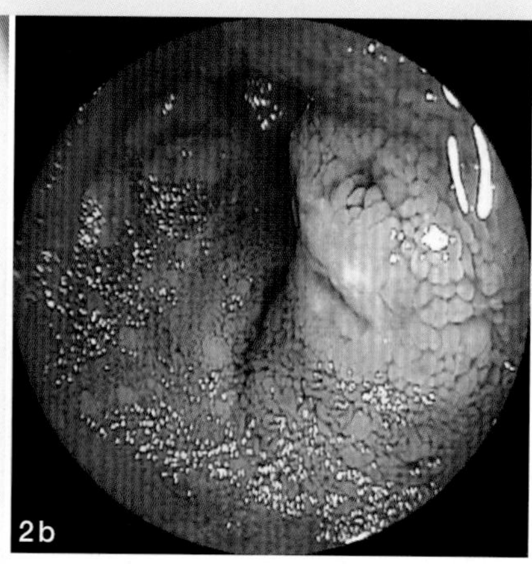

❷ 肠结核病例的回肠末端小病变

a：X 线所见　压迫像见回肠末端形态不规则的浅溃疡形成（箭头）。

b：同部位的内镜检查所见　溃疡形成同时可见淋巴滤泡增生。

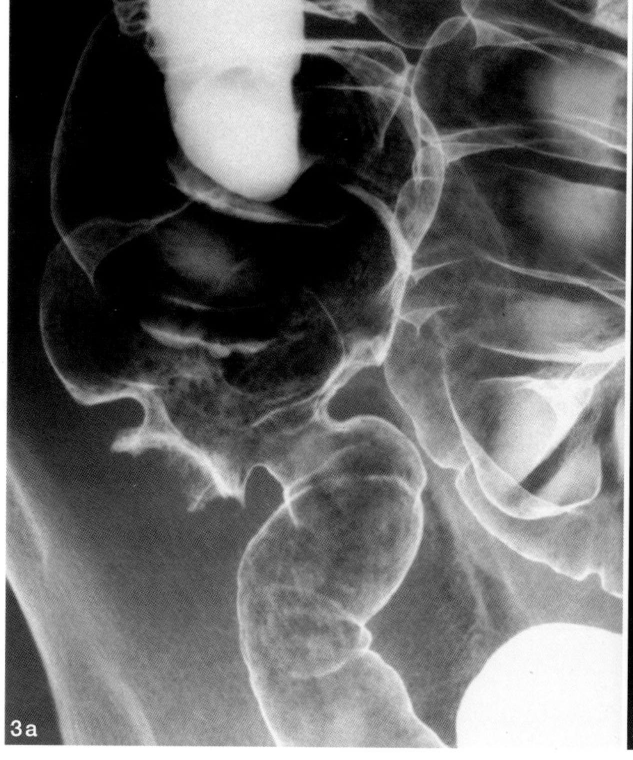

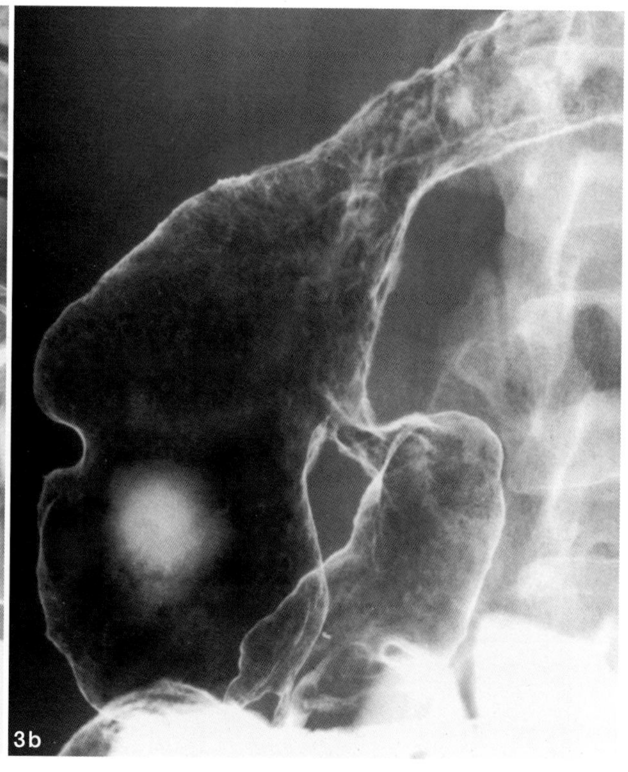

❸ 肠结核病例的回肠末端 X 线所见

回盲部是肠结核的好发部位，X 线检查可见不同形态不同程度的变形，仔细判读对诊断有重要意义。

a：回肠末端黏膜粗糙，回盲瓣及盲肠管腔消失。

b：回肠末端黏膜粗糙，管腔狭窄，盲肠到升结肠黏膜粗糙，结肠袋消失，长轴方向明显短缩，变形明显。

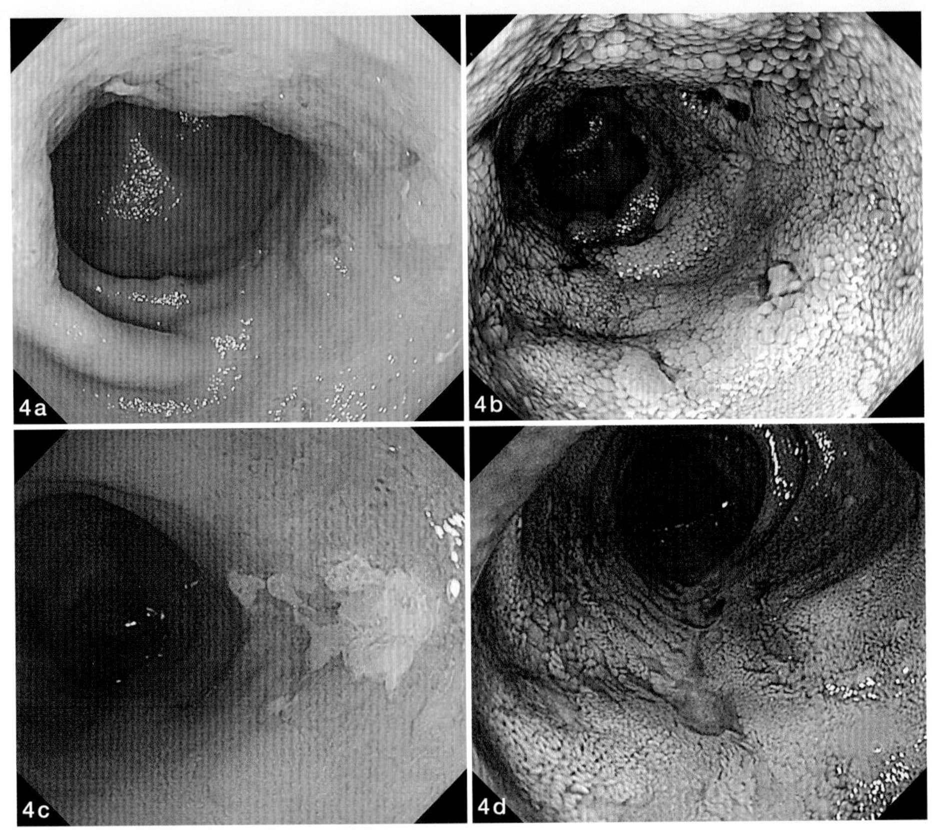

❹ 肠结核病例的回肠末端内镜所见

结肠镜检查时可观察到回肠末端，在此部位观察活检多能得到确定诊断的依据。

a：以 Peyer 板为中心环状分布排列的糜烂、溃疡及阿弗他样溃疡。

b：喷洒色素后，Peyer 板显现明显。

c：Peyer 板上有附着白苔的不规则溃疡。肠结核是感染性疾病，溃疡表面附着的白苔多较污秽。

d：色素喷洒后，Peyer 板上的溃疡能清楚地显现。

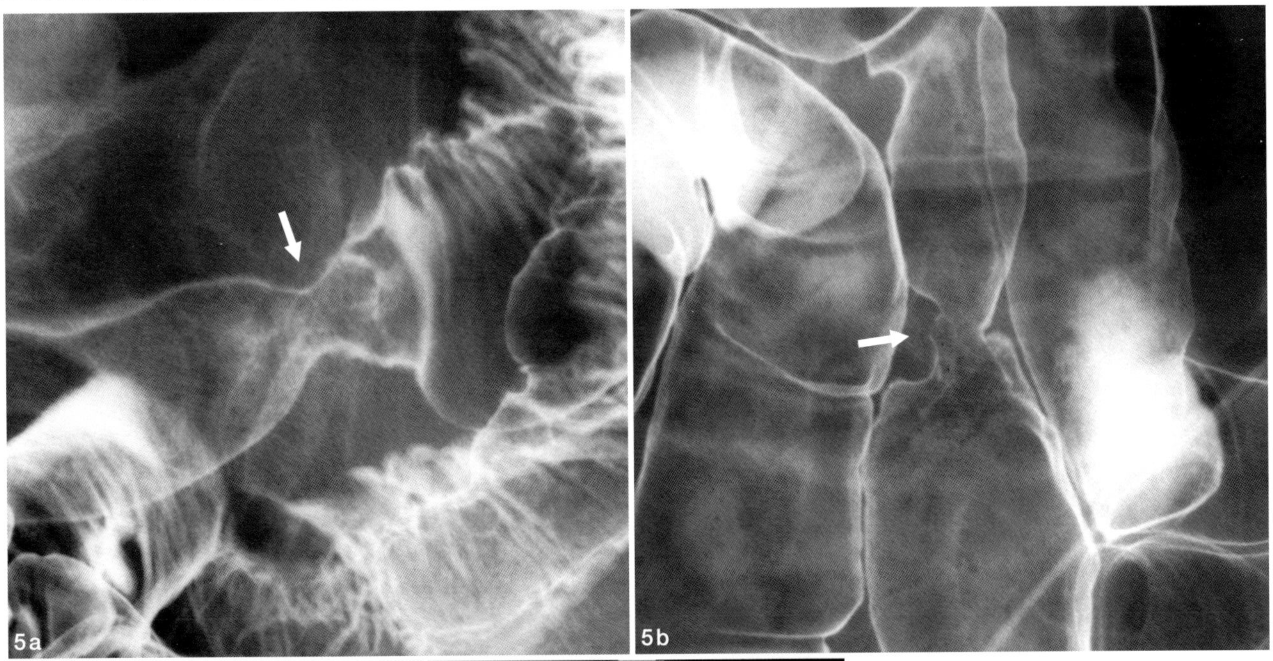

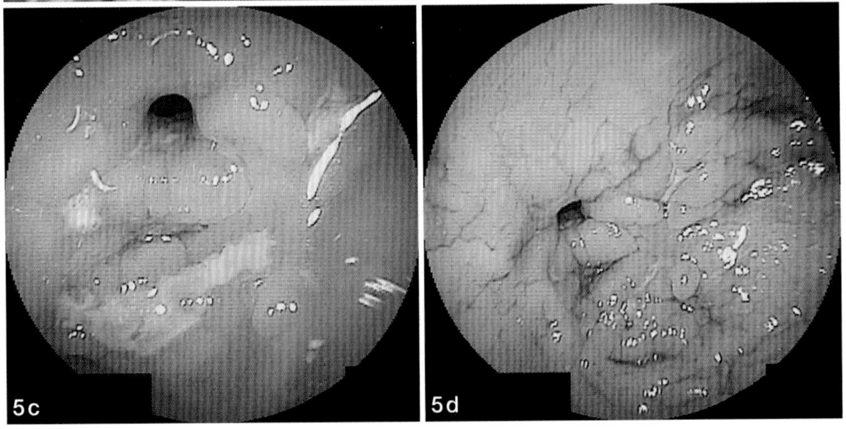

5a 5b 5c 5d

❺ 肠结核所致的环状狭窄

a：X 线所见 轻度环状狭窄（箭头），狭窄部周围黏膜粗糙，kerckring 皱襞消失。

b：X 线所见 可见稍有明显的环状狭窄（箭头），狭窄部见提示浅溃疡的钡斑。

c，d：双气囊小肠镜所见 狭窄部分附近有横行走向的不规则形溃疡，并可见小圆形溃疡（c）。在同一部分的色素染色图像里，黏膜呈现裂纹状，可见萎缩瘢痕带（d）。

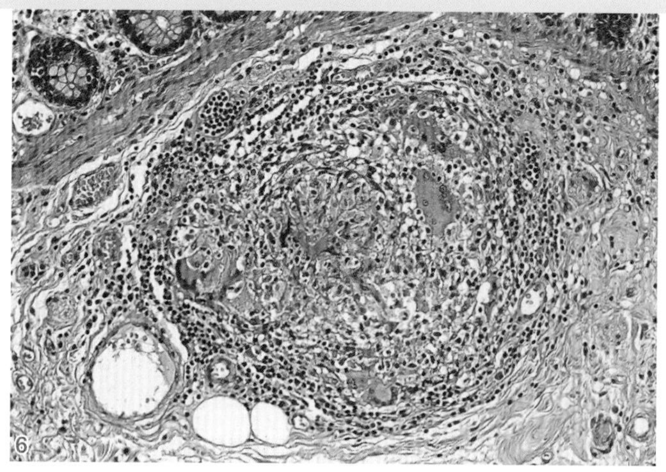

❻ 肠结核患者的类上皮细胞肉芽肿

肠结核的类上皮肉芽肿由大型类上皮细胞及郎格罕氏巨细胞构成，伴有中心坏死。

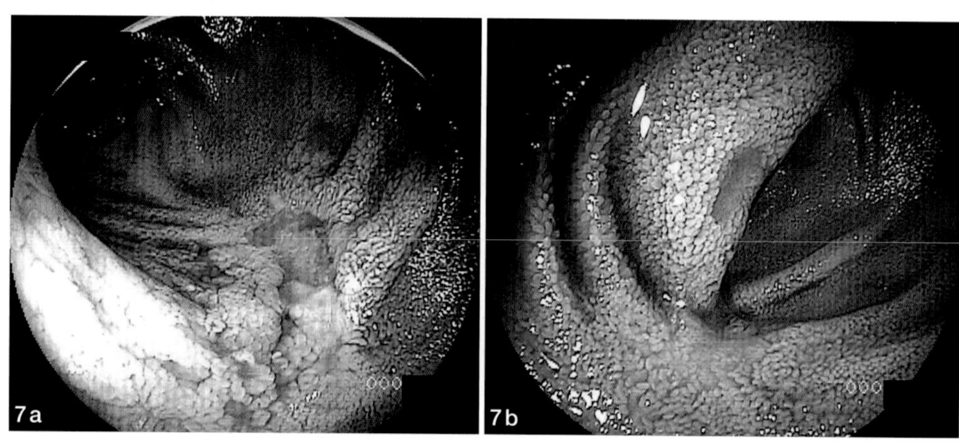

❼ 拟诊肠结核病例

a：**内镜所见** 下段回肠的 Peyer 板上见不规则溃疡，疑为肠结核。但培养和活检均未能确诊。

b：**抗结核治疗半年后内镜所见** 溃疡完全愈合，形成瘢痕，可做治疗后诊断。

参考文献

[1] 八尾恒良，他：腸結核— 10 年間の本邦報告例の解析．胃と腸 30：485-490, 1995.

[2] 黒丸五郎：腸結核の病理．結核新書 12．医学書院，1952.

[3] 八尾恒良，他：腸結核．八尾恒良，他（編）：小腸疾患の臨床．医学書院，pp159-168, 2004.

[4] 八尾恒良，他：腸結核の小腸 X 線像の分析．胃と腸 12：1467-1480, 1977.

[5] 平井郁仁，他：クローン病，腸結核．日臨 66：1312-1322，2008.

[6] 平井郁仁，他：小腸小病変に対する内視鏡所見および診断能の検討．胃と腸 44：983-998, 2009.

（平井郁仁，池田圭祐，岩下明德）

1 NSAIDs 相关性小肠病变

胃 ➡ Ⅰ. 162 页 大肠 ➡ Ⅱ. 156 页

众所周知，口服抗癌药物（5-FU、irinotecan 等）可造成小肠黏膜损害，使用 α-葡萄糖苷酶抑制药物易产生肠道气囊肿。近几年，相关研究发现，口服低剂量的阿司匹林等非甾体类抗炎药（nonsteroidal anti-inflammatory drugs：NSAIDs）造成小肠黏膜损伤的发生率也相当高。

自 2000 年起，随着胶囊小肠内镜（CE）和双气囊小肠内镜（DBE）的普及，NSAIDs 药物相关的小肠病变越来越多地被发现。因为 NSAIDs 相关性小肠病变的肉眼表现及病理组织学特点均无特异性，因此诊断时需要与其他药物相关的肠炎一样，必须询问 NSAIDs 的使用情况，并进行细菌学筛查。如有服用 NSAIDs 史，可停用 NSAIDs，观察停药后是否利于病变的愈合，从而判断是否为 NSAIDs 相关性小肠病变。NSAIDs 相关性小肠病变内镜表现为：微小的黏膜破损、小溃疡、轮状溃疡和膜样狭窄（diaphragm-like stricture）。根据 DBE 等检查的结果来看，小肠下段是 NSAIDs 的好发部位，主要为多发性小溃疡。虽然临床上大多患者表现为肉眼可视的黑便以及缺铁性贫血，但根据 CE 观察研究可知，有许多患者表现为无任何症状。有些患者小肠可出现膜样狭窄，临床上表现为狭窄症状，需要进行内镜下扩张治疗。

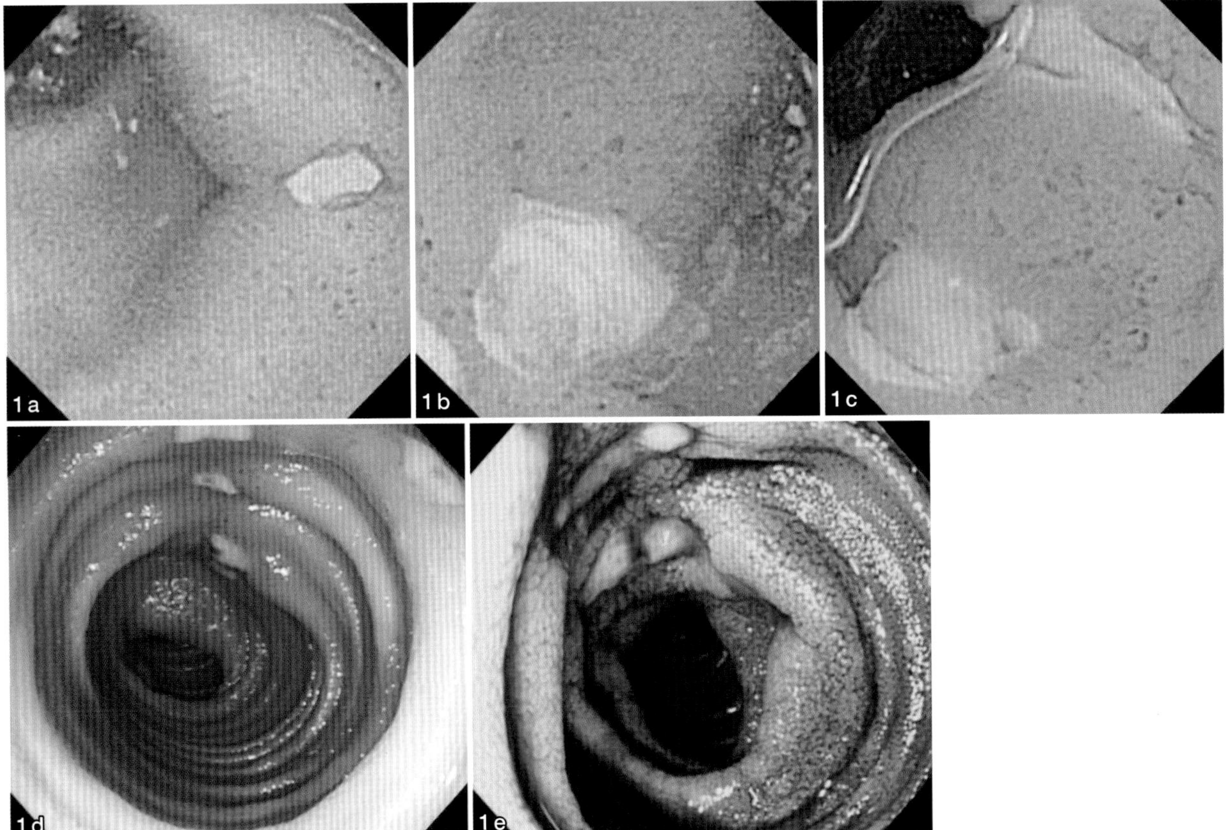

❶ [病例 1] 80 余岁男性

主动脉瓣关闭全患者，因心功能不全于 5 年前开始服用少量阿司匹林，近期由于心房颤动开始服用华法林钾片，2 周后出现黑便，遂入院诊治。

a ~ c：胶囊内镜所见 小肠中下段散在小溃疡。

d，e：单气囊内镜所见 回肠的 Kerckring 皱襞上小溃疡比较多。

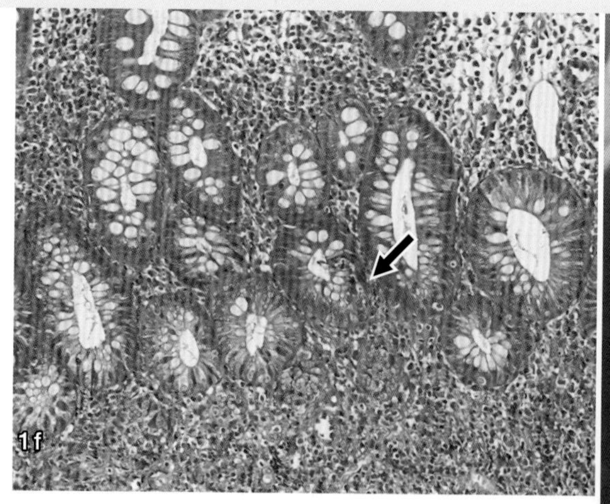

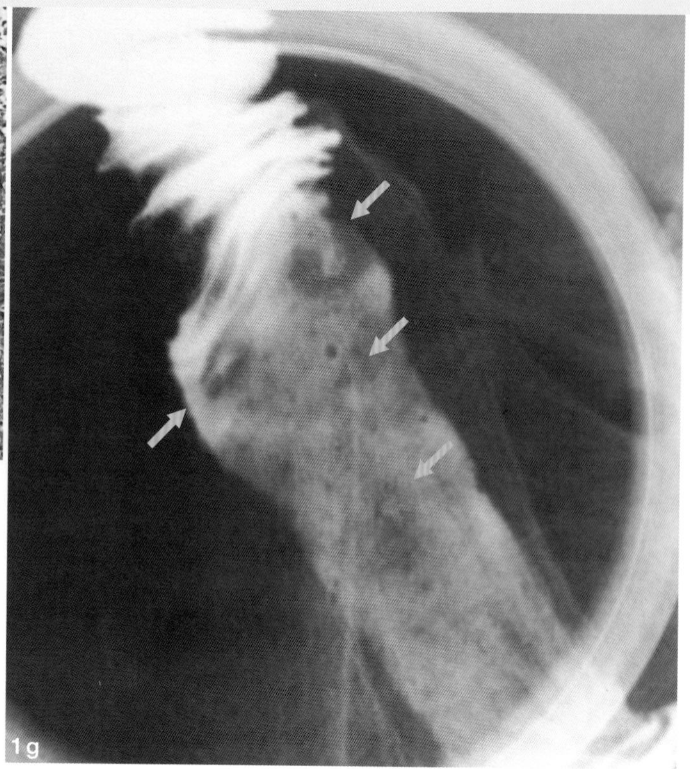

f：组织活检所见 可见非特异性炎性细胞浸润，并出现细胞凋亡小体（箭头）。
g：经口小肠造影压迫所见 小溃疡周围可见透明的小龛影（箭头）。

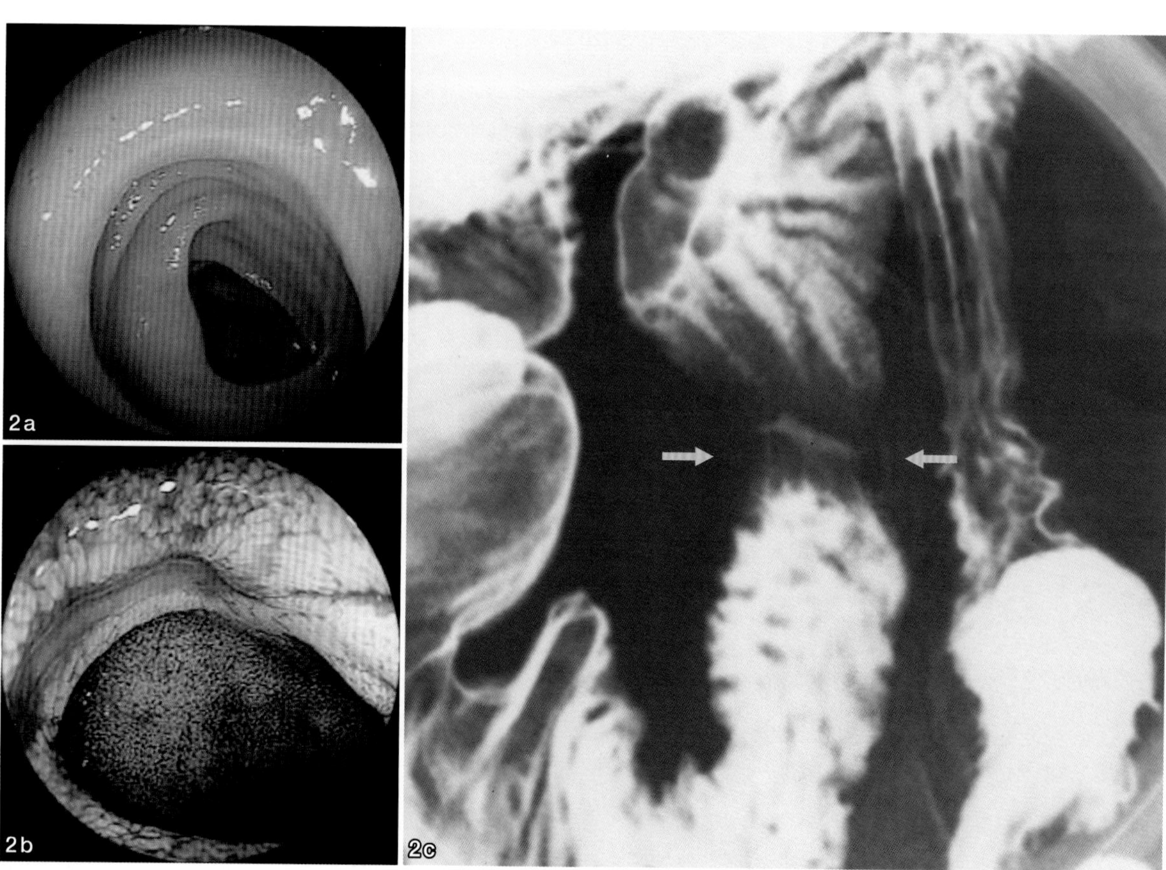

❷［病例 2］50 余岁女性

患者因类风湿关节炎，3 年前开始服用安吡昔康。近期因便血和重度贫血入院进行检查。距回盲瓣 60cm 的口侧（病变 1）和 70cm 口侧（病变 2）的回肠上发现两处病变。

a，b：病变 1 的双气囊内镜所见 Kerckring 皱襞上有比较狭长的、环状、开放性溃疡。
c：经口小肠造影压迫所见 病变 1 表现为横轴方向较狭长的龛影（箭头）。

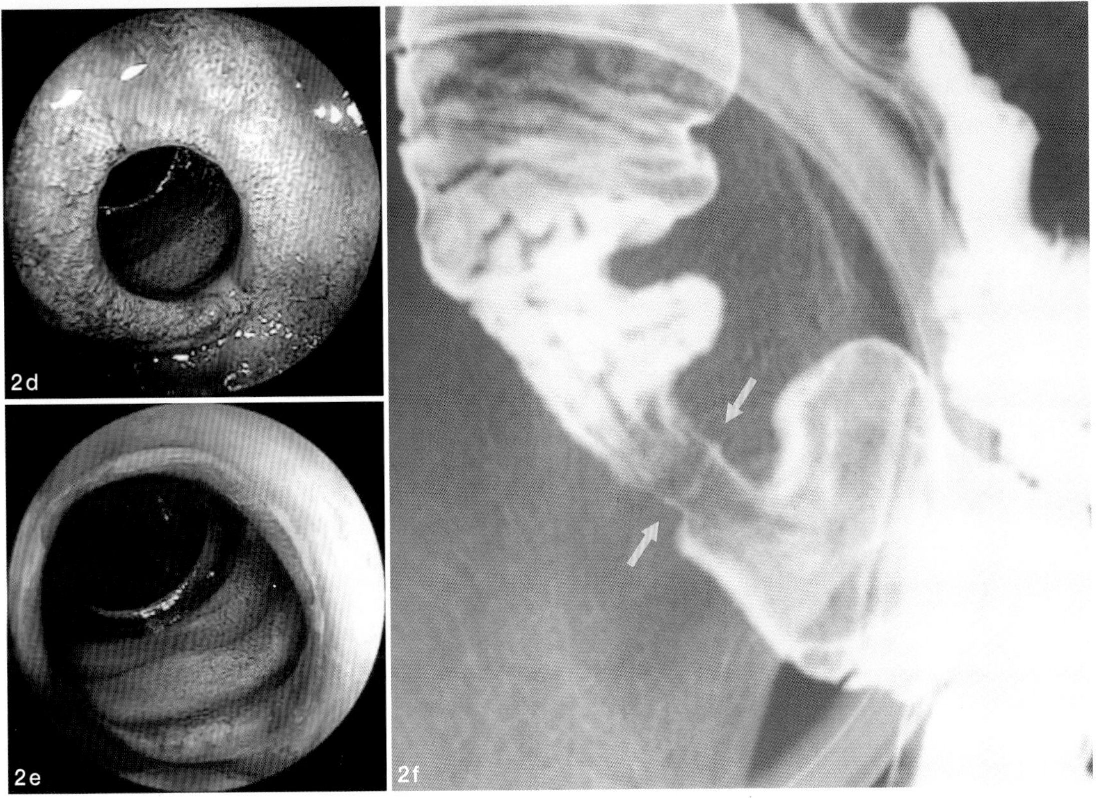

d，e：**病变 2 的双气囊内镜染色所见** Kerckring 皱襞形成一致的轮状狭窄（d）。接近狭窄部分可确认顶部有比较狭窄的开放性轮状溃疡（e）。
f：**经口小肠造影压迫所见** 病变 2 横轴方向比较细，可看出龛影（箭头）。相同位置伴一侧狭窄。

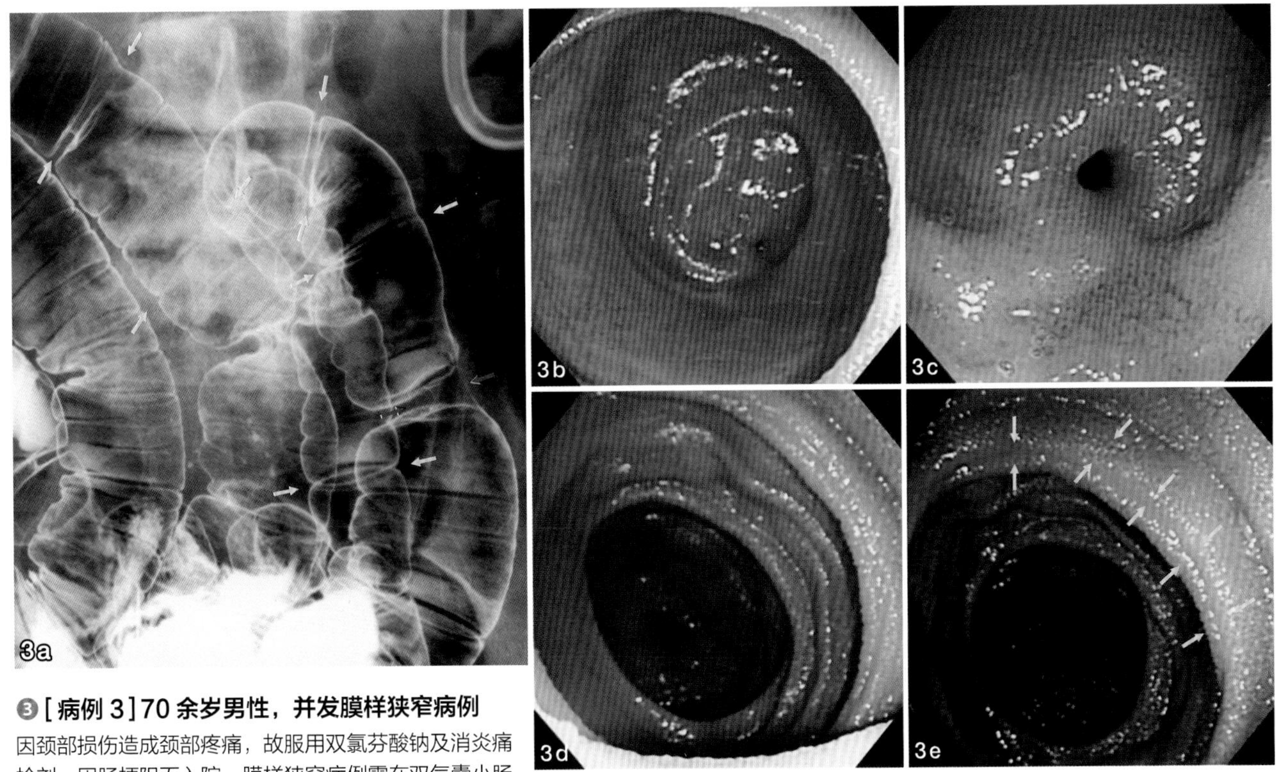

❸［病例 3］70 余岁男性，并发膜样狭窄病例

因颈部损伤造成颈部疼痛，故服用双氯芬酸钠及消炎痛栓剂。因肠梗阻而入院。膜样狭窄病例需在双气囊小肠镜下进行内镜扩张术。本例为小肠内镜尚未应用时（20 世纪 90 年代后半期病例）的病例，故进行切除术。

a：**肠梗阻导管的小肠双重造影所见（俯卧位）** 可认定空肠中膜样狭窄形成（红色箭头）。口侧小肠有轻度扩张。膜样狭窄的肛侧空肠上有与 Kerckring 皱襞一致的轻度轮状狭窄成像（黄色箭头）。

b，c：**术中内镜所见（b：远景像，c：近景像）** 从肛侧观察膜样狭窄部可见狭窄呈针孔状。

d，e：**术中内镜染色所见** 确认膜样狭窄部肛侧的空肠有多个与 Kerckring 皱襞一致的轮状狭窄图像。顶部附近有较狭长的长条状、轮状的全周性凹陷（箭头）。

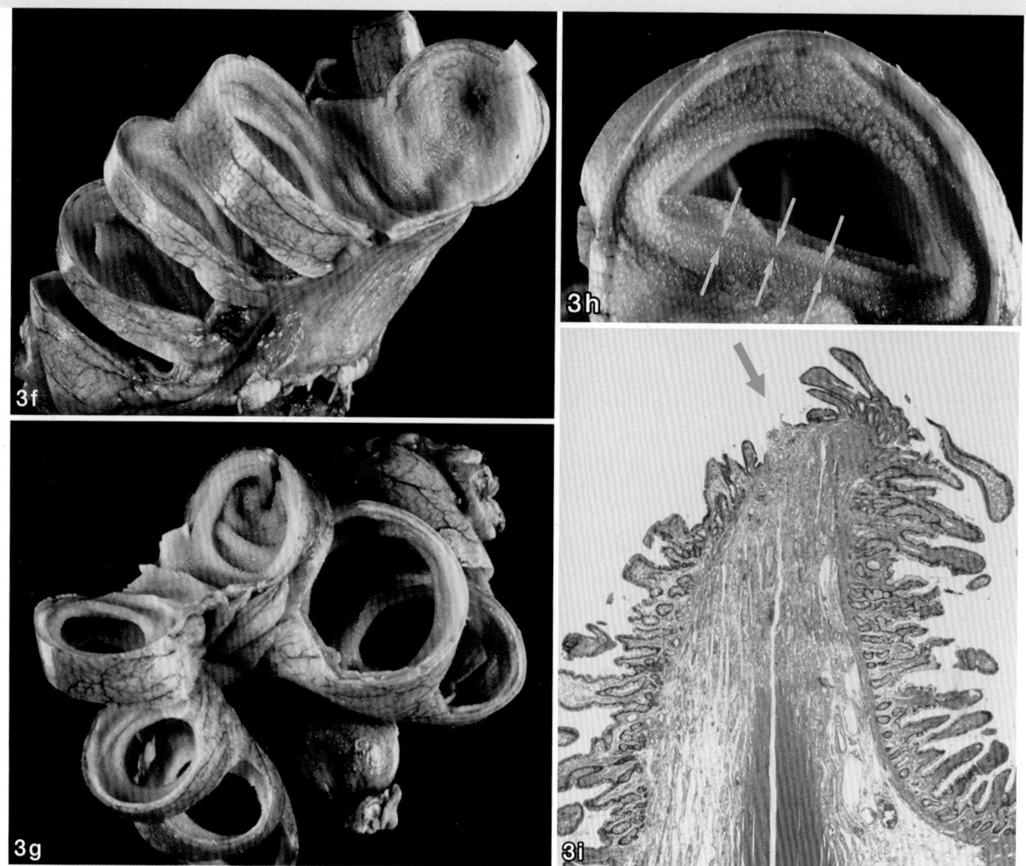

f～h：外科切除标本肉眼所见 对膜样狭窄部进行观察（f），膜样狭窄的肛侧空肠的 Kerckring 皱襞出现轻度狭窄现象（g），皱襞附近呈轮状狭窄的顶部附近，内镜可见狭长的沟状、轮状凹陷（h）。

i：膜样狭窄的病理组织学所见 顶部可见狭长的 Ul-II 程度的溃疡瘢痕形成（箭头），黏膜下层组织呈高度纤维化，以瘢痕部位为起点，皱襞黏膜被拉向内腔一侧。

参考文献

[1] Matsumoto T, et al.: Prevalence of non-steroidal anti-inflammatory drug-induced enteropathy determined by double-balloon endoscopy. A Japanese multicenter study. Scand J Gastroenterol 43: 490–496, 2008.

[2] 松本主之，他：NSAIDs 起因性小腸潰瘍と非特異的多発性小腸潰瘍症における小病変. 胃と腸 44：951–959, 2009.

[3] 蔵原晃一，他：出血性小腸病変に対する診断手技—小腸 X 線造影検査について. 胃と腸 45：343–354, 2010.

[4] 八尾隆史，他：非ステロイド系抗炎症剤（NSAID）起因性腸炎の病理組織学的特徴と鑑別診断. 胃と腸 35：1159–1167, 2000.

（臧原晃一，松本主之）

2 乳糜泻

★ 十二 ➡ Ⅰ. 294 页

乳糜泻是由食物中麦胶引起的肠道自身免疫性疾病。小肠患病部位按病变的严重程度依次为十二指肠降部、水平部空肠，越靠近肛侧病变越轻微，回肠病变不明显。病变的临床表现、影像学所见、组织学改变与十二指肠相同，详见“十二指肠”相关章节。

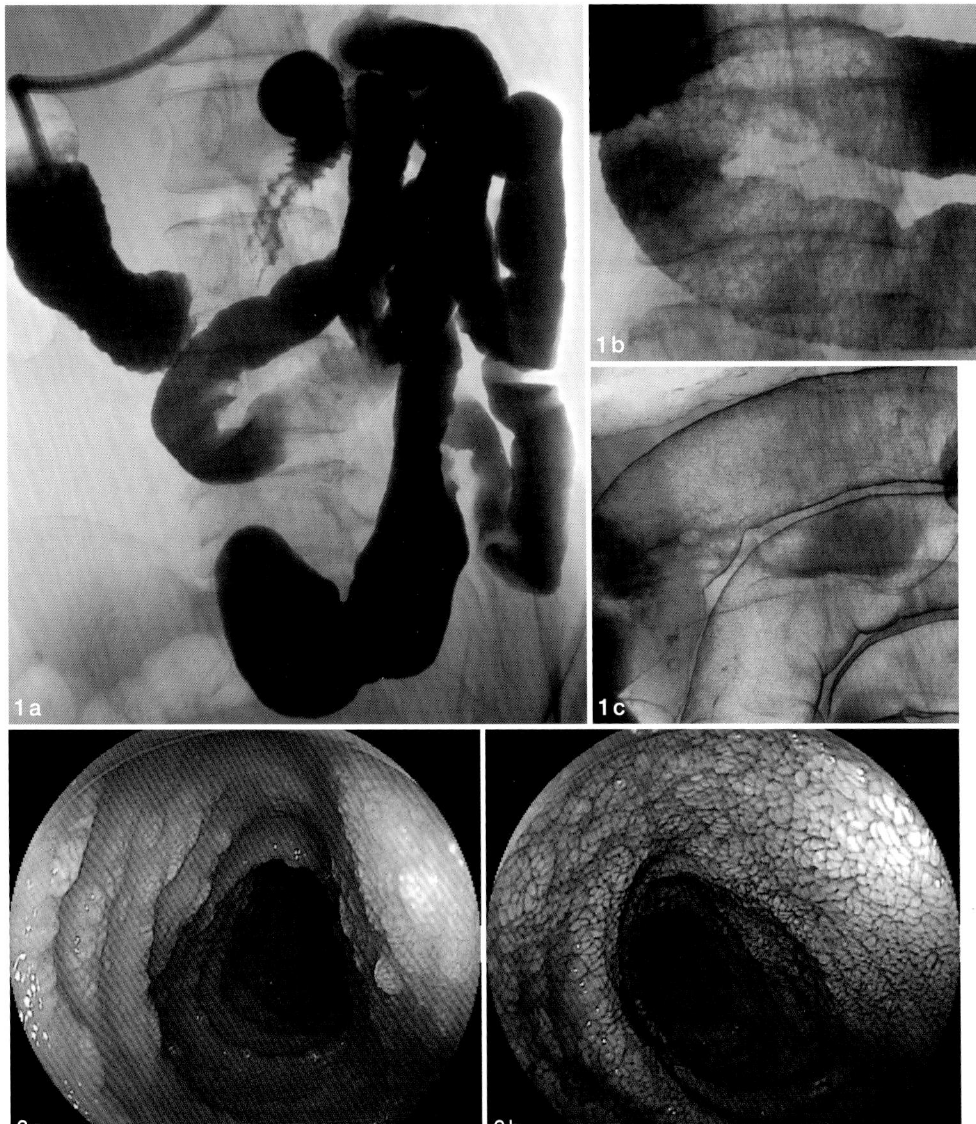

[病例 1]60 余岁女性（与“十二指肠”相关章节为同一病例）

❶ 小肠 X 线造影所见（插管法）

a：十二指肠 ~空肠充盈像 见水肿，Kerckring皱襞消失，口侧更明显。回肠末端未见异常。

b：空肠俯卧位压迫像 黏膜面见非常细微的、大小不同的弥漫性分布的颗粒样隆起。

c：空肠双重造影 Kerckring皱襞消失，边缘未见龛影。黏膜表面见弥漫性分布的被宽幅沟槽样凹陷包围的细颗粒样改变。

❷ 双气囊内镜所见（经口路径）

a：空肠白光观察 可见弥漫性白色的微颗粒样隆起。

b：插入至最深部喷洒靛胭脂观察 随着向肛侧进入颗粒样黏膜逐渐消失，Kerckring皱襞恢复正常，逐渐移行至正常的小肠黏膜形态。

参考文献

[1] 岸 昌廣，他：拡大内視鏡が診断に有用であった celiac 病の1 例．胃と腸 49：395–404, 2014.

[2] 中澤英之，他：小腸炎症性疾患—セリアック病．胃と腸 43：651–655, 2008.

[3] Celiac disease. In Fenoglio–Preiser CM, et al. (eds): Gastrointestinal Pathology — An Atlas and Text, 3ed ed. Wolters Kluwer/Lippincott Williams & Wilkins, Philadelphia, pp414–425, 2007.

（八尾建史，岩下明德）

3 嗜酸粒细胞性胃肠炎

食管 ➡ Ⅰ. 33 页（嗜酸粒细胞性食管炎） 胃 ➡ Ⅰ. 144 页 大肠 ➡ Ⅱ. 198 页

在引起消化道嗜酸粒细胞浸润的嗜酸粒细胞性消化道疾病（eosinophilic gastrointestinal disorder）中，原发性，即仅仅在消化道形成病变的是嗜酸粒细胞性胃肠炎。经典的 Talley 诊断标准包括：①消化道症状；②消化道活检证明存在嗜酸粒细胞浸润或外周嗜酸粒细胞增多和典型的 X 线所见；③除外引起嗜酸粒细胞增多的其他疾病。满足 3 条为必备条件。厚生劳动省的诊断指南列举于**表 1**。

小肠为本病的好发部位，X 线检查见小肠广泛的 Kerckring 皱襞密集及肿胀性肥厚、伸展不良、蠕动及分泌亢进，通常不伴有溃疡。内镜检查除了黏膜水肿、发红、皱襞密集以外，常不能发现异常。活检诊断根据标本采取部位的不同，嗜酸粒细胞浸润程度存在差别，CT 和腹部超声可以无创性检查出肠壁肥厚及腹水。治疗采用肾上腺皮质激素，抗过敏药物也有效。

表 1 嗜酸粒细胞性胃肠炎会议诊断指南（案）(2012 年修订)

1. 有症状（腹痛、腹泻、呕吐等）
2. 胃、小肠、结肠活检见以嗜酸粒细胞为主的炎性细胞浸润（20/HPF 以上的嗜酸粒细胞浸润，活检要在多处取，需除外其他炎症性肠道疾病）
3. 存在腹水，腹水中有大量嗜酸粒细胞

---

4. 存在哮喘等过敏性疾病史
5. 末梢血中嗜酸粒细胞增多
6. CT 扫描见胃、肠管壁增厚
7. 内镜检查常见胃、小肠、结肠水肿、发红及糜烂
8. 糖皮质激素有效

1 和 2 或 1 和 3 是必需条件，满足其他条件为可能性高

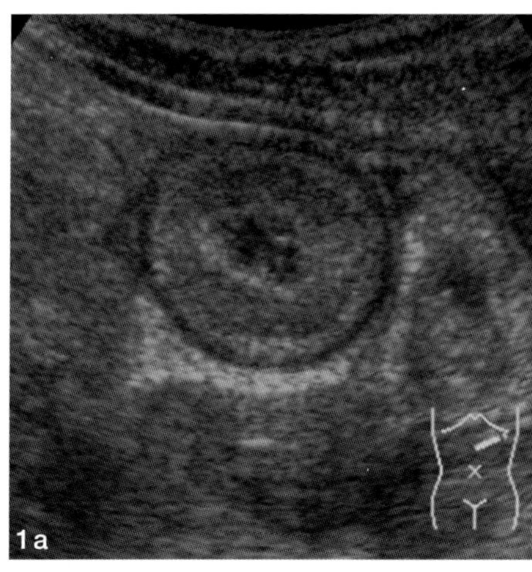

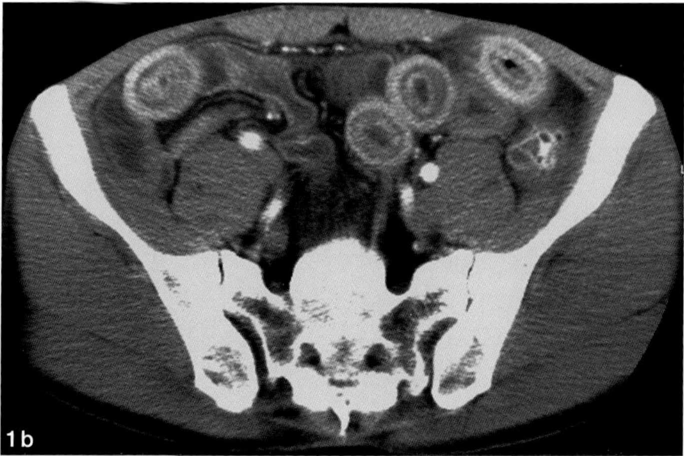

❶ [病例 1] 40 余岁男性，嗜酸粒细胞性胃肠炎

有支气管哮喘病史，1 个月前开始恶心、呕吐，血液检查 WBC 6 300/mm^3（嗜酸粒细胞 31.0%），CRP < 0.1 mg/dL，IgE 1 270 IU/dL。

a：腹部超声所见 空肠为主的广泛小肠壁增厚（尤其是黏膜层）及管腔狭窄。

b：CT 所见 广泛小肠壁增厚，黏膜及固有肌层增强明显，尤其是固有肌层明显增强。

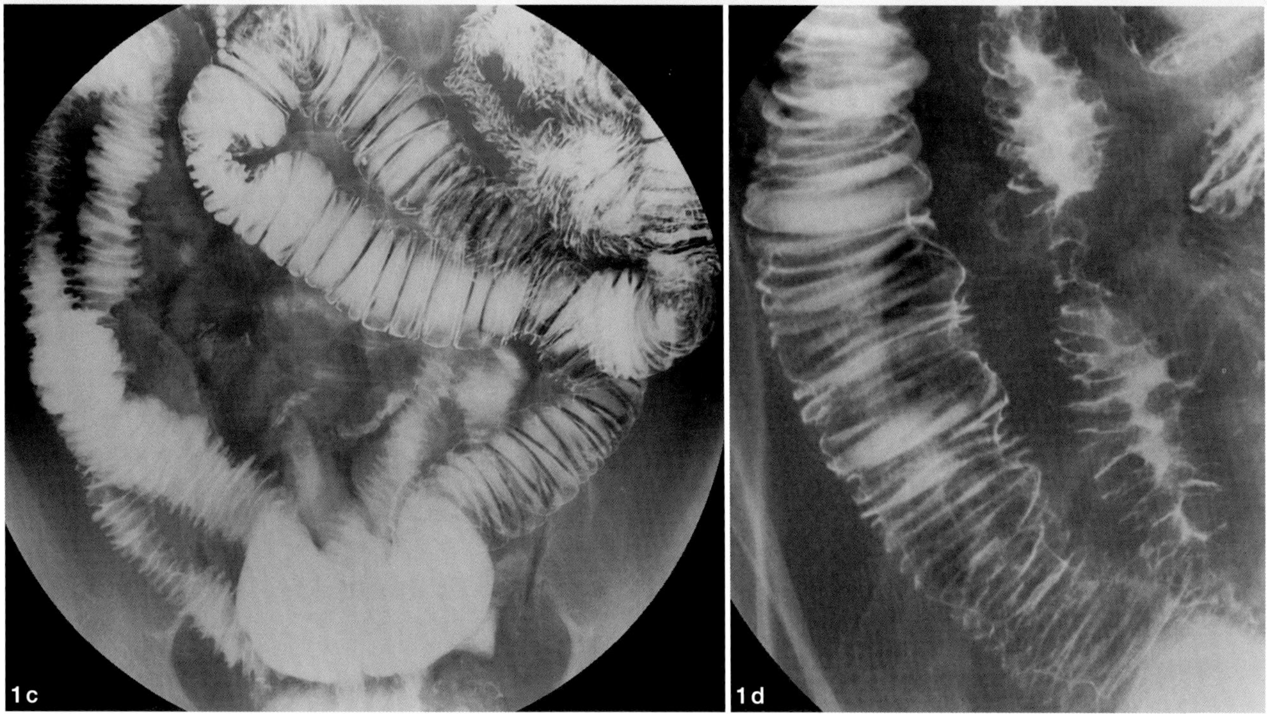

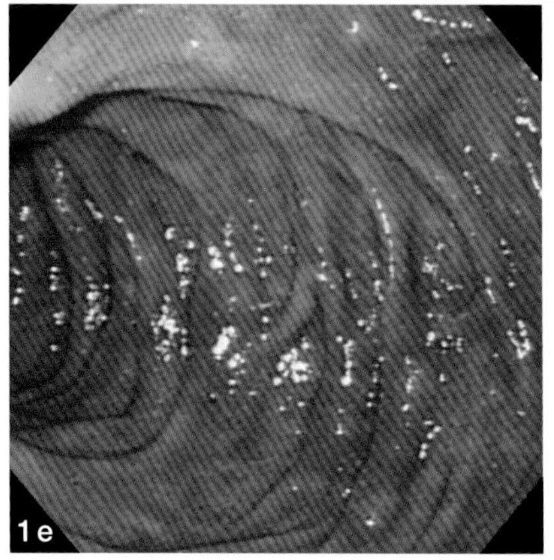

c，d：**小肠造影所见** 广泛的小肠 Kerckring 皱襞肿大及密度增高，伸展不良。

e：**十二指肠镜所见** 十二指肠降部见轻度发红，活检见黏膜固有层嗜酸粒细胞浸润，在服用肾上腺激素后好转，满足会议诊断标准。

参考文献

[1] Talley NJ, et al. : Eosinophilic gastroenteritis : A clinicopathological study of patients with disease of the mucosa, muscle layer, and sub-serosal tissues. Gut 31：54–58, 1990.

[2] 木下芳一，他：厚生労働科学研究費補助金 難治性疾患克服研究事業 好酸球性食管炎 / 好酸球性胃腸炎の疾患概念確立と治療指針作成のための臨床研究，平成 23 年度総括・分担研究報告書．2012.

[3] 清水誠治：好酸球性胃腸炎．胃と腸 47：814–815, 2012.

（清水诚治）

4 Crohn 病

食管 ➡Ⅰ.35 页 胃 ➡Ⅰ.152 页 十二 ➡Ⅰ.297 页 ★ 大肠 ➡Ⅱ.181 页，183 页

小肠型 Crohn 病可引起肠道变形、狭窄、瘘孔及脓肿形成等并发症，其对生物学制剂具有一定的抵抗性，因而治疗也往往比较困难。另外，由于对小肠的检查比较困难，小肠 Crohn 病的诊断也时常出现延误。目前，随着小肠 X 线双重造影法、胶囊内镜、气囊内镜以及 CT（图❶，图❷）、MRI 等影像学技术的进步，小肠 Crohn 病的诊断变得更加容易。小肠 Crohn 病的内镜表现与大肠口疮样溃疡的初期表现相似。病变中央可见溃疡形成，表面附白苔，周围黏膜散在小的溃疡病变和水肿状隆起（图❸），病变周围亦可见一圈红晕（图❹）。口疮样溃疡逐渐进展，可形成不规整溃疡，呈孤立型或分散型，与正常黏膜分界清楚（图❺）。不规整溃疡大致呈纵向排列（图❻），愈合较快（图❼，图❽），之后形成纵行走向溃疡（图❾，图❿）。纵行走向的溃疡在肠管的长轴方向形成较宽的带状病灶（图⓫）。溃疡发生在肠系膜附着的一侧，使得肠系膜缩短，因而 X 线侧面造影会使小肠病变的观察变得较为容易（图⓬，图⓭）。报道称活动性的纵行溃疡是 Crohn 病小肠病变的重要特征，发生率约为 84%。另外，病变黏膜可呈铺路石样改变，表现为纵行走向溃疡以及其周围的小溃疡形成，周围的黏膜、黏膜肌层缩短，黏膜下层水肿、纤维化或细胞浸润而产生隆起，形成类似中世纪欧洲街道上的石板，而以此命名。Crohn 病的小肠病变中呈现典型的铺路石样外观的情况比较少见，偶尔可在纵行走向溃疡的附近发现铺路石样外观。而随着病变的进展，会出现肠管的变形、狭窄（图⓮）、瘘孔（图⓯，图⓰）、脓肿等并发症，许多病例都需要进行外科手术治疗（图⓱）。

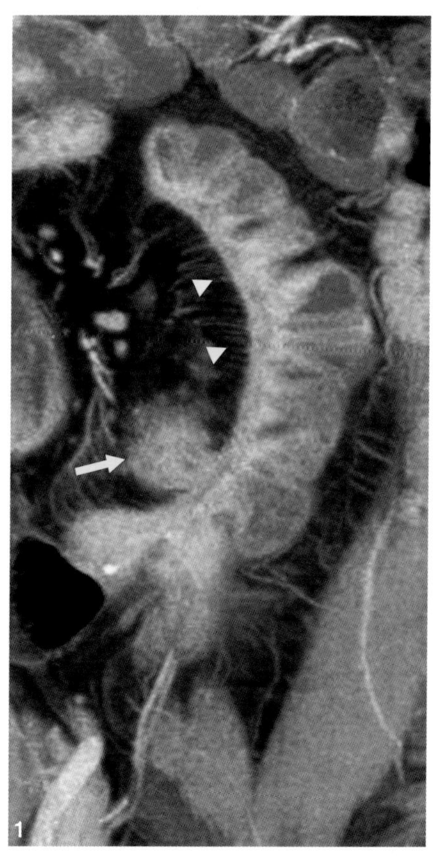

❶ CT 小肠造影图像

回肠肠系膜侧有纵行走向的肠壁变形和纵行溃疡，可明确为动脉增生（三角指示处）。并且可发现脓肿（箭头处）。

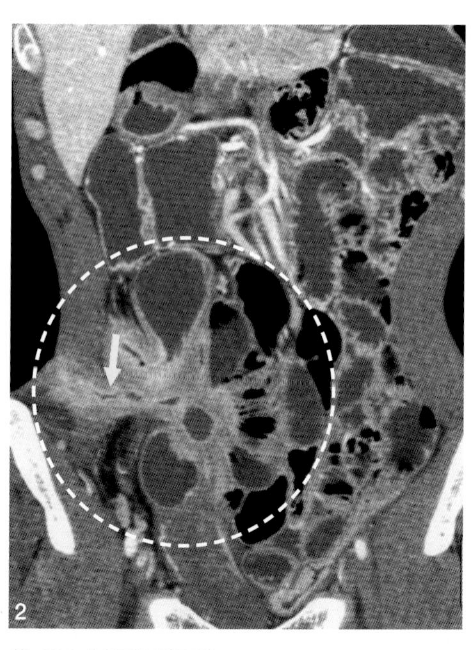

❷ CT 小肠造影图像

除复杂回肠－回肠瘘孔（虚线内），还可看到回肠－皮肤瘘（箭头处）。

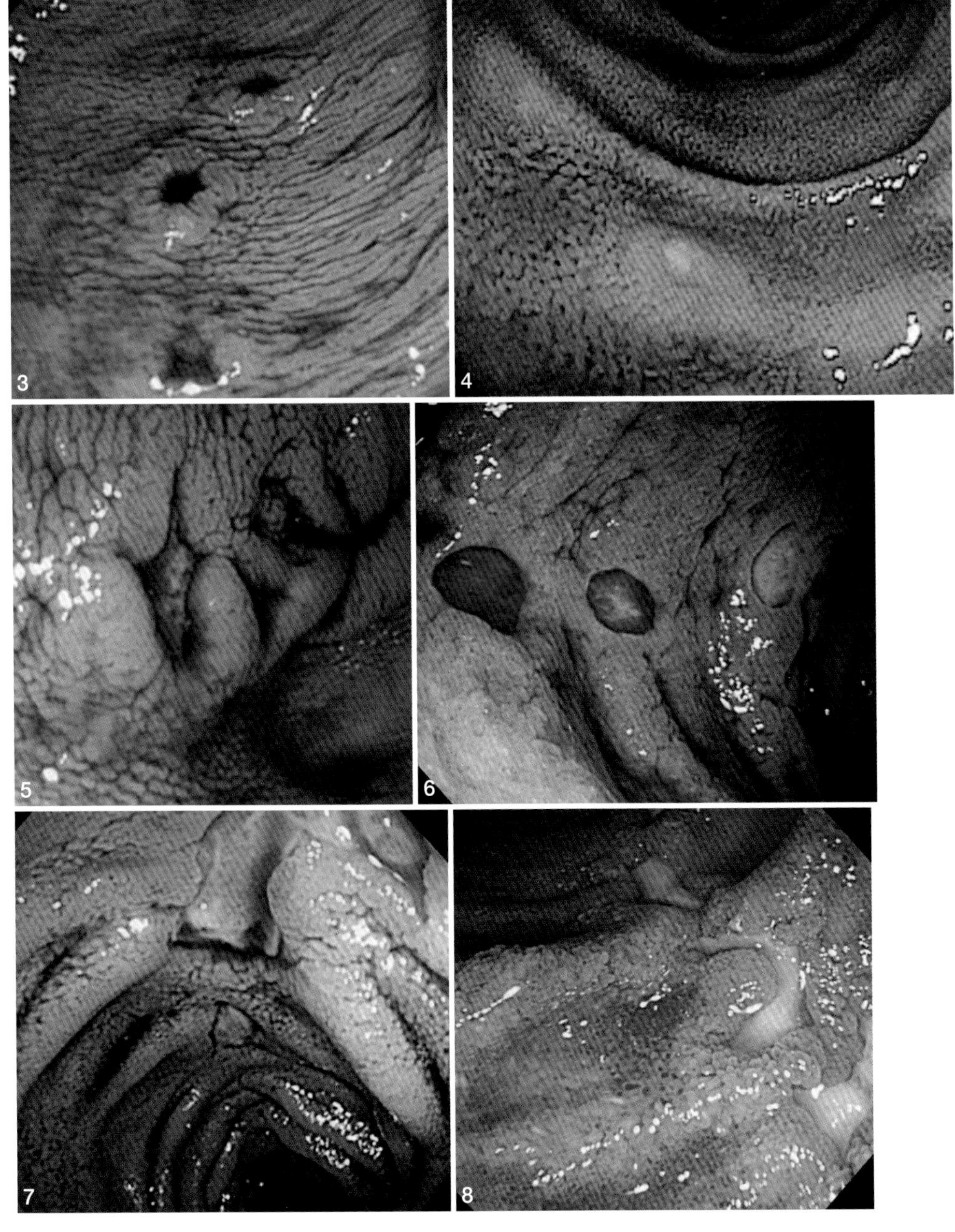

❸ 口疮型溃疡

内镜下靛胭脂染色图像，可认定小肠内有周围水肿伴隆起的口疮型溃疡。

❹ 口疮型溃疡

内镜下靛胭脂染色图像，可认定小肠内有周围伴随红晕的口疮型溃疡。

❺ 不规整形溃疡

内镜下靛胭脂染色图像，可认定小肠内有不规整形溃疡。

❻ 显示纵行走向倾向溃疡

内镜下靛胭脂染色图像，小肠内有不规则倾向的溃疡排列。

❼ 显示纵行走向倾向溃疡

内镜下靛胭脂染色图像，小肠内的不规则倾向溃疡呈纵向排列、部分已经愈合。

❽ 由不规则走向溃疡愈合形成的纵行走向溃疡

内镜下靛胭脂染色图像，小肠内的不规则形状溃疡经过愈合形成纵向溃疡。

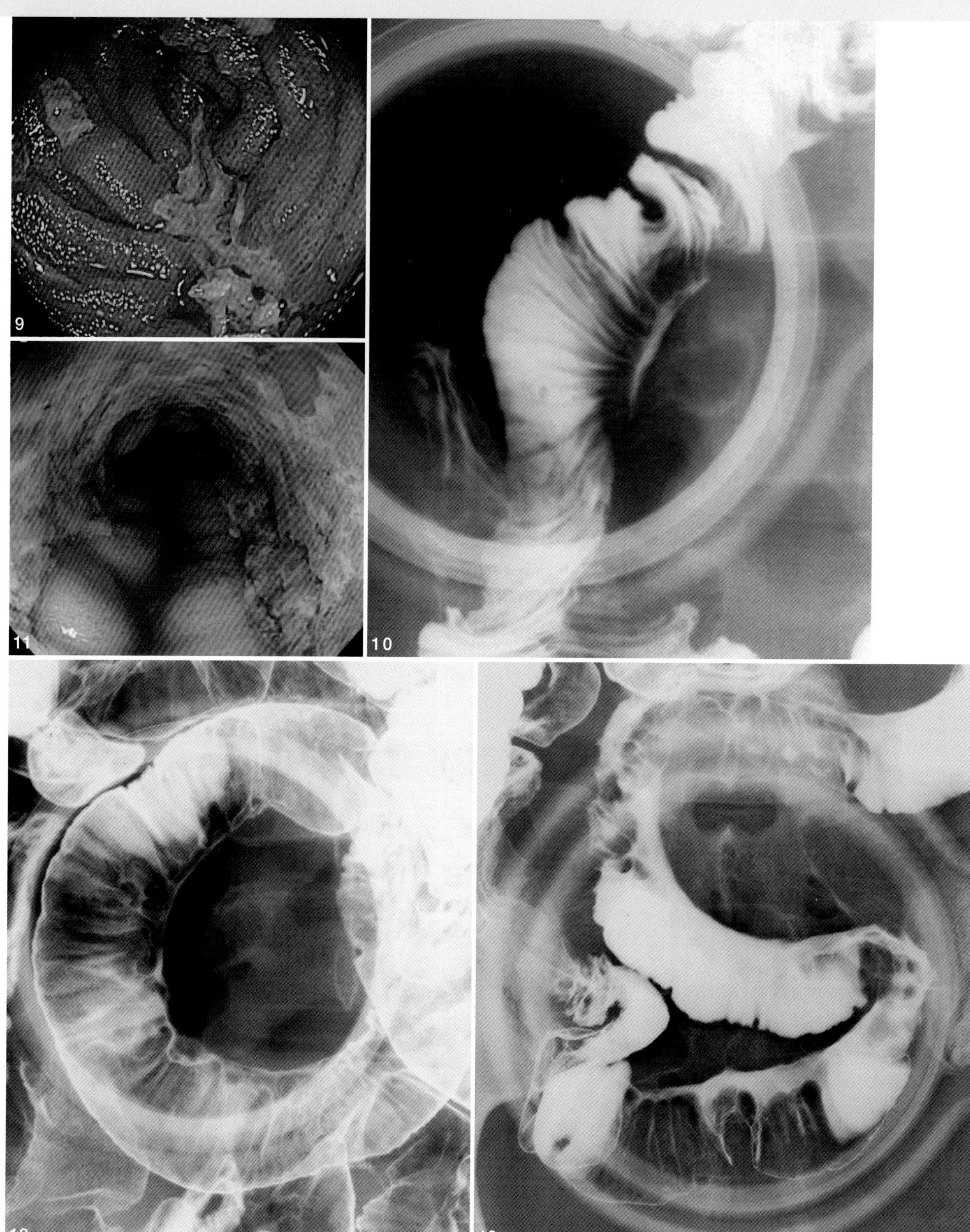

❾ 纵行走向的溃疡

白光内镜图像，小肠内可见纵行走向溃疡。

❿ 纵行走向的溃疡

小肠造影所见图像，因压迫筒产生的压迫可发现小肠内有纵行走向溃疡。

⓫ 纵行走向的溃疡

白光内镜图像，小肠内可见范围较大的带状纵行走向溃疡。

⓬⓭ 纵行走向的溃疡

小肠双造影检查图像，肠系膜附着侧有单侧性变形和较广泛的纵行走向溃疡。

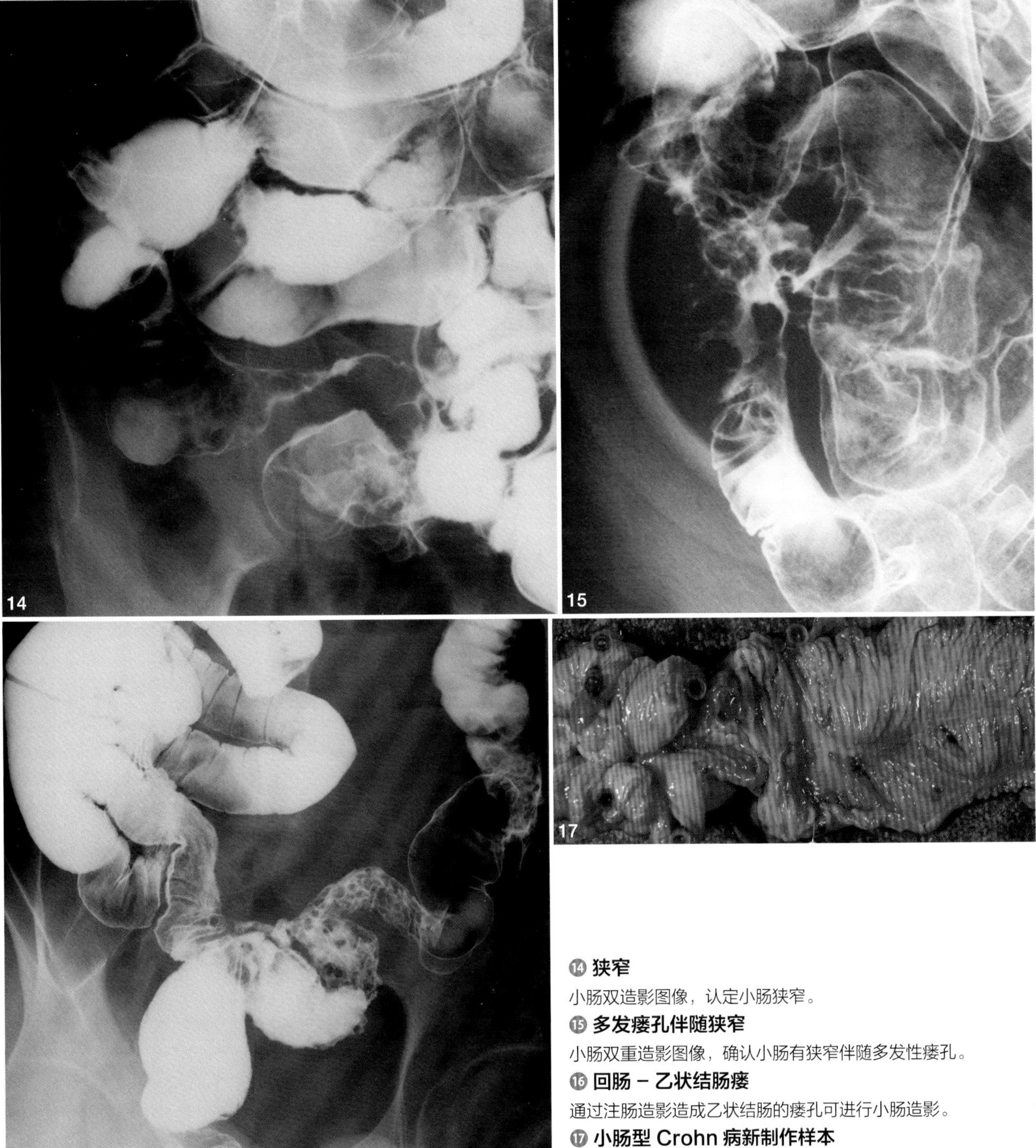

⓮ **狭窄**

小肠双造影图像，认定小肠狭窄。

⓯ **多发瘘孔伴随狭窄**

小肠双重造影图像，确认小肠有狭窄伴随多发性瘘孔。

⓰ **回肠 – 乙状结肠瘘**

通过注肠造影造成乙状结肠的瘘孔可进行小肠造影。

⓱ **小肠型 Crohn 病新制作样本**

认定回肠有明显的纵向溃疡和盲肠变形。

参考文献

[1] 平田一朗：小腸炎症性疾患の最新の診断と治療. Gastroenterol Endosc 53：3494–3509, 2011.

[2] Simpkins DC : Aphthoid ulcers in Crohn' s colitis. Clin Radiol 28 : 601–608, 1977.

[3] 川崎　厚, 他：アフタ様潰瘍のみで発症し，典型例に進展した Crohn 病の例. Gastroenterol Endosc 33 : 607–613, 1991.

[4] 飯田三雄, 他：Crohn 病—小腸 X 線検査. 胃と腸 32 : 341–350, 1997.

[5] 富永雅也：Crohn 病の臨床像の検討— 166 例における病型および病態と診断時の臨床所見との関連性. 福岡医誌 83 : 6–20, 1992.

[6] 長坂光夫, 他：小腸炎症性腸疾患— Crohn 病. 胃と腸 43 : 581–590, 2008.

[7] 長坂光夫, 他：Crohn 病小腸病変に対する治療効果—インフリキシマブの黏膜治癒効果. 胃と腸 45 : 1642–1665, 2010.

[8] 長坂光夫, 他：Crohn 病に対する小腸内視鏡の有用性. 胃と腸 41 : 1649–1660, 2006.

（长坂光夫，平田一郎）

5 Behçet 病 · 单纯性溃疡

食管 ➡ Ⅰ.37 页　★ 大肠 ➡ Ⅱ.193 页

肠道 Behçet 病（BD）和单纯性溃疡（SU）多表现为回盲部的深层溃疡（定型病变），但是病变也可出现在小肠。尤其是当消化道外的临床症状提示 BD 时，一般可发现小肠存在病变。小肠病变主要分为口疮型溃疡，圆形、不规则开放性溃疡，定型病变向下延伸溃疡 3 类。病变的分布与肠系膜附着部位有一定的关系，而且呈纵行排列，不易与 Crohn 病相鉴别。

BD 和 SU 的异同点目前还没有定论。但伴有 BD 消化道外症状表现的 BD 或者 SU 的小肠病变发生率均较高，而在完全没有 BD 症状的 SU（狭义的 SU）中发生率比较低。因此可以猜测，BD 和 SU 可能是不同的疾病。

另外，详细内容可参考“大肠”的相关章节。

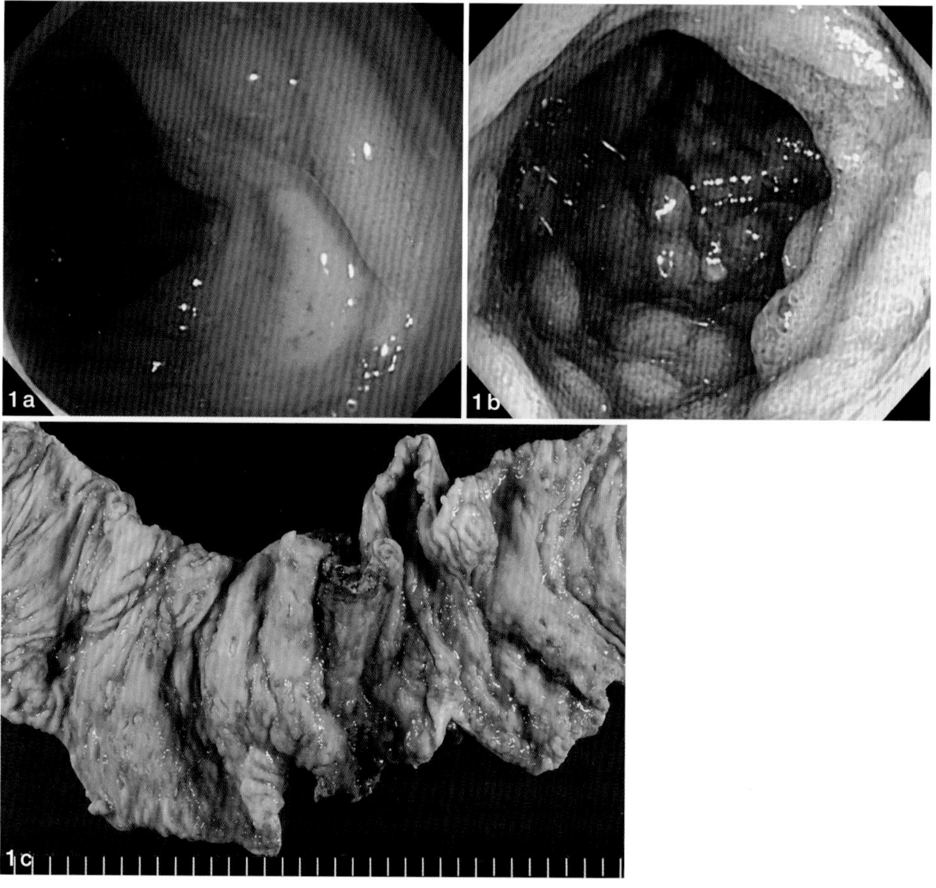

❶ [病例 1] 50 余岁女性，不全型 Behçet 病的小肠病变

a：**结肠镜所见**　回肠末端有圆形较深的溃疡性病变（定型病变）。

b：**小肠内镜所见**　回肠下端有铺路石样表现的多发溃疡。

c：**小肠标本肉眼所见**　不光回肠末端有定型病变，回肠下端还可见伴随小溃疡的全周性肠壁肥厚。

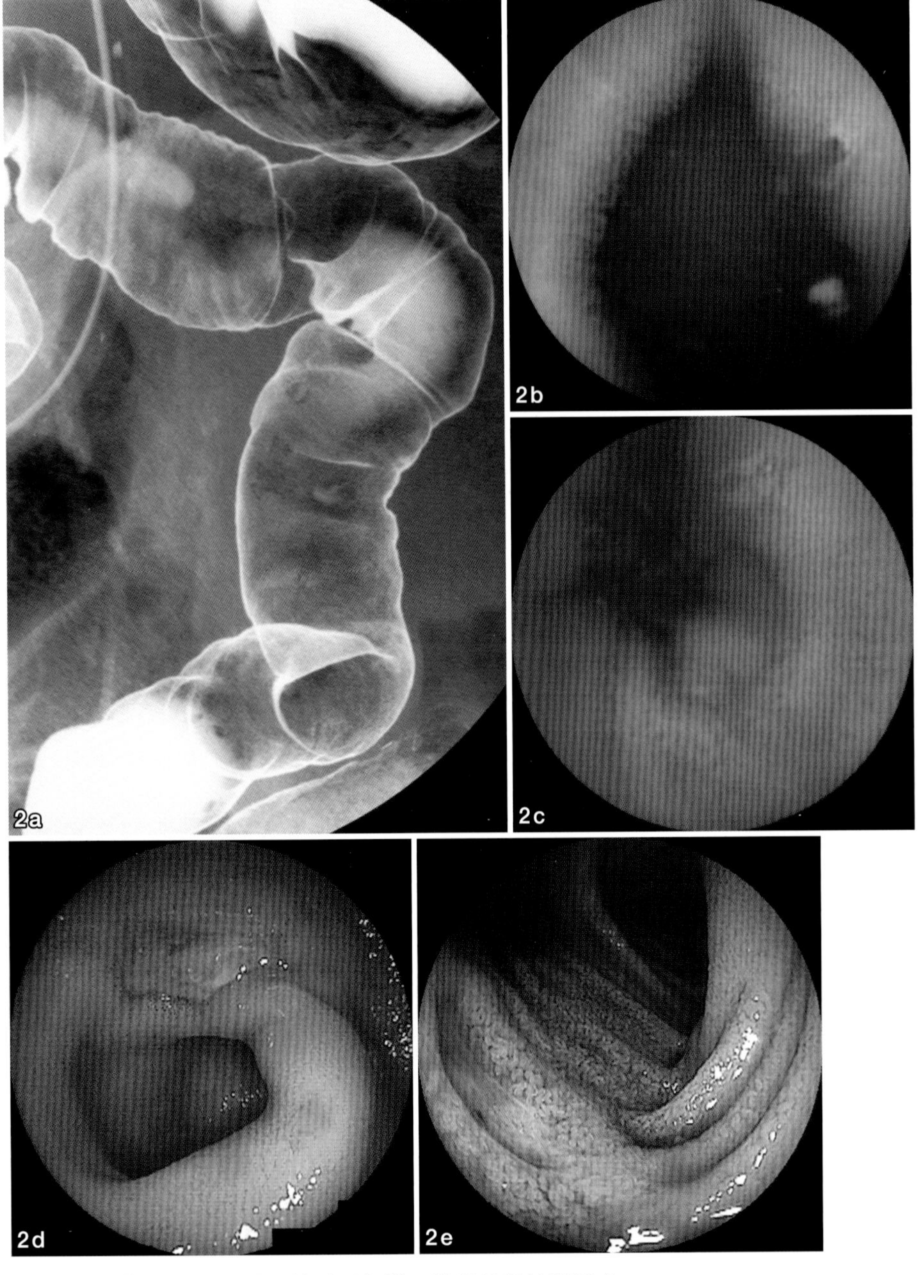

❷ [病例 2] 60 余岁男性，伴随反复性口腔炎的单纯性溃疡

a：**逆行性小肠 X 线所见**　回肠下部多处圆形钡斑。

b，c：**胶囊内镜所见**　中部 ~ 下部回肠上多发小溃疡。

d，e：**小肠镜所见**　散布边界清晰的类圆形溃疡。

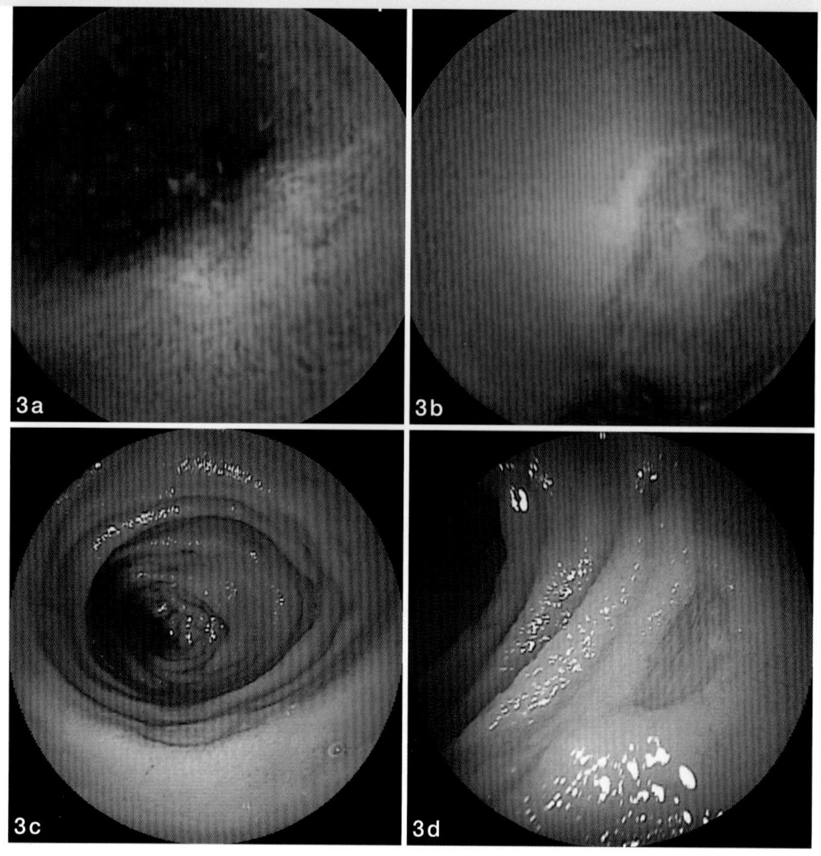

❸［病例 3］60 余岁男性，伴随反复性口腔炎的单纯性溃疡

a，b：**胶囊内镜所见** 中部～下部回肠有多发小溃疡。

c，d：**小肠镜所见** 散布类圆形溃疡。

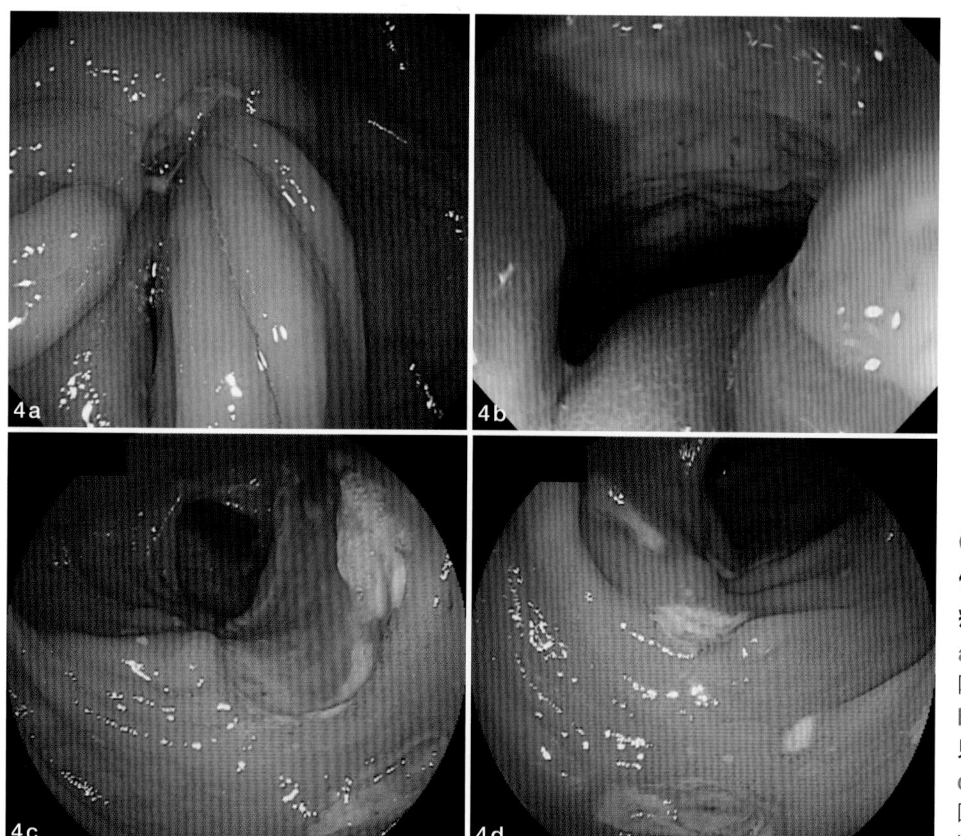

❹［病例 4］40 余岁女性，伴随 Behçet 的单纯性溃疡（切除回盲部例）

a：**大肠镜所见** 回盲部切除后吻合口处出现定型病变。

b：**切除接合部后大肠镜所见** 吻合口处再发定型病变。

c，d：**口侧回肠内镜所见** 回肠多发定型病变和类圆形溃疡。

参考文献

[1] 飯田三雄，他：腸管 Behçet 病および単純性潰瘍の経過— X 線像の推移を中心として，胃と腸 27：287-302, 1992.

（松本主之）

6 非特异性多发性小肠溃疡病

非特异性多发性小肠溃疡病病因不明，主要特征为：持续性慢性出血导致贫血和低蛋白血症，病变因累及黏膜下层而难以治愈。该病在女性中较为多发，一般在幼年时表现为原因不明的缺铁性贫血，到青壮年期被确诊。该病化验结果提示：高度的缺铁性贫血和低蛋白血症，持续性的便潜血呈阳性，而炎症指标则为阴性或仅仅轻度上升。

该病在回肠末端以外的回肠比较多发，溃疡呈带状或者细长的三角形，走向倾斜。溃疡一直深达黏膜下层，伴轻度的淋巴结增生、间质细胞浸润和溃疡底部纤维化。溃疡边缘以及溃疡之间的小肠黏膜正常，绒毛无萎缩。该病对除营养疗法以外的各种疗法都没有反应，病程表现为难治性和复发性。

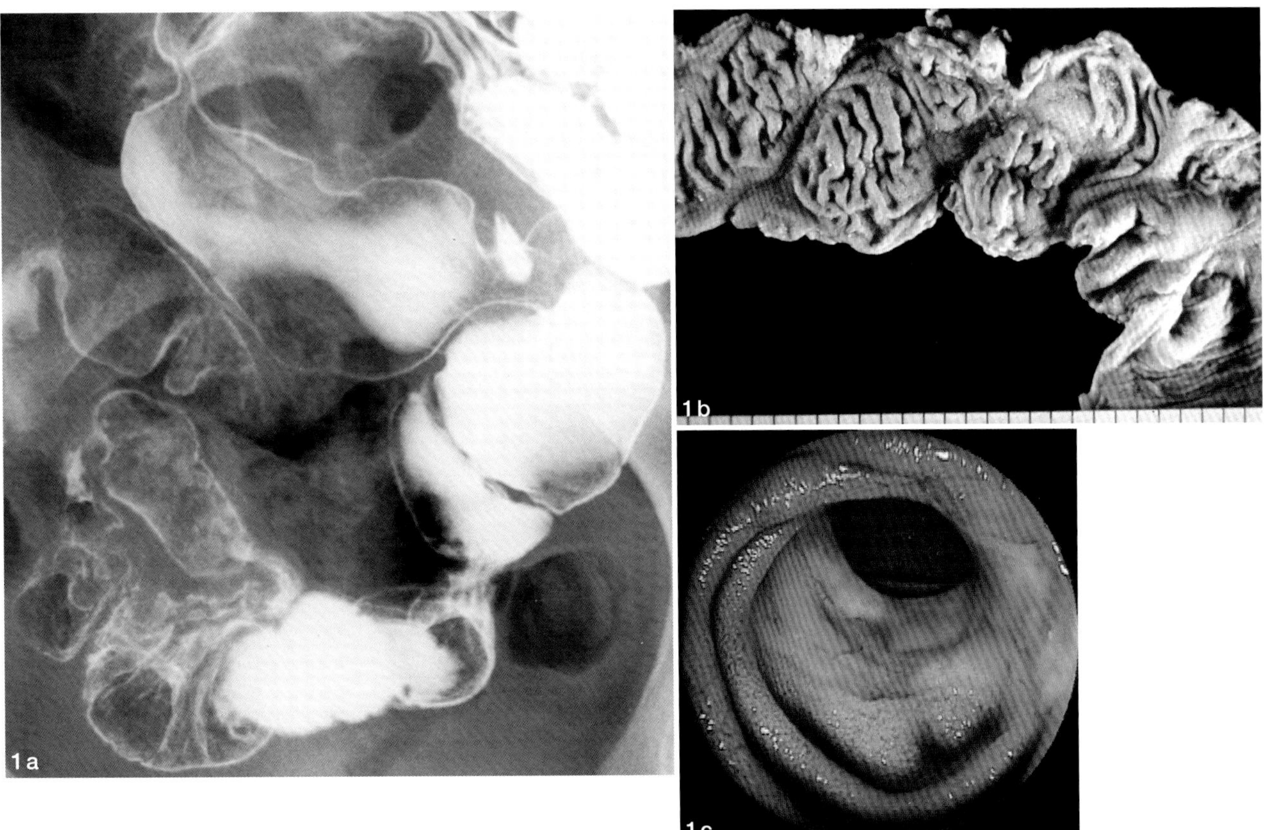

❶ **[病例 1] 典型的肉眼所见**

15 岁时诊断为低蛋白血症和高度的贫血症。

a：**初次检查时的 X 线所见** 回肠内多发非对称性变形，一部分形成假憩室，管腔变小。

b：**初次进行小肠切除时的标本所见** 多发的、狭长的、边缘比较清晰的、斜行走向的溃疡，部分有分支。

c：**37 年后（病患 52 岁时）小肠镜所见** 中部小肠有表浅的、斜行走向的溃疡。

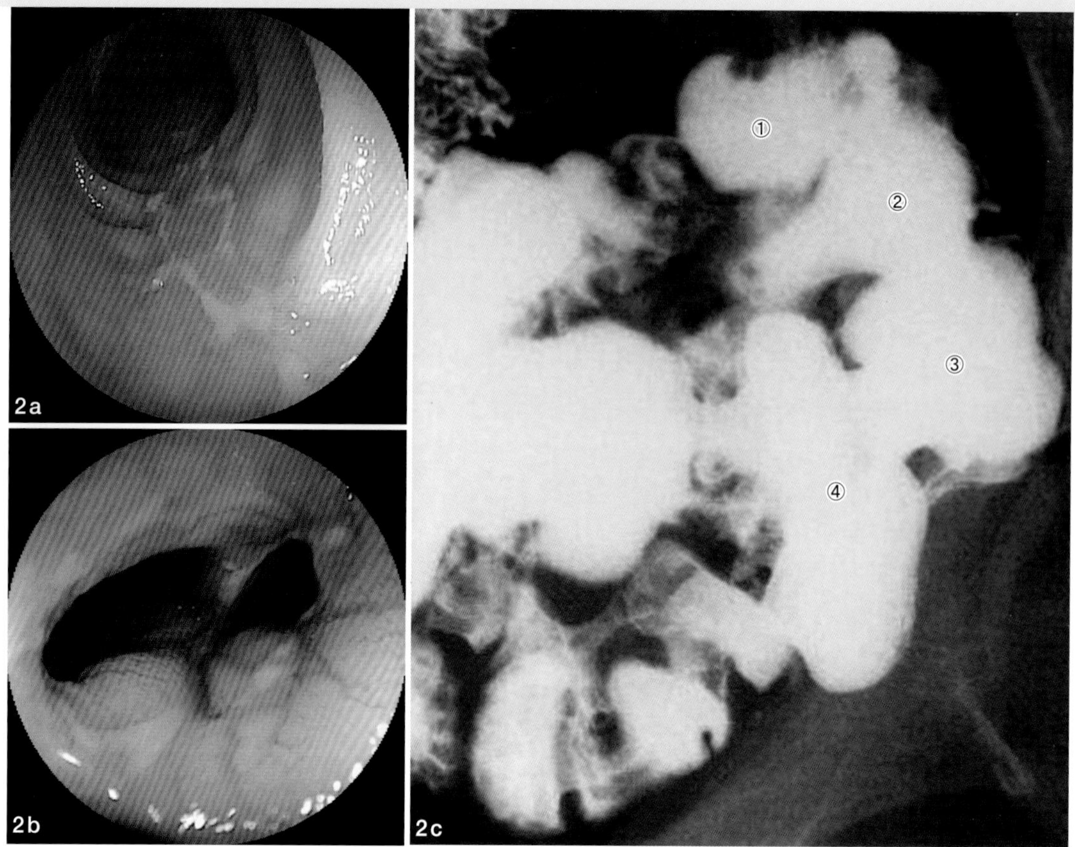

❷［病例 2］小肠镜所见

10 岁时检查为原因不明的缺铁性贫血以及蛋白丢失性胃肠病。

a，b：经肛门小肠镜所见 白光下可辨别下部回肠有纵行走向表浅溃疡（a）。经染色发现，口侧回肠形成假憩室，伴高度狭小、有分支的开放性浅溃疡（b）。

c：小肠 X 线所见 小肠旋转不良的填充图像中，回肠蚕豆状变形明显。

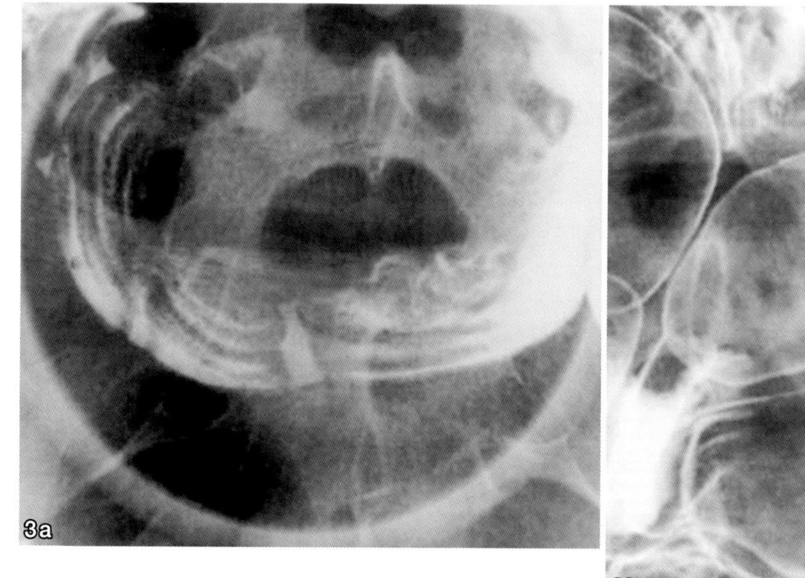

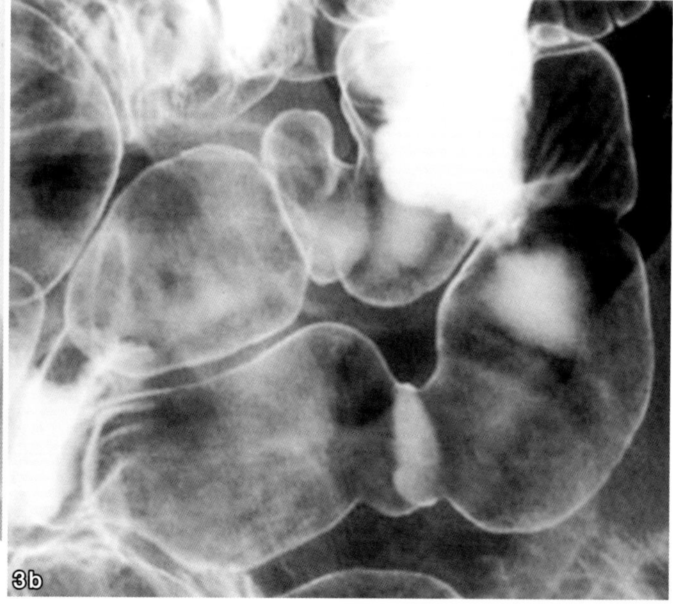

❸［病例 3］进行中心静脉营养疗法治疗的病例

15 岁时有高度贫血。34 岁时初次治疗。

a：小肠 X 线所见（压迫像） 可见边界清晰，边缘呈直线状的钡斑。

b：小肠 X 线所见 可见带状和轮状浅钡斑，多发非对称性变形。

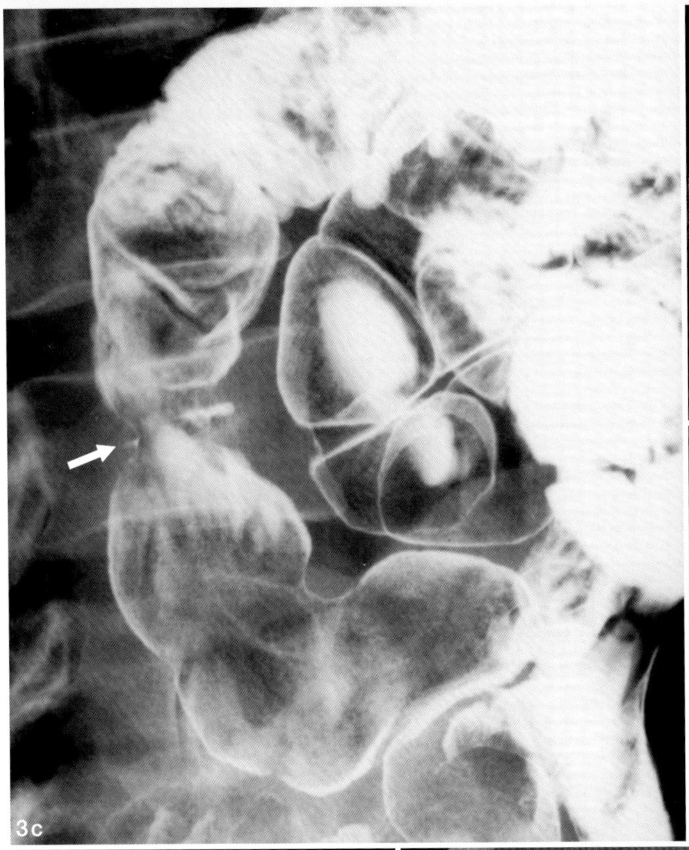

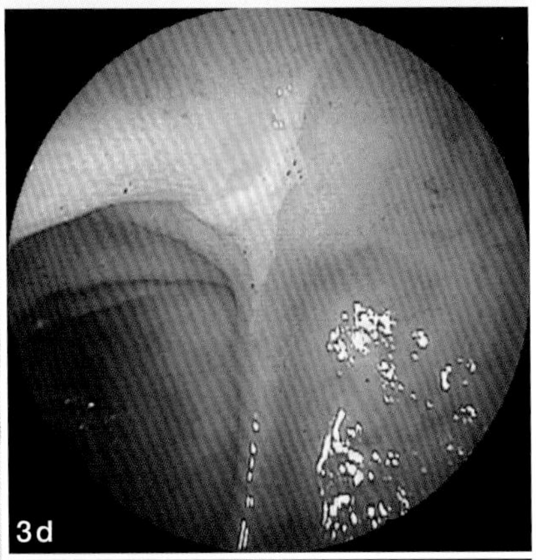

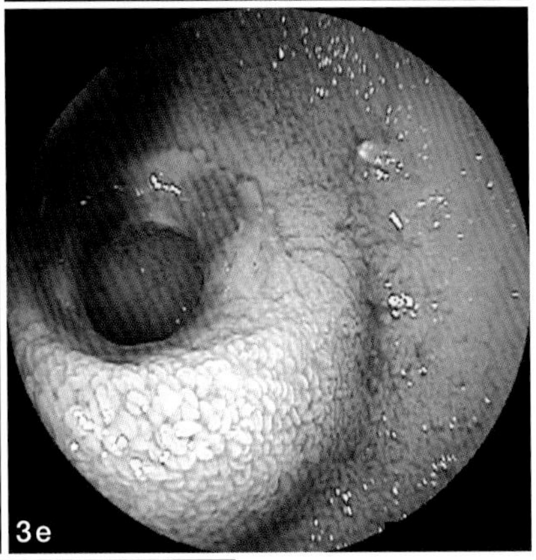

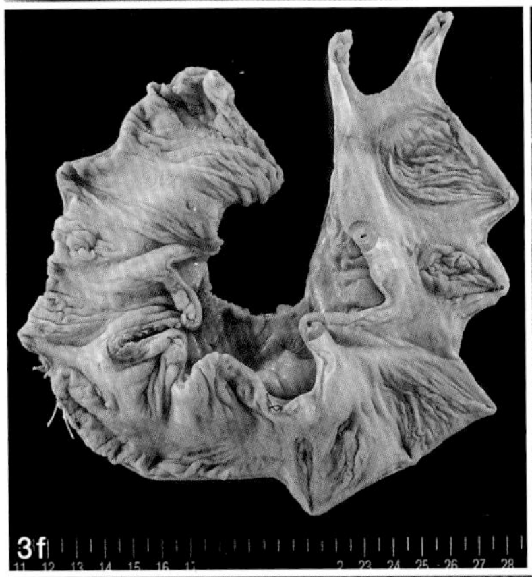

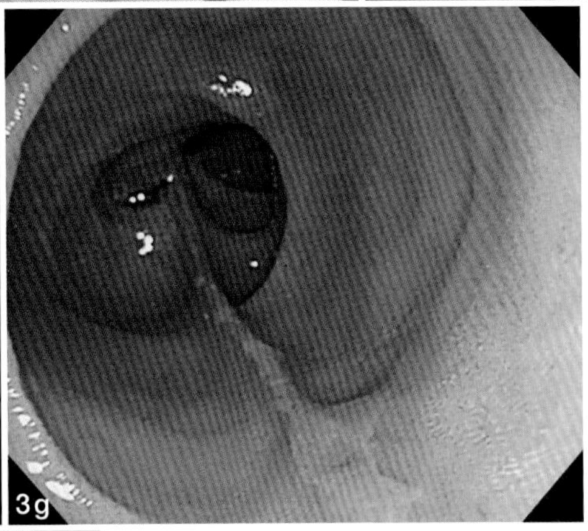

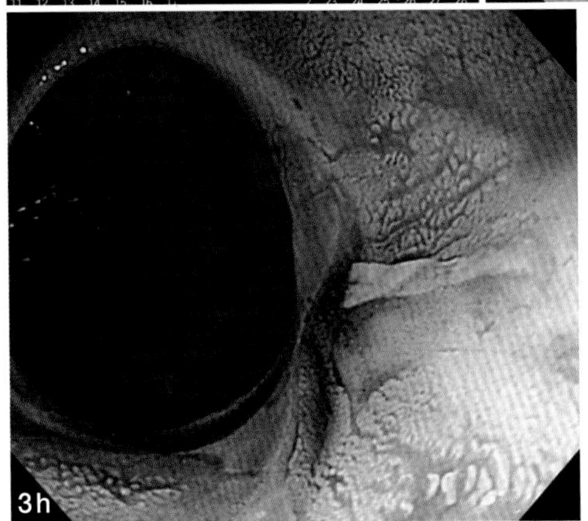

c：**经过中心静脉营养疗法后（34 岁时）小肠 X 线所见** 多发消化道管腔狭小化，一部分形成假憩室。
d：**17 年后（51 岁时）小肠镜所见** 回肠下部有细长三角形浅层溃疡集中在皱褶部。
e：**进行同一检查时染色后内镜所见** 确认环状狭窄，顶部有浅层开放性溃疡。
f：**进行中心静脉营养疗法后（51 岁时）切除的小肠标本所见** 可确认多发环形走向到斜行走向的溃疡瘢痕，显著变形。
g：**术后两年（53 岁时）小肠镜所见** 可确认环形走向到斜行走向的浅层线状开放性溃疡。
h：**肛侧内镜染色所见** 附着极薄白苔的薄黏膜有缺损。

参考文献

[1] Matsumoto T, et al. : Non-specific multiple ulcers of the small intestine unrelated to non-steroidal anti-inflammatory drugs. J Clin Pathol 57 : 1145-1150, 2004.

（松本主之）

7 放射性肠炎

★ 大肠 ➡Ⅱ.200 页

放射性小肠炎主要发生在腹部，特别是骨盆腔内的恶性肿瘤放射治疗后。消化道对射线较为敏感，尤其是小肠。因射线造成的肠道损害，根据时间分为以下两种：早期病变（治疗后马上发生）和晚期病变（治疗几个月之后发生）。

早期病变，是射线作用于黏膜上皮细胞产生的损害，具有可逆性。早期病变患者由于黏膜下层的水肿及炎性细胞浸润，导致肠道吸收障碍和黏液分泌过剩，因此症状以腹痛和痢疾为主。消化道造影时可见小肠水肿图像。

晚期病变的原因主要是射线导致肠道出现闭塞性血管炎，由于长时间的低血流量，使得肠道缺血，黏膜血管扩张，最终导致黏膜下层组织的纤维化和黏膜的脆弱化，增加扩张的血管出血的发生，同时还会出现溃疡、狭窄、穿孔、瘘孔等情况。

X 线影像可见与射线范围一致的水肿、伸展不良、溃疡、瘘孔等现象。肠道起初表现为褶皱消失、黏膜粗糙化、糜烂或浅溃疡，发展一段时间后可形成溃疡。Kerckring 褶皱水肿明显时，其边缘可出现羽毛状立起变化。另外，病变还可呈全周狭长性发展，与阴道、膀胱等周围脏器形成瘘孔或脓肿。根据内镜检查图像，除了以上所述表现外，放射性肠炎还可出现绒毛萎缩、毛细血管扩张民、黏膜发红、易出血等现象。

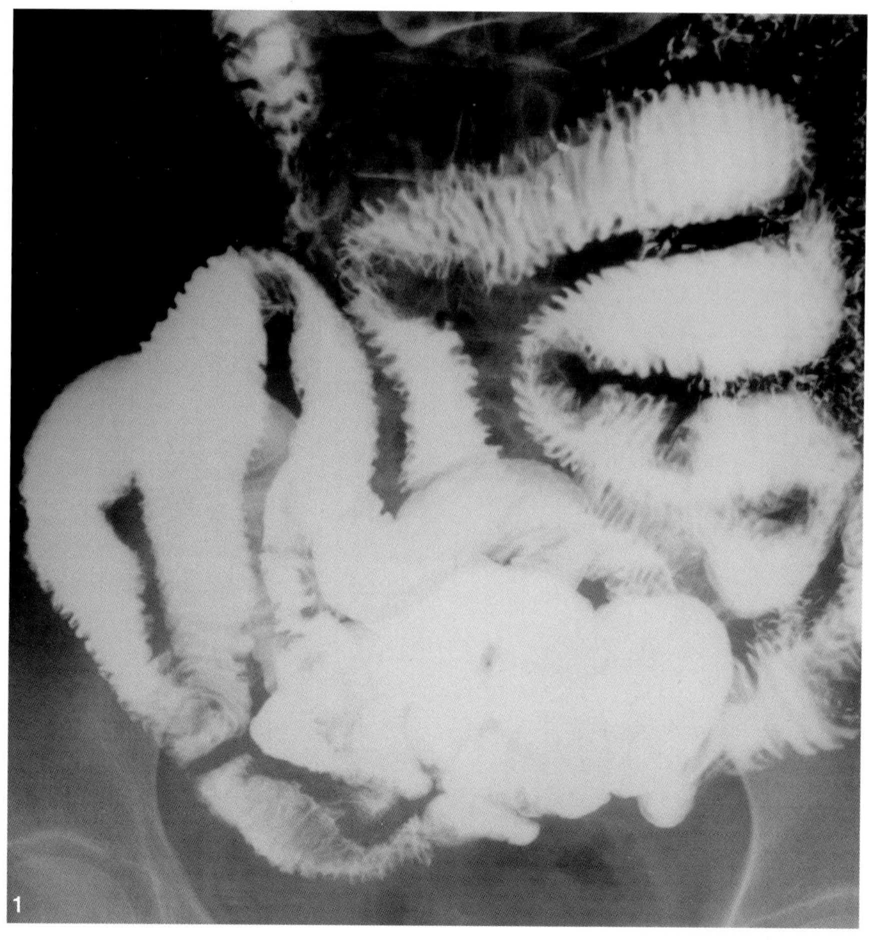

❶ **小肠造影所见（充满图像）**

骨盆内小肠呈水肿状，可见肿大的 Kerckring 褶皱。边缘呈现羽毛状竖起。

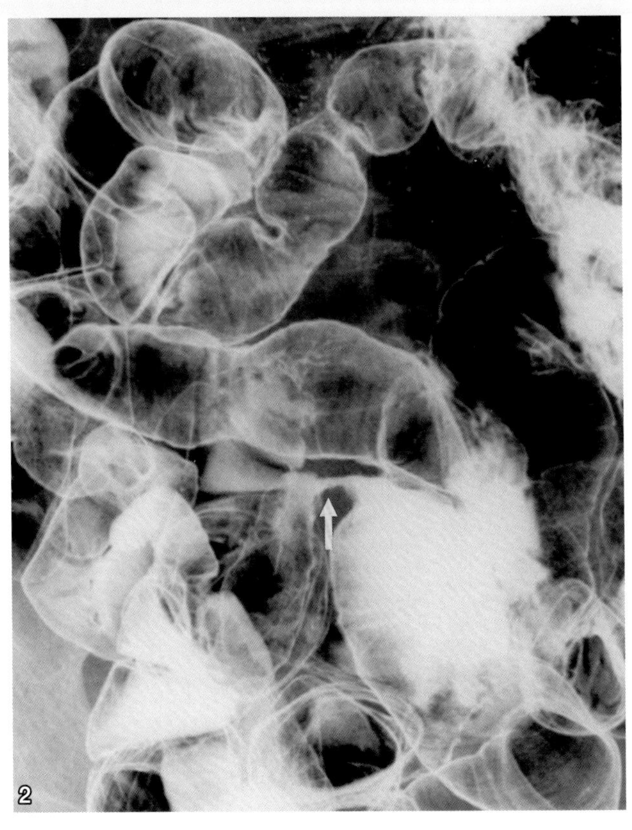

❷ **小肠造影所见（双重造影像）** 中部小肠的黏膜粗糙、Kerckring 褶皱消失。箭头部分管腔狭小。

❸ 与❷为同一症状
可认定为向心性管腔狭小，同一部位溃疡形成。背景黏膜的绒毛已经废弃。

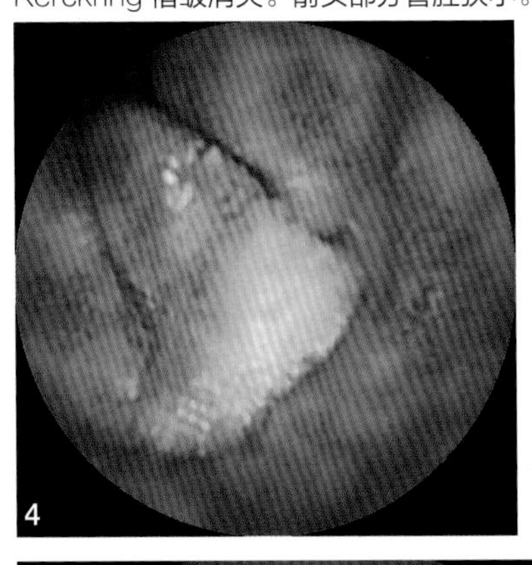

❹ 胶囊内镜所见
小肠上有点状发红以及血管轻度扩张现象。

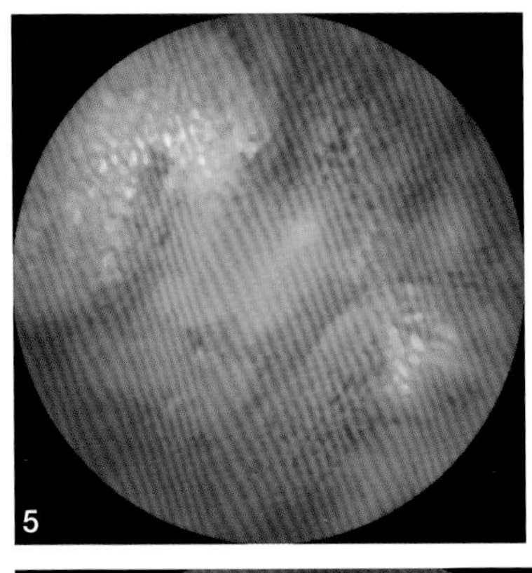

❺ 胶囊内镜所见
发红黏膜部分的黏膜出现小肠绒毛低平化。

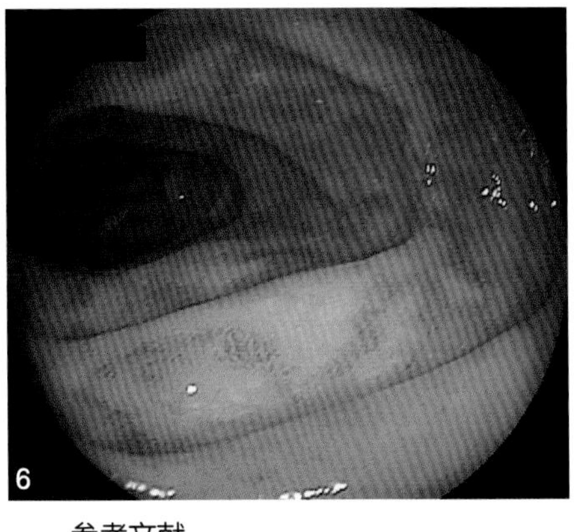

❻ 双气囊内镜所见 多发全周性发红黏膜。

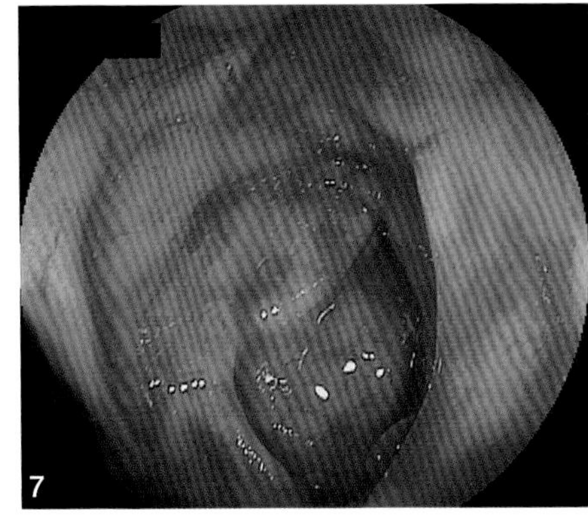

❼ 双气囊内镜所见 内镜头轻触易出血。

参考文献

[1] Roswit B : Severe radiation injuries of the stomach, small intestine, colon and rectum. AJR 114 : 460–475, 1972.
[2] 宗　祐人，他：放射線性腸炎．八尾恒良，他（編）：小腸疾患の臨床．医学書院，pp193–198, 2004.
[3] Todd T : Rectal ulceration following irradiation treatment of carcinoma of the cervix uteri. Surg Gynecol Obstet 67 : 617–631, 1938.
[4] 牛尾恭輔，他：放射線性腸炎．胃と腸 32：505–509, 1997.
[5] Sherman LF : A reevaluation of the factitial proctitis problem. Am J Surg 88 : 773–779, 1954.

（森山智彦，松本主之）

8 缺血性小肠炎

大肠 ➡Ⅱ. 173 页

缺血性小肠炎是由肠壁微循环障碍导致的、可逆性的缺血性改变，分为一过型及狭窄型两种。好发于 60 余岁男性，多伴发高血压、缺血性心脏病等基础病。初发症状为突发的腹痛、恶心、呕吐，狭窄型者腹部症状在一过型缓解后出现腹胀、腹痛、呕吐等肠梗阻症状为其特征性表现，好发部位为回肠。

急性期小肠 X 线造影检查可见指压痕及 Kerckring 皱襞水肿。进入恢复期时，一过型者出现小肠溃疡或趋向正常，狭窄型者可发展至伴口侧肠腔扩张的全周性管状狭窄，狭窄部可见多发的小溃疡形成，狭窄呈移行向狭窄部的漏斗状。

一过型者初期小肠镜检查表现为明显的黏膜水肿伴多发糜烂及小溃疡形成，进入恢复期见黏膜恢复至正常或形成溃疡瘢痕。狭窄型者在发病初期可见黏膜发红水肿及全周性溃疡形成，至慢性期见全周性管腔狭窄及活动性溃疡，周围黏膜呈凹凸不平的颗粒样。

腹部 CT、US 检查可见肠壁增厚伴低回声像。狭窄型者见肠腔狭窄及口侧肠管扩张。

病理组织学检查见肠壁增厚伴边界清楚的向心性狭窄，同部位见全周性溃疡形成，以黏膜下层为中心见纤维化、肠系膜血管血栓形成、较明显的慢性炎性细胞浸润等特征性表现。

发病 50 天以上仍有狭窄的病例保守治疗改善的可能性不大，多需手术治疗。

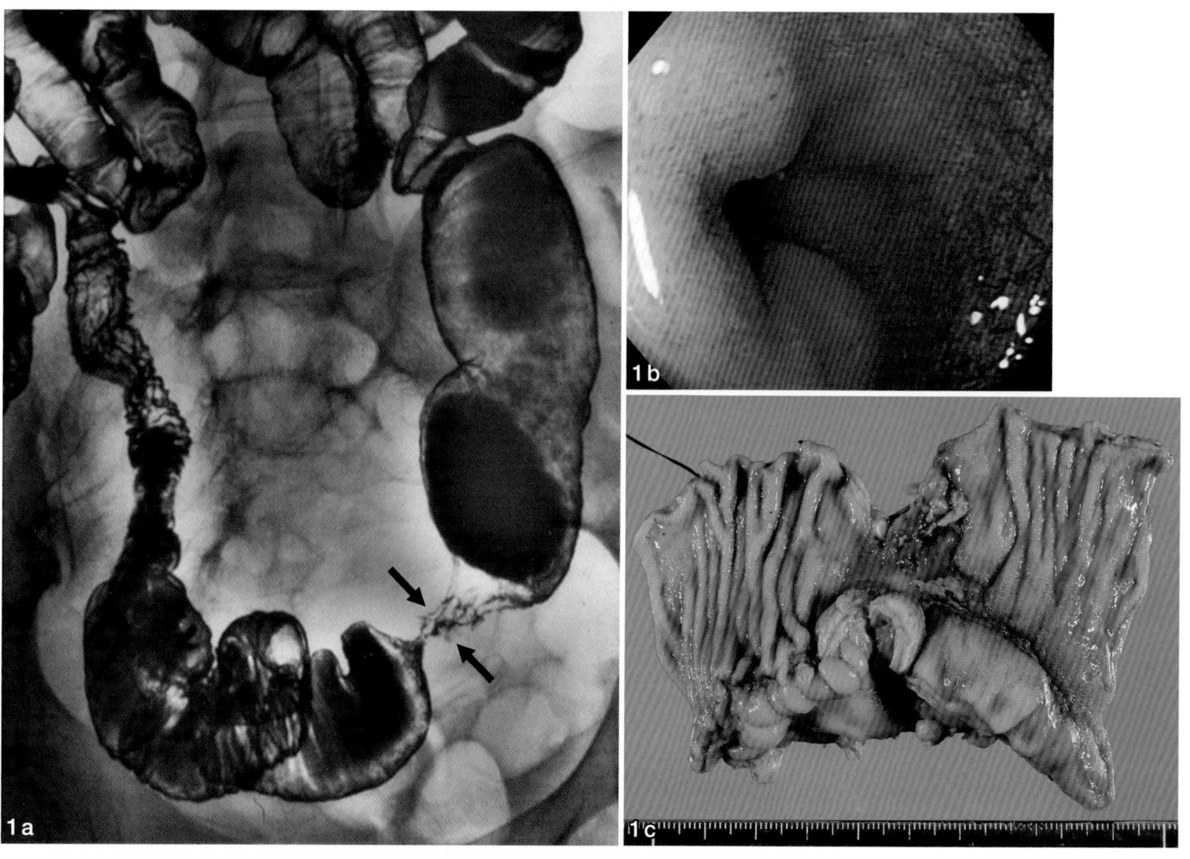

❶［病例 1］60 余岁女性，狭窄型缺血性小肠炎

a：小肠 X 线造影所见　距回盲瓣约 30cm 的末端回肠见全周性向心性狭窄（箭头），狭窄部边缘见羽毛状改变及钡斑，提示小溃疡的存在。

b：小肠镜所见　下段回肠全周性狭窄，镜身通过困难。

c：切除标本大体所见　回肠肠壁增厚、向心性狭窄、管状狭窄，与狭窄部一致的 5.5cm × 3.5cm 溃疡形成。

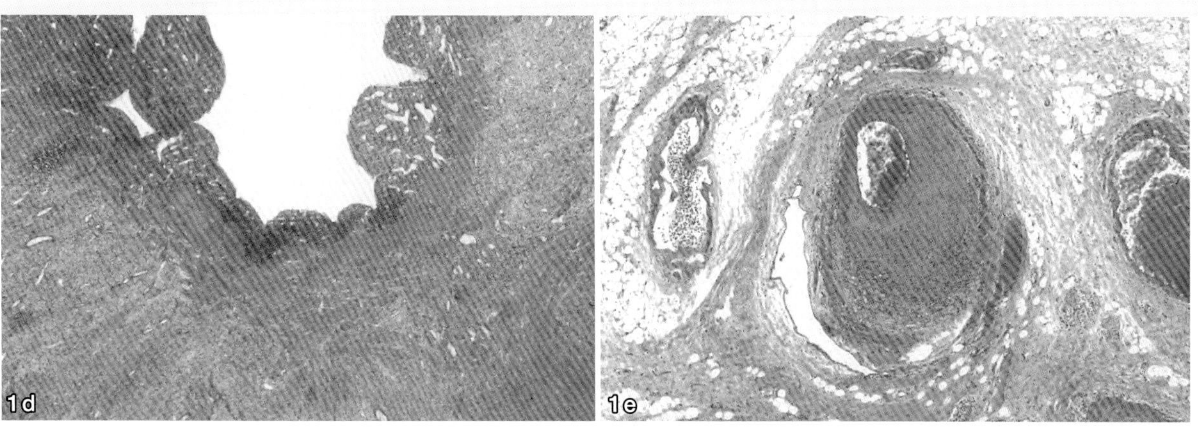

d，e：病理组织学所见 上皮脱落，黏膜下层至固有肌层见明显的纤维化及炎性细胞浸润，部分肌层断裂（d）。肠系膜静脉中可见再通的机化血栓（e）。

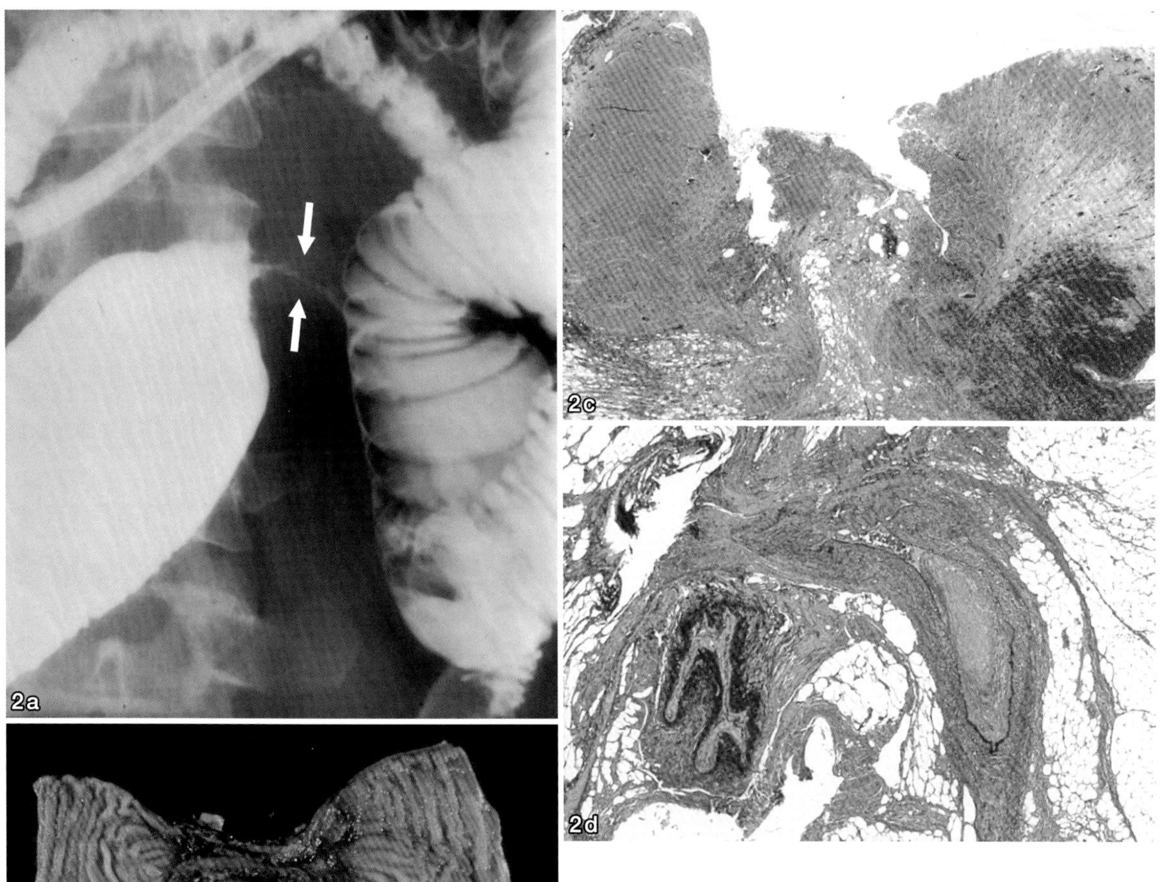

❷［病例 2］40 余岁女性，狭窄型缺血性小肠炎

a：小肠 X 线造影所见 中段小肠约 5cm 长的、明显的全周性狭窄（箭头）。口侧肠腔扩张，与狭窄部的边界呈漏斗状。

b：切除标本大体所见 长 5cm 的全周性管状狭窄（肠管直径 0.4cm）。

c：病理组织学所见（HE 染色） 管腔内侧黏膜缺损，肉芽组织裸露，重度炎性细胞浸润及含铁血黄素颗粒沉着。固有肌层变形、部分断裂，可见肠系膜侧炎性浸润及出血灶。狭窄部附近的肠系膜动脉内膜增厚，内腔狭窄。

d：病理组织学所见（HE 染色及普鲁士蓝染色） 狭窄部远端的肠系膜静脉内见机化血栓形成至管腔闭塞。

参考文献

[1] 勝又伴栄，他：虚血性小腸狭窄の臨床的および病理組織学的研究．日内会誌 74：1658-1671, 1985.

[2] 飯田三雄，他：虚血性小腸炎 15 例の臨床像および X 線像の分析．胃と腸 25：523-535, 1990.

[3] 山本智文，他：血管性病変—虚血性小腸疾患．八尾恒良，他（編）：小腸疾患の臨床．医学書院，pp199-210, 2004.

[4] 岩下明徳，他：虚血性小腸狭窄（狭窄型虚血性小腸炎）の臨床病理学的検索．胃と腸 25：557-569, 1990.

[5] 中村文隆，他：虚血性小腸狭窄症の 1 例．日臨外会誌 60：129-133, 1999.

[6] 佐田美和，他：小腸炎症性疾患—虚血性腸炎．胃と腸 43：617-623, 2008.

（佐田美和，小林清典）

1 血管扩张症

胃 ➡Ⅰ.172 页 大肠 ➡Ⅱ.206 页

消化道的血管性病变除了病理生理完全不同的静脉瘤及血管瘤之外，病理组织学上将其分为：①具有静脉、毛细血管特征的病变；②具有动脉特征的病变，如 Dieulafoy's 病变；③具有动脉和静脉特征的病变，动静脉畸形（arteriovenous malformation）。血管扩张症（angioectasia）属于①型病变，也称为血管发育异常。

在组织学上可见黏膜下层的正常静脉及黏膜固有层的毛细血管扩张，以及迂曲的由薄壁血管构成的无弹力层的异常血管。

内镜下表现为点状至数毫米大的红色平坦型病变，属于矢野・山本分型 2（**表 1**）的 1a、1b 型。

症状可有显性出血或仅有慢性贫血，也有些病例无任何症状，如有症状可经内镜电烧治疗。另外，血管扩张症可有同时多发或异时多发。

表 1 小肠血管性病变的内镜分型（矢野・山本分型）

Type 1a	点状发红（小于 1mm）不出血或渗血
Type 1b	斑状发红（数毫米）不出血或渗血
Type 2a	点状（小于 1mm），搏动性出血
Type 2b	搏动伴有红色隆起，周围无静脉扩张
Type 3	搏动伴有隆起，周围伴有静脉扩张
Type 4	不属于以上分型

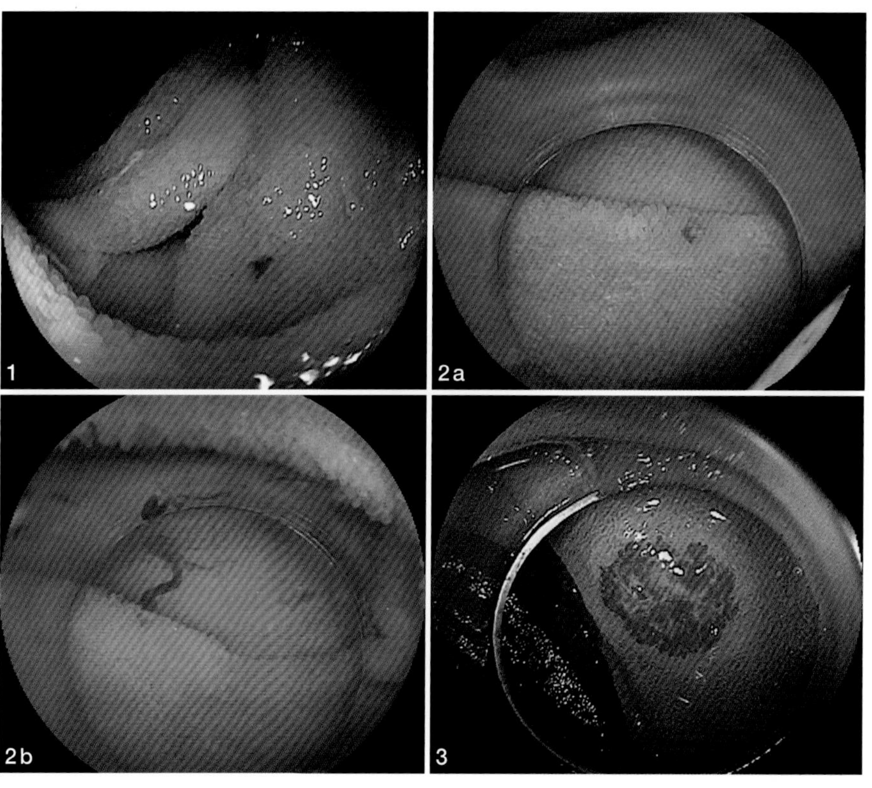

❶ **[病例 1] 80 余岁男性** 因不明原因消化道出血来院，经口 DBE 检查，空肠见多发的矢野・山本分型 Type1a 病变。

❷ **[病例 2] 80 余岁男性** 因不明原因的缺铁性贫血来院，经口 DBE 进镜观察中见血性肠液，注水观察见矢野・山本分型 Type1a 病变（**a**），观察时见渗出性出血（**b**），予以 APC 烧灼治疗。

❸ **[病例 3] 60 余岁女性** 患有乙型肝炎肝硬化，因不明原因黑便来院，经口 DBE 发现在空肠有 5mm 大小的矢野・山本分型 Type1b 病变，予以 APC（联合局部注射）烧灼治疗痊愈。

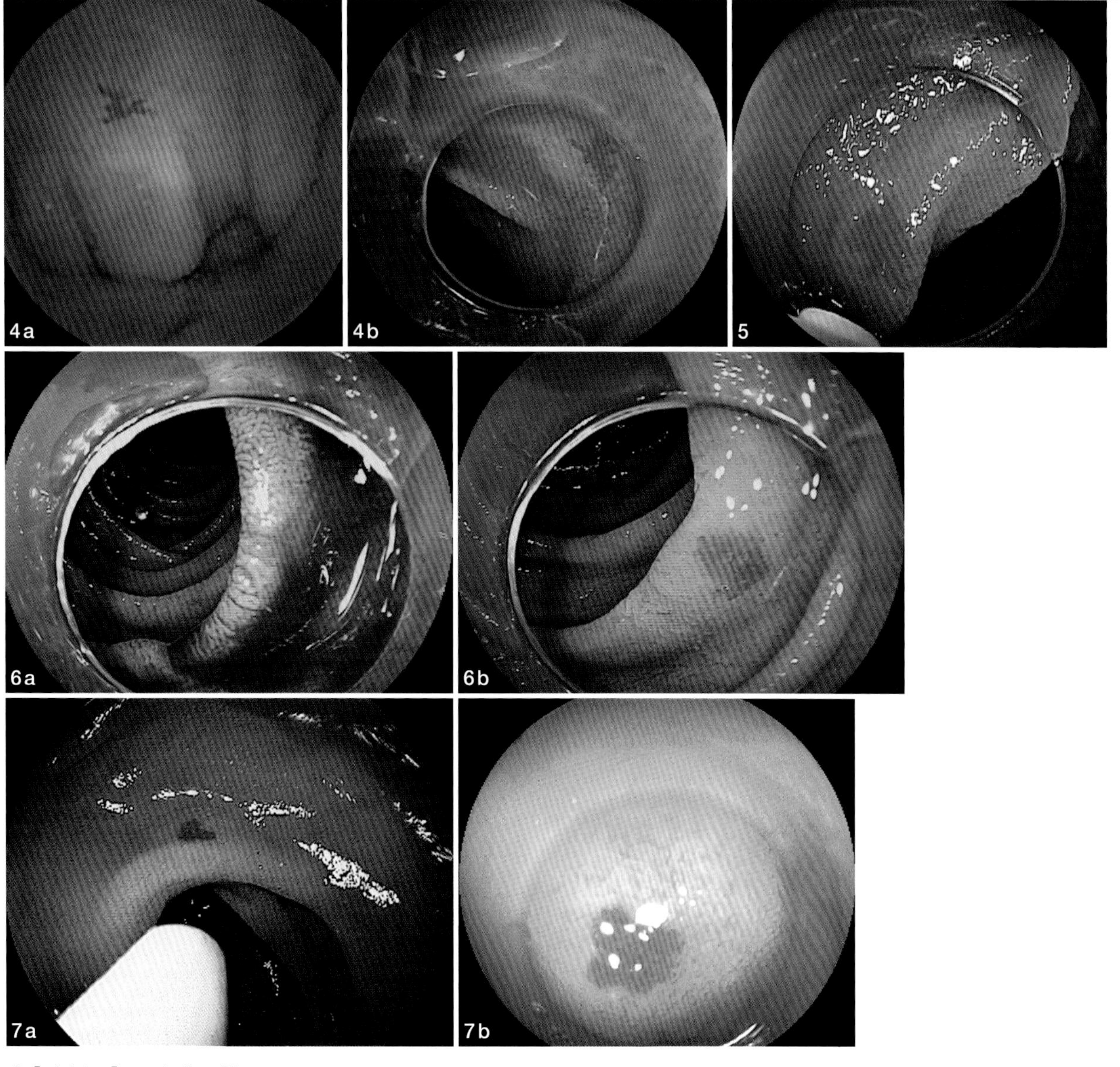

❹ **[病例 4] 70 余岁男性** 慢性肾功能不全及冠脉搭桥术后口服抗血小板药，因为原因不明的黑便来诊，CE 检查见空肠有蜘蛛样血管性病变（a），经口 DBE 检查在空肠发现同样病变（b），矢野 · 山本分类 Type1b 型，经 APC 治愈。

❺ **[病例 5] 40 余岁男性** 酒精性肝硬化，不明原因的慢性缺铁性贫血来院，经口 DBE 发现空肠矢野 · 山本分型 Type1b 型血管，经 APC 治愈。

❻ **[病例 6] 80 余岁男性** 因心脏病服用抗血小板药物，因不明原因的黑便来诊，经口 DBE 检查空肠见血性肠液（a），冲洗后见 3mm 大小矢野 · 山本分型 Type1b 型血管（b），经 APC 治愈。

❼ **[病例 7] 60 余岁男性** 患有糖尿病及糖尿病肾病、高血压、心绞痛，因反复不明原因的黑便来院，经口 DBE 空肠见矢野 · 山本分型 Type1b 型血管（a），经 APC（同时联用局部注射）治愈。出院 1 个月后再次出血，经口 DBE 在其他部位发现矢野 · 山本分型 Type1b 型血管（b），予以 APC 烧灼治愈。

参考文献

[1] 岩下明徳，他：腸管の血管性病変の病理学的鑑別診断．胃と腸 35：771–784, 2000.

[2] Yano T, et al. : Endoscopic classification of vascular lesions of the small intestine (with videos) . Gastrointest Endosc 67 : 169–172, 2008.

[3] 矢野智則，他：小腸出血の内視鏡的止血．Gastroenterol Endosc 52 : 2730–2737, 2010.

[4] 矢野智則，他：小さな小腸血管性病変．胃と腸 44：944–950, 2009.

（矢野智则）

2 Osler-Weber-Rendu 综合征

咽喉 ➡ Ⅰ.3 页 ★ 胃 ➡ Ⅰ.173 页 十二 ➡ Ⅰ.300 页

Osler-Weber-Rendu 综合征（遗传性毛细血管扩张症）表现为反复鼻出血，皮肤、黏膜多发毛细血管扩张及多个器官动静脉瘘形成，常染色体显性遗传为其遗传学特征。

内镜下通常可见散在的结节状血管或蜘蛛样血管瘤，病变可发生于全消化道的黏膜面。放大观察通常可见密集的比毛细血管粗大的血管，周围见褐色调的黏膜，毛细血管管径纤细。消化道出血多始于 50 余岁，由于是先天性血管异常，故一旦发生出血则止血多较困难。

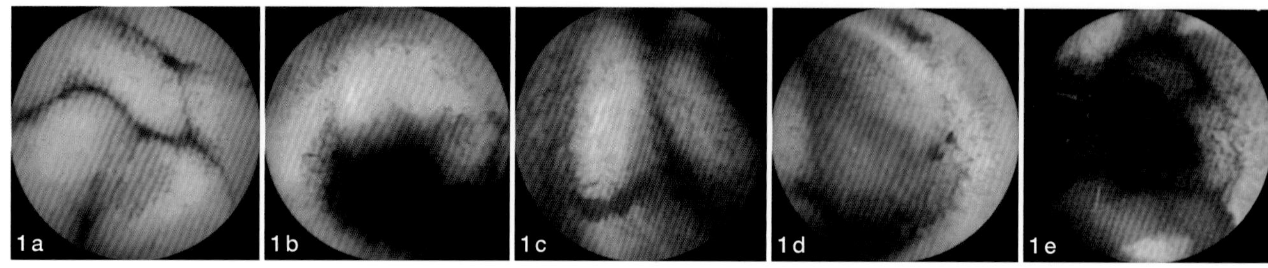

❶ **[病例 1] 70 余岁男性**（与“十二指肠”[病例 2] 为同一病例）

a ~ e：胶囊内镜所见 海蛇头（美杜莎）样明显发红的毛细血管扩张（a）。观察开始 16 分钟以后见空肠散在毛细血管扩张（angioectasia）（b），可见毛细血管涌动性出血（c），矢野 · 山本分型的 Type1a 型，每处都是同样的出血（d），可见出血附近的血性肠液（e）。

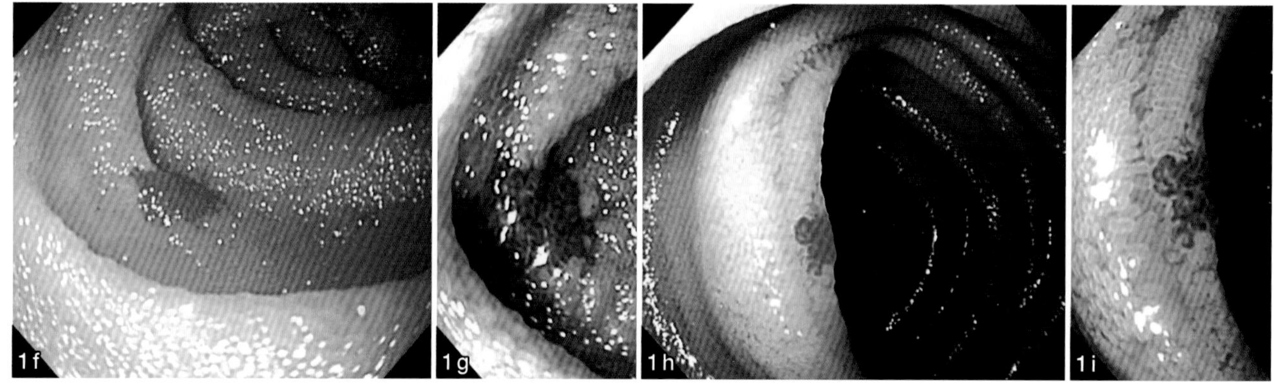

f ~ i：经口单气囊小肠镜所见（空肠）（f，g：蜘蛛样血管瘤，h，i：结节性血管瘤） 同一病变的白光观察（f，h）及 NBI 观察（g，i）的比较，肠内多发毛细血管异常增生，可见凹陷及伴有发红的隆起型病变，矢野 · 山本分型的 Type3 型病变，与周围静脉比较管径较粗的毛细血管呈美杜莎样。

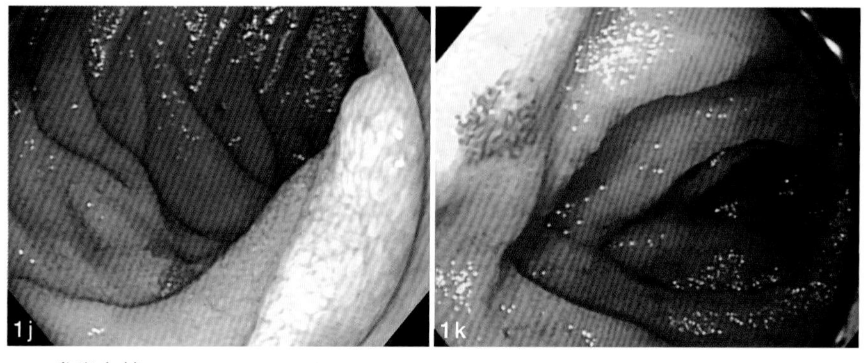

j，k：经肛单气囊小肠镜（回肠）所见 连续的病变，回肠黏膜见蜘蛛样血管瘤。

参考文献

[1] 木村智成，他：症例報告 カプセル内視鏡で小腸出血を確認し，シングルバルーン小腸内視鏡観察下に APC 止血療法を行った Osler-Weber-Rendu 病の 1 例．川崎病医ジャーナル 5：50-56, 2010.

[2] 渡邉　真，他：消化管の出血性疾患各論消化管の血管性病変．胃と腸 40：665-672, 2005.

[3] 内藤美紀，他：拡大観察を行った Rendu-Osler-Weber 病の 1 例．胃と腸 39：128-131, 2004.

[4] 田中心和，他：アルゴンプラズマ凝固療法が Osler-Rendu-Weber 病の消化管病変に対して有効であった 1 例．Gastroenterol Endosc 48 : 31-36, 2006.

（木村智成）

3 蓝色橡皮疱痣综合征

胃 ➡Ⅰ.175页 十二 ➡Ⅰ.301页 大肠 ➡Ⅱ.207页

蓝色橡皮疱痣综合征是以存在于全身的海绵状或毛细血管性血管瘤为特征的血管瘤病。几乎所有的病例都有皮肤及消化道的病变。日本过去有90例报道，血管瘤存在于小肠的有34例，血管瘤存在于大肠及胃的病例数次之。

小肠病变的特征是血管瘤呈多发性，且因病变由新生血管构成故血管瘤形态多样化，大小不等。具有代表性的内镜下表现为广基性亚蒂型隆起呈类圆形蓝色多房型，小的病变被正常黏膜覆盖呈扁平状，大的病变表面黏膜菲薄、脱落使血管瘤顶部裸露呈凹凸不平状。有时血管瘤自发出血，可成为慢性贫血、不明原因消化道出血的原因。胶囊内镜检查对发现病变有作用。

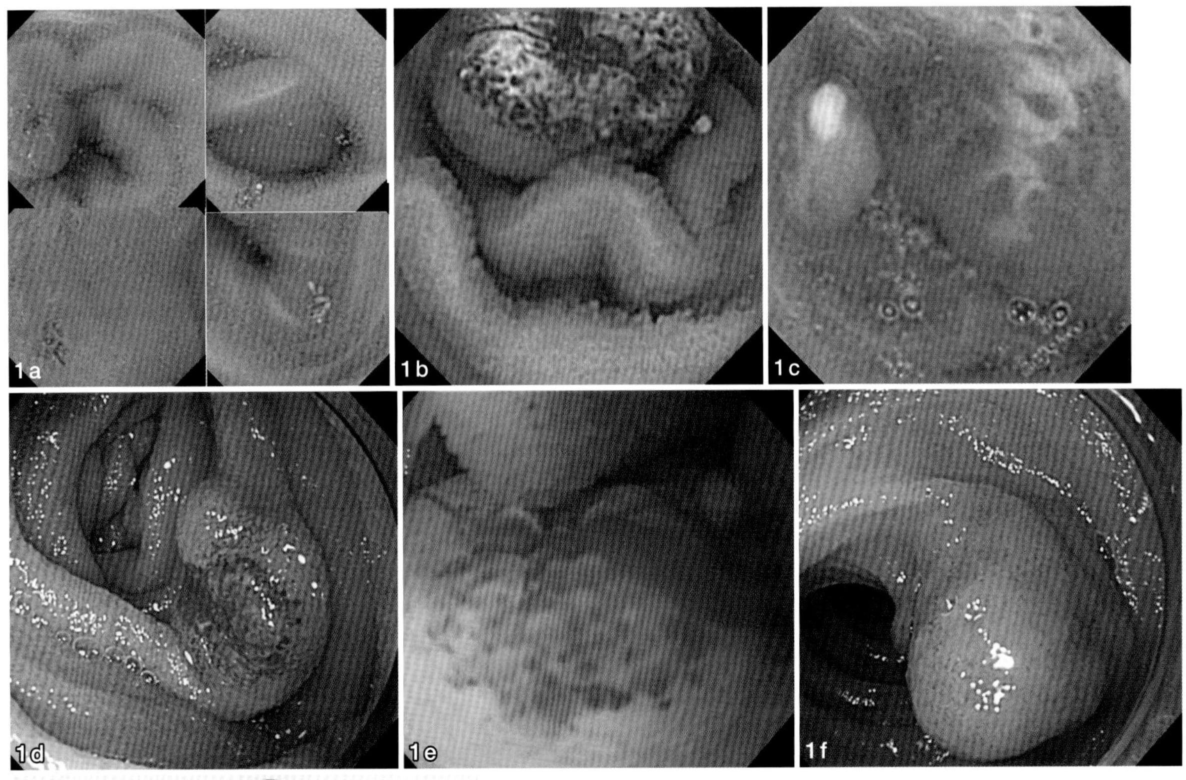

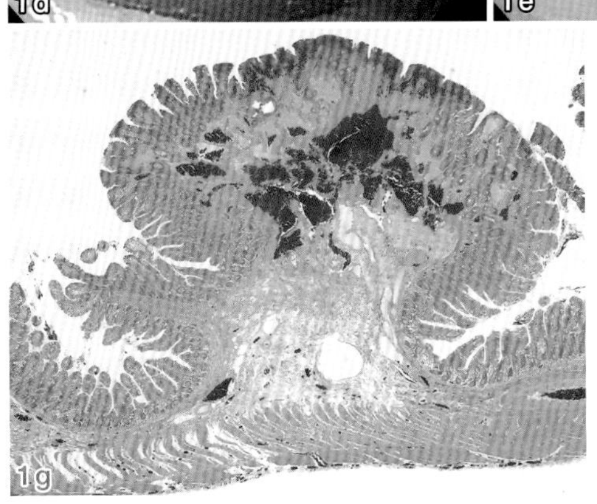

❶ **[病例1] 40余岁女性**（与“大肠”部分同一病例）

a～c：**胶囊内镜所见** 空肠回肠见多样性病变。多为血管扩张症样的小病变（a），其中见血管瘤顶部裸露的发红的病变（b）及血管瘤黏膜面呈蓝色的病变（c）。

d～f：**单气囊小肠镜（SBE）所见** 经口小肠镜检查见这段回肠附近有近似广基性的红～紫色血管性病变（d）。大部分黏膜脱落呈自发性出血（e）。经肛小肠镜检查下段回肠见亚蒂型被正常黏膜覆盖的、非常柔软的、蓝紫色多房性的黏膜下肿瘤样病变（f）。

g：**病理组织学所见** 针对小肠出血，做了3次内镜下止血术，第4次（初次止血后3年）因止血困难行包括出血病变的小肠部分切除术。病变主体位于黏膜下层，可见扩张的血管增生，颗粒为海绵状血管瘤。

参考文献

[1] 三上 栄，他：Blue rubber bleb nevus syndrome の小腸血管腫に対しクリッピングが有効であった1例．Gastrointest Endosc 53：275-282, 2011.

[2] 浅田由樹，他：blue rubber bleb nevus syndrome の1例．胃と腸 41：125-131, 2006.

（三上 荣）

4 动静脉畸形

食管 ➡ Ⅰ.41 页 十二 ➡ Ⅰ.302 页 大肠 ➡ Ⅱ.208 页

小肠动静脉畸形（arteriovenous malformation，AVM）在组织学上是扩张增厚的动静脉存在于肠壁的全程，较大的动静脉间形成瘘或移行的现象。症状以便血为多见，特别是不伴腹痛的间歇性出血为其特征。出血量较多，据报道约 20% 的病例陷入休克状态，约 30% 的病例需要输血。内镜检查的特征性改变是病变呈黏膜下隆起样改变，有蒂病变表面伴有发红或糜烂形成。小肠血管病变的内镜下（矢野・山本）分型（见本书 50 页）：Type 1 型为血管增生异常，Type 2 型为 Dielafoy 病变，Type 3 型为 AVM3。应用这一分类可根据内镜检查所见鉴别血管性病变，有助于选择治疗方案。

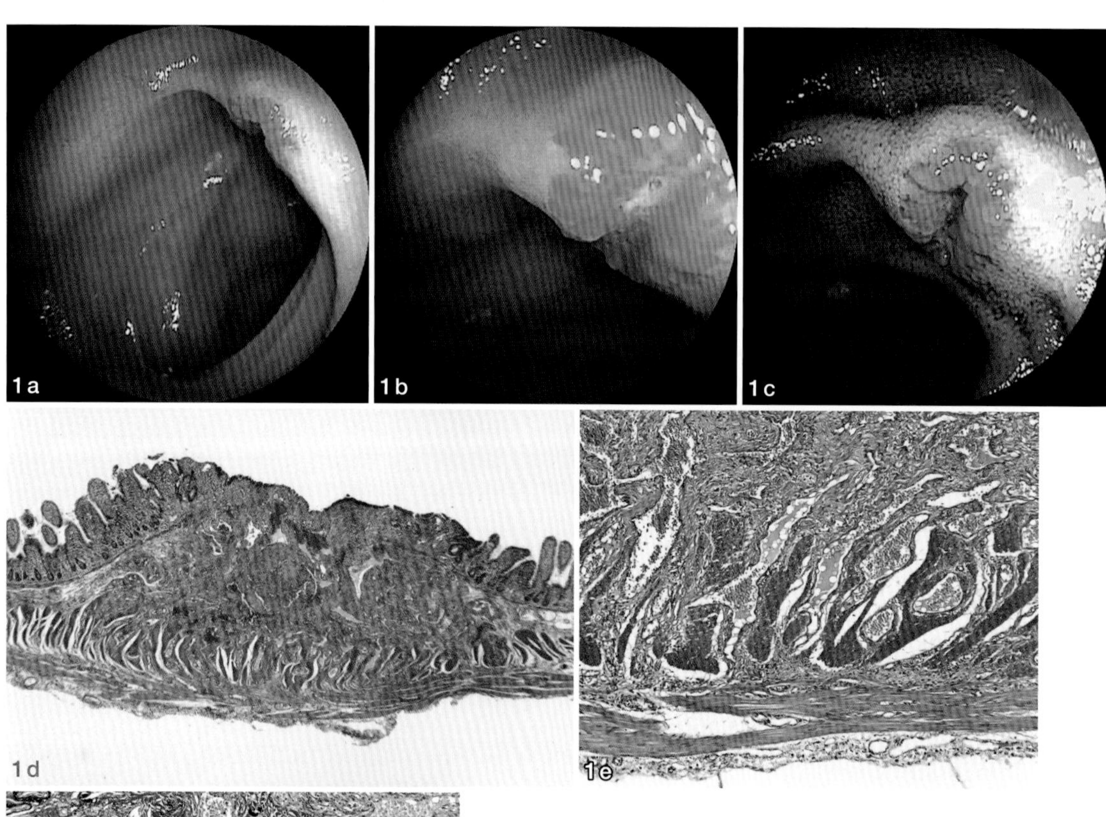

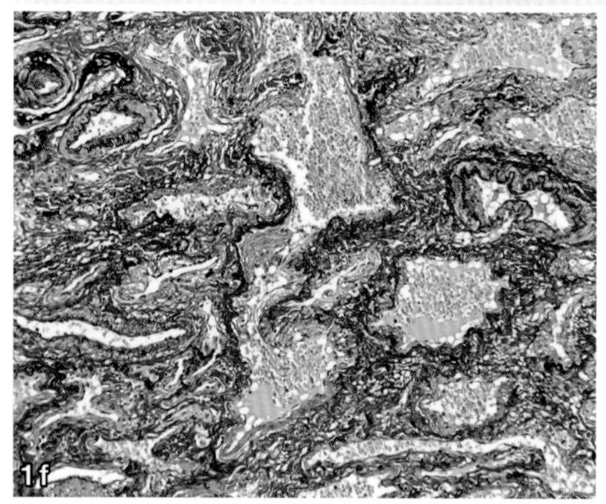

❶ [病例 1] 70 余岁男性，小肠 AVM 手术病例

a，b：双气囊小肠镜所见 回肠 10cm 处见黏膜下肿瘤样隆起。顶端被覆发红的黏膜，中心部见小溃疡形成。

c：喷洒靛胭脂后观察所见 隆起的上升部见正常的绒毛结构。

d ~ f：病理组织学所见 以黏膜下层为中心见贯穿于回肠壁全层的、扩张的动静脉。(d，e)，病灶表面见浅溃疡形成。EV 染色（Elastic-Van Gieson 染色）(f) 提示动静脉瘘形成，从而诊断 AVM。

参考文献

[1] 岩下明德，他：腸管の血管性病変の病理学的鑑別診断．胃と腸 35：771-784, 2000.

[2] 小林清典，他：腸管動静脈奇形—自験例 12 例と本邦報告例の解析．胃と腸 35：753-761, 2000.

[3] Yano T, et al.：Endoscopic classification of vascular lesions of the small intestine（with videos）. Gastrointest Endosc 67：169-172, 2008.

[4] 水谷孝弘，他：ダブルバルーン小腸内視鏡検査が診断に有用であった小腸動静脈奇形の 1 例．胃と腸 40：1547-1552, 2005.

（水谷孝弘，中村和彦）

5 门脉高压性肠病

胃 ➡Ⅰ.178 页（PHG） 大肠 ➡Ⅱ.210 页

门脉高压性肠病（portal hypertensive enteropathy，PHE）是门脉高压症患者除食管静脉或门脉高压性胃病以外的消化道黏膜出血的原因之一。近年随着胶囊内镜及 DBE 的普及这些报道越来越多，国外文献报道胶囊内镜观察到的肝硬化患者 48%~82% 患有小肠黏膜病变。

狭义的 PHE 与 PHG 相同，黏膜及黏膜下不伴有炎症的血管扩张为其特征。本质是黏膜血流瘀滞，伴有门脉高压的小肠病变（广义的 PHE）同时包括血管增生。

Mizuno 等提出 PHE 的内镜所见包括水肿、红斑、静脉曲张等特征。Matsui 和 Higaki 等人在研究 DBE 检查及病理学特点时发现鱼籽样黏膜是 PHE 的典型特征，小肠静脉瘤较为罕见。该病多数由基础疾病及肝硬化门脉高压引起，约 80% 患者有手术史。目前尚无确切的诊断和治疗体系，因此该疾病的实际诊治过程存在不少棘手的问题。

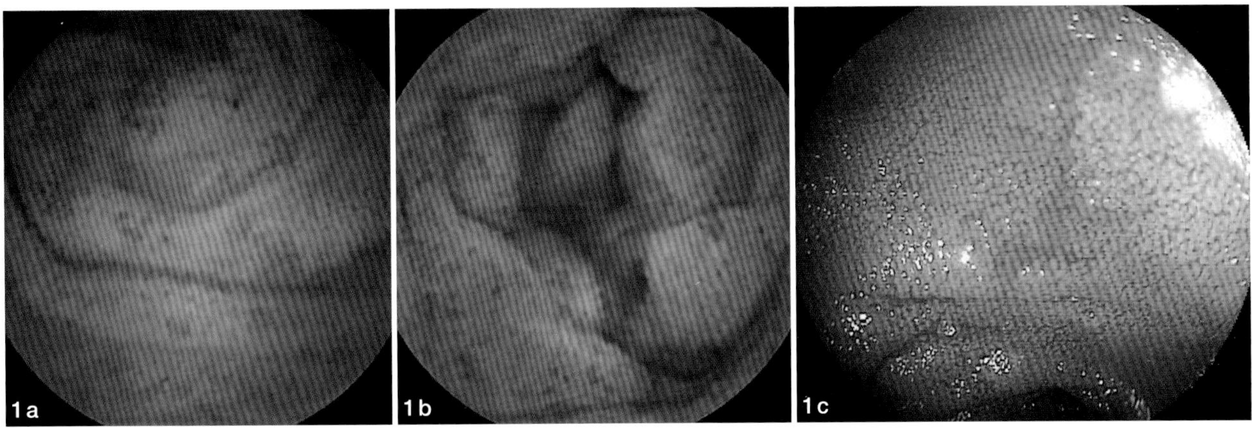

❶ **门脉高压性肠病小肠镜所见（同一病例）**

a，b：**胶囊内镜所见** 全周性血管扩张发红。

c：**DBE 所见** 鱼籽样黏膜（herring roe appearance）。

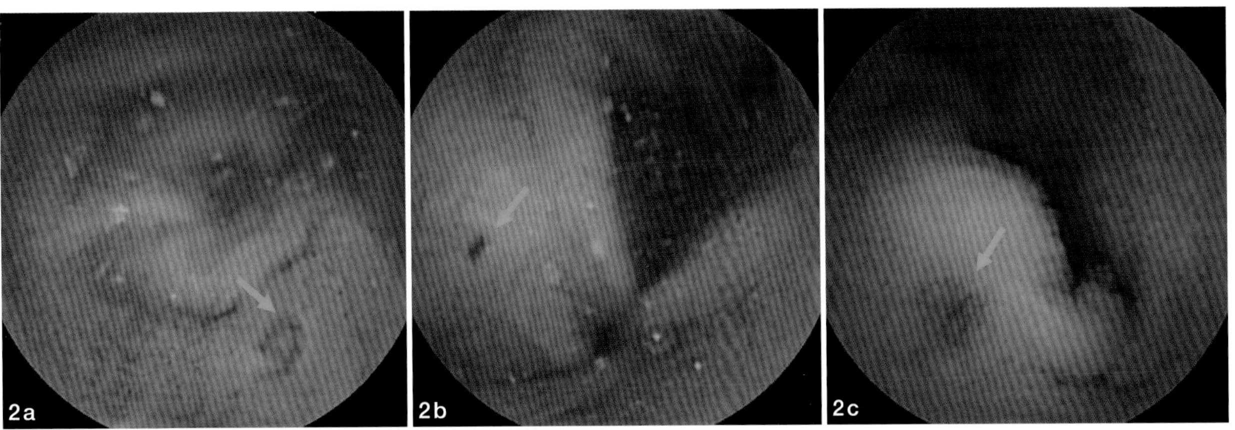

❷ **门脉高压性肠病患者小肠镜所见**（胶囊小肠镜）a：糜烂（箭头），b：发红（箭头），c：毛细血管扩张（箭头）。

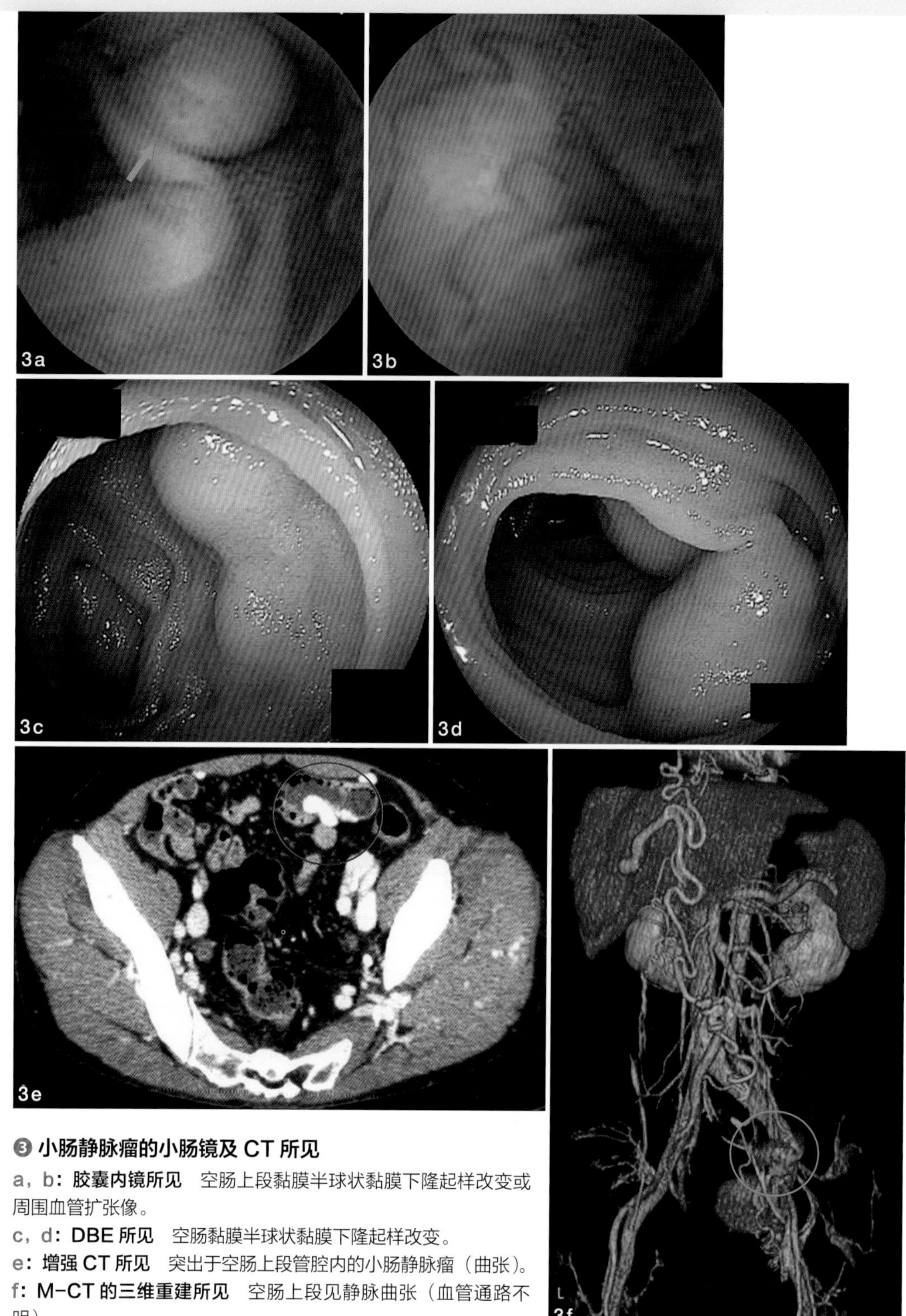

❸ 小肠静脉瘤的小肠镜及 CT 所见

a，b：**胶囊内镜所见**　空肠上段黏膜半球状黏膜下隆起样改变或周围血管扩张像。

c，d：**DBE 所见**　空肠黏膜半球状黏膜下隆起样改变。

e：**增强 CT 所见**　突出于空肠上段管腔内的小肠静脉瘤（曲张）。

f：**M-CT 的三维重建所见**　空肠上段见静脉曲张（血管通路不明）。

参考文献

[1] 水野秀城，他：肝硬変に伴う門脈圧亢進症における小腸病変の検討．Gastroenterol Endosc 53：1600–1608, 2011.

[2] 澤田成彦，他：空腸静脈瘤破裂の 1 例．日消外会誌 36：1327–1331, 2003.

[3] 松井秀隆，他：全身性疾患の部分症としての小腸病変—門脈圧亢進症性小腸症．胃と腸 43：723–726, 2008.

[4] Kodama M, et al. : Endoscopic characterization of the small bowel in patients with portal hypertension evaluated by double balloon endoscopy. J Gastroenterol 43 : 589–596, 2008.

（井上博人，江森启悟）

6 血管炎 a IgA 血管炎

★ 十二 ➡Ⅰ.303 页 大肠 ➡Ⅱ.211 页

IgA 血管炎（旧称 Schönlein-Henoch 紫癜病）的发病机制是过敏引起的全身性细小血管炎。皮疹、腹部症状、关节炎为主要症状，多以特征性的皮肤紫癜为诊断依据。但是有 10%~20% 的病例腹部症状先于皮肤症状出现。腹部症状多为腹痛、恶心、呕吐、便血。小肠和十二指肠是本病的好发部位，约 80% 的病例发生于此。需要注意小肠病变严重时可导致肠套叠、消化道出血、肠梗阻等发生。

传统上小肠病变主要依靠 X 线检查确定，近年来，以胶囊内镜及气囊内镜检查诊断的病例也不少。

X 线检查可检出水肿性改变及溃疡形成，但血管炎的程度根据检查时机及病变部位不同表现多样。除十二指肠病变外，小肠内镜检查很少在急性期进行，小肠病变表现为黏膜发红、水肿、溃疡性改变，与十二指肠病变相同。这些表现随着治疗而消退，症状复发时病变恶化，故需严密观察随访。

其他参见“十二指肠”相关章节。

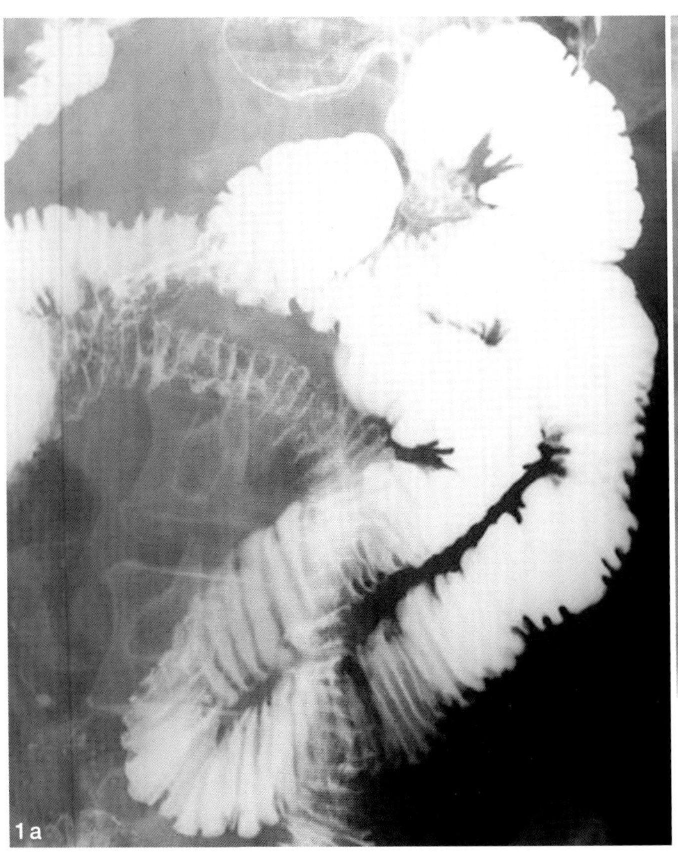

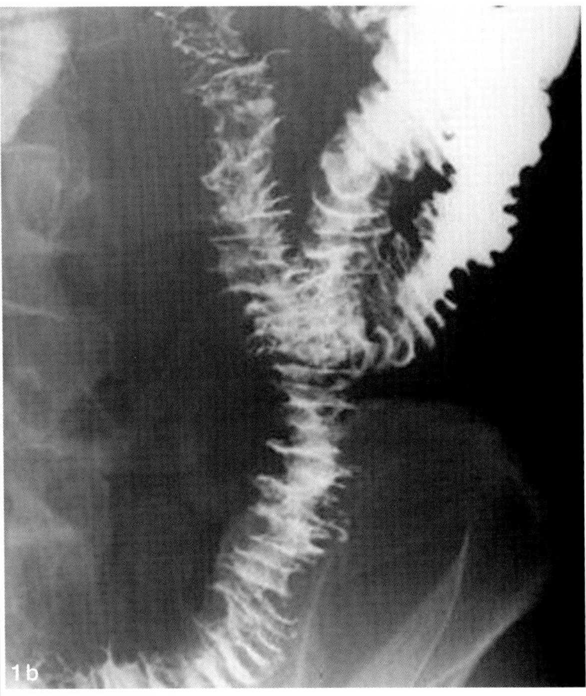

[病例 1] 60 余岁男性

❶ 发病第 21 天行口服小肠造影所见

a：空肠可见大范围的水肿。

b：回肠也可见大范围水肿，程度重于空肠，部分可见指压痕。

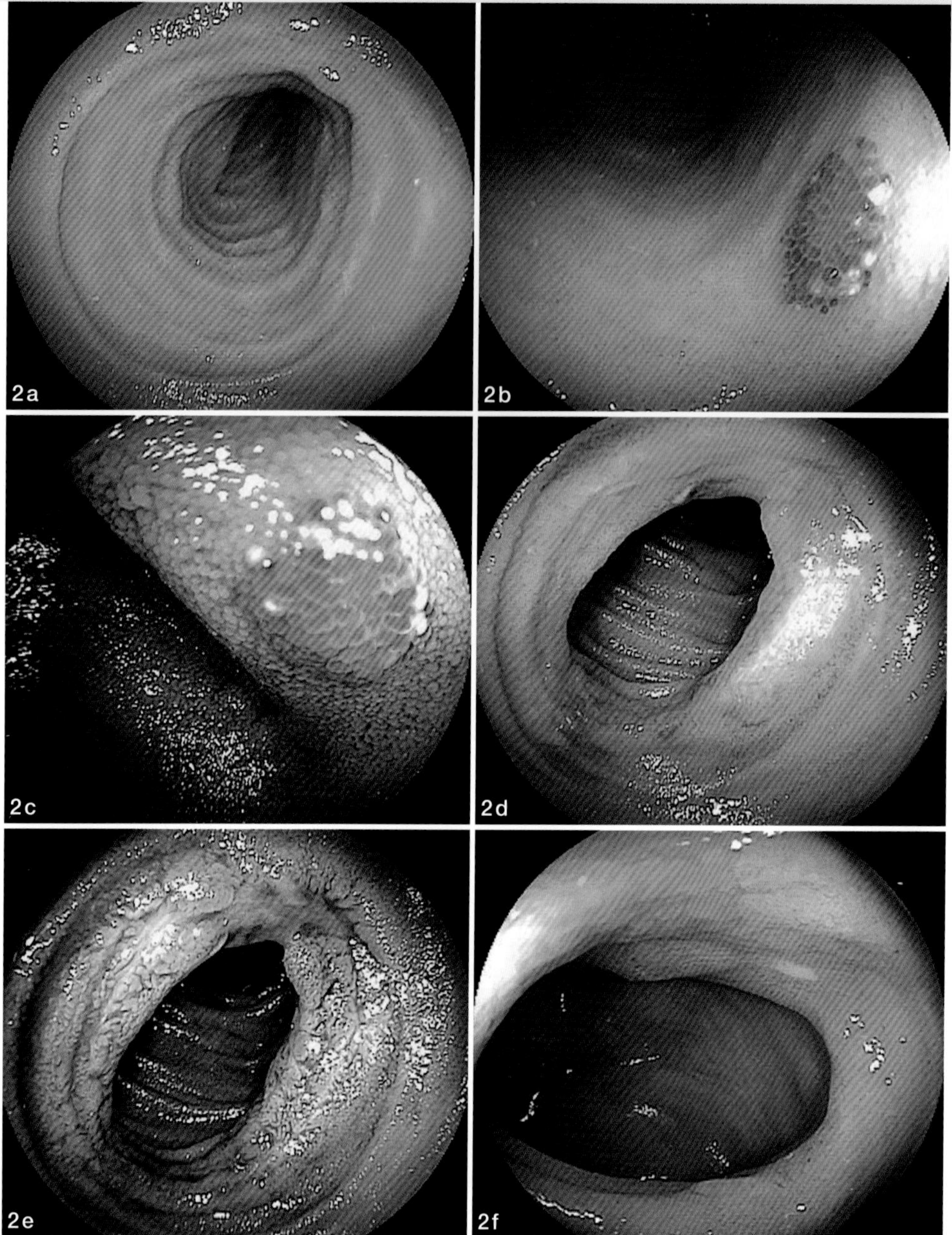

❷ 第 29 天经肛途径的双气囊小肠镜所见

a：上段回肠水肿伴皱襞模糊不清及肿大。

b：中段回肠所见黏膜下血肿样或血疸（hemorrhagic bleb）样改变为本病特征性内镜表现之一。

c：喷洒色素后观察与周围边界清楚。

d：回肠中段管腔狭窄，同部位见溃疡及瘢痕同时存在。

e：喷洒色素可见沿着肿大的 Kerckring 皱襞溃疡及瘢痕并存。

f：回肠末端亦可见环形管腔狭窄及小溃疡形成。

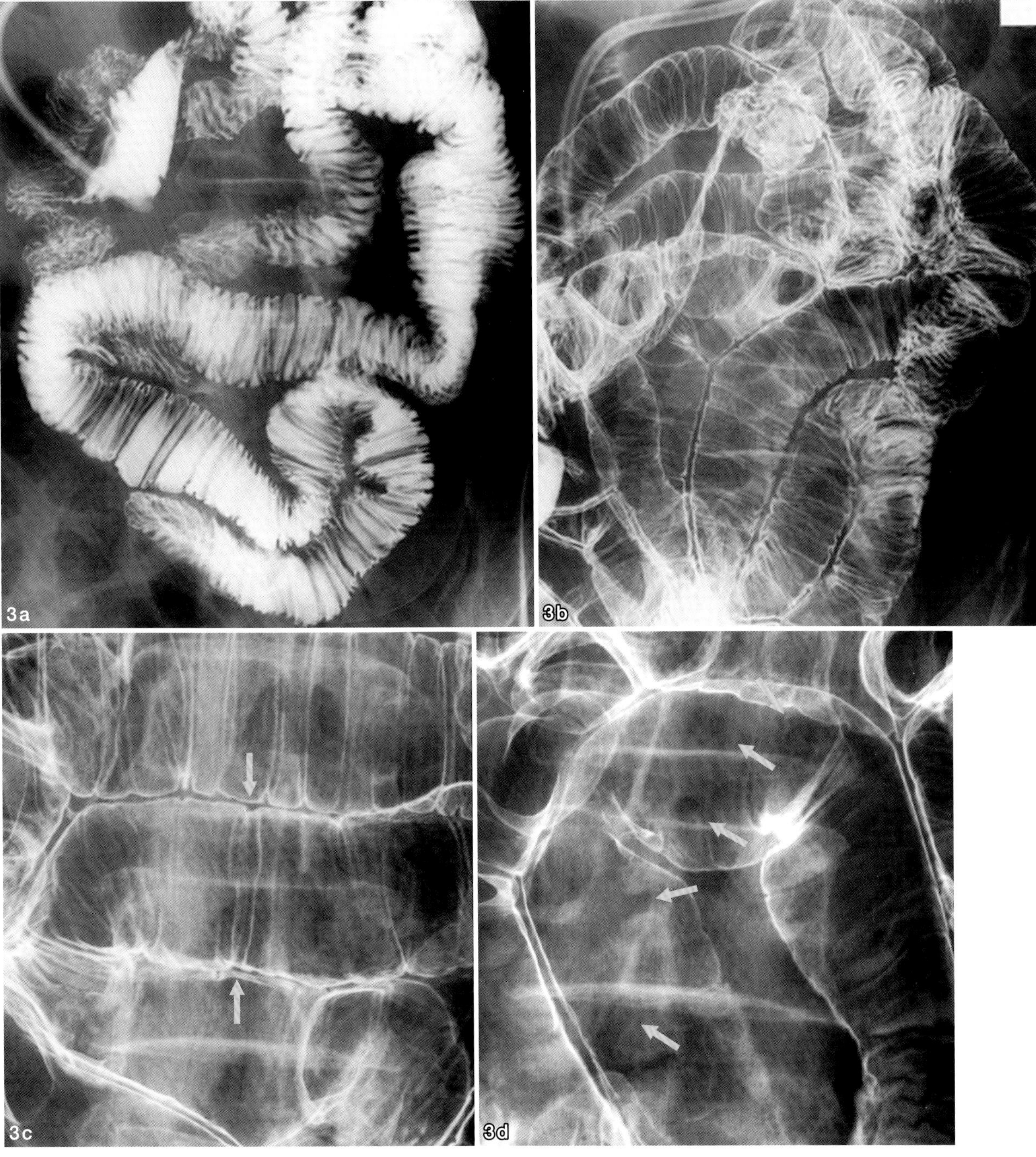

❸ **发病第 29 天行插管小肠造影所见**

a：充盈像可见大范围的水肿有所改善。

b：双重造影见与水肿部位一致的 Kerckring 皱襞走行异常，同时见皱襞肿大及边缘轻度变形。

c：回肠中段见内镜检查所提示的肿大的皱襞上有溃疡存在。

d：回肠中段见多发的周围有透亮像的糜烂及小溃疡。

参考文献

[1] 江崎幹宏，他：Schönlein-Henoch 紫斑病の腸病変．八尾恒良，他（編）：小腸疾患の臨床．医学書院，pp224–229, 2004.

[2] 平井郁仁，他：小腸小病変に対する内視鏡所見および診断能の検討．胃と腸 44：983–998, 2009.

[3] 江崎幹宏，他：Schönlein–Henoch 紫斑病における十二指腸病．変の特徴．胃と腸 37：791–800, 2002.

[4] 西俣伸亮，他：ダブルバルーン小腸内視鏡検査で回腸病変を観察し得た Henoch-Schönlein 紫斑病の 1 例．Gastroenterol Endosc 49：1440–1445, 2007.

（平井郁仁，西俣伸亮）

6 血管炎 b 结节性多动脉炎

十二 ➡ Ⅰ.307 页

结节性多动脉炎（periarteritis nodosa，PN）是与免疫学异常相关的中小动脉纤维素样坏死及炎症，是一种原因不明的结缔组织病。分为结节性多动脉炎（PAN）及显微镜性多发性血管炎（MPA）两类。病理组织学上 PAN 的特征为中小动脉的纤维素样坏死性炎，MPA 的特征为细动脉、毛细血管、毛细血管后微静脉的坏死及血管周围炎性细胞浸润。

发热、肌痛、关节痛、体重下降、炎症反应指标升高等症状之外可见皮肤、肾脏、神经系统等损害，约 20% 的患者合并肠道病变。尸检结果显示有高达 30% ~ 60% 的患者合并肠道病变。PN 肠道病变多以突发的穿孔及大出血为首发表现，预后不良，故很多病例是经尸检明确肠道病变的，生前经内镜诊断的病例极少。

肠道病变发生的机制可能是由于闭塞性血管炎，从而导致肠缺血。肠道病变形态为 Ul-Ⅰ~Ⅱ型，多发的、不规则的浅溃疡。大的溃疡呈半环状及环状，多发于肠系膜附着缘的对侧。血管炎导致的微小动脉瘤可形成黏膜下隆起，活检时要注意。该疾病的发生部位以小肠为最多，在胃、十二指肠、大肠也可见到。

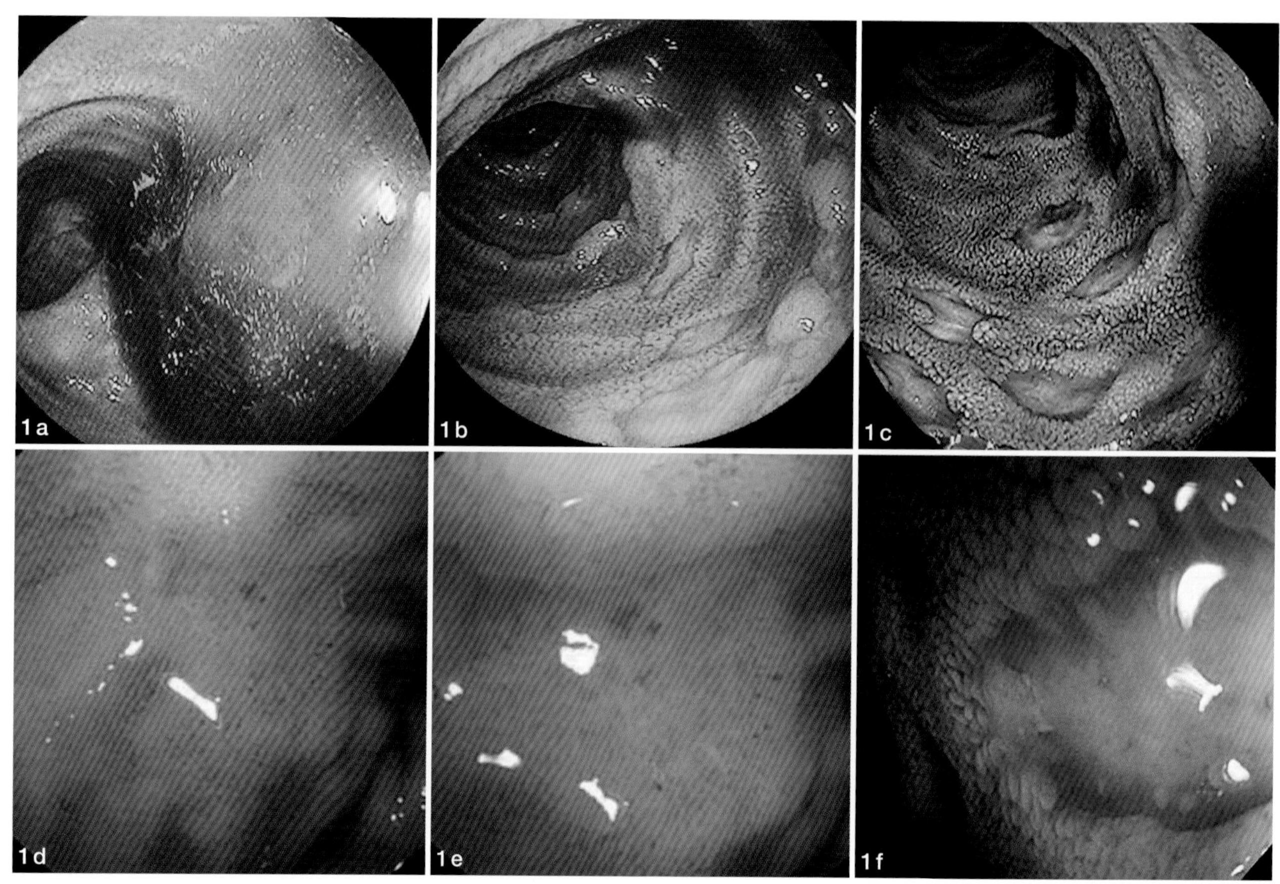

❶ [病例 1] 70 余岁女性，大出血，小肠镜可见 MPA 病变的特征

以急进型肾小球肾炎发病，P-ANCA 阳性，肾活检诊断 MPA。发病 4 年后突发大量便血，根据临床过程及下述影像学表现，诊断为 MPA 小肠病变，予以激素冲击治疗，效果良好，1 个月前突发小肠穿孔死亡。

a：**白光所见** 因大量便血，为明确出血原因行小肠镜检查。

b：**白光所见** 距回盲瓣 80cm 的回肠处见多发不规则的溃疡。

c：**喷洒靛胭脂所见** 多发性溃疡，直径 5~10mm，形态不规则，边界清楚。

d：**白光所见** 病变间黏膜不能透见血管，轻度水肿，未见充血等炎性反应，未见再生上皮及皱襞集中。

e：**白光所见** 溃疡底部平坦，未见白苔附着，可透见血管。

f：**喷洒靛胭脂所见** 溃疡底部散在萎缩的绒毛。

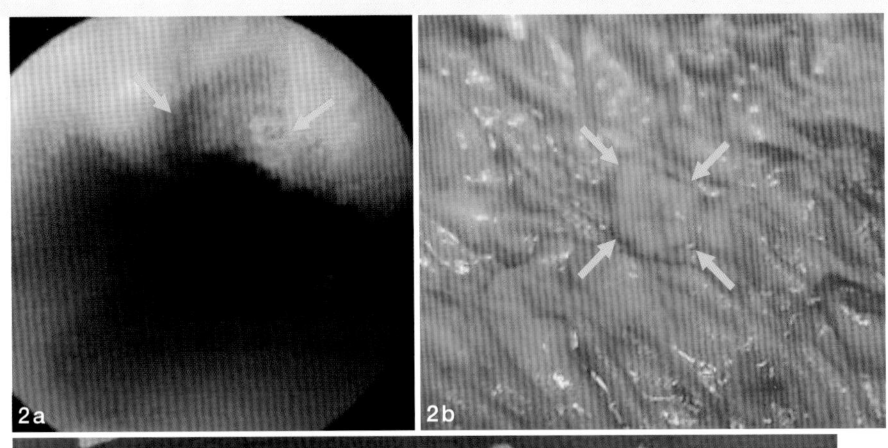

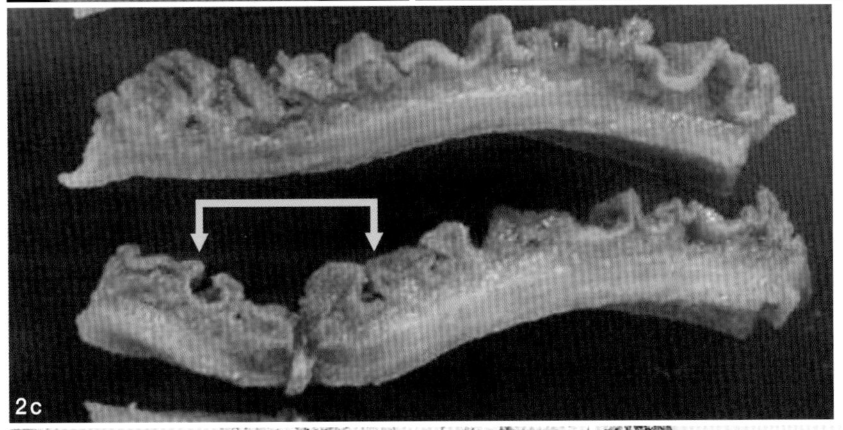

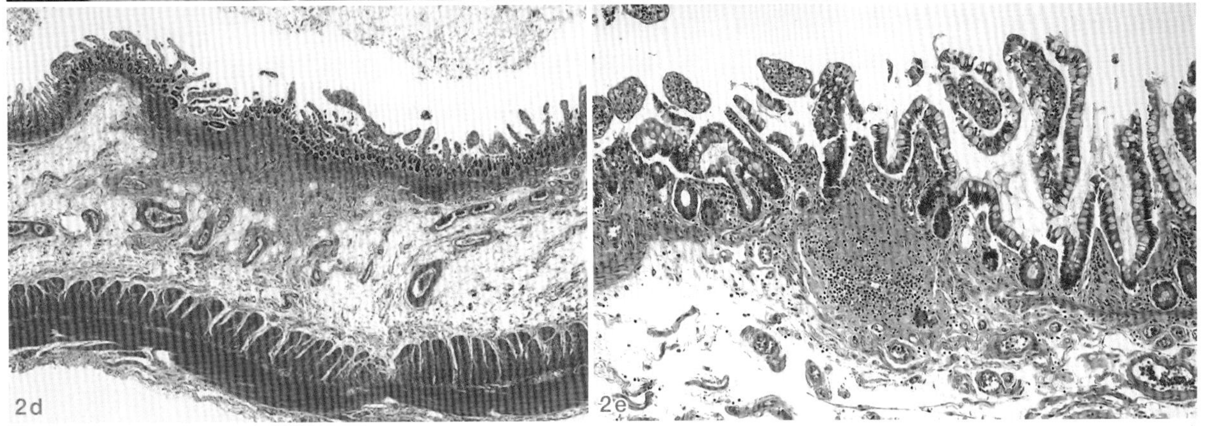

❷［病例 2］70 余岁女性，胶囊内镜观察空肠病变的 MPA 病例

以急进型肾小球肾炎发病，3 年后突发大量便血。十二指肠球部、直肠下段见浅溃疡形成，为明确小肠病变情况行胶囊内镜检查，见空肠有浅凹陷型病变。

a：**胶囊内镜所见** 空肠可见 1 处表浅的，边界清楚的凹陷型病变。

b：**尸检所见** 上述对应部位见凹陷型病变（箭头）。

c：**组织切片大体所见** 见黏膜浅凹陷。

d，e：**病理组织学所见** 溃疡部绒毛萎缩、轻度纤维化，黏膜肌板断裂。

参考文献

[1] 厚生労働省特定疾患難治性血管炎分科会による診断基準，2006.

[2] 黒岩重和，他：結節性動脈炎における腸潰瘍の病理学的特徴．胃と腸 26：1257–1265, 1991.

[3] 中村公正，他：結節性動脈炎．厚生科学研究特定疾患対策研究事業難治性血管炎に関する調査研究班：難治性血管炎の診療マニュアル．pp99–23, 2002.

（国崎玲子，下山　友）

7 Dieulafoy 病变

胃 ➡ I. 161 页　大肠 ➡ II. 214 页

所谓 Dieulafoy 病变是指在极小范围内，由于存在浅溃疡，使得黏膜下动脉裸露并破裂引起的病变。病理组织学所见为深度 Ul-Ⅱ的浅溃疡病变的黏膜下存在扩张迂曲的动脉。三井的报告指出在 308 例不明原因消化道出血（obscure gastrointestinal bleeding，OGIB）中有 8 例小肠 Dieulafoy 病变，约占 2.6%，其发病率相对较低。内镜检查时可见点状（不到 1mm）搏动性出血（箭头，矢野・山本分型 Type 2a 型）或有搏动性的、不伴周围静脉扩张的红色隆起。

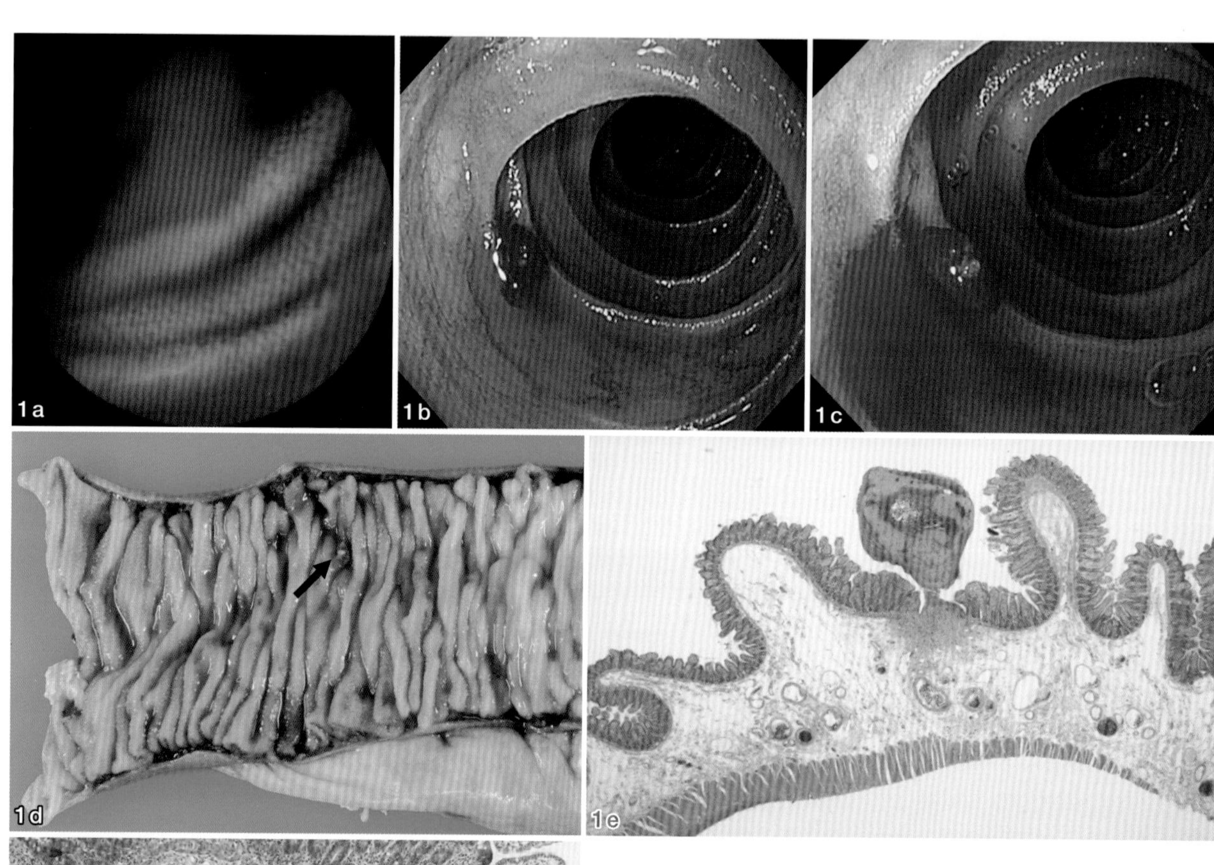

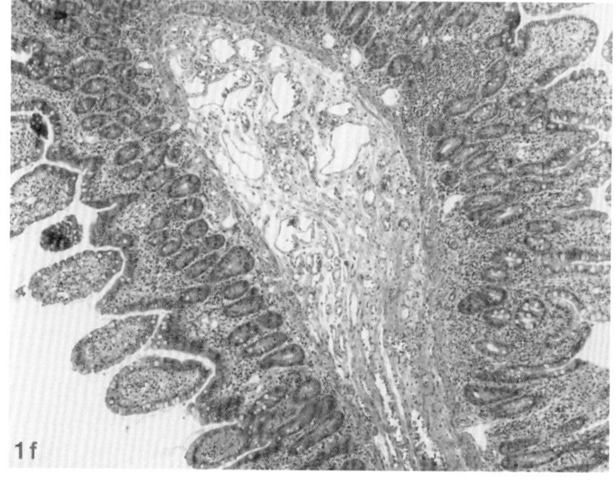

❶［病例 1］70 余岁女性

a：胶囊内镜所见　吞服胶囊 2 小时 47 分时到达的部位应该在左上腹空肠上段，见活动性出血。

b，c：气囊内镜所见　在距 Trietz 韧带约 170cm 处见伴有相当于矢野・山本分型 Type 2a 型裸露血管的 Dieulafoy 病变（b），该部位见到涌动性出血（c）。

d：切除标本大体所见　见长径约 3mm 的溃疡（箭头）。

e，f：病理组织学所见　可见约 3mm 的 Ul-Ⅱ溃疡。同部位见息肉样的血凝块（e），内部未见破裂的血管但见周围“尤德尔”黏膜下层较多的血管扩张，考虑在异常血管范围内（f）。

参考文献

[1] Dieulafoy G : Exulceratio simplex. Bull de l' Acad de Med 39 : 49–84, 1898.

[2] 三井啓吾，他：診断戦略からみたダブルバルーン内視鏡とカプセル内視鏡．Gastroenterol Endosc 51 : 2853–2865, 2009.

[3] Yano T, et al : Endoscopic classification of vascular lesions of the small intestine (with videos) . Gastrointest Endosc 67 : 169–172, 2008.

[4] 鳥井淑敬，他：小腸 Dieulafoy 病変．胃と腸 46：508–510, 2011.

（乌井淑敬，小林　隆）

8 淋巴管扩张症

十二 ➡ I.309 页

小肠淋巴管扩张症是小肠淋巴液回流障碍引起的淋巴管内压力升高与管腔扩张，导致蛋白漏出的一种疾病。该病的病因包含先天性及后天性因素，并根据发病原因分为原发性（先天性）及继发性（后天性）小肠淋巴管扩张症。有些还可继发于恶性淋巴瘤、腹膜后纤维化、肠系膜结核、结节病、Crohn 病、硬皮病、胶原病、SLE、巨球蛋白血症、多发性骨髓瘤、慢性瘀血性心衰、缩窄性心包炎、Fontan 术后等。当这些原发病得到治疗后，蛋白漏出性肠病可获得缓解。

在病理生理上，上述原因所致的肠淋巴管内压力升高或扩张，最终导致维生素 D 等脂溶性维生素吸收障碍。肠管淋巴细胞与体循环之间的再循环障碍，使含有蛋白质、淋巴细胞的淋巴液漏出到肠腔，出现水肿、腹泻、腹痛、腹胀、恶心、呕吐、脂肪泻、低钙性抽搐、消化道出血等症状。由于肠壁的浆膜、肠系膜淋巴回流障碍可导致乳糜性腹水，而胸导管回流障碍导致乳糜性胸水、四肢淋巴管水肿等症状。血液检查提示低蛋白血症、淋巴细胞减低、免疫球蛋白减低等，但该疾病较少发生机会性感染。形态学所见主要为多发的白色绒毛颗粒样隆起，淋巴管肿大或 Kerckring 皱襞肥厚。

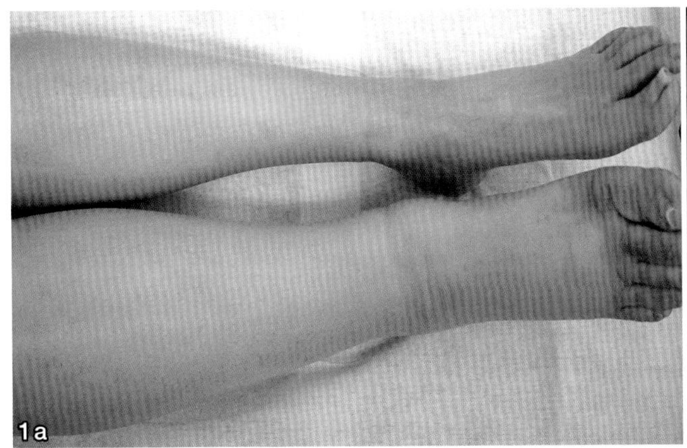

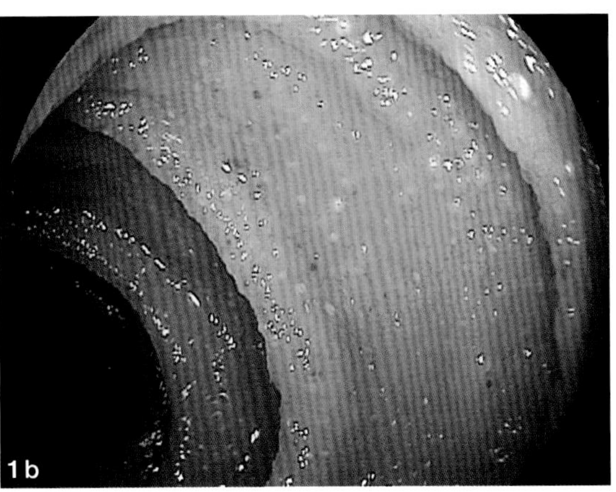

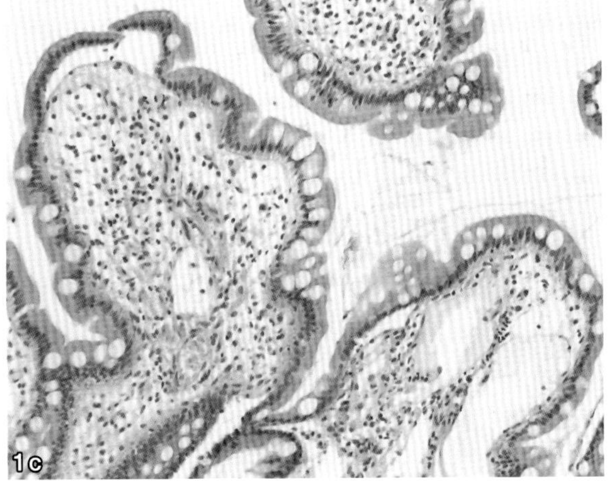

❶［病例 1］30 余岁女性，原发性肠淋巴管扩张症

首发症状为下肢非凹陷型水肿、腹痛、腹泻。血清总蛋白 4.1g/dL，白蛋白 2.5g/dL、低蛋白血症。粪便 α_1 清除率 128mL/d（标准值 <13mL/d）。无基础病。合并蛋白漏出性肠病，非对称性全身淋巴管水肿，诊断为原发性。

a：右下肢的淋巴管水肿

b：经肛 DBE 所见 见回肠中段散在白色颗粒剂点状发红。全部小肠可见这样的白色颗粒和点状发红。

c：病理组织学所见（活检标本的 HE 染色） 黏膜固有层见淋巴管扩张。

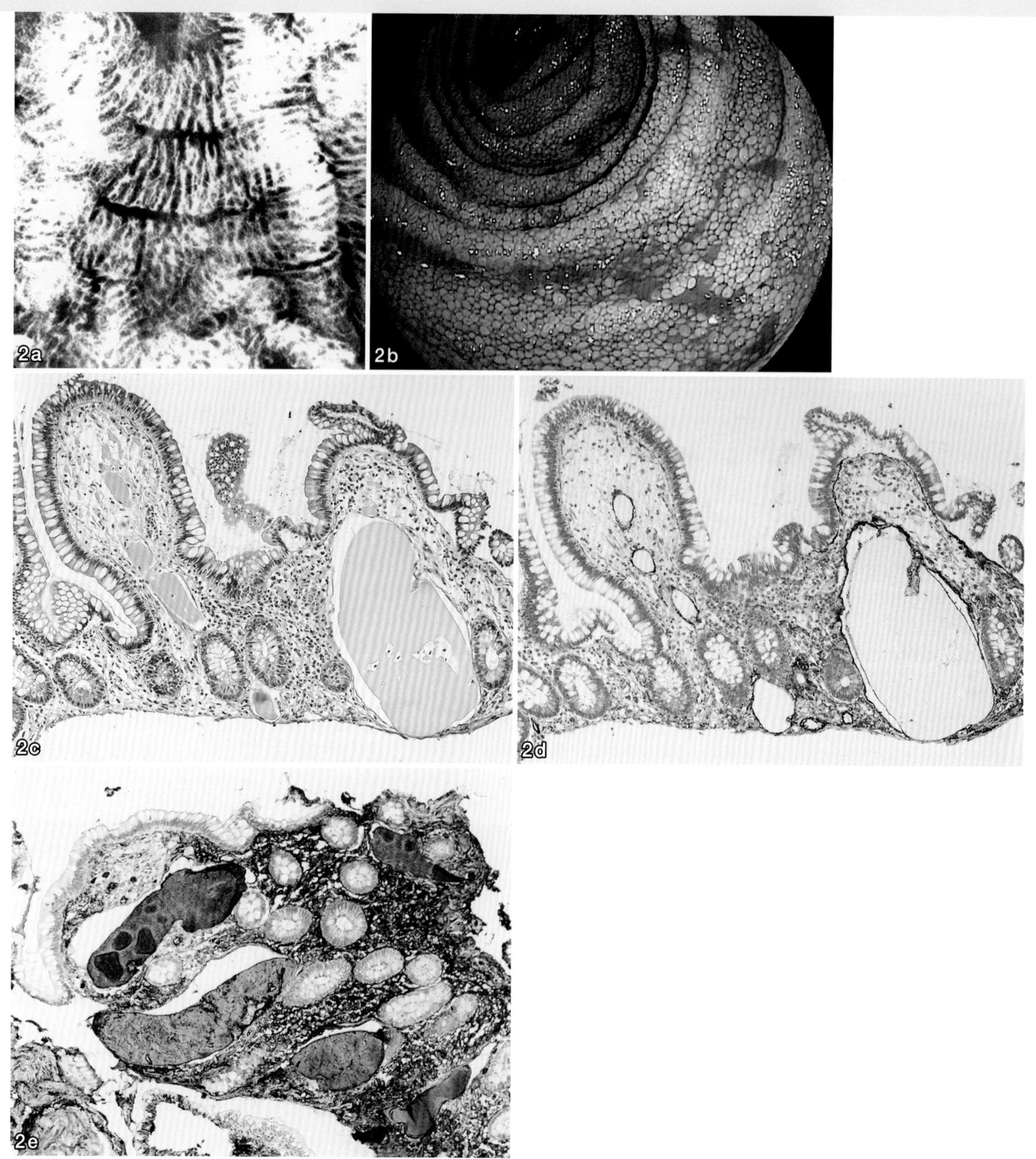

❷［病例 2］40 余岁男性，继发性肠淋巴管扩张症（原发性巨球蛋白血症）

以双下肢凹陷型水肿、腹泻发病，血清总蛋白 4.6g/dL，白蛋白 1.8g/dL，低蛋白血症，粪便 α_1 抗胰蛋白酶清除率 131mL/d（标准值小于 13mL/d），血清 IgM2 160mg/dL（标准值 35～220mg/dL）。

a：小肠 X 线所见（排空像） Kerckring 皱襞增厚及多发颗粒样隆起。

b：经肛双气囊小肠镜所见 上段回肠见无间隙的密集分布的肿大的白色绒毛结构。

c～e：病理组织学所见 （回肠上段取活检的标本。**c**：HE 染色，**d**：D2-40 染色，**e**：IgM 染色）黏膜固有层淋巴管扩张（**c**），免疫染色见黏膜固有层 D2-40 阳性的淋巴管扩张（**d**），IgM 沉积（**e**）。

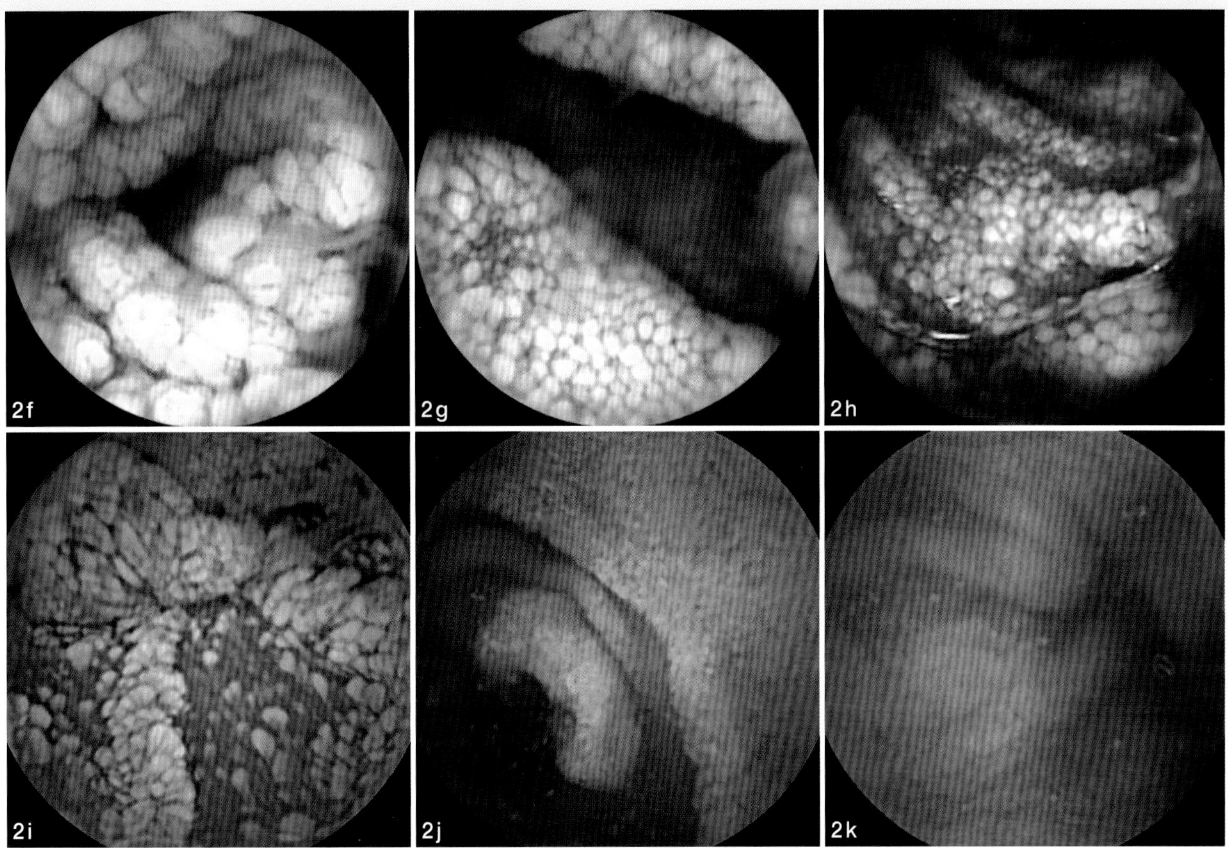

f ~ h：治疗前胶囊小肠镜检查（f：空肠上段，g：小肠中段，h：回肠末端） 全周性明显肥厚的白色绒毛（f），全周性肥厚的白色 绒毛（g，h）。

i ~ k：化疗 18 个月后内镜所见（i：空肠上段，j：小肠中段，k：回肠末端） 白色绒毛缩小、减少（i），白色绒毛消失（j，k）如上所述，化疗使白色绒毛改善消失，血液检查显示血清总蛋白 6.7g/dL，白蛋白 4.2g/dL，血清 IgM887mg/dL（标准值 35~220mg/dL），较前改善。

参考文献

[1] Waldmann TA, et al. : The role of the gastrointestinal system in "idiopathic hypoproteinemia" . Gastroenterology 41 : 197–207, 1961.

[2] Asakura H, et al. : Endoscopic and histopathological study on primary and secondary intestinal lymphangiectasia. Dig Dis Sci 26 : 312–320, 1981.

[3] Aoyagi K, et al. : Intestinal lymphangiectasia : value of double–contrast radiographic study. Clin Radiol 49 : 814–819, 1994.

[4] Aoyagi K, et al. : Characteristic endoscopic features of intestinal lymphangiectasia: correlation with histological findings. Hepatogastroenterology 44 : 133–138, 1997.

[5] Takenaka H, et al. : Endoscopic and imaging findings in protein–losing enteropathy. J Clin Gastroenterol 46 : 575–580, 2012.

（大宫直木，后藤秀实）

1 淀粉样变性

胃 ➡ Ⅰ. 179 页 ★ 十二 ➡ Ⅰ. 310 页 大肠 ➡ Ⅱ. 215 页

淀粉样变性是不溶性的淀粉样蛋白沉积于全身或局部组织导致器官功能障碍的疾病。淀粉样蛋白也可沉积于消化道。小肠及十二指肠是淀粉样蛋白沉积的好发器官。对消化管有高亲和性的淀粉样蛋白分为 AL 型和 AA 型。不同的淀粉样蛋白有不同的沉积方式。AL 型沉积于黏膜肌层及黏膜下层、固有肌层，呈块状沉积为其特征。因此 X 线检查及内镜检查均可见多发的黏膜下肿瘤样隆起或肥厚的皱襞。AA 型对黏膜固有层及黏膜下层血管壁的亲和性高，可见细颗粒状黏膜或黏膜粗糙。这种变化主要发生在空肠，详细描述见“十二指肠”相关章节。

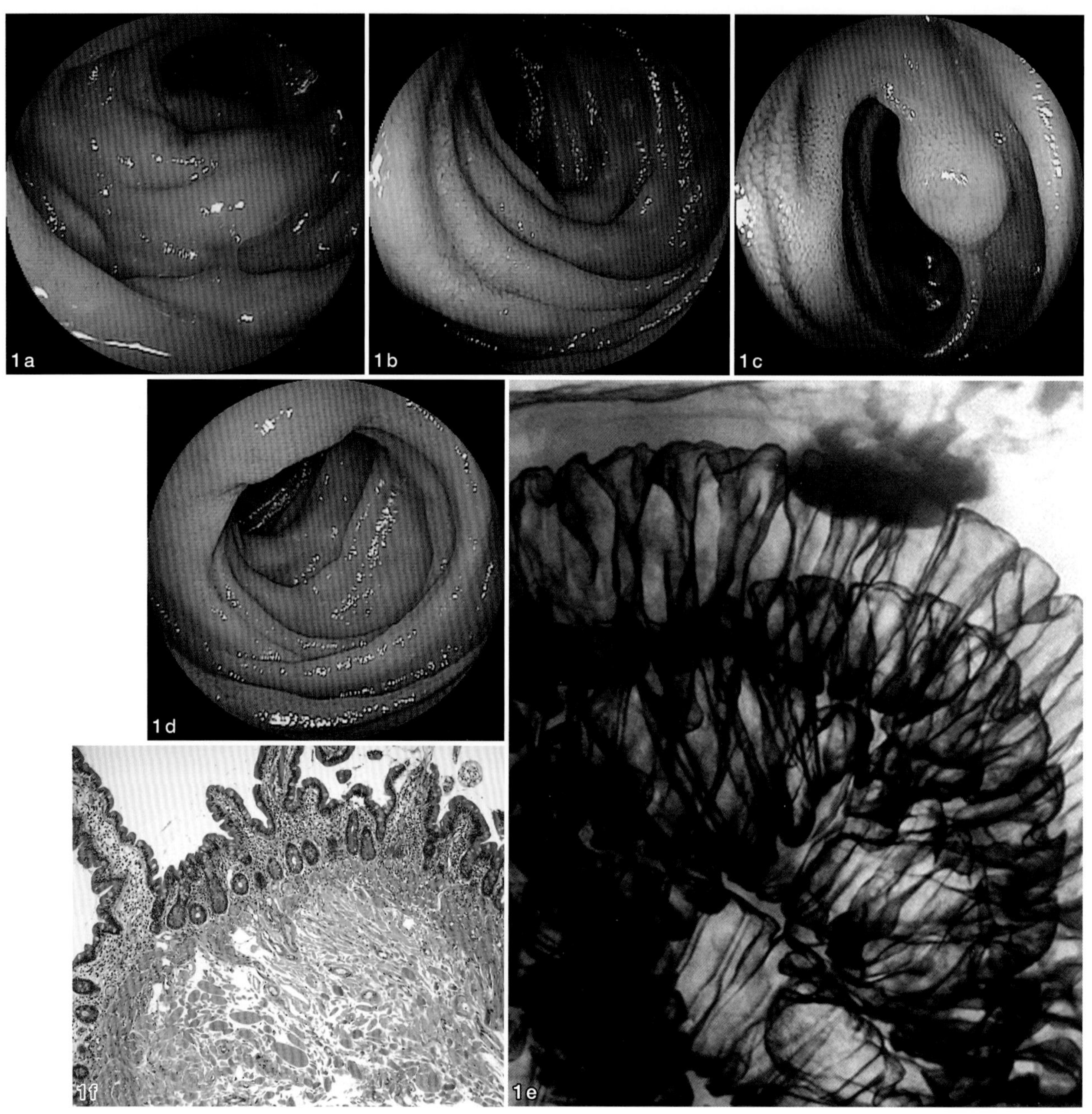

❶ **[病例 1] 70 余岁男性，AL 型淀粉样变性**

a，b：DBE 所见 Kerckring 皱襞肿大，送气观察伸展性良好。

c，d：DBE 所见 肿大的皱襞上见黏膜下肿瘤样隆起。

e：插管法小肠 X 线所见 见空肠 Kerckring 皱襞弥漫性肿大，呈黏膜下肿瘤样隆起。

f：活检组织所见 见黏膜肌层到黏膜下层有块状的淀粉样蛋白沉积。

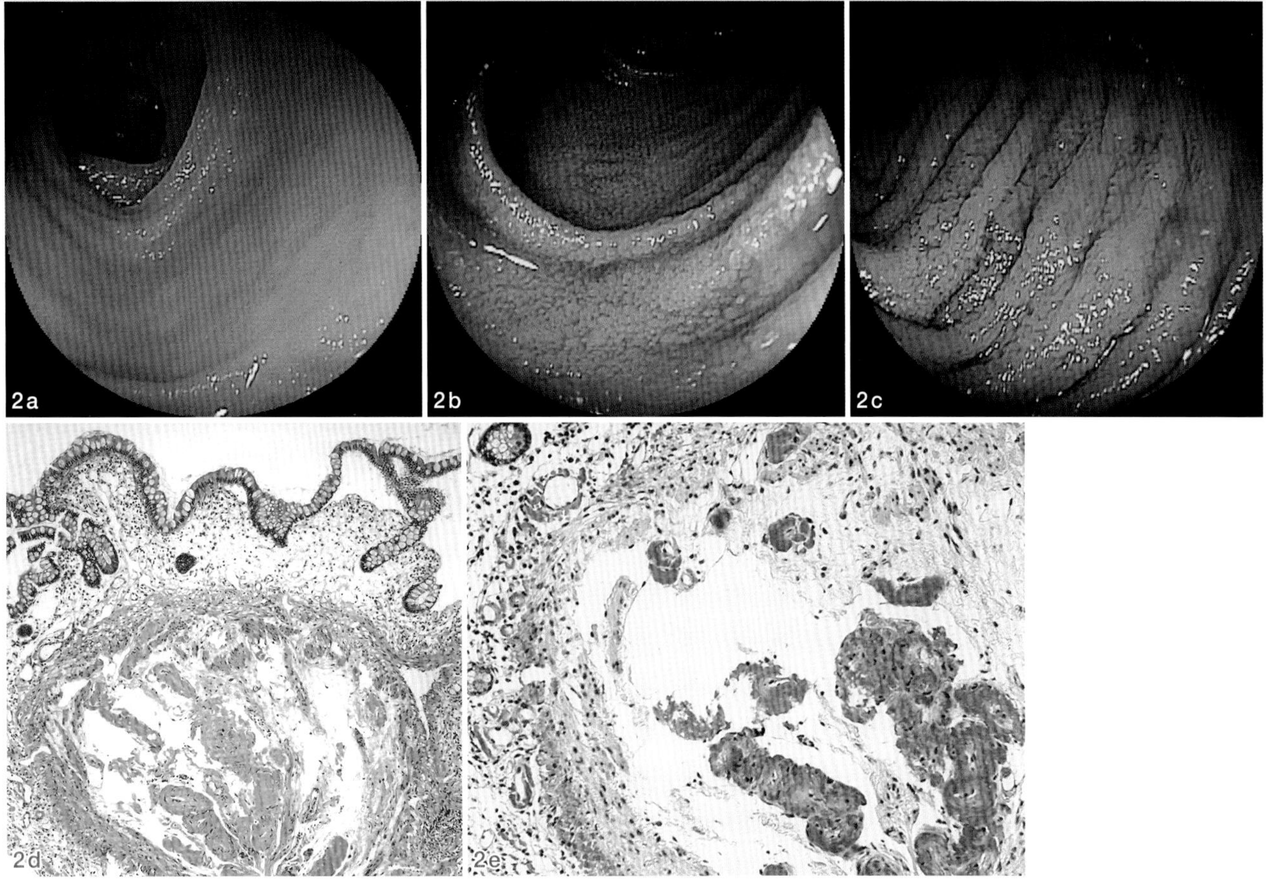

❷ [病例 2] 60 余岁女性，AA 型淀粉样变性

a ~ c：DBE 所见　普通白光观察到绒毛变得平坦，明显的异常辨认困难（a）。喷洒靛胭脂后见绒毛萎缩（b），低平部分可见 Kerekring 皱襞轻度肿大及凹凸不平（c）。

d，e：活检组织所见　从黏膜固有层到黏膜下层见淀粉样蛋白沉积（d）。刚果红染色见血管周围有浓染的淀粉蛋白（e）。

参考文献

[1] 小林広幸，他：アミロイドーシス．胃と腸 43：687-691, 2008.

[2] 多田修治，他：消化管アミロイドーシス．八尾恒良，他（編）：小腸疾患の臨床．医学書院，pp275-283, 2004.

[3] Tada S, et al. : Amyloidosis of the small intestine : findings on double-contrast radiographs. Am J Roentgenol 156 : 741-744, 1991.

[4] 岩下明德，他：消化管アミロイドーシスの生検診断．胃と腸 22：1287-1289, 1987.

（藤冈　审，松本主之）

2 系统性硬皮病

★ 食管 ➡ I.44 页 十二 ➡ I.313 页

系统性硬皮病（systemic scleroderma，SSc）是皮肤硬化，伴肺、消化道等器官硬化的疾病。在消化道由于黏膜下层及固有肌层有胶原纤维的沉积导致肌组织的断裂及萎缩，最终导致消化管蠕动不良或扩张。

该疾病在小肠的发生率较高，仅次于食管，且主要累及空肠。假性肠梗阻（pseudo obstruction）或肠道细菌过度繁殖可引起食欲不振、腹胀、恶心、呕吐、便秘、腹泻等症状。蠕动功能低下可导致肠管内压力升高及肺纤维化引起通气障碍，该疾病还也可合并肠气囊肿症。

内环肌异常较外环肌功能异常对消化道的影响更为明显，可出现肠短轴方向明显扩张，最终导致 Kerckring 皱襞间隔变窄。消化道造影检查时可见皱襞呈密集的、细密的皱褶样改变。这样的 X 线表现被称为 hide-bound 现象或者称为弹簧圈症。内镜检查时可见肠管明显扩张，但是黏膜面无明显异常。

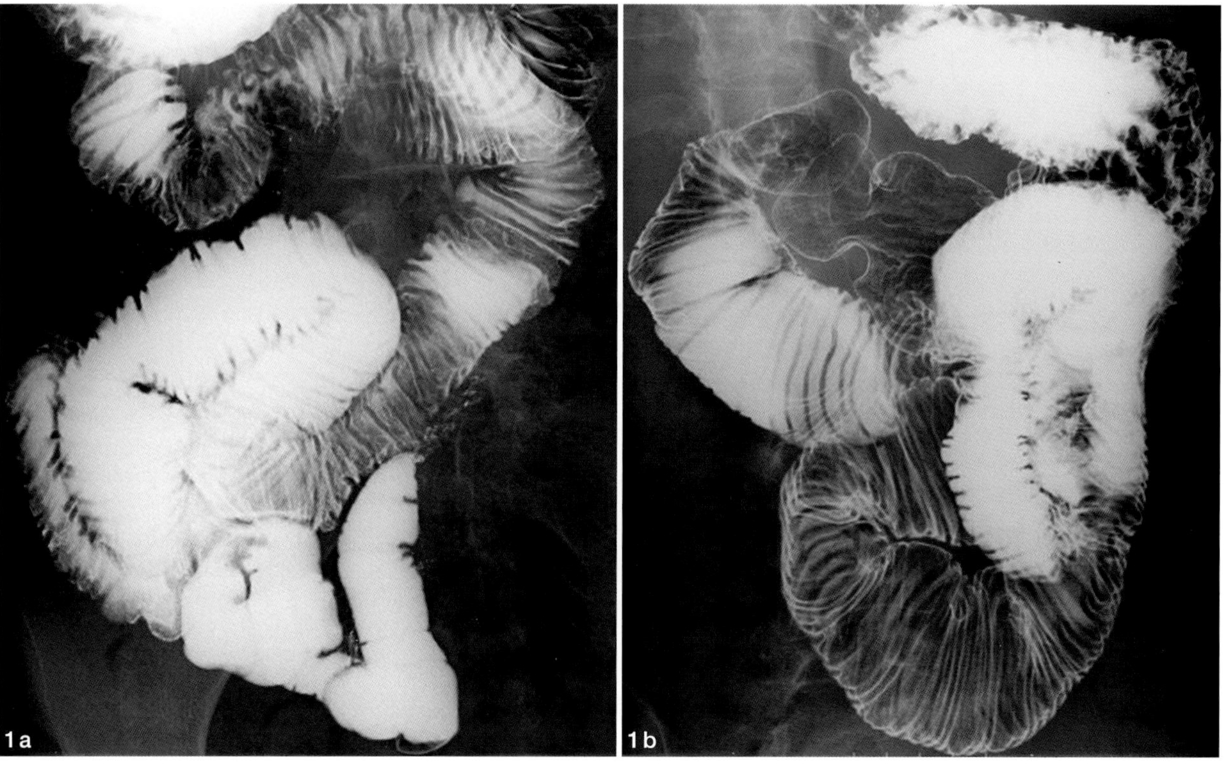

❶ **小肠造影所见**

a：充盈像 Kerckring 皱襞间隔变窄，皱襞密集。

b：双重造影像 空肠明显扩张，皱襞细密呈弹簧圈样改变。

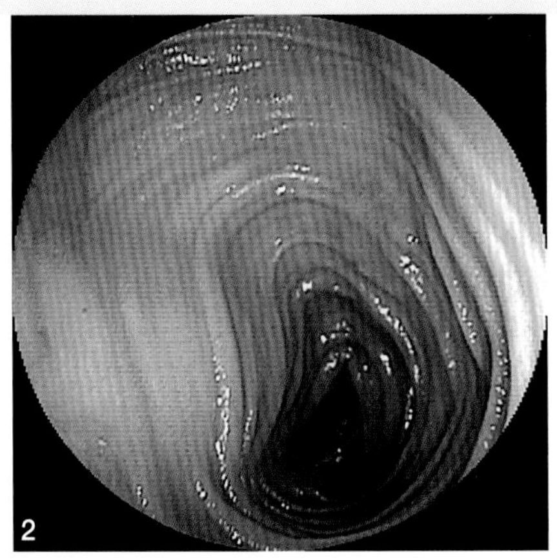

❷ **空肠上段内镜所见**

可见管腔扩张，黏膜面未见异常。

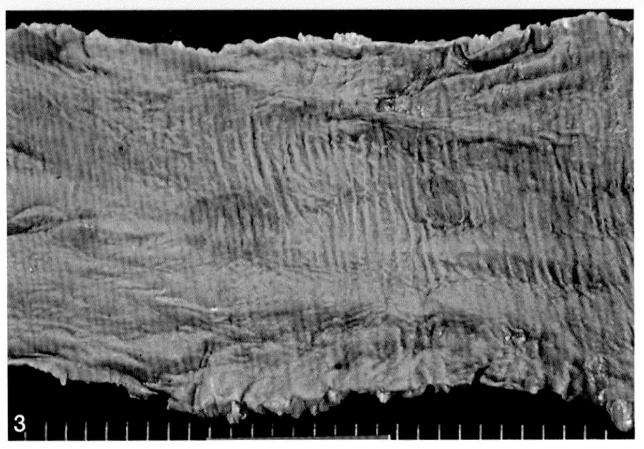

❸ **切除标本大体所见**

小肠明显扩张，未见黏膜病变。

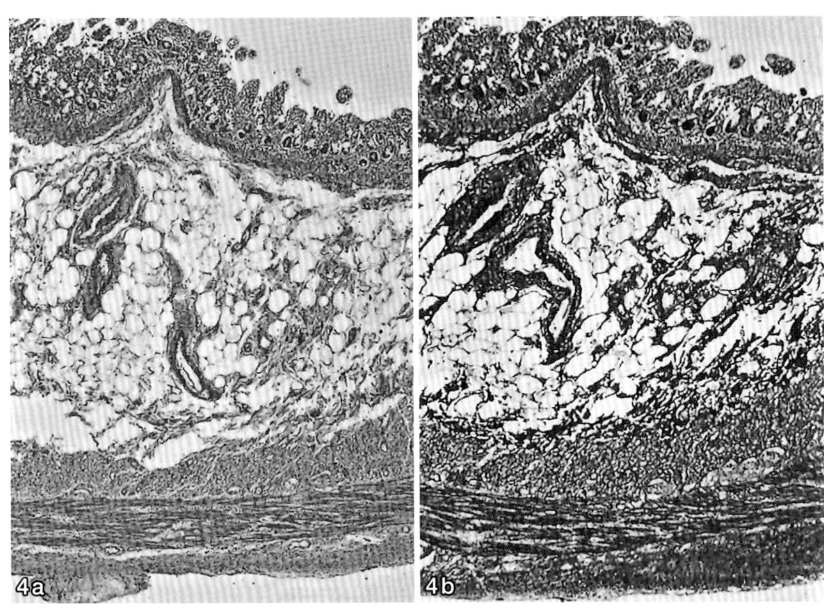

❹ **病理组织学所见**

可见黏膜下到浆膜层有胶原纤维沉积，固有肌层部分萎缩（a），内环肌萎缩明显（b）。

参考文献

[1] 川久保啓司，他：進行性全身性硬化症（PSS）の消化管病変—小腸病変を中心に．胃と腸 26：1223-1233, 1991.

[2] 川久保啓司，他：強皮症．八尾恒良，他（編）：小腸疾患の臨床．医学書院，pp263-268, 2004.

[3] 中村昌太郎，他：強皮症（全身性硬化症）—全身性疾患と消化管病変．胃と腸 38：535-541, 2003.

[4] 梅野淳嗣，他：膠原病の消化管病変．胃と腸 47：818, 2012.

[5] Reinhardt JF, et al. : Scleroderma of the small bowel. Am J Roentgenol 88 : 687-692, 1962.

（森山智彦，松本主之）

3 系统性红斑狼疮

大肠 ➡Ⅱ.217 页

系统性红斑狼疮（systemic lupus erythematosus，SLE）是加重和缓解交替出现的自身免疫性疾病。本病可表现为全身不同的临床症状（**表 1**），有些患者因首发症状为消化道症状而获得诊断。诊断的必要检查包括自身抗体检查及鸟蛋白测定。消化道病变见于 8% ~27% 的患者，按消化道病变类型大致分为缺血性肠炎型、多发溃疡型、蛋白漏出性胃肠病型。

缺血性肠炎型好发于小肠，其原因主要考虑为浆膜侧血管炎所致。X 线检查可见由急性水肿性改变造成的棘齿样、管腔狭窄、指压痕等改变。与之相对应的内镜检查可见伴有伸展不良的水肿性改变，但无黏膜病变。多发性溃疡型主要发生部位为大肠，可见边界清楚的多发溃疡。蛋白漏出性胃肠病型者由于淋巴管的扩张而导致持续性蛋白漏出，可引起明显的低蛋白血症。内镜检查可见肿大的绒毛及淋巴管扩张，有时可见糜烂。

表 1 系统性红斑狼疮的临床症状

器官	临床症状
全身症状	疲劳，发热，体重降低
骨骼肌肉系统	关节痛，关节炎，肌炎
皮肤	蝶形红斑、光过敏、黏膜病变、脱发、雷诺现象、紫癜、荨麻疹、血管炎
肾脏	血尿、蛋白尿、管型、肾病
消化器	恶心、呕吐、腹痛
肺	胸膜痛、肺炎、肺动脉高压
心脏	心外膜炎、心内膜炎、心肌炎
网状内皮系统	淋巴结肿大、肝脾肿大
血液	贫血、血小板减少、白血病减少
精神神经系统	神经症、痉挛、器质性精神病、横断性脊髓炎、颅神经障碍、末梢神经障碍

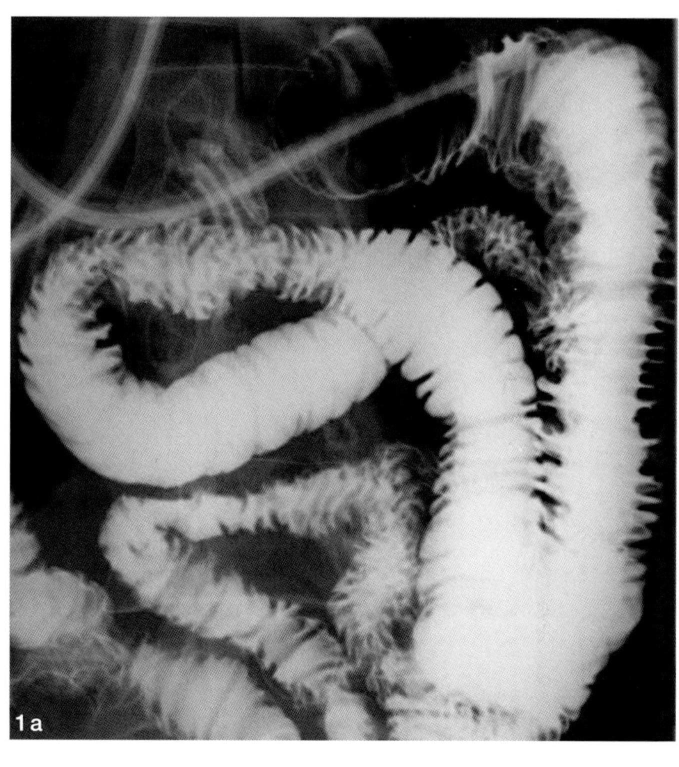

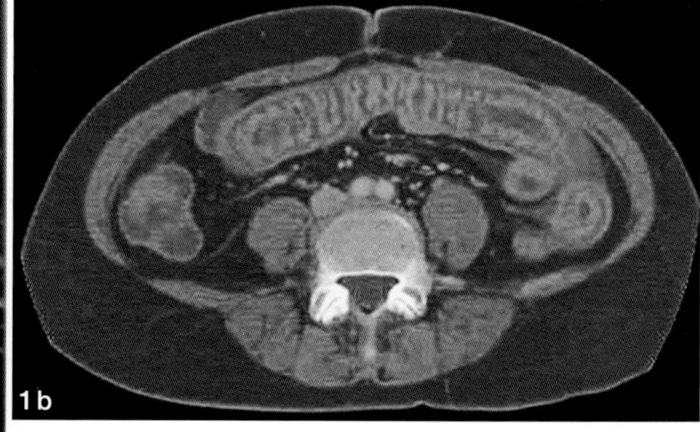

❶［病例 1］50 余岁女性（SLE 治疗中），缺血性肠炎型

a：**X 线所见** 空肠棘齿样改变及 Kerckring 皱襞肿大。

b：**腹部增强 CT 所见** 空肠肠壁明显增厚。

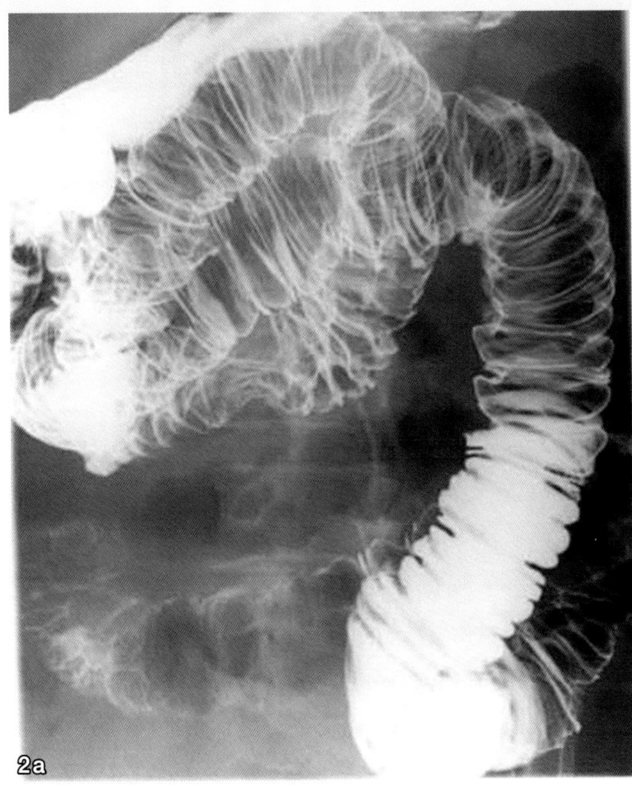

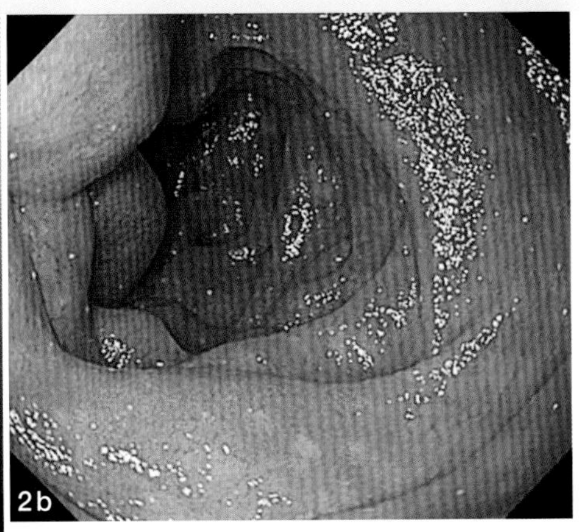

❷ [病例 2] 40 余岁女性（SLE 治疗中），缺血性肠炎型

a：**X 线所见**　十二指肠到空肠上段见 Kerckring 皱襞增厚。

b：**内镜所见**　十二指肠黏膜水肿，见多发黏膜下隆起样病变。

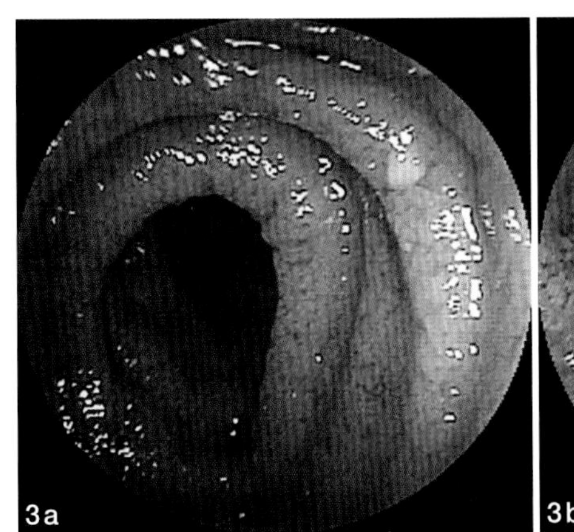

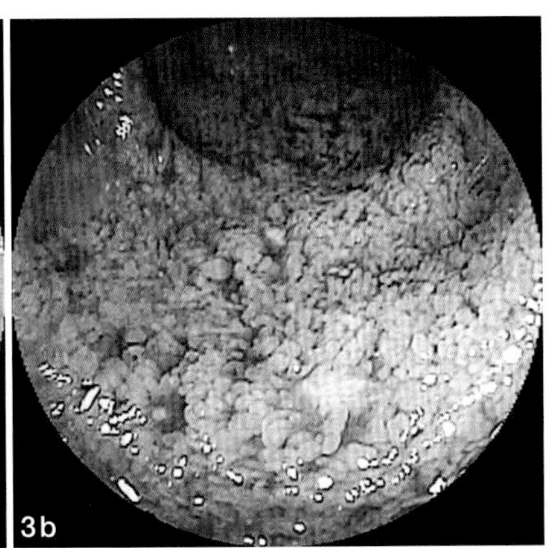

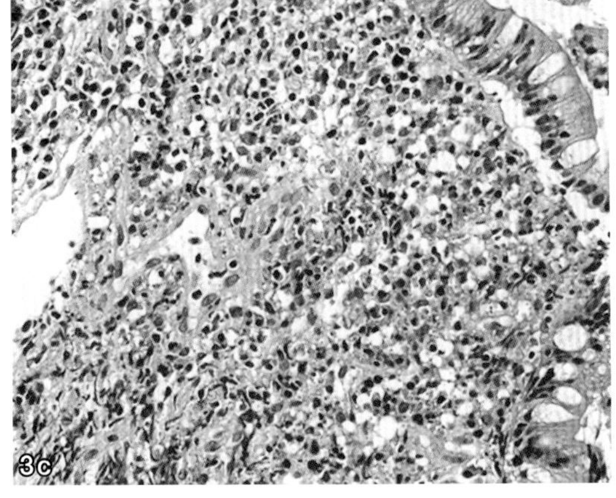

❸ [病例 3] 50 余岁女性（SLE 治疗中），蛋白漏出性胃肠病型

a，b：**经肛双气囊小肠镜所见**　回肠黏膜粗糙，皱襞肿大、绒毛肿大伴有散在糜烂。

c：**回肠活检病理所见**　黏膜固有层炎性细胞浸润伴有淋巴管扩张。

参考文献

[1] Guidelines for referral and management of systemic lupus erythematosus in adults. American College of Rheumatology Ad Hoc Committee on Systemic Lupus Erythematosus Guidelines. Arthritis Rheum 42 : 1785–1796, 1999.

[2] Sultan SM, et al. : A review of gastrointestinal manifestations of systemic lupus erythematosus. Rheumatology 38 : 917–932, 1999.

[3] 飯田三雄，他：全身性エリテマトーデス患者にみられた腸病変．胃と腸 26：1235–1246, 1991.

[4] 城由起彦，他：全身性エリテマトーデス（systemic lupus erythematosus ; SLE）．胃と腸 38：513–519, 2003.

（前畠裕司，松本主之）

4 里吉综合征

胃 ➡Ⅰ. 181 页

里吉综合征是以进行性肌痉挛、全身毛发脱落、腹泻三主症为主要表现，病因不明的疾病。腹泻严重的病例由于合并了全消化道器质性病变，可导致吸收不良综合征。由于该疾病病例较少，其病理生理机制尚不明确。

下面叙述的是我们机构随访的一些病例。里吉综合征的小肠病变的临床表现、病理组织学特征如下：X 线检查见小肠 Kerckring 皱襞消失，黏膜表面见大小不同的小颗粒状隆起或不规则形的结节样隆起，无明显的溃疡及糜烂，也有的呈火山石样外观。内镜检查可见粗糙充血，伴弥漫性微颗粒状白斑或者由大量的绒毛结构集簇形成的息肉样隆起。内镜下为点状发红，黏膜呈伴有散在白斑的微细颗粒样改变及由肿大的微绒毛聚集形成的息肉样隆起。

病理组织学所见为除食管以外的全消化道大小不同的多发隆起样病变，上皮细胞明显萎缩、脱落，黏膜固有层到黏膜下层明显的纤维化、肥厚及炎症细胞浸润，以腺体囊性扩张及多发深部囊肿为特点，被命名为 gastroenterocolitis cystica polyposa（GCP）。

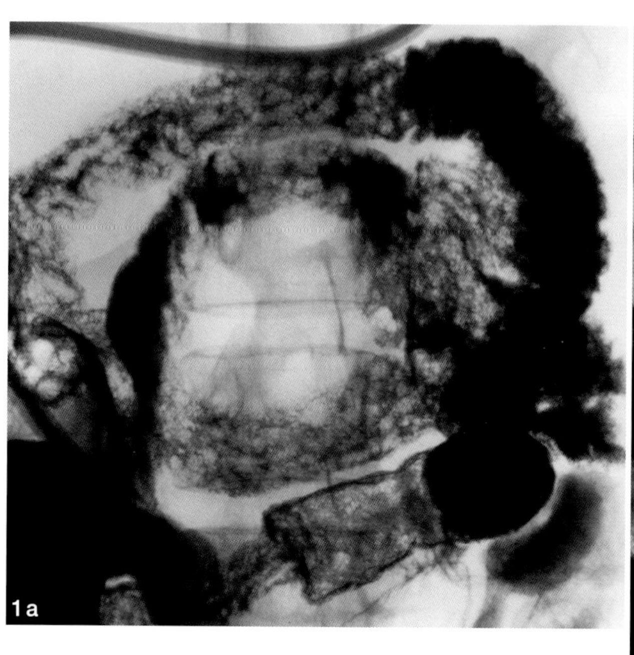

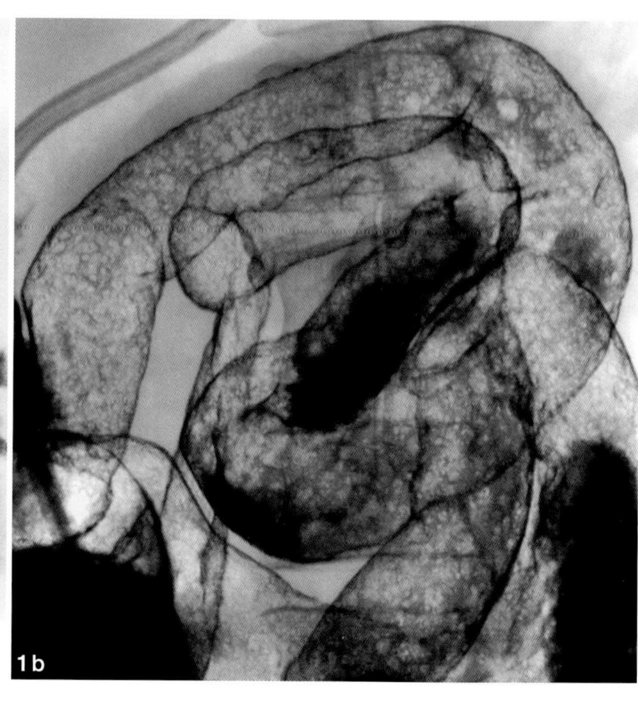

❶ **[病例 1] 30 余岁女性**（与“胃”部分的病例为同一病例）

全身毛发脱光，轻度肌肉痉挛，伴有腹泻的吸收不良综合征，闭经。

a：小肠 X 线所见（压迫像） 充盈的肠管边缘不规则，压迫后见密集的大小不等的类圆形至多角形的颗粒状隆起。

b：小肠 X 线所见（双重造影） 全部小肠 Kerckring 皱襞消失，边缘不规则、僵硬，黏膜面见密集的、粗糙的、大小不等的颗粒样隆起，并呈火山石样外观，未见明显的糜烂、溃疡、隆起。

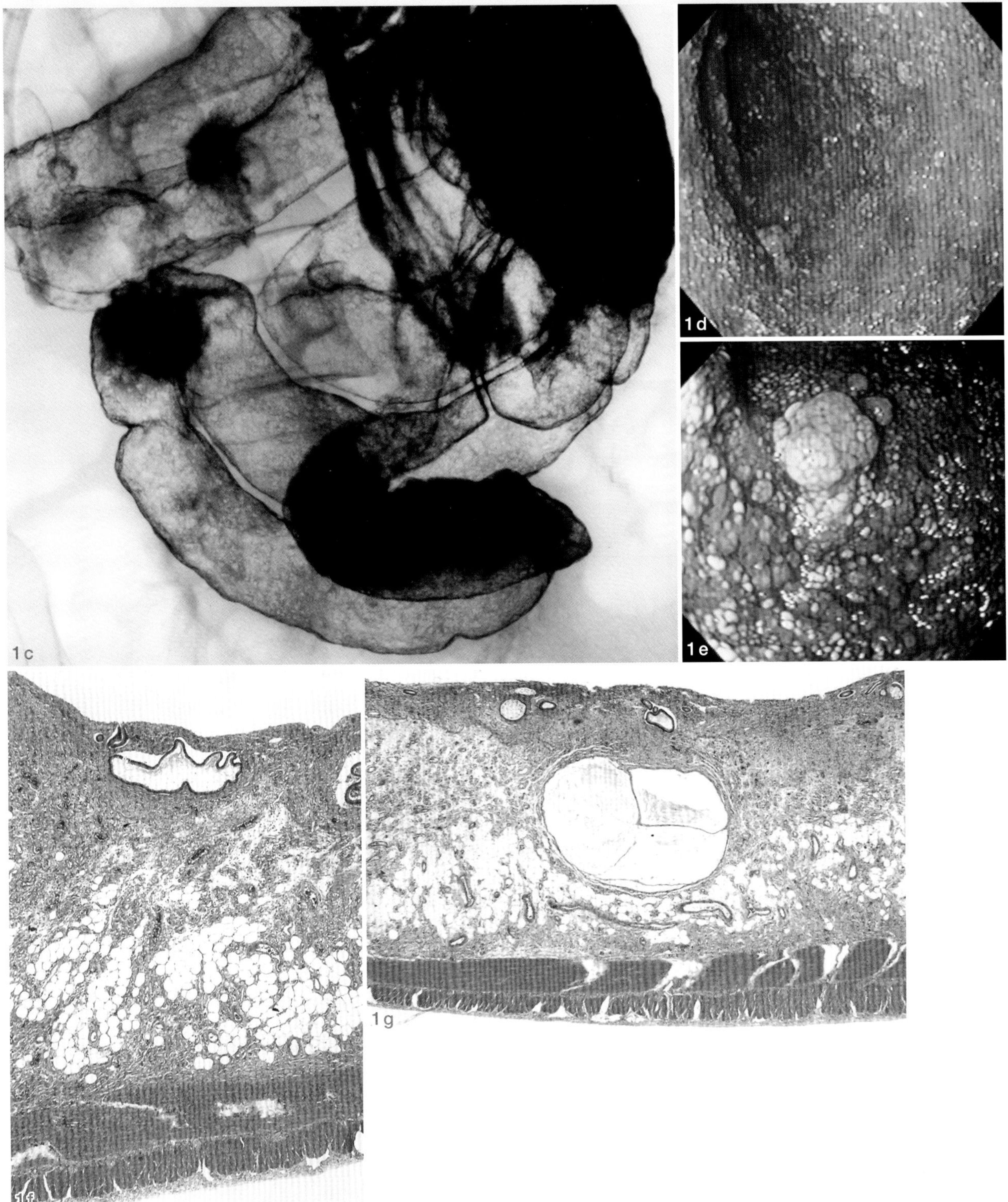

c：小肠 X 线所见（双重造影） 回肠可见同样改变，程度较轻。
d，e：十二指肠内镜所见 球后部及降段 Kerckring 皱襞消失，斑状发红的背景下见散布的白斑、微细颗粒样改变（d）。喷洒色素后观察可见肿大的绒毛呈集簇样息肉样隆起（e）。
f，g：尸检病理所见（空肠） 上皮脱落、腺体萎缩，黏膜面固有层～黏膜下层见纤维性肥厚，黏膜固有层见腺体囊泡样扩张，黏膜下层见多数明显扩张的囊泡，符合 GCP 改变。

参考文献

[1] Satoyoshi E : A syndrome of progressive muscle spasms, alopecia and diarrhea. Neurology 28 : 458–471, 1978.
[2] Nagahama T, et al. : GI manifestation of Satoyoshi' s syndrome. Gastrointest Endosc 64 : 143–145, 2006.
[3] 長浜　孝，他：著しい消化管病変を主徴とした里吉症候群の 2 例．胃と腸 41：1683–1697, 2006.

（长滨　孝）

5 成人 T 细胞白血病/淋巴瘤（ATLL）

胃 ➡ I . 184 页　十二 ➡ I . 314 页　★ 大肠 ➡ II . 218 页

成人 T 细胞白血病/淋巴瘤（ATLL）小肠浸润有较高的发生率（参考“大肠”相关章节）。但相关的影像报道较少。X 线检查发现从空肠到回肠可见颗粒样改变、黏膜皱襞肥厚及多发性息肉样结节。内镜检查可见多发性发红的扁平隆起或均匀发红的、不规则的凹陷性病变及溃疡形成的多样性病变。肠淋巴瘤的大体分型主要包括：隆起型、MLP 型、弥漫型、混合型、其他型等 5 种，其中以弥漫型及 MLP 型较多见。

其他参见“胃、十二指肠及大肠”相关章节。

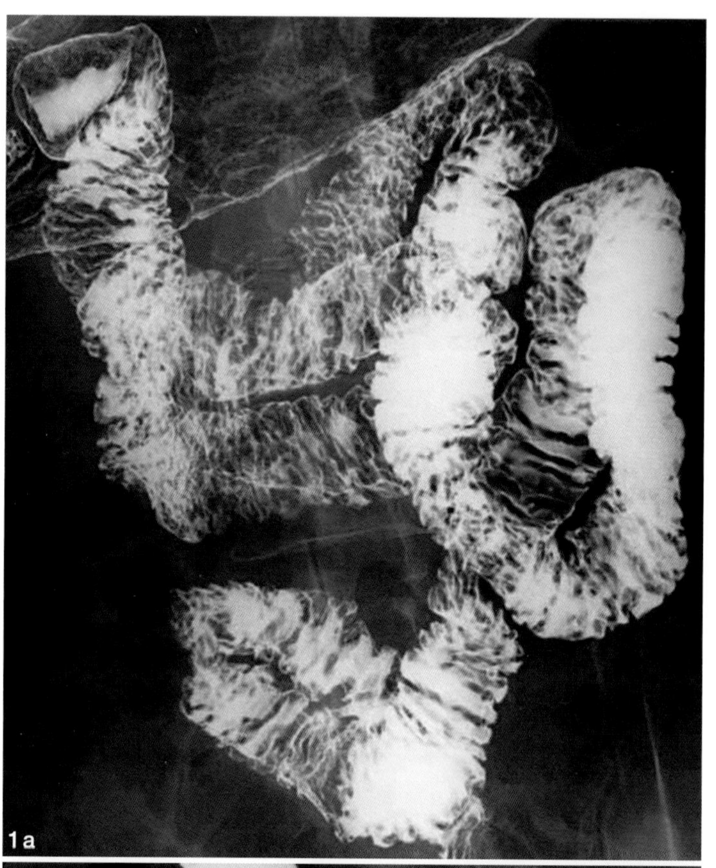

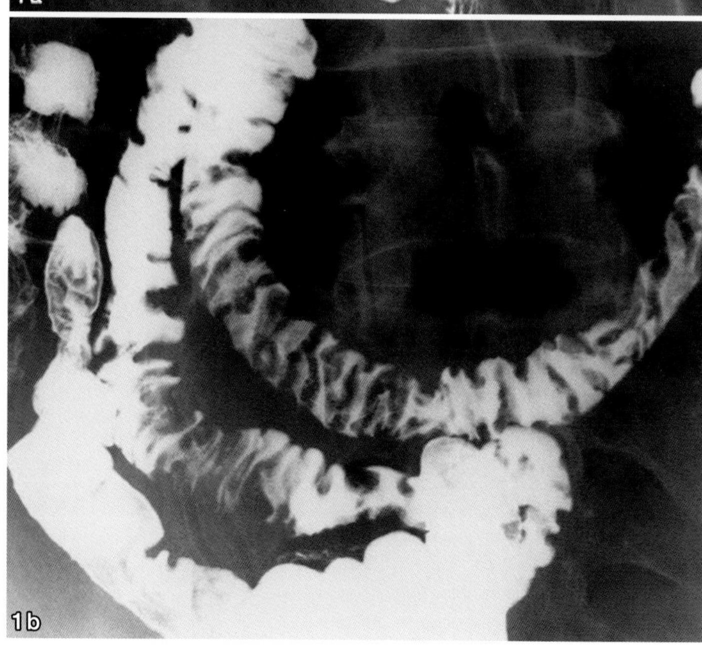

❶ [病例 1] 60 余岁男性

a，b：小肠 X 线所见　从上段到中段小肠见弥漫型皱襞肿大及小钡斑。

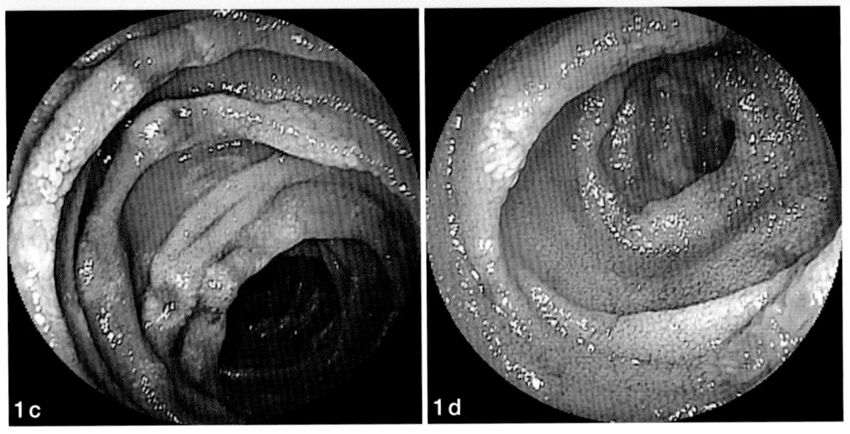

c，d：**经口双气囊小肠镜所见** 在空肠段见弥漫型皱襞肿大及多发的白色颗粒样改变及发红的凹陷或黏膜粗糙等表现。

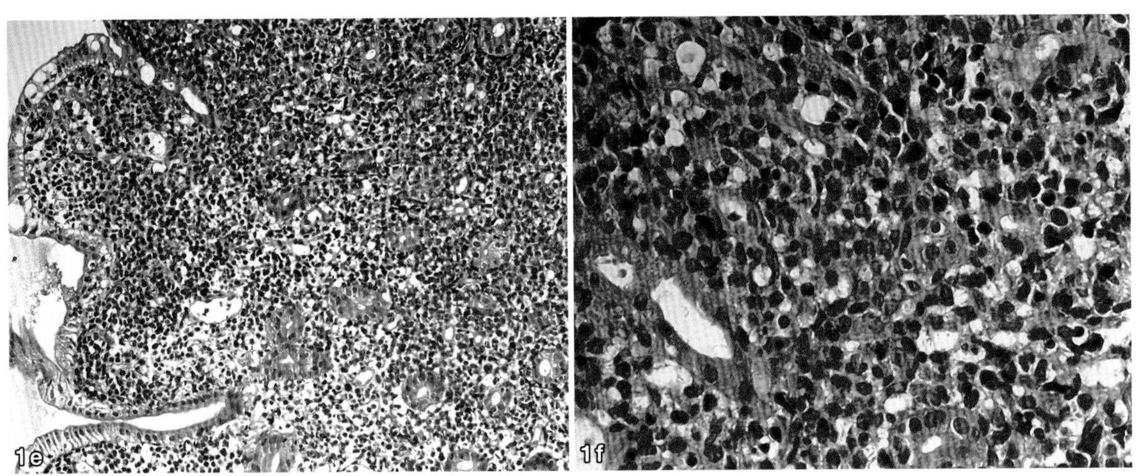

e，f：**活检标本病理所见** 小肠黏膜可见中型到大型的异型淋巴细胞弥漫型浸润。

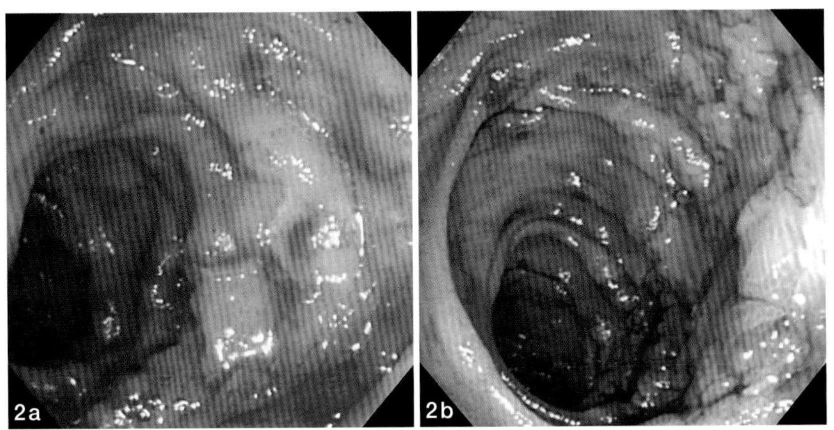

❷［病例 2］40 余岁男性

a，b：**下消化道内镜所见** 回肠见溃疡性病变及多发的充血、糜烂。

参考文献

[1] 宇都宮與，他：成人T細胞白血病における消化管病変の特徵．日本網内系会誌 30：401–418, 1990.

[2] 梁井俊一，他：炎症性腸疾患との鑑別を要した成人T細胞白血病リンパ腫の1例．胃と腸 46：492–499, 2011.

[3] 岩下生久子，他：代表的な免疫異常における消化管病変の特徴：ATL/L．胃と腸 40：1155–1171, 2005.

[4] 菊池陽介，他：成人T細胞白血病（ATL）．八尾恒良，他（編）：小腸疾患の臨床．医学書院，pp293–298, 2004.

[5] 青崎真一郎，他：ATLの消化管病変の臨床像．胃と腸 34：857–872, 1999.

（梁井俊一，中村昌太郎）

6 HIV 感染/AIDS

食管 ➡ Ⅰ.45 页　胃 ➡ Ⅰ.186 页　十二 ➡ Ⅰ.316 页　大肠 ➡ Ⅱ.221 页

HIV（human immunodeficiency virus）感染者的小肠可发生由于免疫低下导致的感染及肿瘤性病变。感染包括沙门菌、分枝杆菌等细菌感染，巨细胞病毒等病毒性感染，蓝氏鞭毛虫等原虫感染。肿瘤性病变有 Kaposi 肉瘤及恶性淋巴瘤。

Kaposi 肉瘤是 HIV 感染者中最多见的恶性肿瘤。CD4 值越低下该病越好发，但 CD4 的值大于 500cell/μL 时也可能发生。Kaposi 肉瘤为非上皮性肿瘤，大多呈多发的鲜红色~暗紫色的隆起型病变，随病变增大一些病变的中心部可形成溃疡。放大观察可见绒毛形态明显增大呈肿大的棒状结构。ART（antiretroviral therapy 抗逆转录病毒治疗）治疗、恢复免疫力可有效控制该病。当咽喉部病变引起呼吸及吞咽困难时，由于免疫水平的低下可导致内脏 Kaposi 肉瘤的进展，对有这种可能性的病例要联用 PLD（pegylated liposomal doxorubicin，聚乙二醇脂质体阿霉素）治疗。

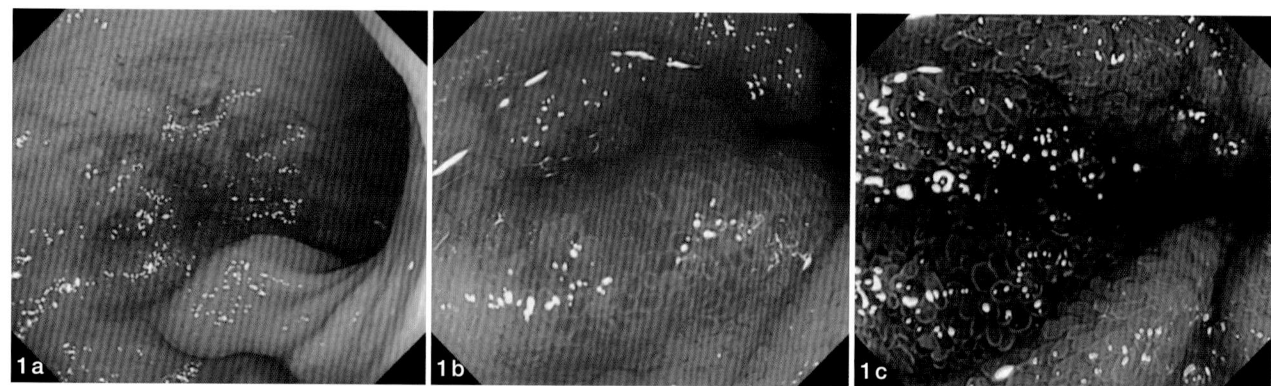

❶［病例 1］20 余岁男性，HIV 感染小肠 Kaposi 肉瘤

a ~ c：**内镜所见**（a：普通观察，b：放大观察，c：NBI+ 放大观察）回肠末端见呈红色调的病变（a），对病变的 9 点方向进行放大观察见绒毛明显肿大呈棒状（b，c）。

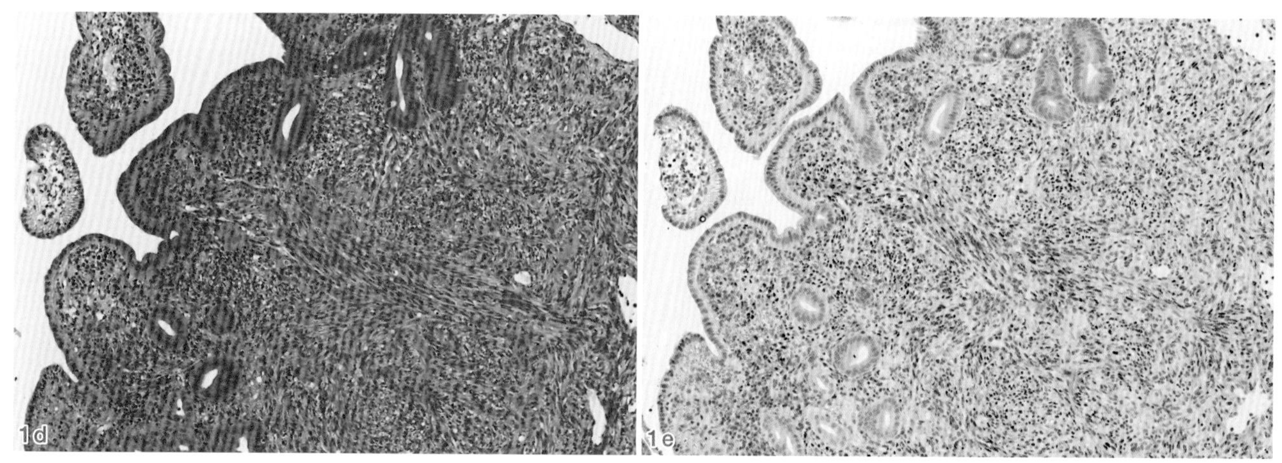

d，e：**病变组织学所见**　HE 染色可见黏膜固有层内伴血管间隙的梭形细胞增殖（d）。HHV-8 免疫染色阳性（e）。

参考文献

[1] 為我井芳郎，他：免疫異常における消化管腫瘍の臨床像と内視鏡診断．胃と腸 40：1117-1133，2005．

（藤原　崇，门马久美子）

7 移植物抗宿主病（GVHD）

胃 ➡ I.188 页　十二 ➡ I.318 页　★ 大肠 ➡ II.223 页

回肠末端及深部结肠是移植物抗宿主病的高发部位（graft-versus-host disease，GVHD），同时也是巨细胞病毒相关性肠炎的高发部位。内镜检查：可见绒毛轻度萎缩到绒毛完全萎缩改变，低平或大范围溃疡形成等多样的病变。绒毛的萎缩有时会受到移植前治疗的影响，因此确诊需要依靠病理活检。

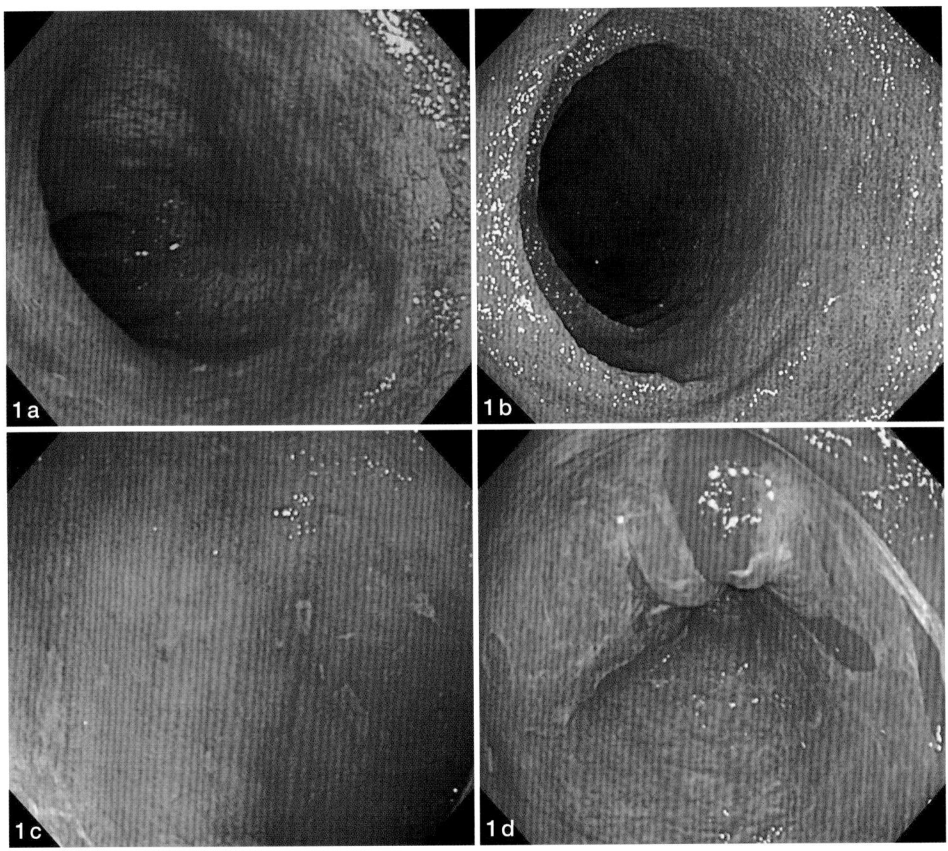

❶ 小肠（回肠末端）GVHD 内镜所见

a：绒毛明显萎缩，可透见黏膜下血管，同时见散在的糜烂灶。
b：绒毛萎缩伴水肿。
c：萎缩的黏膜内见多发的小溃疡及糜烂。
d：黏膜明显发红，上皮呈面纱状剥脱。

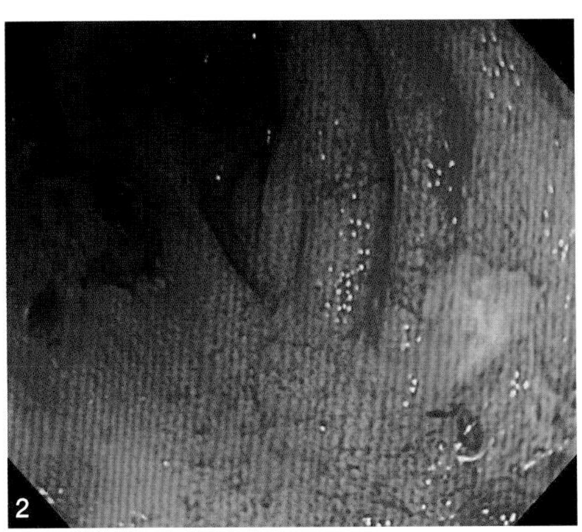

❷ 合并 CMV 肠炎内镜所见

绒毛萎缩、水肿，多发的易出血性溃疡。活检诊断为合并 CMV 肠炎的 GVHD。

参考文献

[1] 岩男　泰，他：消化管 GVHD. 胃と腸 40：1172–1184, 2005.

（岩男　泰）

1 胰腺异位

胃 ➡ Ⅰ.229 页 十二 ➡ Ⅰ.320 页

胰腺异位组织是指存在于胰腺组织之外的、与支配血管无解剖学关系的胰腺组织。多数位于黏膜下层，固有肌层及黏膜固有层也有胰腺组织侵及，存在于胃、十二指肠空肠的异位胰腺占 75%，其余存在于回肠、Meckel 憩室、胆囊、胆总管及肺等器官。Heinrich 按组织结构分为以下 3 型：Ⅰ型为保有 Langerhans 岛的完整的胰腺组织；Ⅱ型为无 Langerhans 岛的腺房及导管的胰腺组织；Ⅲ型无 Langerhans 岛及腺房细胞，仅由平滑肌纤维增生及导管组成的结构，Ⅲ型也被称为腺肌症或肌上皮错构瘤。尸检病例中 0.5% ~ 14% 可见异位胰腺，多数无症状，多在检查或手术中发现。有时会引起出血、肠梗阻、肠套叠等，有极个别恶变报道。形态学上表现为表面光滑的黏膜下肿瘤，有时表面可呈现凹陷或瘢痕样改变。

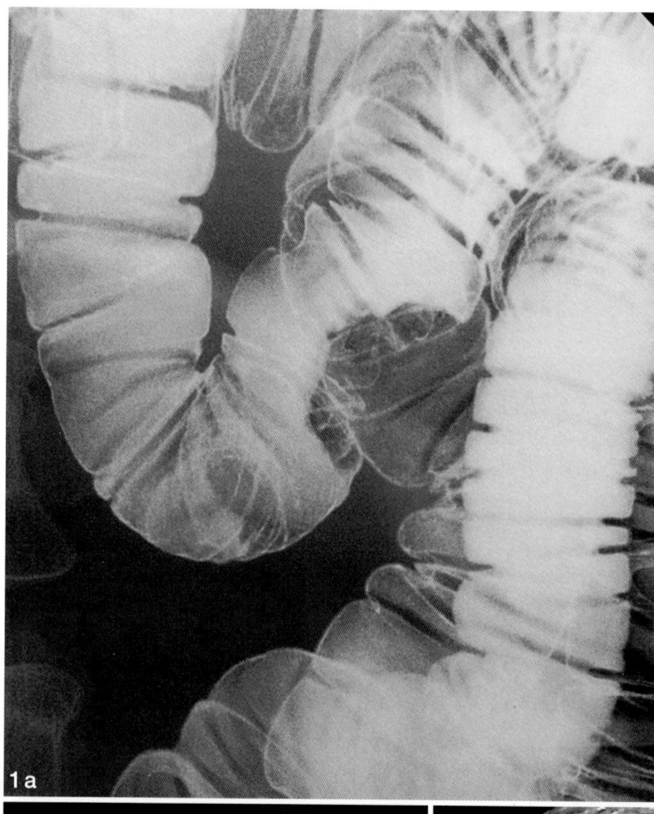

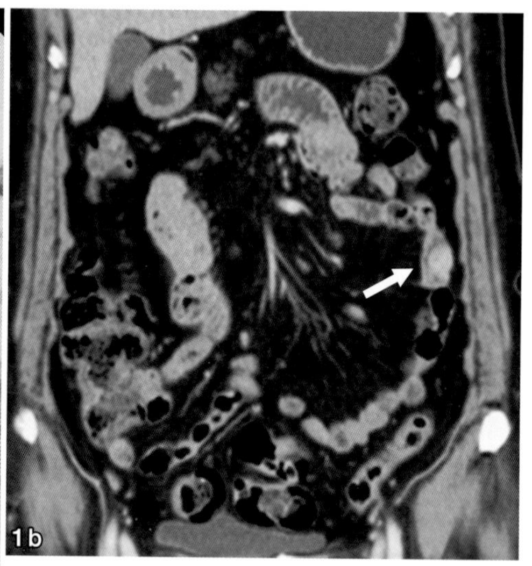

❶［病例 1］50 余岁女性，空肠异位胰腺组织

卵巢癌术后随访 CT 发现异常，无贫血。

a：小肠 X 线所见（仰卧位双重造影） 见空肠内偏向一侧的半球样隆起伴平台样变形。

b：增强 CT 所见 稍微浓染的空肠肿瘤（箭头）。

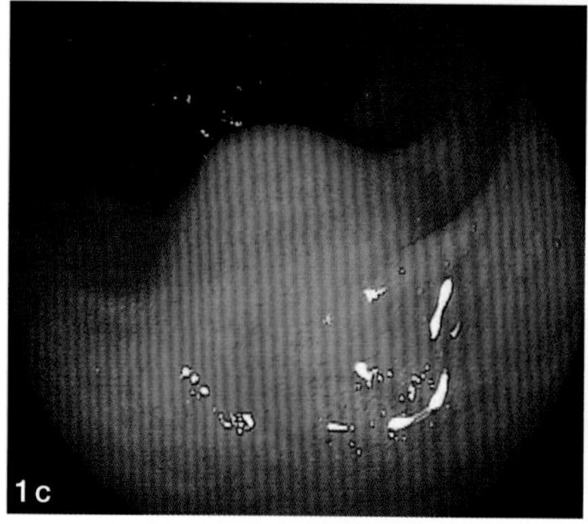

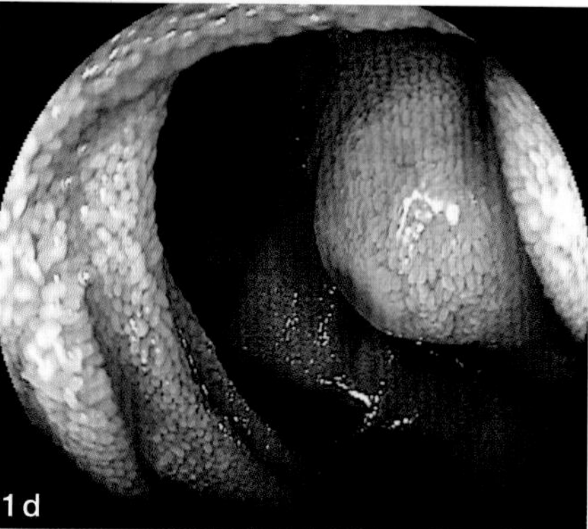

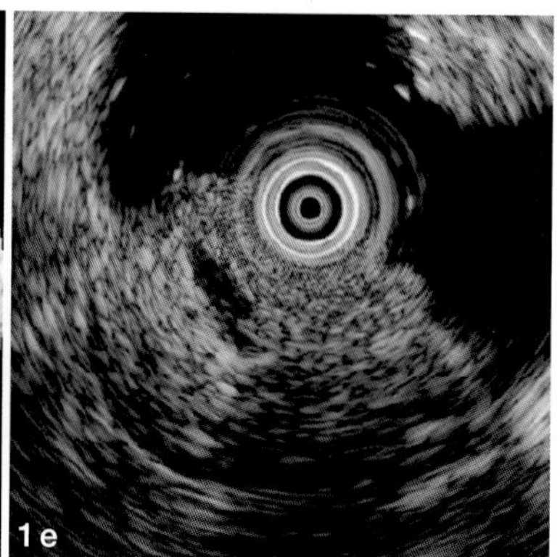

c：经口双气囊小肠镜所见 伴有缓慢升起的桥样皱襞的黏膜下肿瘤。

d：喷洒靛胭脂后所见 隆起的表面有凹陷，绒毛结构消失。

e：EUS 所见 肿瘤主体位于黏膜下层，内部的无回声区提示为扩张的导管。

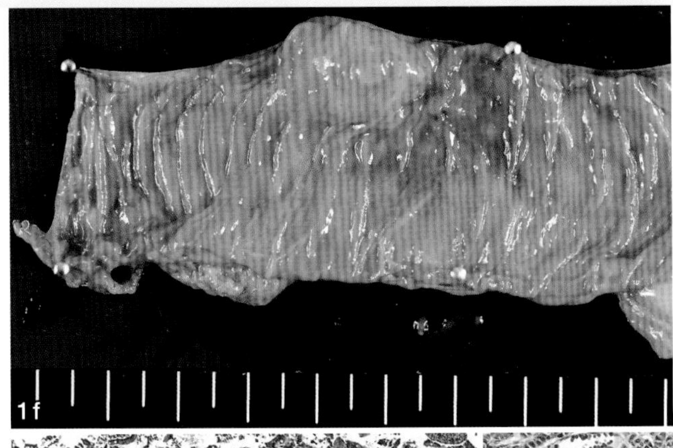

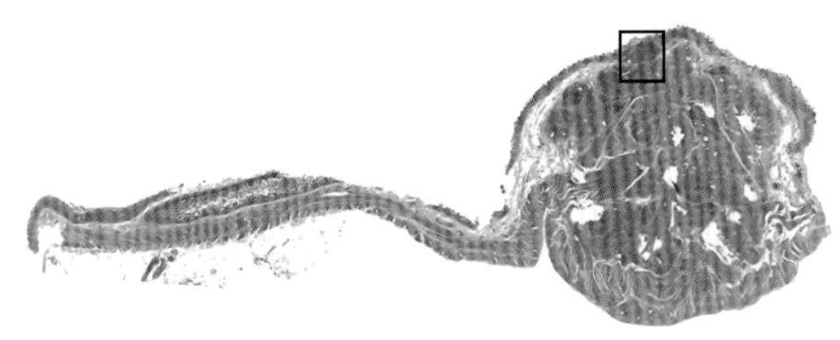

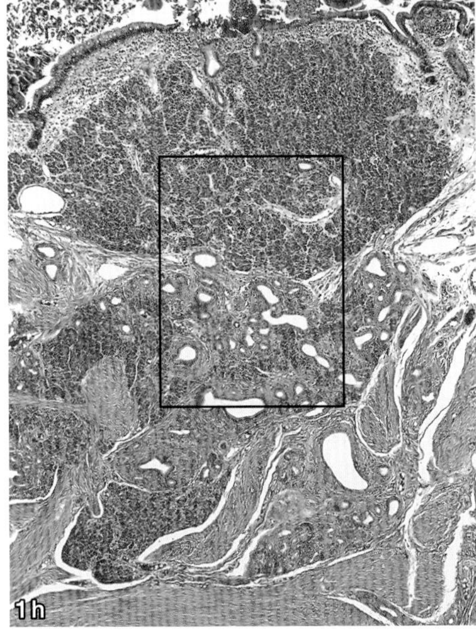

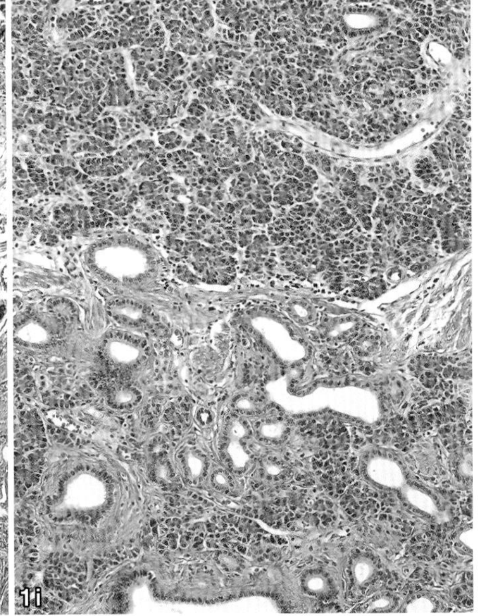

f：大体手术标本所见 内镜下墨汁标记后实施手术治疗，见大小为 25mm × 15mm 的黏膜下肿物。
g：病理组织学所见 HE 染色切片像，病变位于黏膜层、黏膜下层、内环肌。
h：病理组织学所见 g 图方框内部分的放大像。由无 Langerhans 岛的腺房细胞及导管组成的胰腺组织（Heinrich 型）。
j：病理组织学所见 h 图中方框内部分的放大像。

参考文献

[1] von Heinrich H: Ein Beitrag zur Histologie des sogen. akzessorischen Pancreas. Virchows Archiv Path Anat 198 : 392–401, 1909.

[2] 八尾恒良，他：小腸腫瘍—最近 5 年間（1995–1999）の本邦報告例の集計．胃と腸 16：871–881, 2001.

[3] Honda W, et al. : Enteroscopic and radiologic diagnoses, treatment, and prognoses of small–bowel tumors. Gastrointest Endosc 76 : 344–354, 2012.

（大宫直木，后藤秀实）

2 肠气囊肿病

大肠 ➡Ⅱ.227 页

肠气囊肿病是指肠壁的黏膜下或浆膜下多发的气肿样囊泡，是一种比较罕见的病变。按照有无基础病分为原发性和继发性，继发性者多与消化道疾病、慢性呼吸系统疾病、胶原病等有关。

其原因包括机械学说、细菌感染学说、化学学说等。小肠气囊肿多为继发性，多认为是机械运动异常所致。

本病的特征为含气的多发囊肿形成，腹部 X 线检查可见沿肠管分布的、大小不等的葡萄样、蜂巢样透亮像。内镜检查可见半球状柔软的多发性黏膜下肿瘤样隆起。消化道 X 线造影检查可见与肠管壁走行一致的、表面光滑的多发性囊泡样充盈缺损，肠管伸展性正常。有时因浆膜下囊肿破裂入腹腔可见到游离气体，当缺乏腹膜刺激症状并见到腹腔内游离气体时应考虑本病。

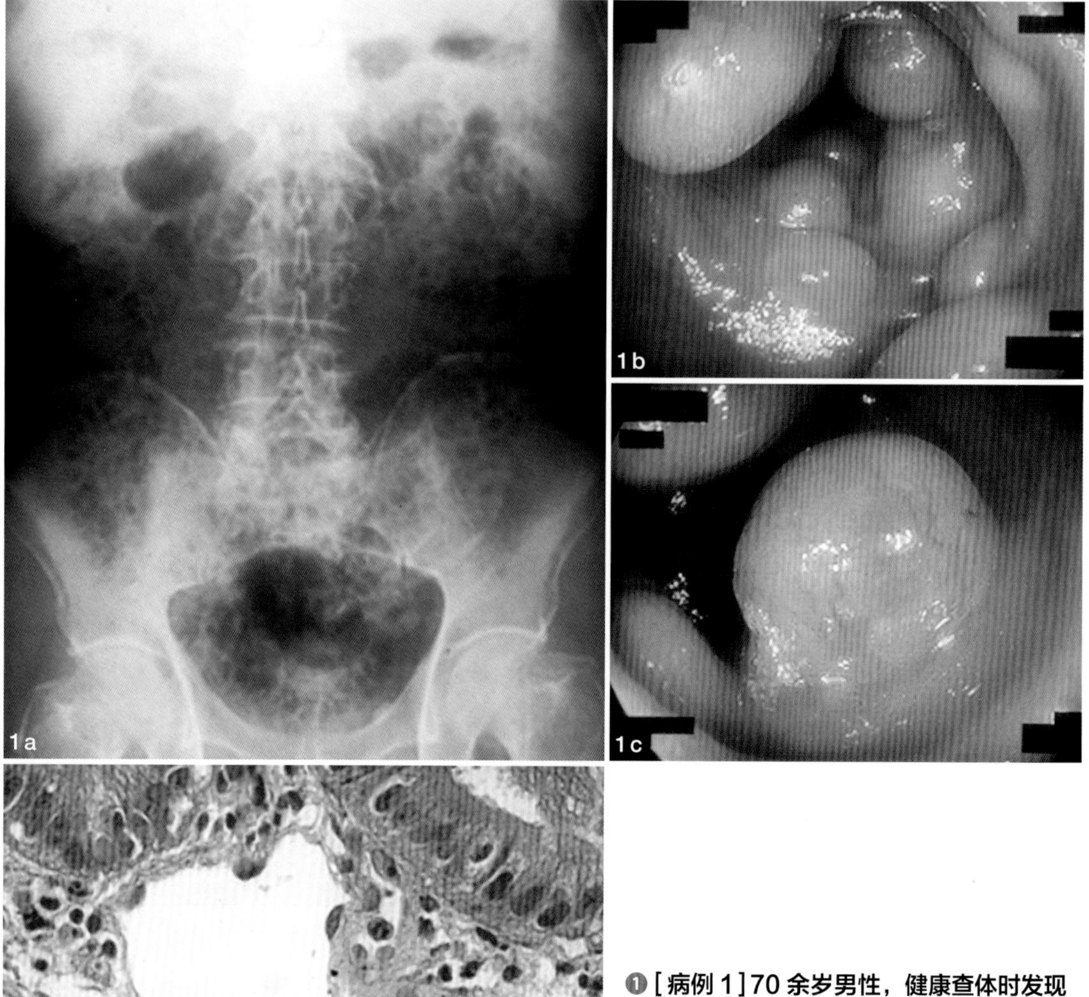

❶ [病例 1] 70 余岁男性，健康查体时发现

a：腹部 X 线所见　见特征性的、含气的葡萄串样改变，蜂巢样改变。

b，c：结肠镜所见（回肠末端）　见透亮的多发性黏膜下肿瘤样隆起。

d：活检组织学所见　黏膜下层囊泡周围见组织细胞集聚或炎性细胞浸润。

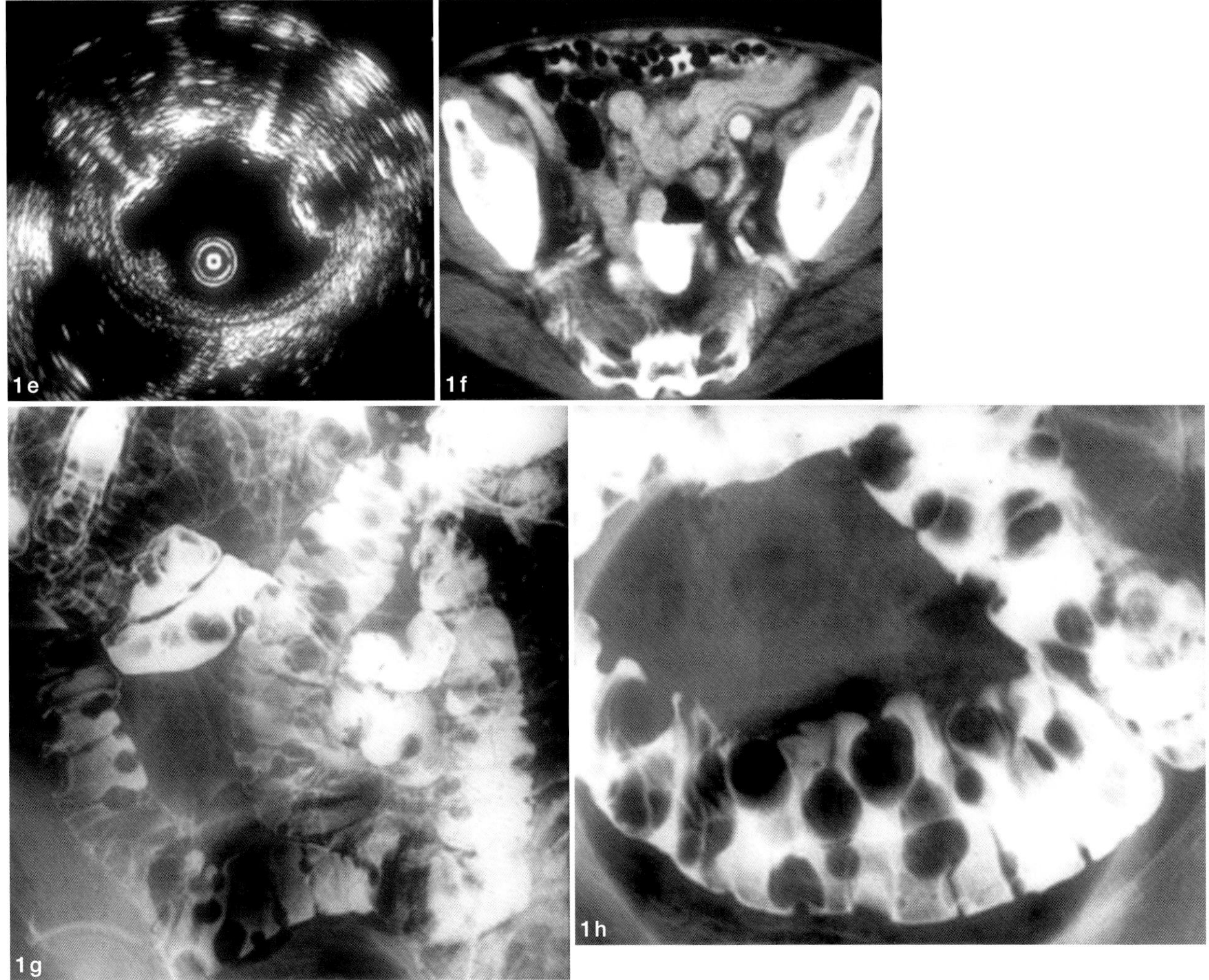

e：EUS 所见　在第 3 层见伴有声影区的低回声病变。
f：腹部 CT 所见　肠壁内见多发性集簇性气体密度的区域。
g，h：逆行性回肠 X 线造影所见　肠壁内见多发性边缘光滑平整的半球状充盈缺损。

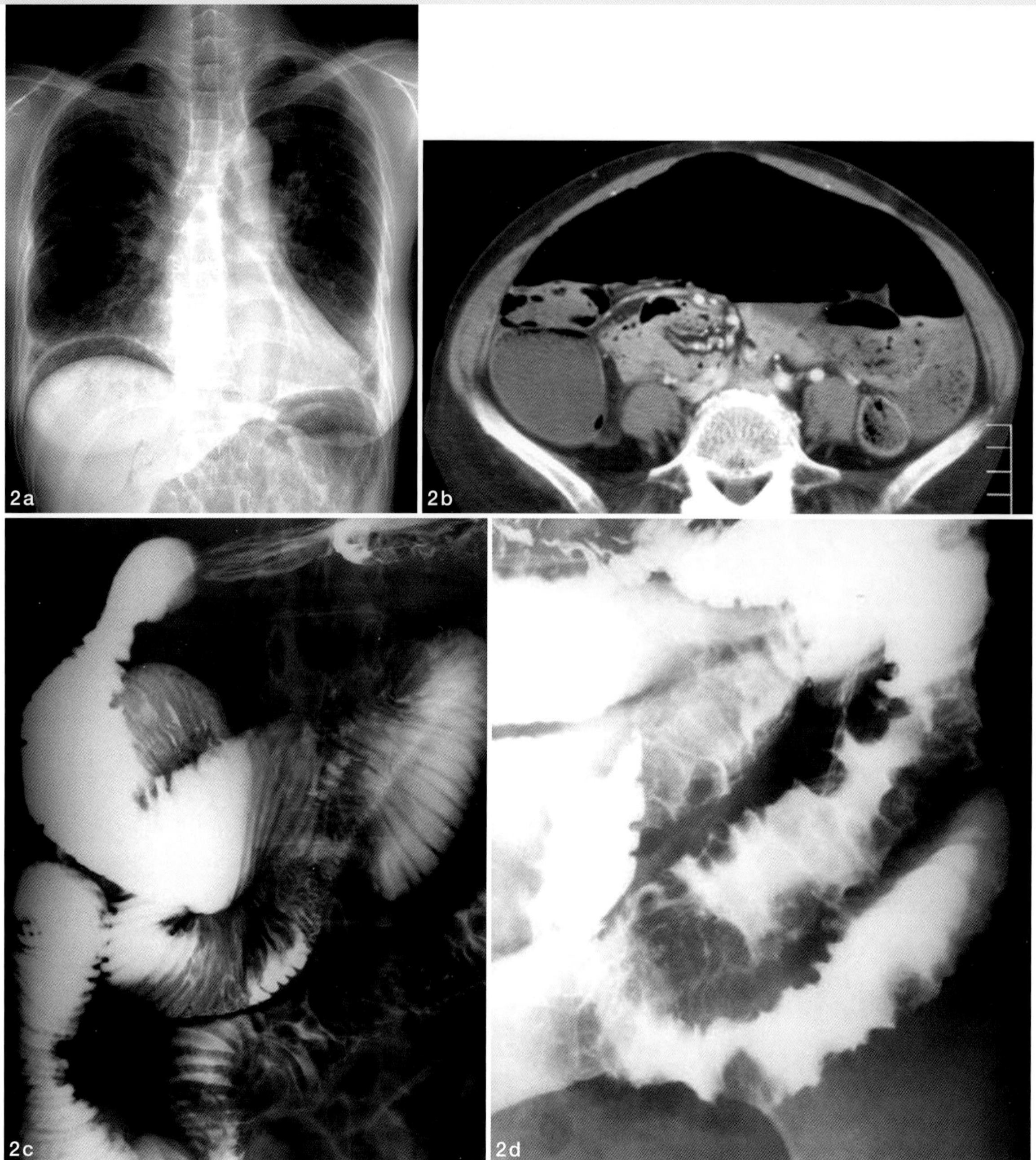

❷ [病例 2] 40 余岁女性，硬皮病

a：**腹部 X 线所见** 见右膈下游离气体。

b：**腹部 CT 所见** 腹腔内见明显的游离气体。

c，d：**经口小肠造影所见** 肠腔舒张期见沿小肠肠壁分布的多发性半球样透亮像。

参考文献

[1] Yanaru R, et al. : Regression of pneumatosis cystoides intestinalis after discontinuing of alpha-glucosidase inhibitor administration. J Clin Gastroenterol 35 : 204-205, 2002.

[2] 末兼浩史，他：腸管嚢腫様気腫症. 八尾恒良，他（編）：小腸疾患の臨床. 医学書院，pp313-318, 2004.

[3] 吉野修郎，他：当院における腸管嚢腫様気腫症の臨床的検討. 消化管の臨：99-104, 2005.

[4] 吉野修郎，他：炎症以外の小腸非腫瘍性疾患—腸管嚢腫様気腫症. 胃と腸 43：672-678, 2008.

（吉野修郎，臧原晃一）

3 肠道子宫内膜异位症

大肠 ➡Ⅱ.228 页

在肠管内出现与子宫内膜腺体及内膜间质同样组织的病理状态称之为肠道子宫内膜异位症，约占子宫内膜异位症的10%。肠道子宫内膜异位症的 80% 发生在直肠和乙状结肠，小肠发生率较低（ <10%）且大部分位于回肠末端。

肠道子宫内膜异位症主要病理生理机制是由于内膜组织主要从浆膜下到固有肌层反复增殖、出血，结果导致浆膜下纤维化及固有肌层增厚迂曲，形成黏膜下肿瘤样隆起突出致肠腔引起肠腔狭窄。发生在小肠的病变极易与周围相邻肠管形成粘连造成狭窄导致梗阻症状。这些病例多需要外科治疗，不少病例的症状与月经期不一致，很难在术前得到诊断。

灌肠 X 线检查时肠管的变形、狭窄有助于肠管子宫内膜异位症的诊断，也可见偏心性、非对称性的外压性改变及锯齿样、荆棘样改变，当变化明显时可呈现蛇蜕样改变。

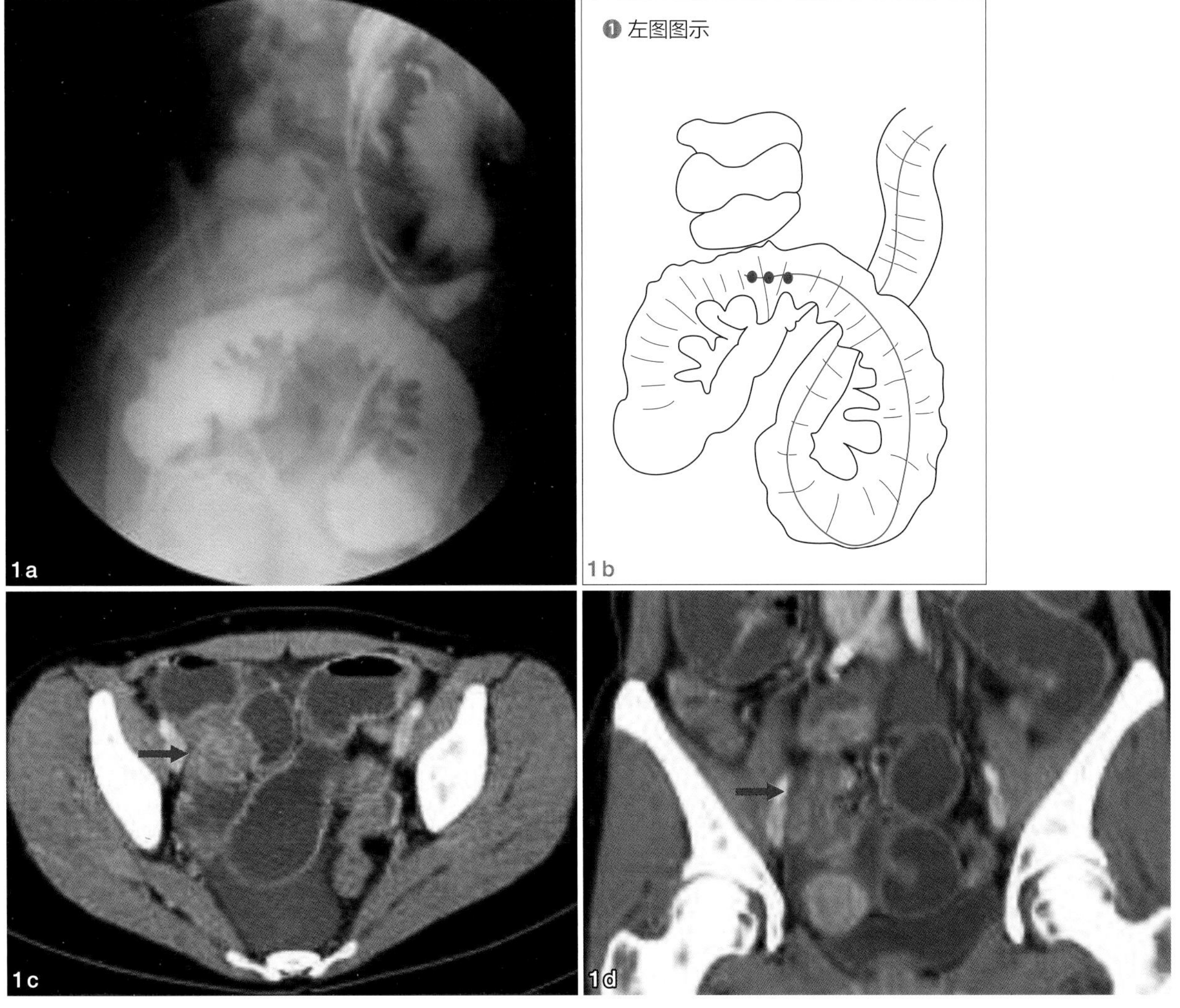

❶ [病例 1] 40 余岁女性

a, b：通过肠梗阻导管的小肠造影（左侧卧位）所见及示意图 回肠末端的肠壁见锯齿样改变及狭窄，特别是可见明显的偏心性改变。造影剂流入结肠，不能通过梗阻导管。

c，d：腹部增强 CT 所见（c：横断面，d：矢状面） 回盲部肠壁不规则，疑似肿瘤性病变（箭头），可见小肠梗阻，盆腔积液。

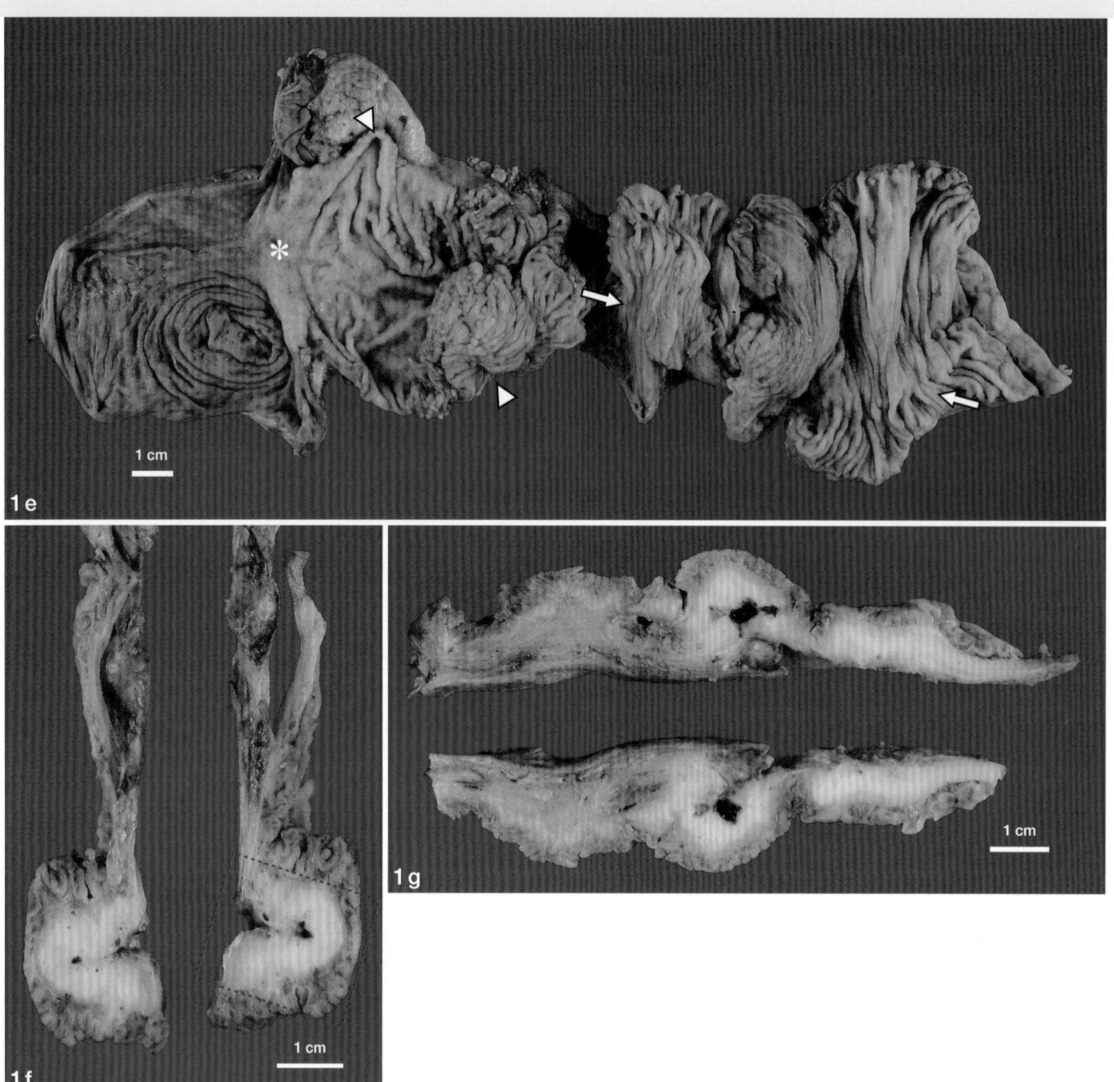

e ~ g：回肠末端及回盲部切除的大体标本所见（e：大体像，f：e 的三角部分的剖面像，g：e 的箭头部分的剖面像）可见肥厚的固有肌层呈弓状弯曲，对侧浆膜粘连纤维化。粘连部可见出血性小囊泡（f，g）。这些病理变化的结果是形成黏膜下肿瘤样隆起，导致肠管的迂曲和狭窄（e）。＊回盲瓣。

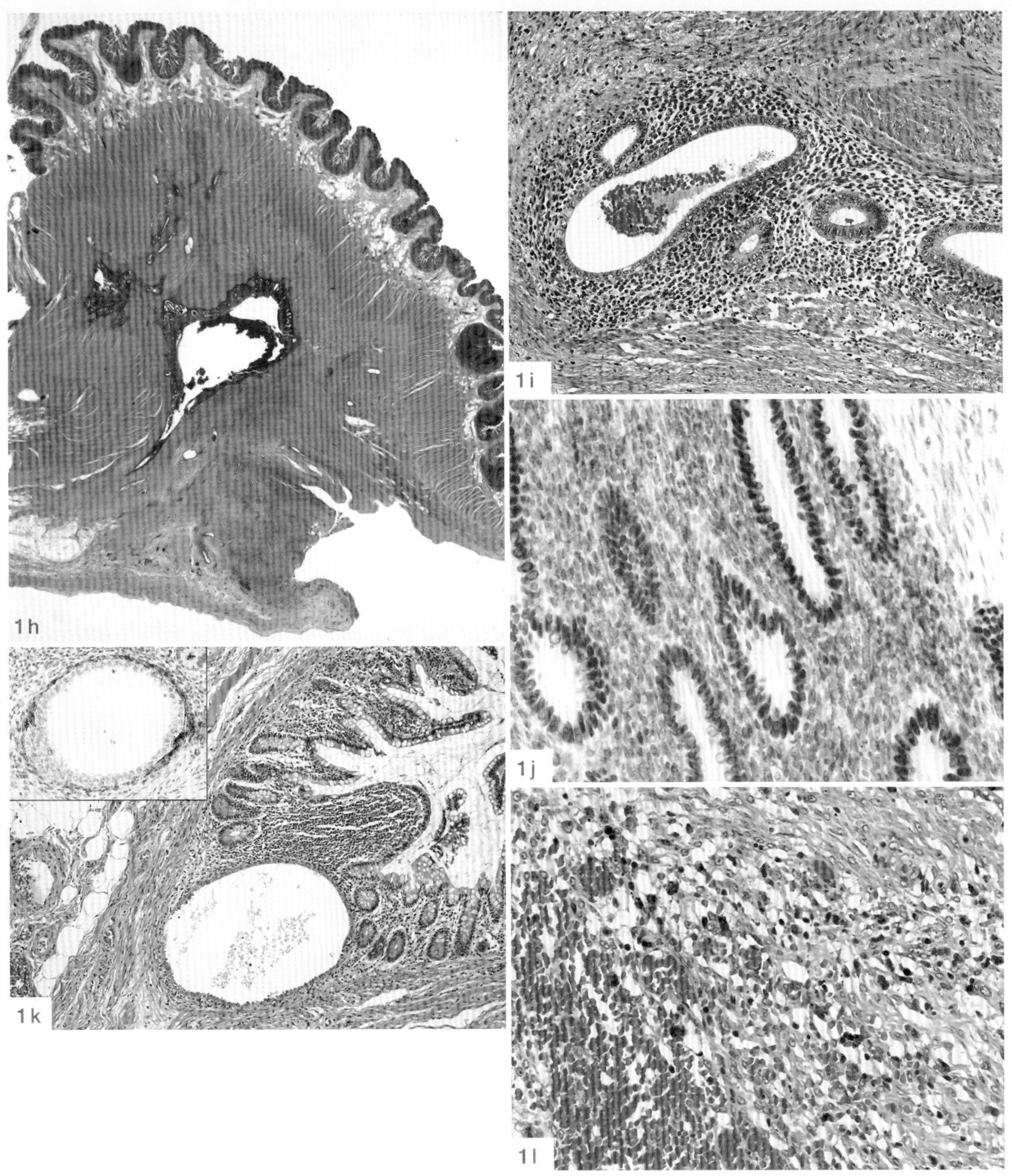

h ~ l：回肠黏膜下肿瘤样隆起部的组织学所见　切片像（h：f 的红框部分）可见子宫内膜组织从粘连、纤维化的浆膜下层到肥厚的固有肌层呈大小不等的多发性胞巢样改变。大体标本见呈出血性小囊胞样的内膜组织。可见由正方形的腺上皮及周围密集的黏膜组织间质构成的内膜组织，腺腔内见出血像（i）。腺上皮细胞、内膜间质细胞内可见弹性蛋白原受体免疫组化染色阳性的细胞核（j）。黏膜内腺体组织的间质组织不清晰（k），CD10 免疫组化染色后可以确认少量黏膜间质的存在（k 左上）。浆膜下纤维化区域内可见新鲜出血及含铁血黄素沉积（l）。

参考文献

[1] 清水誠治，他：腸管子宮内膜症．胃と腸 40：661–664, 2005.

[2] 遠藤光史，他：腸閉塞を発症した回腸子宮内膜症の 1 例．日本大腸肛門病会誌 60：186–190, 2007.

[3] Scarmato VJ, et al. : Ileal endometriosis : radiographic findings in five cases. Radiology 214：509–512, 2000.

[4] 味岡洋一，他：腸管子宮内膜症の病理．胃と腸 33：1339–1352, 1998.

[5] 牛尾恭輔：腸管子宮内膜症の診断．胃と腸 33：1397–1399, 1998.

（山田正树，伴　慎一）

1 错构瘤

错构瘤通常是指介于肿瘤与畸形（发育异常）之间的病变。错构瘤与良性肿瘤及增生之间的区别很模糊。小肠错构瘤是比较罕见的病变（良性肿瘤）。日本的小肠良性肿瘤中错构瘤约占 10%，其中半数合并 Peutz-Jeghers 综合征（见本书 125 页）。多发于距回盲瓣约 100cm 以上部位的口侧小肠。通常很少出现症状。随着肿瘤的增大管腔变窄，可引起肠梗阻、肠套叠等以腹痛或出血为主要表现的并发症。以前通过小肠造影、CT、腹部超声、血管造影等检查联合应用做出诊断。近年来，胶囊内镜及小肠镜检查被积极地应用于诊断及治疗。

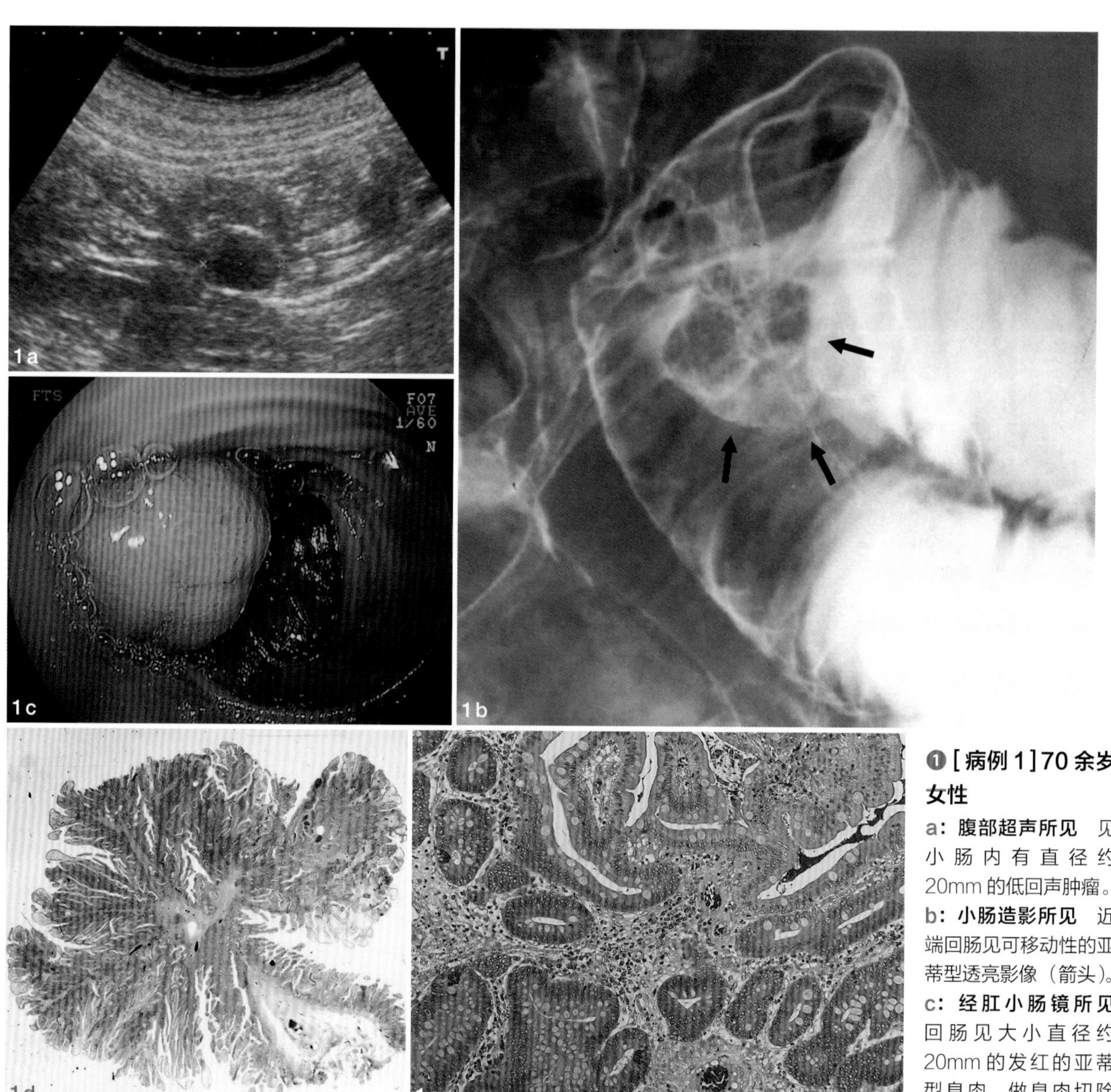

❶ [病例 1] 70 余岁女性

a：腹部超声所见 见小肠内有直径约 20mm 的低回声肿瘤。

b：小肠造影所见 近端回肠见可移动性的亚蒂型透亮影像（箭头）。

c：经肛小肠镜所见 回肠见大小直径约 20mm 的发红的亚蒂型息肉，做息肉切除术。

d，e：病理组织学所见 见腺乳头增生、间质水肿（d）。未见腺管异型，吸收上皮、杯状细胞、潘氏细胞的构成比及其分布未见异常，诊断为错构瘤性息肉（e）。

参考文献

[1] Bockus HL : Gastroenterology, 5th ed, Vol.2. W.B Saunders, Philadelphia, pp1274-1290, 1995.

[2] 八尾恒良，他：小腸腫瘍—最近 5 年間（1995 ~ 1999）の本邦報告例の検討. 胃と腸 36 : 871-881, 2001.

[3] 村松　司，他：腹部超音波で発見されダブルバルーン小腸内視鏡で切除しえた小腸過誤腫性ポリープの 1 例. 胃と腸 41 : 1713-1717, 2006.

（齐藤裕辅，垂石正树）

2 小肠腺瘤

胃 ➡Ⅰ.194 页　十二 ➡Ⅰ.321 页　大肠 ➡Ⅱ.231 页

迄今为止的报道大多是有蒂型或亚蒂型病变，目前随着胶囊内镜及气囊内镜的普及，也发现了平坦型腺瘤 。根据病理组织学检查可分为管状腺瘤、绒毛管状腺瘤及绒毛腺瘤。小肠腺瘤表面呈颗粒样、绒毛样乳头状，中央见小凹陷。小肠也可见腺癌，腺癌可以由腺瘤发展而来。小的病变无症状，增大后有导致消化道出血、肠套叠、肠梗阻等风险。

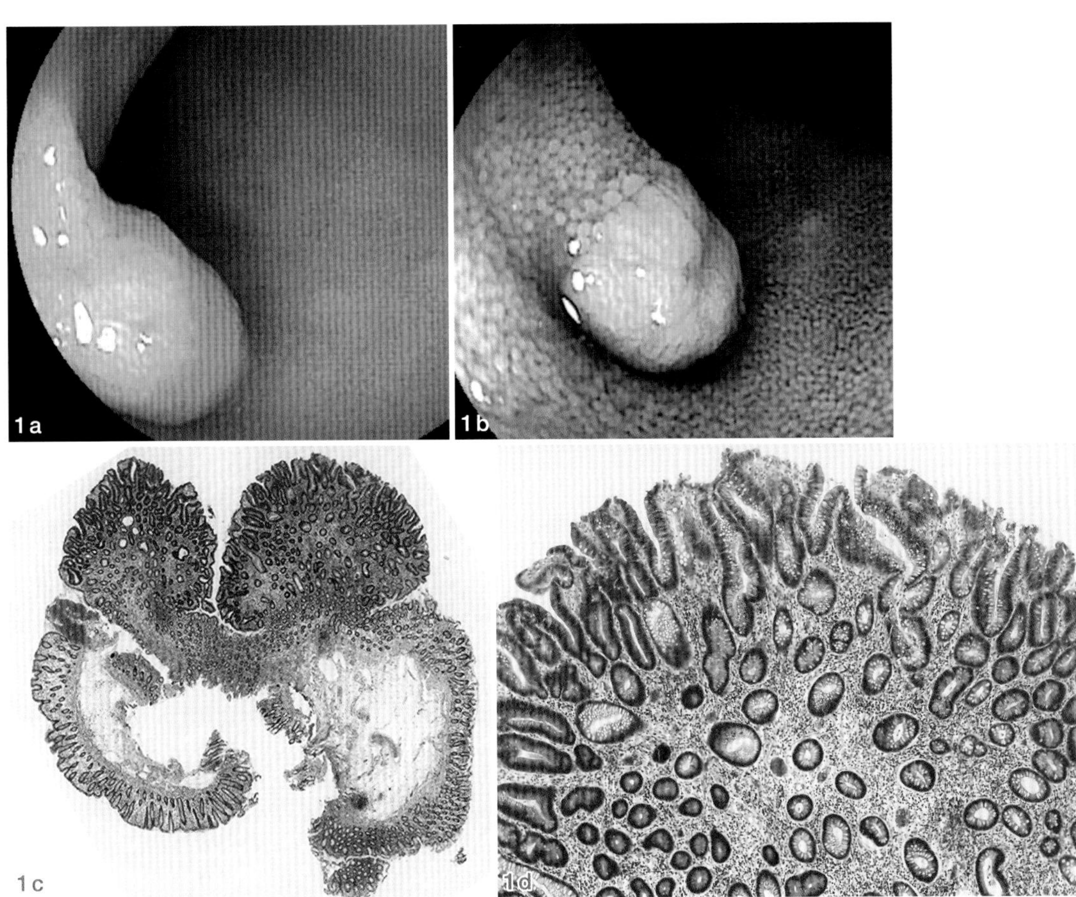

❶ [病例 1]60 余岁男性，小肠腺瘤

a，b：小肠内镜所见（a：普通观察，b：喷洒色素） 在距回盲瓣口侧约 30cm 处回肠末端见直径 4mm 的表面平坦光滑的 Ⅱa 型病变，病变中心部见轻度的凹陷。

c，d：病理组织学所见（c：低倍镜像，d：中等倍数放大） 可见腺管的增生（c），各个腺管内见呈假复层化的细胞核排列于基底膜一侧（d）。是低度异型的管状腺瘤。

参考文献

[1] Mitsui K, et al. : Role of double-balloon endoscopy in the diagnosis of small-bowel tumors : the first Japanese multicenter study. Gastrointest Endosc 70 : 498-504, 2009.

[2] Honda W, et al. : Endoscopic and radiologic diagnoses, treatment, and prognoses of small bowel tumors. Gastrointest Endosc 76 : 344-354, 2012.

[3] 八尾恒良，他：小腸腫瘍－最近 5 年間（1995-1999）の本邦報告例の集計．胃と腸 36：871-881, 2001.

[4] 多田修治，他：腺腫，絨毛腺腫．八尾恒良，他（編）：小腸疾患の臨床．医学書院，pp323-326, 2004.

[5] Sellner F : Investigations on the significance of the adenoma-carcinoma sequence in the small bowel. Cancer 66 : 702-715, 1990.

（小原　圭，后藤秀实）

3 黏膜-黏膜下拉长型息肉（MSEP）

十二 ➡ Ⅰ.326 页 ★ 大肠 ➡ Ⅱ.246 页

肠道的非肿瘤性息肉，通常发生在结肠，被称为结肠黏膜-黏膜下拉长型息肉（colonic muco-submucosal elongated polyp，CMSEP）。而发生于小肠的同种特征的息肉则被称为 MSEP。普通内镜观察时可见无上皮变化的与周围黏膜具有同样绒毛结构的、细长的有蒂性息肉。有些病例无症状，多于偶然间发现，有时会因黑便而被发现。

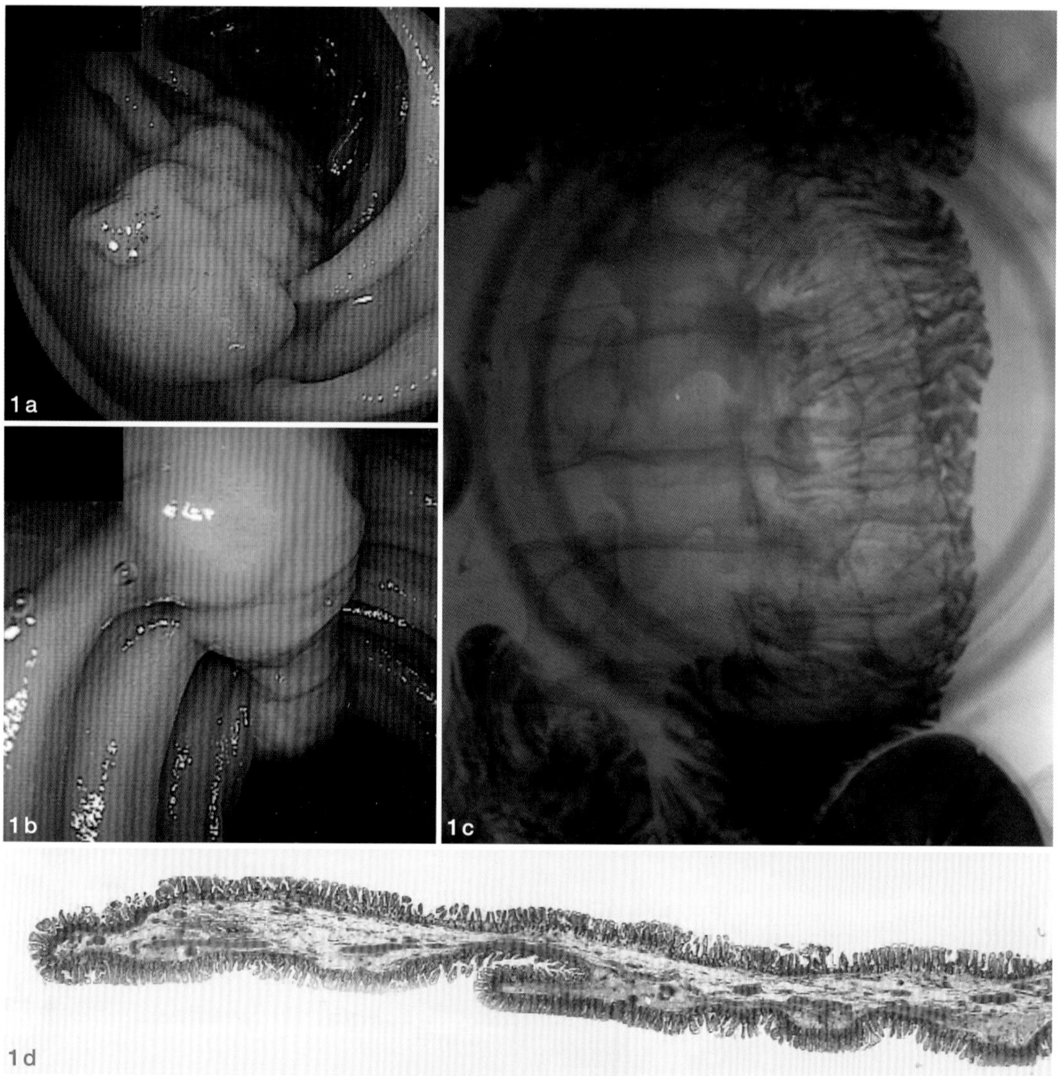

1a 1b 1c 1d

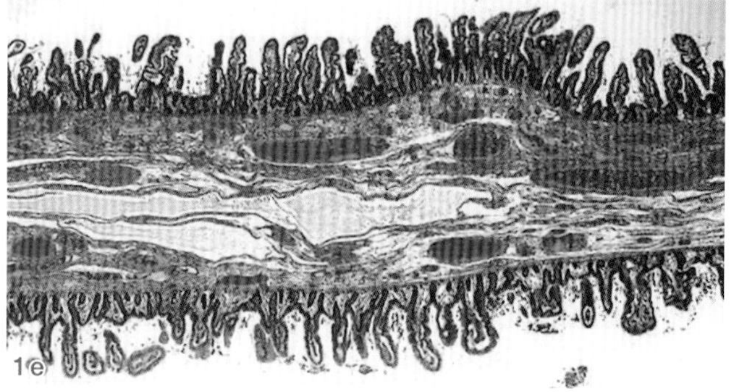

1e

❶［病例 1］50 余岁男性

a，b：**白光所见** 可见细长的有蒂型息肉，先端未见肿大。与周围黏膜色调相同，表面未见糜烂。未见上皮变化，绒毛结构也与周围黏膜相同未见变化。

c：**插管小肠双重造影可见** 空肠见单发的数厘米大小的细长的隆起型病变。表面结构无破坏，未见狭窄，隆起部表面未见上皮改变。

d，e：**病理组织学可见** 可见隆起部由黏膜上皮、黏膜肌层、黏膜下层构成，黏膜内毛细血管扩张。未见肿瘤性改变。

参考文献

[1] 真武弘明，他：黏膜と黏膜下層から成る長い有茎性ポリープの 4 例 — colonic muco-submucosal elongated polyp（CMSEP）の提唱. 胃と腸 29：1330-1334, 1994.

[2] 杉森聖司，他：小腸 muco-submucosal elongated polyp. 日臨 66：1359-1363, 2008.

（杉森圣司，渡边宪治）

4 小肠癌

原发性小肠恶性肿瘤发生率是较低的，占全消化道恶性肿瘤的 0.6%~3.2%。根据多中心的双气囊小肠镜检查病例的统计，在小肠肿瘤中，原发性小肠癌居于恶性淋巴瘤（占 22%）、GIST（约 19%）、Peutz-Jeghers 综合征（约占 15%）之后，约占 10%。

男女比例约 2：1，男性多于女性，好发年龄为 50 ~ 60 岁（发现时的平均年龄约 61 岁）。发生部位空肠较回肠略多，发生在空肠者多位于距 Treitz 韧带约 50cm 以内的近端空肠，发生于回肠者多位于距回盲瓣约 50cm 以内的远端回肠。临床症状可有腹痛、恶心、呕吐等肠梗阻症状，或贫血、血便（黑便）等。出现症状时已经多为进展期，早期诊断较为困难。

病变的大体分型上，早期癌分为隆起型或表浅隆起型（包括 laterally spreading tumor，LST；侧向发育型肿瘤），以表浅隆起型为多见。进展期癌分为隆起型与溃疡型两大型，溃疡型又进一步分为非狭窄型、腔外生长型、环形狭窄型，以环形狭窄型最为多见。环形狭窄型的特点为短段狭窄，X 线检查所见被称为纸环征（napkin-ring sign）。进展期小肠癌的内镜所见为易出血的、不规则的肿瘤或溃疡形成从而导致肠腔狭窄，形成 2 型进展期癌（局限性溃疡型）者最常见。肿瘤的大小半数以上在 5cm 以内，组织型以高分化型腺癌最多见。

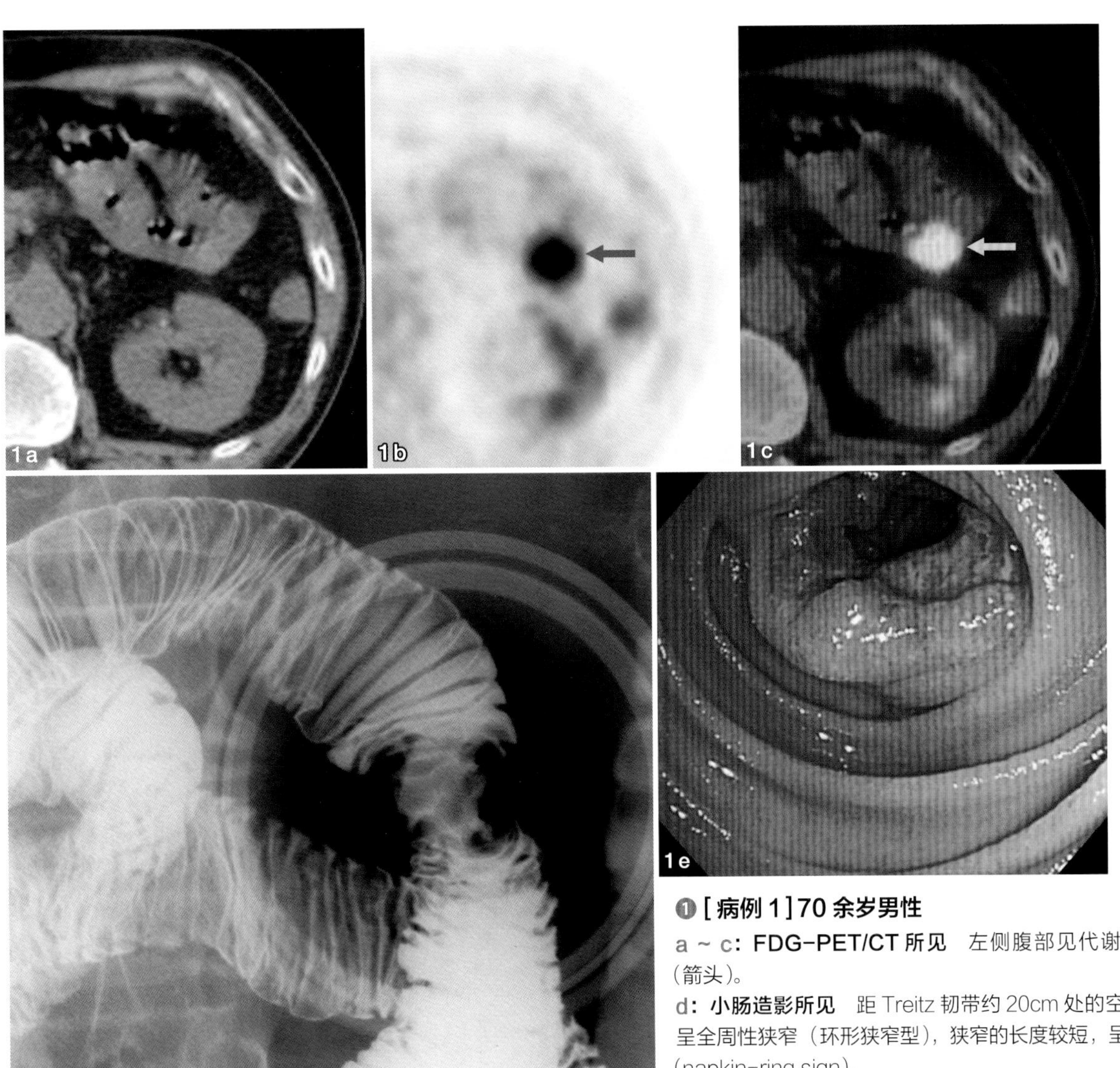

❶ [病例 1] 70 余岁男性

a ~ c：**FDG-PET/CT 所见** 左侧腹部见代谢浓聚区（箭头）。

d：**小肠造影所见** 距 Treitz 韧带约 20cm 处的空肠几乎呈全周性狭窄（环形狭窄型），狭窄的长度较短，呈纸环征（napkin-ring sign）。

e：**小肠内镜所见** 距 Treitz 韧带约 20cm 处的空肠见伴有环堤隆起的不规则溃疡性病变，诊断为局限性溃疡型（2 型）空肠癌。

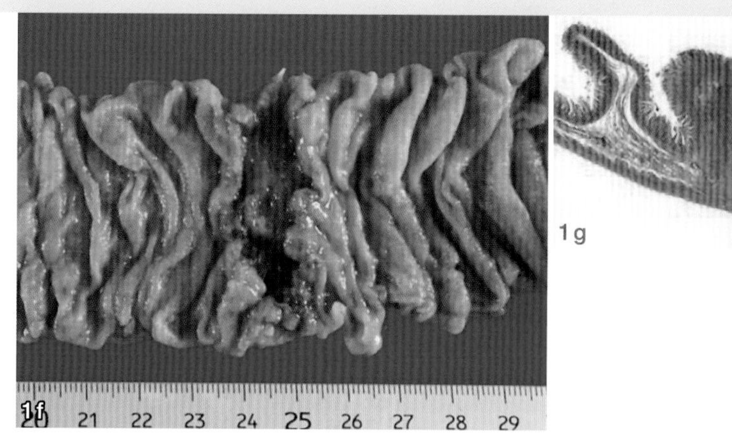

1g

1h

f：切除标本肉眼所见　切除的空肠见 5.0cm × 2.5cm 伴有周堤的不规则溃疡型病变，大体标本诊断为局限性溃疡型（2 型）空肠癌。

g，h：病理组织学所见　肿瘤侵犯至浆膜下（g）。肿瘤边缘的口侧缘及肛侧缘见非癌性黏膜覆盖形成隆起（g）。组织学诊断为高 ~ 中分化型管状腺癌（h）。最终病理诊断为 Type2，50mm × 25mm，tub1 > tub2，pT3-SS，int，INFb，ly1，v1，pN0（0/13），pPM0，PDM0，pRM0。

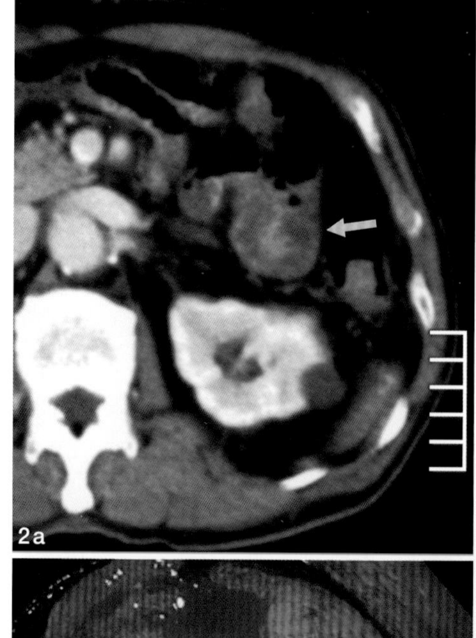

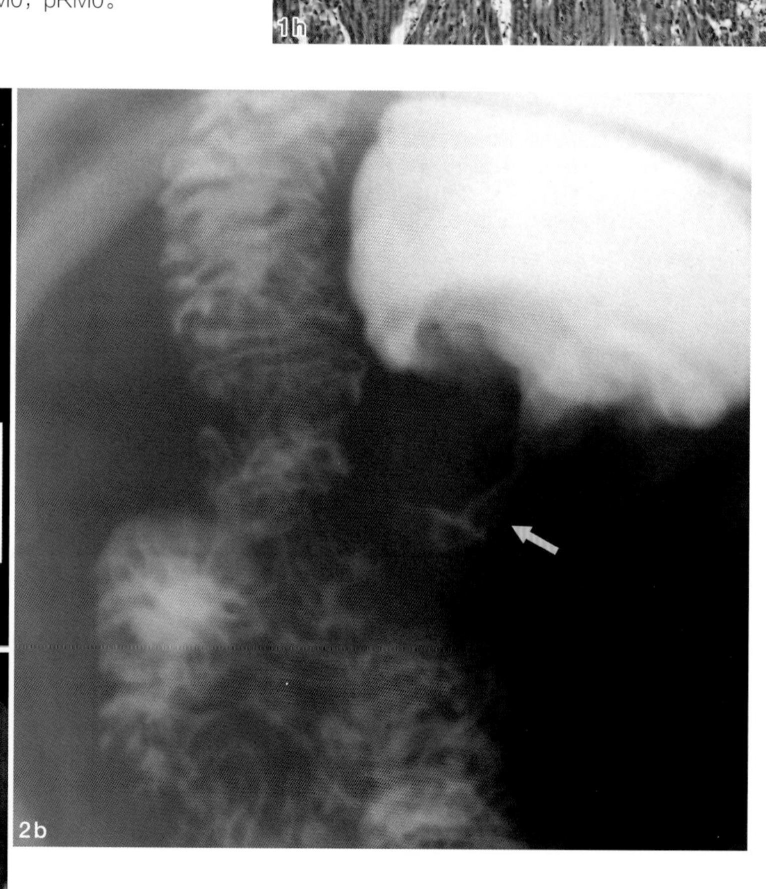

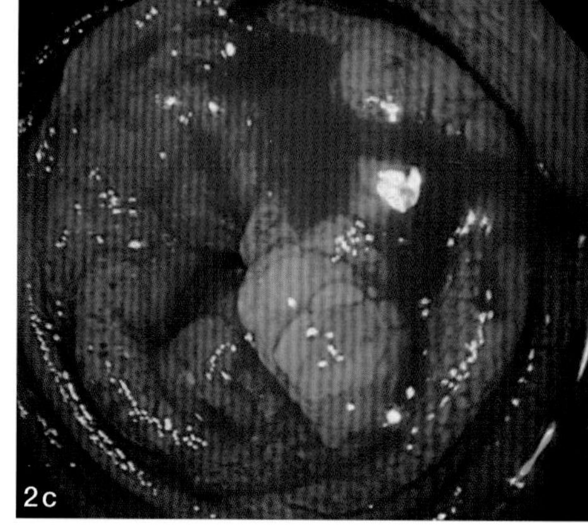

❷ ［病例 2］80 余岁男性

a：腹部 CT 所见　空肠壁局限性增厚（箭头）。

b：胃成像法小肠造影所见　因肠梗阻急诊入院，腹部 CT 检查见上段空肠肠壁增厚，小肠造影见空肠上段短段纸环征，肛侧缘小肠未显影，狭窄的口侧肠管扩张。

c：小肠内镜所见　距 Treitz 韧带约 10cm 处空肠见伴有周堤的不规则溃疡形成。可见自发出血全周性狭窄，诊断为局限性溃疡型（2 型）空肠癌。

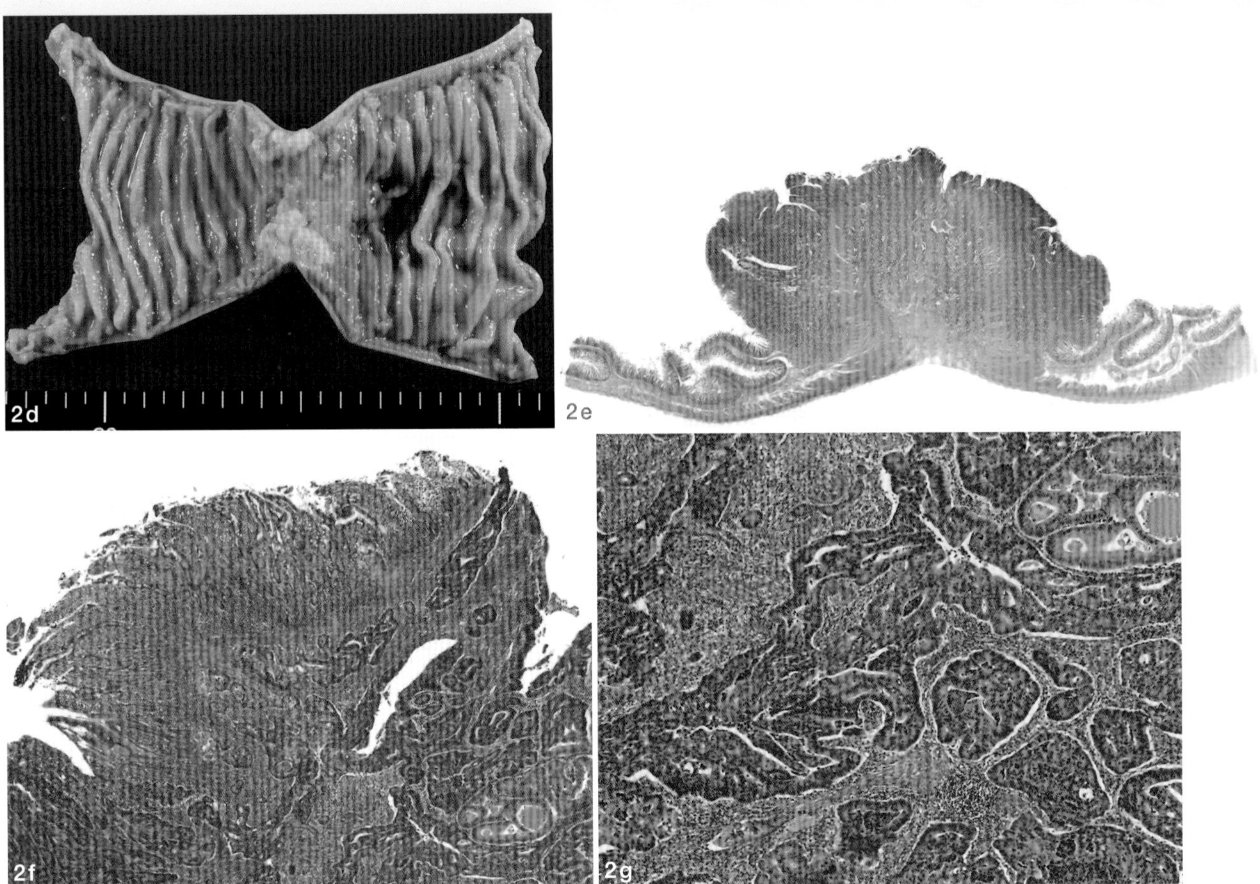

d：切除标本大体所见 切除的空肠呈全周性狭窄，见 3.5cm × 2.5cm 大小的不规则溃疡型病变。溃疡周围伴有轻度隆起，诊断为局限性溃疡型空肠癌（2 型）。

e ~ g：病理组织学所见 肿瘤浸润至浆膜下（e）。肿瘤肛侧缘（f）及部分口侧缘附有非癌黏膜，形成隆起。组织学诊断为中分化型管状腺瘤（g）。最终病理诊断为 Type2，35cm × 25cm，tub2，pT3-SS，int，INFb，ly2，v1，pN0（0/5），pPM0，pDM0，pRM0。

参考文献

[1] 松井敏幸，他：小腸腫瘍—疫学と分類．臨消内科 10：197-205, 1995.

[2] Mitsui K, et al. : Role of double-balloon endoscopy in the diagnosis of small-bowel tumors : the first Japanese multicenter study. Gastrointest Endosc 70 : 498-504, 2009.

[3] 三澤俊一，他：当院での原発性小腸癌 10 例の臨床病理学的検討と最近 5 年間の本邦報告例 116 例の文献的考察．日消誌 108：429-435, 2011.

[4] 新井賢一郎，他：早期診断と治療において腹腔鏡補助下手術が有用であった原発性早期小腸癌の 1 例と本邦報告 41 例の文献的考察．臨と研 88：108-113, 2011.

[5] 渡辺英伸，他：原発性の空・回腸腫瘍の病理—肉眼形態と組織像の対比．胃と腸 16：943-957, 1981.

（平田一郎，中野尚子）

5 类癌

食管 ➡Ⅰ.90 页 胃 ➡Ⅰ.226 页 十二 ➡Ⅰ.331 页 大肠 ➡Ⅱ.276 页

小肠类癌与其他类癌同样在黏膜固有层至黏膜下层呈膨胀性生长，是上皮性肿瘤但表现为黏膜下肿瘤的形态，超过1cm 的病变隆起的顶端呈脐窝样改变。生长形态以肠管外生性为多见，很难引起闭塞症状，浸润至肠壁外的病例有不少病例引起肠扭转或狭窄。在欧美，发生于消化道的类癌最多见于小肠，在日本发生的顺序为直肠（占 35.8%）、胃（27.9%）十二指肠（13.8%）、阑尾（8.1%）、小肠（4.3%）。小肠类癌的比例相当低，其中半数发生于回肠末端附近。在小肠原发恶性肿瘤中类癌占 1.7%，属罕见疾病。

内镜检查可见黄色调或发红的表面光滑的黏膜下肿物。影像诊断中类癌为富血供肿瘤，增强 CT 可见原发灶在小肠壁内肿瘤浓染灶，血管造影可见终末动脉迂曲、狭窄及浅淡的肿瘤浓染像。另外，原发病灶很小，可以发生淋巴结、肝脏等转移，转移灶可以较大。当小肠类癌向肠系膜浸润或淋巴结转移时可引起肠系膜牵拉，此时 CT 或 MRI 检查可见肿瘤向肠管形成放射状的线样结构，血管造影见到肠系膜内动脉呈放射状走行为其特征性影像学表现。

小肠类癌的淋巴结转移率高达 51.6%，10mm 以下的转移率也有 5%，因此，有报道指出，尽管病变小也有必要按照小肠癌的标准清扫淋巴结。相反也有报道小于 5mm 的类癌淋巴结转移率为 0，但是仍需要今后进一步探讨。

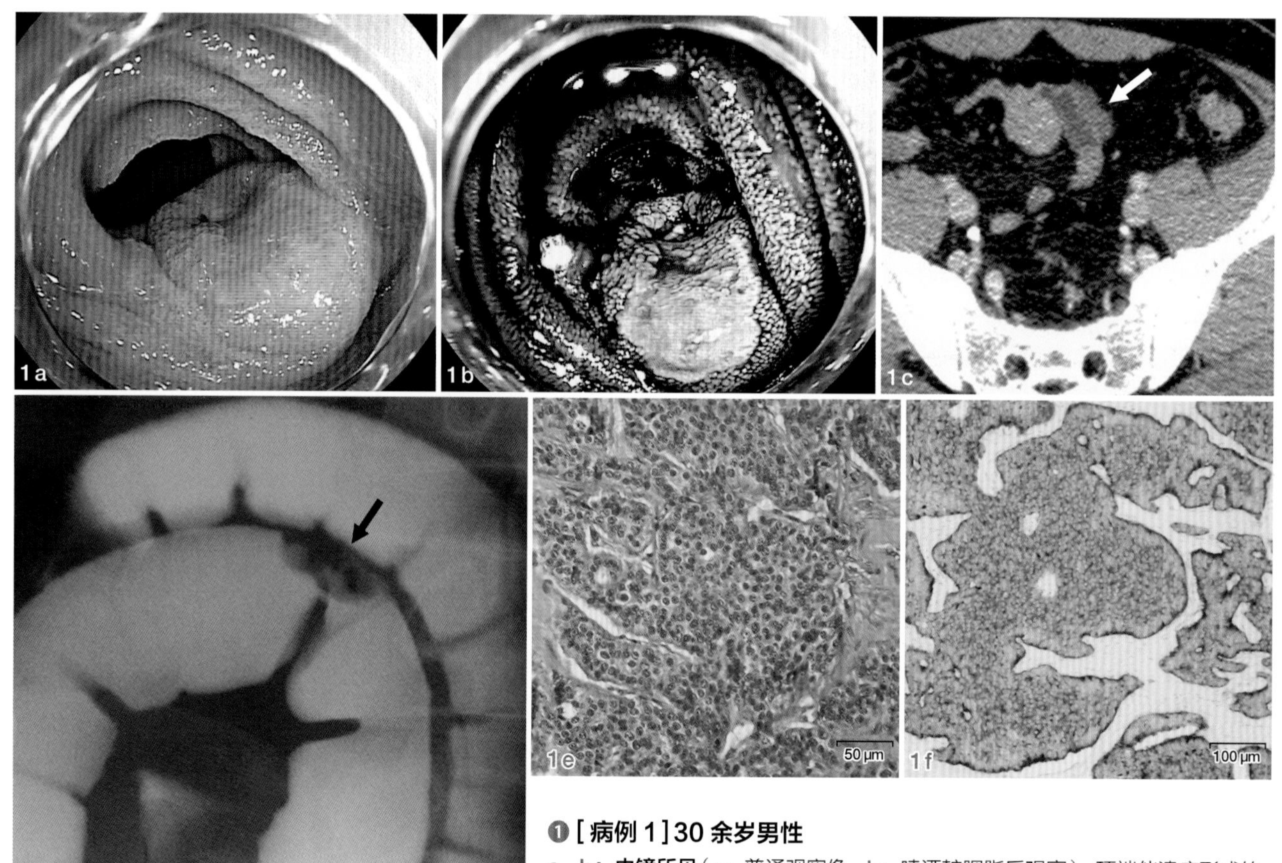

❶ **[病例 1] 30 余岁男性**

a，b：内镜所见（a：普通观察像，b：喷洒靛胭脂后观察） 顶端伴溃疡形成的、红色调的黏膜下肿物，触之质硬。

c：CT 所见 回肠不均匀增厚（箭头）。

d：小肠透视所见（造影） 小肠急剧隆起的透亮像（箭头），顶端溃疡部见钡剂潴留。

e，f：病理组织学所见（e：HE 染色，f：嗜铬素 A 免疫染色） 病变大小为 18mm×12mm，无淋巴结转移及远隔转移。含有轻度粗糙的核染色质及含有嗜酸颗粒的胞体的上皮细胞呈胞巢样增殖（e）。弥漫性嗜铬素 A 阳性（f）。

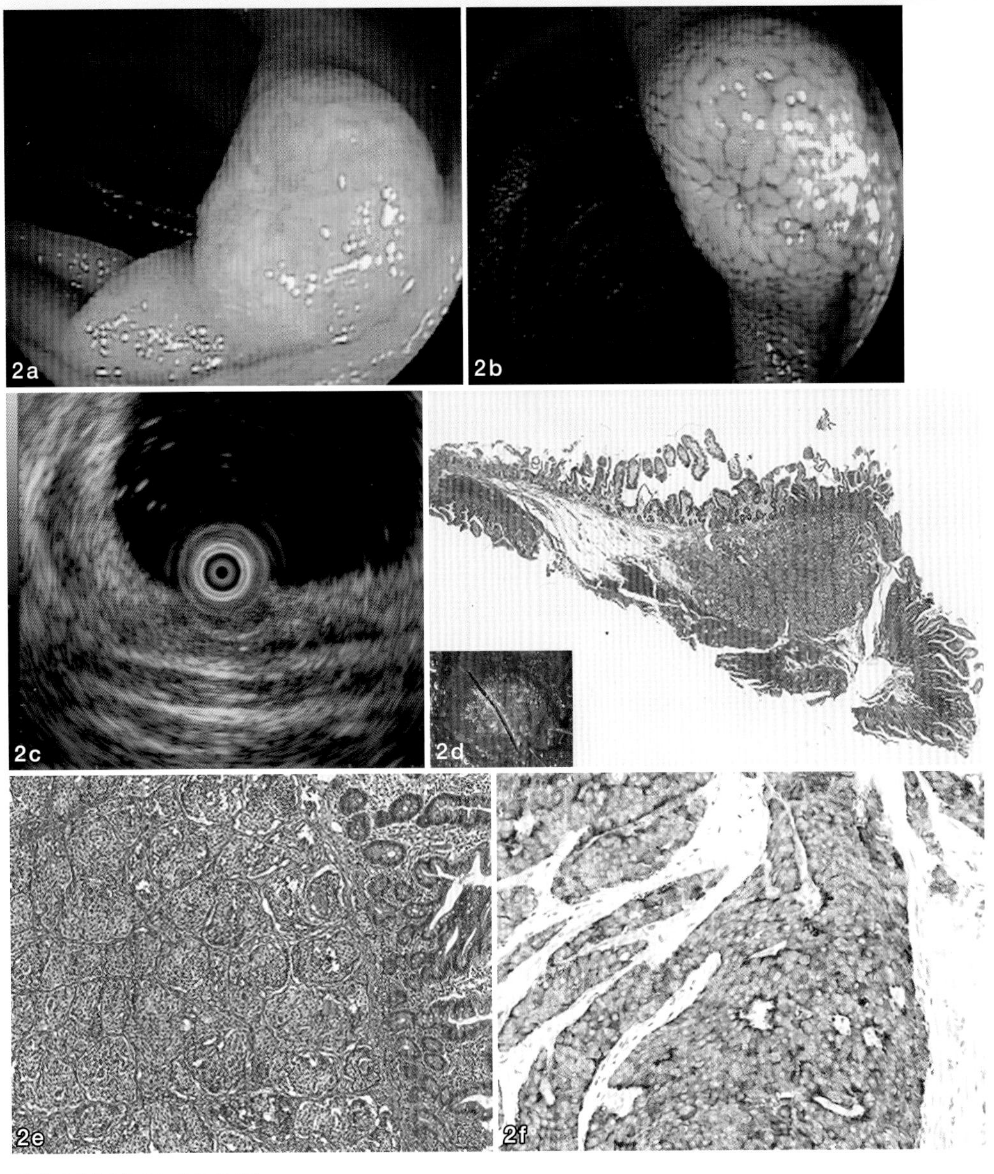

❷ [病例 2] 40 余岁男性

a，b：内镜所见（a：普通观察像，b：喷洒靛胭脂后观察） 空肠见直径 6mm 大小的、微黄色调的、伴有顶端糜烂修复呈瘢痕样的黏膜下肿物，触之质硬，可动性良好。

c：EUS 所见 病变位于第 3 层的低回声肿瘤。

d ~ f：病理组织学所见（d：HE 染色低倍放大，e：HE 染色高倍放大，f：嗜铬素 A 免疫染色） 黏膜肌板层下见有类圆形核与淡嗜酸粒细胞，形成充实性小囊泡样增殖，胞巢周围见纤细的纤维血管间质（d，e）。弥漫性嗜铬素 A 阳性（f）。

参考文献

[1] 椛島　章，他：多発小腸カルチノイド（12 カ所）の 1 例．日臨外会誌 69：2297-2300, 2008.

[2] 曽我　淳，他：カルチノイドとカルチノイド症候群．日臨 51：207-221, 1993.

[3] 名取志保，他：空腸カルチノイド腫瘍の 1 例．日消外会誌 36：34-39, 2003.

[4] 八尾恒良，他：小腸腫瘍最近 5 年間（1995-1999）の本邦報告例の集計．胃と腸 36：871-881, 2001.

[5] 上田順彦，他：腸間膜牽縮を伴った回腸カルチノイドの 1 例．日消外会誌 34：1765-1769, 2001.

[6] 曽我　淳：本邦カルチノイド腫瘍—1,342 例の統計学的分析．外科 48：1397-1409, 1906.

[7] Moertel CG：The clinical presentation and natural history of carcinoid tumors of the gastrointestinal tract. 胃と腸 24：859-868, 1989.

（高林广明，松田知己）

1 脉管性病变 a 血管瘤

咽喉 ➡Ⅰ.4页 食管 ➡Ⅰ.96页 胃 ➡Ⅰ.231页 大肠 ➡Ⅱ.280页

血管瘤是由增殖的血管构成的非上皮性良性肿瘤。多呈无症状的过程，有时伴有消化道出血、便血、贫血、腹痛等症状。小肠血管瘤多为单发、直径2cm以下，也有报道伴有多发血管瘤特殊的综合征。

内镜下的特征性表现为蓝色及暗红色亚蒂型或广基性、结节状，比较柔软的黏膜下肿物。病理组织学分为毛细血管瘤（capillary hemangioma）、海绵状血管瘤（cavernous hemangioma）、毛细血管瘤与海绵状血管瘤混合型（mixed capillary and cavernous hemangioma）、化脓性肉芽肿（pyogenic granuloma）。在小肠以海绵状血管瘤为最多。血管瘤不会发生恶性变，预后良好，如果出血可以外科治疗或经内镜治疗。

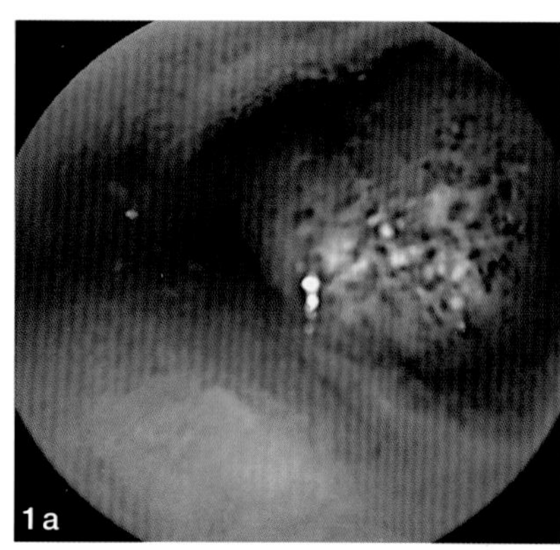

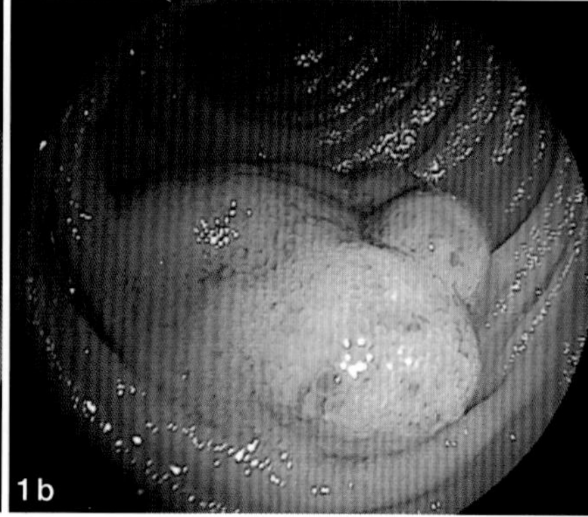

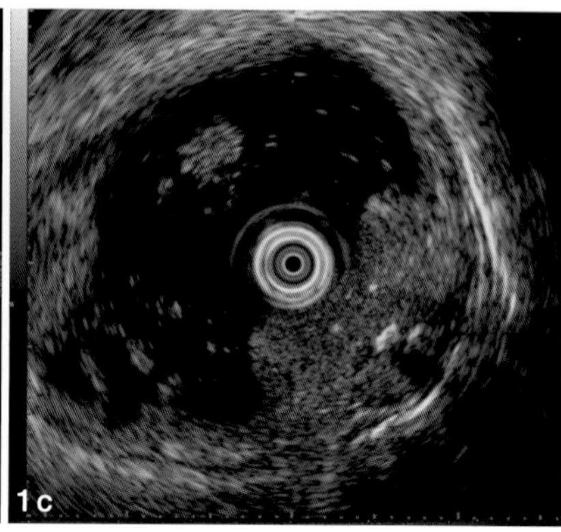

❶ [病例1] 50余岁男性

a：胶囊内镜所见　见占据管腔的暗红色隆起型病变。

b：双气囊小肠镜所见　表面平滑，部分呈红色调的广基性结节样黏膜下隆起。

c：EUS所见　肿瘤为高回声区域，部分见钙化及低回声混杂，与海绵状血管瘤不矛盾。

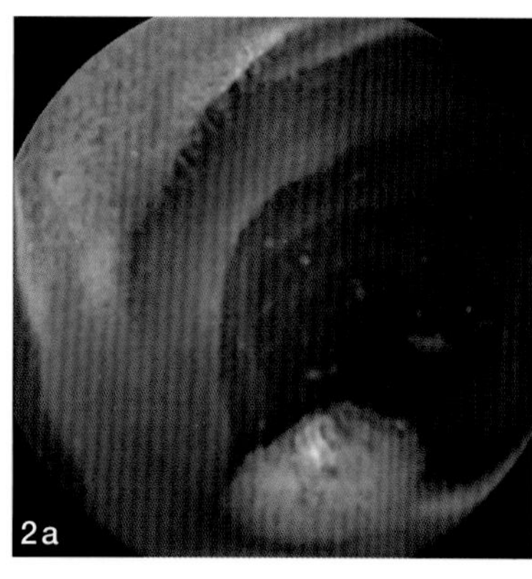

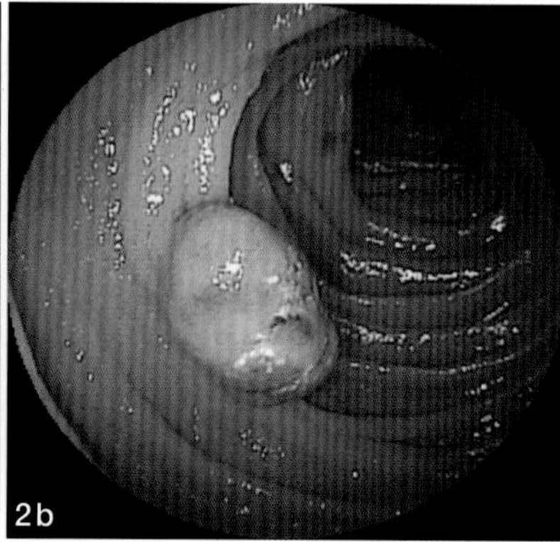

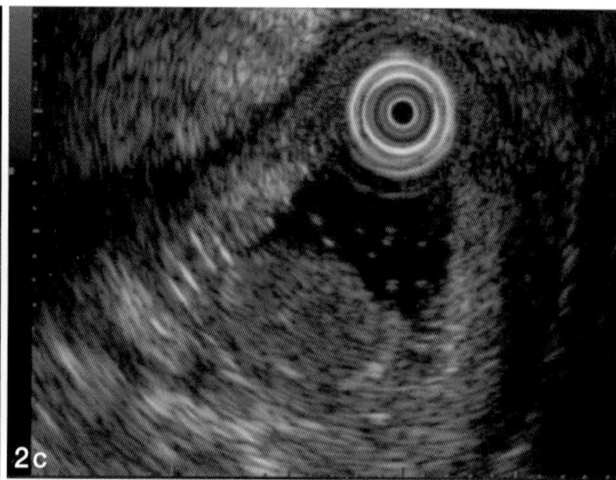

❷ [病例2] 30余岁女性

a：胶囊内镜所见　黏膜下肿瘤样的顶端呈暗红色的隆起型病变。

b：双气囊小肠镜所见　表面平滑的暗红色调的亚蒂型黏膜下肿物。

c：EUS所见　肿瘤呈高回声及低回声混杂的马赛克样改变，与海绵状血管瘤不矛盾。

[病例1] [病例2] 均为经内镜局部注射表面麻醉剂（polydocanol）消失。

参考文献

[1] 八尾恒良，他：小腸腫瘍—最近5年間（1995-1999）の本邦報告例の検討．胃と腸 36：871-881, 2001.

[2] 八尾隆史，他：小腸腫瘍—血管腫・リンパ管腫．山本博徳（監），山本博徳，他（編）：画像と流れで理解できるVisual小腸疾患診療マニュアル—診断のポイントとコツ．メジカルビュー，pp201-208, 2011.

[3] 岩下明德，他：腸管の血管性病変の病理学的鑑別診断．胃と腸 35：771-784, 2000.

（冈　志郎，田中信治）

1 脉管性病变 b 淋巴管瘤

食管 ➡ Ⅰ.97 页 十二 ➡ Ⅰ.336 页 大肠 ➡ Ⅱ.282 页

淋巴管瘤是淋巴管系统先天性组织畸形导致的非上皮性良性病变。无特异性症状，以偶然发现者居多。该病以较小的单发病变多见，也有多发性病变。

内镜下的特征性表现为表面平滑或结节状黄白色或白色调的黏膜下肿物，以活检钳压迫容易变形（cushion 征阳性）。其病理组织学特征为内皮细胞内侧可见扩张的淋巴管及疏松的隔室以及纤维性隔壁。淋巴管瘤可分为单纯性、海绵状及囊泡状等 3 型。在小肠以海绵状淋巴管瘤最多见。病变位于在黏膜固有层，活检可获得诊断。该病无恶性转变倾向，预后良好，基本可以随访观察。

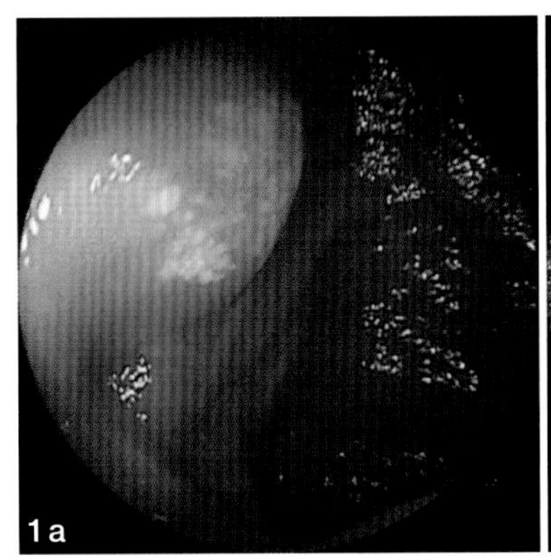

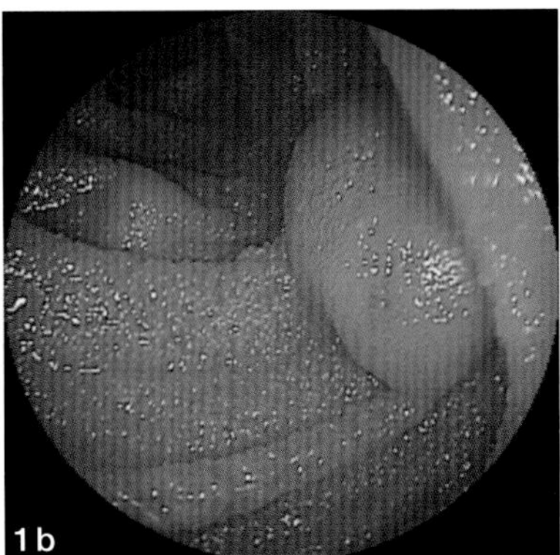

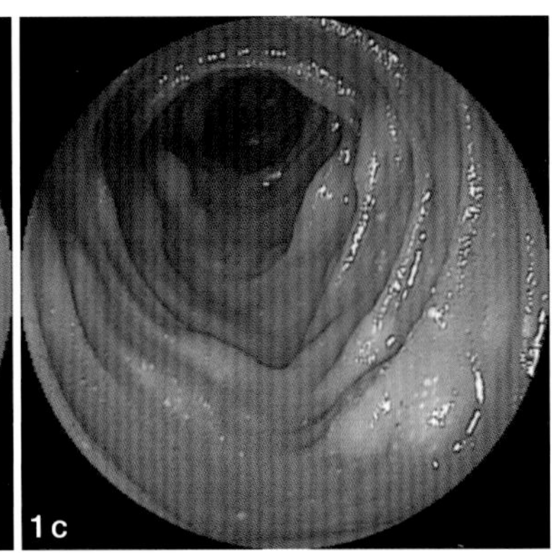

❶ 小肠淋巴管瘤内镜所见

a：[病例 1] 黄白色调，表面有白斑的黏膜下肿物。肿物的主体存在于黏膜下。

b：[病例 2] 正色调、表面平滑的黏膜下肿物，与大肠病变不同，像本病例一样的囊泡性病变发生频率较低。

c：[病例 3] 多发性病例，轻微黄色调的、平滑的多发黏膜下隆起，部分表面见白斑。

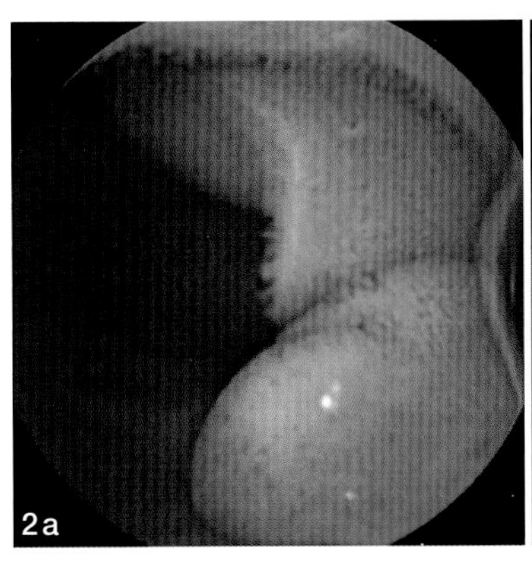

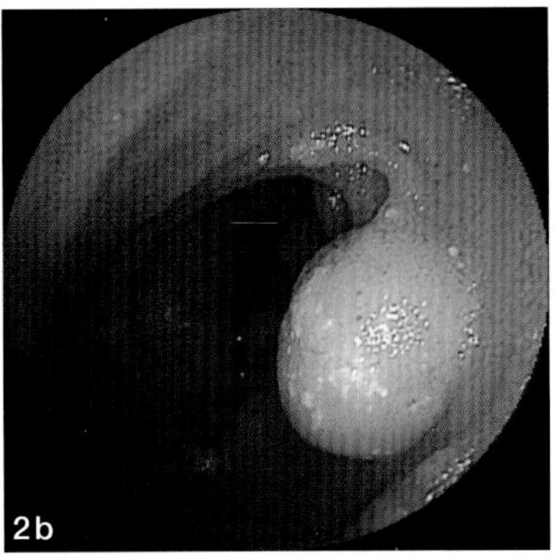

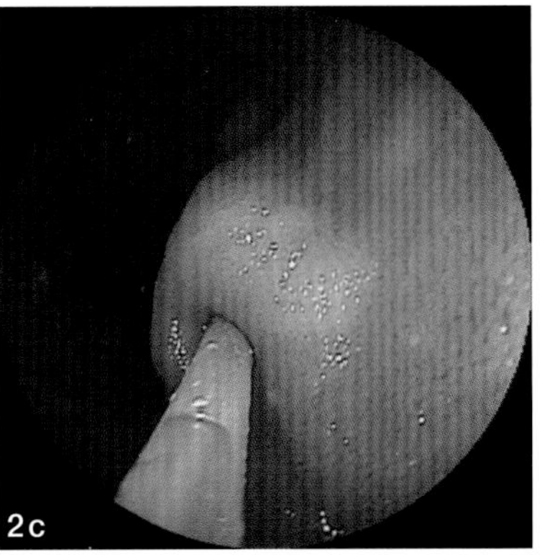

❷ 小肠淋巴管瘤的内镜所见

a：**胶囊小肠镜所见** 正常色调表面平滑的隆起型病变。

b：**双气囊小肠镜所见** 正色调轻微黄色调表面平滑伴有白斑的广基性黏膜下隆起。

c：**BDE 所见** 以钳子压迫容易变形（cushion 征阳性）。

如能够诊断淋巴管瘤基本上只需随访观察。

参考文献

[1] 勝木伸一，他：小腸腫瘍性疾患—リンパ管腫，血管腫．胃と腸 43：559-563, 2008.

[2] 城由起彦，他：リンパ管腫，血管腫，IFP．八尾恒良，他（編）：小腸疾患の臨床．医学書院，pp371-376, 2004.

（冈 志郎，田中信治）

1 脉管性肿瘤 c 化脓性肉芽肿

食管 ➡Ⅰ.99 页 胃 ➡Ⅰ.232 页 十二 ➡Ⅰ.337 页 大肠 ➡Ⅱ.284 页

化脓性肉芽肿是指在病理组织学上毛细血管异常增生的血管瘤。多由外伤所致组织损伤后肉芽肿发生而来，在皮肤多发的肿瘤，发生于消化道者罕见。因其属于血管瘤故易出血，近年来在对不明原因消化道出血的检查中由小肠镜诊断的病例有所增加。肿瘤累及肌层，在内镜切除时必须加以注意。

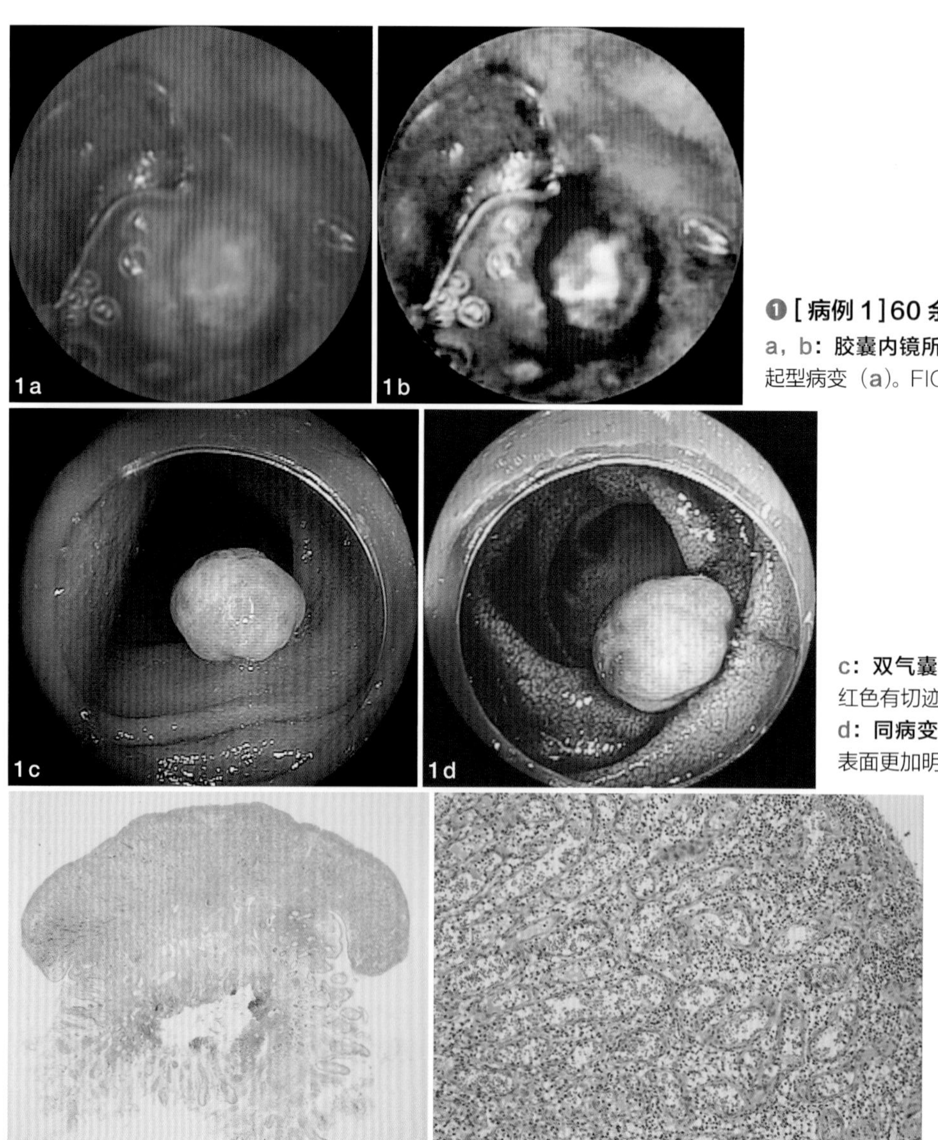

❶［病例 1］60 余岁女性

a，b：**胶囊内镜所见** 普通观察见表面光滑的隆起型病变（a）。FICE2 模式下见明显的出血（b）。

c：**双气囊小肠镜所见** 表面较光滑的紫红色有切迹的息肉样隆起型病变。

d：**同病变喷洒靛胭脂所见** 平滑的肿瘤表面更加明显。

e，f：**病理组织学所见**（经内镜切除标本） 肿瘤位于黏膜下层（e）。高倍放大观察见明显的毛细血管（f）。

参考文献

[1] Shirakawa K, et al. : Pyogenic granuloma of the small intestine. Gastrointest Endosc 66 : 827–828, 2007.

[2] Tanaka A, et al. : Pyogenic granuloma in the ileum. Dig Endosc 19 : 189–191, 2007.

[3] Nagoya H, et al. : Rare cause of obscure gastrointestinal bleeding due to pyogenic granuloma in the ileum detected by capsule endoscopy and treated with double balloon endoscopy. Dig Endosc 22 : 71–73, 2010.

（藤森俊二，坂本长逸）

2 脂肪瘤

食管 ➡ Ⅰ. 103 页 胃 ➡ Ⅰ. 235 页 十二 ➡ Ⅰ. 339 页 大肠 ➡ Ⅱ. 285 页

脂肪瘤是由异常沉积的脂肪细胞及结缔组织组成的非上皮性良性病变。病变主体位于黏膜下层，呈黏膜下肿瘤的形态。好发年龄为 50 ~ 60 岁，好发部位为回肠，多为单发病灶。偶尔有多发性（脂肪瘤病 lipomatosis）的报道。小的病变可无症状，大病变可出现腹痛、出血及肠套叠等。

内镜下特征性表现为表面平滑的正常色调 ~ 黄色调的黏膜下肿瘤，以钳子压迫易于变形（cushion 征阳性）。随着肿瘤的增大，表面可形成溃疡、糜烂。几乎无恶变，小的病变或无症状者可随访观察，合并出血或闭塞症状者为外科治疗或内镜下治疗的适应证。

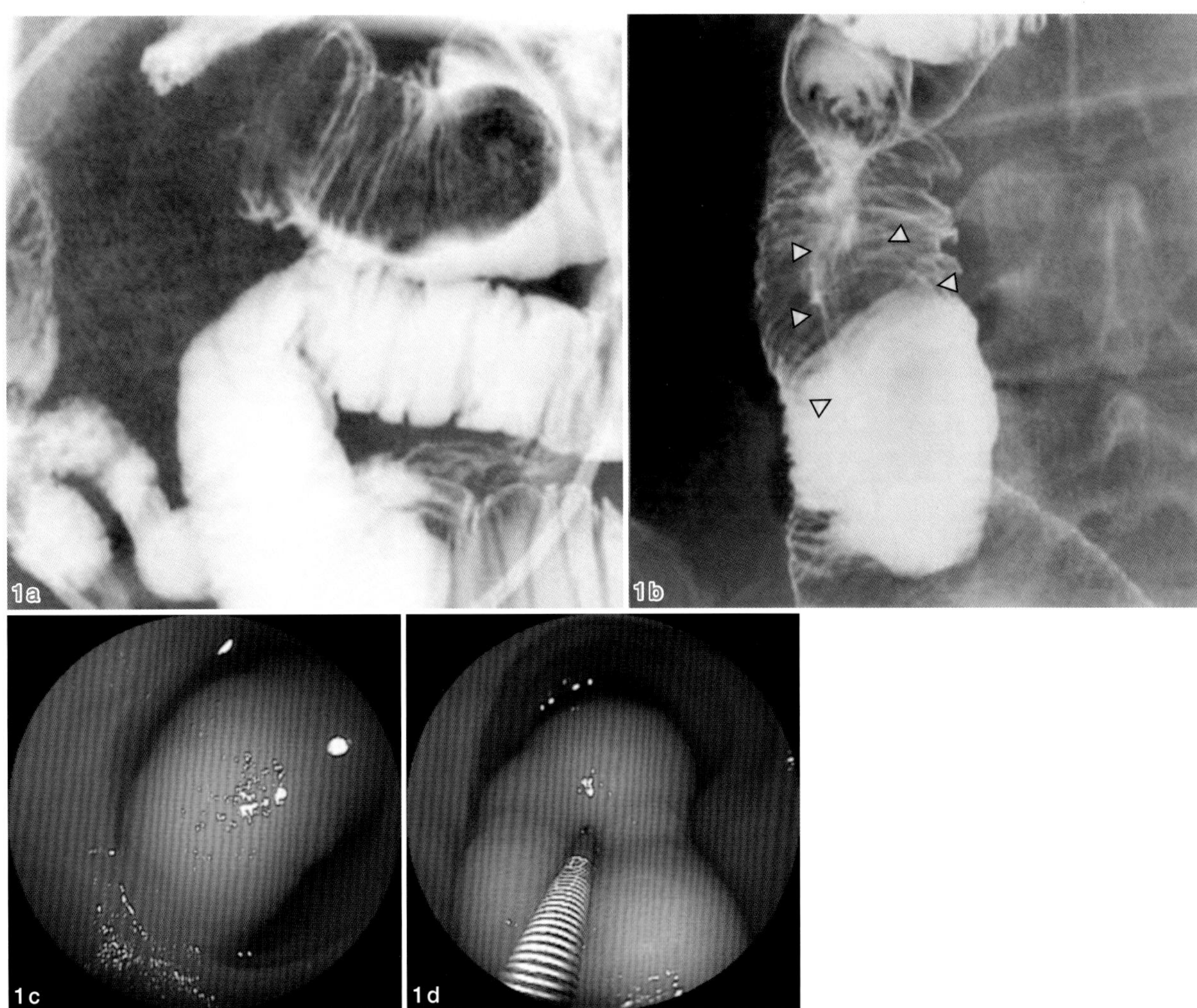

❶ [病例 1] 70 余岁女性

a，b：**小肠 X 线所见** 见类圆形表面平滑的隆起型病变（a）。病变附着部为亚蒂型（b，三角）。

c，d：**双气囊小肠镜所见** 附着部附近见伴溃疡瘢痕形成的正常色调 ~ 黄色调的黏膜下肿瘤（c），钳子压迫易于变形（cushion 征阳性）（d）。

参考文献

[1] 八尾恒良，他：小腸腫瘍—最近 5 年間（1995-1999）の本邦報告例の検討．胃と腸 36：871-881, 2001.

[2] 福島政司，他：小腸 lipomatosis の 1 例．Gastroenterol Endosc 54 : 2238-2245, 2012.

[3] 平田一郎，他：消化管脂肪腫の診断と治療．胃と腸 39：601-611, 2004.

[4] 福本　晃，他：小腸腫瘍性疾患—脂肪腫．胃と腸 43：553-558, 2008.

（冈　志郎，田中信治）

3 炎性纤维样息肉

食管 ➡ Ⅰ. 104 页 胃 ➡ Ⅰ. 237 页 大肠 ➡ Ⅱ. 287 页

约 70% 的小肠炎症性纤维样息肉（inflammatory fibroid polyp，IFP）发生在回肠。病理组织学上，从黏膜到黏膜下层可见到：①成纤维细胞、纤维细胞及稀疏胶原纤维增生；②嗜酸细胞、淋巴细胞浸润及淋巴滤泡形成；③毛细血管及淋巴管增生及扩张；④以小血管为中心的纤维结缔组织呈同心圆状排列形成洋葱皮样等特征性的良性非肿瘤性病变。大体形态呈有蒂型及亚蒂型，基底为黏膜下肿瘤样改变，顶端多伴有糜烂及黏膜缺损，缺损部分整体表现为阴茎龟头样改变。

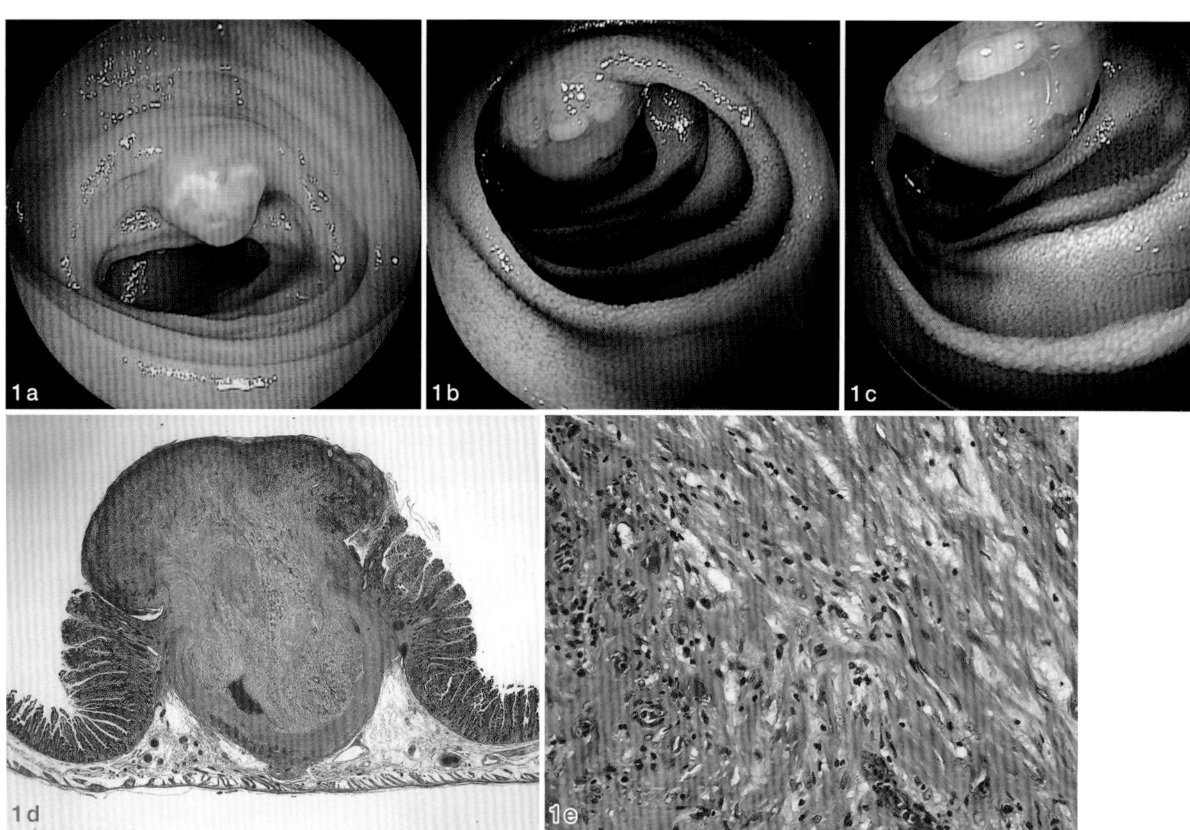

❶ [病例 1] 30 余岁男性

a ~ c：小肠镜所见 白光观察见直径约 10mm 的广基性隆起型病变（a）。基底部色调与周围正常黏膜相同呈黏膜下肿瘤样，顶端发红伴有白苔。喷洒靛胭脂后见发红部分有边界清晰的凹陷，凹陷面平整光滑易出血（b，c），同时，整体观呈阴茎龟头样改变。

d，e：病理组织学所见 低倍镜观察，可见病变以黏膜下层为中心增殖至近固有肌层（d）。表层黏膜脱落形成溃疡。放大观察可见成纤维瘤样大单核性梭形细胞及稀疏结缔组织增生、炎性细胞浸润及毛细血管增生（e）。

参考文献

[1] Nomura M, et al. : Inflammatory fibroid polyp of the ileum which could be endoscopically diagnosed. a case report and review of the literature. Dig Endosc 3 : 102–108, 1991.

[2] 村上博史，他：成人腸重積を来した小腸 inflammatory fibroid polyp の 1 例．手術 49：1141–1144, 1955.

[3] Kolodziejczyk P, et al. : Inflammatory fibroid polyp of the stomach : a special reference to an Immuno–histochemical profile of 42cases. Am J Surg Pathol 17 : 1159–1168, 1993.

[4] Ozolek J, et al. : Inflammatory fibroid polyps of the gastrointestinal tract : clinical, pathologic, and molecular characteristics. Appl Immunohistochem Mol Morphol 12 : 59–66, 2004.

[5] 上原浩文，他：成人腸重積を合併した回腸炎症性線維性ポリープの 1 例．日消外会誌 33：1706–1709, 2000.

（野田哲裕，鶴田　修）

4 GIST

食管 ➡Ⅰ.106 页 ★ 胃 ➡Ⅰ.241 页 十二 ➡Ⅰ.342 页 大肠 ➡Ⅱ.289 页

消化道间叶肿瘤（gastrointestinal mesenchymal tumor，GIMT）中，主要由梭状细胞组成的肿瘤分为 GIST（gastrointestinal stromal tumor）、肌性肿瘤及神经性肿瘤。小肠肿瘤中的小肠 GIMT 所占比例，据病例统计分析，恶性肿瘤占 32%，良性肿瘤占 37%。

小肠 GIMT 中大多数的 GIST 根据平滑肌及神经细胞的有无分为：①平滑肌型（smooth muscle type，SM 型）；②神经型（nural type，N 型）；③平滑肌神经混合型（combined smooth muscle-neural type，CSMN 型）；④未定义型（uncommitted type，U 型）。按照生长方式分为腔内型（intra-luminal）、腔外型（extra-luminal）、壁内型（intra-mural）、混合型（dumbbell）4 型。在小肠中，以向腔外生长的腔外型和混合型多见。恶性程度主要由肿瘤的大小、病理组织学所见（肿瘤细胞的密度、核异型程度、分裂指数）等决定。

X 线、内镜检查见到可滑动的黏膜下肿瘤，有时表面有糜烂或溃疡形成出血，出血也可能来源于溃疡以外的肿瘤表面，另外有时不只肠腔内，肿瘤内部也可有出血。对黏膜面仅有轻微改变的腔外型不少病例诊断困难。X 线检查不仅能观察肿瘤表面而且能得到腔外的信息，即有必要仔细辨识肿瘤对相邻肠管的压迫及肿瘤本身的 X 线改变等。双气囊小肠镜或气囊小肠镜检查可在直视下观察病变，钳子触诊、超声内镜检查、活检等对诊断很有价值。CT 检查可确定肿瘤，不仅能确定肿瘤性状，还可以掌握病变与邻近肠管及器官的位置关系。另外，通过 CT 血管成像还可扫描出血管的走行及滋养血管的状态，比血管造影的侵袭性更低。小肠 GIST 通过这些形态学及活检等相结合的方法综合判断是很重要的。

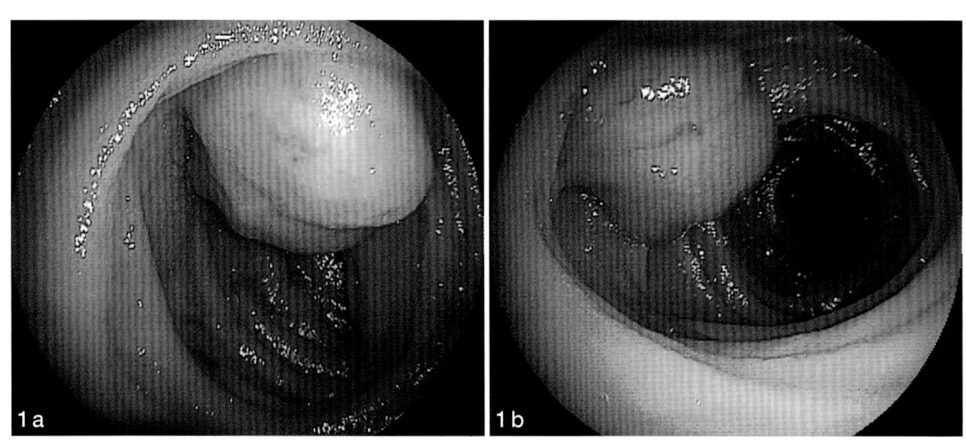

❶［病例 1］40 余岁女性，腔内型 GIST（空肠），因黑便就诊

a，b：**双气囊小肠镜所见** 与周围黏膜色调相同的黏膜下肿瘤（a）。肿瘤表面见两条扩张的血管，考虑为出血源（b）。

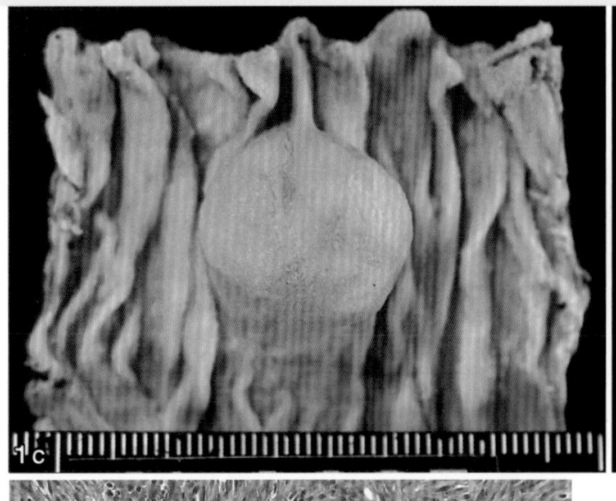

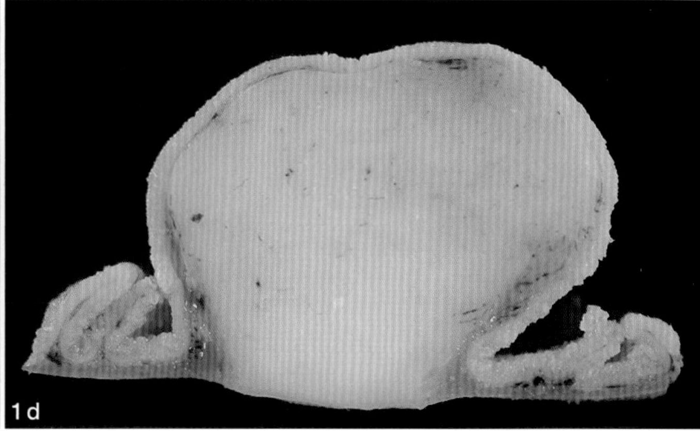

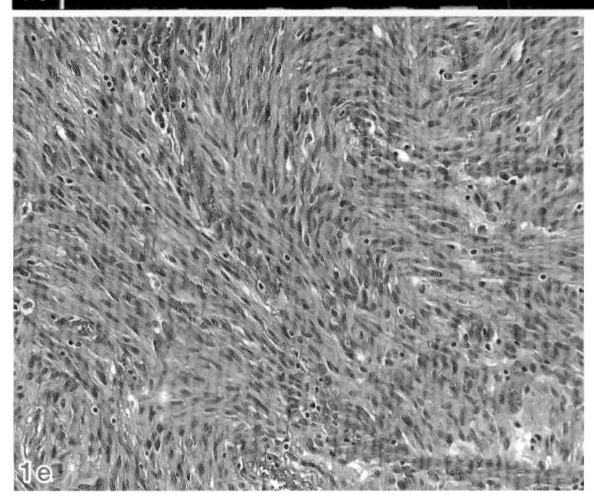

c，d：切除标本大体所见 表面平滑的肿瘤，直径约 2cm，无溃疡及糜烂（**c**）。主要向腔内生长，剖面见肿瘤呈均匀一致的（**d**）白色调。

e：病理组织学所见（HE 染色） 肿瘤的细胞密度较高，梭形细胞呈束状及索条状排列。结合免疫组化染色，诊断为 GIST，U type，(Cajal cell type)，临界恶性（borderline malignancy）。

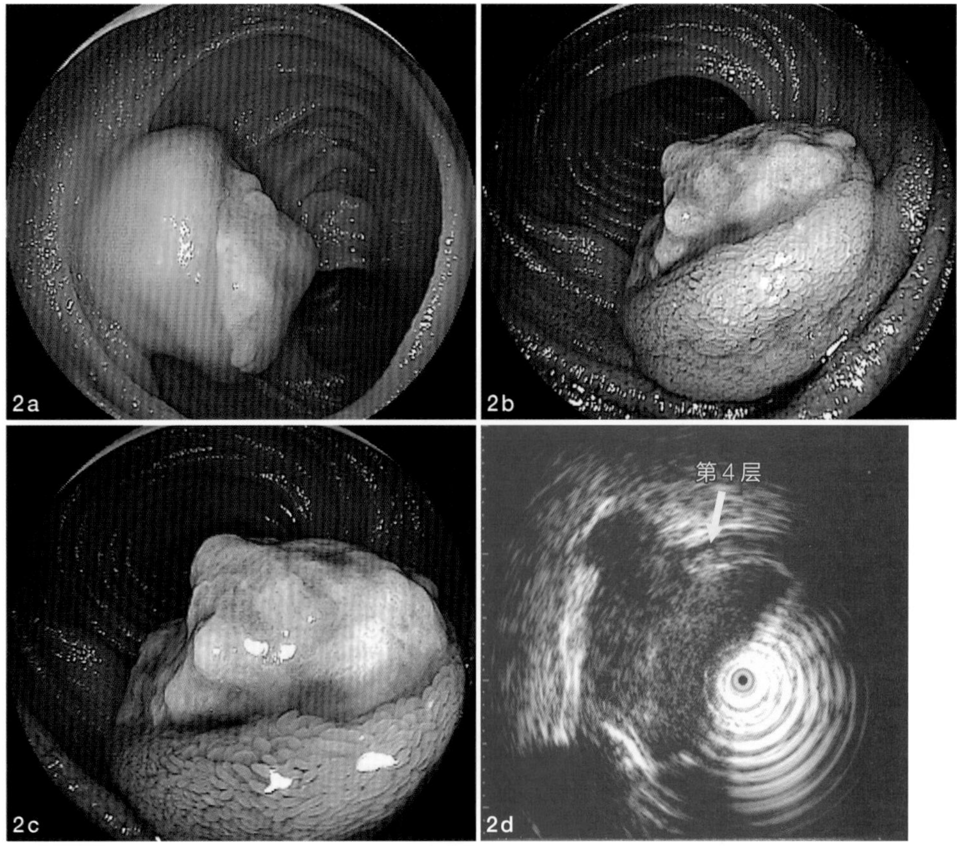

❷ [病例 2] 50 余岁女性，混合型 GIST（空肠），因黑便、贫血检查时发现

a：双气囊小肠镜所见 可见与周围几乎同色调的亚蒂型黏膜下隆起，表面溃疡形成。

b，c：喷洒色素后所见 隆起部黏膜正常，溃疡边缘规则，未见上皮性肿瘤改变。

d：EUS 所见 可见与第 4 层（箭头）连续的偏低回声肿瘤。可见向腔外凸出的肿瘤部分。根据这些表现，考虑最可能为混合型 GIST。

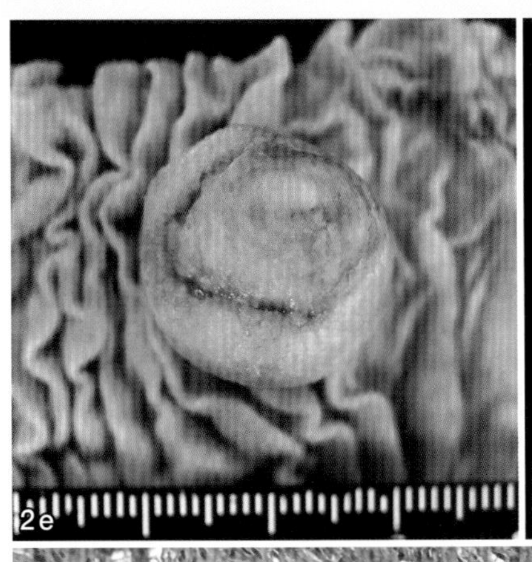
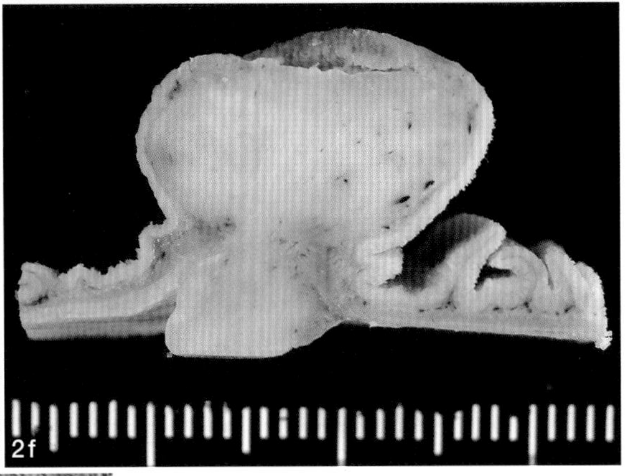
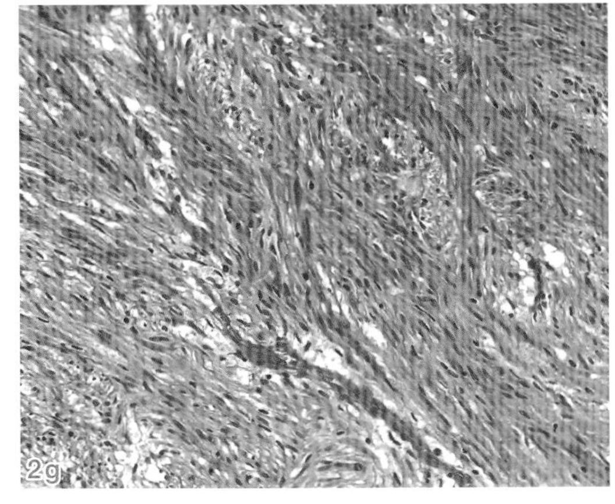

e：切除标本大体所见 肿瘤直径约 2cm，中心溃疡形成。
f：同病变的剖面像 肿瘤部分呈白色 ~ 灰白色，色调几乎均匀一致，同时可见肿瘤向管腔内及向外生长，为混合型，与 EUS 检查所见完全一致。
g：病理组织学所见（HE 染色） 肿瘤由呈束状及条索样发育的梭形细胞组成，细胞密度较高，结合免疫组化染色结果诊断为 GIST，SM type，临界恶性。

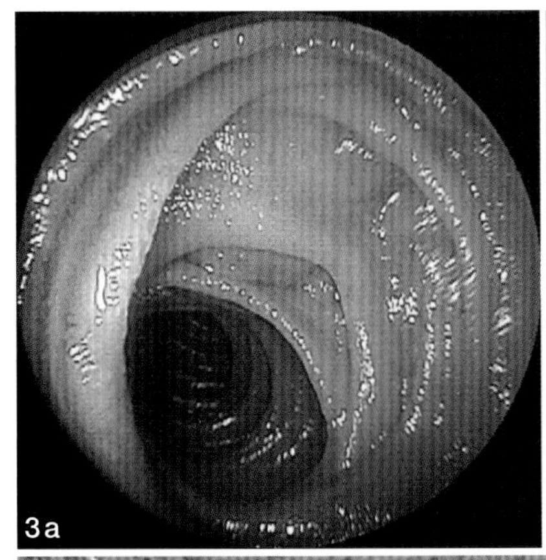
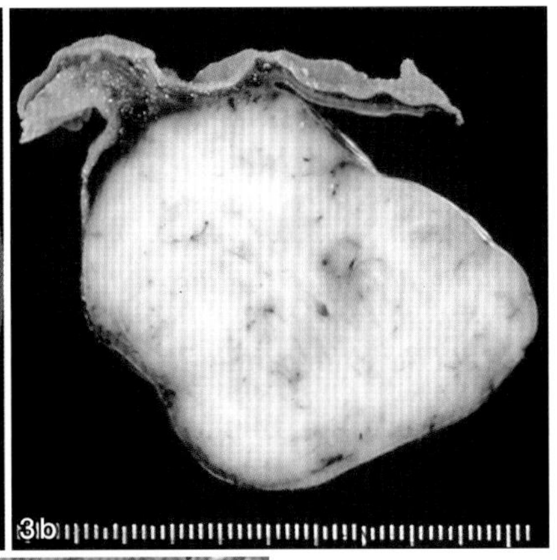
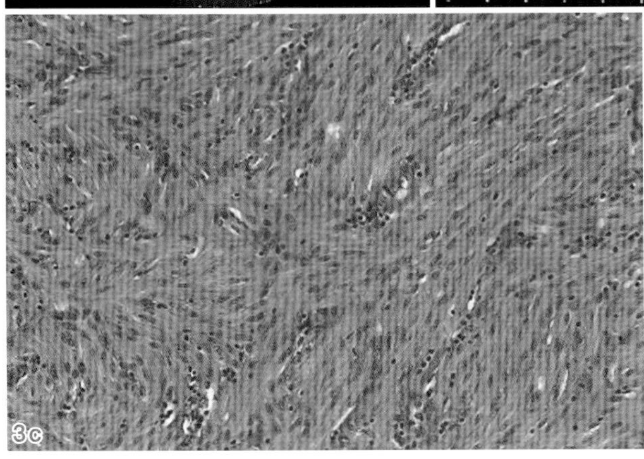

❸［病例 3］50 余岁男性，腔外型 GIST（空肠），因贫血检查发现
a：双气囊小肠镜所见 平缓的黏膜下隆起。内镜检查诊断包括 GIST 在内的黏膜下肿瘤或者由其他肿瘤造成的外压。最可能的诊断是 GIST，选择外科手术切除。
b：切除标本大体所见（剖面） 肿瘤向肠腔外生长，黏膜面几乎没有改变。肿瘤呈白色 ~ 灰色调，几乎是均匀一致的。
c：病理组织学所见（HE 染色） 肿瘤由呈束状交错的梭形细胞构成，细胞密度较高。结合免疫组化染色诊断为 GIST，SM type，低度恶性。

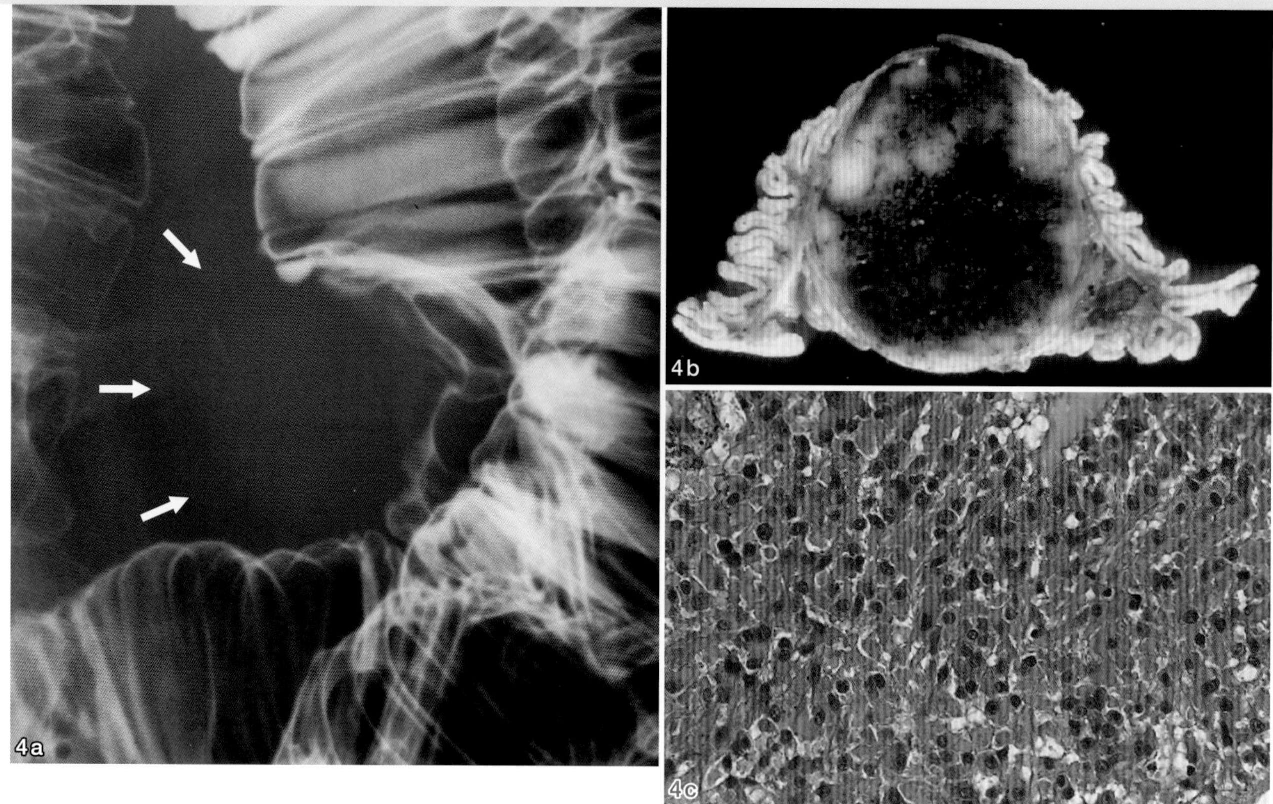

❹［病例 4］50 余岁女性，混合型 GIST（空肠），因黑便、贫血检查而发现

a：小肠双重造影所见　见到平缓的黏膜下隆起（箭头）。同时见向腔外 X 线透过性低的部分判断为向腔外生长的肿瘤边缘。

b：切除标本大体所见（剖面）　肿瘤向黏膜侧及腔外几乎同等程度生长，肿瘤呈白色～灰色调，伴大范围的出血。

c：病理组织学所见（HE 染色）　肿瘤有短梭形细胞组成，细胞密度高，结合免疫组化诊断为 GIST，U type，低度恶性。

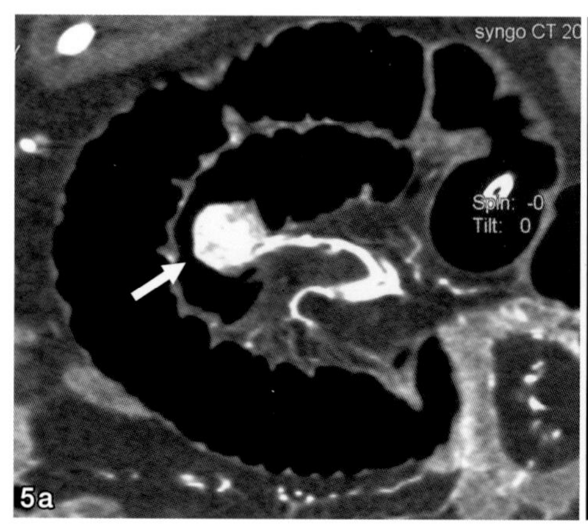

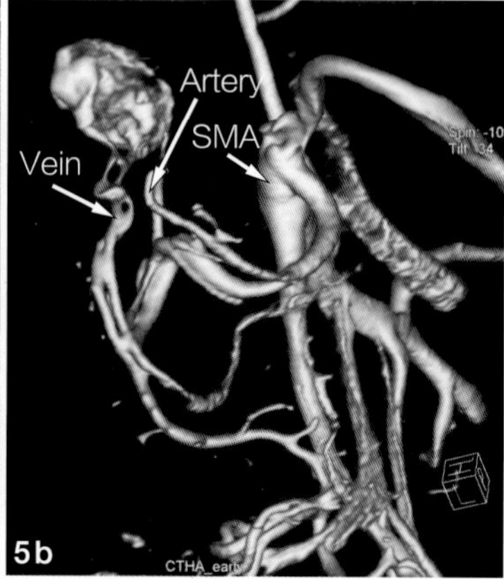

❺ 腔内型 GIST（空肠）腹部 CT 所见

a：插入十二指肠导管，注入空气后增强 CT。见凸出于管腔的肿瘤，整体浓染（箭头）。

b：CT 血管造影可见流入肠系膜上动脉分支的小动脉，同时可了解与周围血管的关系。

参考文献

[1] 平井郁仁，他：消化管の平滑筋性腫瘍，神経性腫瘍，GIST の診断と治療—腸．胃と腸 39：561–573, 2004.

[2] 平井郁仁，他：小腸腫瘍—癌，悪性リンパ腫，GIST など．胃と腸 40：586–597, 2005.

[3] 八尾恒良，他：小腸腫瘍—最近 5 年間（1995–1999）の本邦報告例の集計．胃と腸 36：871–881, 2001.

[4] Rosai J：Stromal tumors. In Ackerman' s Surgical Pathology, 8th ed. Mosby–Year Book, St Louise, Chicago, pp645–647, 1996.

[5] 平井郁仁，他：空腸の gastrointestinal stromal tumor（GIST）の 1 例．胃と腸 36：923–928, 2001.

[6] 高見元敞，他：GIST の臨床的取り扱い—胃・小腸を中心に．胃と腸 36：1147–1156, 2001.

（平井郁仁，今村健太郎，岩下明德）

5 神经系统肿瘤 a 神经源性肿瘤

食管 ➡ Ⅰ.108 页 胃 ➡ Ⅰ.245 页 ★ 大肠 ➡ Ⅱ.291 页

消化道神经源性肿瘤属于间叶性肿瘤的范畴，是一种以梭形细胞为主要组成成分的消化道非上皮性肿瘤。小肠间叶性肿瘤的 80% 以上是 GIST，其次是平滑肌瘤及神经源性肿瘤。本病的发病率非常低，而且缺乏特异性症状。通常在寻找腹痛、便血等的原因时，以黏膜下肿瘤的诊断而被发现，大部分需要通过外科手术进行切除。近年来，随着气囊内镜及胶囊内镜的出现其诊断率有了较为明显的提高。

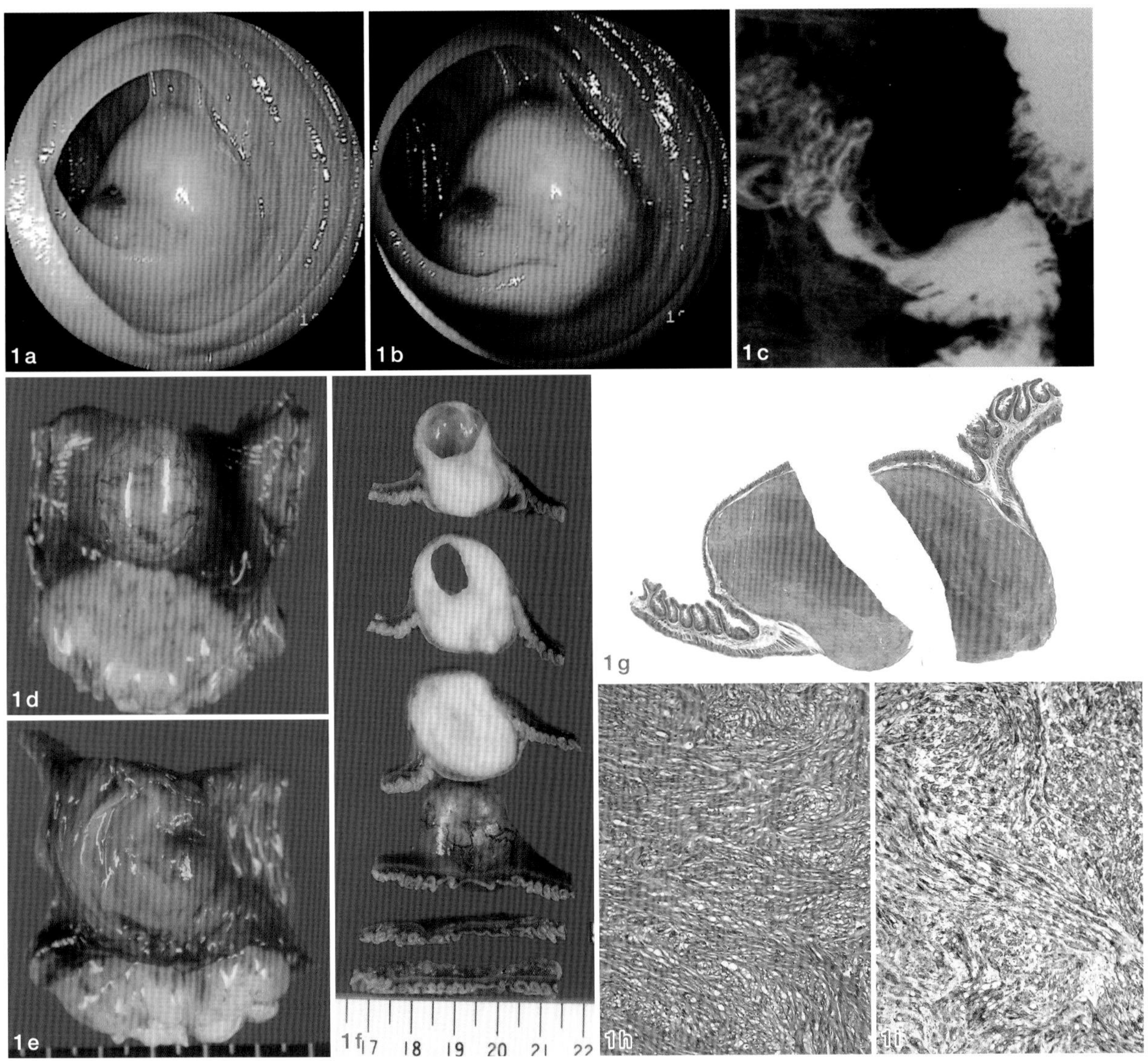

❶ [病例 1] 70 余岁女性，神经鞘瘤，因腹痛待查就诊

a，b：内镜所见（a：普通光观察，b：喷洒靛胭脂观察） 空肠内见平缓的半周性隆起型病变，表面与周围黏膜色调几乎相同，表现为黏膜下肿瘤的形态。顶部黏膜缺损有凝血块附着。

c：X 线所见 向管腔凸出的透亮像，隆起较陡，表面平滑。

d ~ f：切除标本大体所见 肿瘤大小 32mm × 23mm，隆起型病变，顶端部分凹陷，见糜烂形成（d，e）。标本固定后剖面（f）内部均匀一致的实性病变，部分呈囊性变。

g ~ i：病理组织学所见 肿瘤主体向增厚的固有肌层呈实质性、压迫性生长。部分肿瘤边缘见淋巴组织的 cuffing（g）。缺乏异型性的梭形细胞呈实性束状增生（h）。肿瘤细胞免疫组化染色呈 S-100 阳性（i），c-kit 阴性，CD34 阴性，SMA 阴性，desmin 阴性。

参考文献

[1] 藤田淳也，他：GIST の外科的治療―十二指腸，小腸，大腸，大網，腸間膜．消化器外科 29：187-194, 2006.

[2] 西田俊朗，他：GIST・平滑筋肉腫．外科 65：1424-1431, 2003.

（桑木光太郎）

6 恶性淋巴瘤 a 滤泡性淋巴瘤

食管 ➡Ⅰ.113 页 十二 ➡Ⅰ.346 页 大肠 ➡Ⅱ.303 页

滤泡性淋巴瘤（follicular lymphoma，FL）占消化道恶性淋巴瘤的 3%~7.8%，是比较罕见的疾病。近年来，小肠 FL 的报告病例增加。好发部位为十二指肠降段，空肠及回肠发现病变的病例也较高。在十二指肠发现 FL 病变时，通常小肠也发现病变（85%）。大体形态多呈多发性淋巴结样息肉病（multiple lymphomatous polyposis，MLP），也有的病变合并肿瘤、溃疡及狭窄形成。小肠 FL 的染色体拼接以 t（14；18）（q32；q21）/ *IGH-BCL2* 最为常见。需要鉴别的疾病包括淋巴滤泡增生、MALToma、脑回细胞淋巴瘤等。确定诊断须符合肿瘤细胞免疫染色 CD10 及 bcl-2 同时阳性。病变局限期治疗可用 watch and wait 方案或利妥昔单抗单药治疗，进展期选择 R-CHOP 方案治疗。本病虽为预后良好低度恶性的淋巴瘤，但可能转化为弥漫大 B 细胞性淋巴瘤或治疗后复发，故需密切随访观察。

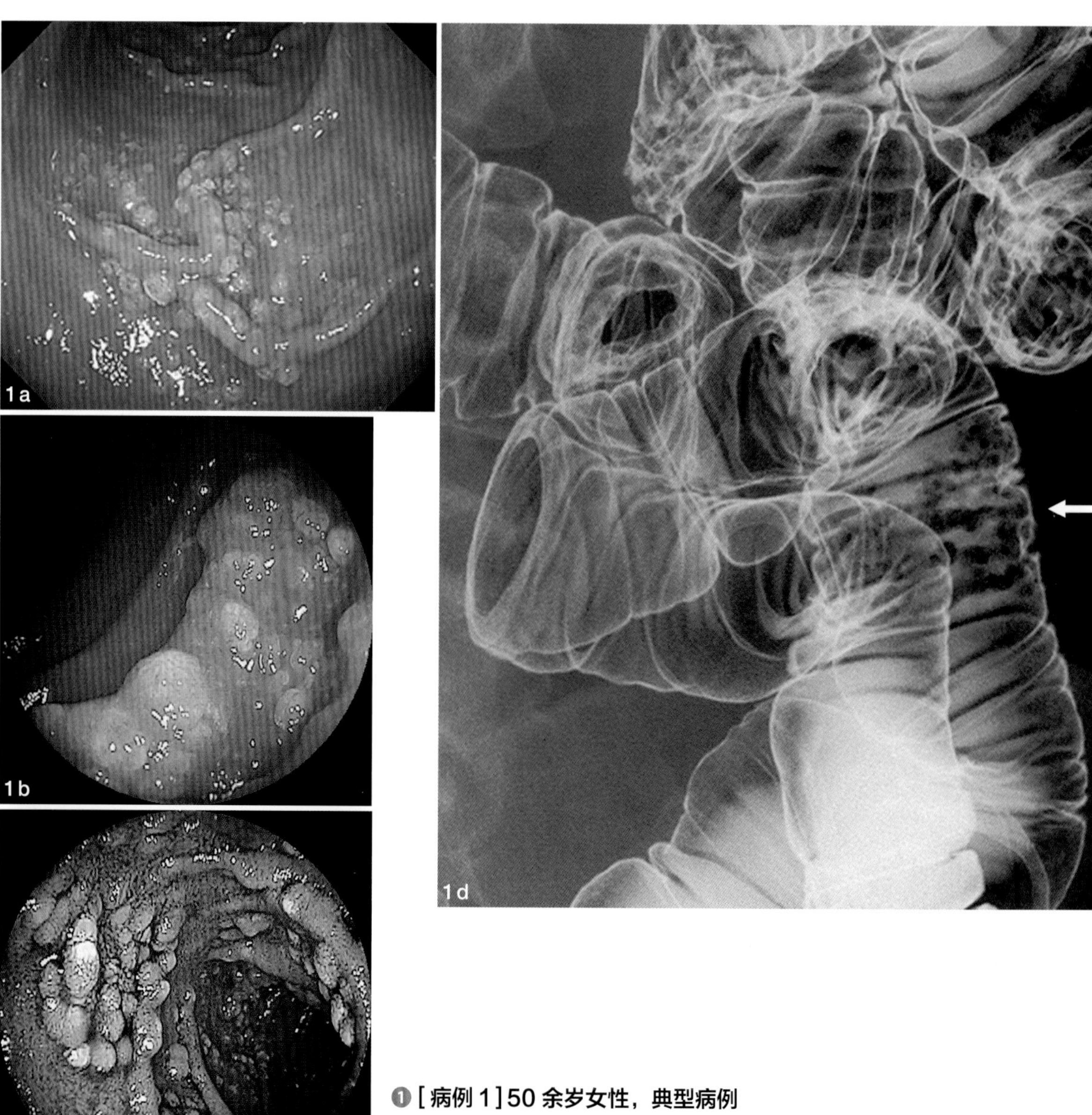

❶［病例 1］50 余岁女性，典型病例

a：**十二指肠内镜所见** 十二指肠降段乳头对侧见多发的、白色调的小隆起。

b，c：**经口双气囊小肠镜所见** 空肠内见多发的表面光滑的小隆起。

d：**X 线所见（插管法）** 空肠见集簇样小隆起（箭头）。

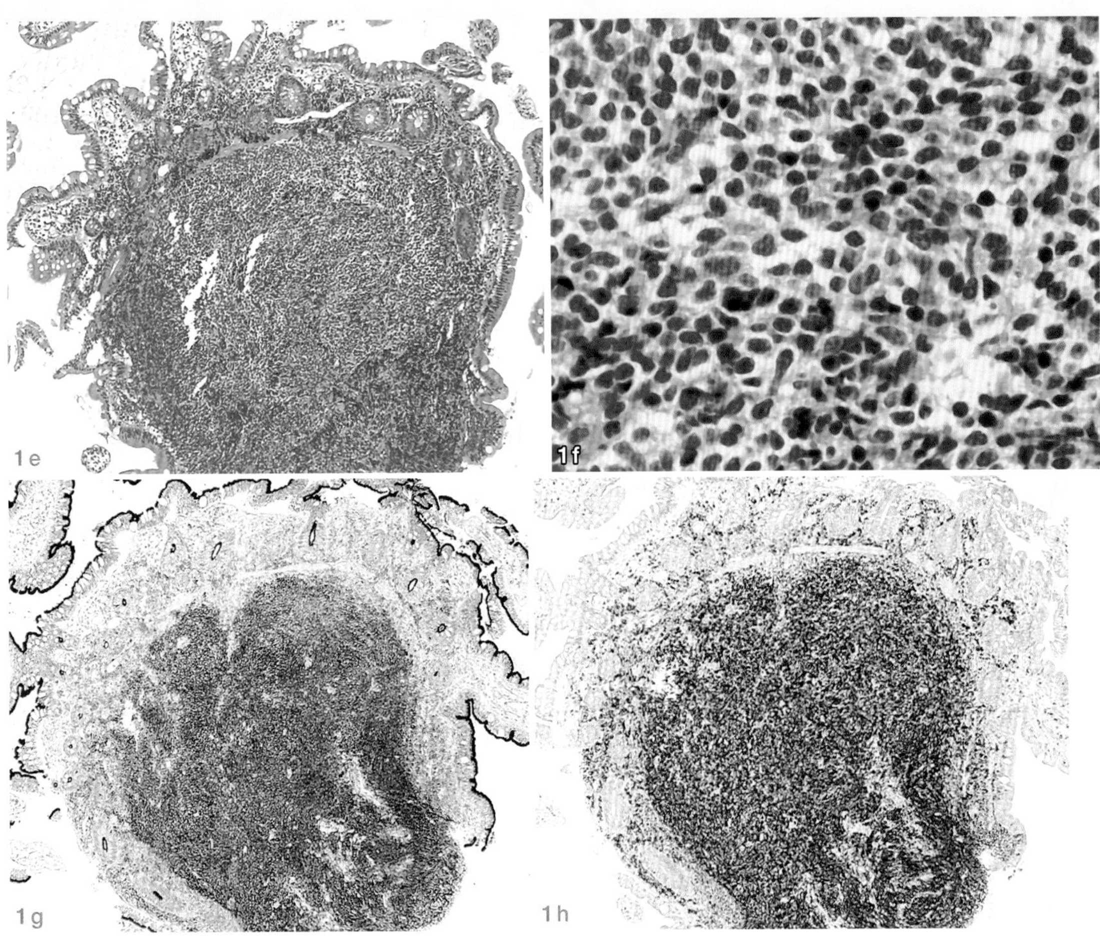

e～h：活检标本的病理组织学所见　空肠黏膜见小型～中型的淋巴细胞形成滤泡样浸润（e，f）。免疫组化染色肿瘤细胞 CD10（g）及 bcl-2 阳性（h）。

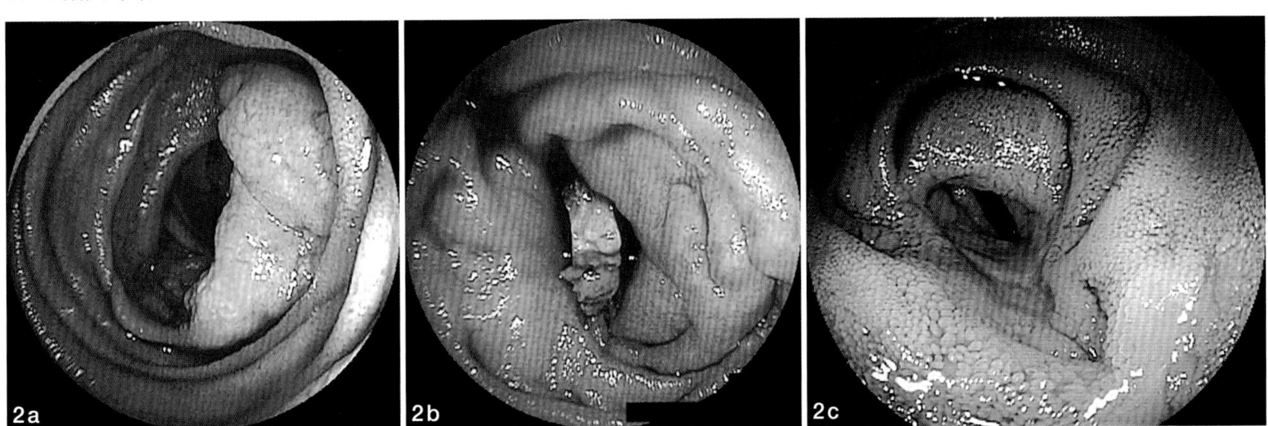

❷ 非典型的双气囊内镜所见

a：**［病例 2］**　肿瘤形成病例（空肠）。
b：**［病例 3］**　狭窄形成的病例（空肠）。
c：**［病例 4］**　溃疡形成的病例（小肠中段）。

参考文献

[1] Nakamura S, et al. : Endoscopic features of intestinal follicular lymphoma : the value of double-balloon enteroscopy. Endoscopy 39 (Suppl 1) : E26-E27, 2007.

[2] Yanai S, et al. : Translocation t (14;18) /IGH-BCL2 in gastrointestinal follicular lymphoma : correlation with clinicopathologic features in 48 patients. Cancer 117 : 2467-2477, 2011.

[3] 中村昌太郎，他：消化管濾胞性リンパ腫の臨床的特徴—MALT リンパ腫および DLBCL との比較．胃と腸 43: 1067-1079, 2008.

[4] Yamamoto S, et al. : Gastrointestinal follicular lymphoma: review of the literature. J Gastroenterol 45 : 370-388, 2010.

[5] Takata K, et al. : Primary gastrointestinal follicular lymphoma involving the duodenal second portion is a distinct entity : a multicenter, retrospective analysis in Japan. Cancer Sci 102 : 1532-1536, 2011.

（池上幸治，中村昌太郎）

6 恶性淋巴瘤 b MALT 淋巴瘤（包括 IPSID）

食管 ➡Ⅰ.113 页（恶性淋巴瘤） 胃 ➡Ⅰ.249 页 十二 ➡Ⅰ.349 页 大肠 ➡Ⅱ.303 页

MALT（mucosa-associated lymphoid tissue）淋巴瘤是慢性炎症背景下，在淋巴结外器官形成的黏膜相关淋巴组织边缘带 B 细胞来源的低度恶性淋巴瘤。小肠恶性淋巴瘤中 MALT 淋巴瘤占 19%~28%，其次发病率较高的是弥漫大 B 细胞性淋巴瘤、滤泡性淋巴瘤。根据研究结果，MALT 淋巴瘤大体可分为以下类型：①隆起型；②溃疡型；③ MLP 型；④弥漫型；⑤其他型。其中小肠淋巴瘤中以溃疡型最多见。

IPSID（immunoproliferative small intestinal disease）是 MALT 淋巴瘤的特殊类型，以十二指肠空肠为中心在小肠范围内的弥漫型病变（呈细微颗粒状小隆起），在日本罕见。

MALT 的治疗方法：对 IPSID 四环素类抗生素有效，局限性淋巴瘤可行外科手术切除，病变范围广或进展期病变者可行化疗、抗 CD20 利妥昔单抗治疗，或者联合应用 R-CHOP 方案治疗。

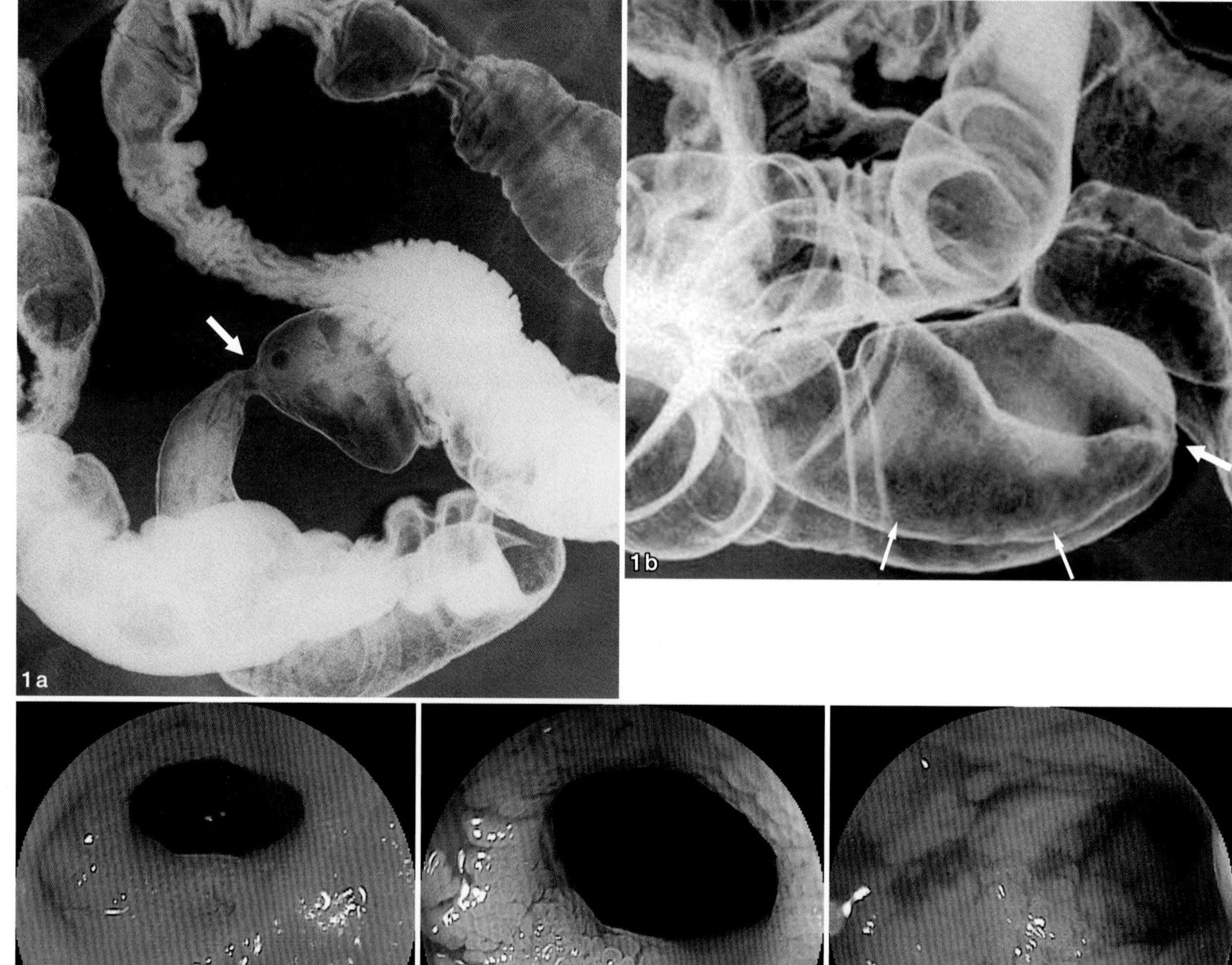

❶ [病例 1] 60 余岁男性，溃疡（狭窄）型

a：X 线所见（后前位双重造影） 伴有回肠口侧肠管扩张的狭窄型病变（箭头）。

b：X 线所见（俯卧位双重造影） 狭窄部（粗箭头）的肛侧伸展不良，黏膜轻度粗糙（细箭头）。

c ~ e：经肛双气囊小肠镜所见 回肠狭窄部见范围狭窄的环形溃疡（c，d），狭窄部的肛侧缘见黏膜粗糙（e）。

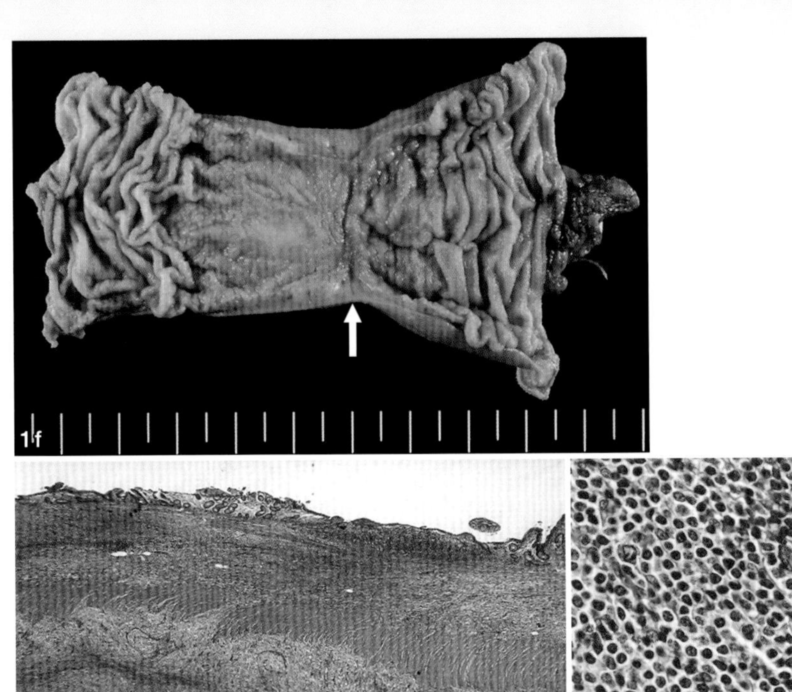

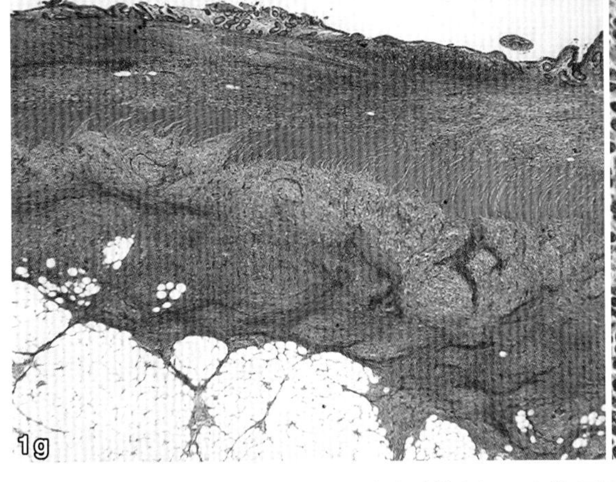

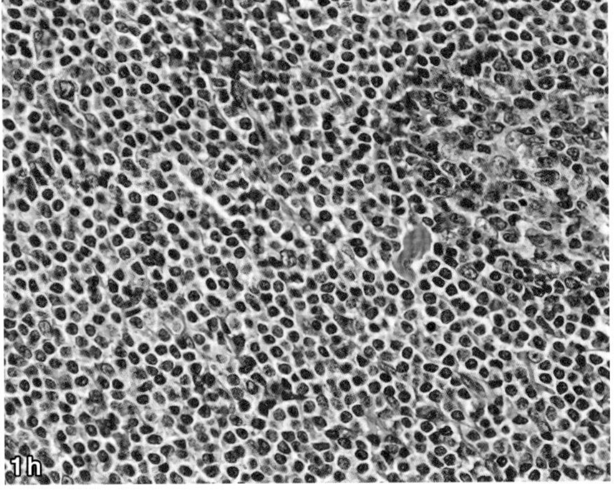

f：**切除标本大体所见** 回肠见环形溃疡（箭头），肛侧缘见低平的粗糙黏膜区。

g，h：**病理组织学所见** 肿瘤细胞由中型异常淋巴细胞组成，浸润范围广泛，从黏膜越过浆膜达肠系膜脂肪组织。

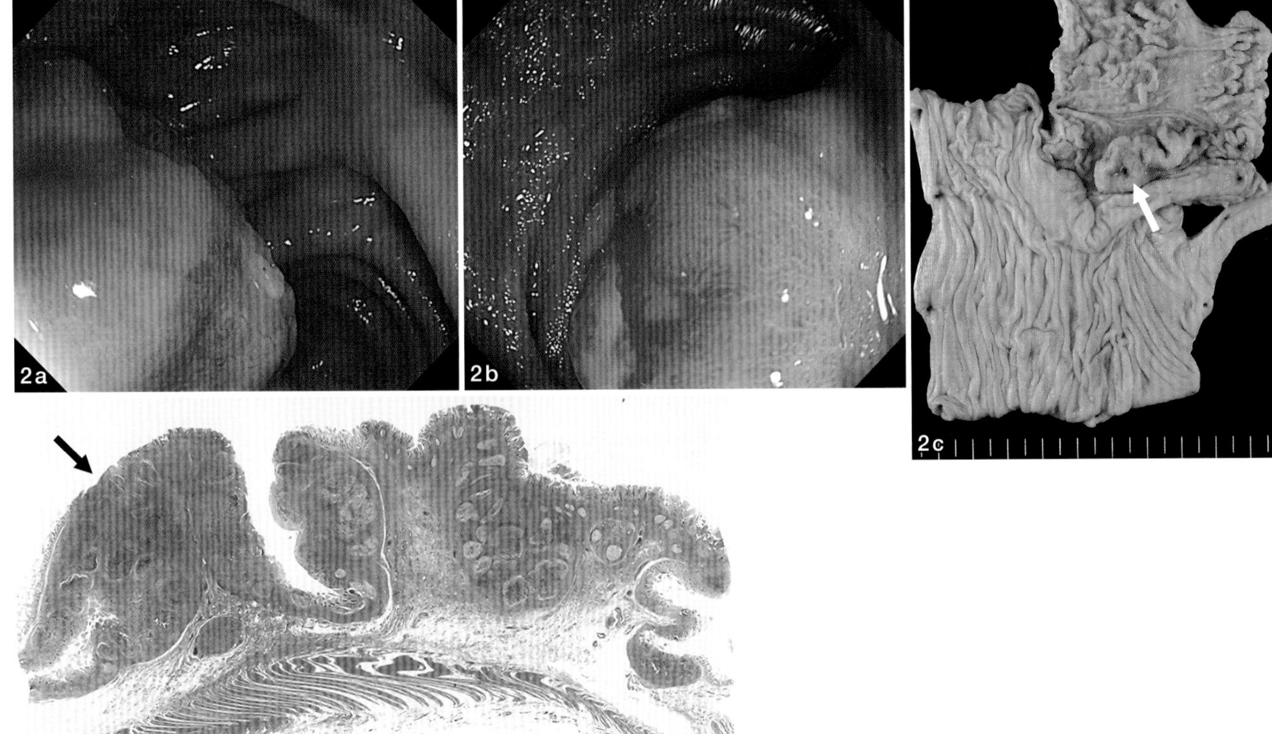

❷［病例 2］50 余岁男性，隆起型肿物

a，b：**结肠镜所见** 自回盲瓣口侧凸向结肠的、伴有浅黏膜缺损的黏膜下隆起（a），观察过程中见肿物可还纳入回肠（b）。

c，d：**切除标本大体及病理组织学所见** 自回盲瓣口向回肠侧见直径 3cm 的黏膜下肿瘤样隆起型病变。肿瘤位于黏膜及黏膜下层，箭头部分显示黏膜缺损。

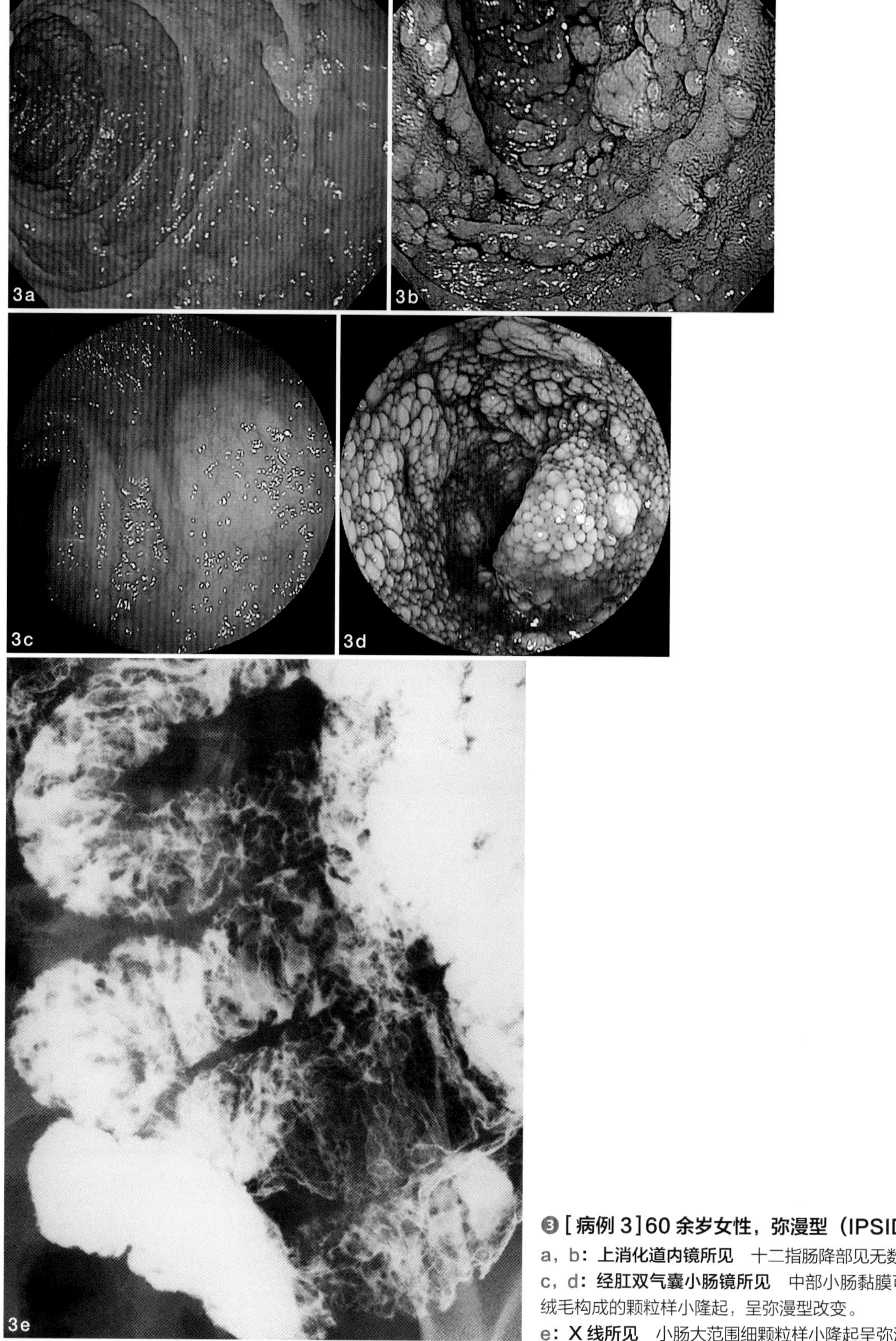

❸［病例 3］60 余岁女性，弥漫型（IPSID）

a，b：**上消化道内镜所见**　十二指肠降部见无数小隆起。

c，d：**经肛双气囊小肠镜所见**　中部小肠黏膜可见由肿大的绒毛构成的颗粒样小隆起，呈弥漫型改变。

e：**X 线所见**　小肠大范围细颗粒样小隆起呈弥漫型改变。

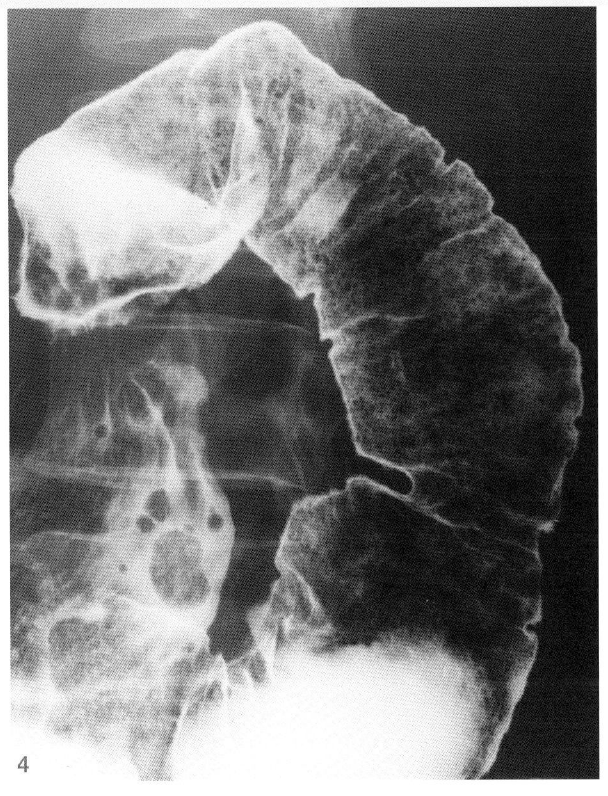

❹ **[病例 4] 50 余岁女性，弥漫型（IPSID）**

低张性十二指肠造影，降部的皱襞呈不清晰的颗粒样黏膜改变。

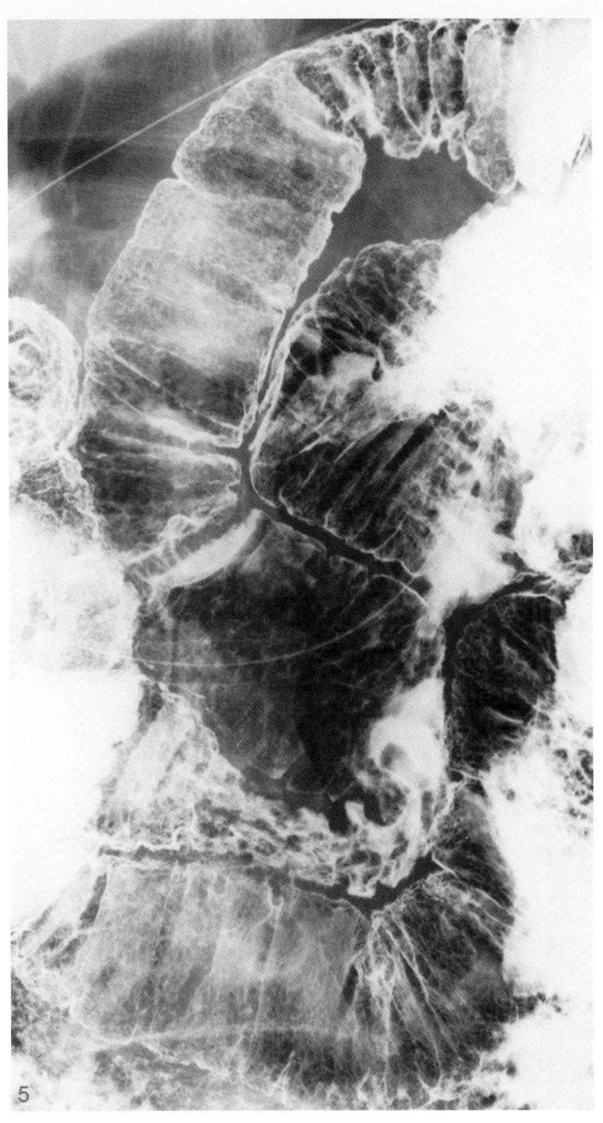

❺ **[病例 5] 30 余岁男性，弥漫型（IPSID）**

上段～中段小肠黏膜见弥漫型、微细颗粒样改变。

小肠

参考文献

[1] Nakamura S, et al. : A clinicopathologic study of primary small intestine lymphoma : prognostic significance of mucosa–associated lymphoid tissue–derived lymphoma. Cancer 88 : 286–294, 2000.

[2] Nakamura S, et al. : Primary gastrointestinal lymphoma in Japan : a clinicopathologic analysis of 455 patients with special reference to its time trends. Cancer 97 : 2462–2473, 2003.

[3] 中村昌太郎，他：悪性リンパ腫．八尾恒良，他（编）：小腸疾患の臨床．医学書院，pp340–351, 2004.

[4] Yanai S, et al. : MALT lymphoma of the small bowel accompanied by NSAID–induced enteropathy. J Gastroenterol Hepatol 27 : 1126, 2012.

[5] 中村昌太郎，他：癌や炎症と鑑別が困難な小腸悪性リンパ腫の臨床病理学的特徴—X 線・内視鏡所見を中心に．胃と腸 44：843–854, 2009.

（中村昌太郎，松本主之）

6 恶性淋巴瘤 C 弥漫大B细胞性淋巴瘤，套细胞淋巴瘤，T细胞淋巴瘤

食管 ➡Ⅰ.113 页（恶性淋巴瘤） 胃 ➡Ⅰ.253 页 十二 ➡Ⅰ.353 页 大肠 ➡Ⅱ.303 页

小肠淋巴瘤较少见，占消化道恶性肿瘤的 1% ~5%，在小肠恶性肿瘤中发病率较高占 30% ~40%。组织型以弥漫大 B 细胞性淋巴瘤（diffuse large B cell lymphoma，DLBCL）最多见，其次依次为滤泡性淋巴瘤、MALT 淋巴瘤及 T 细胞淋巴瘤。大体分型为：①隆起型；②溃疡型；③多发性淋巴瘤息肉病型（multiple lymphomatous polyposis，MLP）；④弥漫型；⑤其他型。组织型与之相关。

发生率最高的溃疡型 DLBCL 超过半数，再分为狭窄、非狭窄、动脉瘤 3 个亚型。动脉瘤型病变部位相对于非病变部位肠管可见明显的扩张，非狭窄型无明显的狭窄及扩张，这些都是淋巴瘤的特征。狭窄型与癌的鉴别较困难。淋巴瘤的病变边界较缓和，无悬垂样边界，如可见到耳廓样周堤，则正确诊断率较高。

另一方面，MLP 型由无数的隆起型病变组成范围广泛的病变，是套细胞淋巴瘤及滤泡性淋巴瘤的特征。套细胞淋巴瘤与滤泡性淋巴瘤不同，隆起大小不等，常形成大的肿瘤。MLP 型淋巴瘤仅从影像检查很难将淋巴滤泡性息肉病与其他消化道息肉病相鉴别，必须依靠活检诊断。

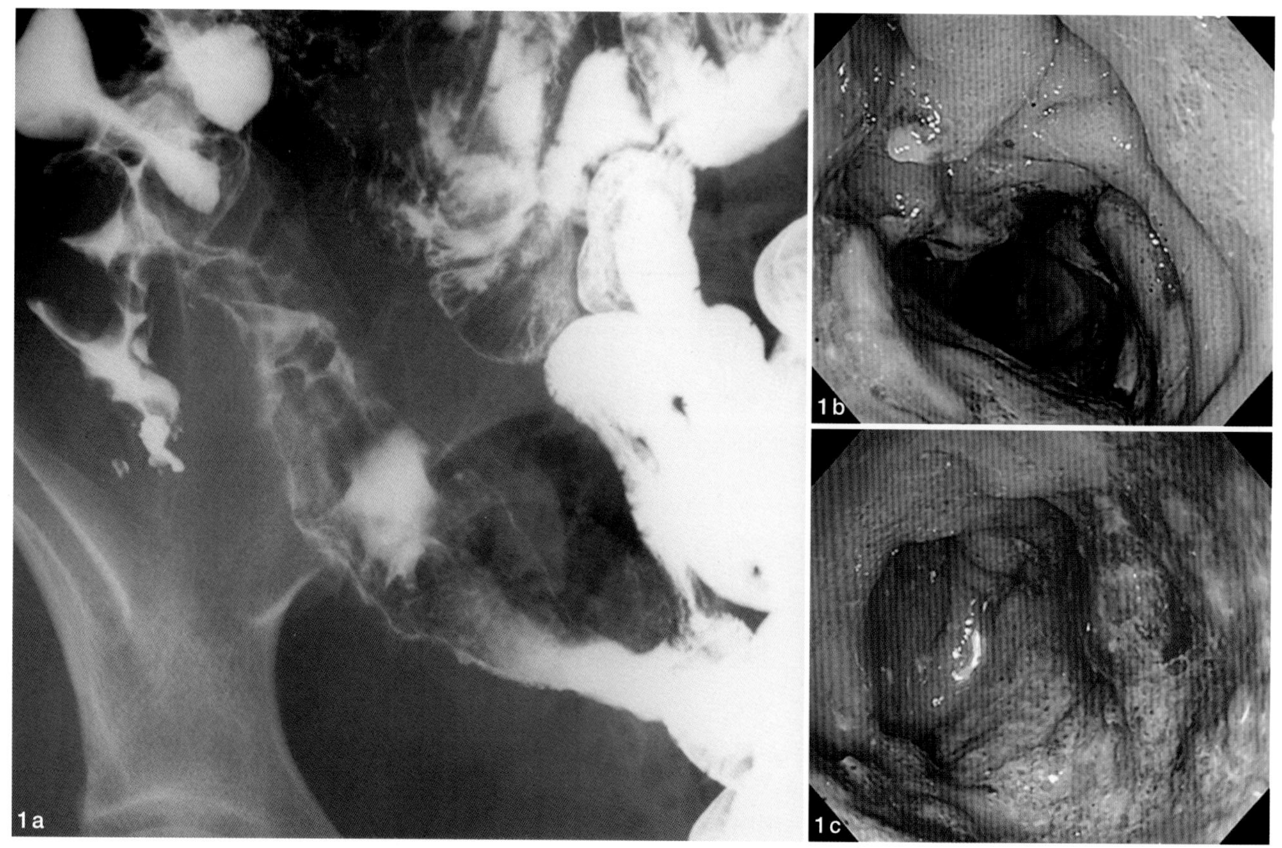

❶［病例 1］30 余岁女性，弥漫大 B 细胞性淋巴瘤，溃疡（非狭窄）型

a：X 线所见 回肠末端肠腔轻度扩张，见溃疡型肿瘤。

b，c：下消化道内镜所见 溃疡性病变的肛侧缘（b）及口侧缘（c）见正常黏膜覆盖的肿大皱襞。

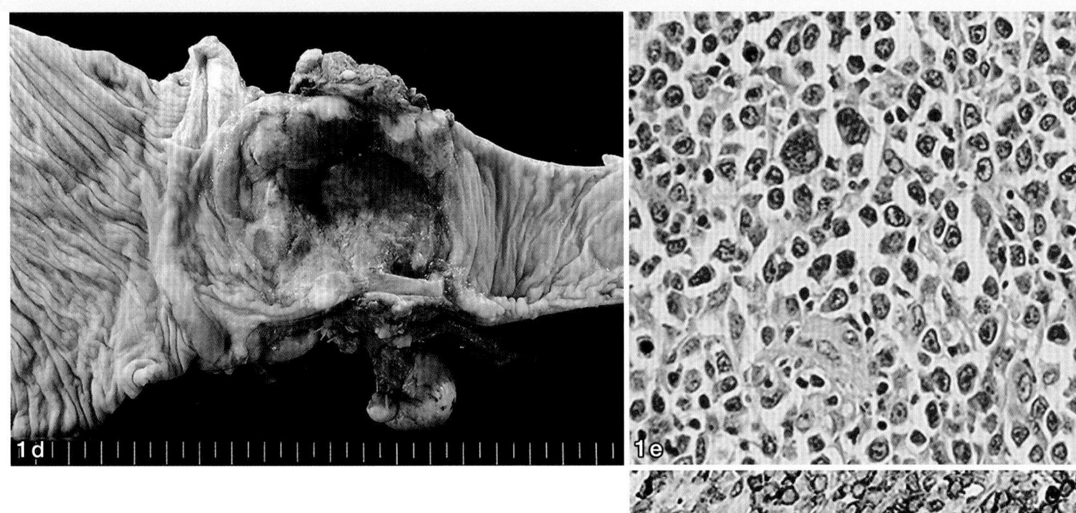

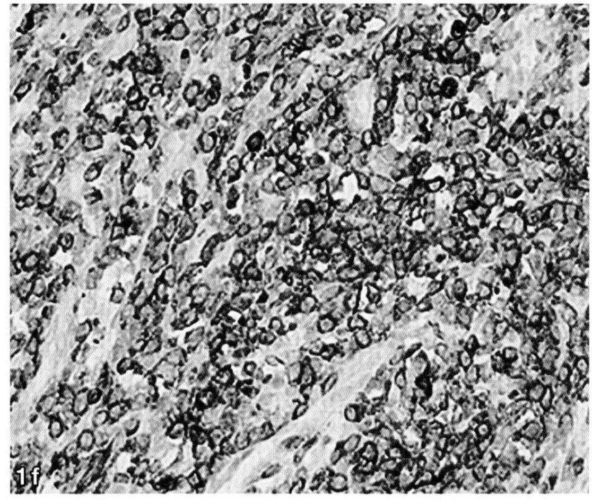

d：切除标本大体所见　回肠末端见伴有深溃疡形成的肿瘤。
e，f：病理组织学所见　大型异型淋巴细胞弥漫型浸润（e），免疫染色见肿瘤细胞呈 CD20 阳性（f）。

2a
2b
2c

❷ [病例 2] 70 余岁女性，弥漫大 B 细胞性淋巴瘤，溃疡（动脉瘤）型

a：X 线所见（插管法）　空肠见 5cm 以上的肠腔扩张及不规则钡斑，边缘见肿大的皱襞。
b，c：经口双气囊小肠镜所见　口侧缘见皱襞肿大（b），病变中央见不规则的溃疡形成，肠腔扩张（c）。

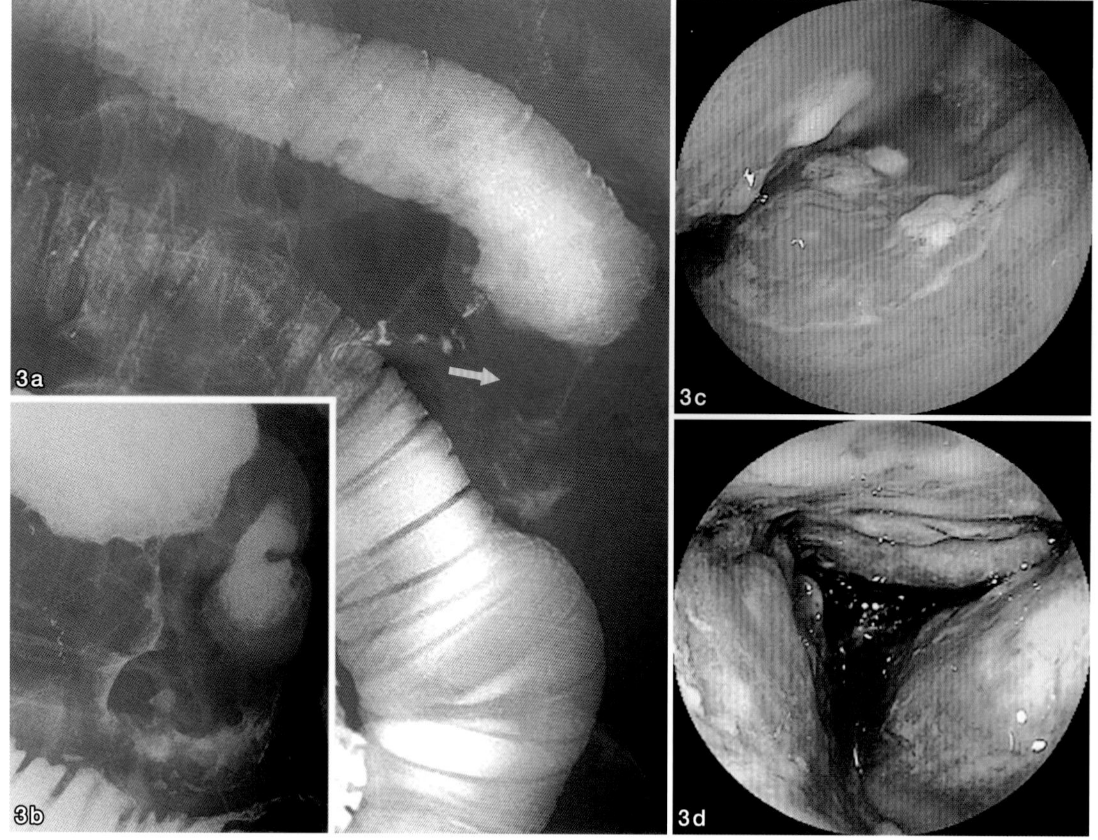

❸ [病例 3] 60 余岁男性，T 细胞淋巴瘤，溃疡（狭窄型）

a，b：**X 线所见（肠梗阻导管造影）** 空肠见复杂的迂曲的狭窄部（箭头），口侧肠腔扩张（a）。狭窄的肠腔内凹凸不平（b）。

c，d：**经口双气囊小肠镜所见** 空肠见边界清楚的全周性溃疡（c），病变的肛侧肠腔见由顶端溃疡形成的肿瘤所导致的重度狭窄（d）。

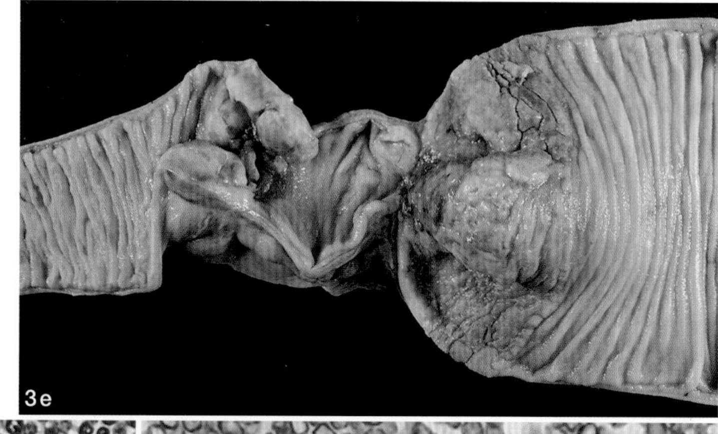

e：**切除病变大体标本** 小肠见重度狭窄的病变。其口侧少量正常黏膜相间，可见伴有浅溃疡形成的肿瘤。

f，g：**病理组织学所见** 中度异型性淋巴细胞弥漫性浸润（f），免疫组织化学染色见肿瘤细胞 CD3 阳性（g）。

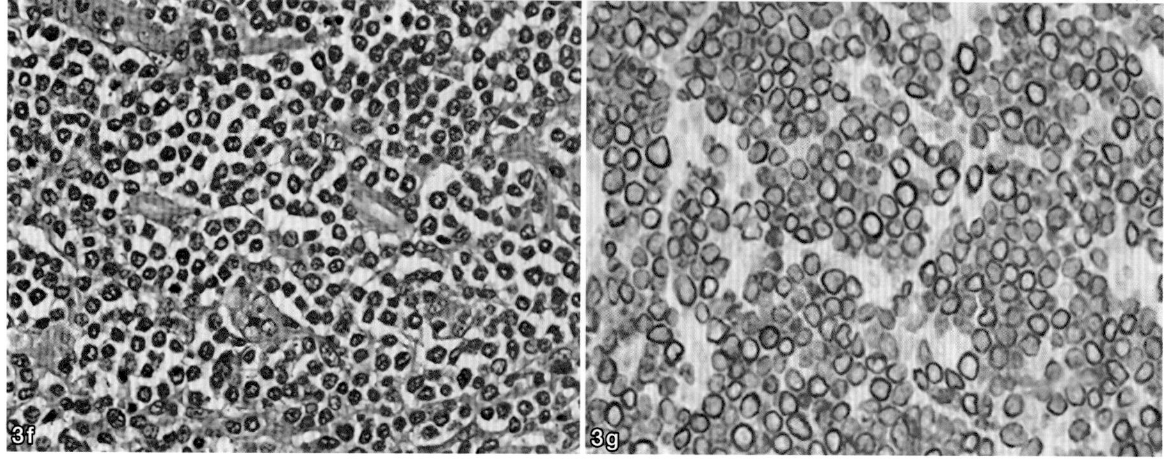

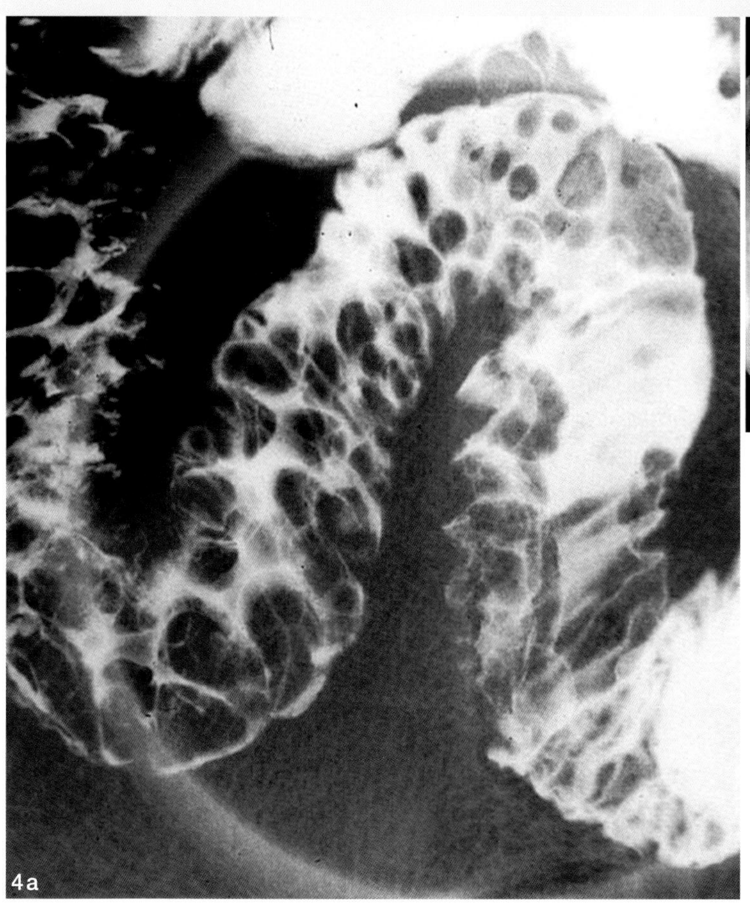

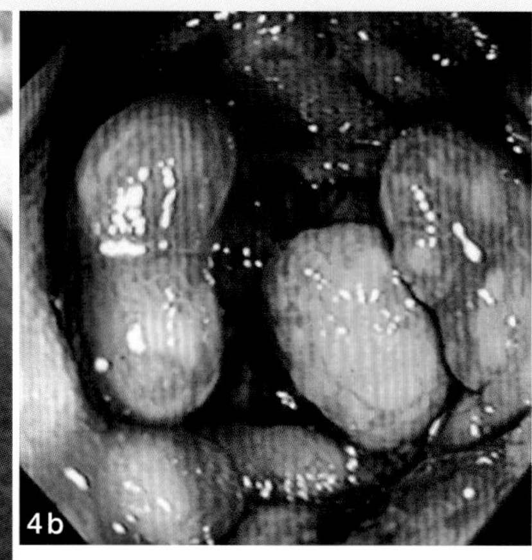

❹ [病例 4] 70 余岁男性，套细胞淋巴瘤，MLP 型

a：**X 线所见** 回肠见大小不等类圆形透亮像。

b：**下消化道内镜所见** 回肠末端见伴有部分红斑形成的、多发的、大的黏膜下肿瘤样隆起。

参考文献

[1] Nakamura S, et al. : A clinicopathologic study of primary small intestine lymphoma : prognostic significance of mucosa-associated lymphoid tissue-derived lymphoma. Cancer 88 : 286–294, 2000.

[2] Mitsui K, et al. : Role of double-balloon endoscopy in the diagnosis of small-bowel tumors : the first Japanese multicenter study. Gastrointest Endosc 70 : 498–504, 2009.

[3] 中村昌太郎，他：悪性リンパ腫．八尾恒良，他（編）：小腸疾患の臨床．医学書院，pp340–351, 2004.

[4] 中村昌太郎，他：小腸腫瘍性疾患 2) 小腸悪性リンパ腫．胃と腸 43：533–538, 2008.

[5] 中村昌太郎，他：癌や炎症と鑑別が困難な小腸悪性リンパ腫の臨床病理学的特徴：X 線・内視鏡所見を中心に．胃と腸 44：843–854, 2009

（池上幸治，中村昌太郎）

6 恶性淋巴瘤 d 肠病相关性 T 细胞性淋巴瘤

肠病相关性 T 细胞性淋巴瘤（enteropathy-associated T-cell lymphoma，EATL）占 T 细胞淋巴瘤的 4.7%，为罕见病，WHO 分型第 4 版将其定义为肠上皮的 T 细胞性肿瘤。分为 Type Ⅰ 和 Type Ⅱ 两大类。

Type Ⅰ 在欧美人多见，多半继发于乳糜泻；Type Ⅱ 与乳糜泻无关，为散发性。日本人乳糜泻发病率很低，多数为 Type Ⅱ 型。多好发于空肠或回肠近端，偶尔也发生于十二指肠、胃、结肠。

通常小肠病变的影像改变轻微不易诊断。典型病例可见：①多发结节或结节性增厚（multiple nodule or nodular thickening）；②弥漫性浸润性肿瘤（diffuse infiltrating tumor）；③息肉样肿物（polypoid masses）；④挖凿样或虫噬样肿瘤（excavating or cavity tumor）；⑤腔外型肠系膜肿瘤（extraluminal mesenteric tumor）。本文呈现的病例为弥漫性浸润型肿瘤，这种呈弥漫性改变的病变与 IPSID 类似，需要组织学检查鉴别。

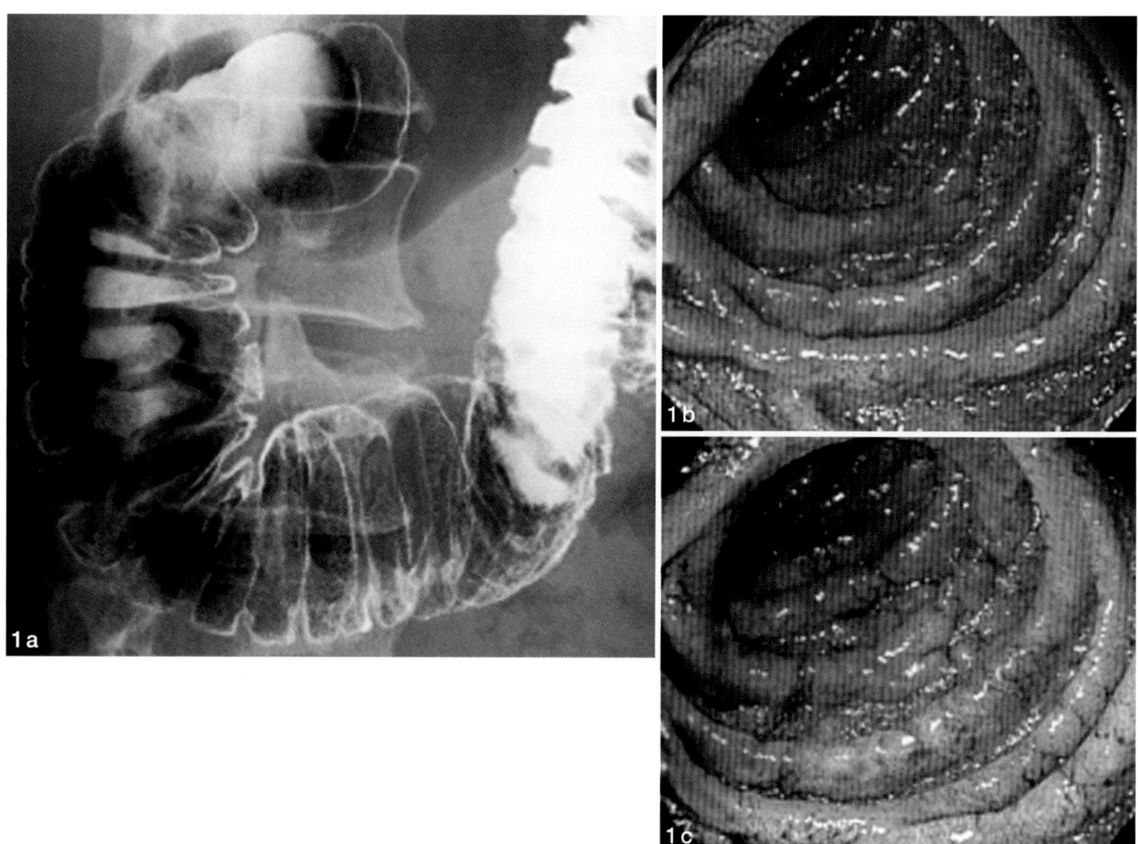

❶［病例 1］60 余岁男性。主诉：腹泻，体重减轻，下肢水肿

a：十二指肠低张造影所见 轻度扩张的十二指肠见增厚的皱襞。黏膜粗糙呈细颗粒状。

b，c：小肠镜所见 见空肠黏膜发红、颗粒状肌白色浑浊的、增厚的 Kerckring 皱襞（b），喷洒靛胭脂后观察见黏膜颗粒样改变更加明显（c）。

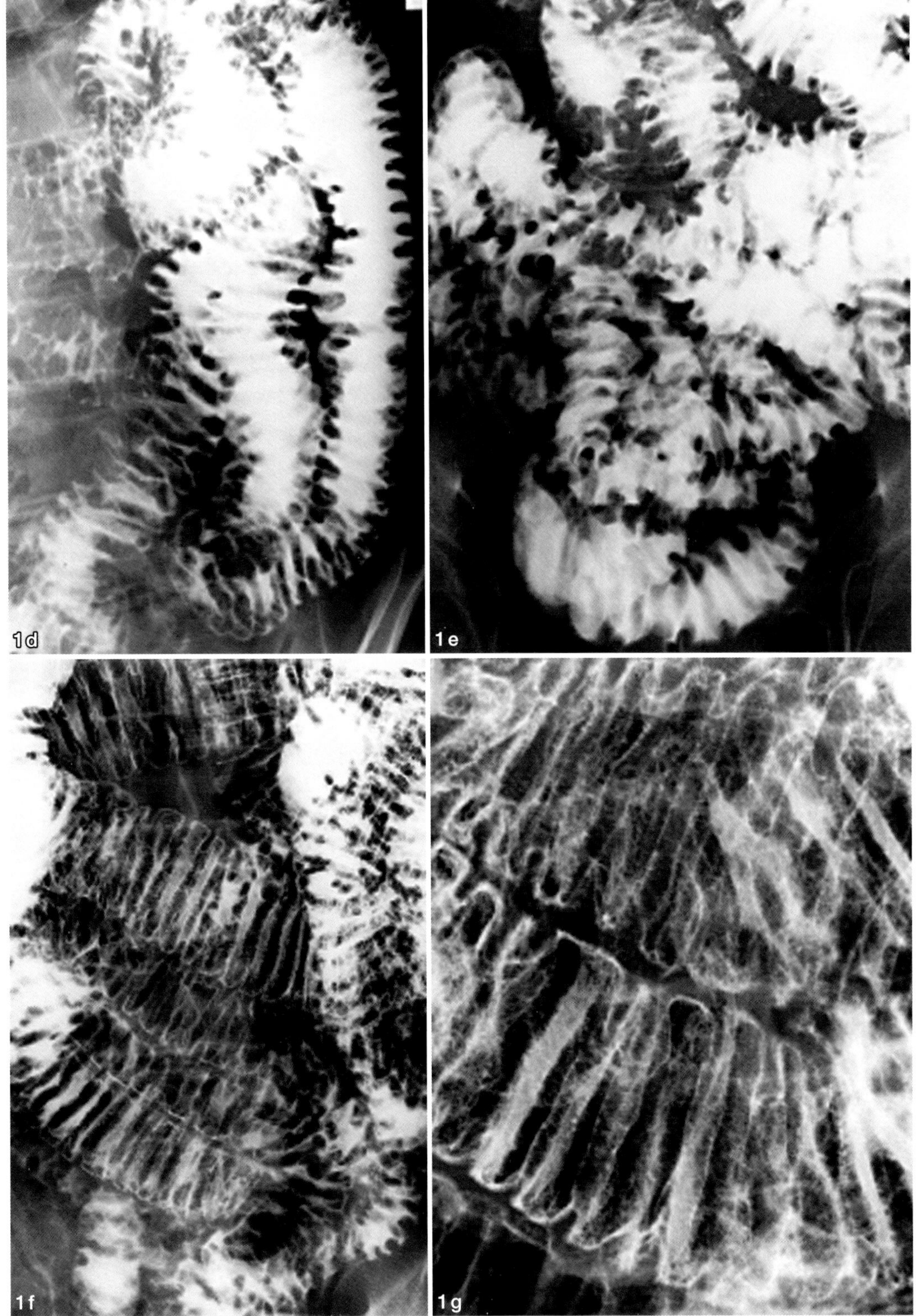

d，e：**小肠 X 线所见**　空肠水肿，Kerckring 皱襞明显增厚（d）。相同的改变一直延续至盆腔内小肠段（e）。
f，g：**小肠双重造影所见**　小肠黏膜呈弥漫性、连续性粗糙并见增厚的 Kerckring 皱襞（f）。放大观察可见边缘呈羽毛状及微颗粒样黏膜改变（g）。

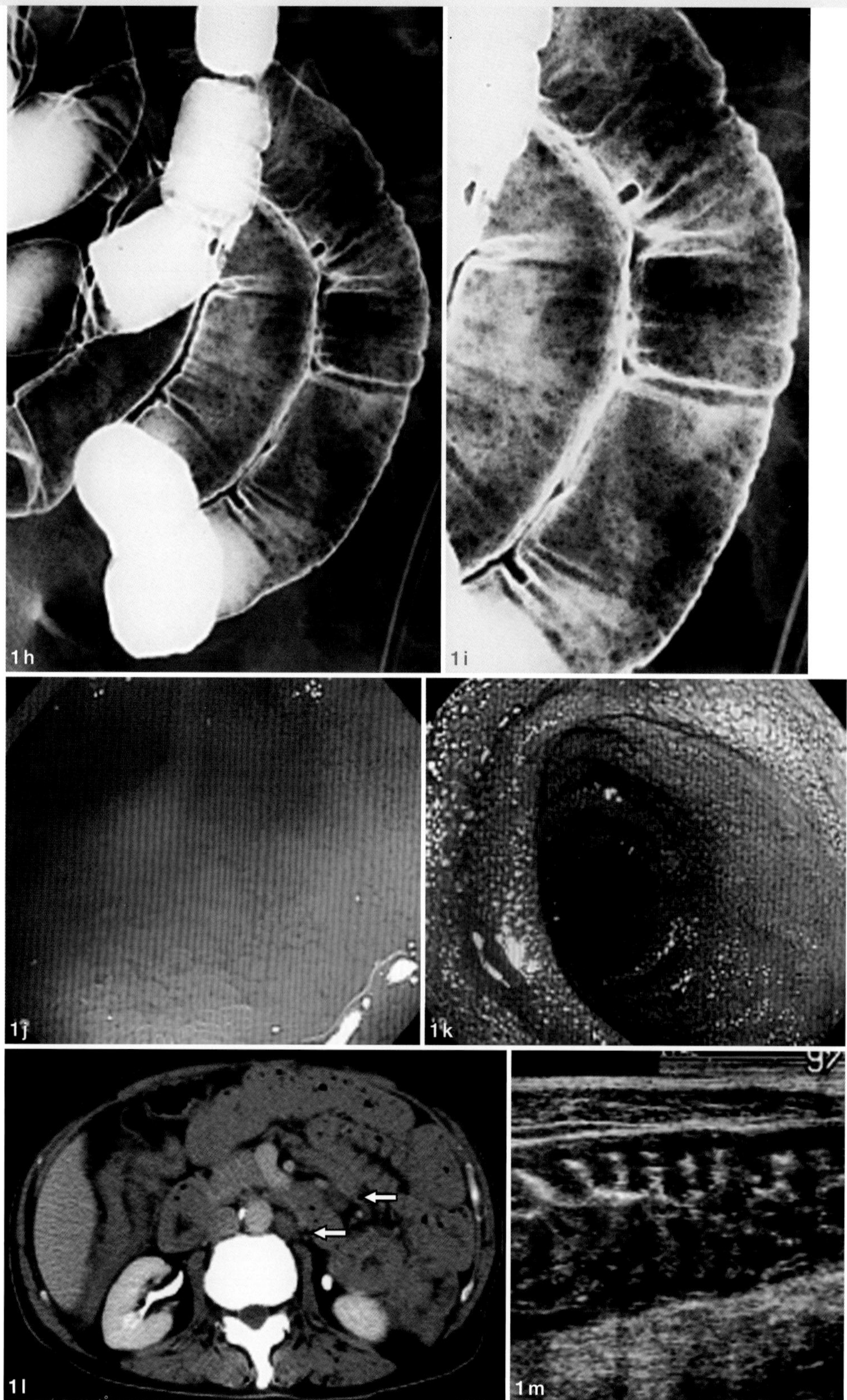

h，i：逆行性回肠造影所见 回肠黏膜粗糙见小的透亮灶。
j，k：回肠末端内镜所见 绒毛轻度不规整（j）。喷洒靛胭脂后可见黏膜呈规则的微细颗粒样改变（k）。
l：腹部 CT 检查 见增厚的肠系膜及明显增厚的 Kerckring 皱襞。
m：体表腹部超声所见 Kerckring 皱襞明显增厚。

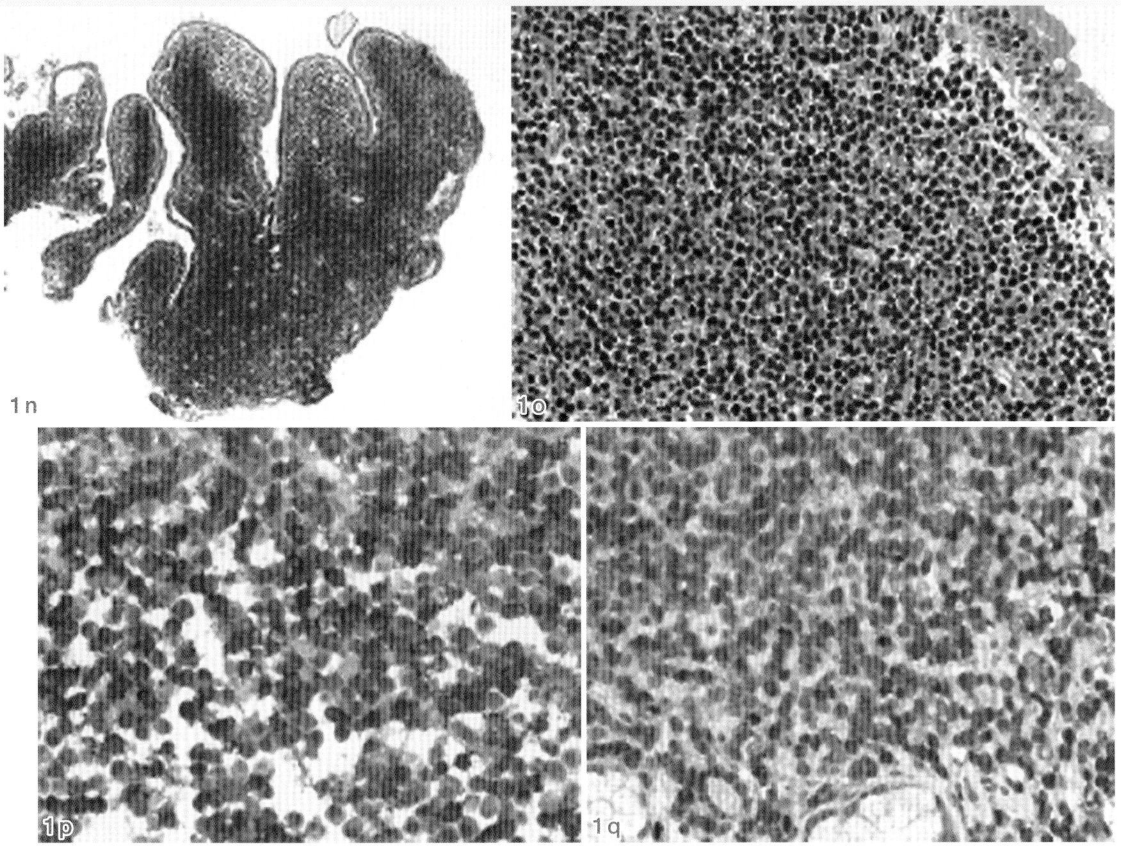

n ~ q：活检病理组织学及免疫组化染色所见　十二指肠黏膜固有层可见明显的淋巴细胞样圆形细胞浸润（n：HE 染色）。浸润细胞主要由核不规则的、大小不等的异型淋巴细胞构成，部分混有浆细胞（o：HE 染色）。CD3 染色强阳性（p），TIA-1 染色也呈阳性（q）。

参考文献

[1] Vose J, et al. : International peripheral T-cell and natural killer/T-cell lymphoma study : pathology findings and clinical outcomes. J Clin Oncol 26 : 4124-4130, 2008.

[2] Swerdlow SH, et al. (eds) : WHO Classification of Tumours of Haematopoietic and lymphoid tissues, 4th ed. IRAC Press, pp289-291, 2008.

[3] Takeshita M, et al. : Pathological and immunohistological findings and genetic aberrations of intestinal enteropathy-associated T cell lymphoma in Japan. Histopathology 58 : 395-407, 2011.

[4] Bosman FT, et al. (eds) : WHO Classification of Tumours of the digestive system, 4th ed. IRAC Press, pp112-114, 2010.

[5] 古賀有希，他：びまん性の小腸病変を有した enteropathy-type T-cell lymphoma の 1 例. 胃と腸 41 : 401-408, 2006.

[6] 中村昌太郎，他：悪性リンパ腫, IPSID. 八尾恒良，他（編）：小腸疾患の臨床. 医学書院，pp340-351, 2004.

（八坂太亲，平井郁仁）

7 恶性黑色素瘤

食管 ➡ Ⅰ. 117 页 十二 ➡ Ⅰ. 357 页 大肠 ➡ Ⅱ. 330 页

恶性黑色素瘤易转移至消化道，以小肠、胃、十二指肠转移较为多见，该病治疗的重点是判断病变为原发灶还是转移灶。诊断小肠为原发灶需要满足：①主病变位于小肠；②只转移至小肠所属淋巴结；③黑色素瘤的好发部位皮肤、眼睛、食管、直肠肛门无病灶。

内镜检查恶性黑色素瘤多以褐色调、隆起型病变多见。MRI 检查时 TI 呈高信号为其特征。小肠原发病变多为单发，常以腹痛或出血为首发症状。有时也表现为非黑色调，无黑色素的黑色素瘤。用 HMB-45 等特异性较高的抗体免疫组化染色对诊断有帮助。

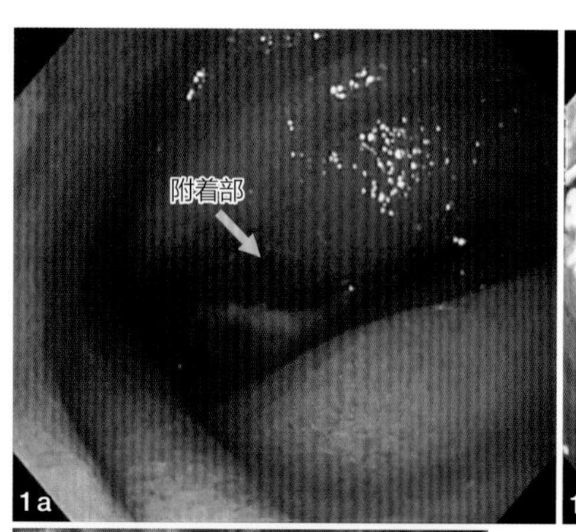

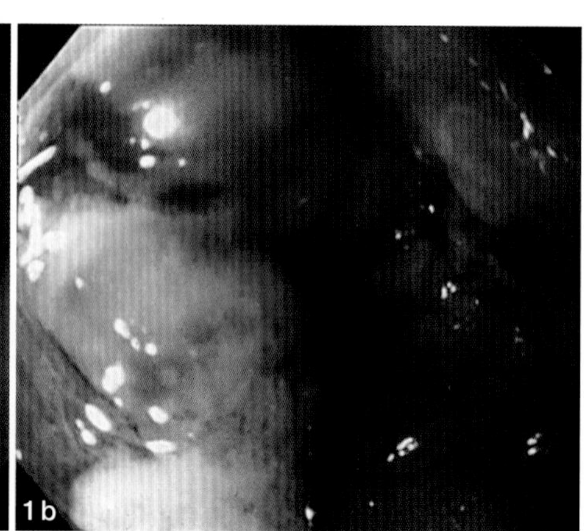

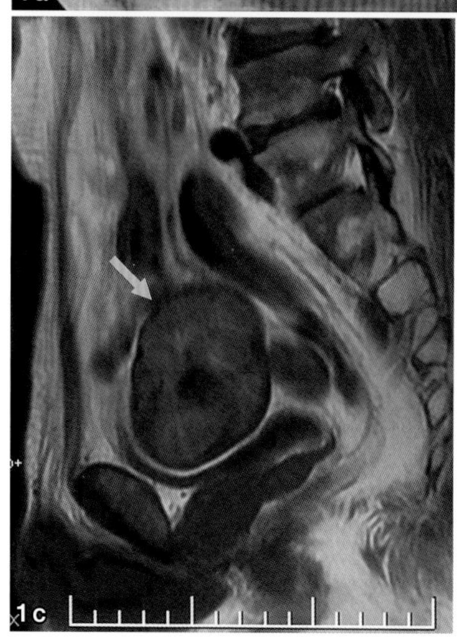

❶ [病例 1] 70 余岁男性

a，b：小肠镜所见 肿瘤大小超过管腔，不能窥及全貌。空肠内可见肿瘤起始部呈灰白～黑色调，表面有白色黏液附着，活检钳压迫质软。

c：腹部 MRI 所见 T1 像呈现特征性的高信号（箭头）。

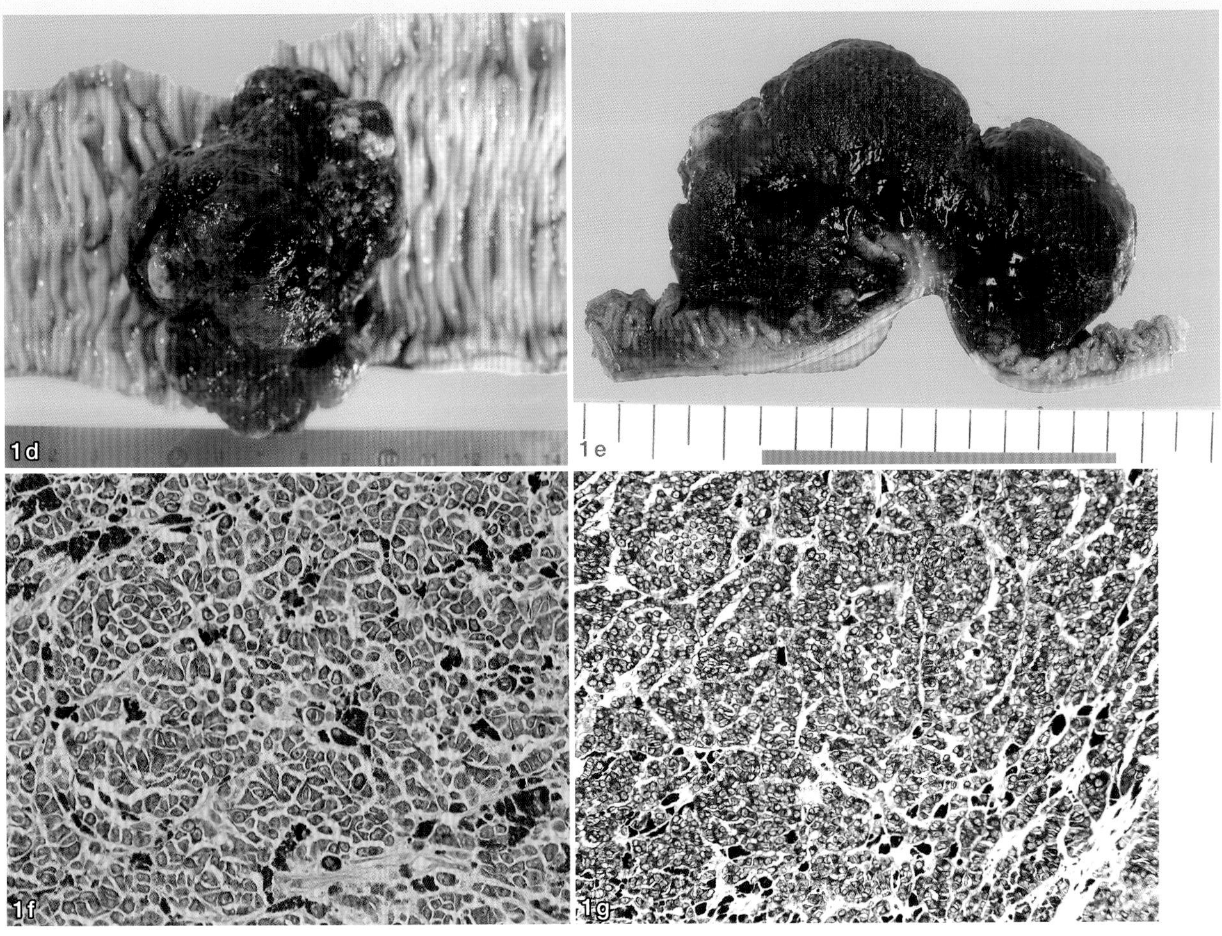

d，e：切除标本大体所见　黑色调亚蒂型表面凹凸不平的隆起型病变。
f，g：病理组织学所见　可见大量多角形细胞呈充实性增殖，细胞质可见呈细微颗粒样的黑色素颗粒，诊断为恶性黑色素瘤（f：HE 染色，×200）。HMB-45 免疫组化染色显示肿瘤细胞被染色（g：×200）。

小肠

参考文献

[1] 川口真矢，他：シングルバルーン小腸内視鏡にて術前に病理診断し得た小腸原発悪性黒色腫の 1 例．日消誌 108：633-639, 2011.

[2] Goldstein HM, et al. : Radiologic spectrum of melanoma metastatic to the gastrointestinal tract. Am J Roentgenol 129 : 605-612, 1977.

[3] Blecker D, et al. : Melanoma in the gastrointestinal tract. Am J Gastroenterol 94 : 3427-3433, 1999.

[4] Manouras A, et al. : Malignant gastrointestinal melanomas of unknown origin : Should it be considered primary ? World J Gastroenterol 13 : 4027-4029, 2007.

（川口真矢）

8 转移性肿瘤・直接浸润

食管 ➡ Ⅰ.119 页，121 页　胃 ➡ Ⅰ.258 页　十二 ➡ Ⅰ.358 页　大肠 ➡ Ⅱ.309 页

其他器官来源的肿瘤向小肠生长或播散，其他器官肿瘤通过血行或淋巴途径向小肠的转移以及腹部器官（胃、大肠、肝、胆囊、胰腺、肠系膜、子宫、卵巢、膀胱）肿瘤向小肠的直接浸润差别很大，形态学特点有极大的差异。

远隔转移

原发灶以肺癌最多见，还有包括黑色素瘤、肾癌、食管癌、前列腺癌的报道。症状以便血、肠腔狭窄的症状（腹痛、肠梗阻）及穿孔等多见。空肠较回肠多发，可以单发或多发。病变呈隆起型、扁平隆起型、隆起凹陷型、溃疡型等多种形态。病变全部或一部分呈黏膜下隆起样改变为其特征，需要与原发性小肠癌、恶性淋巴瘤、GIST、神经内分泌肿瘤（类癌）等相鉴别。

直接浸润及种植

腹部器官恶性肿瘤向小肠浸润时病变主体与黏膜相对的浆膜侧，可见偏心性或全周性的肠管伸展不良（黏膜集聚像），见肠壁外压性隆起。多数黏膜面完整，如果肿瘤细胞反向浸润至黏膜层可见黏膜发红或糜烂形成。

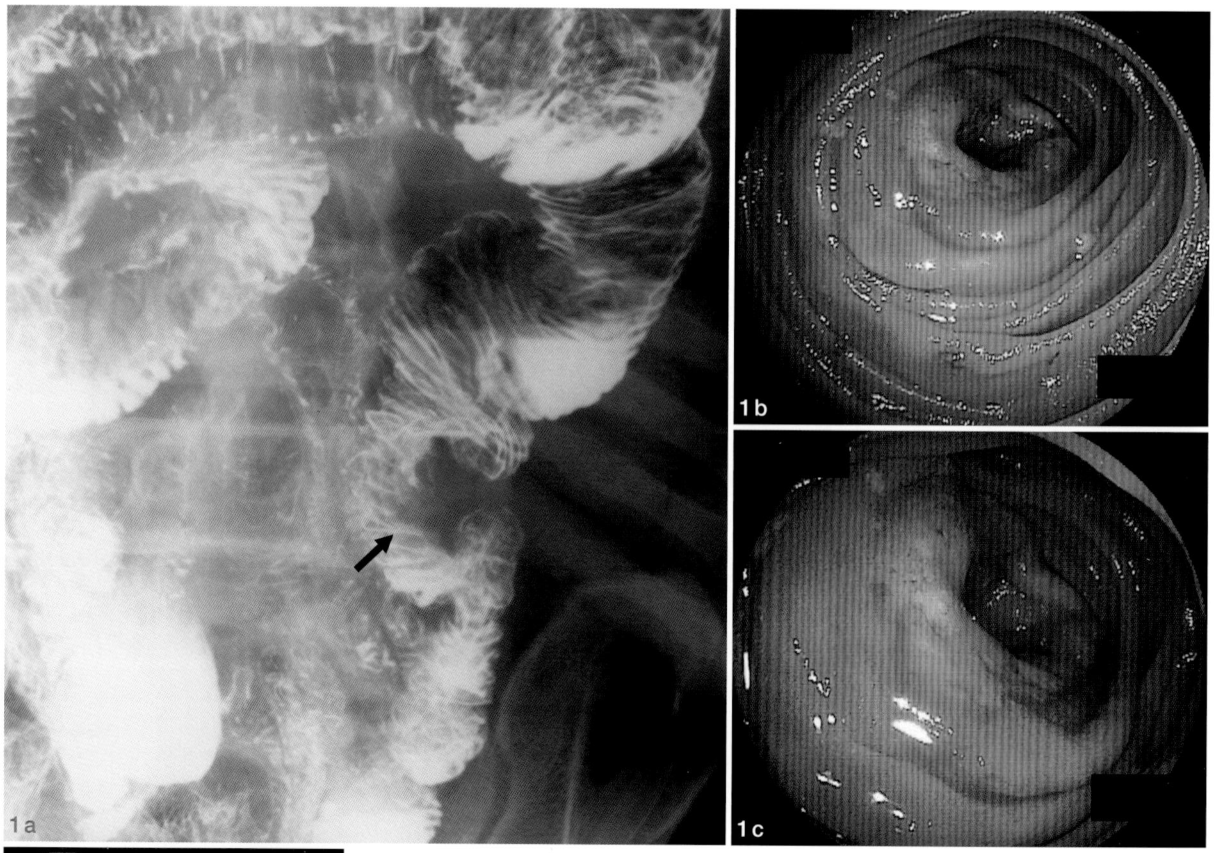

1a 1b 1c

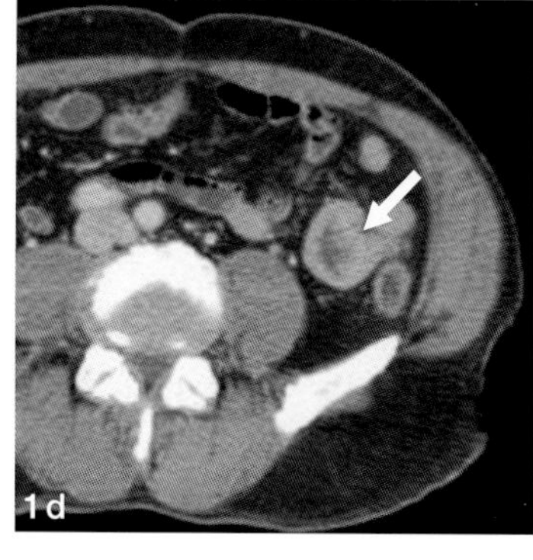

❶［病例 1］70 余岁男性，肺癌小肠转移

a：**小肠 X 线所见**　回肠隆起型病变（箭头），表面见浅淡钡斑。

b，c：**小肠镜所见**　见约占管腔 2/3 的顶端有溃疡形成的隆起型病变。隆起较缓，溃疡形成以外的部分被覆发红的小肠黏膜，表现为黏膜下肿物的形态。

d：**腹部 CT 所见**　见小肠壁增厚（箭头）。

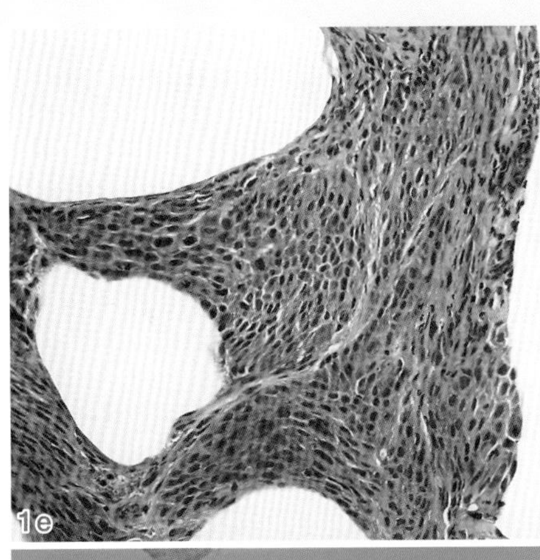

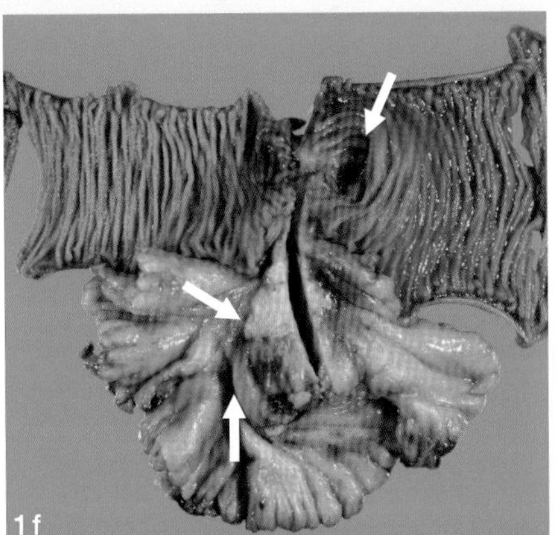

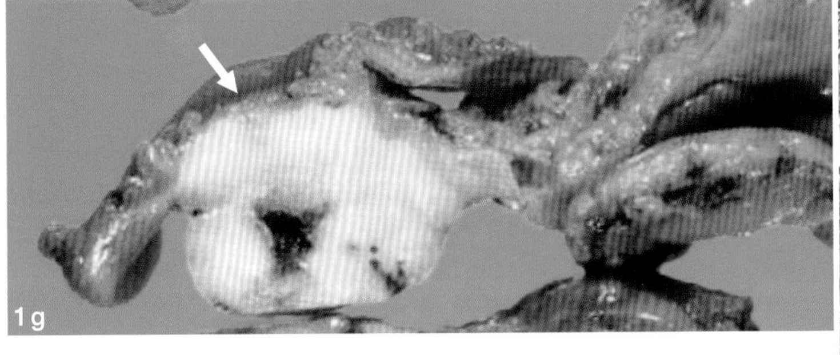

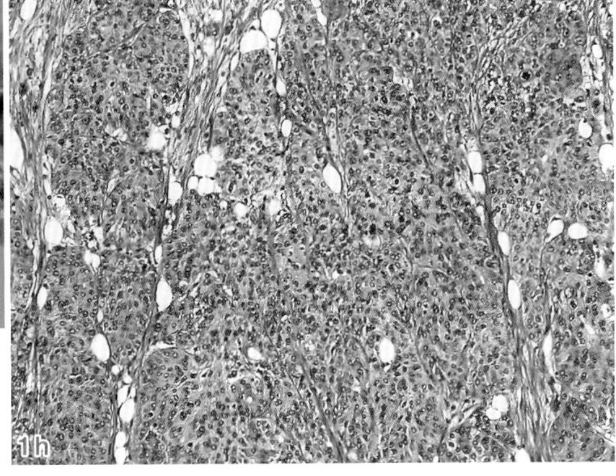

e：于同病变的溃疡处活检组织学所见 诊断为鳞状上皮癌（鳞癌）。
f：小肠切除标本大体所见（福尔马林固定后） 黏膜面见小肠检查时发现的伴有中央凹陷的黏膜下肿物样病变（箭头）。病变向小肠壁外生长（箭头），全部肿瘤性病变大小为 80mm × 30mm。
g：同一病变的剖面所见 肿瘤呈白色调，向小肠外生长。肿瘤内部中心坏死，箭头所示为裸露于黏膜面的部位（溃疡形成）。
h：切除标本的病理组织学所见 中度分化的鳞癌，与 7 个月前手术切除的肺癌组织学表现一致。

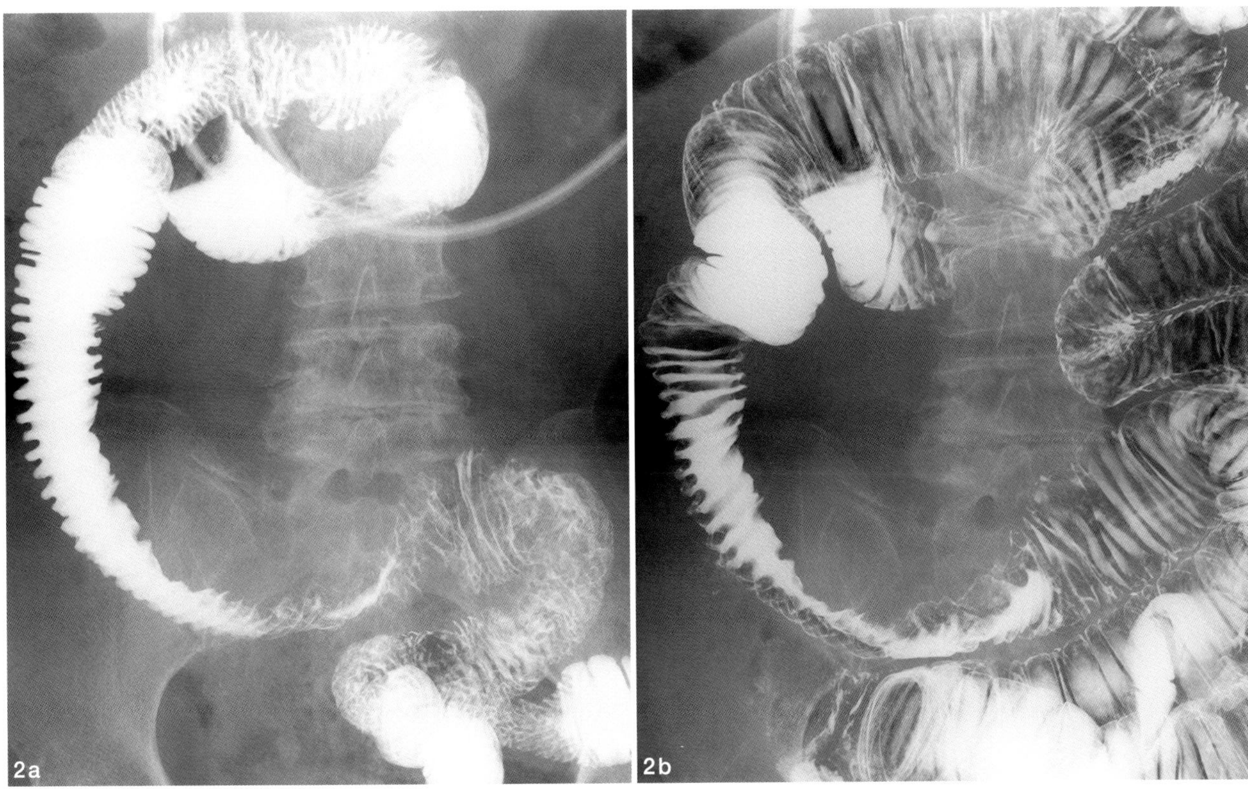

❷［病例 2］70 余岁女性，肠系膜原发性恶性淋巴瘤直接侵犯小肠
a，b：小肠 X 线造影所见 距 Treitz 韧带约 25cm 处的肛侧有长约 45cm 的来自肠系膜侧的外压性改变伴肠管伸展不良（黏膜集聚）。病变肛侧的肠系膜附着侧见黏膜面呈结节样隆起型病变，并管腔狭窄。

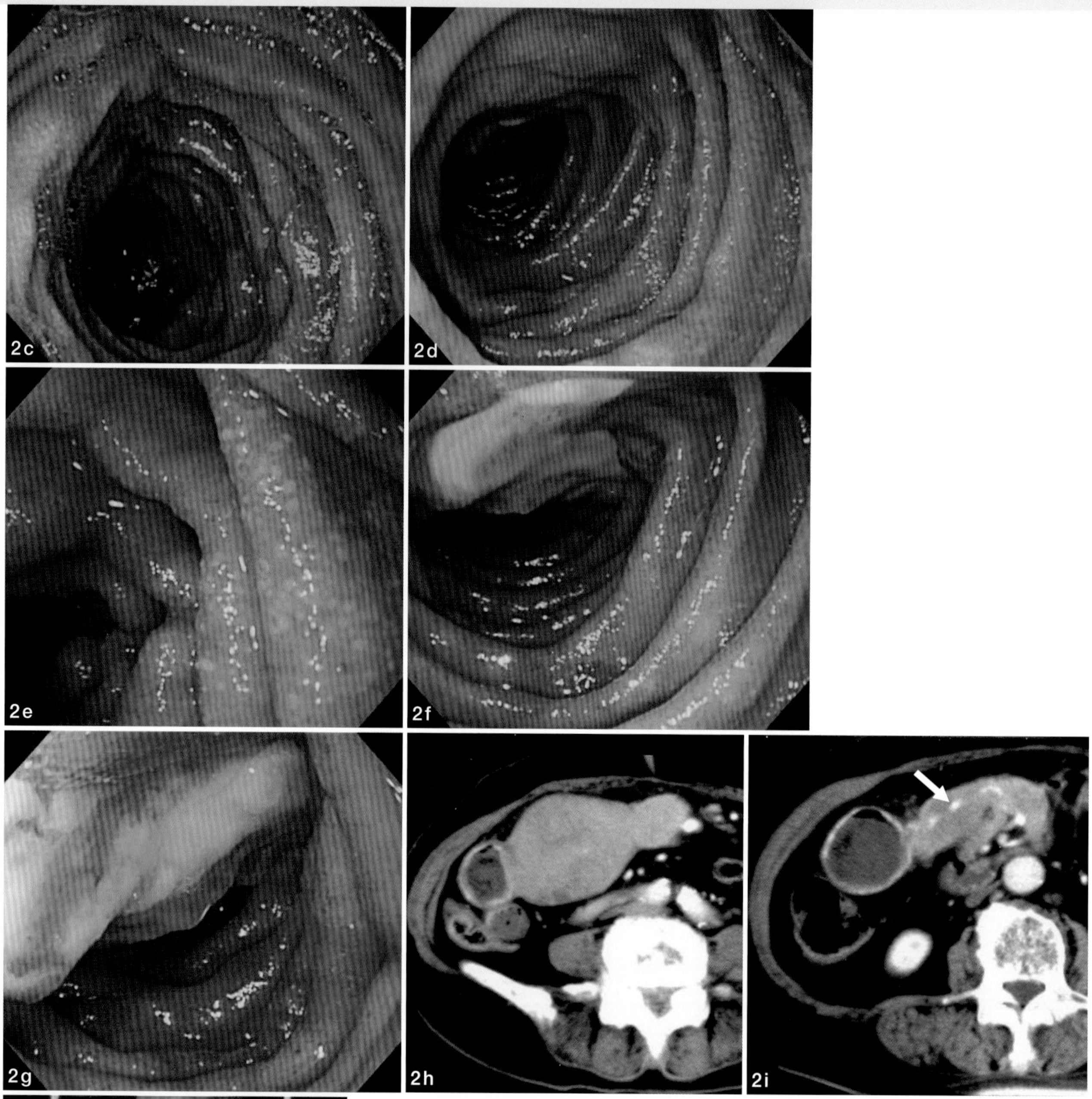

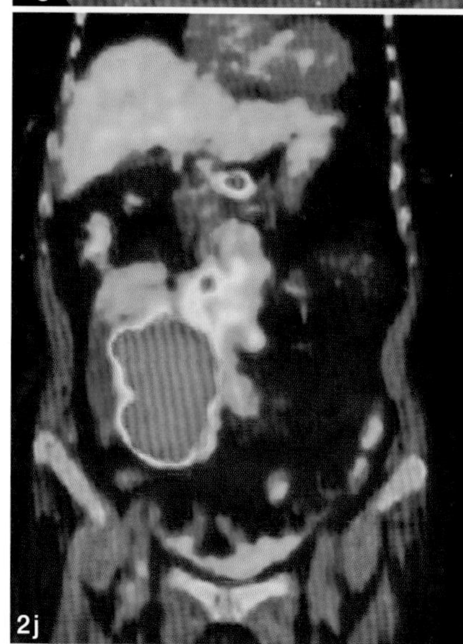

c：病变部经口小肠镜所见（距 Treitz 韧带约 40cm 处） 黏膜面未见明显异常，但见 Kerckring 皱襞肿大及伸展不良。

d，e：小肠镜所见（距 Treitz 韧带约 55cm 处） Kerckring 皱襞肿大及伸展不良的基础上可见图像上方（肠系膜侧）的黏膜面轻度发红隆起（**d**）。进一步观察肛侧缘见白苔。接近观察肿大的 Kerckring 皱襞黏膜表面见白色颗粒，考虑为淋巴管扩张（**e**）。

f：小肠镜所见（距 Treitz 韧带约 60cm 处） 图像上方（肠系膜附着侧）见形态不规则的溃疡形成，周围黏膜隆起被覆发红黏膜。溃疡及发红黏膜边界清晰。约半周的 Kerckring 皱襞消失。

g：小肠镜所见（距 f 再插入肛侧约 5cm 处） 与 f 相同见溃疡形成及对侧 Kerckring 皱襞肿大，管腔更加狭窄。

h，i：腹部 CT 所见 可见与肠管相接的较大肿瘤，可见肿瘤内的血管走行（箭头）。

j：FDG-PET 所见 右侧腹部可见大的集聚像，其上方可见小的集聚像。

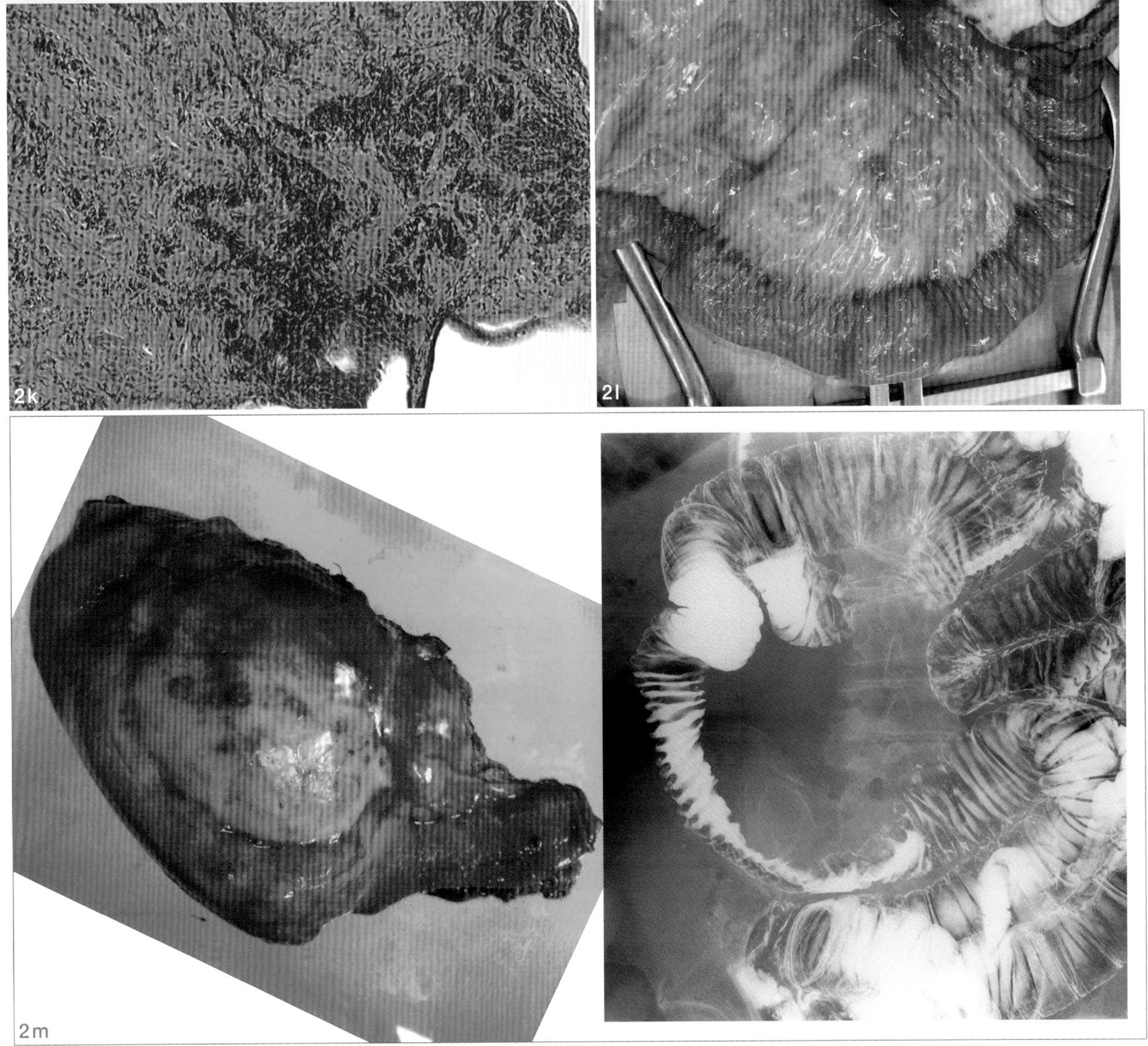

k：**取自病变部的活检组织学可见**　肿瘤细胞破坏明显，免疫组化染色后诊断弥漫大 B 细胞性淋巴瘤。
l：**术中所见**（右为肛侧）　肠系膜明显肿胀，压迫肠管。在肛侧见肠系膜卷入肠管样浸润，肠管被牵拉导致伸展不良。
m：**切除标本与小肠造影的对比**　切除标本见巨大肿瘤压迫肠管与小肠 X 线造影一致。

参考文献

[1] 牛尾恭輔，他：転移性小腸腫瘍の X 線診断．胃と腸 27：793-804, 1992.

[2] 渡辺憲治，他：小腸腫瘍性疾患—転移性腫瘍．胃と腸 43：570-574, 2008.

（赤松泰次）

1 家族性腺瘤性息肉病

胃 ➡Ⅰ.262 页 十二 ➡Ⅰ.362 页 ★大肠 ➡Ⅱ.314 页

家族性腺瘤性息肉病（familial adenomatous polyposis，FAP）不仅见于上消化道，小肠也可能发生。小肠腺瘤发生率高达约 60%，但癌变较少见，约占 FAP 的 2%。无论小肠腺瘤或癌变均好发于上段空肠，其中十二指肠腺瘤明显的病例，小肠肿瘤的发生率也较高，故参考上消化道内镜检查的结果来判断是否需小肠镜检查是恰当的。

大部分小肠腺瘤呈褪色调的隆起型病变，病变明显的病例呈结节集簇样病变或凹陷型病变。胶囊内镜检查可作为本病小肠病变诊断的简便方法。

其他请参照“大肠”相关部分。

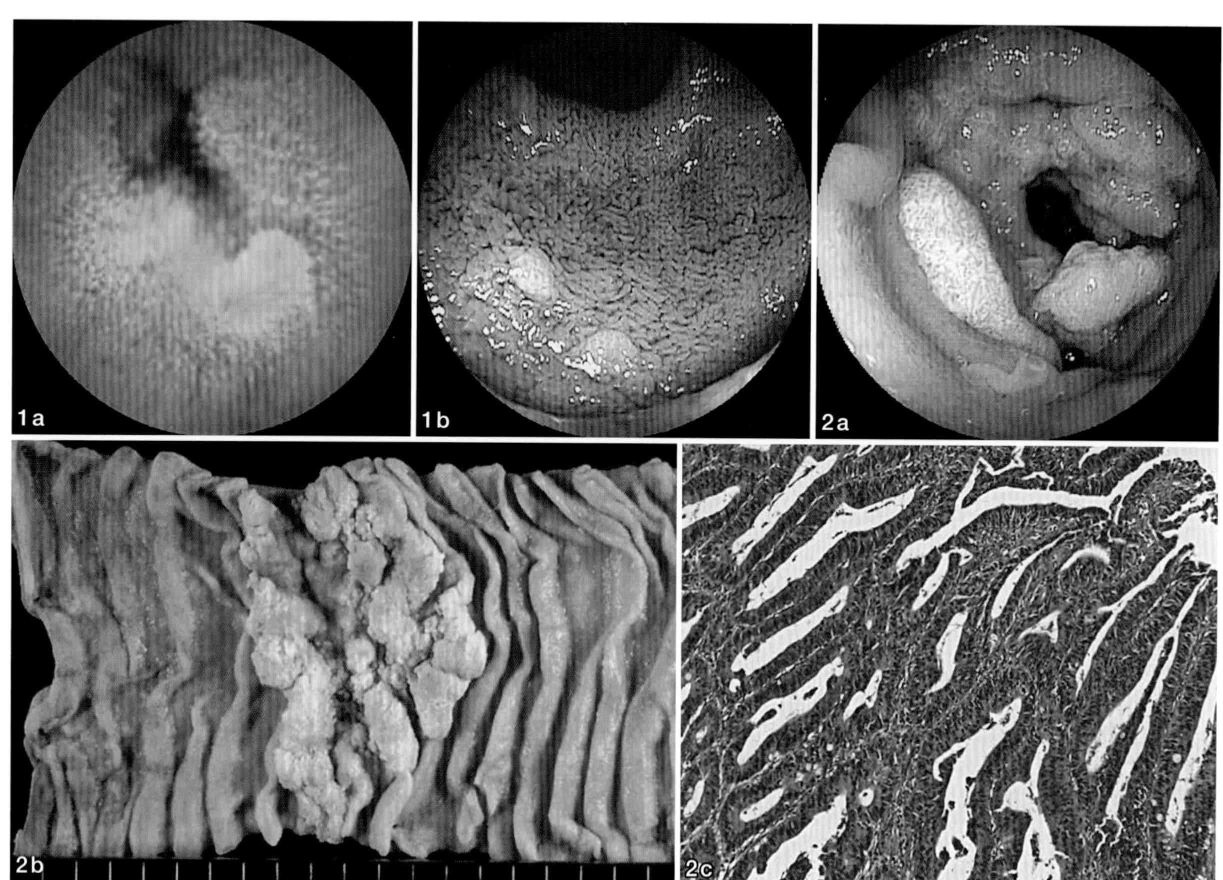

❶ [病例 1] 40 余岁女性

a：胶囊内镜所见　推断是空肠的部位可见白色调的小隆起性病变。

b：气囊小肠镜所见　空肠可见多发的略褪色的小隆起型病变，活检示轻度 ~ 中度异型的腺瘤。

❷ [病例 2] 小肠腺瘤 / 癌变病例

a：普通内镜所见　上段空肠见几乎全周性的结节集簇样病变。

b：切除标本大体所见　轻度大小不等的结节集簇样病变。

c：病理组织学所见　呈腺管绒毛状腺瘤隆起的部分见高分化型管状腺癌。

参考文献

[1] 飯田三雄，他：家族性大腸腺腫症の大腸外腫瘍状病変．胃と腸 35：327-336, 2000.

（松本主之，饭田三雄）

2 Peutz-Jeghers 综合征

胃 ➡ Ⅰ.264 页 十二 ➡ Ⅰ.364 页 大肠 ➡ Ⅱ.319 页

Peutz-Jeghers 综合征（以下简称 PJS）是口唇、四肢末梢的色素沉着以及消化道多发的错构瘤性息肉为特征的常染色体显性遗传的疾病。作为遗传基因之一的 STD11/LKB1 已被确定。PJS 的发病率为 1/20 万 ~1/5 万人口，儿童期常以肠套叠或消化道出血为首发症状。

息肉可发生于除食管之外的全消化道，其中小肠发生率约 75%。小肠按发病率高低的顺序依次为空肠、回肠、十二指肠，其次为大肠（约占 65%）、胃（占 50%）。大体标本所见为小息肉无蒂型或亚蒂型，增大后呈分叶状的有蒂型息肉。息肉表面结构呈脑回状，机械刺激后可伴有糜烂、出血。对大肠病变处行放大内镜观察见类似腺瘤的Ⅳ型及Ⅱ型 pit pattern 结构混杂存在。小肠病变可见肿大的绒毛结构及迂曲的血管结构，不规则形态少见。

病理组织学特征表现为肌板呈树枝样增生，正常肠管上皮呈类似成熟型、结构正常的上皮细胞增生。这些增生的腺管扩张，黏液分泌过剩。

PJS 患者为各种消化道及消化道外恶性肿瘤的高危人群。最近有报道称消化道恶性肿瘤的发生率从高到低依次为大肠、胃、空肠、空回肠、十二指肠，消化道外肿瘤，如胰腺癌、乳癌、卵巢癌多发。累积恶性肿瘤发生率到 50 岁为 30%～40%，恶性肿瘤发生时的平均年龄为 40 岁的中年人。因此，定期全身检查随访很重要。

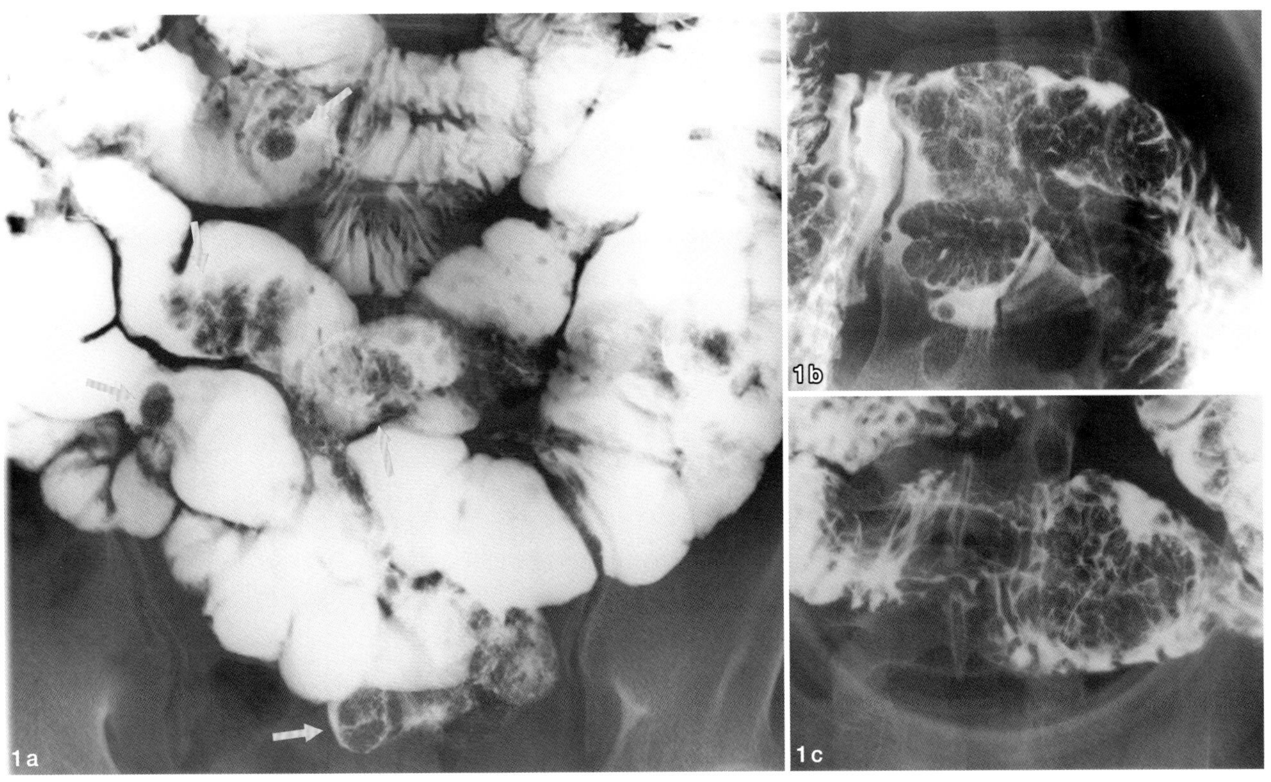

❶ 小肠 X 线所见

a：小肠见多发的透亮像（箭头）。

b，c：头部呈分叶状，带蒂型的大息肉。

1d
1e

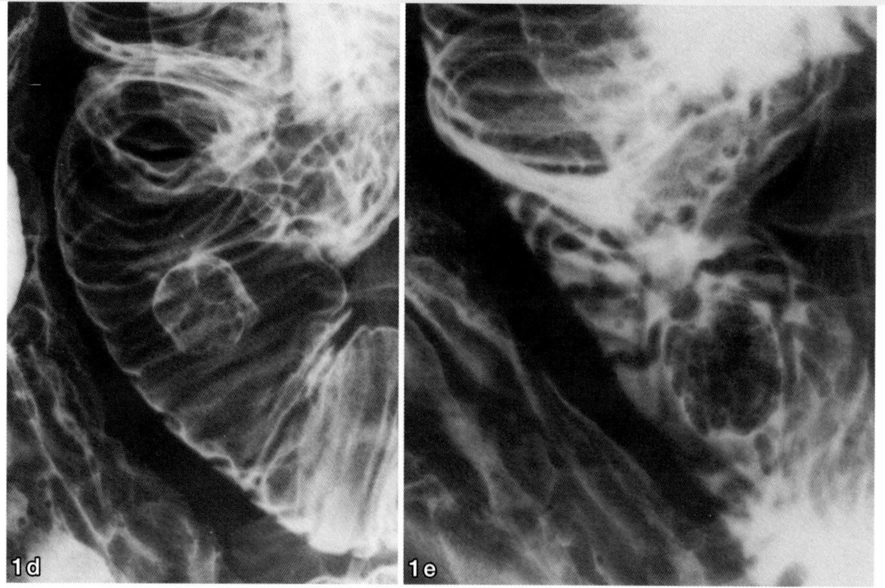

d：可见带蒂型息肉。
e：蠕动运动使息肉被牵拉到肛侧。

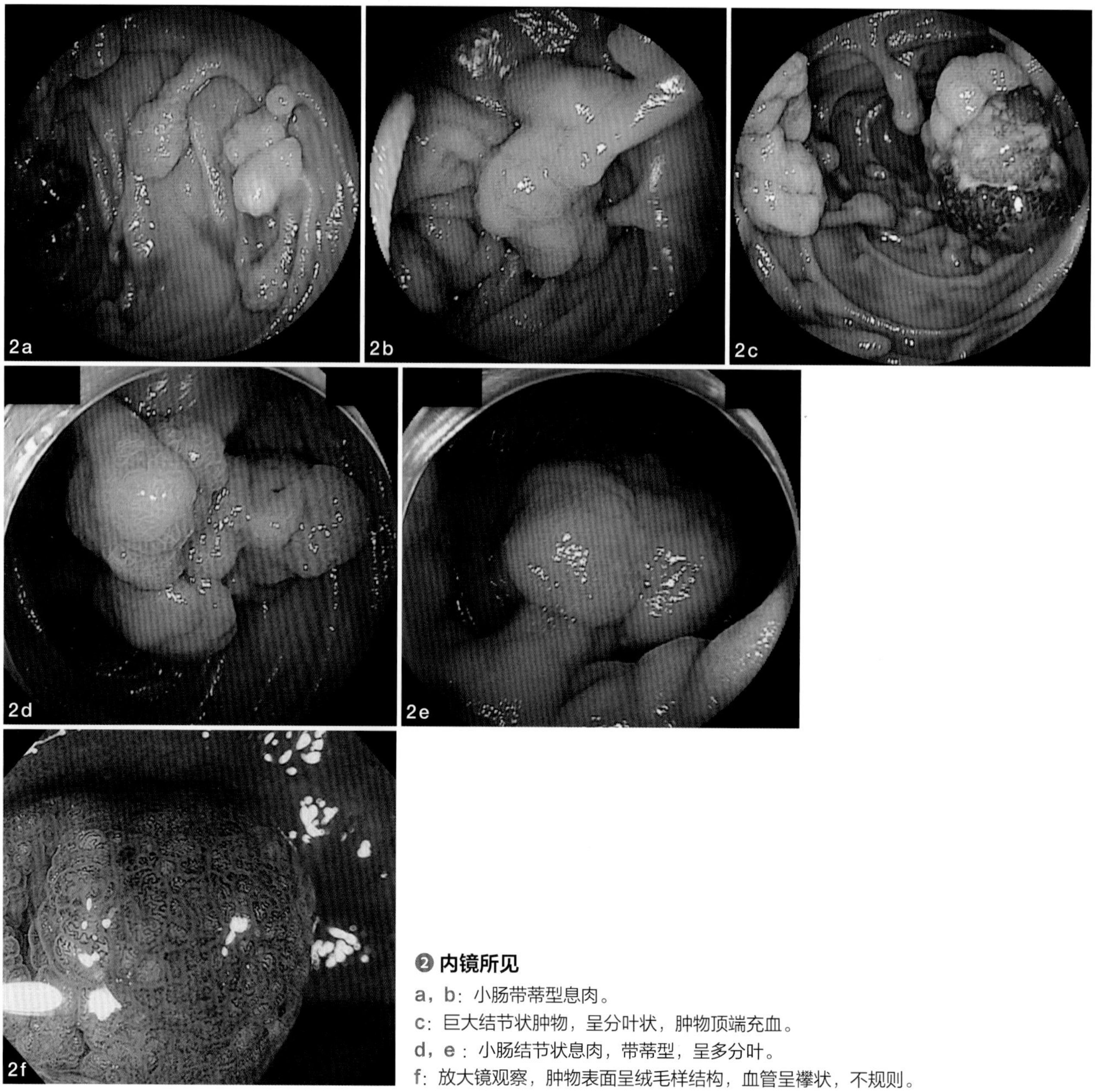

2a
2b
2c
2d
2e
2f

❷ 内镜所见

a，b：小肠带蒂型息肉。
c：巨大结节状肿物，呈分叶状，肿物顶端充血。
d，e：小肠结节状息肉，带蒂型，呈多分叶。
f：放大镜观察，肿物表面呈绒毛样结构，血管呈襻状，不规则。

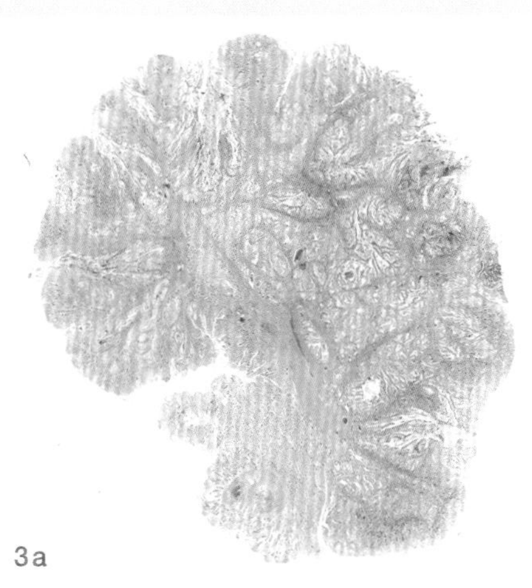
3a

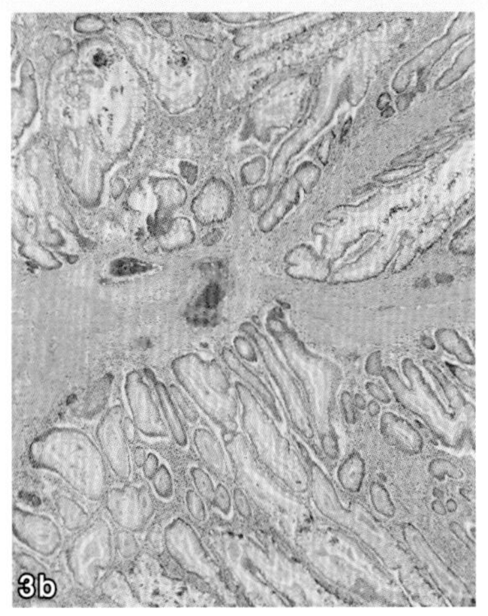
3b

❸ **病理组织学所见**

a：切除标本的低倍放大观察，见树枝状增生的肌层及增生的黏膜。

b：可见树枝状的平滑肌纤维束、瘀血及血管周围伴有炎性间质的增生性小肠上皮，为有蒂型息肉。

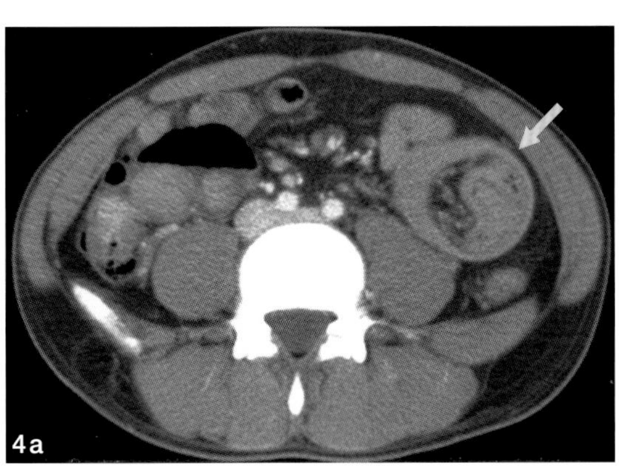
4a

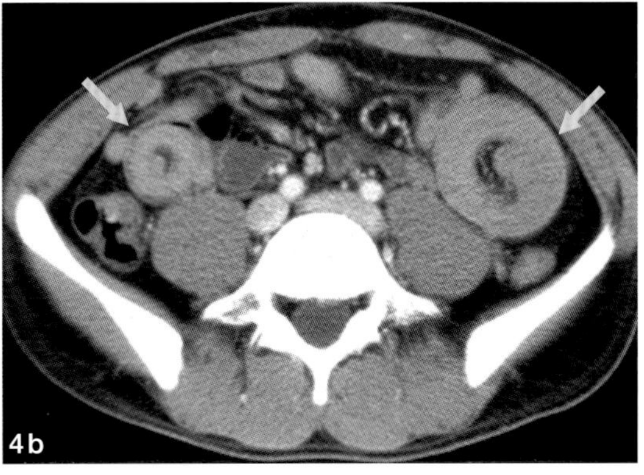
4b

❹ **由息肉导致肠套叠病例的腹部增强 CT 所见**

a：肠管内富含血管的脂肪组织及肠系膜（箭头），诊断为肠套叠。

b：小肠内见多发的假肾征（箭头）。

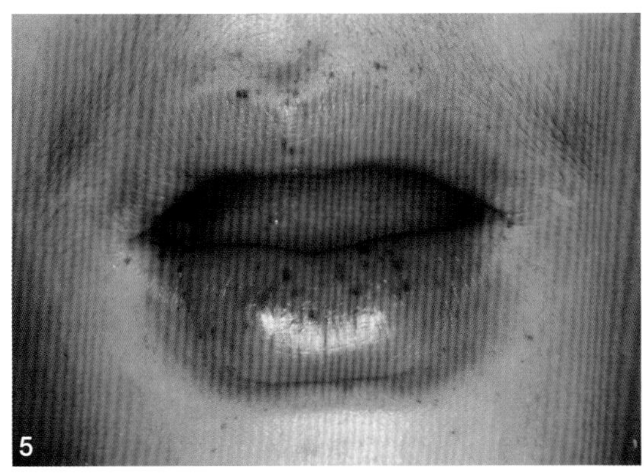
5

❺ **口唇色素沉着**

参考文献

[1] 松本主之，他：Peutz-Jeghers 症候群. 胃と腸 35 : 342–348, 2000.

[2] Beggs AD, et al. : Peutz-Jeghers syndrome : a systematic review and recommendations for management. Gut 59 : 975–986, 2010.

[3] 権田 剛，他：Peutz-Jeghers 症候群. 臨消内科 23 : 1309–1315, 2008.

[4] 渡辺英伸，他：消化管ポリポーシスの病理. 胃と腸 35 : 293–300, 2000.

[5] 松本主之，他：消化管ポリポーシスと癌化. 胃と腸 45 : 665–670, 2010.

[6] van Lier MG, et al. : High cancer risk in Peutz-Jeghers syndrome : a systematic review and surveillance recommendations. Am J Gastroenterol 105 :1258–1264, 2010.

（浅野光一，松本主之）

3 多发性淋巴瘤性息肉病（MLP）

十二 ➡ I.366 页

MLP 被认为是恶性淋巴瘤消化道息肉病的一种表型，为弥漫性隆起型病变，由淋巴组织肿瘤性增殖构成。MLP 型小肠淋巴瘤中滤泡性淋巴瘤或 T 细胞淋巴瘤（见本书 110 页）发生率较高。诊疗 MLP 时需要在活检明确组织分型的基础上确定治疗方法。

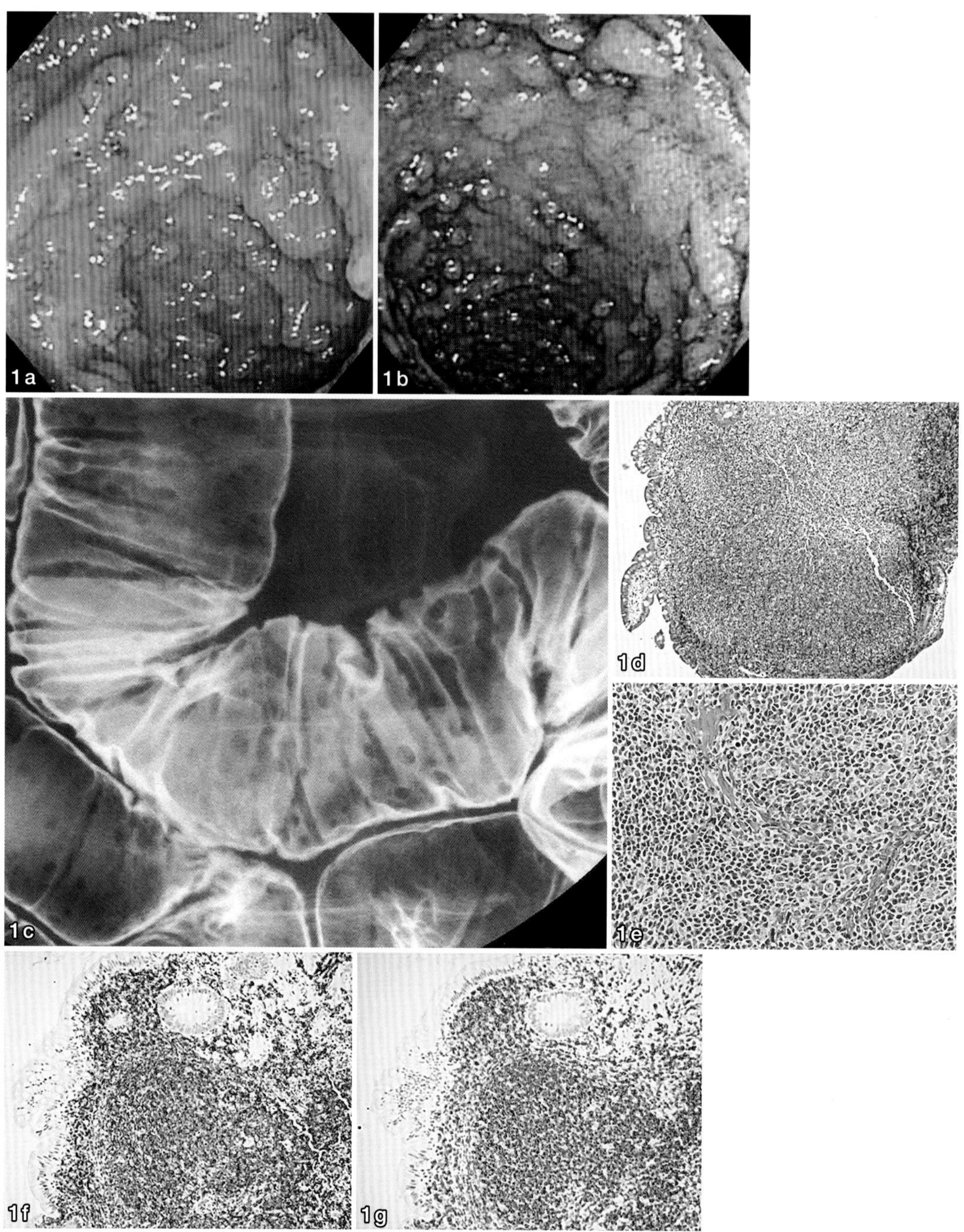

❶［病例 1］50 余岁男性，滤泡性淋巴瘤

a，b：内镜所见 下消化道内镜检查见回肠末端有 3～4mm 的多发隆起型病变。

c：小肠双重造影所见 全小肠见散在 3～5mm 的类圆形、不规则形透亮像。

d～g：回肠末端活检组织所见 HE 染色见滤泡置换样异型淋巴细胞增生（d）。放大观察见核的形态以小细胞为主，混有少量大细胞（e），L-26（CD20）染色（f），bcl-2 染色（g），两者均阳性，确认为滤泡性淋巴瘤病变，之后 R-CHOP 化疗有效。

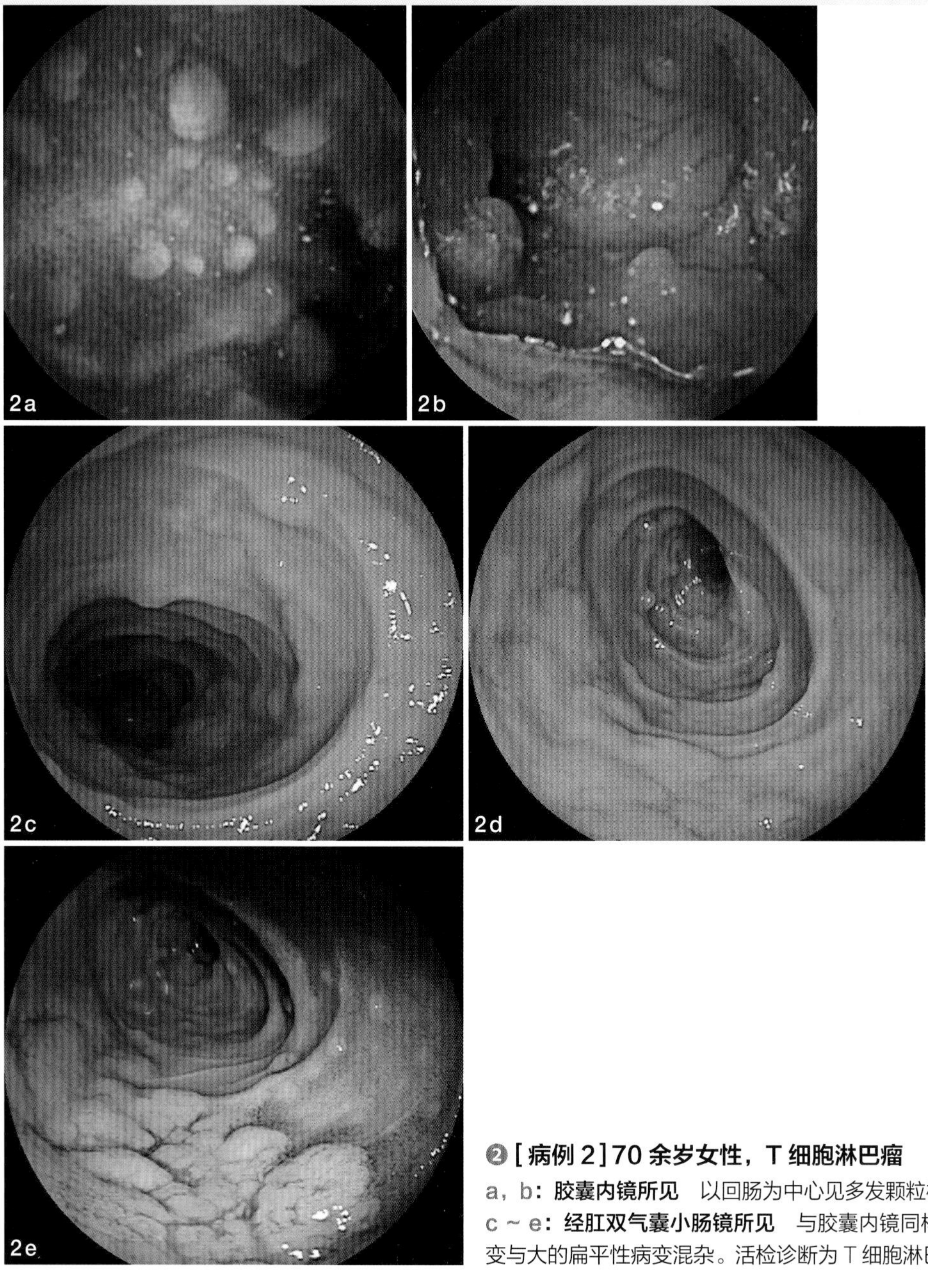

❷ [病例 2] 70 余岁女性，T 细胞淋巴瘤

a，b：胶囊内镜所见 以回肠为中心见多发颗粒样隆起、结节样隆起。

c ~ e：经肛双气囊小肠镜所见 与胶囊内镜同样见回肠内 2 ~ 3mm 大小的隆起型病变与大的扁平性病变混杂。活检诊断为 T 细胞淋巴瘤的肠道病变。

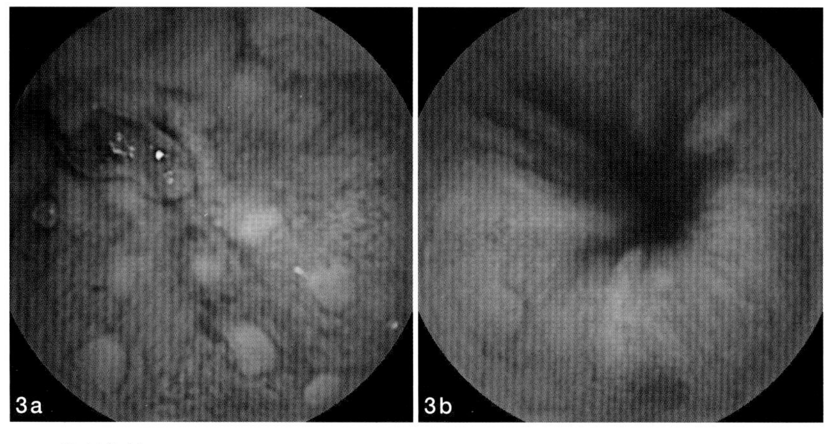

❸ [病例 3] 50 余岁男性，T 细胞淋巴瘤

a，b：胶囊内镜所见 回肠内多发小的隆起型病变（**a**）。临床分期为 IVa 期，化疗后回肠病变数量明显减少（**b**）。

参考文献

[1] 中村昌太郎，他：2) 悪性リンパ腫．胃と腸 43：533–538, 2008.

[2] 小林清典，他：小腸悪性リンパ腫の診断．胃と腸 41：304–314, 2006.

[3] 盛一健太郎，他：消化管 follicular lymphoma の特徴：臨床的立場から X 線を中心に．胃と腸 43：1047–1057, 2008.

（伊藤贵博，藤谷幹浩）

4 Cowden 病

★ 食管 ➡ I.55 页 胃 ➡ I.273 页 十二 ➡ I.368 页 大肠 ➡ II.325 页

Cowden 病是以皮肤、口腔黏膜病变为特征性的疾病，其消化道息肉病的病发率最高，是以全身多器官发生错构瘤为主的肿瘤性病变。Cowden 病临床表现多样，可见散在、多发白色调或与周围黏膜同色调的息肉，大小多在数毫米，息肉的组织学特点为增生性或错构瘤性的息肉病。

其他参照“食管”相关部分。

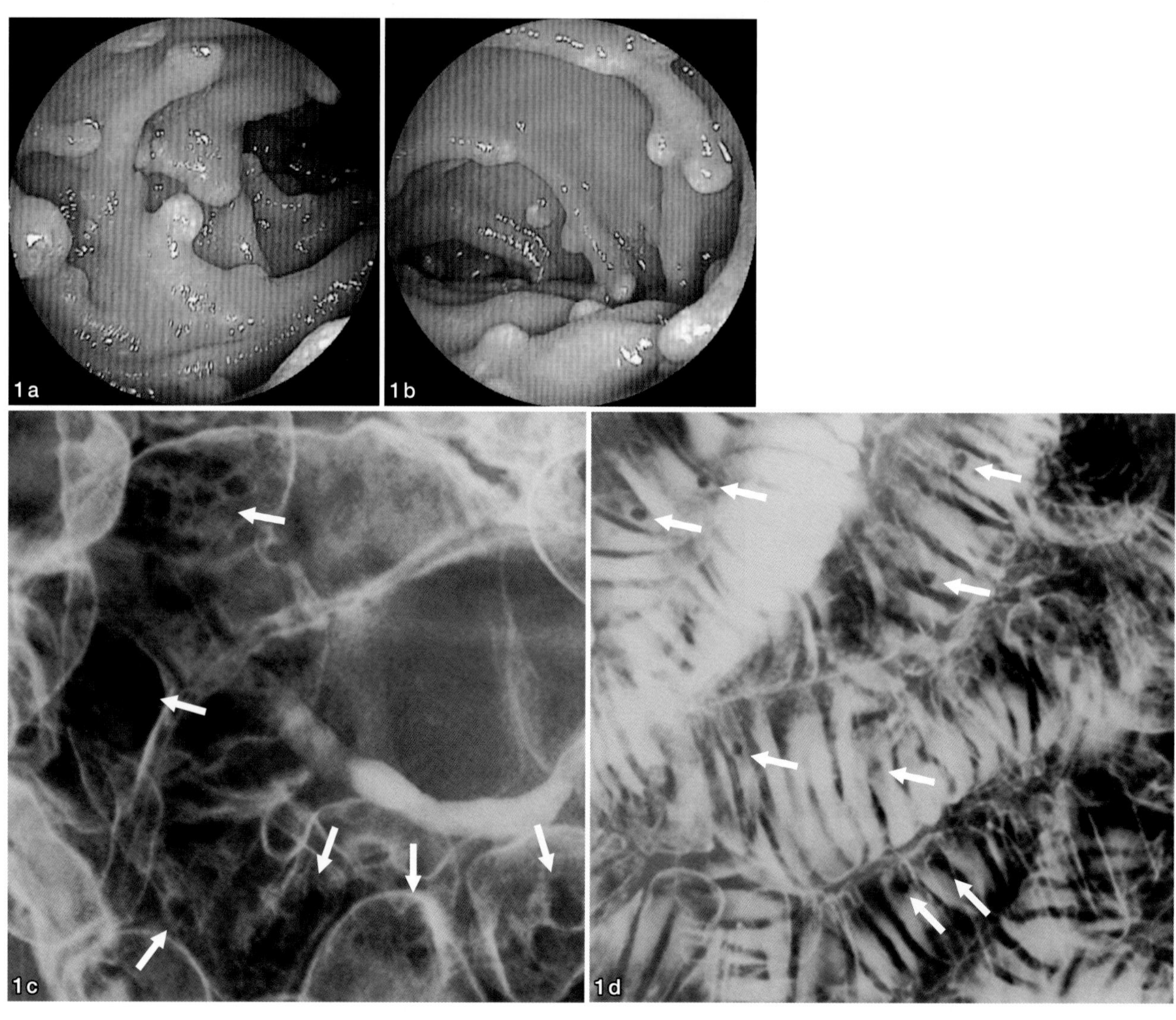

❶ [病例 1]

a，b：**双气囊小肠镜所见** 上段空肠内见多发的、数毫米大小的、几乎一致的息肉。组织学为增生性息肉。

c，d：**X 线所见** 弥漫性多发的数毫米大小的息肉（箭头所示）。

参考文献

[1] 桑木光太郎，他：ポリポーシス症候群. 胃と腸 43：679-685, 2008.

（广濑靖光，鱼住 淳）

5 Cronkhite-Canada 综合征

★ 胃 ➡ Ⅰ. 266 页 十二 ➡ Ⅰ. 367 页 大肠 ➡ Ⅱ. 323 页

本病为原因不明的非遗传性息肉病，在小肠也有发生。报道病例显示越靠近肛侧的病变越明显，呈弥漫性分布。但笔者有经历与之不同的病例（2 例），为靠近小肠口侧病变明显。胃内常见的除息肉样病变之外，还可见肿大的白色绒毛样或红色扁平隆起型病变，这些病变是腺管呈囊泡样扩张，其黏膜固有层水肿及伴有炎性细胞浸润的幼年性息肉或类似增生性息肉的非肿瘤性息肉病，而且非息肉部位可见同样的炎症性表现。

其他参见“胃”相关部分。

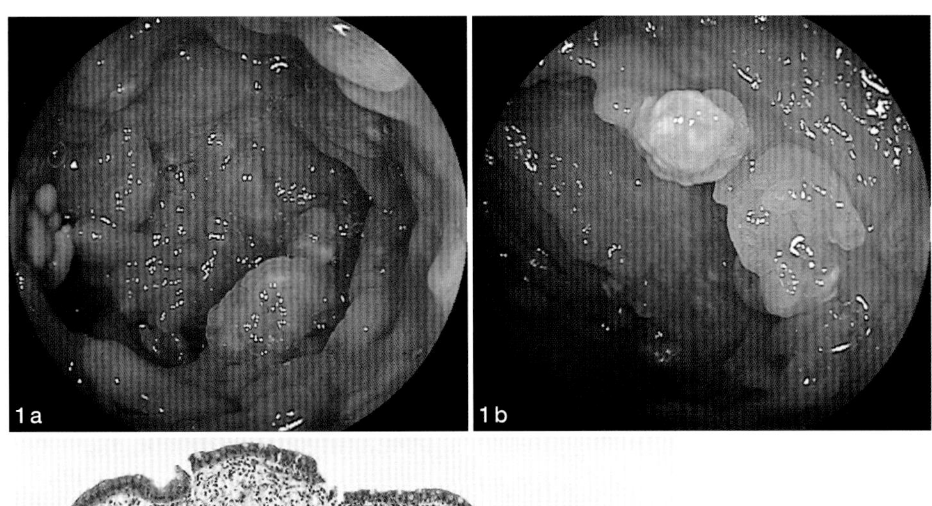

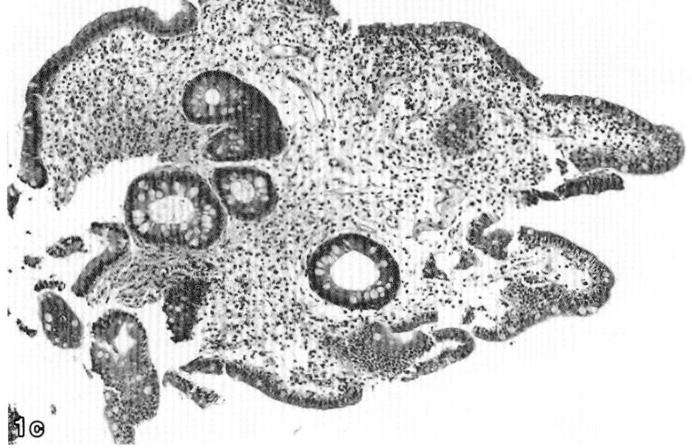

❶ **[病例 1] 50 余岁男性**（与“十二指肠”的 [病例 1] 是同一病例）

a，b：内镜所见（普通光观察） 空肠上段见多发的半球状至亚蒂型有光泽的息肉。白色 ~ 轻度发红。

c：息肉活检组织所见 黏膜固有层明显水肿及炎性细胞浸润。

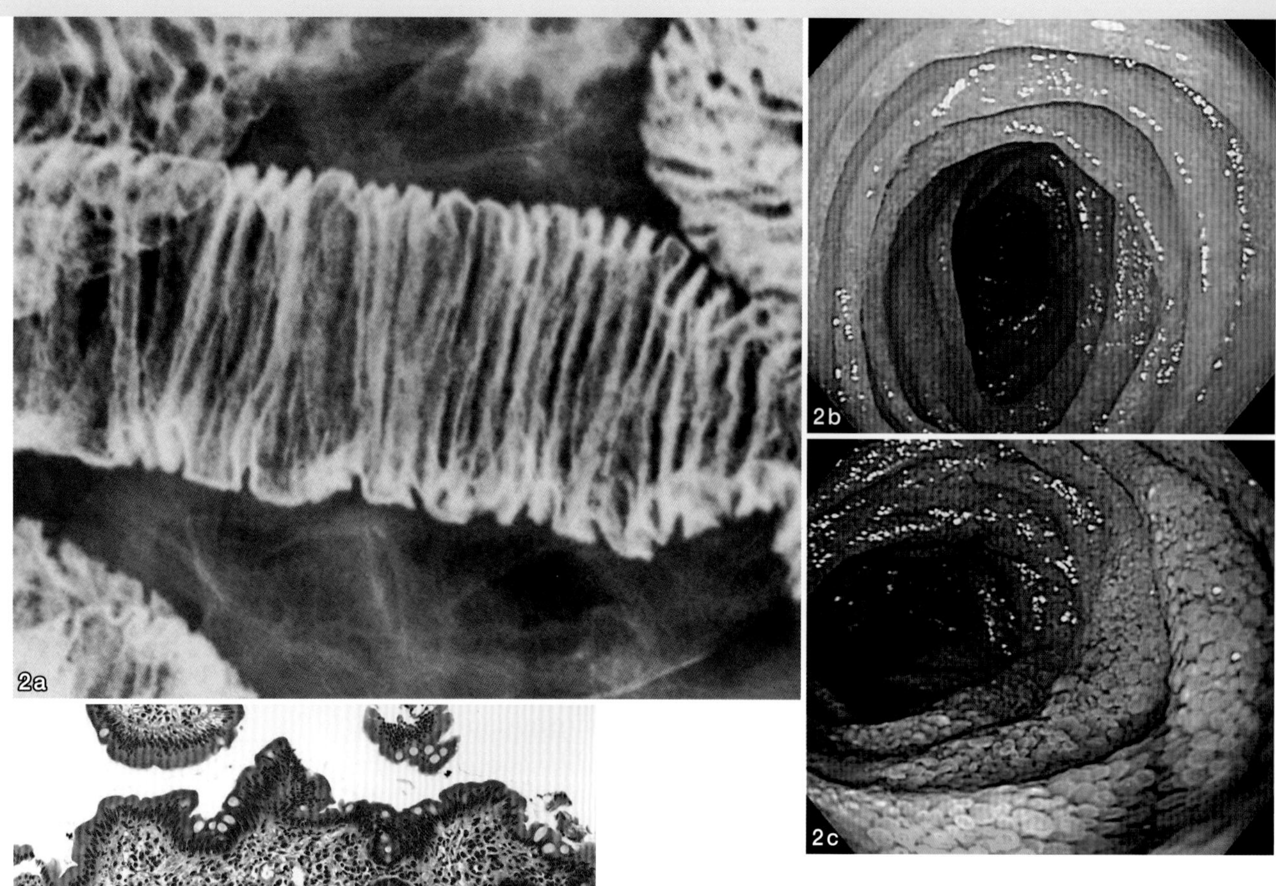

❷［病例 2］80 余岁，十二指肠、胃、大肠见典型的息肉病（与“胃”、“大肠”［病例 1］及“十二指肠”［病例 2］为同一病例）

a：小肠造影所见　上段空肠见 Kerckring 皱襞的紊乱及黏膜的凹凸。

b，c：内镜所见（b：普通光观察，c：喷洒靛胭脂）　上段空肠轻度水肿（b）。绒毛高度变低（c）。

d：活检组织学所见　绒毛萎缩及中度炎性细胞浸润，无水肿。

参考文献

[1] 今村哲理，他：Cronkhite-Canada 症候群．胃と腸 35：361-366, 2000.

[2] 宗　祐人，他：Cronkhite-Canada 症候群．八尾恒良，他（編）：小腸疾患の臨床．医学書院，pp405-410, 2004.

（富永素矢，齐藤裕辅）

6 von Recklinghausen 病

Von Recklinghausen 病（以下简称 VRD）于 1882 年由 Friedrich Daniel von Recklinghausen 首次报道，是一种常染色体显性遗传性疾病，以累及皮肤为主的多脏器性病变，其表现形式多样。本病无性别及种族差异，新生儿的发病比例约为 1/3 000 人，据推测日本有 40 000 人患病。VDR 的致病基因为第 17 号染色体的长臂（17q11.2）上能产生神经纤维瘤蛋白的 NF1 基因，但是多种多样病变产生的机制尚不清楚。

VDR 的主要临床表现为是皮肤病变：咖啡斑、神经纤维瘤等，其他还可见神经系统肿瘤、骨病变、眼病变等。日本皮肤学会的诊断标准（**表 1**）7 个项目中符合 2 项以上即可诊断 VRD。

5%~25% 的 VRD 合并消化道病变，除神经纤维瘤及类癌以外，近年来也有小肠 GIST 的报道。小肠 GIST 的症状包括腹痛、呕吐、腹部肿块等，1/3 的病例发生需要输血治疗的消化道大出血。在散发性 GIST 中可见的 *c-kit* 基因、*PDGFRα* 基因的基因变异在 VRD 的 GIST 中少见。散发性 GIST 病例病灶多为单发，而在 VRD 中 GIST 病灶常为多发。

表 1 日本皮肤学会制定的 von Recklinghausen 病（神经纤维瘤病 1 型）诊断标准

诊断标准	其他参考所见
1. 6 个以上的咖啡斑	1. 大型褐色斑
2. 2 个以上的神经纤维瘤（皮肤神经纤维瘤或神经纤维瘤等）或弥漫性神经纤维瘤	2. 有毛性褐蓝色斑
3. 腋窝或腹股沟雀斑（freckling）	3. 幼年性黄色肉芽肿
4. 视神经胶质瘤（optic glioma）	4. 贫血母斑
5. 2 个以上虹膜小结节（Lisch nodule）	5. 脑脊髓肿瘤
6. 特征性骨病（脊柱・胸廓变形，四肢长骨变形，颅骨颜面骨的骨质缺损）	6. 褐色细胞瘤（嗜铬细胞瘤）
7. 有家族史者	7. 恶性末梢神经鞘瘤
注：7 项中有 2 项以上则可诊断 von Recklinghausen 病（神经纤维瘤病 1 型）	

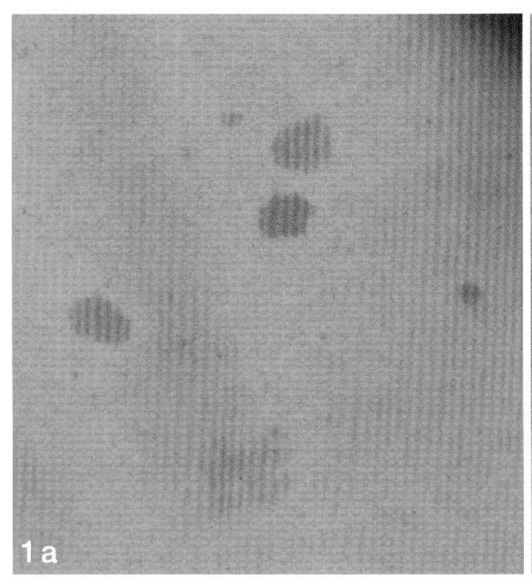

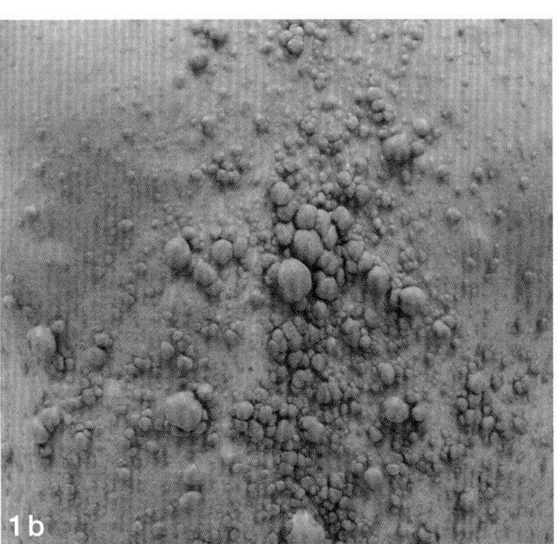

❶ 皮肤病变

a：**［病例 1］咖啡斑**　多发的数厘米大小类圆形褐色斑。

b：**［病例 2］神经纤维瘤**　多发、密集、质软、指腹大小的广基性至有带状肿瘤。

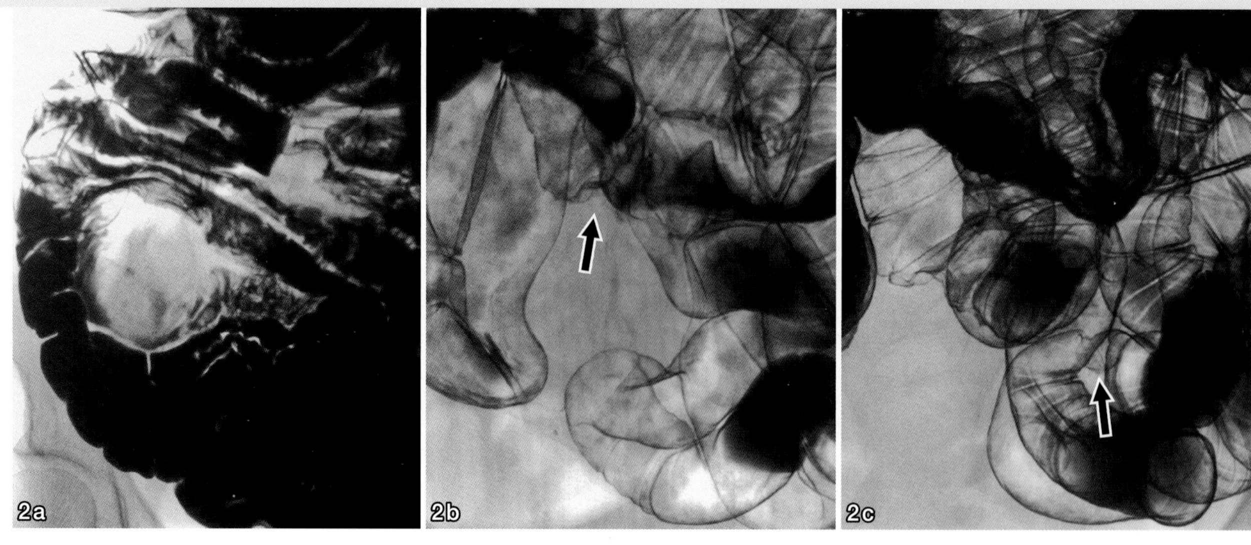

❷［病例 2］小肠 X 线所见

a：向管腔外生长的肿瘤压迫相邻肠管（病变 1）。

b：同部位双重造影可见：管腔内部分较小黏膜下肿瘤延伸至管腔外（病变 2，箭头）。

c：附近肠管也可见多发小的黏膜下肿瘤（病变 3，箭头）。

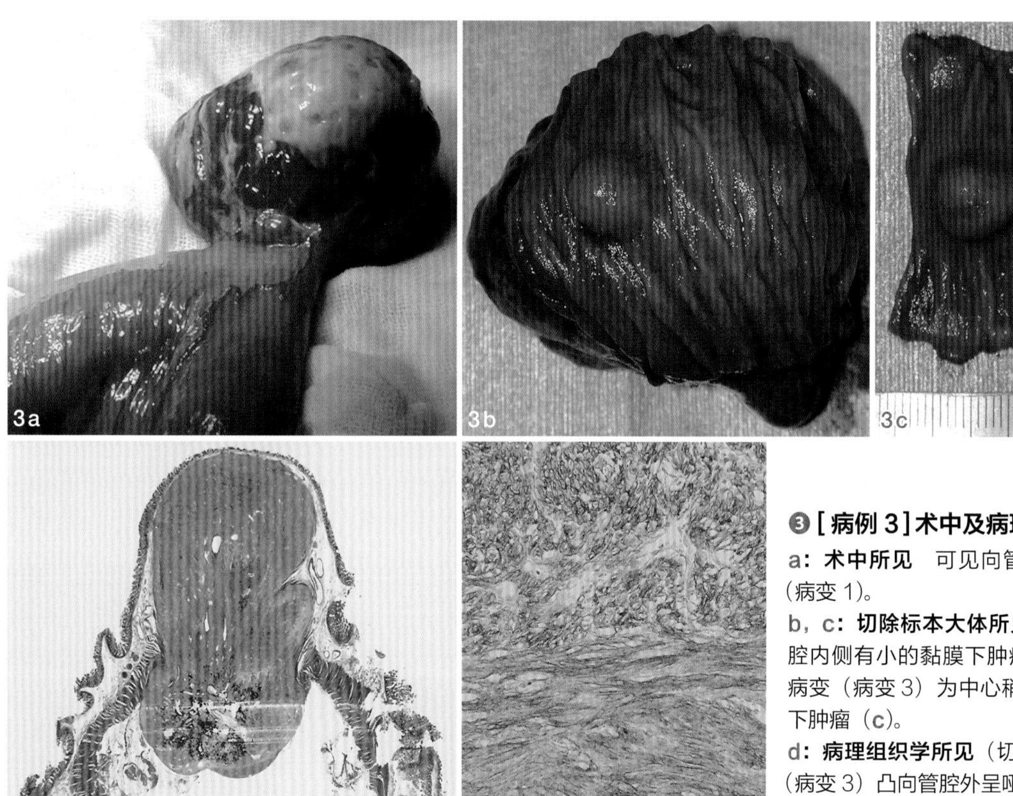

❸［病例 3］术中及病理所见

a：术中所见 可见向管腔外生长的不规则肿瘤（病变 1）。

b，c：切除标本大体所见 腔外肿瘤附着的小肠腔内侧有小的黏膜下肿瘤（病变 2）（**b**）。另一个病变（病变 3）为中心稍有凹陷的约 1cm 的黏膜下肿瘤（**c**）。

d：病理组织学所见（切除标本的低倍像） 肿瘤（病变 3）凸向管腔外呈哑铃形生长。

e：病理组织学所见（免疫组化染色） 见 KIT 阳性的梭状细胞束状增生。

参考文献

[1] 新村眞人：レックリングハウゼン病. 皮膚臨床 46：1011–1020, 2004.

[2] Li Y, et al. : Somatic mutations in the neurofibromatosis 1 gene in human tumors. Cell 69 : 275–281, 1992.

[3] 吉田雄一，他：神経線維腫症 1 型（レックリングハウゼン病）の診断基準および治療ガイドライン. 日皮会誌 118：1657–1666, 2008.

[4] Bakker JR, et al. : Gastrointestinal neurofibromatosis : an unusual cause of gastric outlet obstruction. Am Surg 71 : 100–105, 2005.

[5] 中村真治，他：von Recklinghausen 病に合併した多発性小腸 GIST の 1 例. 日消誌 108：1222–1230, 2011.

[6] 垂水研一，他：小腸腫瘍性疾患—間葉系腫瘍. 胃と腸 43：539–546, 2008.

（垂水研一，春间　贤）

7 淋巴滤泡性息肉病

大肠 ➡Ⅱ. 202 页（淋巴滤泡性直肠炎）

淋巴滤泡性息肉病（lymphoid follicular polyposis，LFP）或结节性淋巴增生（nodular lymphoid hyperplasia）为在小肠及结肠的多发性非肿瘤性淋巴滤泡形成的隆起型病变。表现为长 15mm 的半球状无蒂型 ~ 亚蒂型的黏膜下肿瘤样隆起，组织学上见黏膜下层的生发中心增大的淋巴滤泡增生。小儿及年轻人在远端回肠及直肠好发，大部分为无症状，无病理意义。出现腹泻、体重减少等症状时，要考虑合并变异性免疫缺陷、选择性 IgA 缺陷症及鞭毛虫症。偶尔与 multiple lymphomatous polyposis（MLP）型滤泡性淋巴瘤及 MALT 淋巴瘤鉴别困难。认为周围伴有 LFP 的小肠恶性淋巴瘤预后良好。局限于直肠的 LFP 称为淋巴滤泡性直肠炎，有时会误诊为 MALT 淋巴瘤，认为是溃疡性结肠炎的初期病变。

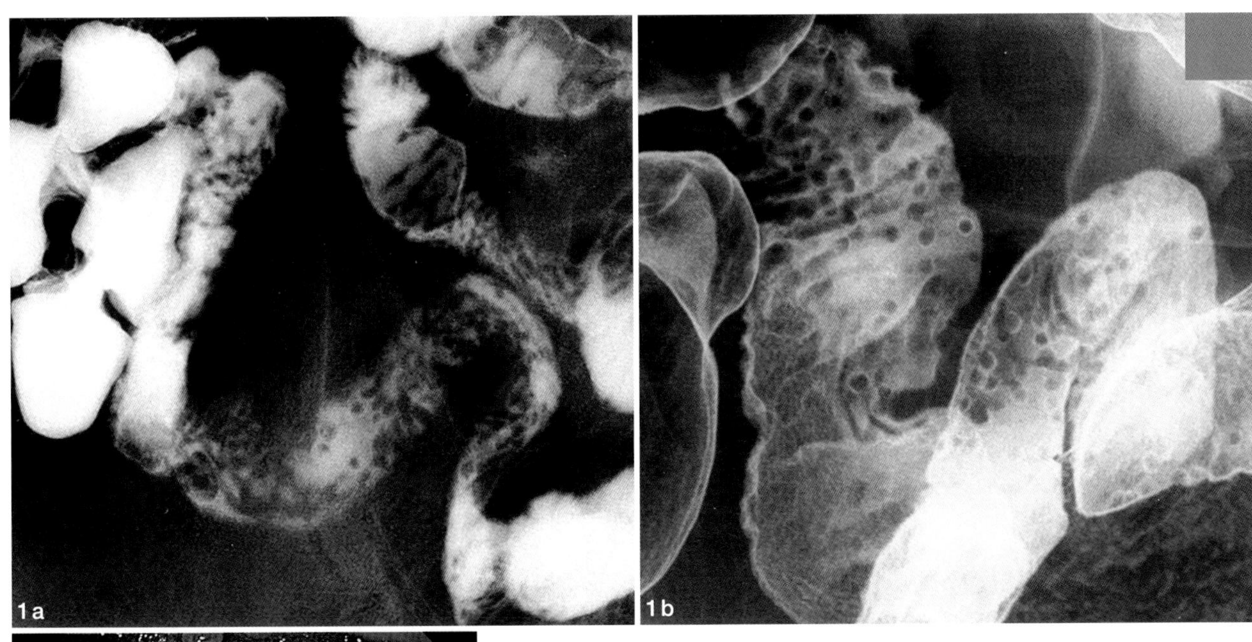

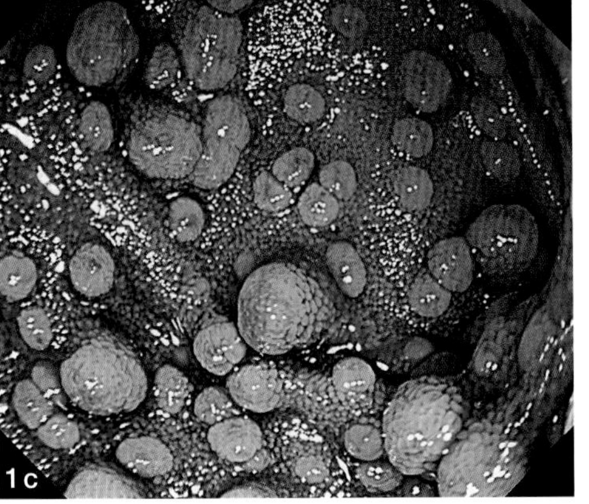

❶［病例 1］30 余岁男性，回肠 LFP

a，b：X 线所见　回肠见 2 ~ 4 mm 的类圆形透亮影。

c：下消化道内镜所见　回肠见多发半球状隆起，部分顶端发红。

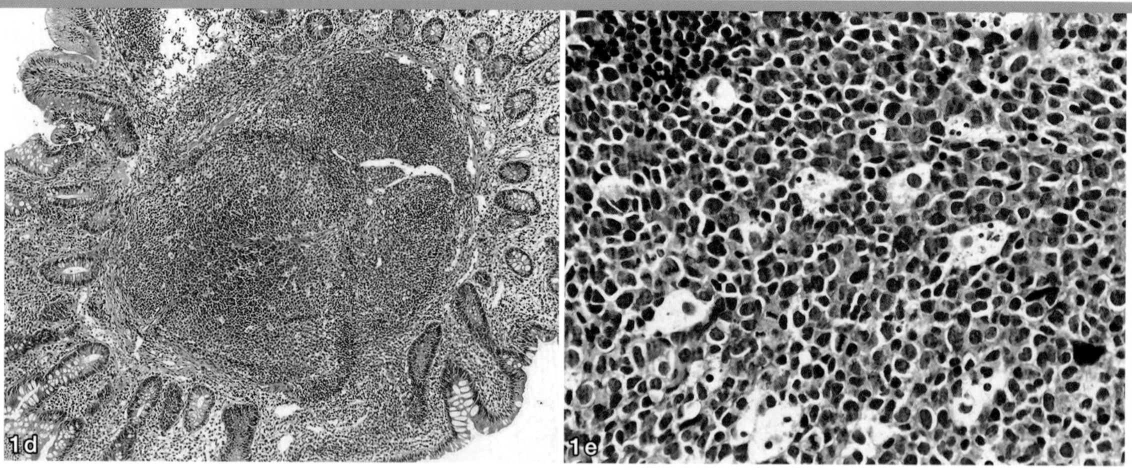

d，e：活检病变的病理组织学所见（d：低倍放大，e：高倍放大） 黏膜下层及黏膜深层见增大的淋巴滤泡（d）。生发中心见大型母细胞及中型母细胞混合存在，并见多数吞噬细胞核片的巨噬细胞（tingible body macrophage）（e）。

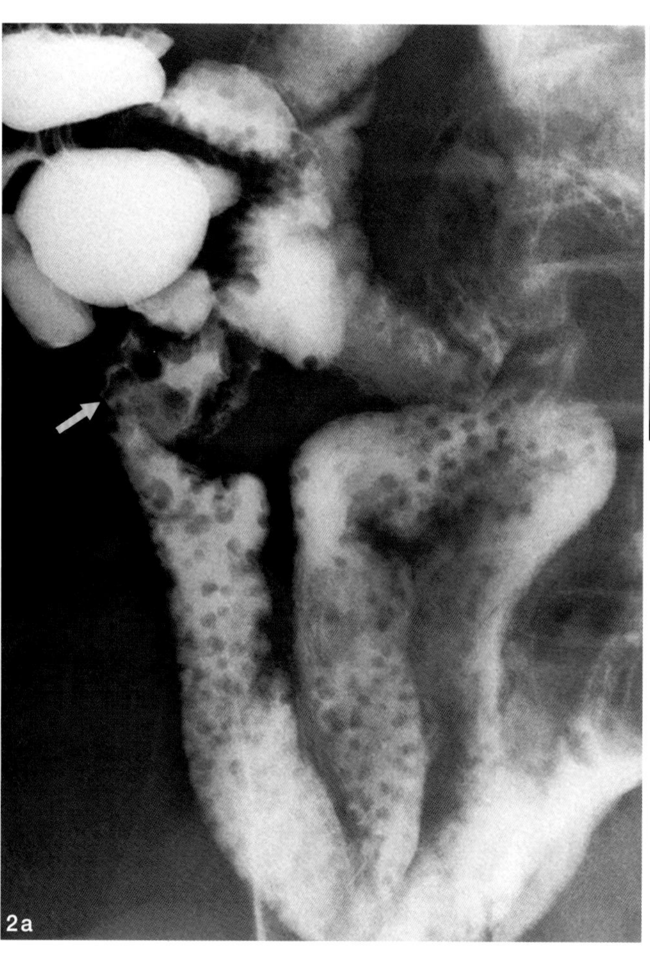

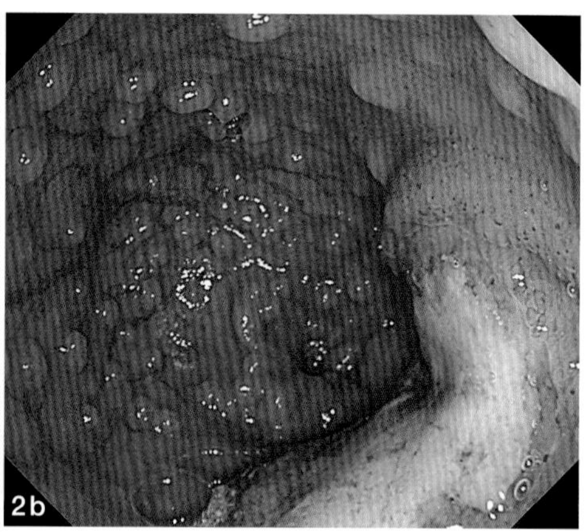

❷［病例 2］70 余岁男性，回肠 LFP 合并恶性淋巴瘤

a：X 线所见 回肠见多发 3～4mm 的小隆起，箭头部分为溃疡型肿瘤。

b：下消化道内镜所见 伴有黄白色溃疡的肿瘤（弥漫大 B 细胞性淋巴瘤），其口侧见多发半球形小隆起（LFP）。

参考文献

[1] 武田 純，他：良性リンパ濾胞性ポリポーシス（benign lymphoid polyposis；BLP）. 早期大腸癌 6：417-419, 2002.

[2] Postgate A, et al. : An unusual cause of diarrhea : diffuse intestinal nodular lymphoid hyperplasia in association with selective immunoglobulin A deficiency. Gastrointest Endosc 70 : 168-169 (discussion 169), 2009.

[3] Rubio-Tapia A, et al. : Clinical characteristics of a group of adults with nodular lymphoid hyperplasia : a single center experience. World J Gastroenterol 12 : 1945-1948, 200.

[4] Nakamura S, et al. : A clinicopathologic study of primary small intestine lymphoma : prognostic significance of mucosa-associated lymphoid tissue-derived lymphoma. Cancer 88 : 286-294, 2000.

[5] 中村昌太郎，他：直腸悪性リンパ腫の臨床病理学的特徴. 胃と腸 45：1359-1370, 2010.

（中村昌太郎，松本主之）

大肠

肠重复畸形

胃 ➡ I . 132 页 十二 ➡ I . 276 页

肠重复畸形（重复肠管）是全消化道都可能发生的先天性疾病，Ladd 等定义为：①内衬消化道黏膜；②其壁内具有平滑肌层；③和正常的肠管连接，并且与正常肠管有共同的肌层为重复肠管。从形状上分为球状型和管状型，又进一步分为相通型和非相通型。在大肠的多是管状型、相通型的重复肠管，发生部位为肠系膜附着侧。治疗方法为重复肠管切除，在大肠合并癌的概率高，尽量完全切除。

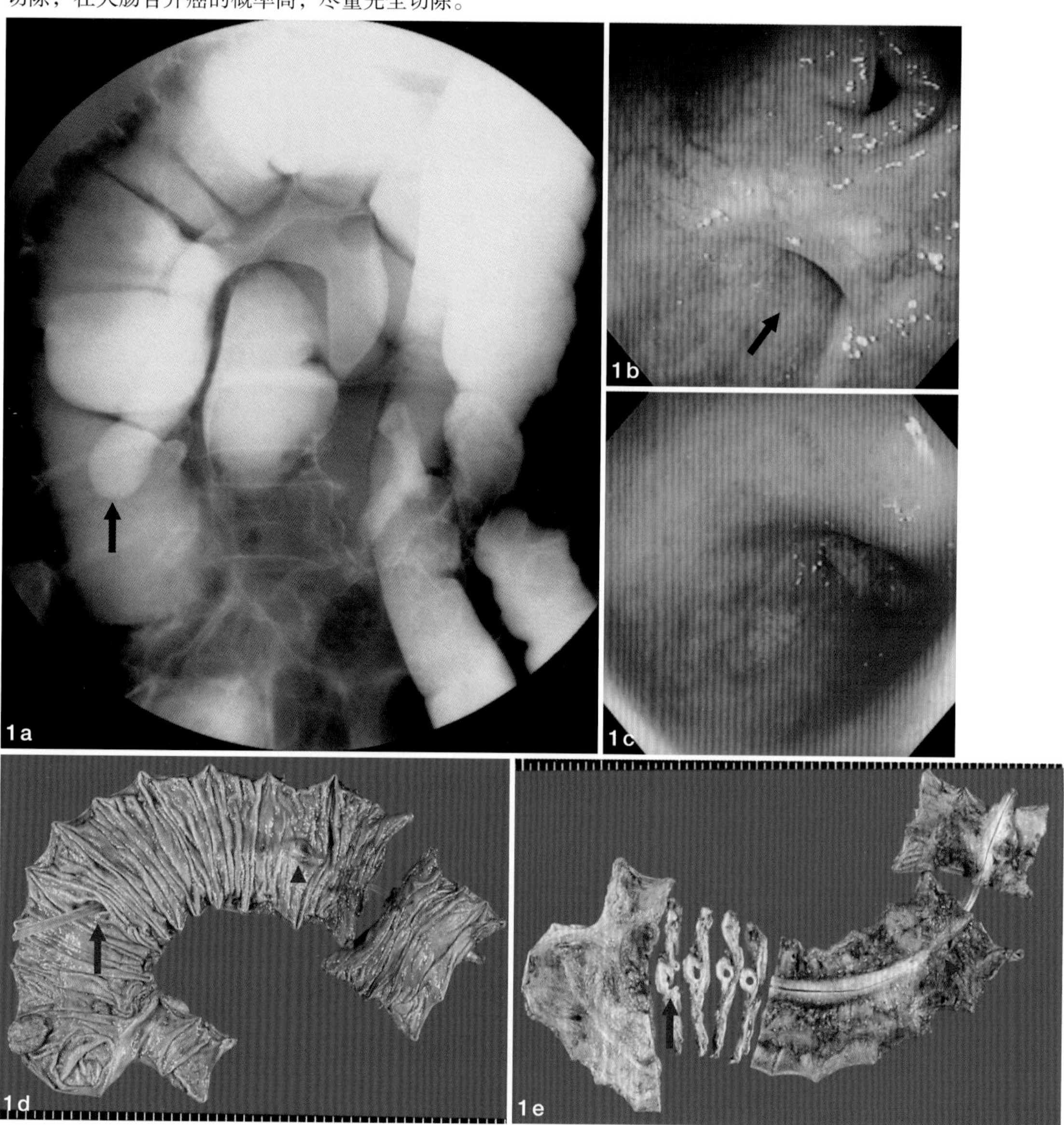

❶［病例 1］70 余岁女性

a：灌肠 X 线所见 沿升结肠造影的肠管，升结肠近位侧有开口（箭头）。

b，c：结肠镜所见 升结肠近位侧可见憩室样的入口（箭头）(b)。通过入口进入内部变狭窄（c）。

d，e：切除标本肉眼所见 盲肠可见直径 15mm 的高分化型腺癌，在黏膜表面（d），升结肠可见入口，此入口和升结肠远侧位相通（三角所示），沿横结肠走行，出现盲端。在肠系膜附着面（e），沿升结肠近位侧可见开口（箭头），沿升结肠肠系膜附着部走行，在远侧位相通，再沿横结肠走行，出现盲端。

参考文献

[1] Ladd WE, et al. : Surgical treatment of duplication of alimentary tract. Surg Gynecol Obstet 70 : 295–307, 1940.

[2] 星加奈子，他：下血を契機に発見された回腸重複腸管の一例—本邦報告例の検討を含めて．日本大腸肛門病会誌 55：43–46, 2002.

[3] Orr MM, et al. : Neoplastic change in duplication of the alimentary tract. Br J Surg 62 : 269–274, 1975.

（草野昌男）

节段性神经节细胞减少症

由于肠管运动障碍所引起的非器质性肠梗阻，肠梗阻样症状长期、反复发作的慢性疾病统称为慢性假性肠梗阻症(chronic intestinal pseudo-obstruction，CIP)。在 CIP 中，肠壁神经丛形态异常的代表疾病是儿科疾病中的 Hirschsprung 病，该病是自直肠开始的先天性、连续性肠壁神经节细胞缺失。与之不同的是，肠壁内虽可见神经节细胞，但临床表现是与 Hirschsprung 病类似的一组疾病（**表 1**），其中较为少见的疾病分类为大肠神经节细胞减少症（hypoganglionosis）。

神经节细胞减少症在病理组织学上是以神经节细胞变性/减少（较正常减少近 1/3）为特征的疾病。除了小儿的先天性神经节细胞减少症以外，也有成人发病的后天性神经节细胞减少症，据报道，贫血、病毒感染和药物可能是继发性神经节细胞减少症的病因。大多数大肠的神经节细胞减少症是从直肠开始连续性的神经节细胞异常，但也包含节段性、区域性神经节细胞减少即呈现不同病变的节段性神经节细胞减少症。

节段性神经节细胞减少症（segmental hypoganglionosis）的特征影像学所见，是病变几乎局限于乙状结肠至横结肠的范围内，呈现不伴有炎症的、指压痕样的挛缩和狭窄，而口侧正常的肠管扩张。

表 1 类似 Hirschsprung 病的壁内神经系统异常性疾病的分类

1. hypoganglionosis (HG)：神经节细胞数量减少
2. hypogenesis of ganglia：神经节细胞数量减少及神经丛发育不良
3. immaturity of ganglia (IM)：神经节细胞不成熟
4. intestinal neuronal dysplasia (IND)：神经节细胞数量增加
5. combined forms：IND + aganglionosis，IND + HG，IND + IM
6. segmental HG：节段性 HG
7. 不能分类

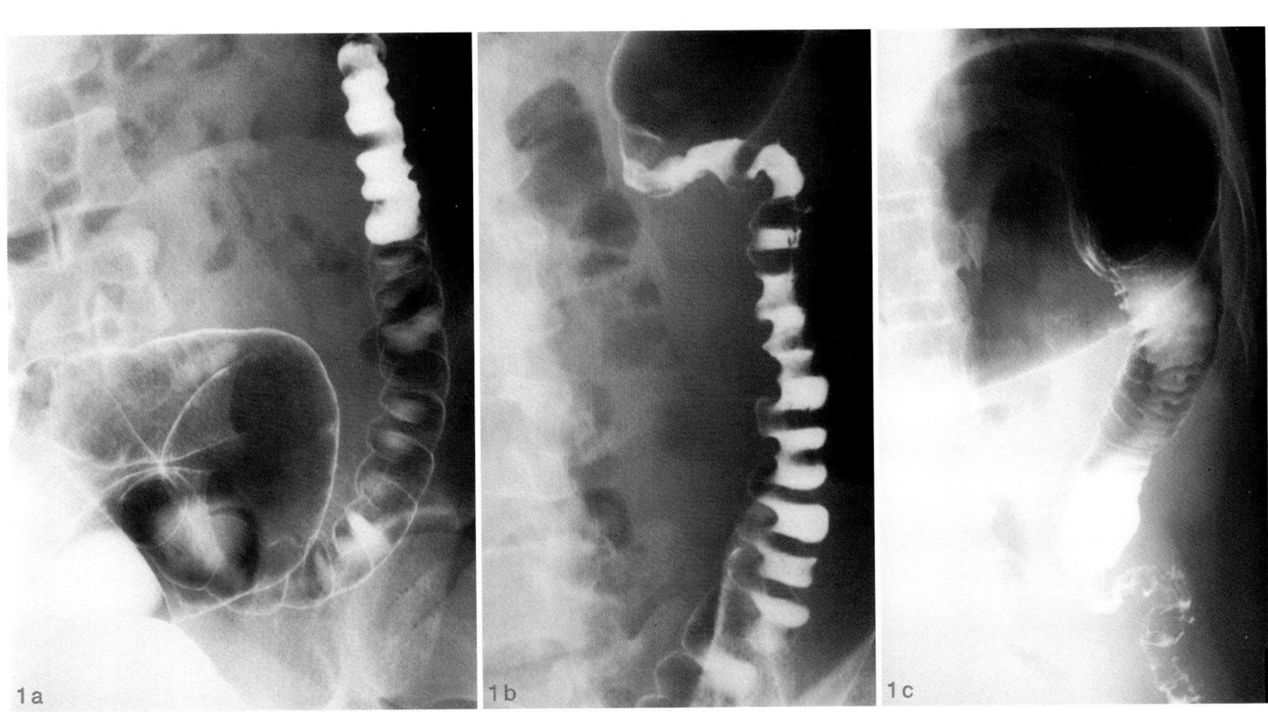

❶ [病例 1] 40 余岁男性，节段性神经节细胞减少症

a，b：**灌餐 X 线所见** 直肠未见异常，乙状结肠到降结肠的脾曲部附近可见指压痕样的肠管伸展不良伴管腔狭窄。

c：**灌肠 X 线所见** 脾曲部口侧肠管的管腔呈显著扩张。

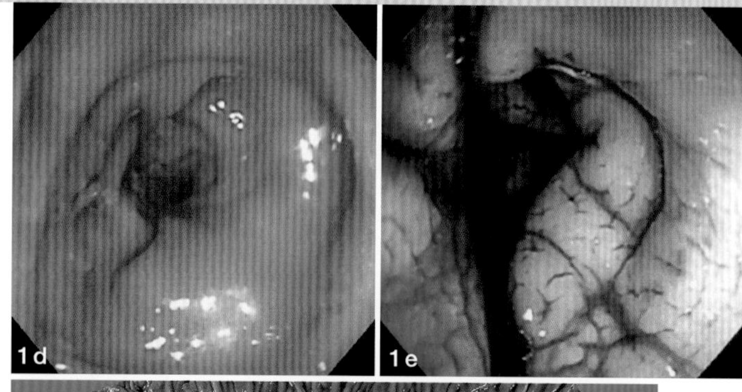

d，e：结肠镜所见 降结肠伸展不良，即使持续性地注气，也很难观察到管腔内的状况。可观察的范围内未见黏膜溃疡和糜烂等黏膜损伤。

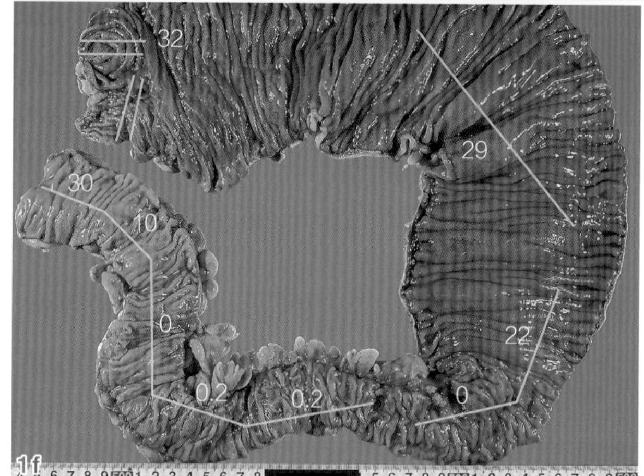

f：切除标本的大体所见 结肠、盲肠及回肠的标本。乙状结肠到降结肠管腔狭窄。降结肠脾曲部以上的肠管呈扩张状态。

g～j：病理组织学所见 从乙状结肠的中央开始到降结肠的狭窄部，Auerbach 神经丛的神经节细胞变性，核固缩消失（g，h）。另一方面深部扩张的肠管未见神经节细胞异常（i，j）。

大肠各部位 1cm 区域的神经节细胞数量，直肠和扩张部位是 22～32 个 /cm，与对照组患者[大肠癌 4 例，尸检 3 例（胆囊癌，间质性肺炎，急性心肌梗死）]的平均神经节细胞数量 24.8 个 /cm 相比基本是一致的，从乙状结肠到降结肠的狭窄部神经节细胞是 0～0.2 个 /cm，明显减少（f）。

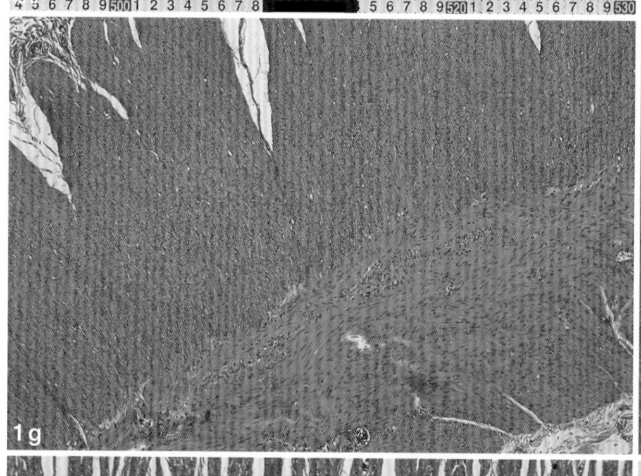

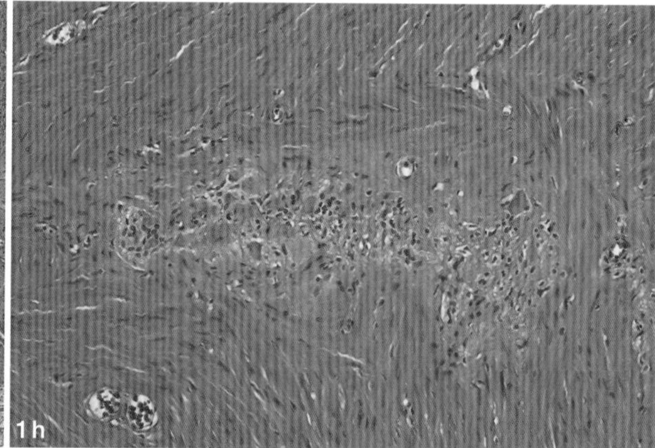

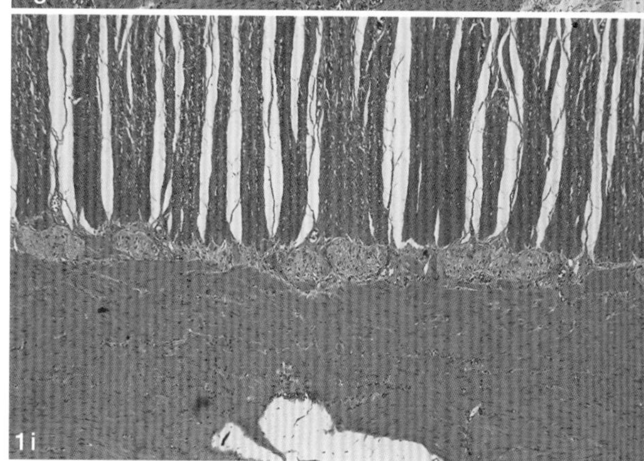

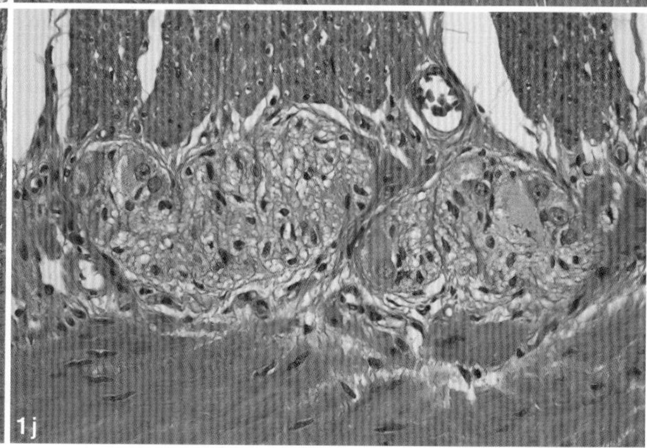

参考文献

[1] Faulk DL, et al.：Chronic intestinal pseudo-obstruction. Gastroenterology 74：922–931, 1978.

[2] 富田涼一，他：成人期機能性腸閉塞症の診断と治療—特に Hirschsprung 病とその類似疾患について．消化器科 29：546–554, 1999.

[3] Taguchi T, et al.：New classification of hypoganglionosis. J Pediatr Surg 36：2046–2051, 2006.

[4] 松井敏幸，他：大腸壁在神経叢の神経細胞の変性・脱落による慢性偽性腸閉塞の 1 例．胃と腸 20：1131–1139, 1985.

[5] 黒木文敏，他：大腸の segmental hypoganglionosis により慢性偽性腸閉塞を来した 1 例．胃と腸 35：215–221, 2000.

（垂水研一，春间 贤）

1 感染性肠炎

对于感染性肠炎，主要是在有血便和慢性腹泻的情况下实施内镜检查，不同的病原微生物所引起的病变部位、分布模式、表现有不同的倾向。

弯曲杆菌肠炎（图❶）：包括直肠在内的全部大肠可见多发性红斑，多数情况下病变之间的黏膜是正常的黏膜，约半数可见特征性表现是在回盲瓣上有界线清晰的溃疡。有时可见从直肠开始的连续性炎症，注意和溃疡性结肠炎鉴别。

沙门氏菌肠炎（图❷）：可见结肠、小肠广泛地水肿、发红、糜烂，多数情况下直肠下端未见病变（rectal sparing）。

肠道出血性大肠菌感染（图❸）：可见以右侧结肠为中心的全周性糜烂、出血，重度肠壁增厚，而左侧结肠至直肠病变较轻为其特征。

肠道螺旋体病（图❹）：*Brachyspira* 属的肠道感染，多数无症状时内镜未见异常，根据菌种和宿主的敏感性不同，有时可见多发性红斑、水肿、皱襞肿大。

***Clostridium difficile* 感染**（图❺）：典型表现是伪膜性大肠炎，以降结肠为中心，可见多发性白色～黄白色的轮廓明显的小丘状伪膜。另外也有无伪膜但可见多发性阿弗他样病变。

关于鼠疫耶尔森肠炎，在“小肠”的内容中介绍请参照（➡ 本书 20 页）。

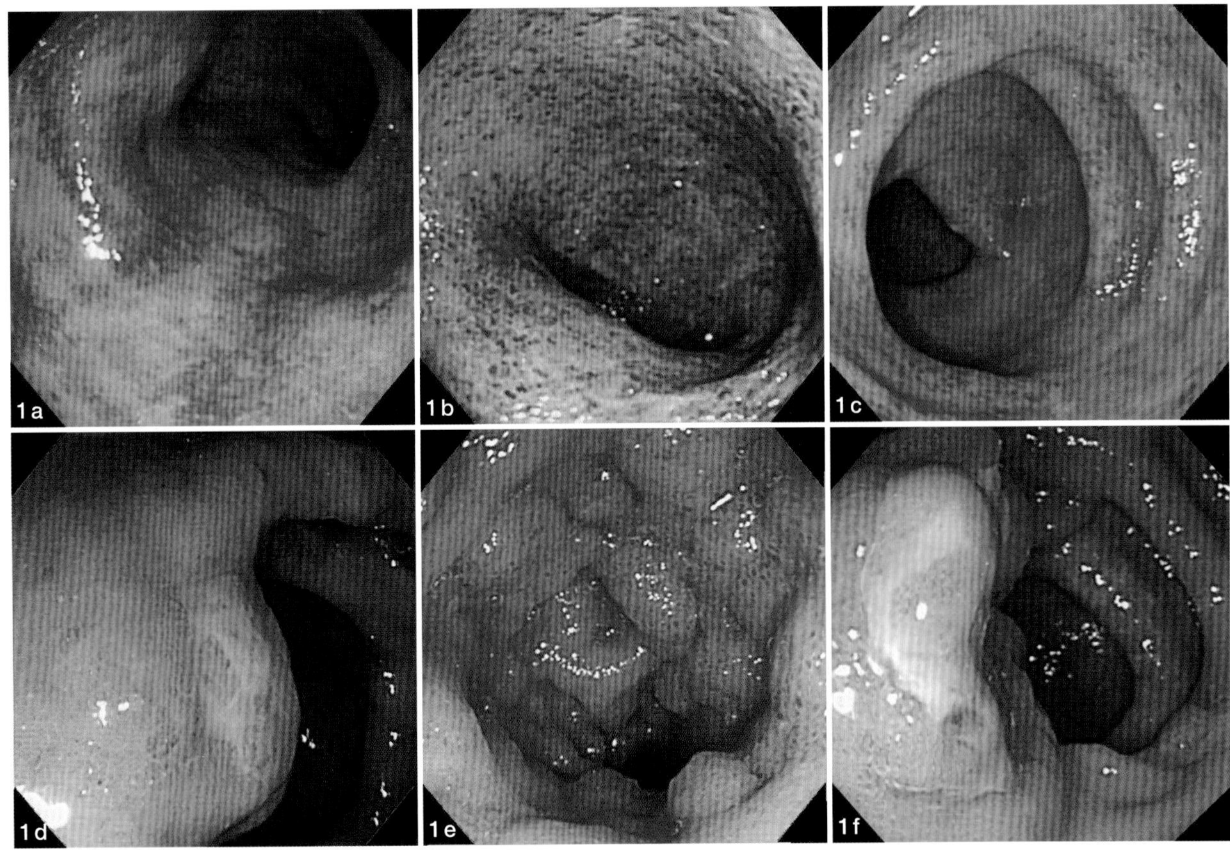

❶ 弯曲杆菌肠炎

a：［病例 1］30 余岁女性　不规则红斑（乙状结肠）。

b：［病例 2］50 余岁女性　弥漫性炎症（直肠）。

c～e：［病例 3］20 余岁男性　c：浅色的小红斑（乙状结肠），d：水肿和溃疡（回盲瓣），e：肿大的淋巴滤泡（回肠终末端）。

f：［病例 4］60 余岁男性　度过了急性期，仅回盲瓣有溃疡残存。

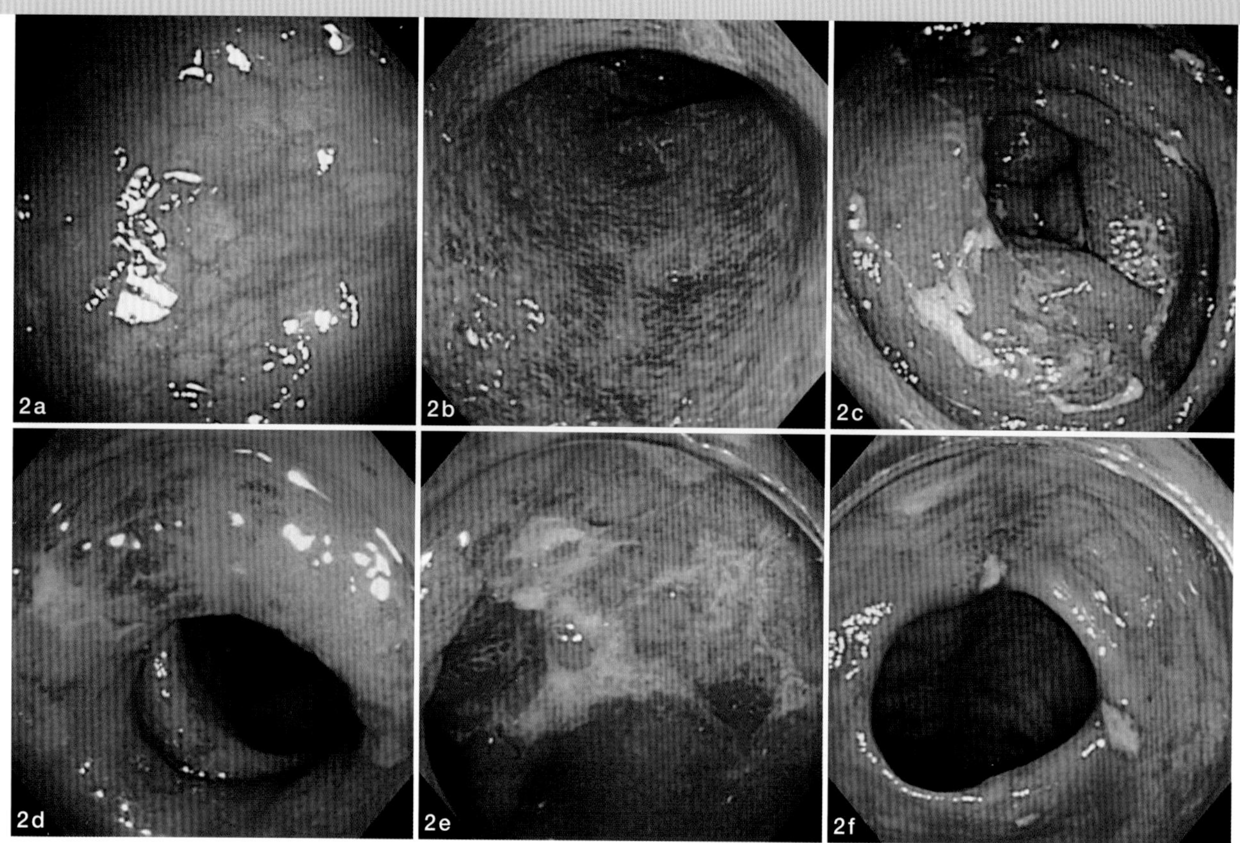

❷ 沙门氏菌肠炎

a ~ c: [病例 5]20 余岁男性 a: 未见炎症（直肠 Rb），b: 重度发红（乙状结肠），c: 水肿，轮状皱襞肿大，附着黏液（肝曲部）。
d ~ f: [病例 6]50 余岁女性 d: 水肿、发红、糜烂（乙状结肠），e: 不规则糜烂（降结肠），f: 结肠襻糜烂（横结肠）。

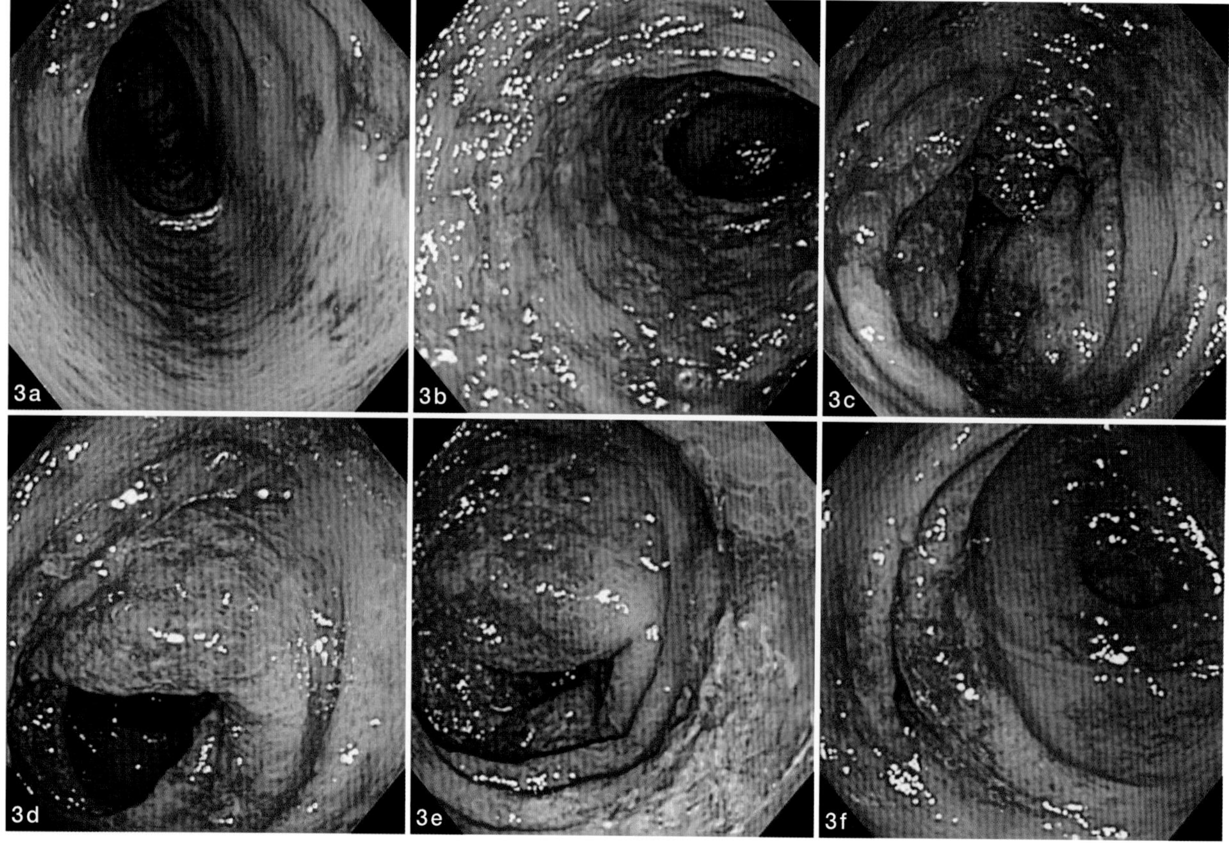

❸ 肠道出血性大肠菌 O157 感染

a ~ f: [病例 7]50 余岁女性 广泛性炎症、水肿、发红、糜烂（a，b: 乙状结肠，c: 降结肠，d: 横结肠，e: 升结肠，f: 盲肠）。

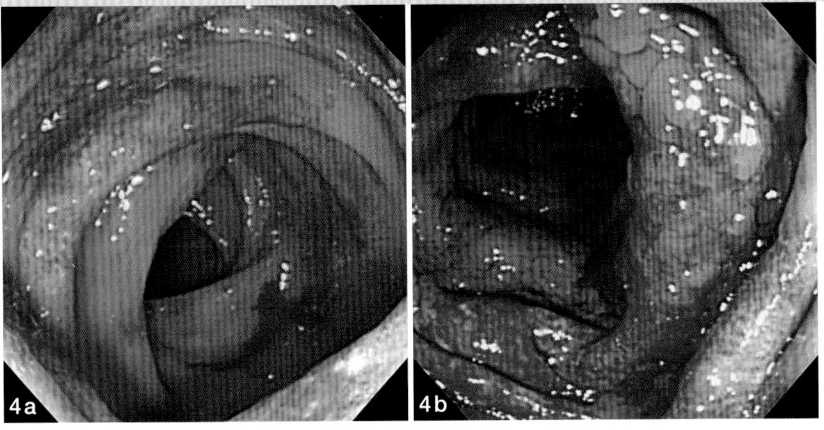

❹ **肠道螺旋体病**

a，b：**[病例 8] 50 余岁男性** 以半月形皱襞上方为中心分布的发红和水肿（升结肠）。从内镜下采取的肠液中检出了 *Brachyspira pilosicoli*。

大肠

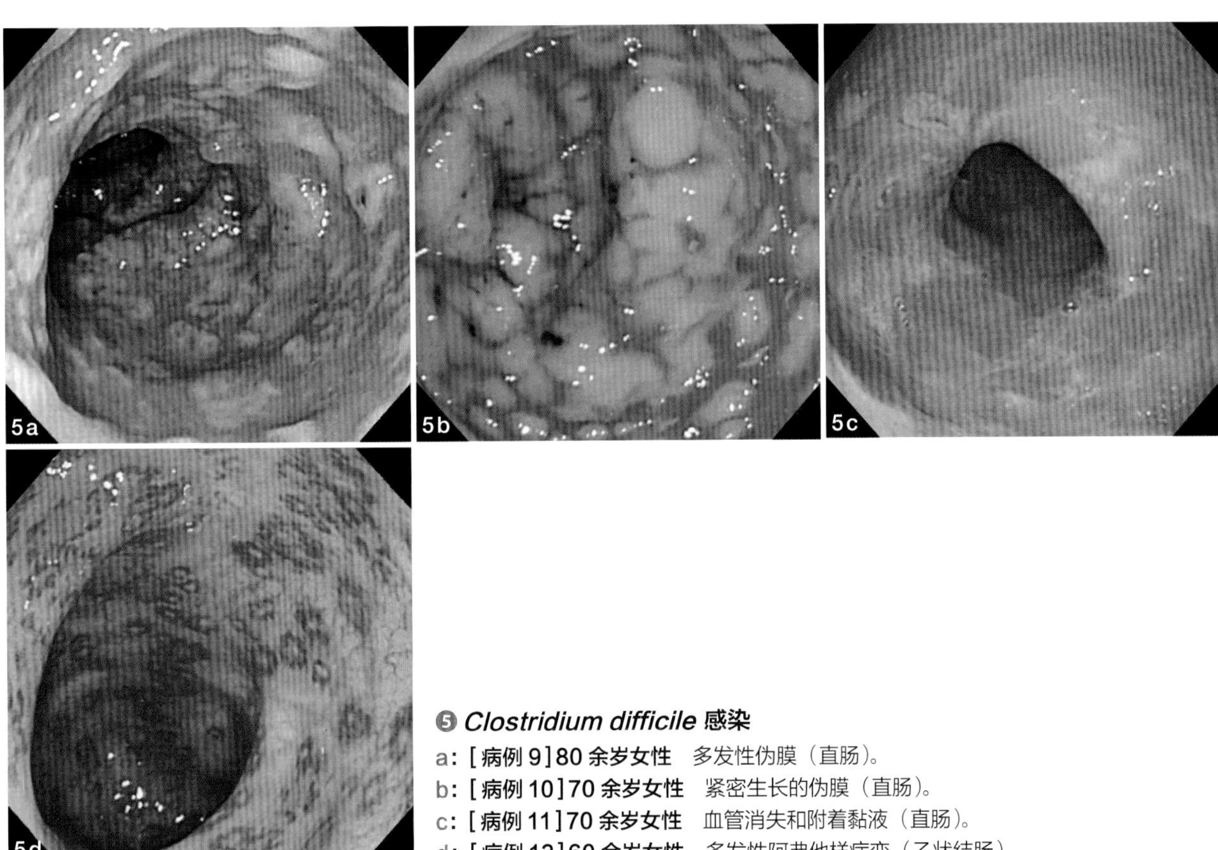

❺ ***Clostridium difficile* 感染**

a：**[病例 9] 80 余岁女性** 多发性伪膜（直肠）。
b：**[病例 10] 70 余岁女性** 紧密生长的伪膜（直肠）。
c：**[病例 11] 70 余岁女性** 血管消失和附着黏液（直肠）。
d：**[病例 12] 60 余岁女性** 多发性阿弗他样病变（乙状结肠）。

参考文献

[1] 大川清孝，清水誠治（编）：感染性腸炎 A to Z，第 2 版．医学書院，2012.

（清水诚治）

2 阿米巴痢疾

本病是经口摄取了 *Entameba histolytica* 的包囊，此包囊在小肠下段脱包囊，形成滋养体，在盲肠分裂增殖而发病。主要分布于热带和亚热带，日本并不多见，但有逐年增加的倾向。另外也是性传染性疾病的代表性疾病之一，多是同性恋者感染，最近在异性间感染者增加。

根据传染病法，本病为第 5 类传染病，有 7 天内必须报告的义务。症状多是黏血便、血便，也有无症状的体检内镜检查才被发现病例。

诊断方法：内镜检查时的特征性所见（疣状糜烂，Aphthous 样糜烂，溃疡等，脓液附着，糜烂溃疡周边有红晕，易出血等）和分布（直肠、盲肠多见）等怀疑有此病时，根据黏液的直接镜检发现滋养体和活检组织中证明有滋养体的存在（PAS 染色）、血清抗体等能够诊断。当发现有肝脓肿时，需要特别注意。在临床上和溃疡型大肠炎的鉴别有难度，本病病变之间的黏膜是没有炎症的正常黏膜，因此，内镜观察时，对病变间的黏膜充分清洗后观察在鉴别诊断上是非常重要的。治疗上甲硝唑有显著疗效。

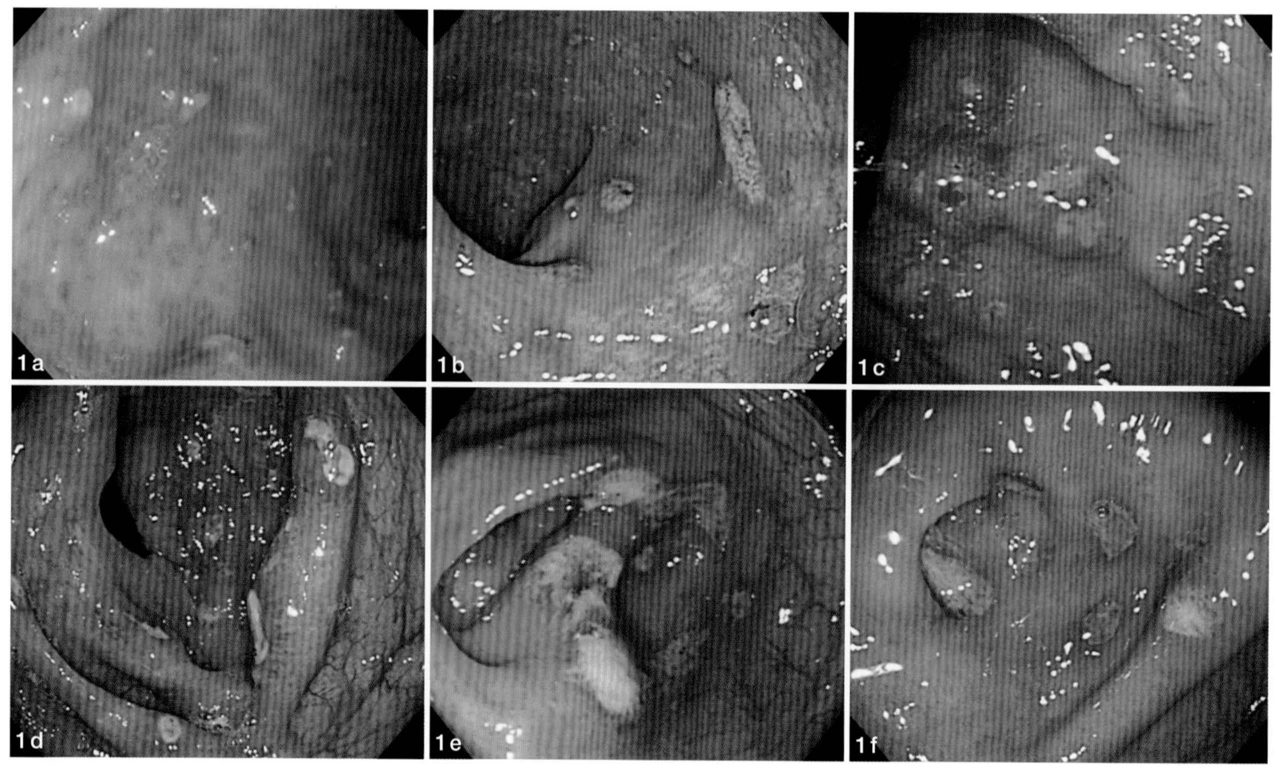

❶ 阿米巴痢疾内镜所见

a：**直肠可见 Aphthous 样糜烂**　糜烂周围可见明显的红晕和隆起。
b：**直肠的小溃疡**　可见白苔，红晕，部分出血，病变间有血管透见。
c：**乙状结肠可见疣状糜烂**
d：**升结肠的小溃疡**　以白苔和红晕为特征，也可见疣状糜烂。
e：**盲肠可见小溃疡**　呈环状排列，附着白苔为特征。
f：**盲肠的圆形深溃疡**　伴白苔。

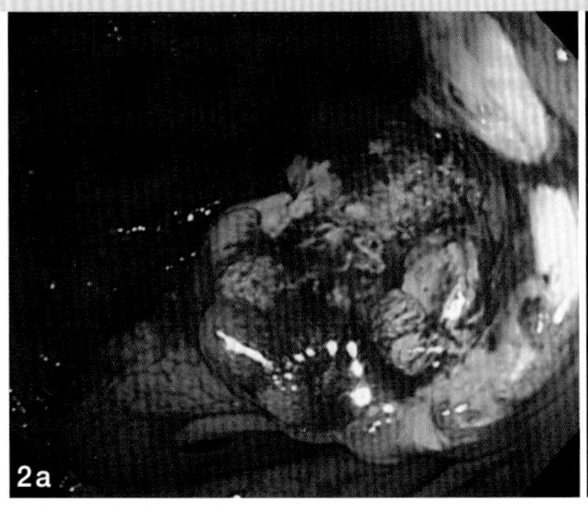
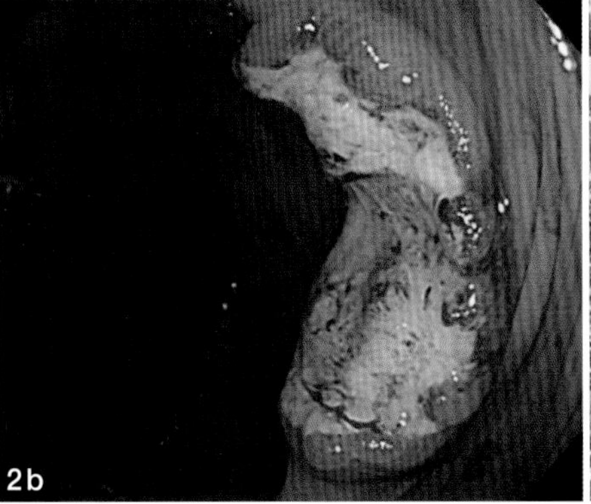
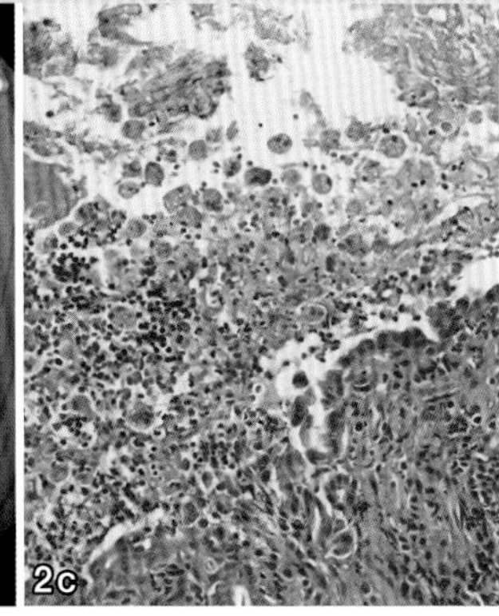

❷ **因大量血便急诊内镜检查被诊断的病例**

a：升结肠可见 2 型进展期癌样病变，可见伴出血。

b：冲洗后病变变清晰，溃疡的边界为正常黏膜，伴厚白苔的深溃疡。

c：活检的组织学，黏液中可见滋养体。

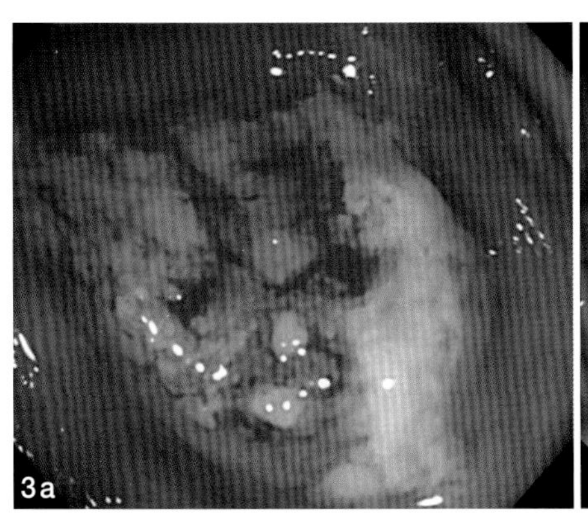
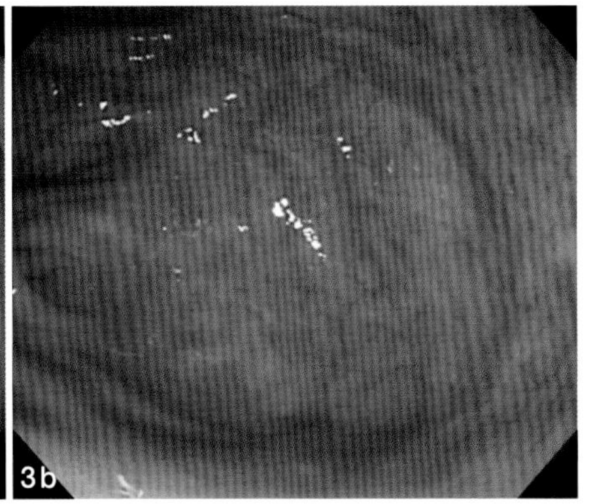

❸ **需要与癌相鉴别的病例**

a：阑尾入口部的病变，可疑阑尾癌，活检组织中证明有滋养体的存在，诊断为阿米巴痢疾。

b：甲硝唑 1 500 mg（14 天）治疗，4 周后内镜图像。

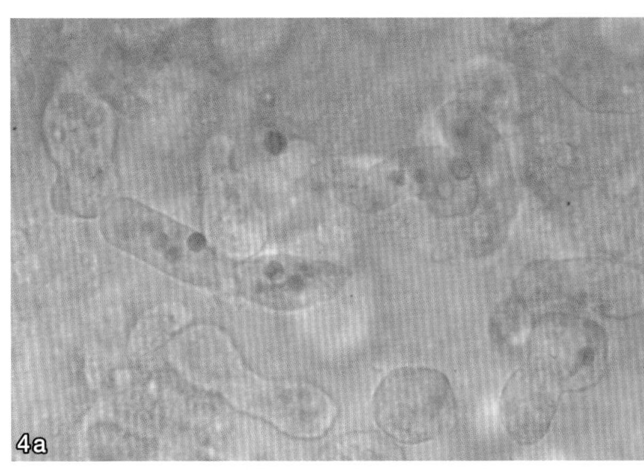
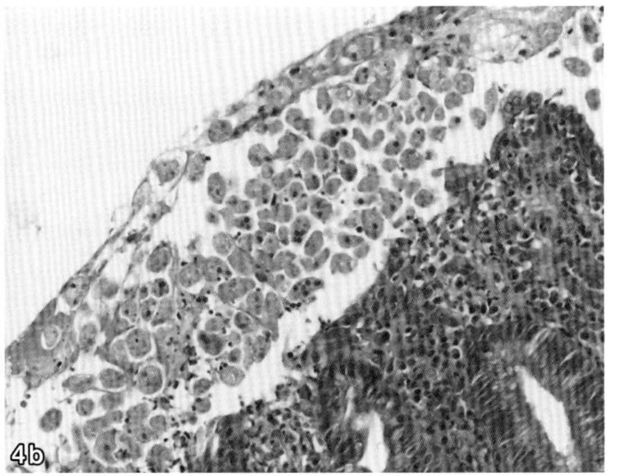

❹ **阿米巴痢疾的诊断**

a：黏液的镜检图像，可以观察到大量吞噬了红细胞的阿米巴虫体。

b：阿米巴滋养体的活检组织。

参考文献

[1] 岸原輝仁，他：アメーバ性大腸炎の内視鏡診断. Mod Physician 30：914–917, 2010.

[2] 大川清孝：赤痢アメーバ感染症. 大川清孝，他（编）：感染性腸炎 A to Z，第 2 版. 医学書院，pp198–202, 2012.

（五十岚正广）

大肠

3 巨细胞病毒性肠炎

胃 ➡ Ⅰ. 166 页　小肠 ➡ Ⅱ. 18 页 ※ 除外 HIV 感染者

多数的巨细胞病毒（CMV）感染是发生在围产期至幼儿期的持续终生的不显性感染。多数 CMV 肠炎伴有免疫功能不全，使病毒激活而引起病变。其基础疾病多是 AIDS，需使用激素、免疫抑制剂治疗的疾病（胶原病、溃疡性结肠炎、移植）癌症晚期等。初发症状多是出血和腹泻。约半数可见直肠病变，病变相对较多，其他无明显的特征性累及部位。内镜所见最多的是穿透性样溃疡、不规则溃疡、环状倾向溃疡、带状溃疡、纵行溃疡、阿弗他样溃疡等多样的溃疡。CMV 肠炎溃疡形成的机制认为是 CMV 在血管内皮中激活增殖，由于炎症和血管内皮的巨细胞化使血管管腔狭窄，黏膜发生缺血性改变，进而溃疡形成。确诊必须要检测血中 antigenemia、HE 染色检查组织包涵体、免疫组化检查组织中的 CMV 抗原。但是，即使以上指标全部是阴性，如果可疑是 CMV 肠炎时，有必要通过血液和组织中的 PCR 进行 DNA 的测定，内镜从溃疡底的肉芽组织和溃疡边缘取活检。

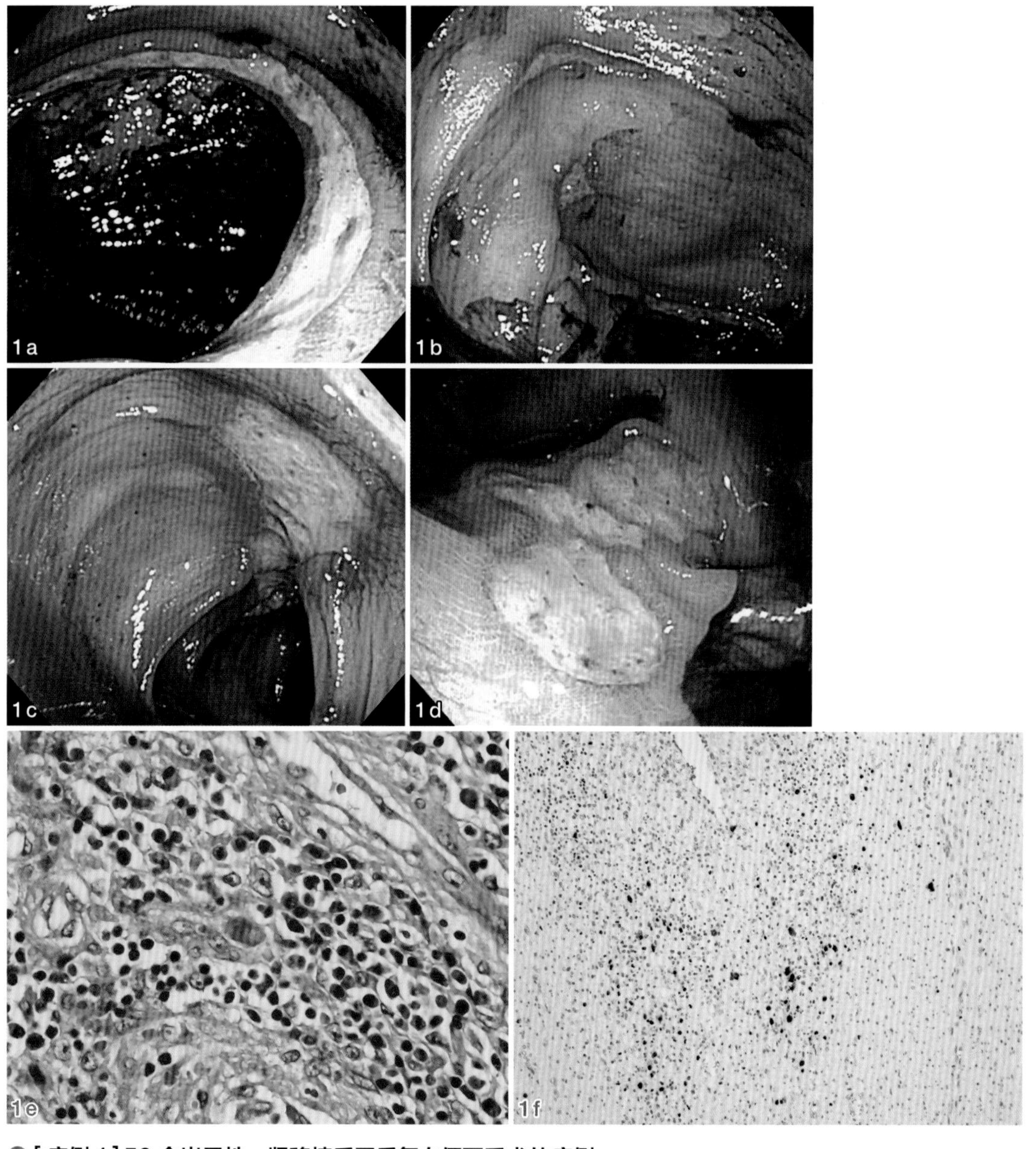

❶ [病例 1] 50 余岁男性，肾移植后因反复血便而手术的病例

a ~ d：内镜所见　升结肠环状溃疡（a），升结肠纵行排列不规则小溃疡（b），升结肠纵行溃疡（c），横结肠环形倾向溃疡（d）。

e，f：病理组织学所见　可见核内有包涵体的巨细胞（e），免疫组化染色可见较多 CMV 抗原阳性的细胞（f）。

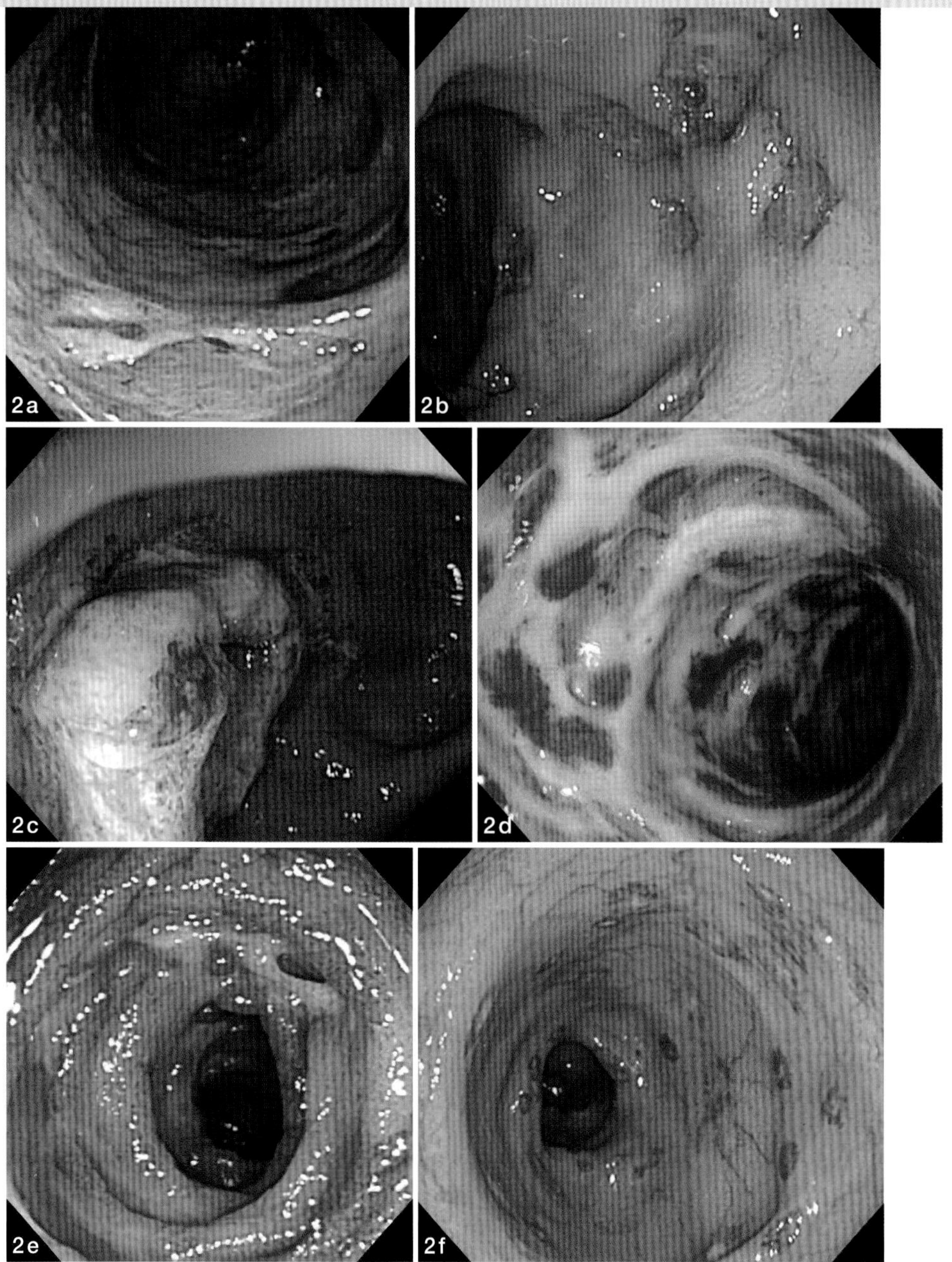

❷ **CMV 肠炎多种内镜所见**

a：**[病例 2]20 余岁女性**　多发性穿透样深溃疡（无白苔）。
b：**[病例 3]60 余岁男性**　多发性穿透样深溃疡。
c：**[病例 4]50 余岁男性**　回盲瓣上的大溃疡。
d：**[病例 5]60 余岁女性**　乙状结肠的带状溃疡，溃疡中可见更深的溃疡（二层溃疡）。
e：**[病例 6]70 余岁男性**　回肠终末端环状倾向的溃疡，二层溃疡。
f：**[病例 7]60 余岁男性**　全大肠可见阿弗他溃疡。

大肠

参考文献

[1] 大川清孝，他：直腸肛門部の炎症性疾患—感染性腸炎の直腸肛門部病変．胃と腸 45：1321–1330, 2010.

[2] 大川清孝，他：感染性腸炎の最近の治験—サイトメガロウイルス腸炎．胃と腸 43：1653–1662, 2008.

（大川清孝，大庭宏子）

4 放线菌病

放线菌病是口腔内、肠道内的常存菌厌氧性革兰阳性杆菌 *Actinomyces israelii* 所引起的感染。发病机制是这种细菌从损伤的黏膜进入组织，慢慢形成炎性肿瘤。患病部位是回盲部（24%），横结肠（19%），骨盆内（16%）较多见。也有因鱼刺扎伤和子宫内避孕器械引起的感染。因病情经过比较缓慢，多数在发现时腹部肿瘤已经形成，影像学诊断是关键，内镜和钡餐 X 线所见的报道较少，具有肠管壁外炎性肿瘤的特征，结合腹部 CT 所见非常有用。需要鉴别诊断的疾病是肠系膜脂膜炎、转移性大肠肿瘤、弥漫性浸润型大肠癌。青霉素系列的抗生素治疗很有效。多数需要外科手术。但关于术后是否需要使用青霉素还有争议。

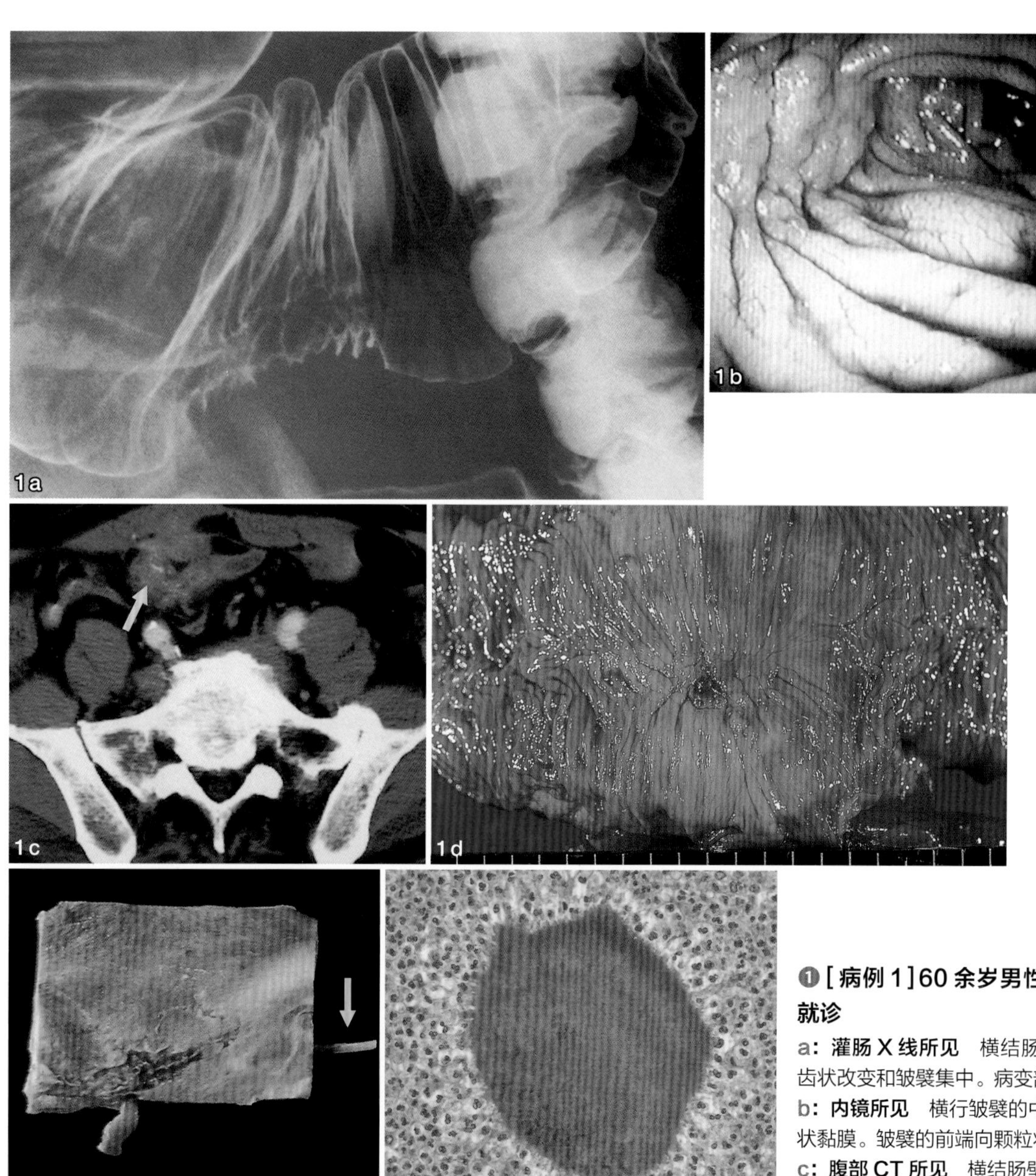

❶ [病例 1] 60 余岁男性，因下腹痛来院就诊

a：灌肠 X 线所见 横结肠的肠系膜侧可见锯齿状改变和皱襞集中。病变部有伸展性。

b：内镜所见 横行皱襞的中心可见水肿、颗粒状黏膜。皱襞的前端向颗粒状黏膜移行。

c：腹部 CT 所见 横结肠壁增厚。箭头所示为线状高吸收区域。

d：新鲜切除标本大体所见 皱襞集中和颗粒状黏膜，因和小肠及腹壁发生粘连，合并切除。

e：固定后取材所见 肠管壁内可见鱼刺刺入（箭头）。❶ c 的高吸收区域是一致的。

f：病理组织学所见 壁内脓肿形成和重度的纤维化，并见放线菌团（Drüse, sulfur granule）。

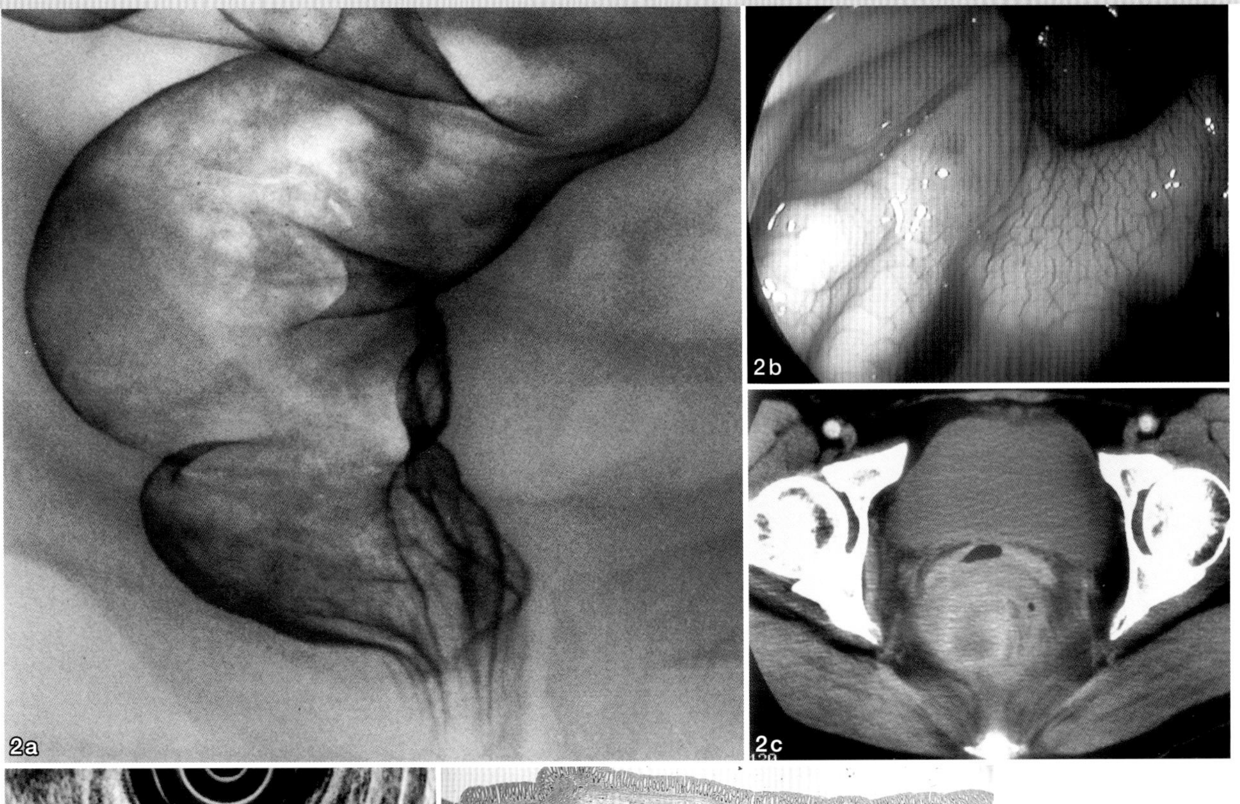

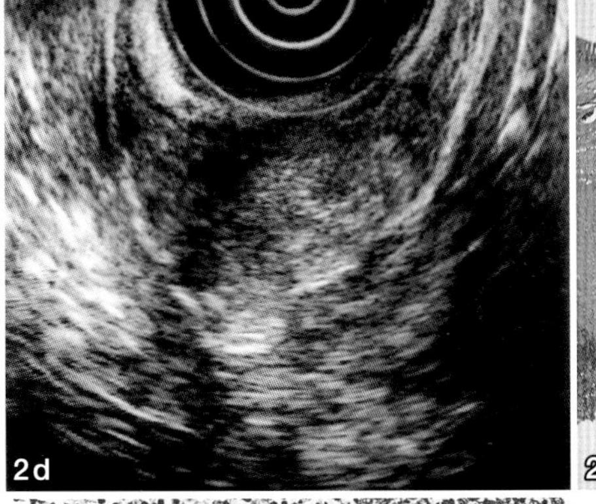

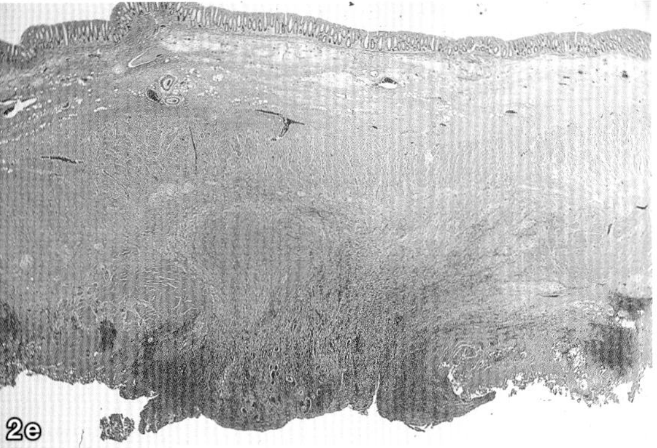

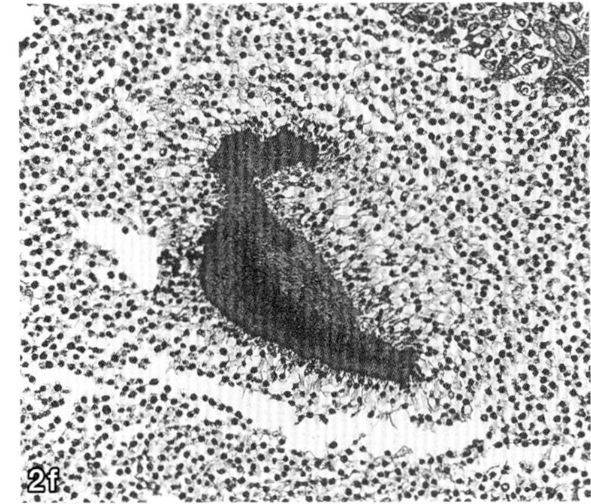

❷ [病例 2] 50 余岁女性，持续 3 周肛门疼痛和发烧来院就诊

a：灌肠 X 线所见　Rb 部位约 5cm 区域呈现黏膜下肿瘤样所见。

b：内镜所见　可见右侧壁黏膜发红和挤压。

c：腹部造影 CT 所见　直肠壁增厚和外侧有内部不均一的炎性肿瘤。

d：EUS 所见　黏膜下层以深可见一个实质不均一、界线不清晰的肿瘤。

e，f：病理组织学所见　因不能完全否定非上皮性恶性肿瘤，遂行直肠切除术，明显可见脓肿形成，其间散见放线菌团（f）。

参考文献

[1] 太田義人，他：回盲部放線菌症の 1 例．日臨外会誌 65：2934–2938, 2004.

[2] 河野文彰，他：腸放線菌症．別冊日臨 12　消化管症候群，第 2 版（下）：40–43, 2009.

[3] 太田智之，他：放線菌症．臨消内科 26：211–215, 2011.

[4] 太田智之，他：放線菌感染症（Abdominopelvic actinomycosis）．胃と腸 37：389–394, 2002.

（太田智之，折居　裕）

5 衣原体直肠炎

衣原体直肠炎是因 *Chlamydia trachomatis* 引起的性行为传染病，内镜下可见局限于直肠的呈簇状聚集的半球状小隆起，是典型的鱼籽状黏膜。隆起型病变比较均一，直肠下段隆起的密度更高，因易出血，常发生血便。偶有因继发性刺激引起的隆起表面和隆起间发生糜烂，较少见。病理学为非特异性淋巴滤泡炎。需注意的鉴别诊断是直肠 MALT 淋巴瘤、MLP、良性的淋巴组织反应性增生等淋巴组织增殖性疾病和炎症性肠病，及其他感染性肠炎等。诊断可利用妇产科宫颈炎检查衣原体用的试剂盒。内镜观察后马上在肛门部插入试剂盒中的棉棒，用棉棒获取标本。核酸扩增法（TMA 法、PCR 法、SDA 法）的敏感度高。阿奇霉素等治疗后隆起可缩小，但内镜下观察到病情稳定还需要数月。

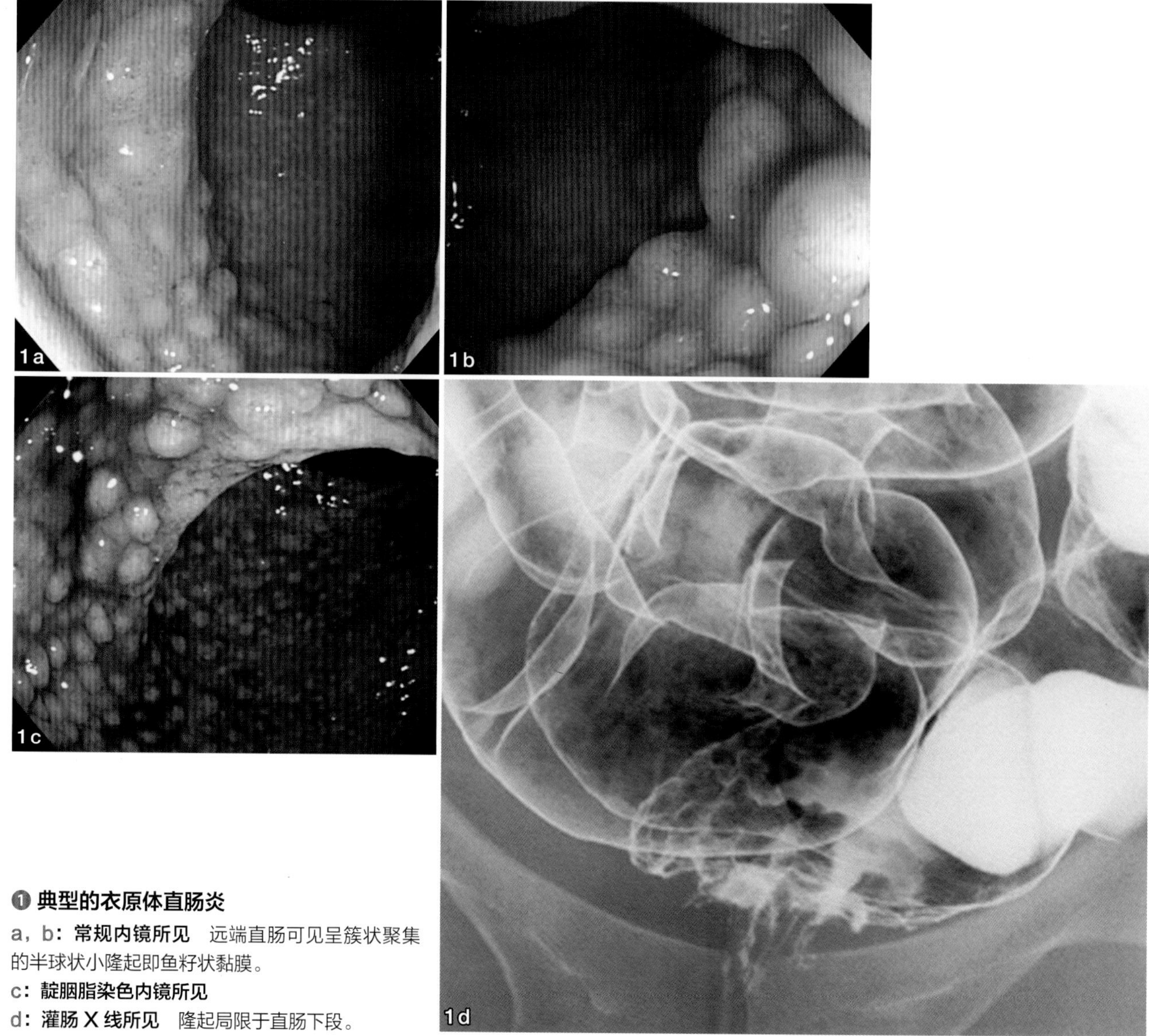

❶ 典型的衣原体直肠炎

a，b：**常规内镜所见**　远端直肠可见呈簇状聚集的半球状小隆起即鱼籽状黏膜。

c：**靛胭脂染色内镜所见**

d：**灌肠 X 线所见**　隆起局限于直肠下段。

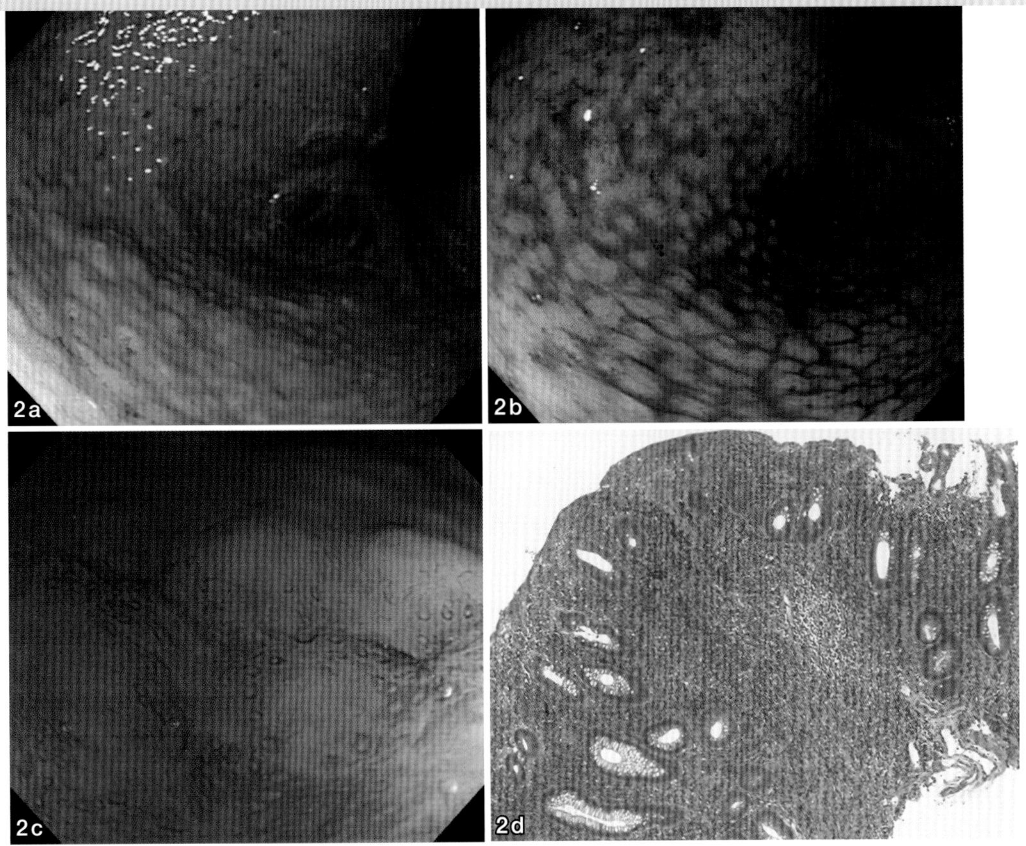

❷ **小的隆起型病变**

a：**普通内镜所见**

b：**靛胭脂染色内镜所见**

c：**结晶紫染色放大内镜所见** 隆起顶部的表面Ⅰ型 pit 散在分布。

d：**隆起部活检 HE 染色组织学所见** 可见淋巴滤泡增生，慢性炎性细胞浸润。

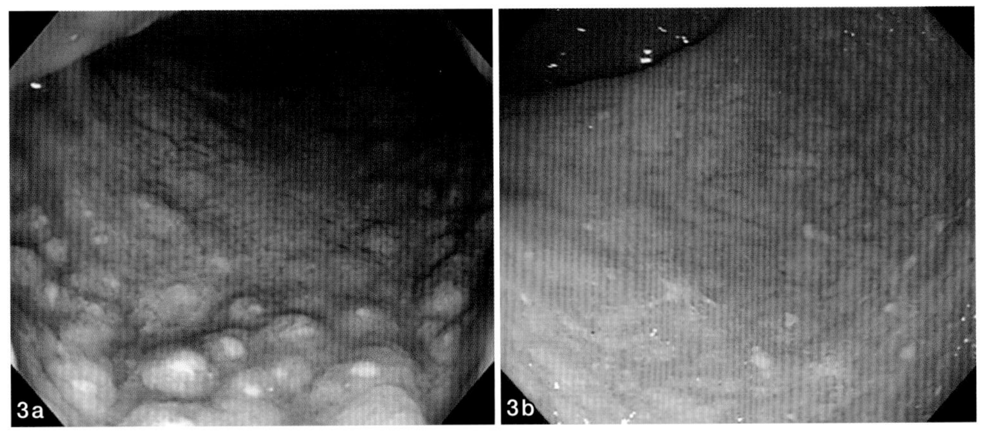

❸ **隆起顶部伴有糜烂的衣原体直肠炎**

a：**靛胭脂染色内镜所见** 可见隆起顶部表面糜烂。

b：**治疗半年后内镜所见** 治疗后隆起缩小。

参考文献

[1] 池谷賢太郎，他：感染性腸炎の最近の知見—クラミジア直腸炎．胃と腸 43：1663–1669, 2008.

[2] 青木哲哉，他：クラミジア腸炎．臨消内科 24：1040–1045, 2009.

[3] 丸山保彦，他：クラミジア直腸炎．消内視鏡 22：1295–1298, 2010.

（丸山保彦，池谷贤太郎）

大肠

6 结核

食管 ➡ Ⅰ.38 页 小肠 ➡ Ⅱ.25 页

肠结核是感染了人型结核菌（*Mycobacterium tuberculosis*）的肠道感染病。分为两种：消化道以外结核病引起的继发性肠结核，其他器官没有结核病的原发性肠结核。

日本的肠结核半数以上是原发性的，大部分感染途径为腔内感染，空气中结核菌和肺结核患者的咽痰可引起回肠和大肠感染。通过 Peyer 板侵入回盲部黏膜的结核菌被吞噬形成干酪性肉芽肿，黏膜被破坏形成溃疡。因病变淋巴管走行沿肠管的短轴方向延伸，所以形成环状和带状溃疡。因有自然治愈的倾向，有时在开放性溃疡的周围混有瘢痕组织和炎性息肉。症状是腹痛、发热、腹泻和便血，但无任何症状被诊断的情况也不少见。

确诊需要特征性影像学所见，加上组织活检和粪便培养等检出结核菌和活检组织中可见干酪性肉芽肿。但是活检和粪便培养检出结核菌的阳性率是 25%~38%（很低），活检组织中肉芽肿的阳性率是 54%~62%（也不高）。另外用活检组织行 PCR 基因检测是比较快速可行的检查方法，但肠结核的敏感度是 70% 左右，不太高。有特征性的影像学所见，但培养和活检组织不能确诊有结核菌，即可疑结核时，也可进行诊断性治疗。近年来，可不受接种 BCG 的影响，诊断有无结核菌感染的干扰素 γ 游离试验的 QuantiFERON-TB ®（QFT）检查及 T-SPOT ®。在 *TB*（T-SPOT）应用于临床的报道中，这些方法的灵敏度和特异性是 92%~97%、98%~99%，非常好，但是应用了免疫抑制剂的患者和婴幼儿的反应性还不明确，因有了关于 QFT 阴性的肠结核的报道，关于在确诊中干扰素 γ 游离试验的作用问题今后有必要研究。

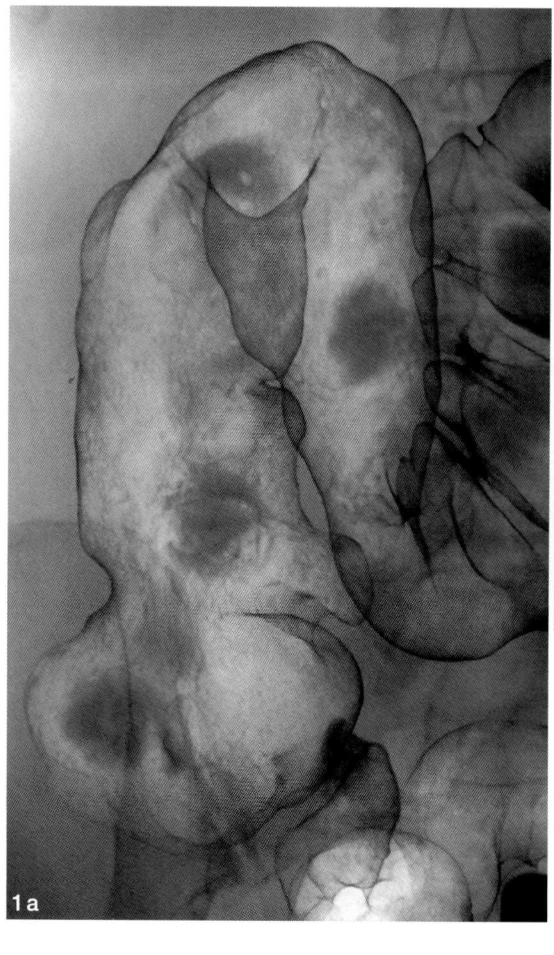

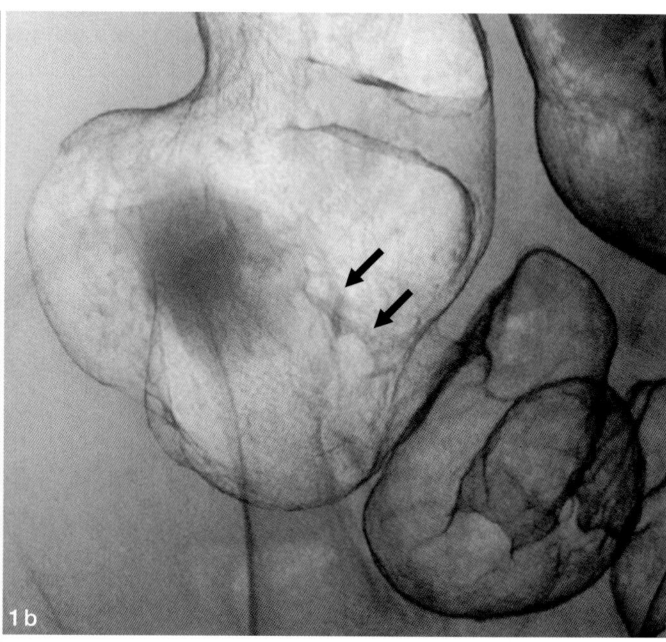

❶ **[病例 1]60 余岁女性**

a：灌肠 X 线所见 从盲肠至升结肠可见肠管缩短和假憩室样变形。此部位结肠袋消失，呈现萎缩瘢痕带影像。

b：灌肠 X 线所见 回盲瓣张开，盲肠缩短．可见回盲瓣附近浅的线形溃疡影（箭头）。

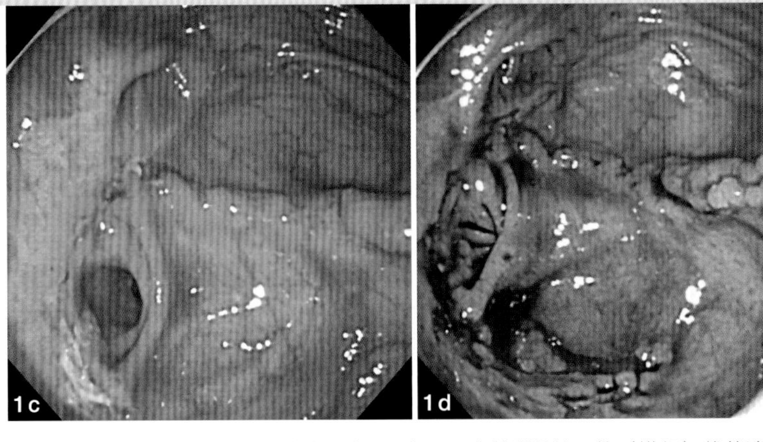

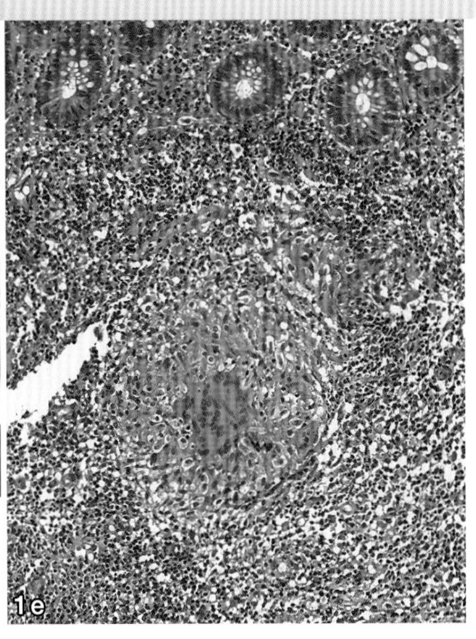

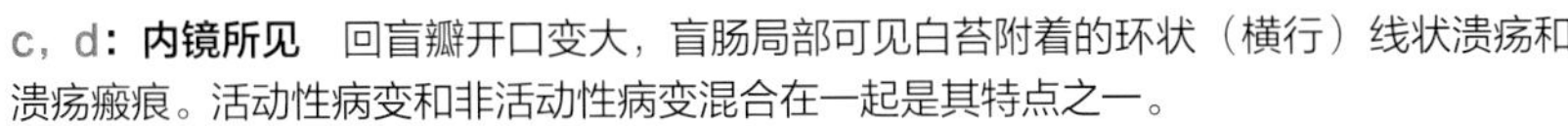

c，d：**内镜所见** 回盲瓣开口变大，盲肠局部可见白苔附着的环状（横行）线状溃疡和溃疡瘢痕。活动性病变和非活动性病变混合在一起是其特点之一。

e：**活检组织标本所见**（HE 染色，中倍放大） 可见郎罕巨细胞和融合性上皮样细胞肉芽肿。

大肠

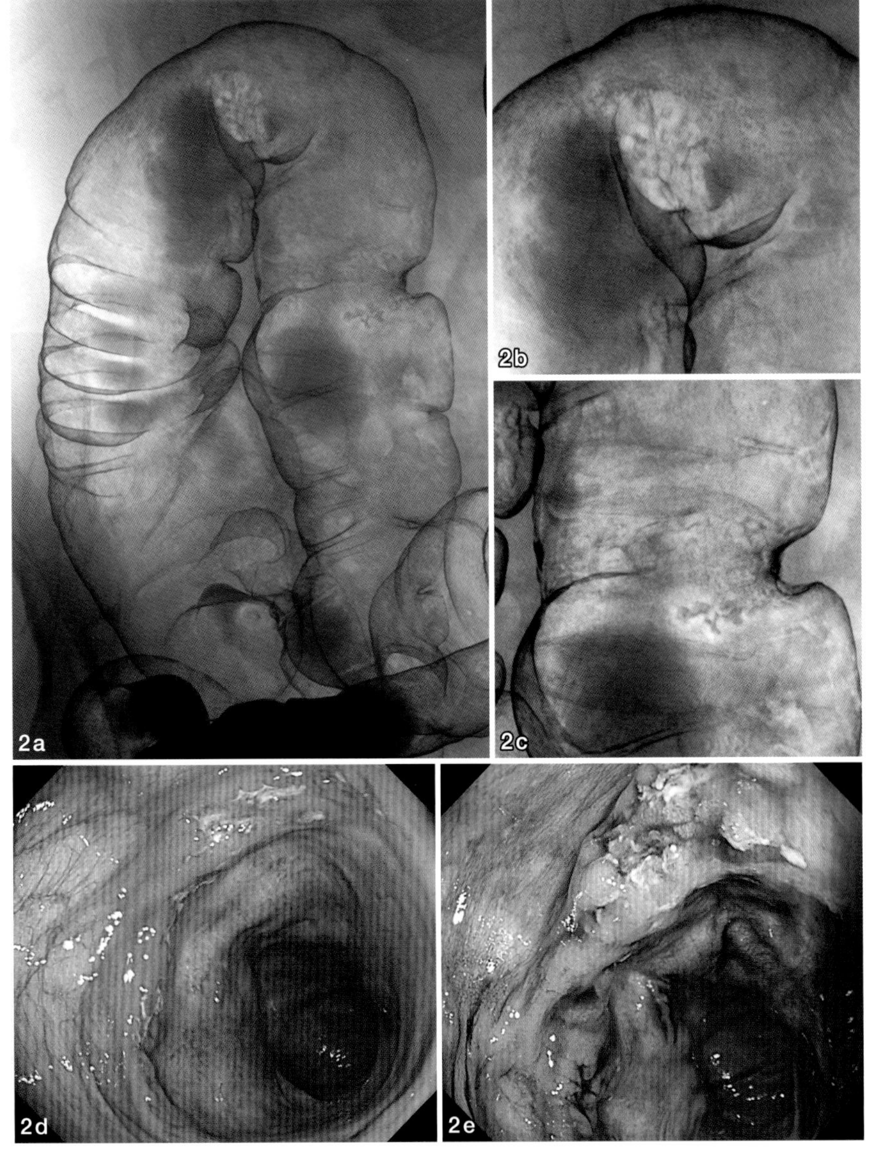

❷ [病例 2] 70 余岁女性

a：**灌肠 X 线所见** 肝曲部及横结肠近端可见不规则浅溃疡病变。回盲瓣开口增大，升结肠近端的结肠袋消失。

b：**灌肠 X 线所见** 肝曲部肠管内可见结节状隆起伴类圆形溃疡性病变。

c：**灌肠 X 线所见** 横结肠近端可见环状排列的溃疡。

d，e：**内镜所见** 横结肠近端可见环状的、部分是带状的溃疡性病变。

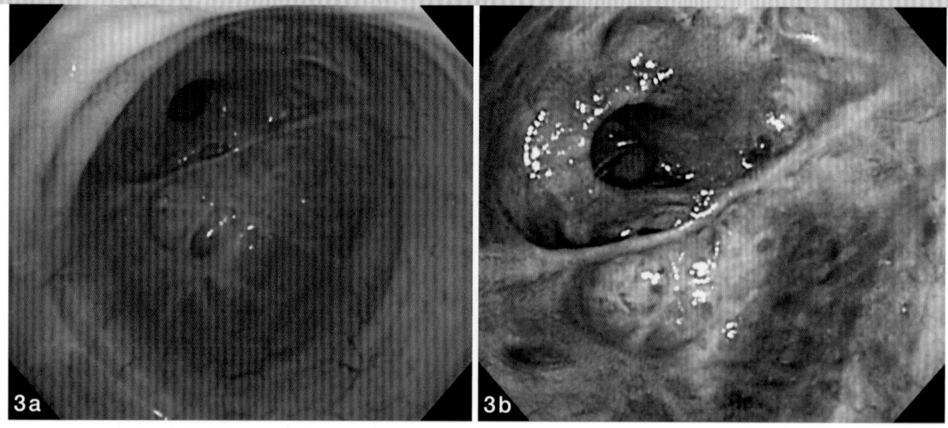

❸ [病例 3] 70 余岁女性

a，b：**内镜所见**　回盲瓣开口增大，盲肠可见多发性溃疡，假憩室形成。

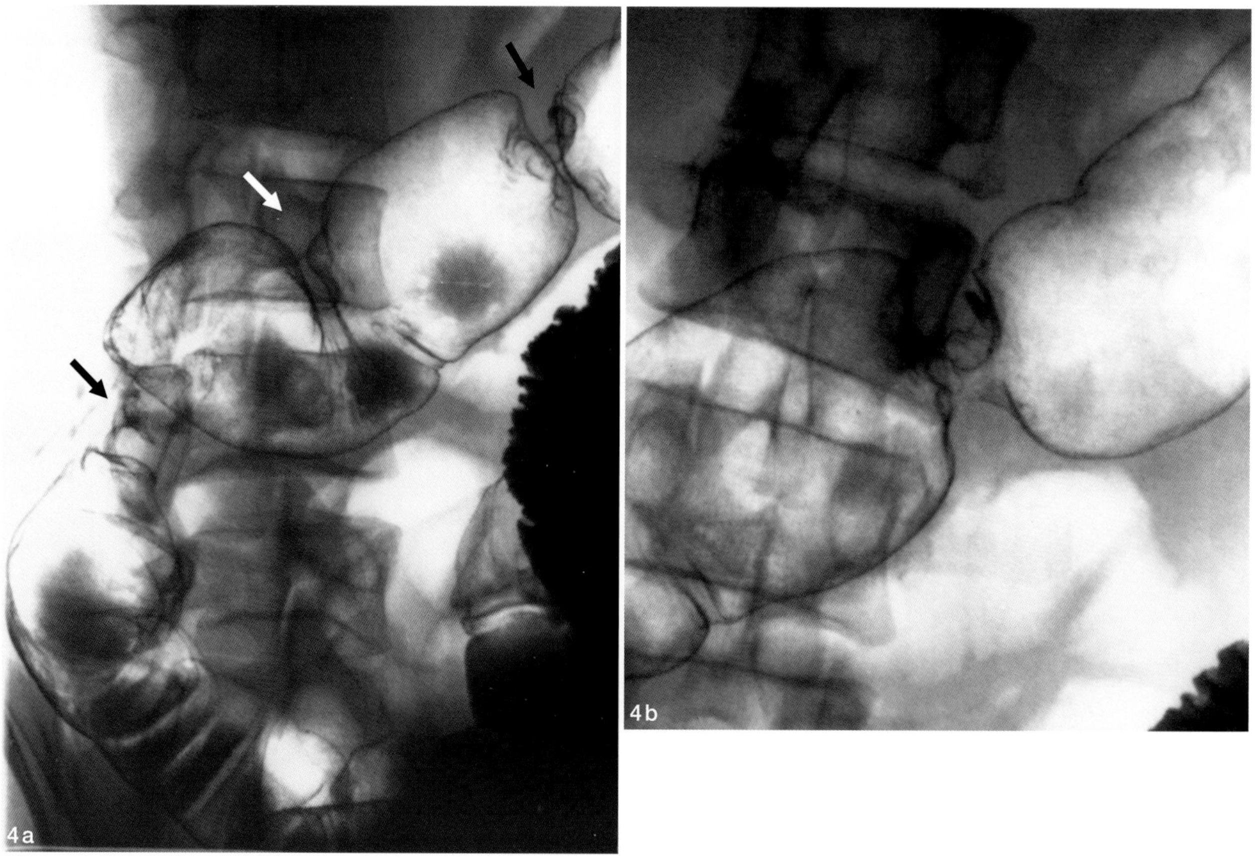

❹ [病例 4] 20 余岁男性

a，b：**灌肠 X 线所见**　可见横结肠肝曲部及中间段重度狭窄（黑箭头）及变形（白箭头）。狭窄的边缘较规则，无明显的肿瘤影像。

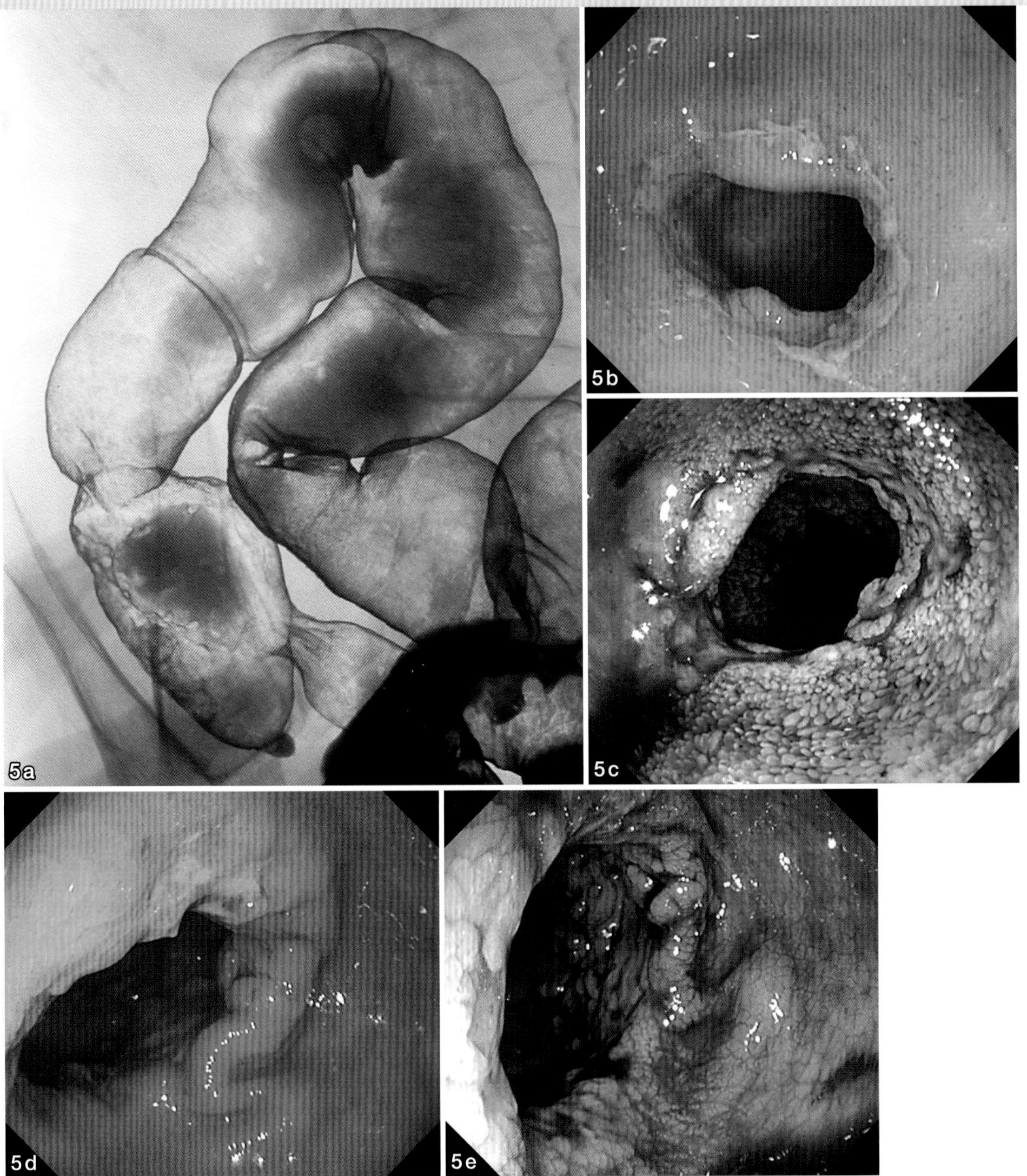

❺ [病例 5] 60 余岁女性

a：**灌肠 X 线所见**　可见升结肠变小，口侧多发性炎性息肉。

b，c：**内镜所见**　可见回肠终末端开放性环状溃疡，管腔稍微狭窄。

d，e：**内镜所见**　可见升结肠开放性环状溃疡，管腔狭窄，口侧可见炎性息肉。

参考文献

[1] 垂水研一，他：感染性腸炎の最近の知見—腸結核．胃と腸 43：1637–1644, 2008.

[2] 八尾恒良，他：最近の腸結核—10 年間の本邦報告例の解析．胃と腸 30：485–490, 1995.

[3] 赤松泰次，他：腸結核における遺伝子診断の有用性と問題点—病理組織学的所見および結核菌培養との比較．胃と腸 30：525–531, 1995.

[4] Harada N, et al. : Comparison of the sensitivity and specificity of two whole blood interferon-gamma assays for M. tuberculosis infection. J Infect 56 : 348–353, 2008.

[5] Pai M, et al. : Systematic review : T-cell-based assays for the diagnosis of latent tuberculosis infection : an update. Ann Intern Med 149 : 177–184, 2008.

[6] 中村正直，他：小腸炎症性疾患—腸結核．胃と腸 43 : 591–596, 2008.

（梅野淳嗣，松本主之）

大肠

1 NSAIDs 相关性大肠病变

胃 ➡Ⅰ.162 页　★ 小肠 ➡Ⅱ.29 页

NSAIDs 引起的大肠病变的定义是含有低剂量阿司匹林的 NSAIDs 所引起的正常大肠黏膜发生的黏膜病变。本病的肉眼及病理组织学所见是非特异性的，诊断和其他药物性肠炎一样，在确认 NSAIDs 用药史的基础上，排除细菌学感染诊断和 NSAIDs 停药后病变治愈是诊断的必要条件。

本病的内镜图像大致分为溃疡型和肠炎型。溃疡型根据有无合并膜样狭窄分为两类，溃疡型有数个月以上的合并 NSAIDs 用药史，多由便血诊断。形态上在回盲部附近的深部大肠，以多发性界线清晰的溃疡为特征，合并膜样狭窄的病例有数年以上 NSAIDs 的使用史，多有狭窄症状。肠炎型是 NSAIDs 服用开始后数周以内急性发生腹泻、发热为主要症状的急性疾病。溃疡型和肠炎型两者都会在 NSAIDs 停药后短期内治愈。合并膜样溃疡病例多需内镜扩张治疗。

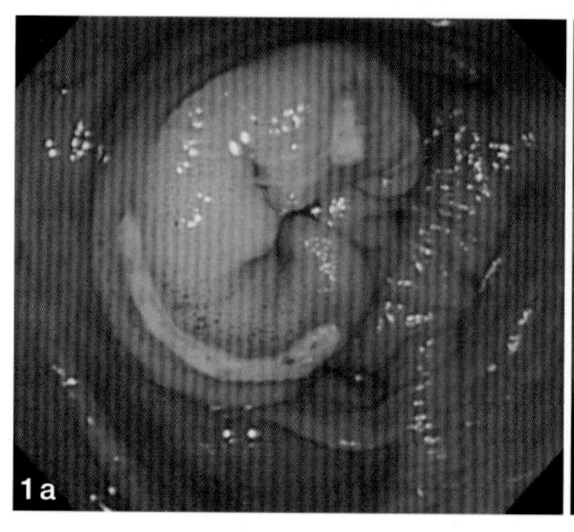

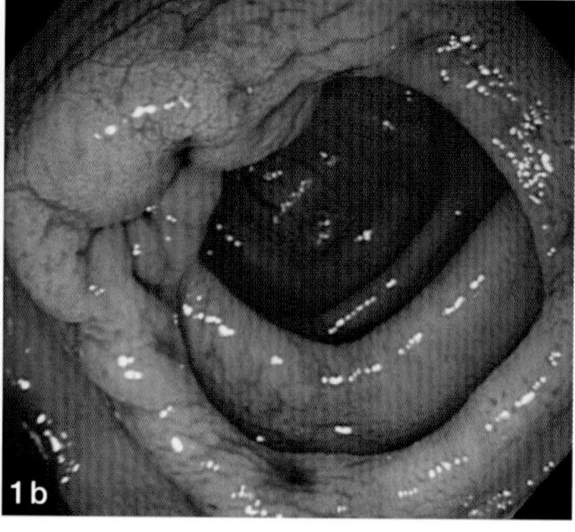

❶［病例 1］40 余岁男性，溃疡型（致病药物：吲哚美辛）

a：首诊时　回盲瓣上可见 2 个界线清楚的溃疡。

b：停止 NSAIDs3 周后　溃疡形成瘢痕。

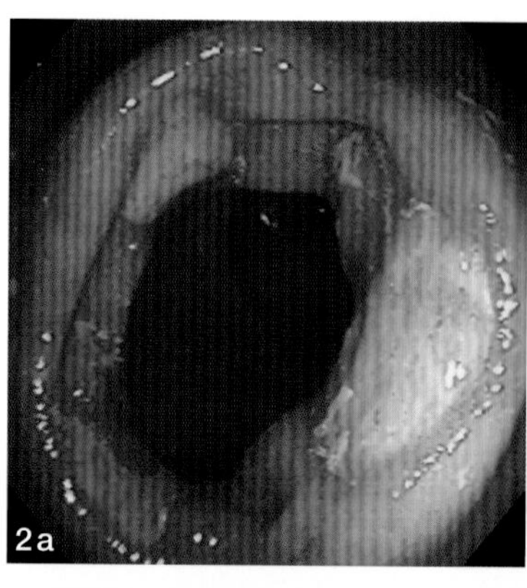

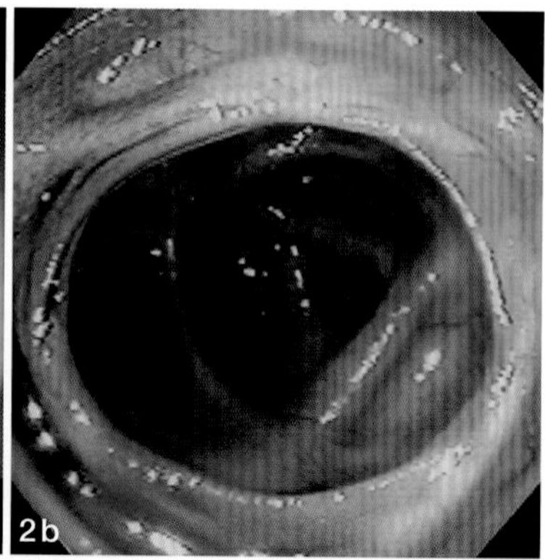

❷［病例 2］70 余岁男性，溃疡型（致病药物：双氯芬酸钠）

a：首诊时　升结肠的半月皱襞上有 3 个界线清晰的溃疡，呈环状排列。

b：NSAIDs　中止 5 周后，溃疡瘢痕形成，病变周围未见炎性息肉。

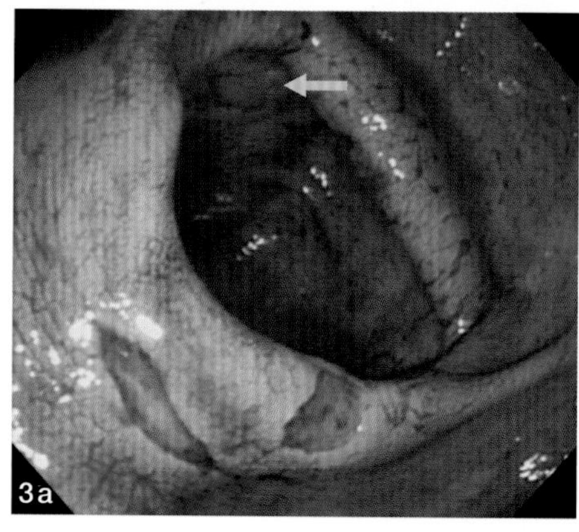

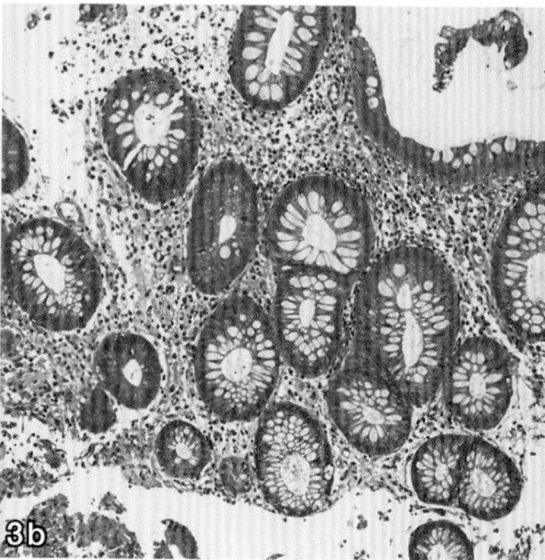

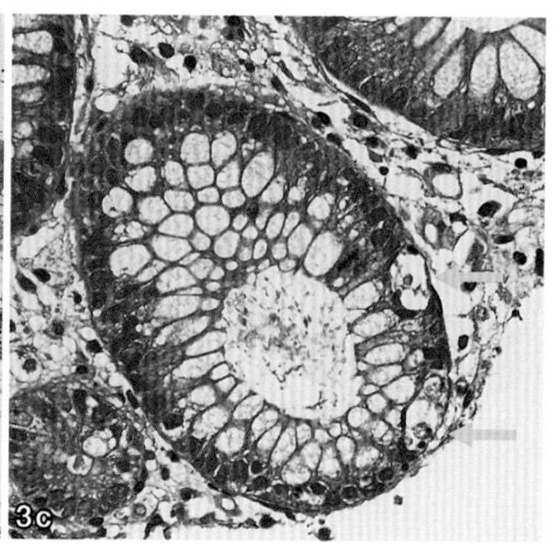

❸［病例 3］80 余岁女性，溃疡型（致病药物：洛索洛芬）

a：首诊时　回盲瓣上和盲肠（箭头）可见界线清晰的溃疡。

b，c：溃疡边缘活检组织学所见（b：低倍镜图像，c：高倍镜图像）轻～中度的非特异性炎性细胞浸润（b）。轻度核肿大和凋亡小体（箭头）（c）。

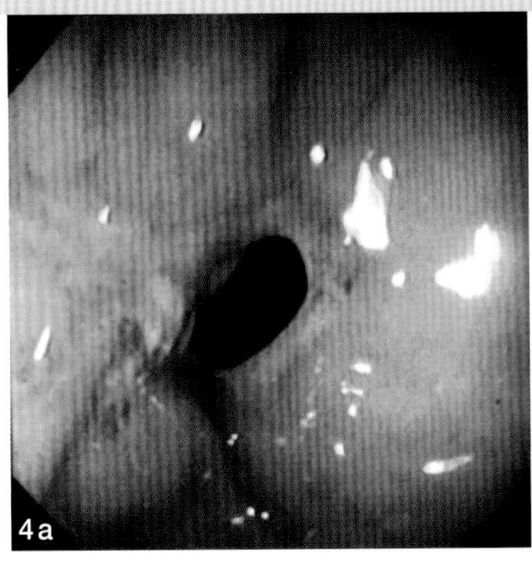

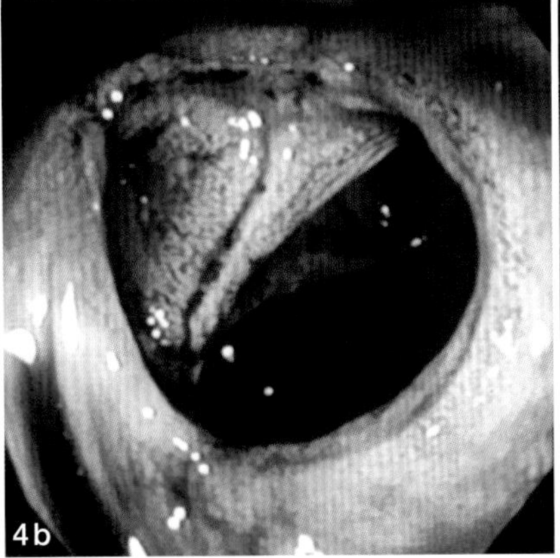

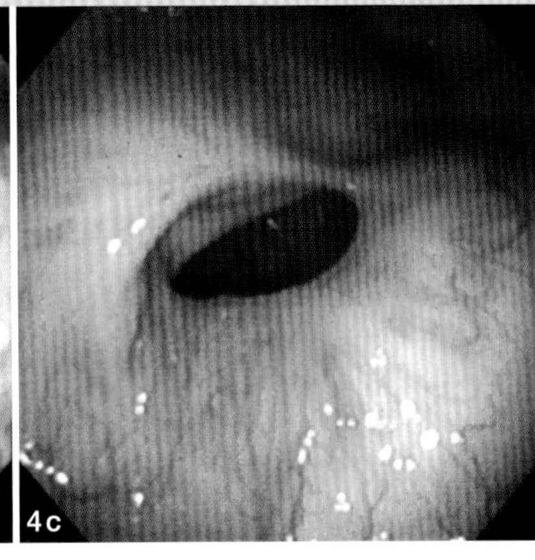

❹ [病例 4] 50 余岁女性，溃疡型（致病药物：吲哚美辛），合并膜样狭窄病例

a：首诊时 回盲部膜样狭窄合并溃疡，膜样狭窄的顶部内腔侧可见全周溃疡，重度狭窄，内镜不能通过。

b：NSAIDs 停药 4 周后 溃疡有治愈倾向，狭窄部有窄的沟状溃疡，狭窄稍有改善，内镜可通过。

c：NSAIDs 停药 2 年后 溃疡瘢痕化，狭窄程度无明显改善。

大肠

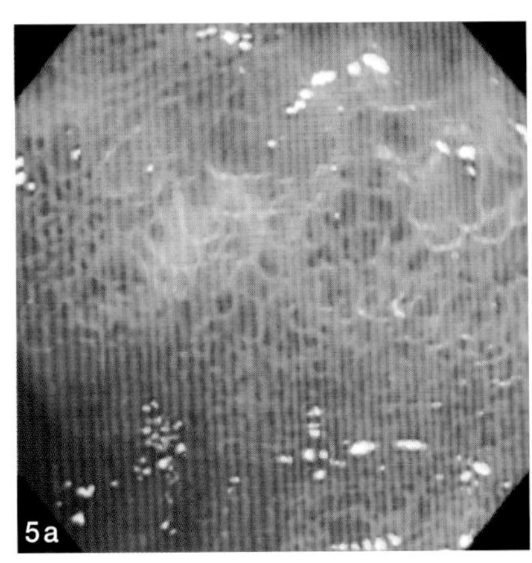

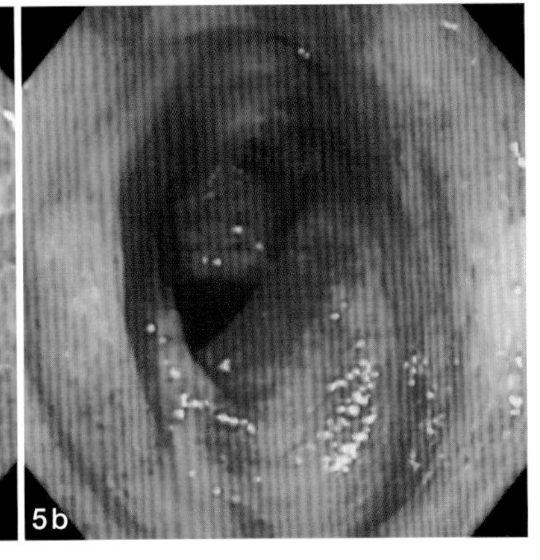

❺ [病例 5] 40 余岁女性，肠炎型（致病药物：感冒药合剂）

在全大肠可见水肿伴出血性大肠炎（a：横结肠，b：乙状结肠）。

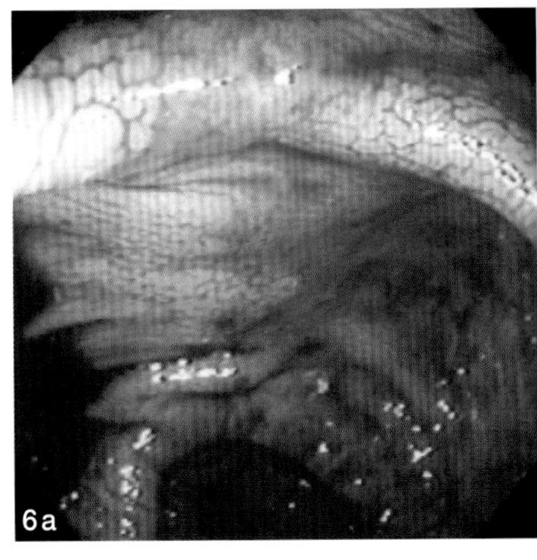

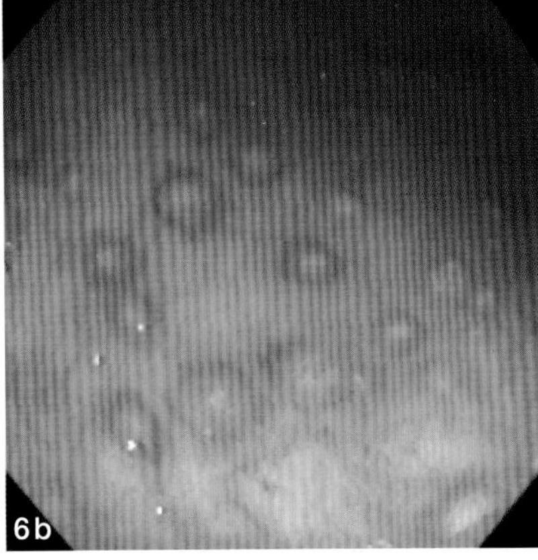

❻ [病例 6] 70 余岁男性，肠炎型（致病药物：布洛芬）

全大肠性多发性散在伴红晕的阿弗他样病变（a：升结肠，b：直肠）。

参考文献

[1] Bjarnason I, et al. : Side effects of nonsteroidal anti-inflammatory drugs on the small and large intestine in humans. Gastroenterology 104 : 1832–1847, 1993.

[2] 松本主之，他：NSAID 起因性下部消化管病変の臨床像：腸炎型と潰瘍型の対比．胃と腸 35：1147–1158, 2000.

[3] 蔵原晃一，他：NSAID 起因性大腸病変の臨床像と内視鏡像．胃と腸 42：1739–1749, 2007.

[4] 蔵原晃一，他：NSAID 起因性大腸病変．胃と腸 46：956–958, 2011.

[5] 八尾隆史，他：非ステロイド系抗炎症剤（NSAID）起因性腸病変の臨床病理学的特徴と病態．胃と腸 42：1691–1699, 2007.

（臧原晃一，松本主之）

2 药物引起的出血性大肠炎

抗生素中引起出血性大肠炎最多的药物是合成的青霉素，但也有头孢菌素类、四环素类、大环内酯类的药物。开始口服数日后可出现腹泻、出血性腹泻、腹痛（常常为绞痛）等急性症状。最近，作为病原菌 *Klebsiella oxytoca* 再次引起关注。其病变以横结肠为中心，向深部大肠节段性分布，引起全周性至亚全周性黏膜发红、水肿。因黏膜内出血导致黏膜呈鲜红色是本病的特征。病变边缘常可见偏侧性病变，纵行糜烂、发红、非连续性红斑。对症治疗后数日内症状消失，无后遗症。

抗癌药引起的肠炎多是由氟尿嘧啶诱导体引起。药物的抗核酸合成作用引起黏膜伤害常引起腹泻，严重的情况下引起出血、缺血和坏死。内镜下可见水肿、发红、糜烂、地图状溃疡等各种程度的病变。

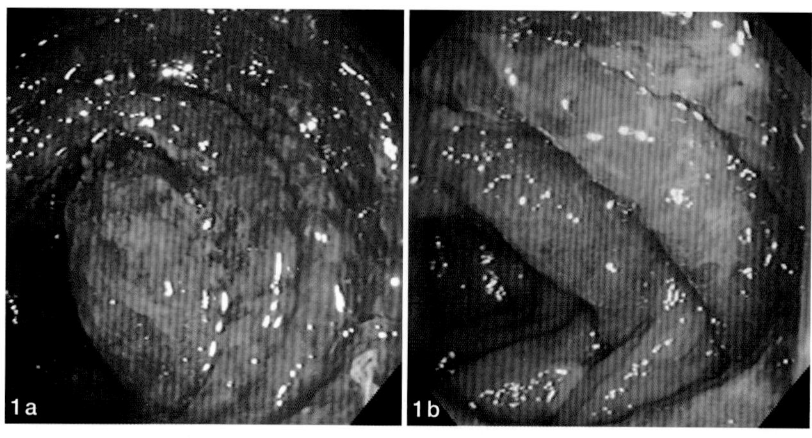

❶［病例 1］30 余岁女性，抗生素引起的出血性大肠炎（致病药物：阿莫西林）

a，b：结肠镜所见　横结肠水肿引起皱襞肿大、发红、糜烂。

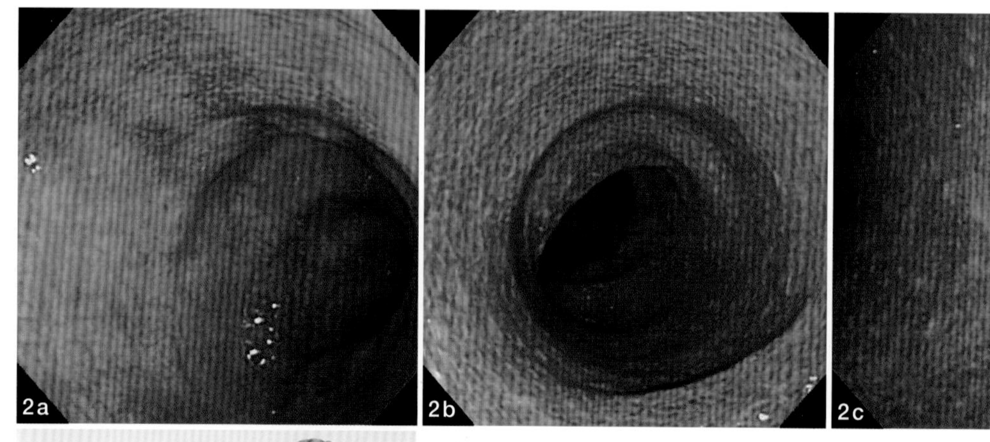

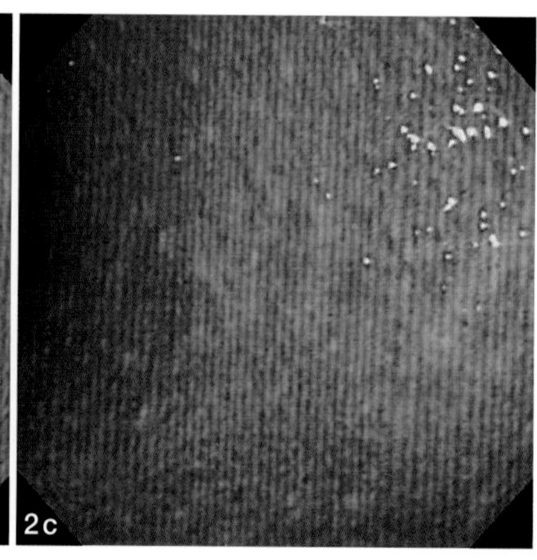

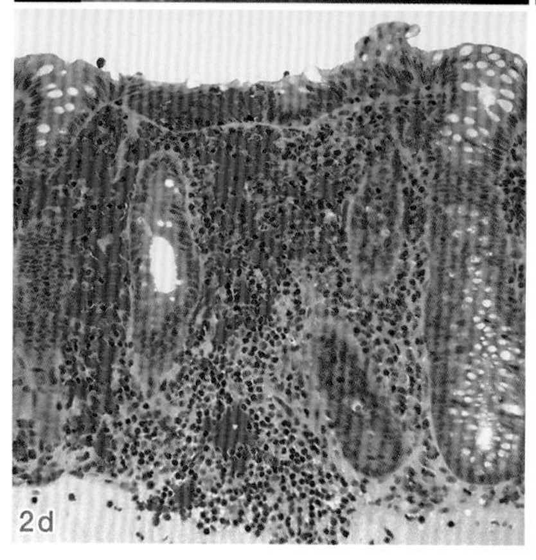

❷［病例 2］60 余岁女性，抗生素引起的出血性大肠炎（致病药物：阿莫西林）

a ~ c：结肠镜所见　横结肠可见局限性病变，中央部可见全周性的重度发红（a，b），肛门侧发红黏膜则是偏侧性分布（c）。

d：活检组织所见　发红部位黏膜活检组织可见黏膜内出血和炎性细胞浸润。

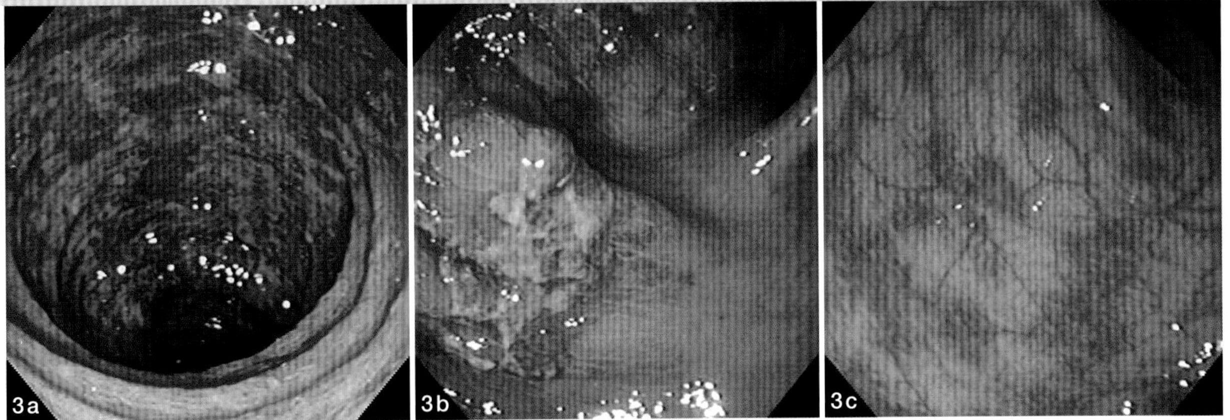

❸ **[病例 3] 60 余岁男性，抗生素引起的出血性大肠炎（致病药物：阿莫西林）**

a ~ c：**结肠镜所见**　横结肠可见全周性发红和多发性表浅的不规则糜烂（a）。主病变的肛侧可见纵行糜烂（b），肛侧还可见非连续性多发性红斑（c）。

大肠

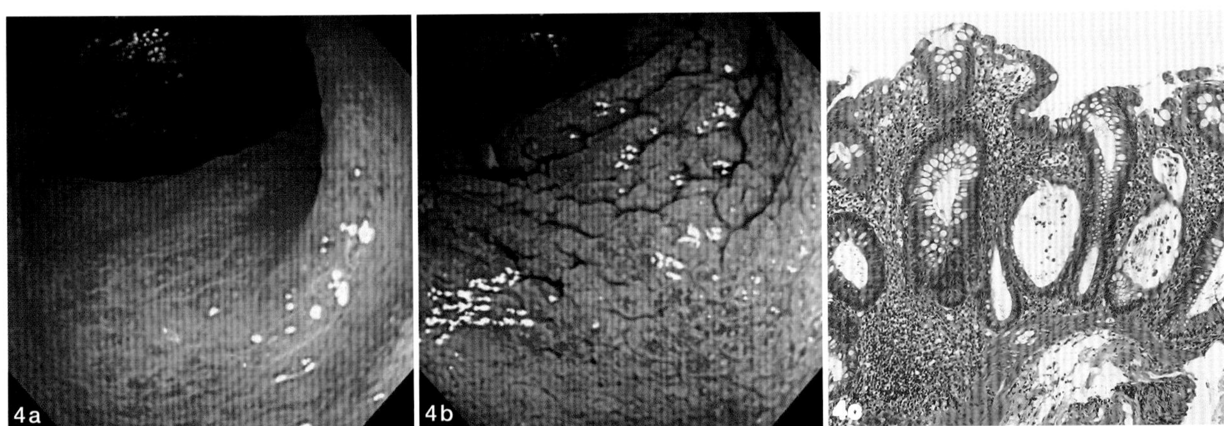

❹ **[病例 4] 80 余岁女性，抗生素引起的肠炎（致病药物：去氧氟尿苷）**

大肠癌术后，发生出血性腹泻。

a，b：**结肠镜所见**　升结肠至横结肠可见黏膜发红和颗粒状黏膜。

c：**活检组织所见**　腺管上皮细胞变性、脱落，黏膜固有层可见单核细胞为主的炎性细胞浸润。

参考文献

[1] Högenauer CH, et al. : Klebsiella oxytoca as a causative organism of antibiotic-associated hemorrhagic colitis. N Engl J Med 355：2418-2426, 2008.

[2] 仁木敏晴，他：ドキシフルリジン投与9ヵ月目に発症した出血性腸炎の一例. Gastroenterol Endosc 46：1186-1191, 2004.

（清水诚治）

3 帽状息肉病

帽状息肉病是 Williams 等报道的具有特异性临床表现、内镜表现、病理组织学表现的大肠炎症性疾病。临床症状以黏液性腹泻或黏液性血便为多见，血液学检查常可见低蛋白血症、CRP 等炎性反应因子通常在正常范围内。内镜下表现为从直肠到乙状结肠的多发性广基隆起型病变，多位于半月形皱襞顶端的中心，病变表面附着黏液，病变间的黏膜基本正常。病理组织学表现，黏膜表层可见炎性肉芽组织，黏膜深部可见隐窝的延长和蛇形改变。最初考虑此病的原因是大肠运动功能异常的机械刺激所引起，与隆起型直肠黏膜脱垂综合征的鉴别诊断成为难点。近年来，随着抗 *H.pylori* 治疗后帽状息肉病治愈的病例相继出现，认为它是与 *H.pylori* 感染相关的胃外的一种疾病。

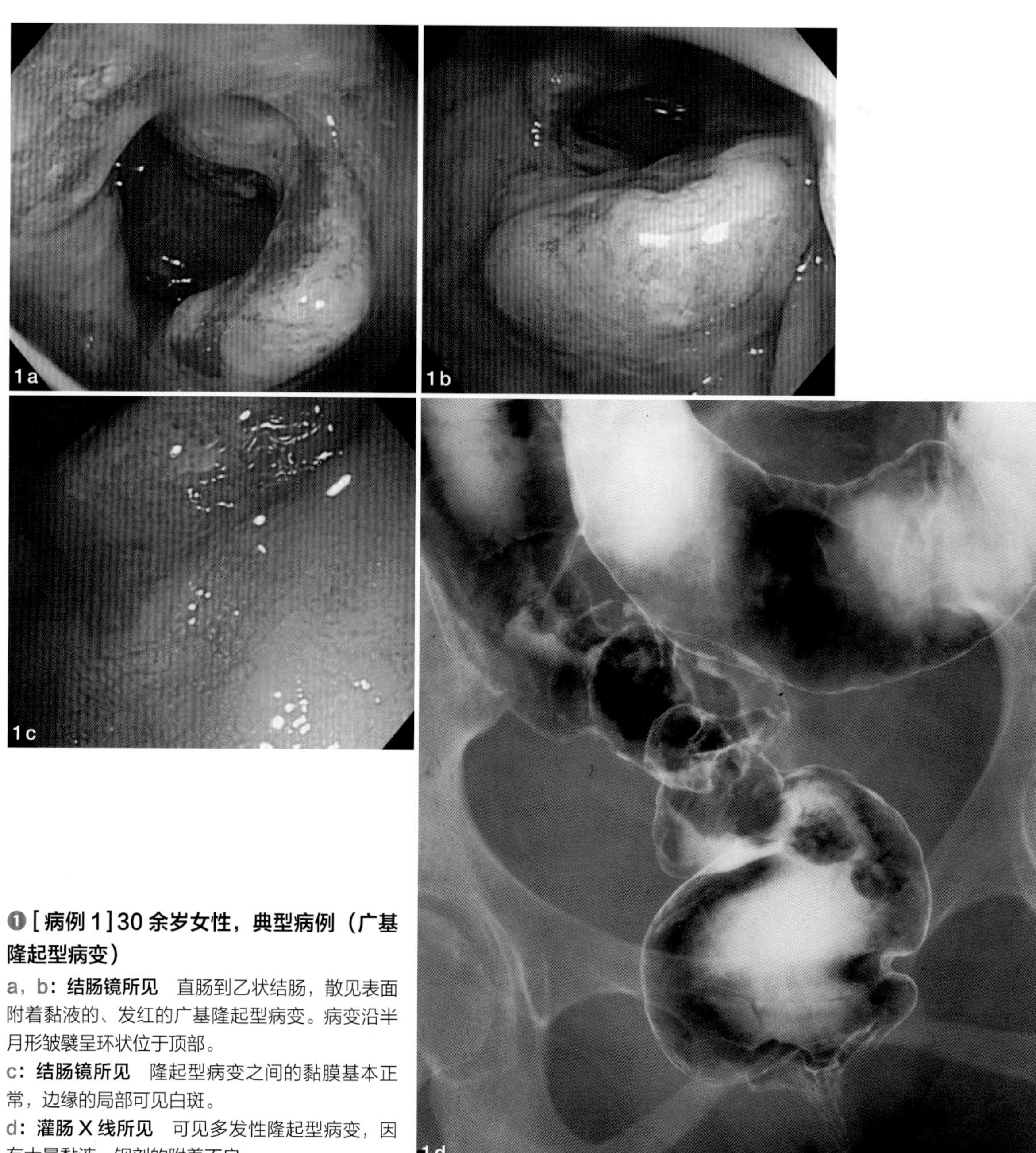

❶［病例 1］30 余岁女性，典型病例（广基隆起型病变）

a，b：**结肠镜所见** 直肠到乙状结肠，散见表面附着黏液的、发红的广基隆起型病变。病变沿半月形皱襞呈环状位于顶部。

c：**结肠镜所见** 隆起型病变之间的黏膜基本正常，边缘的局部可见白斑。

d：**灌肠 X 线所见** 可见多发性隆起型病变，因有大量黏液，钡剂的附着不良。

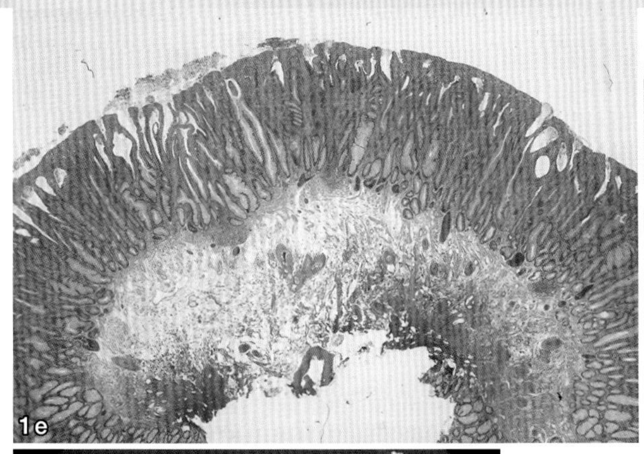

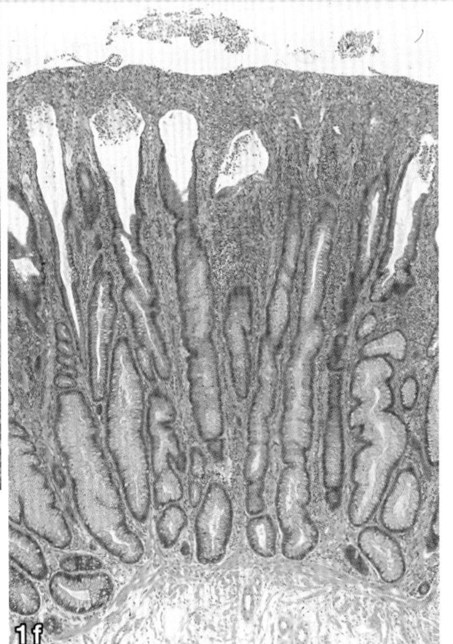

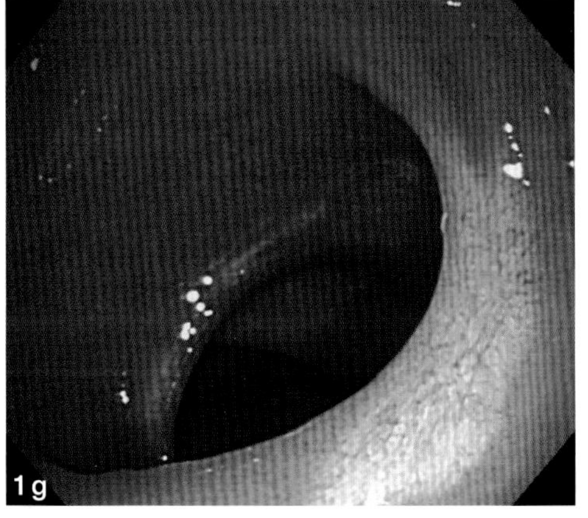

e, f：切除标本的组织学所见（e：低倍镜图像，f：中倍镜图像） 行内镜下黏膜切除。黏膜表层可见炎性肉芽组织，炎性细胞浸润；此外，黏膜深部可见隐窝的延长和蛇形改变、黏膜的增生性改变。

g：除菌治疗后大肠的内镜所见 对此病例进行了抗 *H. pylori* 治疗，3 个月后内镜所见，隆起型病变消失，且没有复发。

大肠

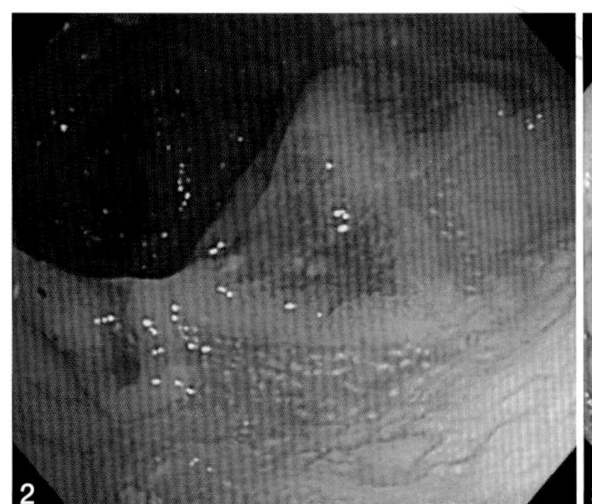

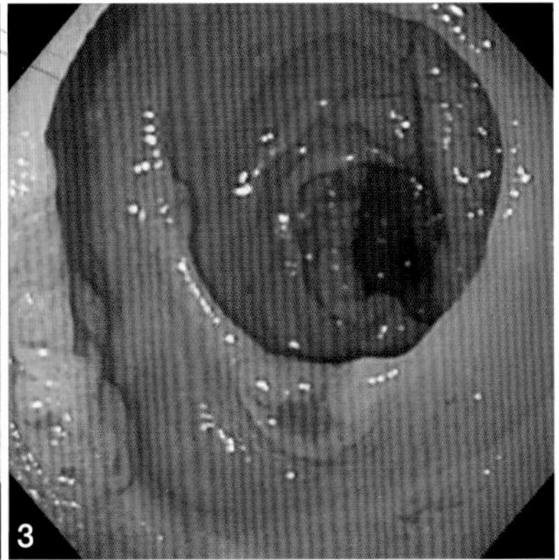

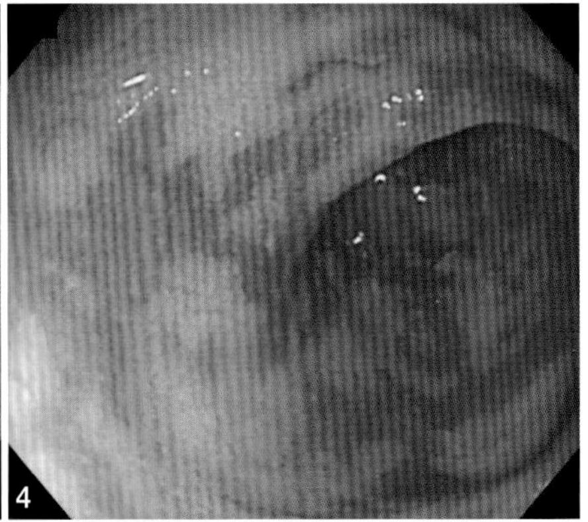

❷ [病例 2] 50 余岁女性，非典型病例（平皿状病变）

散见中心轻微凹陷发红的平皿状病变，病变的周围可见白斑，轻度的黏液附着。

❸ [病例 3] 50 余岁女性，非典型病例（疣状病变）

可见类似疣状胃炎形态的病变散在性或成簇性分布，几乎没有黏液附着。是临床症状缓解时期的常见表现。

❹ [病例 4] 50 余岁女性，非典型病例（地图状红斑）

可见平坦的地图状红斑，为发病初期常能观察到的表现。病程中可进展到 [病例 1] 那样的典型病例。

参考文献

[1] Williams GT, et al. : Inflammatory 'cap' polyps of the large intestine. Br J Surg 72 (suppl) : S133, 1985.

[2] Oiya H, et al. : Cap polyposis cured by *Helicobacter pylori* eradication therapy. J Gastroenterol 37 : 463–466, 2002.

[3] Akamatsu T, et al. : Possible relationship between *Helicobacter pylori infection* and cap polyposis of the colon. Helicobacter 9 : 651–656, 2004.

（赤松泰次）

4 直肠黏膜脱垂综合征

直肠黏膜脱垂综合征（mucosal prolapse syndrome，MPS）是 1983 年由 du Boulay 等提出来的。当时的概念是孤立性直肠溃疡和深在性囊性结肠炎的总称。是因长时间排便用力引起直肠黏膜和直肠壁脱垂、慢性缺血和增生性改变，形成以直肠前壁为中心的隆起和溃疡的疾病。在问诊上，重要的是要询问是否有排便习惯的异常（排便时间大于 15 分钟以上）和排便时的用劲。

肉眼观察可分为：①平坦型；②隆起型（图❶）；③溃疡型（图❷）。这是最常见的分类，有时伴有深在性囊性结肠炎的情况（图❸）。隆起型发生在直肠下段至肛门管附近的部位，重要的鉴别诊断是肿瘤性息肉。溃疡型与隆起型相比，好发于直肠近口侧的中 Houston 瓣的前壁侧。病变的主体是溃疡，其周围多形成围堤样隆起和黏膜下肿瘤样的表现，重要的鉴别诊断是进展期癌和恶性黏膜下肿瘤物。

活检上以黏膜浅层的毛细血管扩张增生和纤维肌肉闭塞症（fibromuscular obliteration）为特征（图❹）。

隆起型 MPS 的鉴别诊断还有 cap polyposis，两者的发生部位不同，隆起型 MPS 发生在齿状线 2cm 以内，cap polyposis 发生在直肠至乙状结肠的中心，有时向口侧延伸。另外，与隆起型 MPS 相比，cap polyposis 的纤维肌肉闭塞症的程度多是轻度的。治疗方法主要是改善排便习惯。

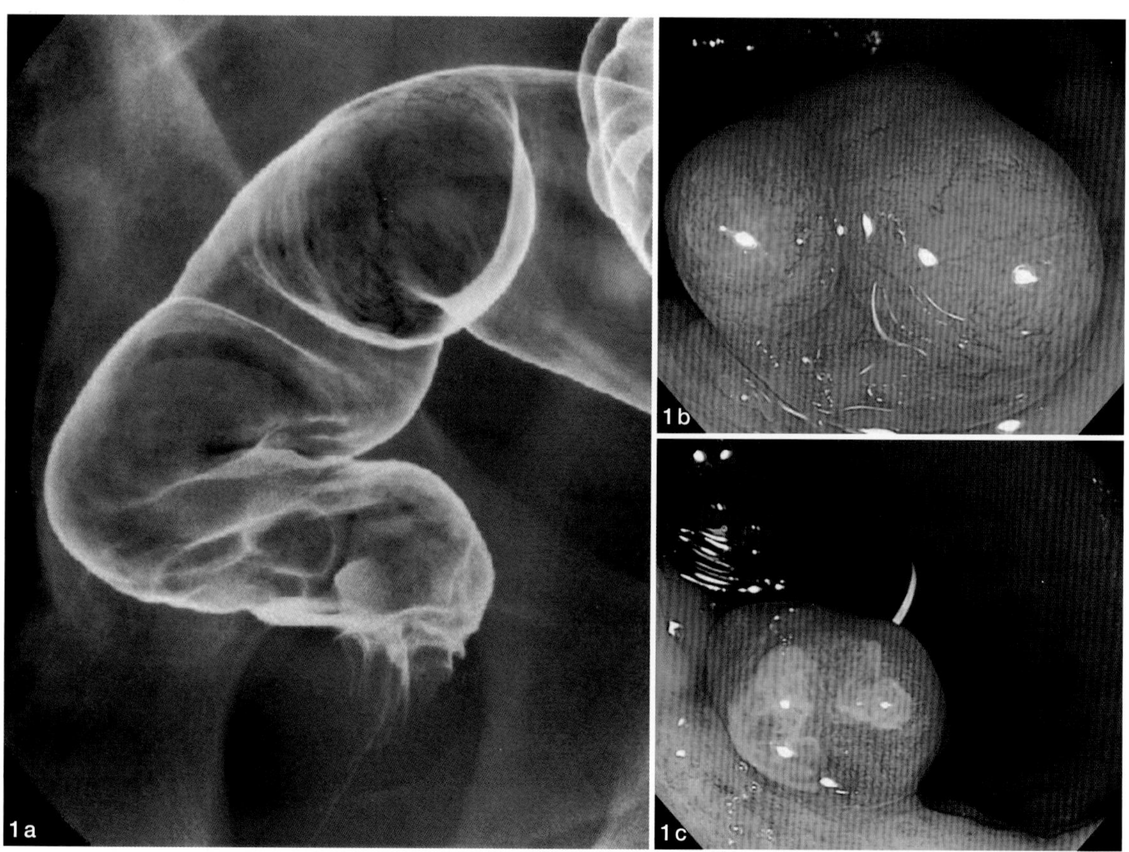

❶［病例 1］40 余岁男性，隆起型 MPS

a：灌肠 X 线所见 直肠下段左侧壁可见大小约 10mm 的黏膜下肿物样隆起。

b，c：结肠镜所见 直肠下段可见两个黏膜下肿物样隆起，病变表面发红（b）。反转观察可见表面附着黏液（c）。

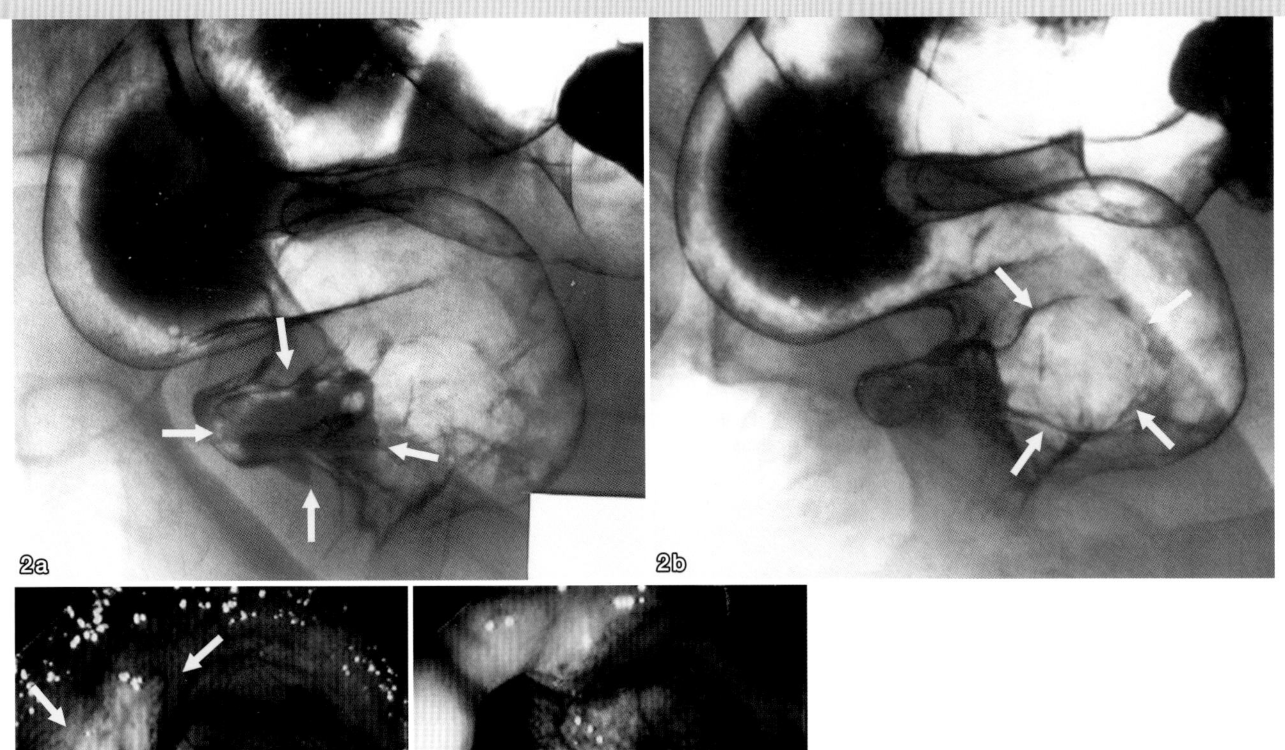

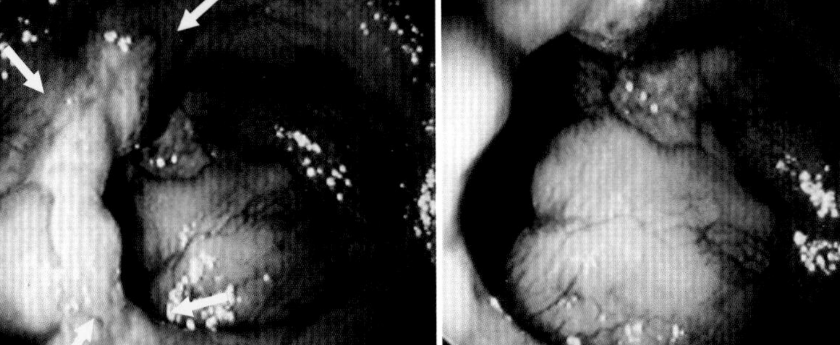

❷ [病例 2] 30 余岁女性，溃疡型 MPS

a，b：灌肠 X 线所见　直肠下段靠近前壁左侧可见不规则溃疡（a，箭头）。溃疡近前壁可见黏膜下肿物样隆起（b，箭头）。

c，d：结肠镜所见　直肠下段可见不规则溃疡（c，箭头）。多发性溃疡（d）。

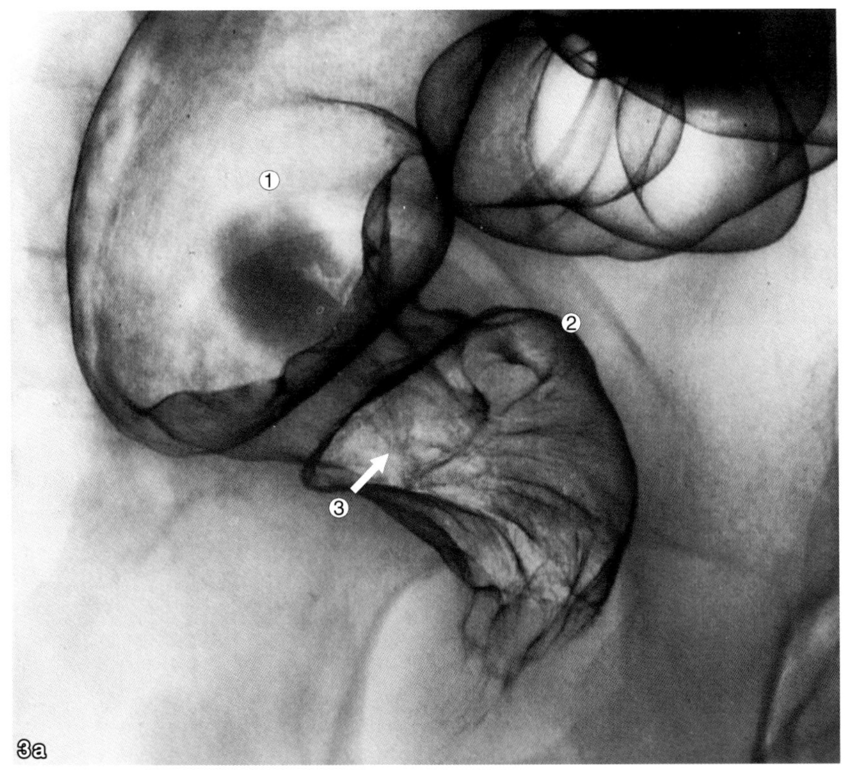

❸ [病例 3] 40 余岁女性，伴有深在性囊性结肠炎的溃疡型 MPS

a：灌肠 X 线所见　直肠 Ra 和 Rb 的前壁侧可见黏膜下肿物（病变①②）。此外，Rb 的左侧壁可见伴有皱襞集中的浅溃疡（病变③）。

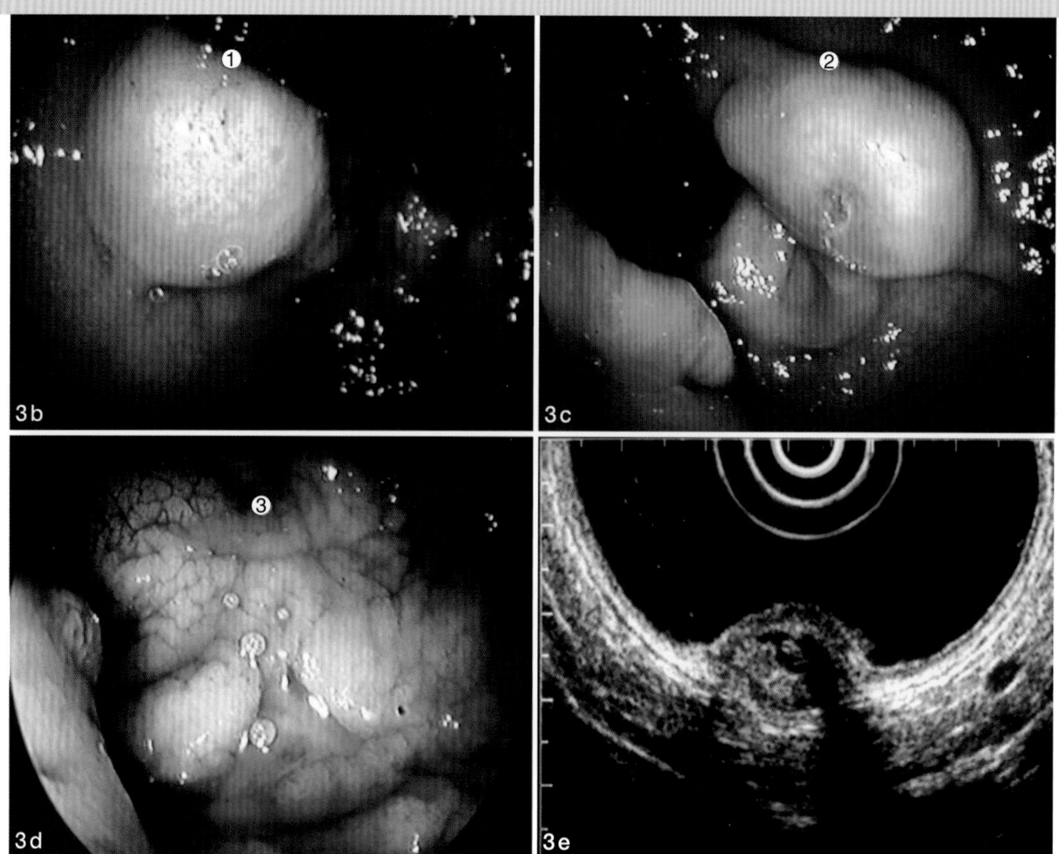

b ~ d：结肠镜所见 Ra 可见表面光滑的黏膜下肿物（病变①）（b）。Rb 可见中心凹陷的黏膜下肿瘤（病变②）（c）。Rb 可见皱襞集中的浅溃疡（病变③）（d）。
e：EUS 所见（7.5 MHz） 黏膜下肿物（病变①）考虑是由高回声和低回声的黏液样内容物构成的囊肿。

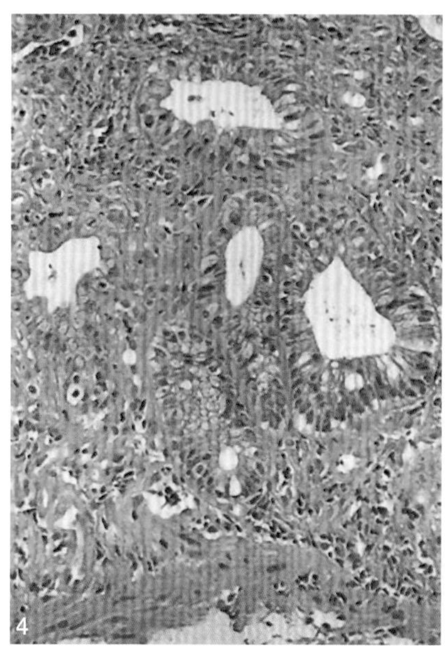

❹ 病理组织学所见（[病例 2]的活检标本）
活检组织中可见黏膜固有层内伴有平滑肌增生的纤维肌肉闭塞症。

参考文献

[1] du Boulay CE, et al. : Mucosal prolapse syndrome — a unifying concept for solitary ulcer syndrome and related disorders. J Clin Pathol 36 : 1264–1268, 1983.
[2] 太田玉紀，他：直腸の黏膜脱症候群—病理の立場から．胃と腸 25：1301–1311, 1990.

（齐藤裕辅）

5 胶原性结肠炎，淋巴细胞性结肠炎

胃 ➡ Ⅰ.142 页（胶原性胃炎）

胶原性结肠炎（collagenous colitis，CC）和淋巴细胞性结肠炎（lymphocytic colitis，LC）都是以难治性腹泻为主要症状的原因不明的疾病。因病理所见是诊断的依据，统称为显微性结肠炎（microscopic colitis）。两者可见上皮内淋巴细胞和黏膜固有层内单核细胞增生，CC 黏膜上皮的下方可见 10μm 以上厚的胶原带（collagen band）形成。其好发于中年以上的女性；与 CC 相比，LC 没有明显的性别差异，在日本这两种疾病都很少见。近年来，特别是 CC 的报告例数有所增加。

原因可能与遗传的因素、药物［质子泵抑制剂，非激素性抗炎药（NSAIDs）、阿司匹林、抗凝药等］、自身免疫、肠道感染病、NO 等有关。

两种疾病的内镜所见多是正常或发红、水肿、血管透见紊乱、毛细血管增生等轻微异常，部分 CC 病例有窄的纵行溃疡，这种溃疡被称为黏膜撕裂（mucosal tears），活检组织学所见是确诊所必需的。在直肠的活检组织中，有时未见胶原纤维带的增厚，所以应对深部大肠多区域进行活检。

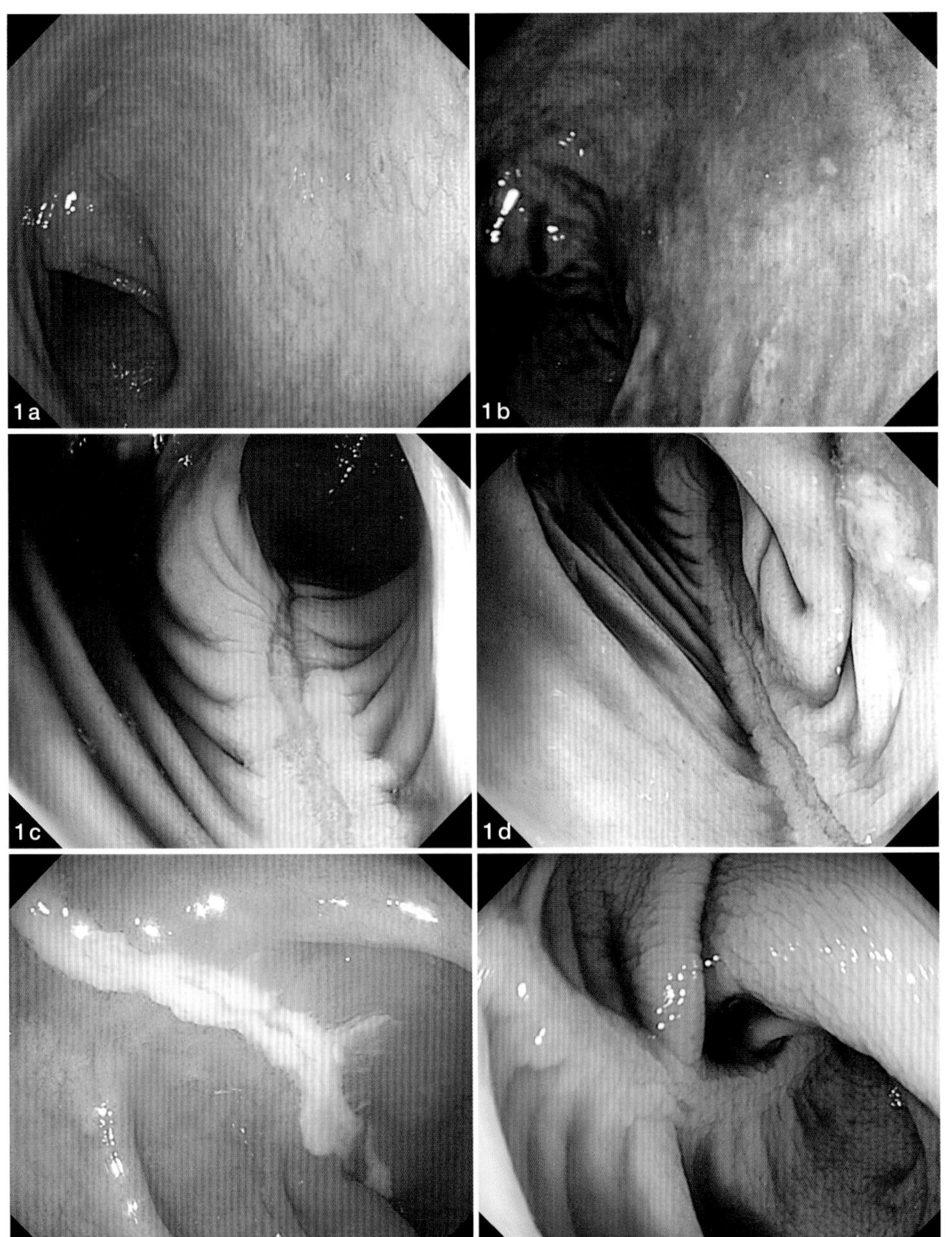

❶［CC 病例 1］60 余岁女性，兰索拉唑口服（+）

初次结肠镜所见

a：横结肠毛细血管增生及轻度血管透见紊乱。

b：色素染色后可见细微的颗粒状黏膜。

c，d：降结肠可见有治愈倾向的、细长的纵行溃疡。

e：SD junction 部的活动性纵行溃疡，溃疡边缘清晰，周围几乎未见水肿。

4 个月后结肠镜所见

f：SD junction 部的活动性纵行溃疡瘢痕化。

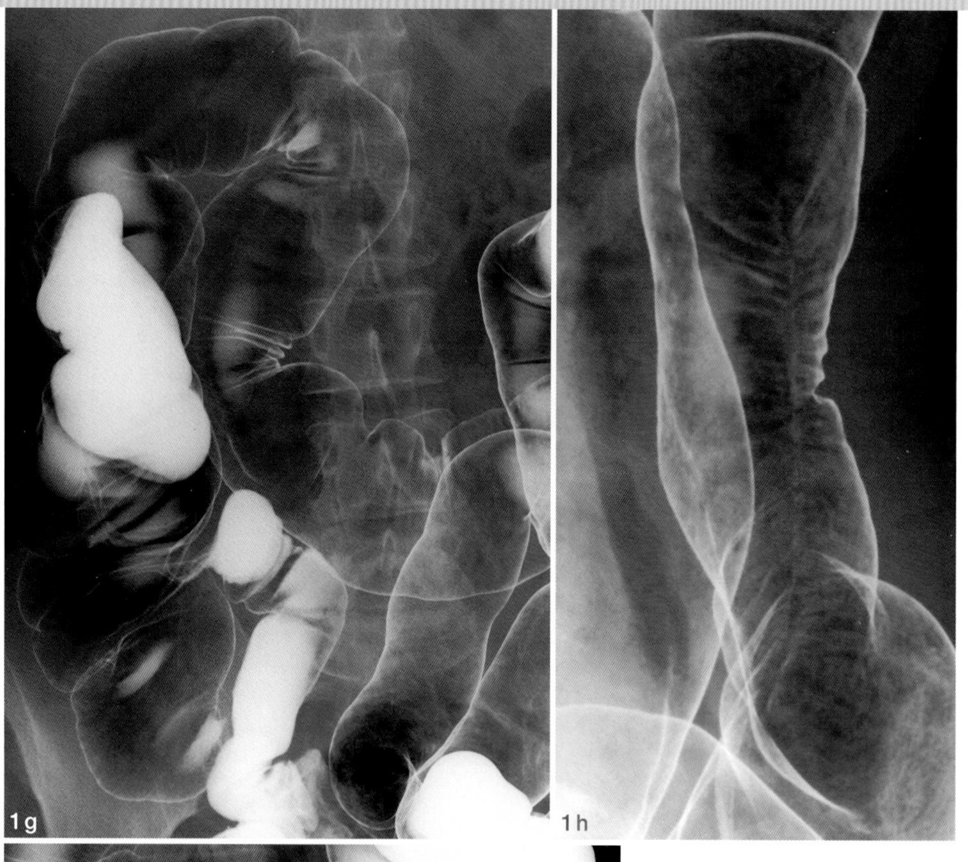

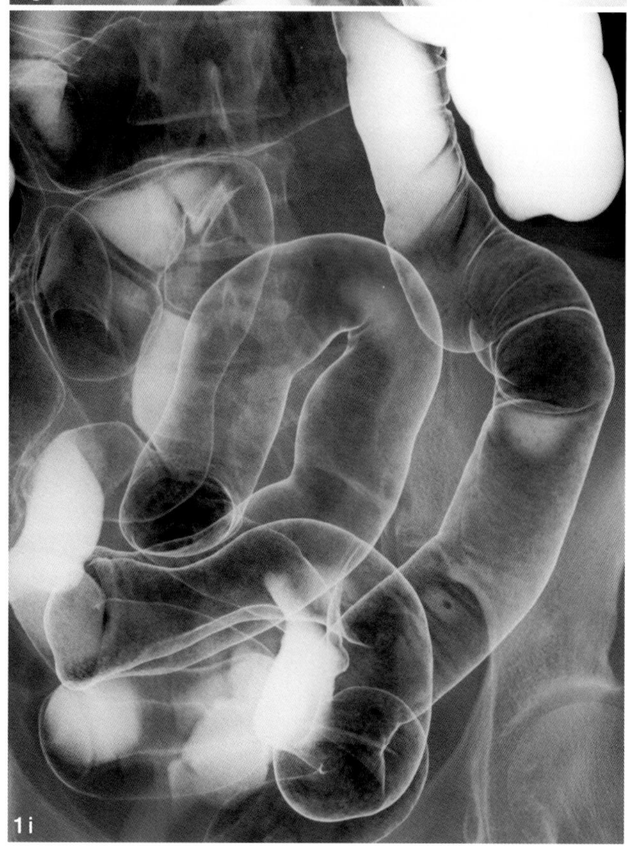

灌肠 X 线所见

g：深部大肠未见明显异常。

h：降结肠可见伴有集中的、细长的钡斑。

i：降结肠远端至乙状结肠的近端可见纵行溃疡，乙状结端的远端未见明显异常。

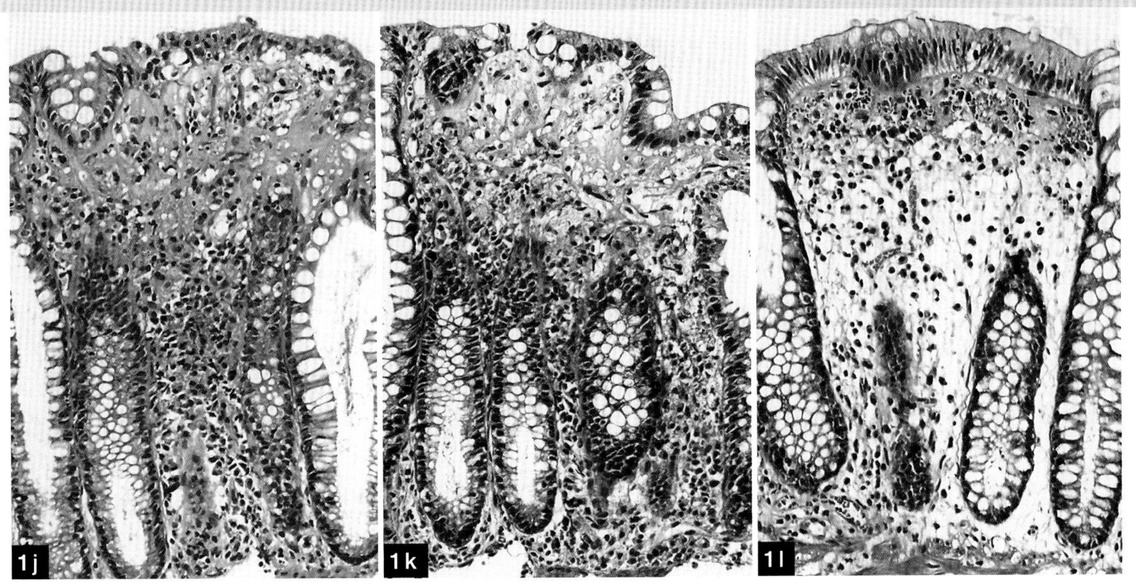

j，k：首次内镜时的活检组织学所见（降结肠溃疡瘢痕部）黏膜上皮下方嗜酸性的胶原纤维带增厚（30 μ m），黏膜固有层可见炎性细胞浸润（HE 染色）(j)。Masson 三色染色，胶原纤维带呈蓝色（k)。

l：4 个月后内镜活检组织学所见（降结肠溃疡瘢痕部，Masson 三色染色）增厚的胶原纤维带消失。

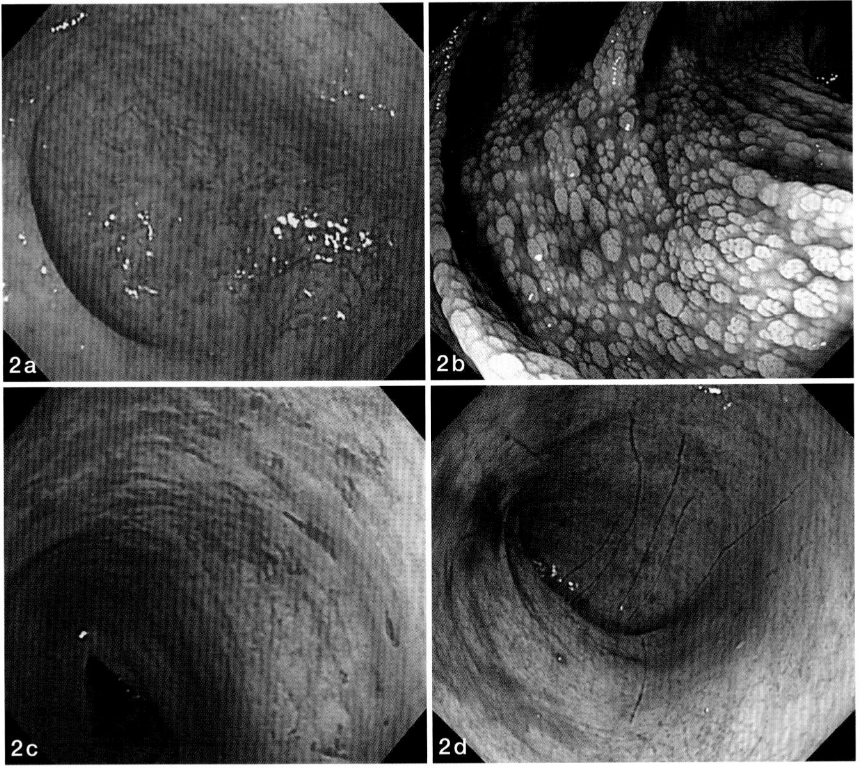

❷ 胶原性结肠炎内镜所见

a：**[CC 病例 2] 50 余岁女性** 兰索拉唑口服（-），盲肠毛细血管增生。

b：**[CC 病例 3] 70 余岁女性** 兰索拉唑口服（+），颗粒状变化。

c：**[CC 病例 4] 60 余岁女性** 兰索拉唑口服（-），易出血性黏膜。

d：**[CC 病例 5] 80 余岁女性** 兰索拉唑口服（+），乙状结肠多发浅线状黏膜撕裂（所谓“cat scratches”）。

参考文献

[1] Tysk C, et al. : Diagnosis and management of microscopic colitis. World J Gastroenterol 14 : 7280–7288, 2008.

[2] 梅野淳嗣，他：Collagenous colitis の診断と治療. Gastroenterol Endosc 52 : 1233–1242, 2010.

[3] Sato S, et al. : Chromoendoscopic appearance of collagenous colitis—a case report using indigo carmine. Endoscopy 30 : S80–81, 1998.

[4] 梅野淳嗣，他：薬剤起因性 collagenous colitis—Lansoprazole に関連した内視鏡的特徴を中心に. 胃と腸 44：1973–1982, 2009.

[5] 古賀秀樹，他：特徴的な縦走潰瘍を伴った collagenous colitis. レジデント 1 : 36–45, 2008.

（梅野淳嗣，松本主之）

6 肠系膜静脉硬化症

肠系膜静脉硬化症（mesenteric phlebosclerosis，MP）是 1993 年由岩下等提出的一种新的疾病概念。2000 年 Yao 等将其命名为静脉硬化性结肠炎，2003 年岩下等指出由于病理学上未见炎症改变，该病应称为特发性肠系膜静脉硬化症(idiopathic mesenteric phlebosclerosis，IMP)。

临床特点：平均患病年龄 58.4 岁，男女比是 16：26，自觉症状表现为腹痛、腹泻、嗳气，约 3/4 的病例有临床表现。多数病例是进行腹部检查时确诊的，但也有因便潜血阳性、便秘等症状而进行内镜检查和 X 线检查时确诊的病例。病变以右侧结肠为中心，具有特征性的颜色。

病理基础是肠系膜静脉的钙化伴肠道血液循环衰竭导致的肠道缺血。长期服用中成药是发生本病的原因之一。约 90% 的 MP 病例有长期口服中成药的病史，平均服药期间是 15.9 年。其中 80% 以上的病例，服用的中成药含有生药材栀子，被认为与此病密切相关。当怀疑是 MP 时，有必要询问患者长期、详细的病史。

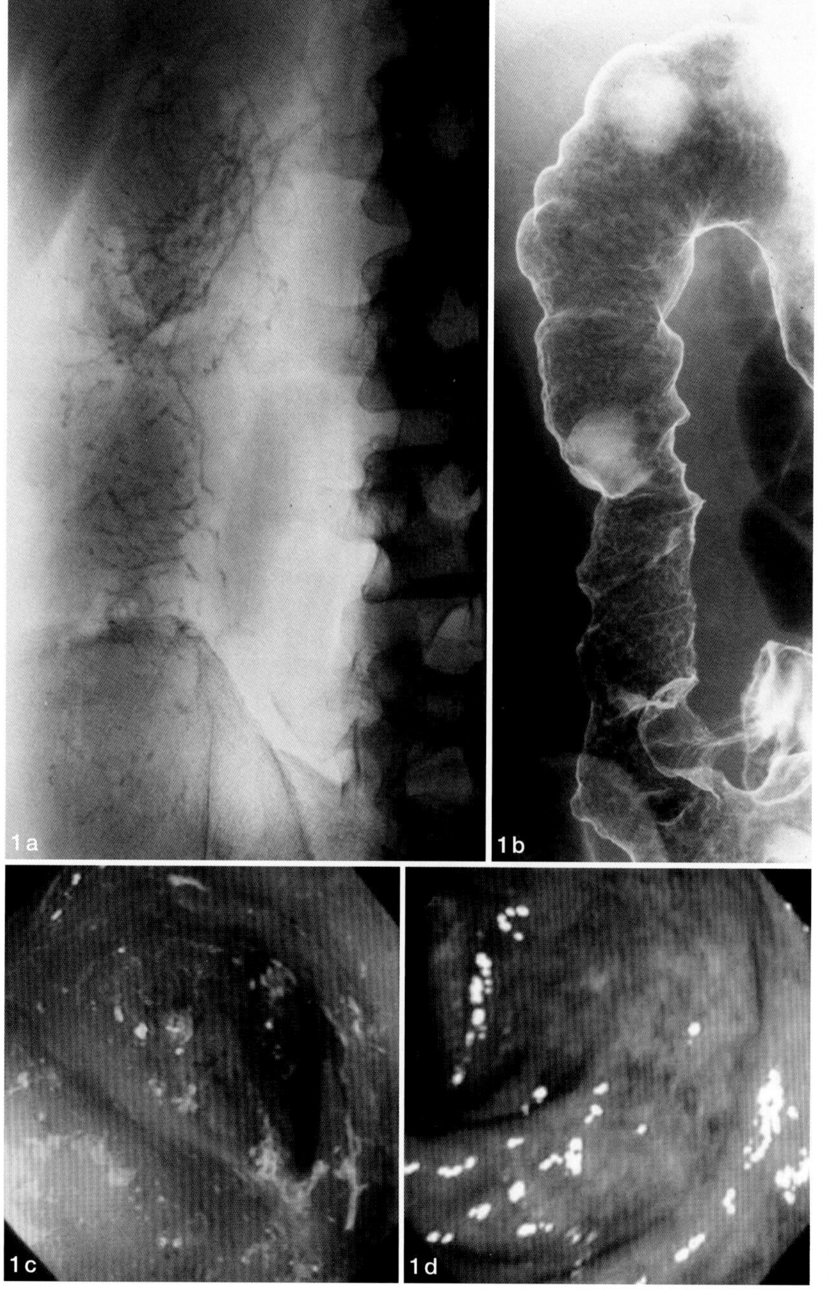

❶［病例 1］30 余岁男性，严重进展病例

主诉：腹痛。7 年前因失眠、头痛开始服用黄连解毒汤和桂枝龙骨牡蛎汤。

1993 年初开始对腹痛和腹泻进行对症治疗。1994 年 11 月因肠梗阻入我科检查并治疗。

a：腹部单纯 X 线所见 沿升结肠可见显著的钙化。

b：灌肠 X 线造影所见 升结肠有拇指压痕样改变，肠壁增厚，伸展不良。

c，d：内镜所见 肠道黏膜呈暗茶色调，管腔狭窄和半月形皱襞明显增厚，血管的透见度消失。保守治疗后肠梗阻未见改善，行手术切除。

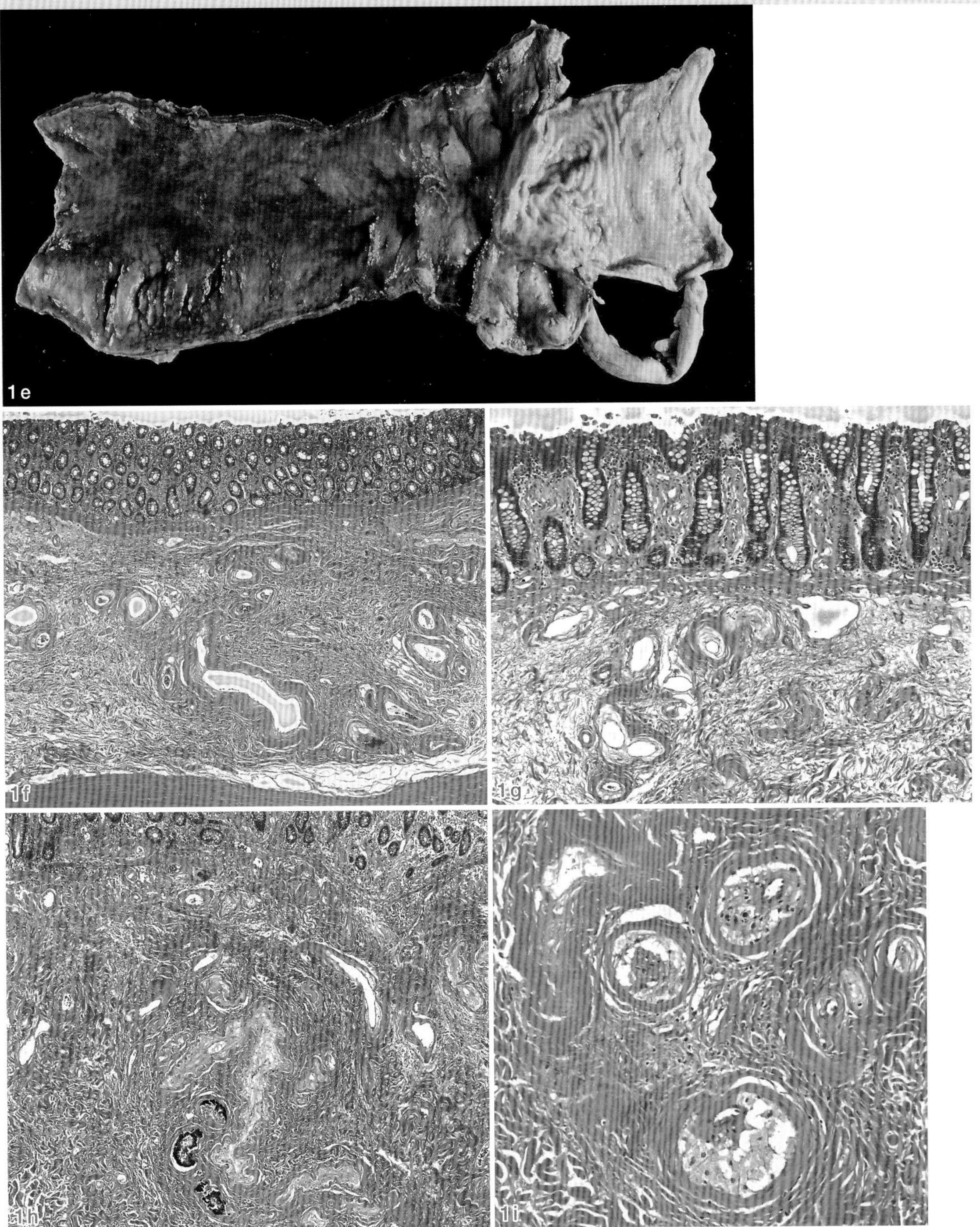

e：切除标本大体所见　大肠全切除后，回盲部福尔马林固定标本。从盲肠至升结肠的表面呈暗紫色，半月形皱襞肿大、消失，肠壁明显增厚。

f～i：病理组织学所见　黏膜下层可见重度纤维化，静脉壁明显增厚和静脉扭曲（f）。黏膜深层至黏膜下层可见明显纤维化（g）。黏膜下层内增厚的静脉壁可见钙化（h）。黏膜下层的动脉及静脉壁内可见泡沫细胞（i）。

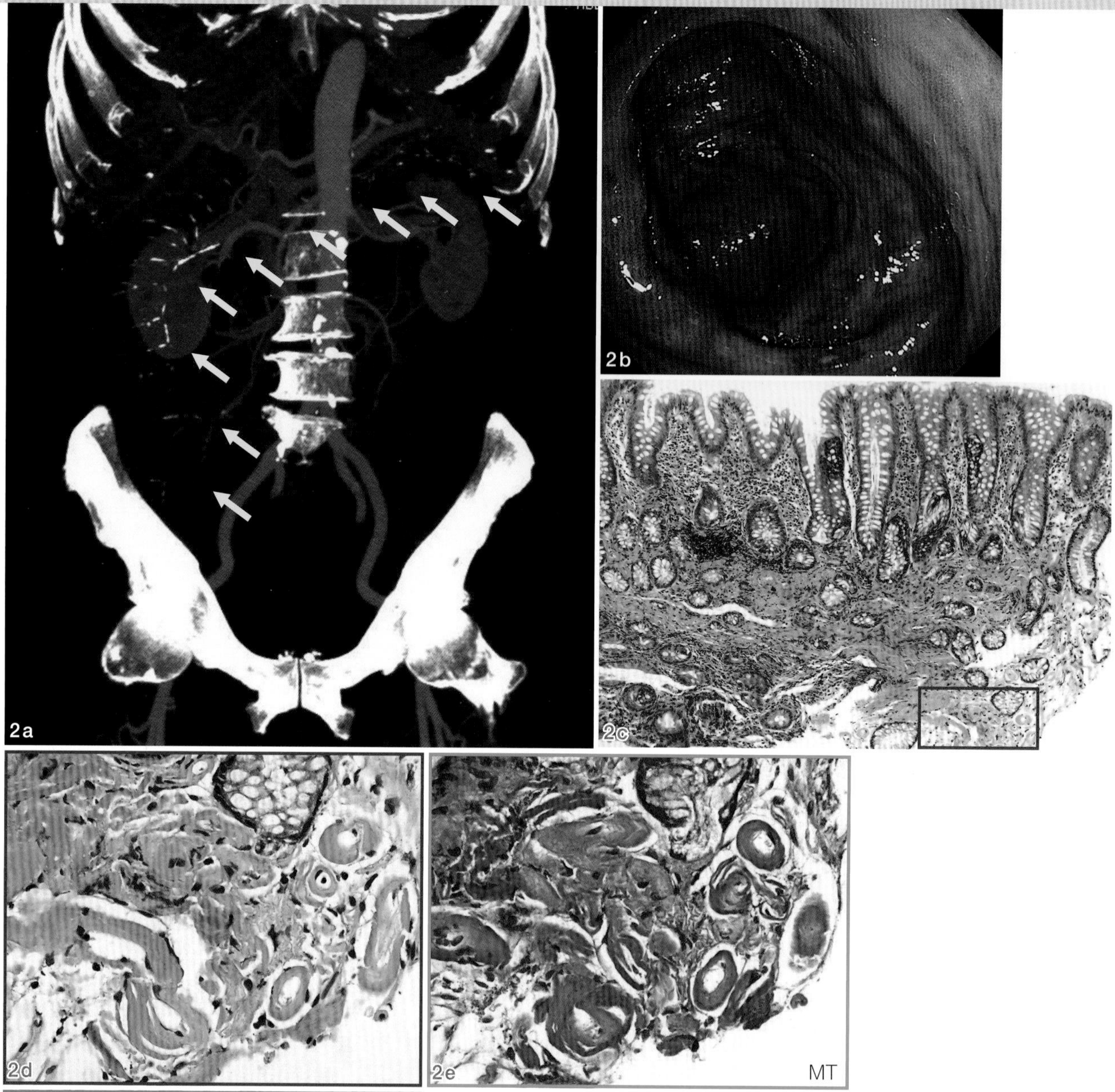

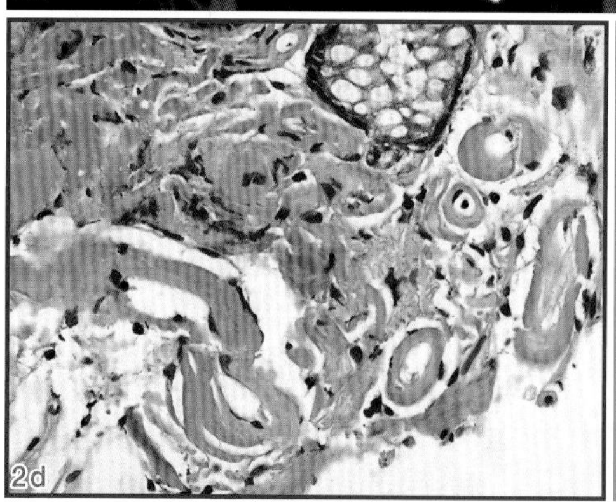

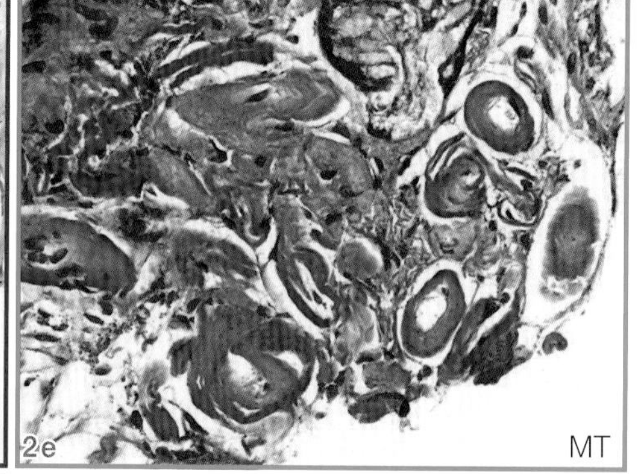

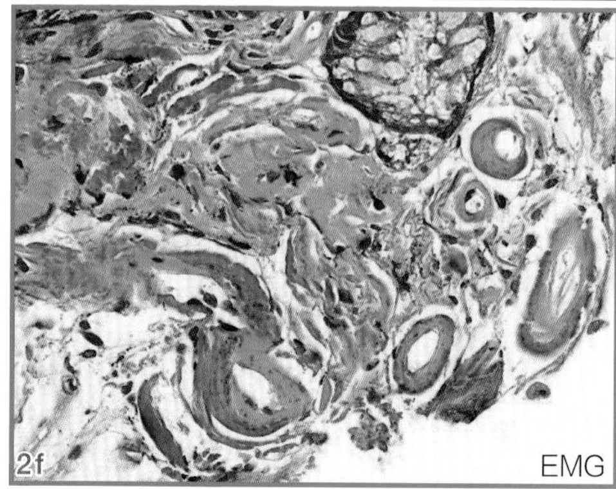

❷［病例 2］60 余岁男性，病程进展良好病例

主诉：腹痛、血便。10 年前开始针对高血压口服黄连解毒汤，入院时的腹部单纯 X 线提示沿右侧结肠有轻度钙化。

a：CT 所见　从盲肠至横结肠肠壁增厚，周围脂肪组织增多，肠管周围的静脉钙化（箭头）。

b：内镜所见　从盲肠至右侧横结肠呈青铜色，肠管整体水肿伴血管透明度消失，血管扩张和局部糜烂。

c ~ f：病理组织学所见　黏膜固有层内血管周围的胶原纤维沉着和小血管的纤维性增厚（c，d）。通过 Masson 三色染色（MT）（e）及 EMG 染色（f），确认是胶原纤维。

停止中成药的使用和对症治疗可改善自觉症状。

参考文献

[1] 岩下明徳，他：原因別にみた虚血性腸病変の病理形態．胃と腸 28：927-941, 1993.

[2] Yao T, et al. : Phlebosclerotic colitis : value of radiography in diagnosis-report of three cases. Radiology 214 : 188-192, 2000.

[3] Iwashita A, et al. : Mesenteric phlebosclerosis : a new disease entity causing ischemic colitis. Dis Colon Rectum 46 : 209-220, 2003.

[4] 大津健聖，他：漢方薬内服により発症した腸間膜静脈硬化症の臨床経過．日消誌 111：61-68, 2014.

[5] Chang KM : New histologic findings in idiopathic mesenteric phlebosclerosis : clues to its pathogenesis and etiology-probably ingested toxic agent related. J Chin Med Assoc 70 : 227-235, 2007.

[6] 大津健聖，他：腸間膜静脈硬化症—漢方薬との関連性および長期経過．胃と腸 48：1753-1760, 2013.

（大津健圣，平井郁仁）

7 肠系膜脂膜炎

肠系膜脂膜炎（mesenteric panniculitis）是1960年由Ogden等报道的肠系膜脂肪组织中发生的、原因不明的慢性非特异性炎症。

症状表现为腹痛、发热、腹泻，有腹部包块，发病部位以乙状结肠为中心最多，其次为横结肠和升结肠，肠系膜因富脂巨噬细胞（lipid-laden macrophage）和炎性细胞浸润而增厚。有炎症的结肠，其黏膜下层的水肿和肠壁增厚显著。

X线所见肠系膜附着部位肠黏膜有不规则锯齿状伸展不良，累及部位主要为横结肠黏膜皱襞。内镜所见黏膜层水肿状，皱襞间可见多发性约豆状大小的隆起。CT可见界线不清的、比腹部脂肪浓度高的结节状肿瘤和肠壁增厚。目前认为CT检查是最好的确诊方法。

炎症加重后可引起肠管狭窄，有必要行外科切除。通常治疗方法为输营养液，使用抗生素，保持肠道休息。

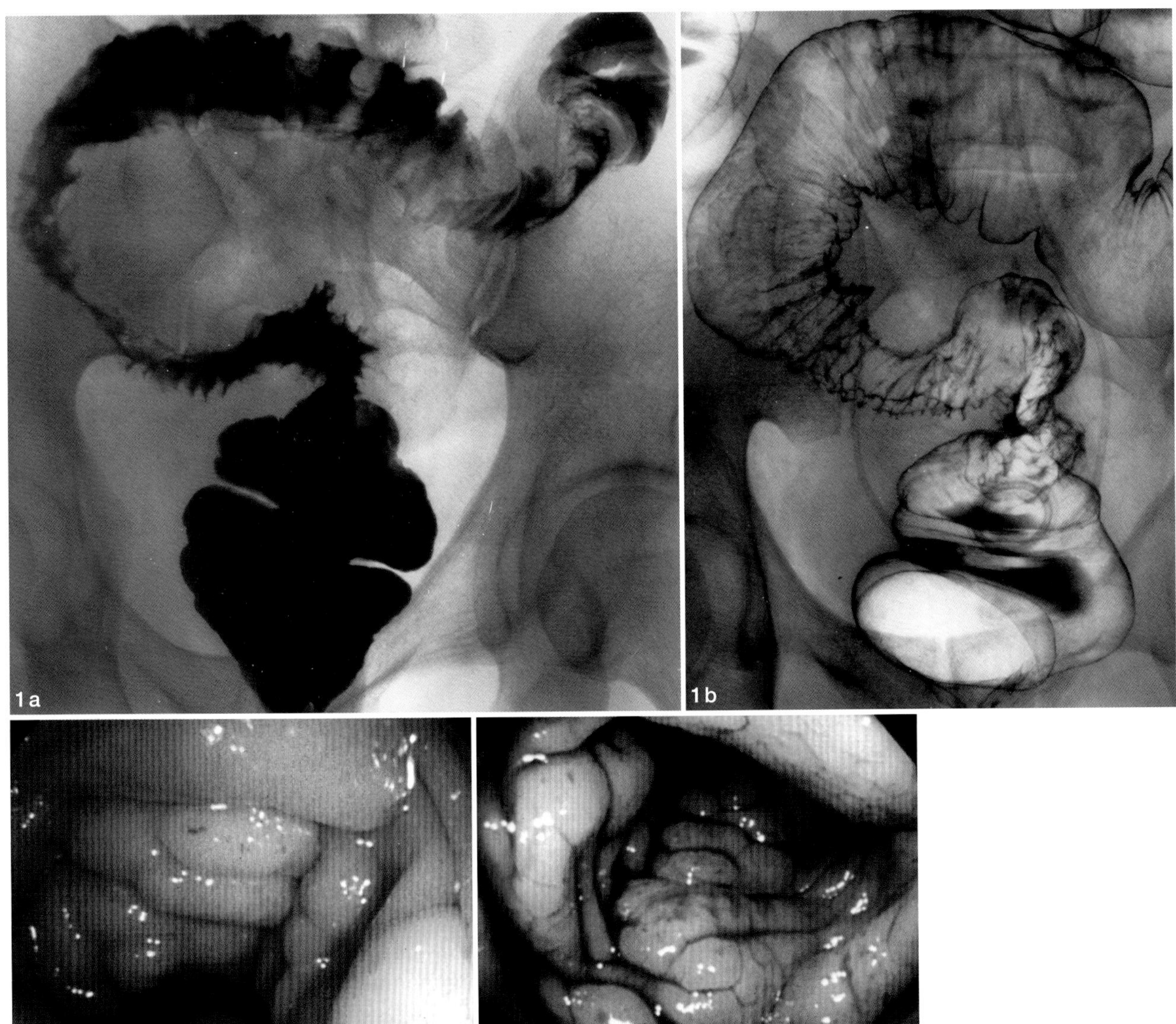

❶［病例1］60余岁男性

a，b：**X线所见** 肠管伸展不良和锯齿状边缘的图像（a）特征性的横结肠黏膜皱襞（b）。

c，d：**内镜所见** 可见黏膜水肿，隆起间的凹陷即X线所见的横行沟。部分黏膜发红。

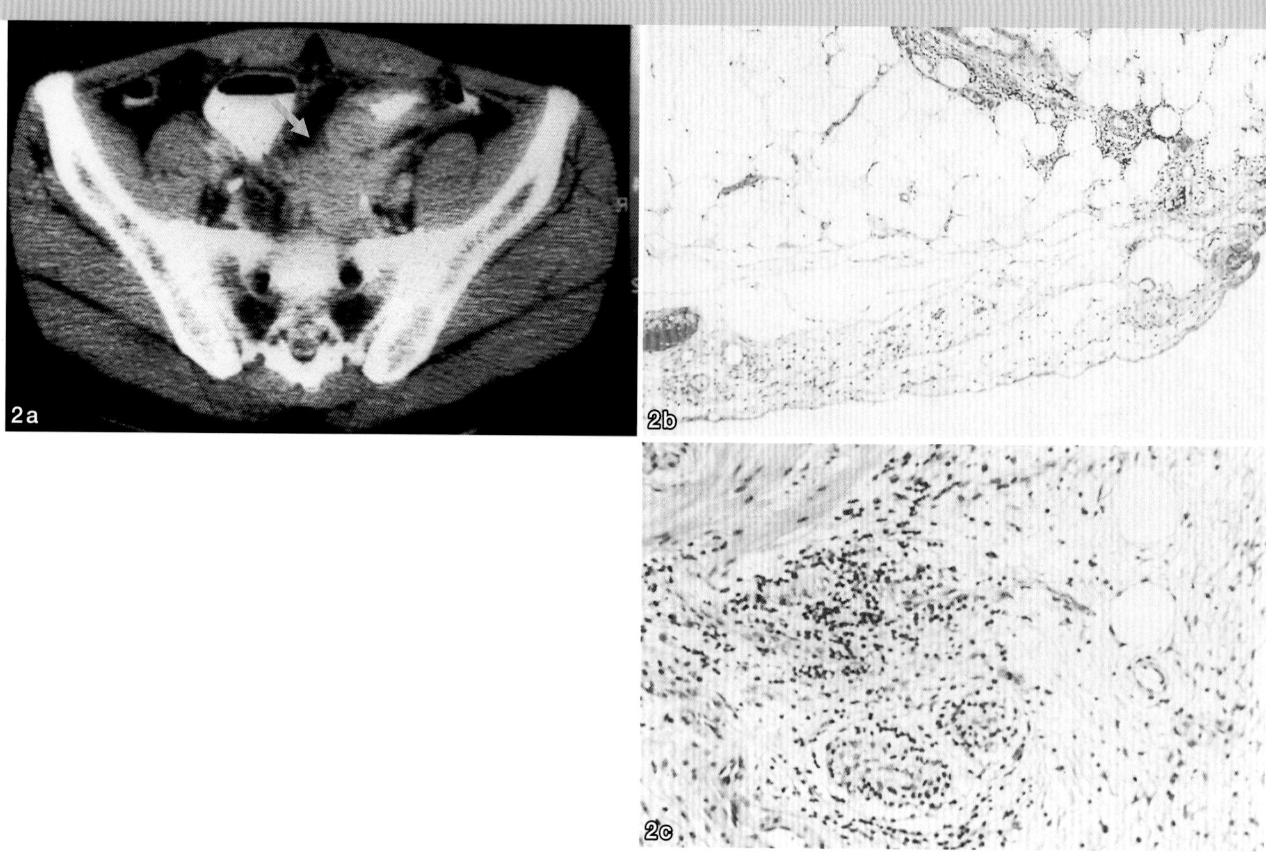

❷［病例 2］40 余岁男性

a：**CT 所见**　增厚的肠壁和界线不清的肿物状肠系膜阴影（箭头）。

b，c：**病理组织所见**　肠系膜间可见炎性细胞、富脂巨噬细胞浸润和纤维化（b），浆膜下可见炎性细胞浸润（c）。

参考文献

[1] 迎　美幸，他：下腸間静脈の閉塞を伴った腸間膜脂肪織炎の1例．胃と腸 46：1701–1707, 2011.

[2] 幸田隆彦，他：4 型大腸癌と鑑別を要する疾患．胃と腸 37：185–192, 2002.

（松川正明）

8 缺血性大肠炎

小肠 ➡Ⅱ.48 页

缺血性大肠炎是大肠可逆性循环障碍引起的黏膜区域性变性、坏死及溃疡等，在有动脉硬化性疾病及便秘的中老年人群中多见。推测此病与动脉粥样硬化循环障碍和便秘引起肠管内压上升相关。根据病情经过分为一过性型、狭窄型和坏疽型。一过性型占过半数，坏疽型少见。常以突然腹痛为首发症状，可见血性腹泻，狭窄型常伴有肠管闭塞症状。灌肠 X 线检查时，急性期可见局限性皱襞增厚、指压痕征，狭窄型病例往往向管状狭窄进展。结肠镜检查，可见纵行溃疡和糜烂、充血和水肿，病变呈节段性，与正常黏膜界线清晰。重症病例黏膜水肿，呈暗红色，溃疡变深。进入恢复期后，一过性型发病 1~2 周后黏膜发红，溃疡瘢痕残存的程度得以改善，但狭窄型溃疡治愈时间较一过性型延长，且伴肠腔变形和狭窄。病理组织学方面，病变肠段从黏膜至黏膜下层，可见出血和水肿、炎性细胞浸润和溃疡等，而其特征性改变是隐窝萎缩。

治疗上，一过性型仅对症治疗即可治愈，但坏疽型及伴有肠梗阻症状的狭窄型需外科治疗。

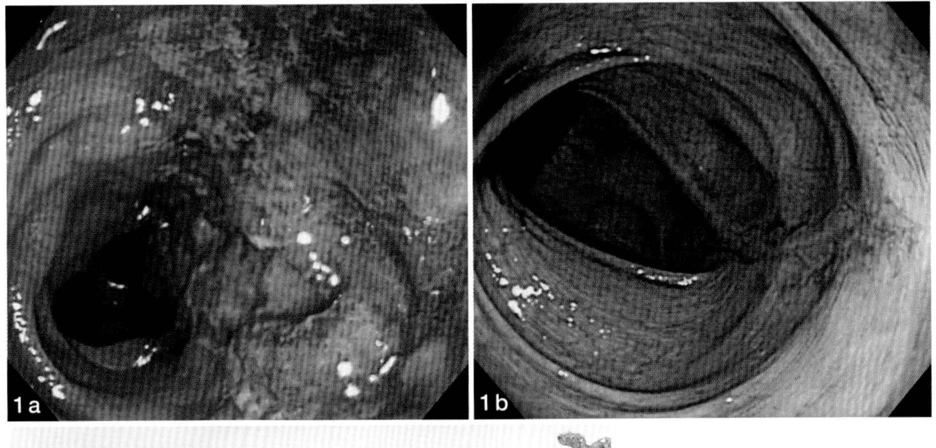

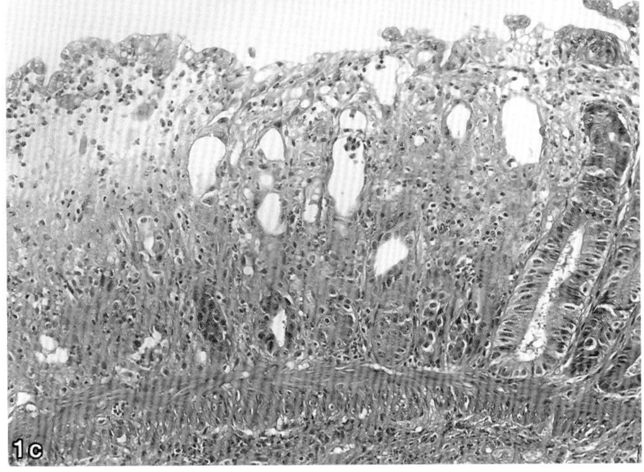

❶ [病例 1] 60 余岁女性，一过性型

a：**结肠镜所见（发病时）** 降结肠至乙状结肠可见约占管腔半周的长的纵行溃疡，呈暗红色伴高度水肿。

b：**结肠镜所见（发病 2 周后）** 纵行溃疡瘢痕化，伴有皱襞集中。

c：**活检组织学所见（发病时）** 病变部位的活检组织，可见隐窝轮廓残存的坏死黏膜，隐窝呈萎缩像。

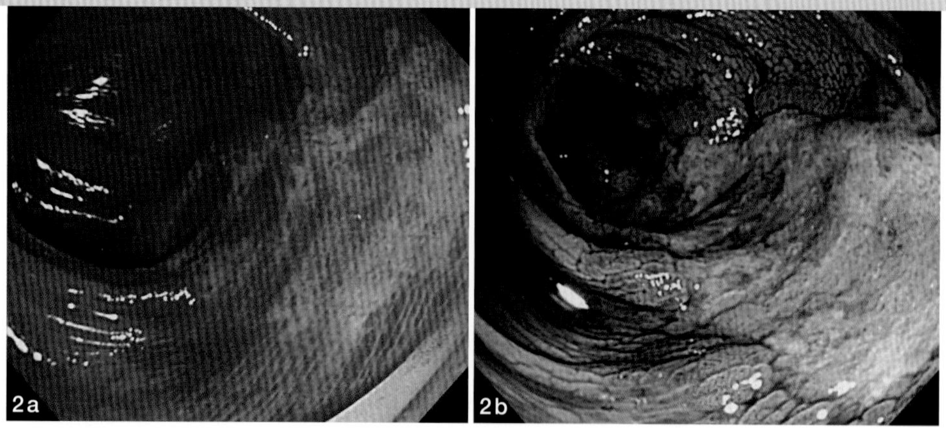

❷ [病例 2] 60 余岁女性，一过性型

a，b：结肠镜所见（发病 4 日后） 降结肠可见长的纵行溃疡（a），溃疡旁可见正常黏膜，与病变的界线比较清晰。靛胭脂染色后，溃疡边界清晰（b）。另外溃疡底可见再生黏膜。

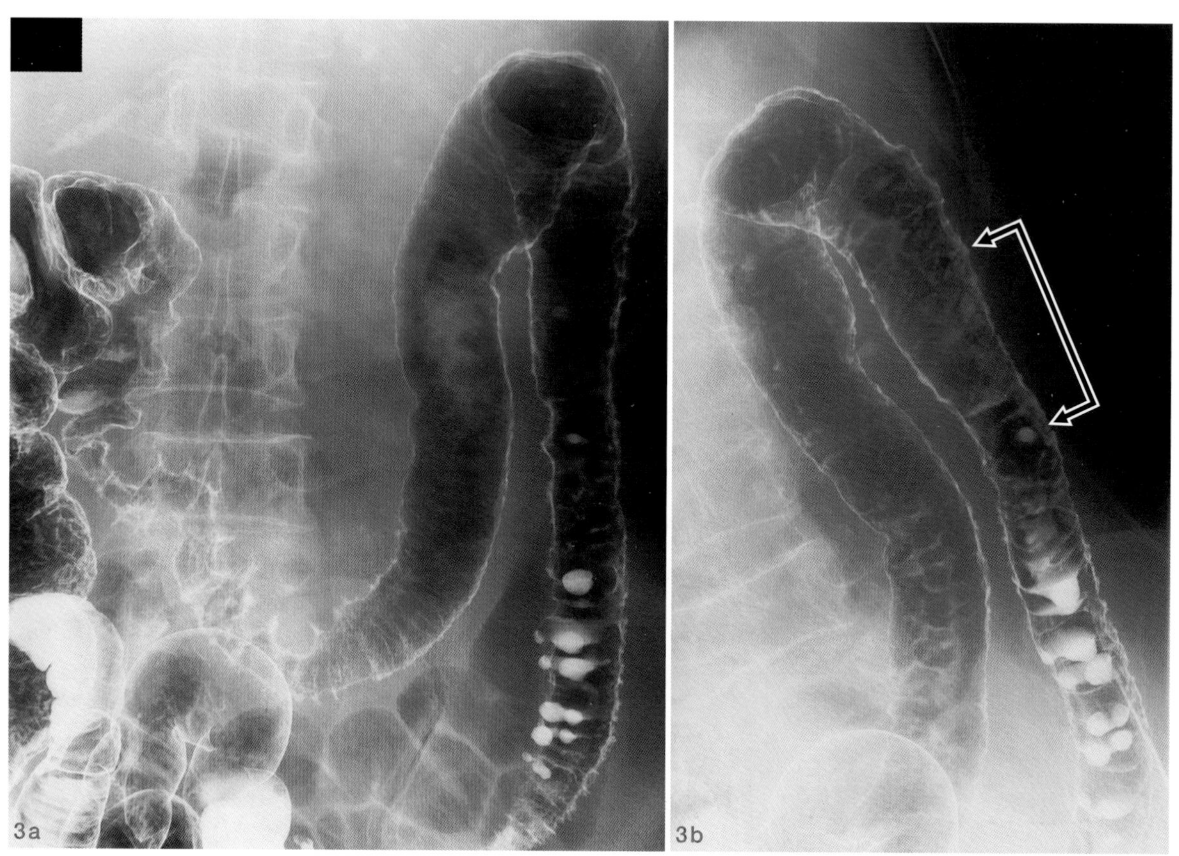

❸ [病例 3] 70 余岁女性，狭窄型

a，b：灌肠 X 线所见（发病时） 从降结肠开始到横结肠伸展性不良，黏膜面指压痕样的凹凸不平显著（a），横结肠可见多发突起，和以脾曲部位为中心的双层造影（b），可见小突起多发和偏侧性的肠壁硬化（箭头）。另外降结肠的下部可见多发性憩室。

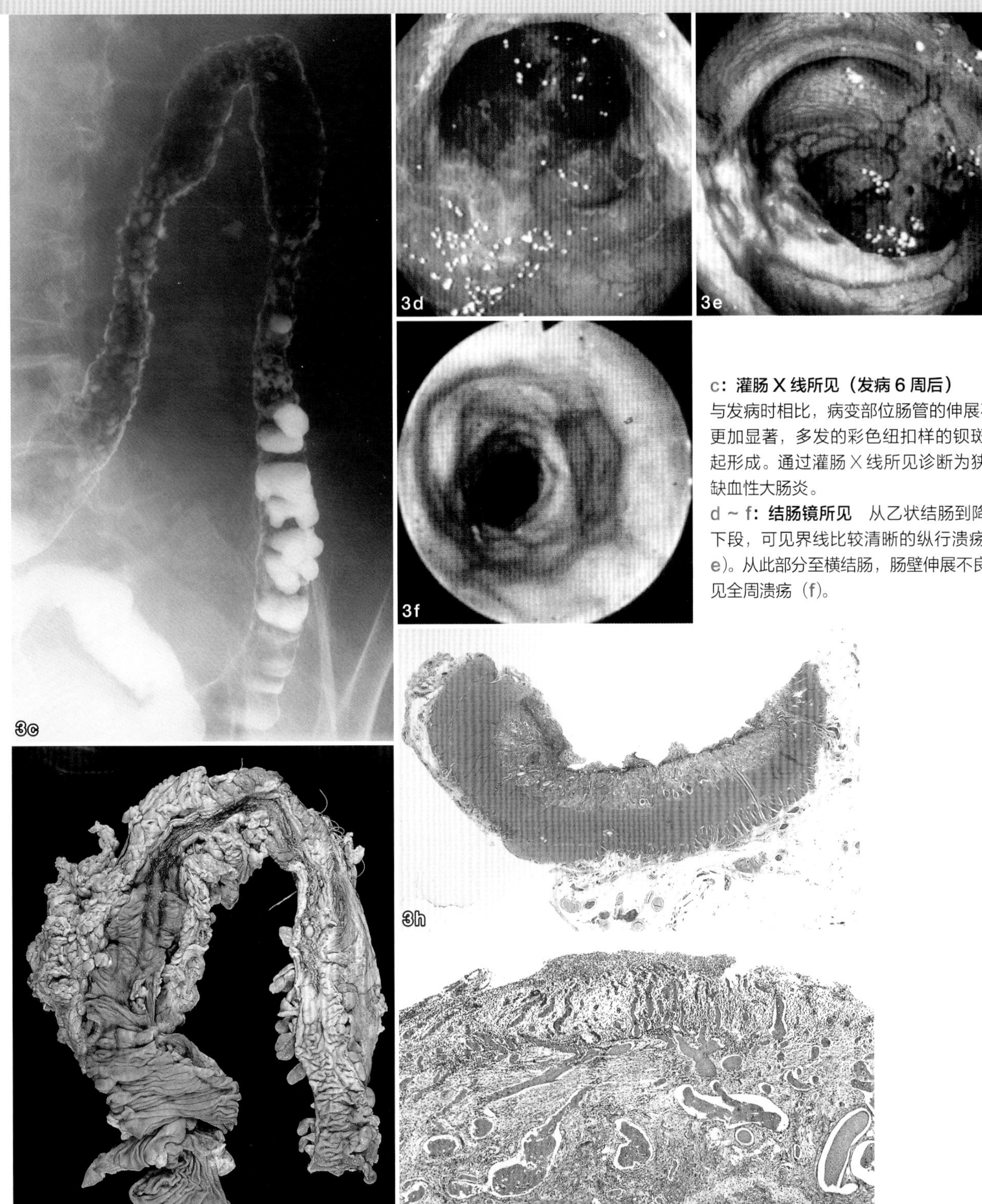

c：灌肠 X 线所见（发病 6 周后）
与发病时相比，病变部位肠管的伸展不良，更加显著，多发的彩色纽扣样的钡斑和突起形成。通过灌肠 X 线所见诊断为狭窄型缺血性大肠炎。
d ~ f：结肠镜所见　从乙状结肠到降结肠下段，可见界线比较清晰的纵行溃疡（d，e）。从此部分至横结肠，肠壁伸展不良，可见全周溃疡（f）。

大肠

g：切除标本肉眼所见　从降结肠至横结肠可见显著的管壁增厚和管腔狭窄，伴全周性开放性溃疡。另外，乙状结肠和升结肠可见 2~3 条纵行溃疡。
h，i：病理组织学所见　狭窄部肠管的病理组织学所见（h），黏膜下层明显纤维化，可见以内环肌为中心的固有肌层增厚，同部位放大图像（i），黏膜上皮脱失，溃疡部被伴有重度纤维化的肉芽组织填充，可见炎性细胞浸润和水肿，小血管扩张和瘀血明显，肠道溃疡多是 Ul-Ⅱ ~ Ⅲ，以狭窄部位为中心的溃疡多是开放性的。

参考文献

[1] Marston A, et al. : Ischemic colitis. Gut 7 : 1, 1996.
[2] 小林清典，他：虚血性腸炎—小腸・大腸．胃と腸 40：599-606, 2005.
[3] 小林清典，他：狭窄型虚血性大腸炎の 1 手術例．胃と腸 32：538-540, 1997.

（小林清典）

9 憩室炎，憩室出血

憩室炎

大肠憩室炎、憩室出血同时伴有高发的大肠憩室并发症。有逐年增加的倾向，近来年轻人的发病亦不少见。有时可见单个憩室炎的情况，多数情况下是几个憩室同时发炎。早期一般无症状，但微小穿孔引起肠管周围脂膜炎时可见剧烈腹痛和局限性压痛。腹痛严重时，诊断优先选用超声和 CT 检查。典型的内镜所见：憩室内有脓液附着，憩室周围黏膜发红、水肿，肠壁伸展不良（图❶～图❹），当炎症局限于肠壁的浅层时，可形成不规则溃疡（图❺）。即使可见肠管伸展不良、水肿、脓液引流不良，也不能确定有憩室存在。特别是当伴有狭窄的情况下和多发性憩室发生憩室炎时，诊断更为困难（图❻～图❽）。钡餐 X 线检查：急性期水肿引起的隆起，皱襞肿大，非对称性伸展不良、狭窄、脓肿引起的挤压像，通常病变部位和其旁边可见憩室（图❸，图❽，图❾）。憩室炎反复发作可引起狭窄、瘘孔，类似铺石状凹凸不平的黏膜，需要与 Crohn 病相鉴别（图❿）。超声检查可见局限性肠壁增厚和明显的低回声。(图❸)。CT 检查见不同程度的肠壁增厚伴有憩室时，要怀疑有憩室炎的存在（图❼），但与弥漫性浸润性癌的鉴别很困难。合并脓肿时，CT 检查有局限性低密度区，超声检查一般为无回声或低回声（图❽）。

憩室出血

憩室出血为高龄者发生血便的重要原因。由憩室内小动脉的破裂引起。憩室出血发生频率为 3% ~5%，右侧多见。再出血的频率为 2 年 10%，4 年 38%。内镜检查是确定出血部位的有效方法，通过憩室的活动性出血（图⓫）和凝血块附着（图⓬）来诊断。检查的时候最好用肠道清洗液进行预处理。对于活动性出血多进行内镜止血术，有时也用栓塞疗法和手术。

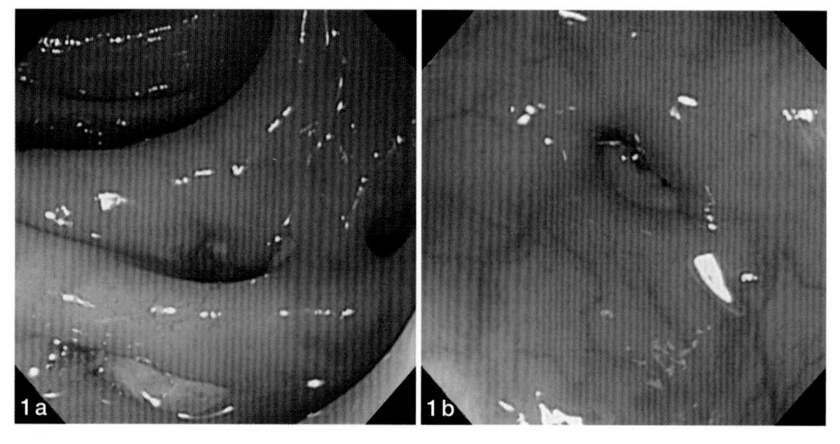

❶ [病例 1] 70 余岁女性，乙状结肠憩室炎（无症状）

a，b：几个憩室内可见脓液潴留、糜烂，憩室边缘发红。

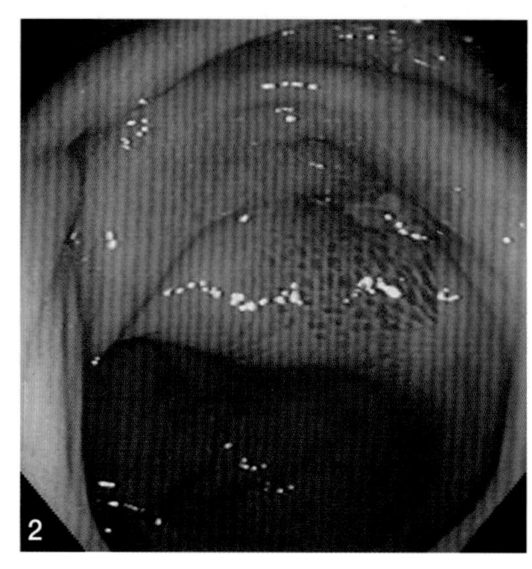

❷ [病例 2] 60 余岁男性，升结肠憩室炎

憩室内可见脓液潴留，周围黏膜水肿和多发小红斑。

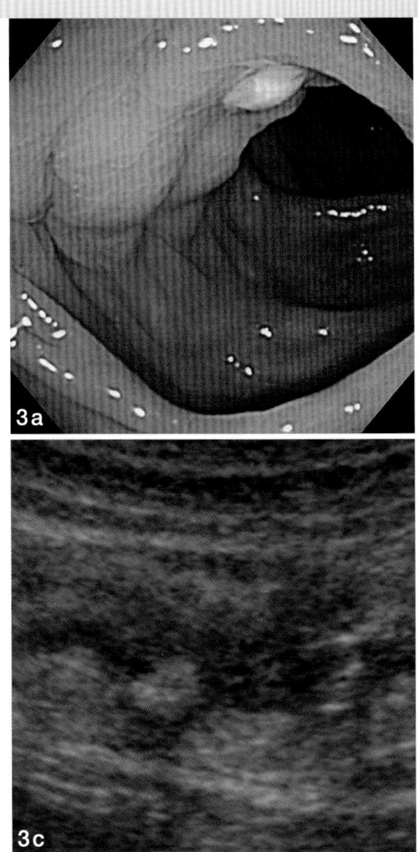

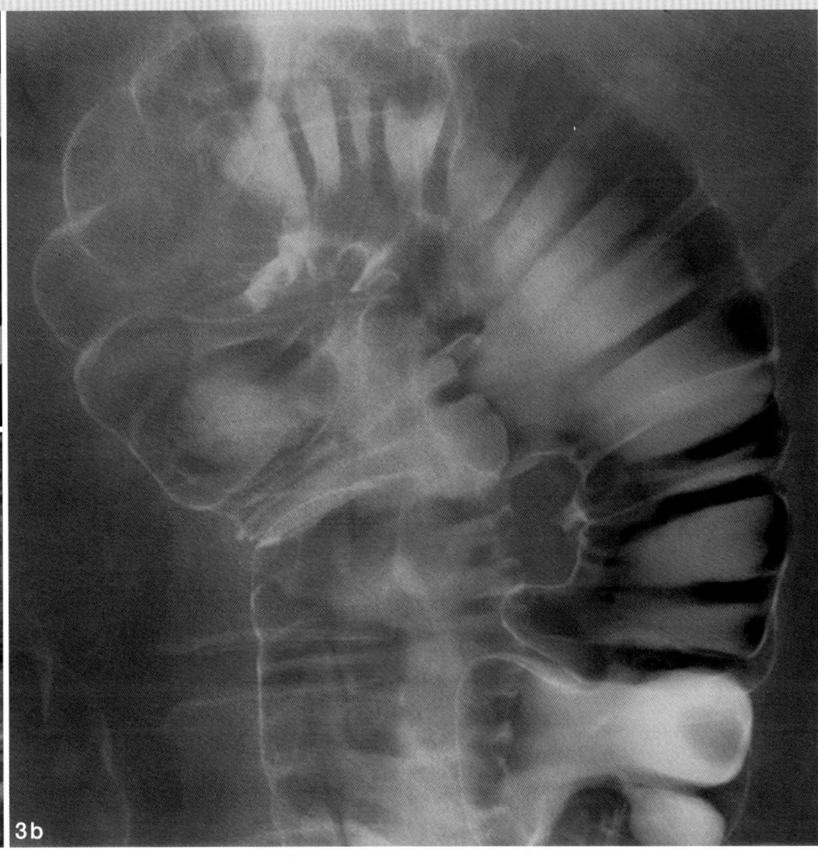

❸ **[病例 3] 40 余岁女性，升结肠憩室炎**

a：**内镜所见**　被覆正常黏膜的、微隆起的表面可见脓液附着。

b：**灌肠 X 线所见（腹卧位）**　中心部可见平缓的隆起。

c：**超声所见**　局限性肠壁增厚和向肠外凸出的低回声。

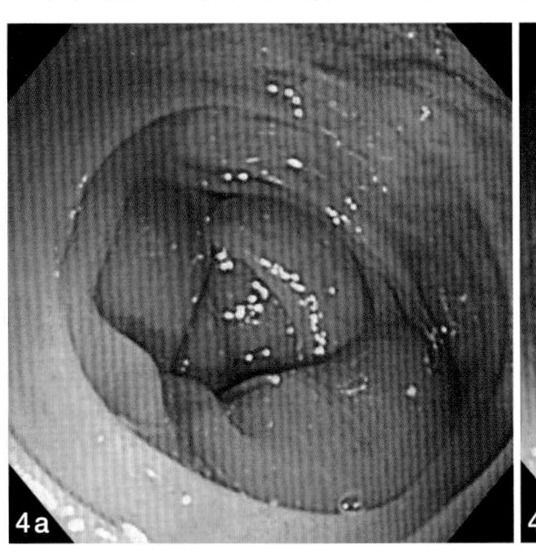

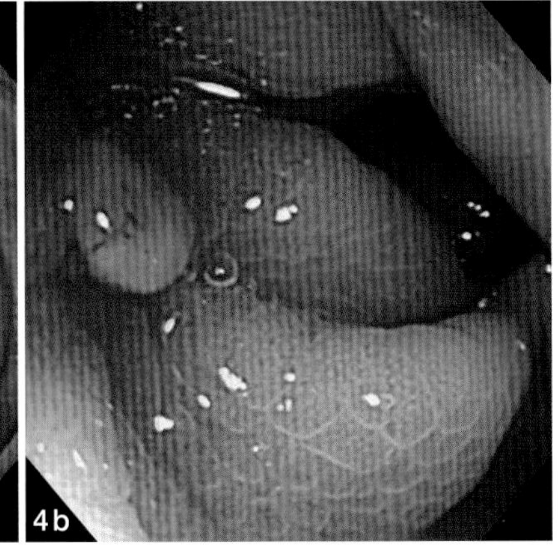

❹ **[病例 4] 60 余岁男性，降结肠憩室炎**

a，b：重度水肿引起肠腔狭窄（a），可见脓栓附着的憩室（b）。

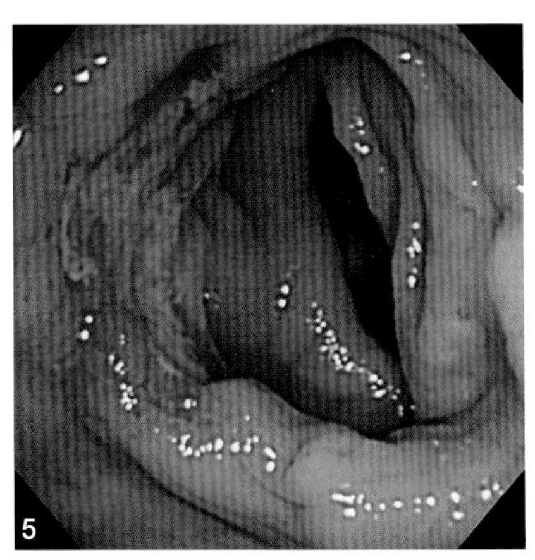

❺ **[病例 5] 40 余岁男性，升结肠憩室炎**

伴有红晕的溃疡，轻度的皱襞肿大。

❻ **[病例 6] 50 余岁男性，乙状结肠憩室炎**

皱襞密集分布，肠管伸展不良，脓性分泌物附着，内镜未能观察到多发性的憩室。

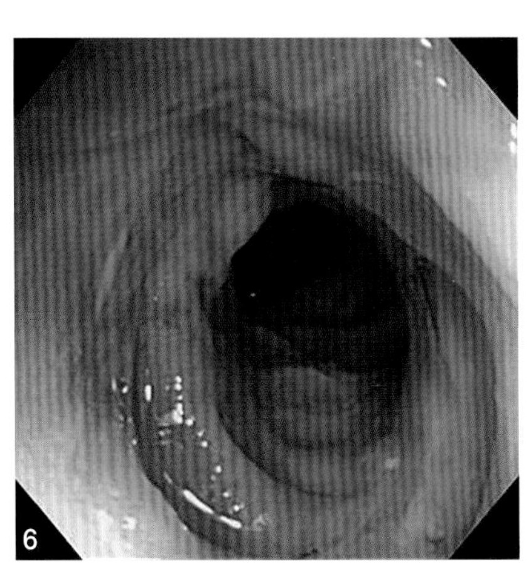

大肠

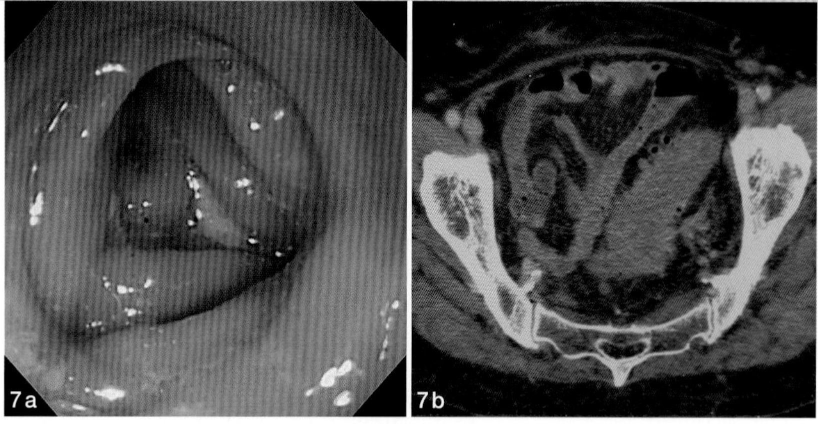

❼ [病例 7] 70 余岁女性，乙状结肠憩室炎
a：内镜所见　乙状结肠黏膜水肿和脓液附着，因肠腔狭窄内镜不能通过。
b：CT 所见　重度肠壁增厚伴多发性憩室。

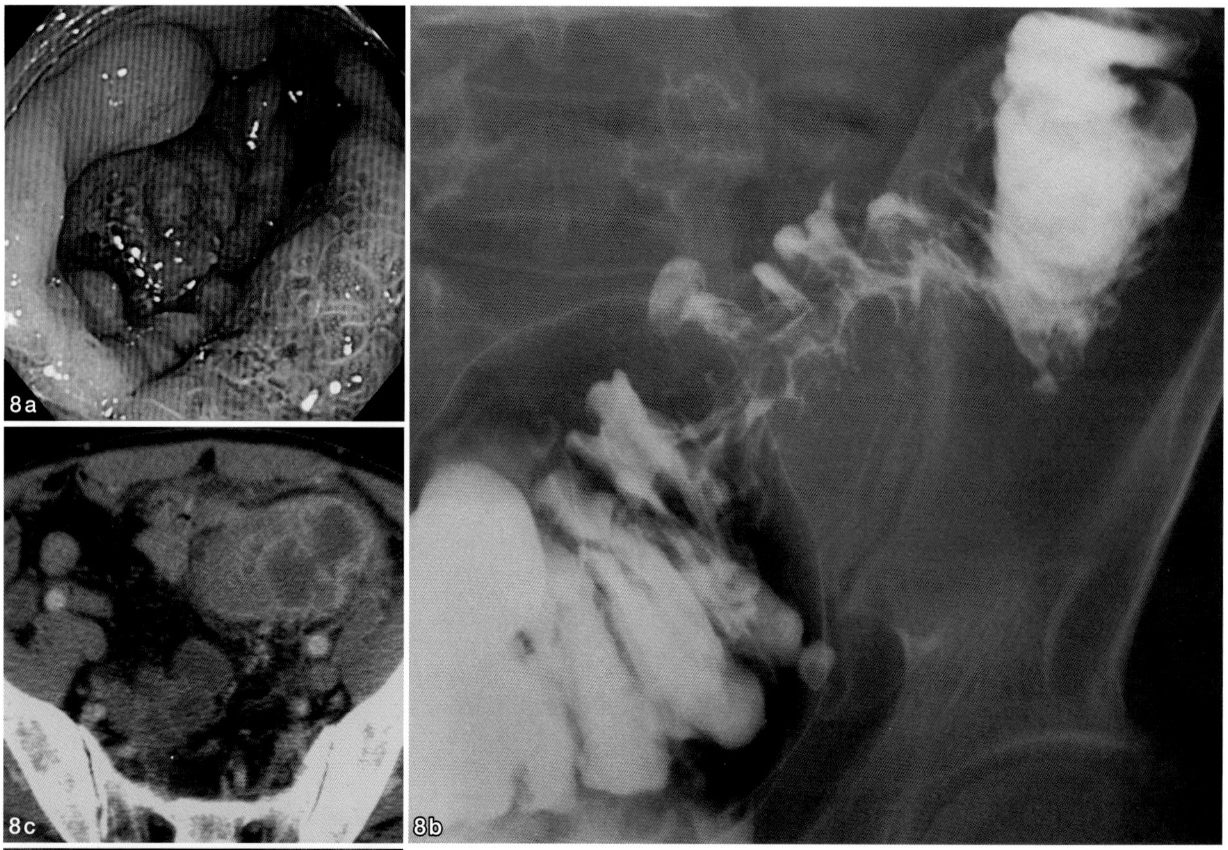

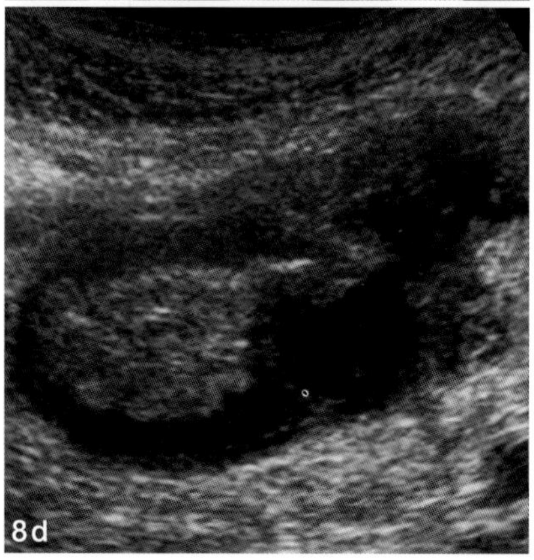

❽ [病例 8] 50 余岁男性，乙状结肠憩室炎（合并脓肿）
a：内镜所见　乙状结肠可见发红、重度水肿的黏膜，内镜不能通过。
b：灌肠 X 线所见　乙状结肠局限性非对称性狭窄，多发性憩室。
c，d：CT、超声所见　CT 可见肠壁内的低密度区（c），超声所见低回声的脓肿腔（d）。

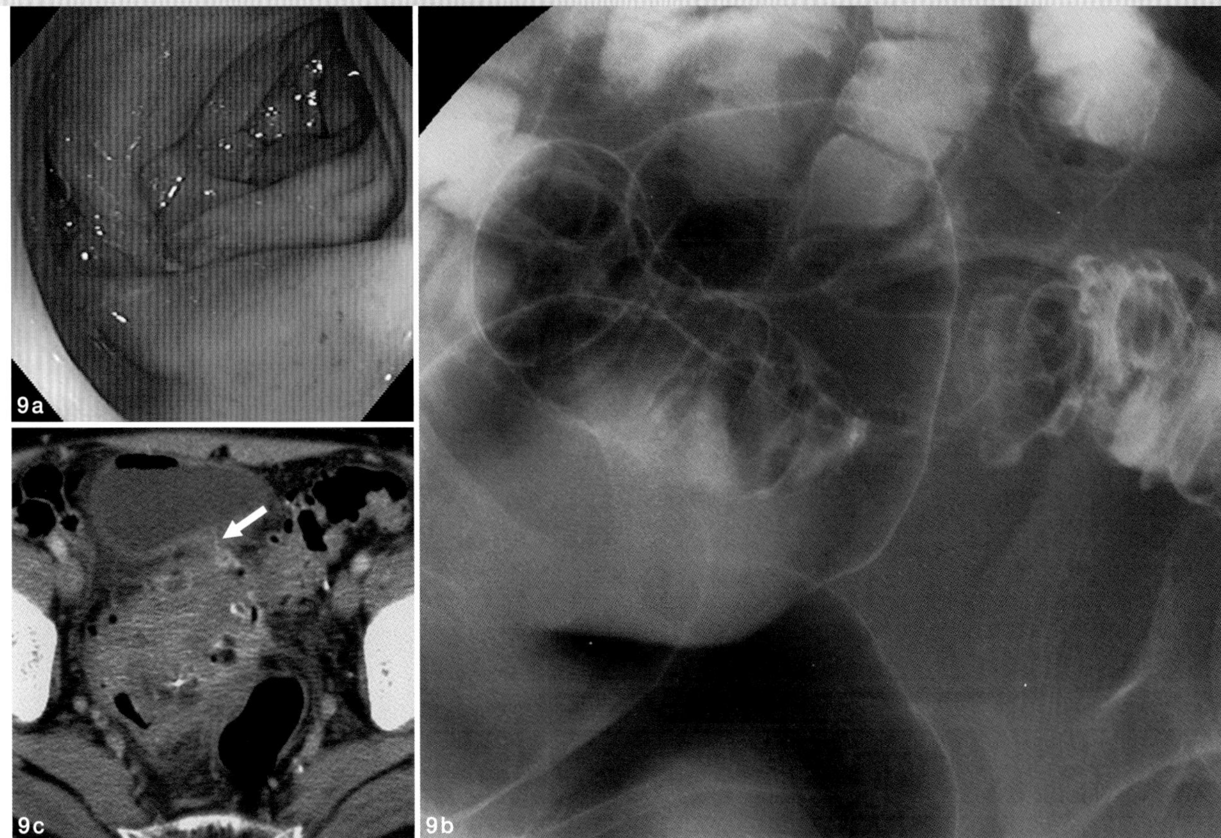

❾ [病例 9] 50 余岁男性，乙状结肠陈旧性憩室炎（合并膀胱瘘）

a：**内镜所见**　复发的憩室炎引起的狭窄，肛门侧只能观察到水肿的黏膜。

b：**灌肠 X 线所见（水溶性造影剂）**　可见长 4cm 的重度狭窄。

c：**CT 所见**　多发性憩室伴膀胱瘘（箭头）。

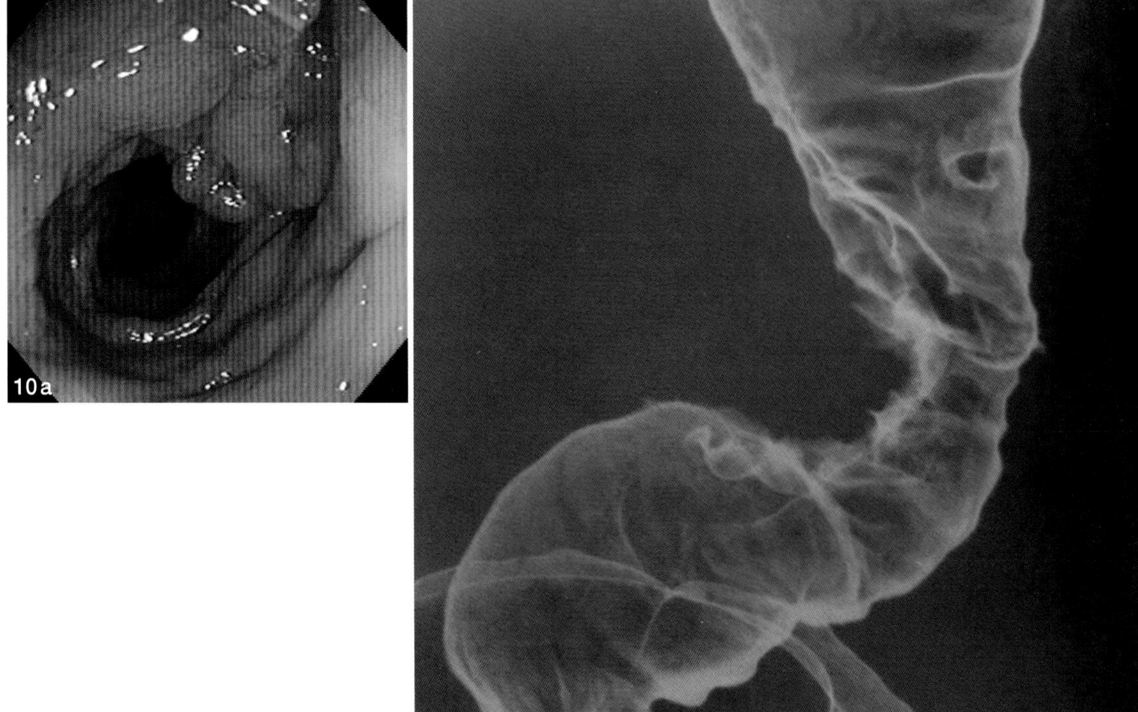

❿ [病例 10] 50 余岁男性，降结肠陈旧性憩室炎

a：**内镜所见**　降结肠远端肠腔狭窄和偏侧性分布的平缓隆起。

b：**灌肠 X 线所见**　狭窄的肠管周围散见憩室。

大肠

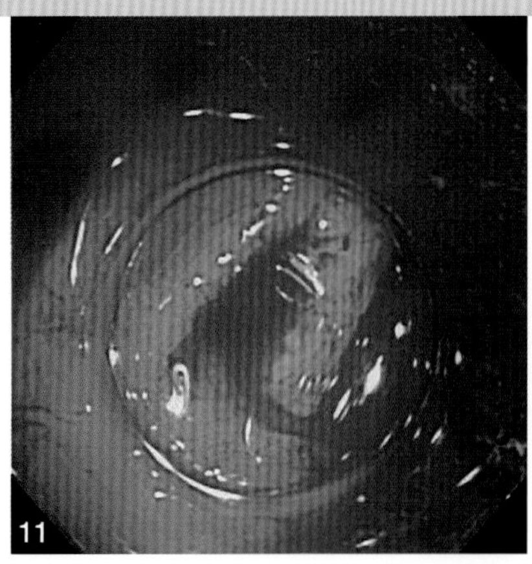

⑪[病例 11]80 余岁女性，升结肠憩室出血

可见憩室内活动性出血。

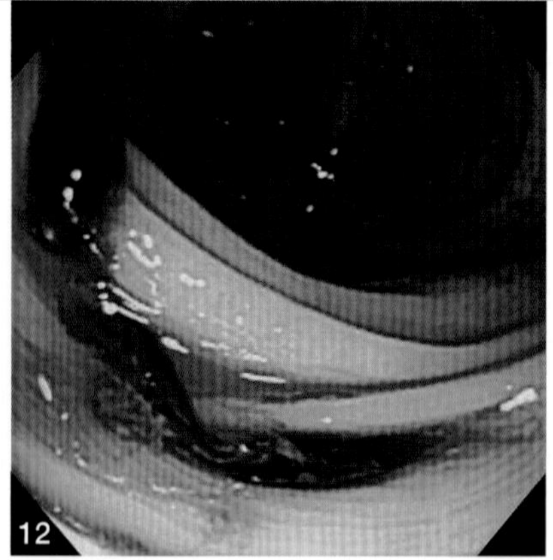

⑫[病例 12]50 余岁男性，升结肠憩室出血

可见憩室有凝血块附着。

参考文献

[1] 清水誠治：大腸憩室症．清水誠治，他（編）：腸疾患診療—プロセスとノウハウ．医学書院，pp377–384, 2007.

[2] 杉山隆治，他：大腸憩室疾患の画像診断と治療—大腸憩室炎の臨床的特徴と注腸 X 線検査，大腸内視鏡検査の役割．胃と腸 47：1083–1094, 2012.

[3] 大江啓常，他：大腸憩室出血の画像診断と治療—特に造影 CT 検査を併用した内視鏡治療の有用性について．胃と腸 47：1103–1110, 2012.

（清水诚治）

10 Crohn 病 a 总论

食管 ➡Ⅰ.35 页 胃 ➡Ⅰ.152 页 十二 ➡Ⅰ.297 页 小肠 ➡Ⅱ.36 页

概念和病态

Crohn 病是年轻人好发的原因不明的炎症性疾病，提出本病的 Crohn 等认为本病是回肠局限性炎。现在认为，此病是从口腔到肛门，消化道的所有部位都可以发病，缓解和复发交替反复发生的慢性疾病。病变部位以小肠和大肠较多见，可发生水肿、溃疡、肠道狭窄和瘘孔等特征性变化。临床表现因病变部位和范围及有无并发症而不同。消化道症状是腹痛、腹泻，全身症状多为发热、体重减轻和营养不良，伴有肛门病变的症状的并不少见。儿童患者可有发育不良。另外，Crohn 病也可引起消化道外的皮肤、关节、眼、骨等并发症，根据病例不同，有必要将其作为全身性疾病进行治疗。

病型分类是根据纵行溃疡、铺路石样或狭窄等典型病变的存在部分分为：小肠型、小肠大肠型和大肠型。根据日本的统计学数据，小肠大肠型最多见占 38%，小肠型占 27%，大肠型占 22%，分型不明占 13%。典型病变欠缺时和仅在稀有部位存在时称为特殊型，有多发阿弗他型、盲肠阑尾局限型、直肠型、胃十二指肠型等。

根据疾病模式，分为无并发症的炎症型、有狭窄的狭窄型及有瘘口的瘘口形成型。一般狭窄型、瘘口形成型需要进行手术治疗，预后不良。

诊断标准

日本的诊断标准是根据厚生劳动省的难治性炎症性肠病调查研究制定的标准（表 1），主要内镜下表现是纵行溃疡和铺路石样改变，不规则溃疡和阿弗他样溃疡等形态学改变和病理学上非干酪性上皮细胞样肉芽肿的检出非常重要。X 线检查和内镜检查是必需的。目前的诊断标准在 2010 年基础上有了大的修改，在次要所见追加了特征性的肛门病变，全部次要所见存在的情况下也可以作为确诊依据，是主要的变更点。根据多中心的调查数据显示，日本的 Crohn 病中，87.1% 是根据主要所见的纵行溃疡和铺路石样改变诊断的。

病理组织学所见

活检组织诊断标准的主要所见为非干酪性上皮细胞样肉芽肿（图❶）是特征性所见，但是首次活检的检出率不是很高，必要时重复活检，不仅对大肠，对胃及十二指肠也需进行活检。切除标本组织学所见：非干酪性上皮细胞样肉芽肿（有时局部淋巴结也可见），主要呈淋巴细胞浸润的全层性炎症（图❷），不均衡炎症，伴裂隙和溃疡的情况多见。

治疗和远期临床转归

目前抗 TNF-α 抗体等强力治疗药已经普及，Crohn 病的治疗体系发生的大变化，选择内科治疗的病例增加。另一方面，要求根据病态选择个体化治疗。因年轻时发病，在治疗上有必要考虑其社会活动和生活质量而选择治疗方法。最近，作为炎症性肠病的治疗目标，“黏膜治愈”这一概念被广泛应用。认为达到黏膜治愈是长期预后良好的因子之一。

炎症性肠病是肠道癌的高危因素，合并肠道癌的 Crohn 病比溃疡性结肠炎发病率低。与普通人相比，小肠癌的发病率是 3.4 ~ 66.7 倍，大肠癌的发病率是 1.1 ~ 6.9 倍。多见于病程长的患者，好发于直肠肛门部，黏液癌等特殊组织学类型的癌较多是其组织学特征，早期发现困难，希望确立随访标准，关于包含癌的 Crohn 病合并肛门病变请参照本书 332 页。

表1 日本 Crohn 病诊断标准（关于鉴别诊断未进行注释）

(1) 主要所见
- A. 纵行溃疡
- B. 铺路石样改变
- C. 非干酪性上皮细胞样肉芽肿

(2) 次要所见
- a. 消化道广泛的不规则～类圆形溃疡或阿弗他溃疡
- b. 特征性的肛门病变
- c. 特征性的胃十二指肠病变

确诊例
{1} 主要所见的 A 或 B
{2} 主要所见的 C 和次要所见的 a 或 b
{3} 次要所见的 a、b、c 全部具有

疑诊例
{1} 主要所见的 C 和次要所见的 c
{2} 有主要所见的 A 或 B，但与溃疡性结肠炎和肠道 Behçet 病，单纯性溃疡和缺血性肠病不能鉴别
{3} 仅有主要所见的 C
{4} 仅有次要所见中有 2 个或 1 个

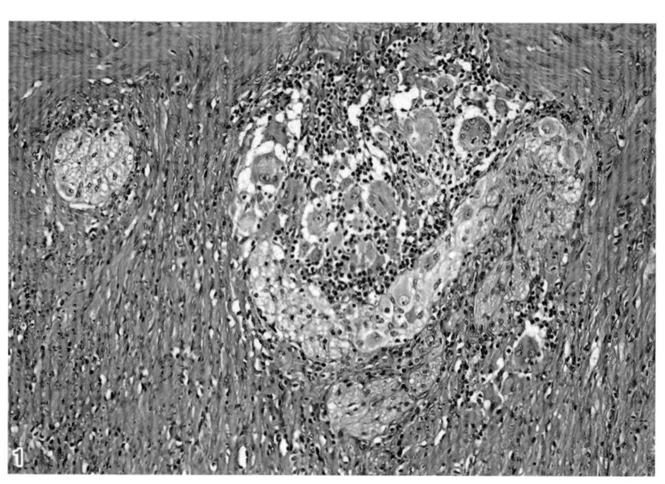

❶ 可见于 Crohn 病患者的非干酪性上皮细胞样肉芽肿

外科切除标本的病理组织学所见，固有肌层 Auerbach 神经丛周围可见非干酪性上皮细胞样肉芽肿。

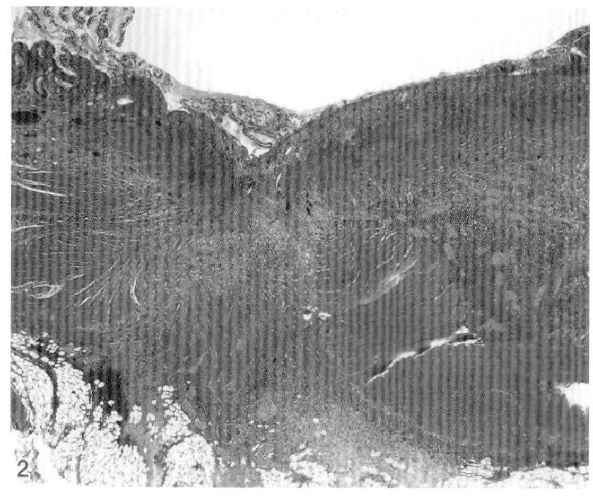

❷ Crohn 病患者全层性炎

外科切除标本的病理组织学所见，UI ～ Ⅲ期溃疡同时伴有淋巴细胞聚集的肠道全层炎。

参考文献

[1] 飯田三雄：クローン病診断基準（案）．難治性炎症性腸管障害に関する調査研究（渡辺班）平成 21 年度総括・分担研究報告書．pp29–31, 2010.

[2] Satsangi J, et al. : The Montreal classification of inflammatory bowel disease : controversies, consensus, and implications. Gut 55 : 749–753, 2006.

[3] 松井敏幸：クローン病診断基準（案）．難治性炎症性腸管障害に関する調査研究班（渡辺班）平成 22 年度総括・分担研究報告書．pp475–477, 2011.

[4] Hisabe T, et al. : Evaluation of diagnostic criteria for Crohn' s disease in Japan. J Gastroenterol 49 : 93–99, 2014.

[5] 蒲池紫乃，他：Crohn 病診断基準の問題点—病理の立場から生検における非乾酪性類上皮細胞性肉芽腫を中心に．胃と腸 36：175–182, 2001.

[6] Schnitzler F, et al. : Mucosal healing predicts long-term outcome of maintenance therapy with infliximab in Crohn' s disease. Inflamm Bowel Dis 15 : 1295–1301, 2009.

[7] Yano Y, et al. : Cancer risk in Japanese Crohn' s disease patients : Investigation of the standardized incidence ratio. J Gastroenterol Hepatol 28 : 1300–1305, 2013.

[8] 篠崎　大：クローン病と下部消化管癌—本邦の現況．日本大腸肛門病会誌 61：353–363, 2008.

（平井郁仁，今村健太郎，岩下明德）

10 Crohn 病 b 大肠型

食管 ➡Ⅰ.35 页 胃 ➡Ⅰ.152 页 十二 ➡Ⅰ.297 页 小肠 ➡Ⅱ.36 页

大肠型的 Crohn 病，多见于重度的腹泻和腹痛。与小肠型相比，炎症表现明显。但是根据手术率的分析，与小肠型和小肠大肠型相比，手术率偏低、预后良好的病例多。

大肠的形态学检查，即灌肠 X 线检查和结肠镜检查，是确诊 Crohn 病的重要方法，用此方法确诊 Crohn 病的病例并不少见，此方法能够显示出大肠型和小肠大肠型的主要所见。小肠型和多发性阿弗他型，有时需要结肠镜活检进行诊断。因此要熟知灌肠 X 线检查和结肠镜检查的影像学及内镜图像所见特征。诊断和追踪治疗情况是极其重要的，大肠的纵行溃疡周围伴有隆起，常可见沿长轴方向出现 2～3 条上述溃疡（图❶，图❷）。与小肠相比，铺路石样改变在大肠多见，从盲肠起，至升结肠及降结肠经常出现此病变（图❸，图❹）。另外跳跃性病变（skip lesion）是 Crohn 病的特征性表现（图❺）。活动性病变通过治疗可以得到改善，变成溃疡瘢痕和炎症性息肉等非活动性病变（图❻，图❼）。阿弗他是 Crohn 病的初期病变，在大肠常见，多发的阿弗他样 Crohn 病的 60% 可进展为有典型病变的 Crohn 病，粗大的密集分布的病变更容易进展（图❽，图❾）。深溃疡及裂隙与皮肤、周围脏器及邻近肠管相通，有时形成瘘孔（图❿）。在大肠，除了和皮肤形成瘘孔（外瘘）以外，横结肠和上消化道，直肠和膀胱、阴道、回肠等形成瘘口（内瘘）的情况多见。另外，在形态学上对于不能确认的外瘘，有用吲哚菁绿（indocyanine green，ICG）证明的方法。

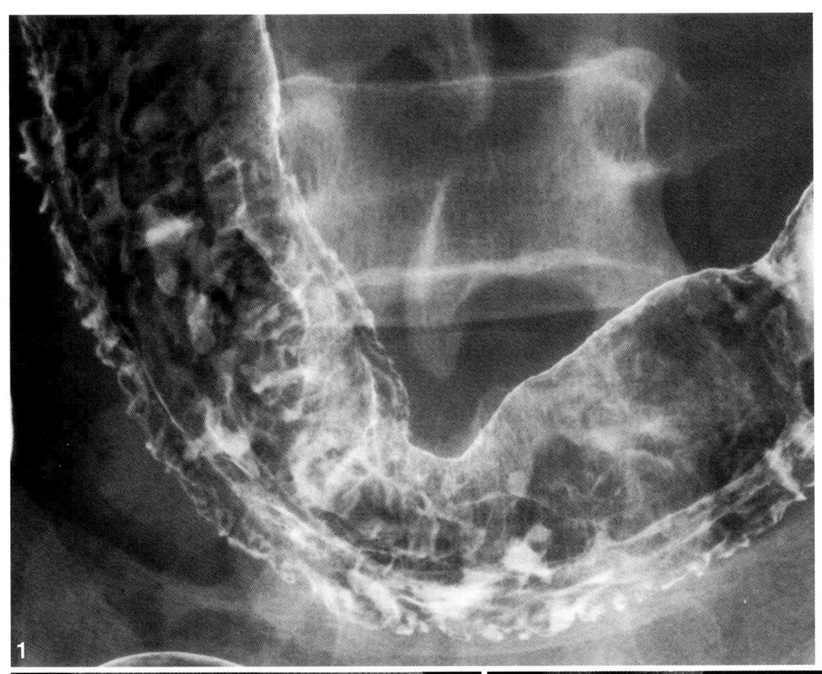

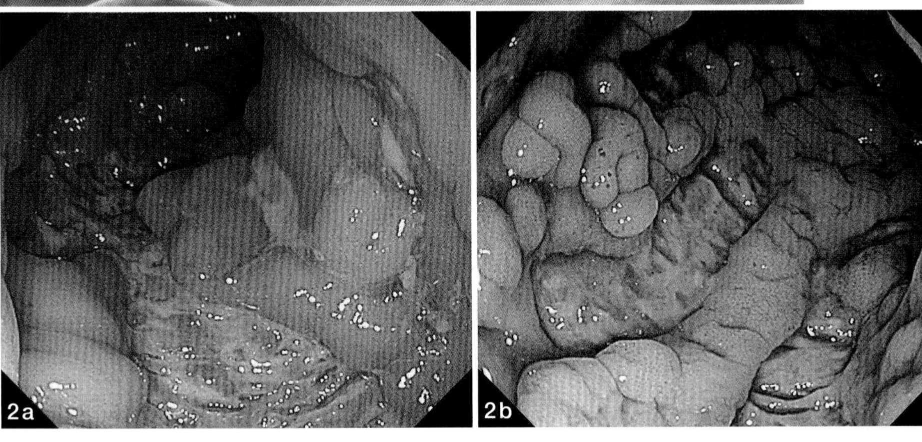

❶ 纵行溃疡（灌肠 X 线所见）
见 4～5cm 以上长度的纵行溃疡，沿肠管长轴走行。

❷ 纵行溃疡（结肠镜所见）
降结肠可见纵行溃疡（a：常规内镜观察，b：色素染色图像），溃疡边缘常有隆起，溃疡间黏膜正常。

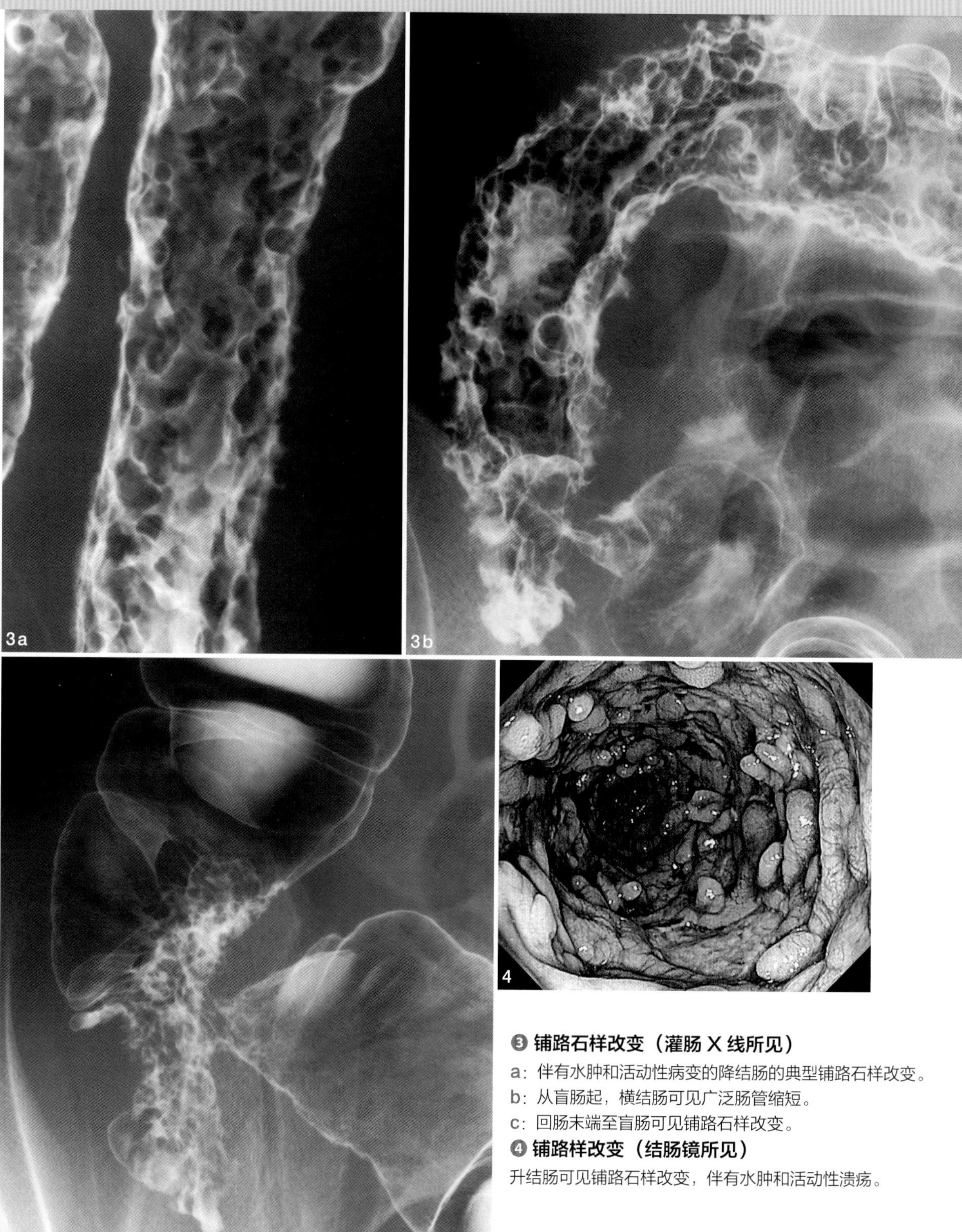

❸ 铺路石样改变（灌肠 X 线所见）

a：伴有水肿和活动性病变的降结肠的典型铺路石样改变。

b：从盲肠起，横结肠可见广泛肠管缩短。

c：回肠末端至盲肠可见铺路石样改变。

❹ 铺路样改变（结肠镜所见）

升结肠可见铺路石样改变，伴有水肿和活动性溃疡。

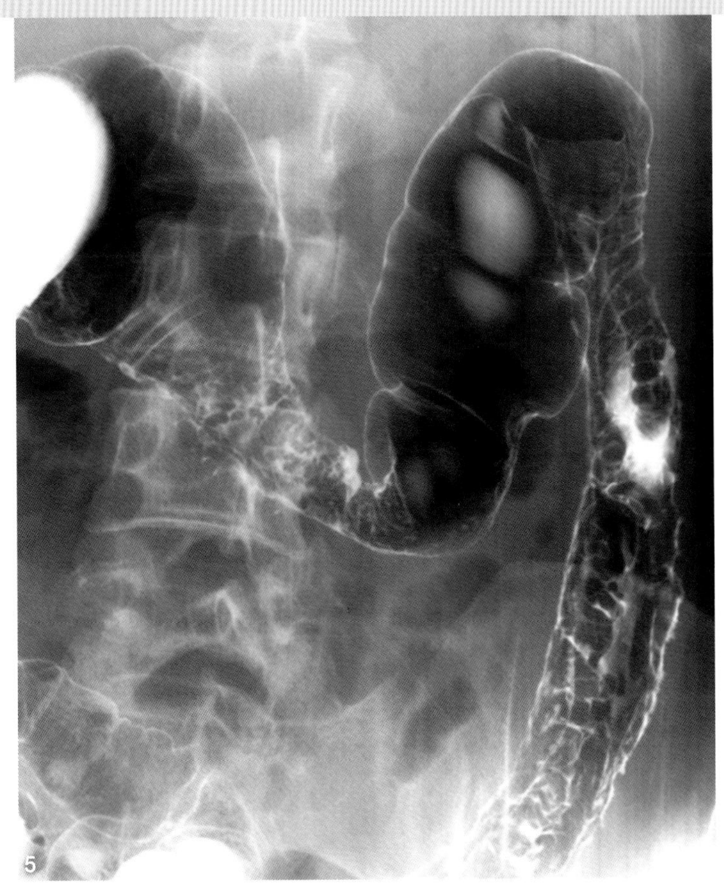

❺ 呈跳跃性病变的大肠型 Crohn 病的灌肠 X 线所见

从乙状结肠、降结肠到横结肠，可见跳跃性的铺路石样改变和纵行溃疡。

大肠

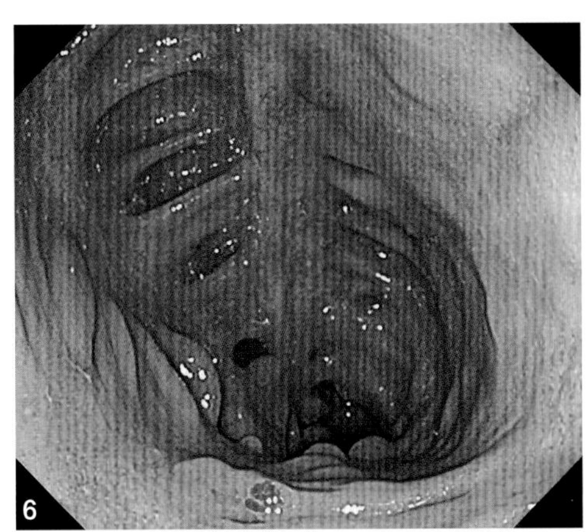

❻ 纵行溃疡瘢痕（结肠镜所见）

抗 TNF-α 抗体治疗后的升结肠纵行溃疡瘢痕，即黏膜治愈状态，因快速的溃疡治愈，黏膜集中像明显。

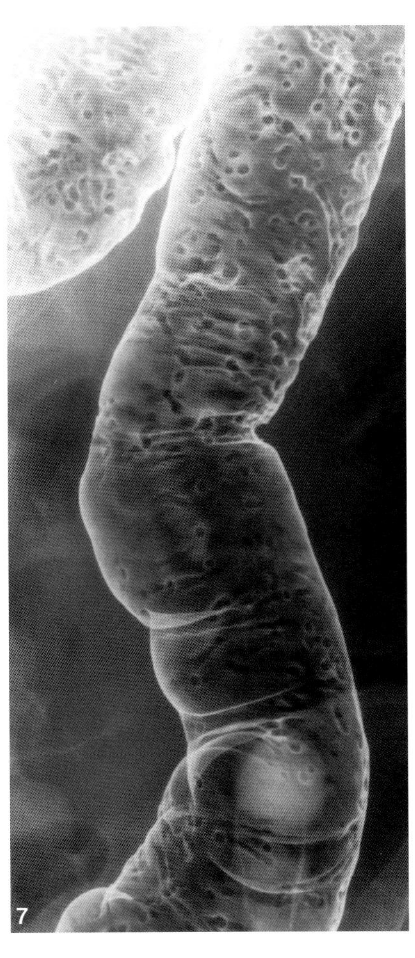

❼ 炎症性多发性息肉（灌肠 X 线所见）

治疗后铺路石样改变减轻，炎症性息肉多发，有时显示出息肉病样所见。

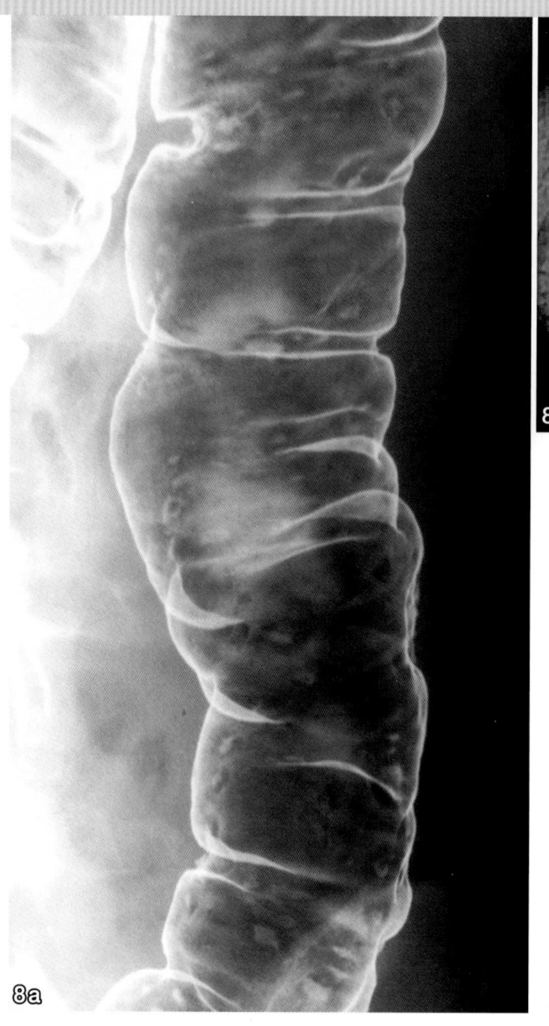

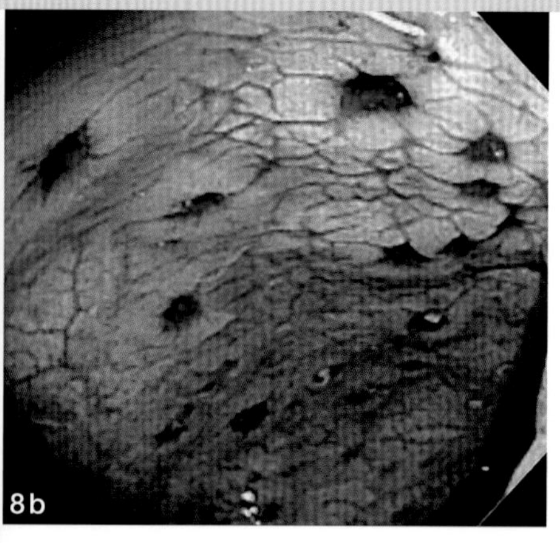

❽ 多发阿弗他型 Crohn 病中可见的类圆形～不规则溃疡，阿弗他（进展病例）

a：灌肠 X 线所见 降结肠有多发类圆形～不规则形溃疡，大的阿弗他。

b：结肠镜所见 乙状结肠内多发性类圆形溃疡，多呈纵行排列，这些溃疡融合后进展为纵行溃疡。

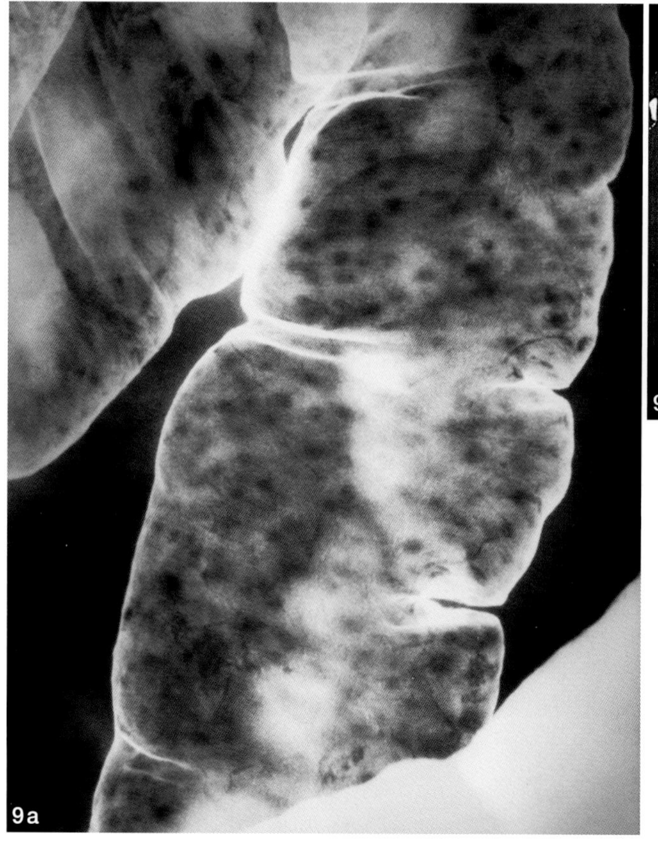

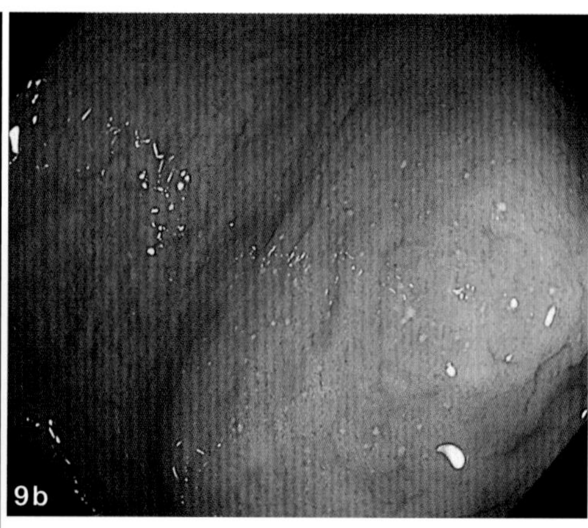

❾ 多发阿弗他型 Crohn 病中确认的阿弗他（非进展例）

a：灌肠 X 线所见 降结肠可见多发阿弗他，病变较小，未见水肿。

b：结肠镜所见 乙状结肠内可见微小的多发性阿弗他，阿弗他周围没有隆起和水肿。

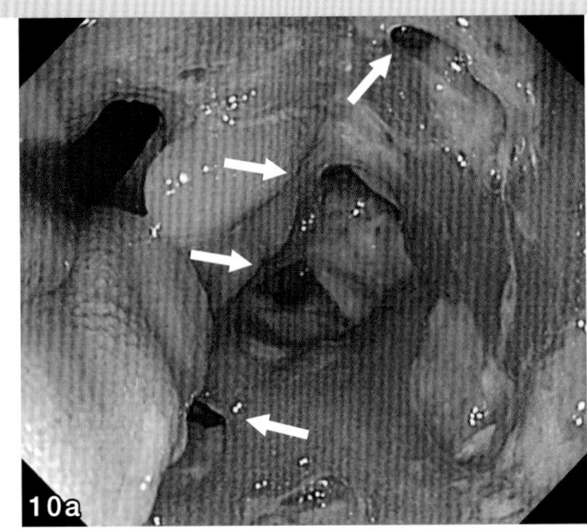

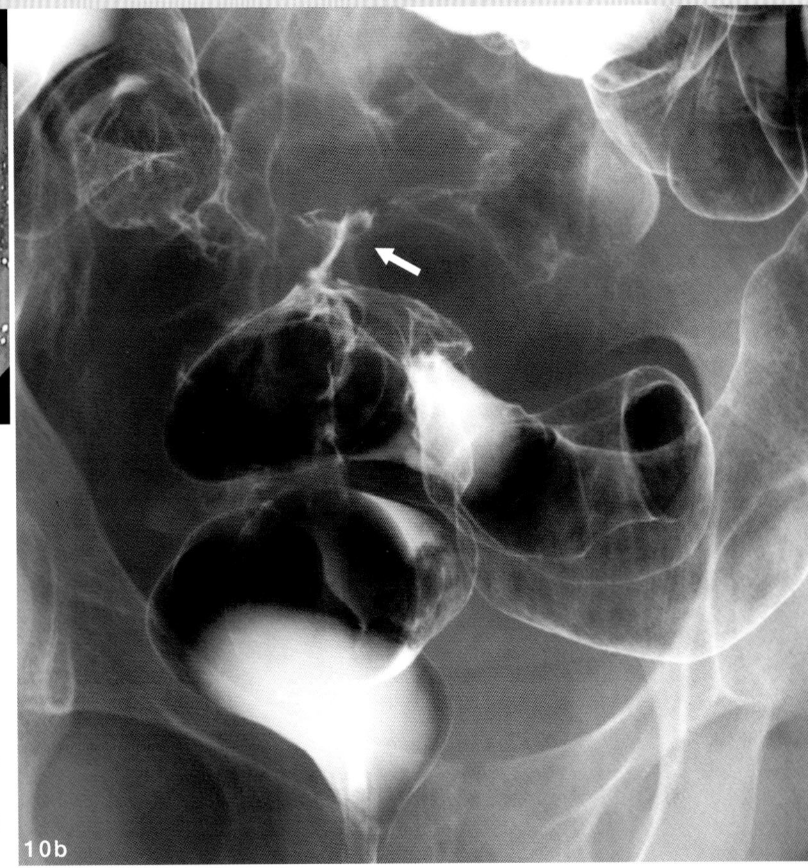

⑩ **瘘孔**

a：回盲瓣附近的内镜图像，活动性溃疡的中心部有比较深大的圆形部分（箭头），瘘孔的开口。

b：灌肠X线检查，可见伴有回肠狭窄的重度病变及与直肠形成的内瘘（回肠－直肠瘘箭头）。

大肠

参考文献

[1] Kiss LS, et al. : High–sensitivity C–reactive protein for identification of disease phenotype, active disease, and clinical relapses in Crohn’s disease : a marker for patient classification? Inflamm Bowel Dis 18 : 1647–1654, 2012.

[2] Ramadas AV, et al. : Natural history of Crohn’s disease in a population–based cohort from Cardiff (1986–2003): a study of changes in medical treatment and surgical resection rates. Gut 59 : 1200–1206, 2010.

[3] 蒲池紫乃，他：Crohn 病診断基準の問題点—病理の立場から生検における非乾酪性類上皮細胞性肉芽腫を中心に．胃と腸 36：175–182, 2001.

[4] 平井郁仁，他：アフタ様病変のみから成る Crohn 病の長期経過．胃と腸 40：895–910, 2005.

[5] Tsurumi K, et al. : Incidence, clinical characteristics, long–term course, and comparison of progressive and nonprogressive cases of aphthous–type Crohn’s disease : a single–center cohort study. Digestion 87 : 262–268, 2013.

[6] Sou S, et al. : Differentiating enterocutaneous fistulae from suture abscesses complicating Crohn’s disease using oral administration of indocyanine green. J Gastroenterol Hepatol 21 : 1850–1853, 2006.

（平井郁仁，今村健太郎，岩下明德）

11 溃疡性结肠炎

胃 ➡ Ⅰ.155 页　十二 ➡ Ⅰ.299 页

溃疡性结肠炎（ulcerative colitis，UC）主要浸润黏膜，常常表现为伴有糜烂和溃疡形成的大肠弥漫性非特异性炎。通常从直肠起，呈连续性、弥漫性的糜烂，同时伴有溃疡、水肿、充血、炎性息肉等形成。临床上黏液便是主要症状，并呈现各种程度的全身症状，很多病例是反复缓解和复发。黏液血便几乎是必发症状，未见黏液血便的病例诊断为溃疡性结肠炎需慎重。好发年龄为 10 余岁至 20 余岁，各种年龄均可发生，发病率无性别差异。1991 年日本的发病率为 10 万人中出现 1.95 人，较少见，以后发病率显著增加。 2012 年，患病率为每 10 万人中出现 114.1 人，已有 143 733 人确诊。根据病变范围可分为：直肠炎型、左侧大肠炎型和全大肠炎型。根据临床实际，分为：①首次发作型（18% ~ 20%）；②复发缓解型（50% ~ 60%），活动期持续 6 个月以上；③慢性持续型（10% ~ 20%），预后不良；④急性发作型。另外，根据临床所见的严重程度分为 3 个阶段：①轻型；②中型；③重型。诊断需进行内镜检查，对于活动期不要进行处理，决不能勉强向深部插入内镜，重症病例要使用添加了泼尼松龙 60mg 的 50% 稀释的钡剂，依照充盈相来诊断进展程度。首次发作病例一定要进行活检和肠液的细菌培养，以除外感染性肠炎。对于重症病例，为了防止穿孔，需要在肌层厚的直肠横襞部位进行活检诊断。

长期溃疡性结肠炎容易合并癌和异型增生，详细内容请参照“结肠癌，异型增生”（本书 272 页）相关内容。

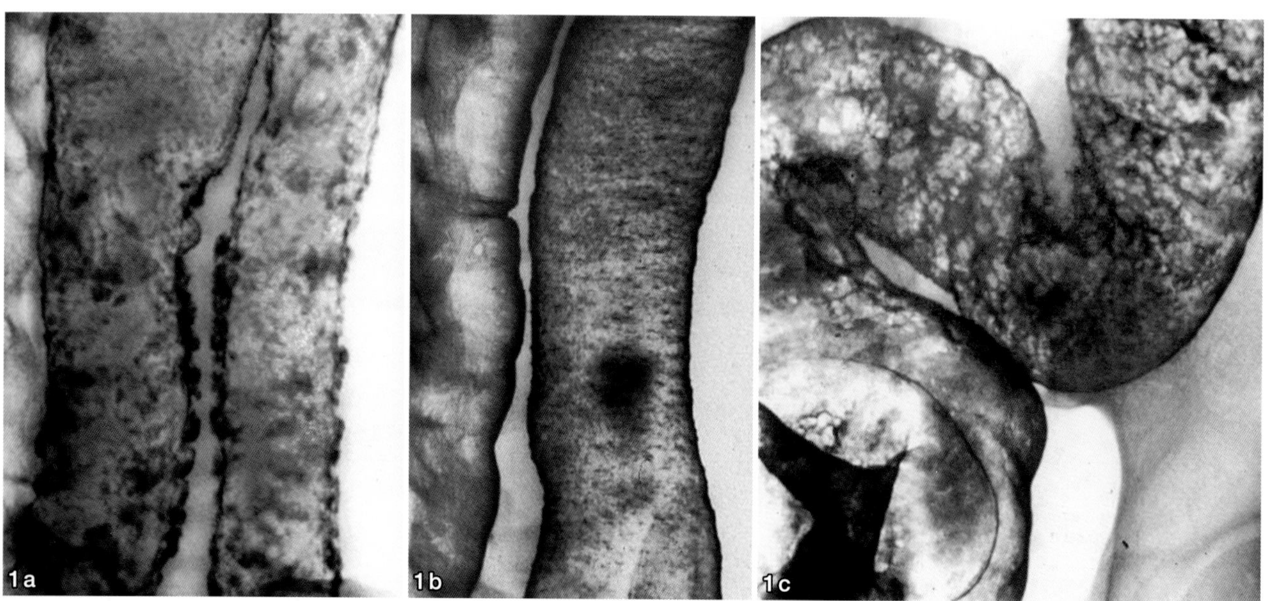

❶ 溃疡性结肠炎的灌肠 X 线所见

a：**重型病例**　可见彩色纽扣样的突起和侧面显示的小突起。

b：**中型病例**　结肠袋消失（呈铅管状）和弥漫性浅溃疡，侧面图像可见刺状的小突起（spicuration）。

c：**炎症性多发性息肉**　缓解期见多发性炎症性息肉。

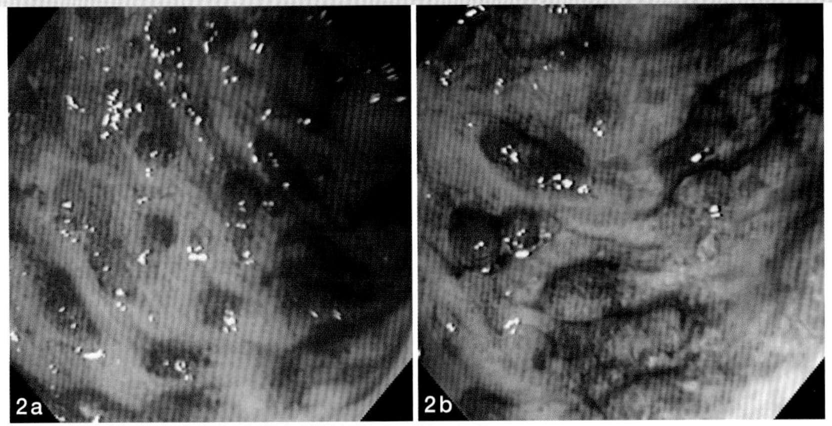

❷ 活动期内镜所见（重型病例）

a，b：被称为黏膜表面水蛭样假性息肉（polypoid mucosal tag），溃疡形成，可见息肉样残存的黏膜（即假多发性息肉）。

大肠

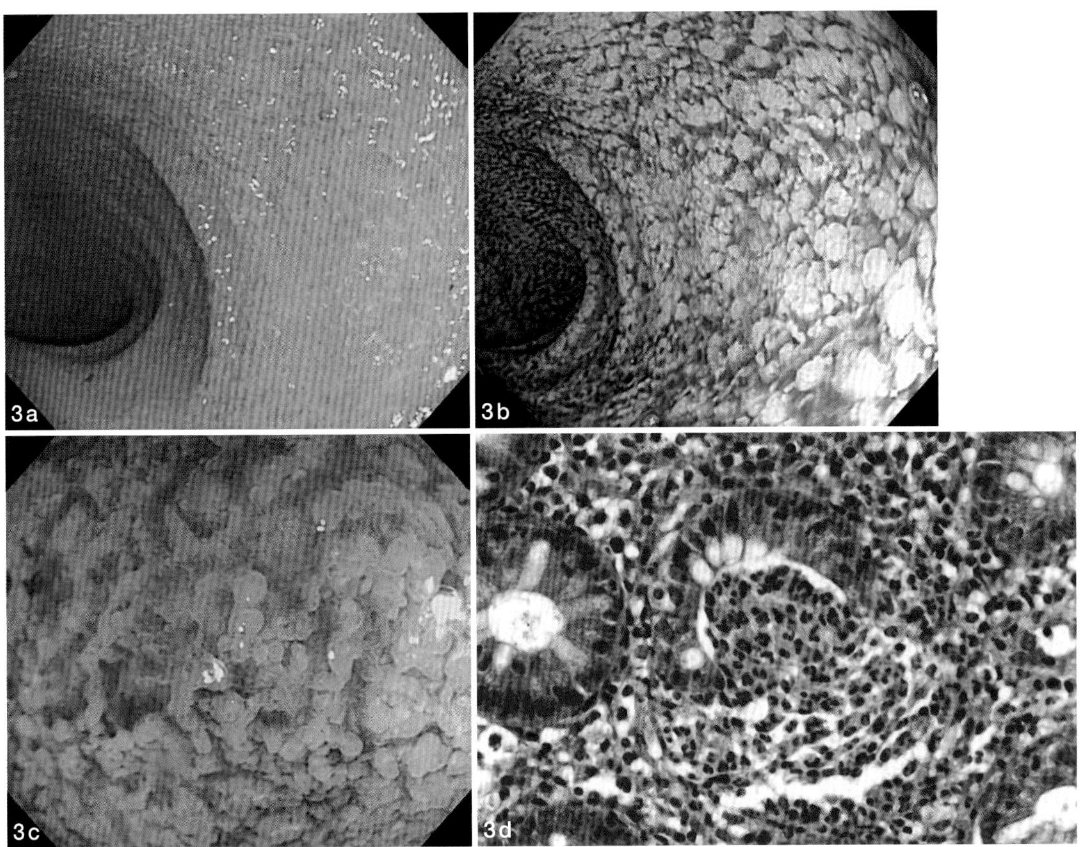

❸ 活动期内镜及病理组织学所见（中型病例）

a ~ c：**内镜所见，**被称为珊瑚礁状黏膜（coral reef-like appearance），溃疡性结肠炎的典型图像，血管透见消失，弥漫性溃疡，残存黏膜所致凹凸不平，易出血，脓液附着。

d：**病理组织学所见**　病理组织学上可见隐窝脓肿（crypt abscess）。

隐窝脓肿，可在弥漫性溃疡和再生性黏膜形成的珊瑚礁状黏膜中出现，是溃疡性结肠炎典型的活动部分的活检常可见的组织学改变，但是需要与溃疡性结肠炎鉴别的感染性肠炎，缺血性肠炎，药物性肠炎、大肠结核、大肠 Crohn 病中，隐窝脓肿有时也非特异性出现。所以，隐窝脓肿并不是溃疡结肠炎特异的病理组织学所见。

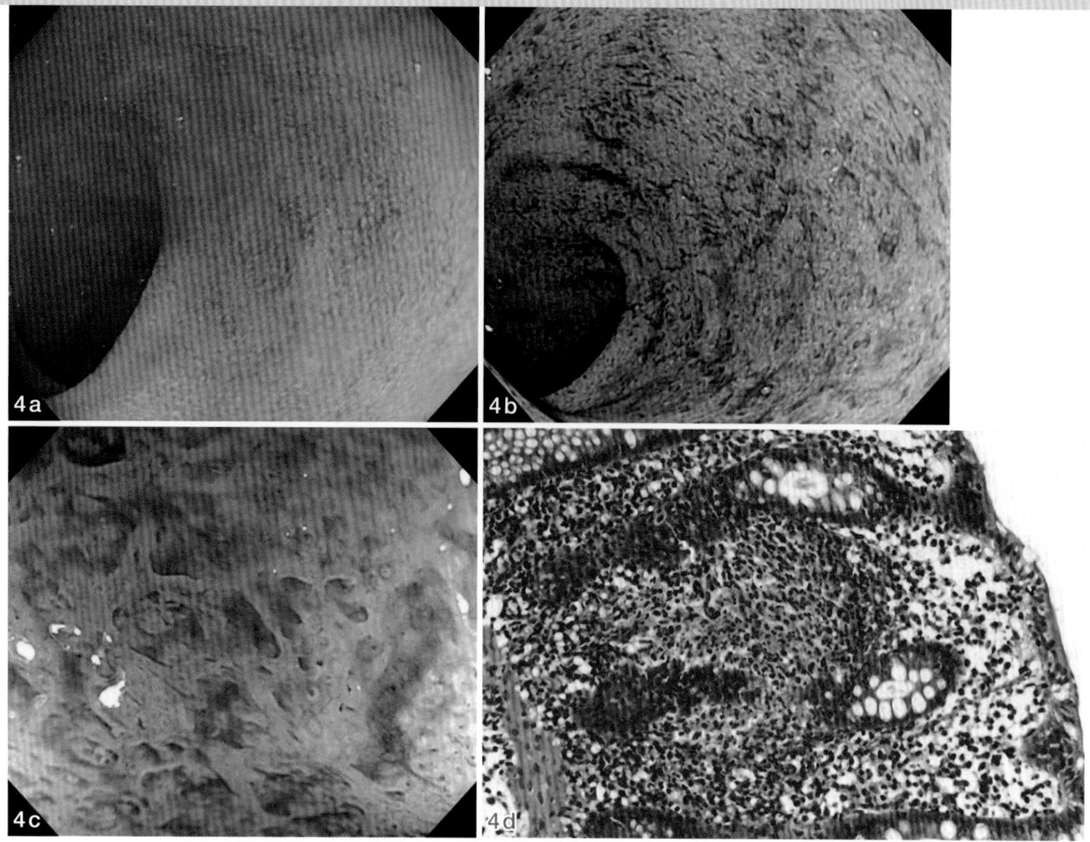

❹ 活动期的内镜及病理组织学所见（轻型病例）

a ~ c：**内镜所见** 轻型活动病例和趋向黏膜治愈时，溃疡部上皮再生，仅呈现细微上皮缺损（minute defect of epithelia）的小溃疡，血管透见消失。

d：**病理组织学所见** 可见隐窝炎（cryptitis），隐窝炎常发生于轻度的溃疡性结肠炎的活动性黏膜和小黄斑区域。但是与隐窝脓肿相同，在其他疾病特别是感染性肠炎也常出现，并不是溃疡性结肠特异的病理组织学所见。

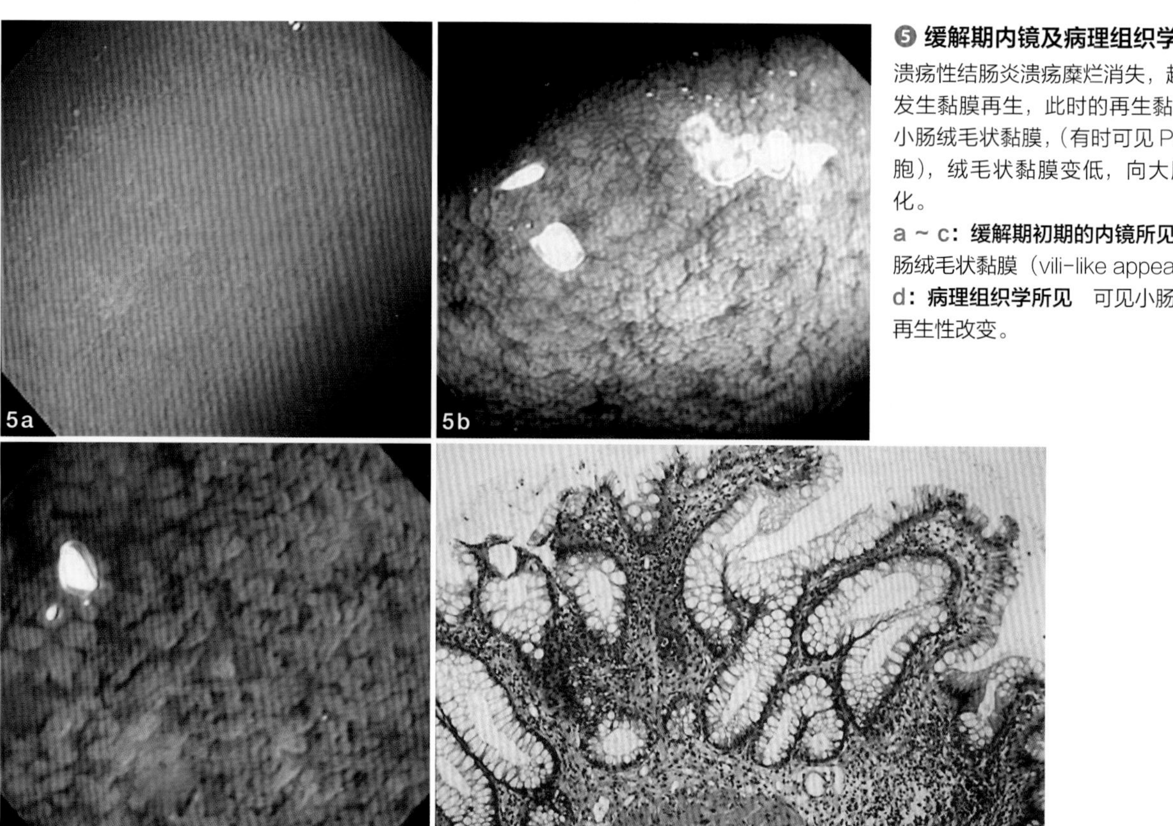

❺ 缓解期内镜及病理组织学所见

溃疡性结肠炎溃疡糜烂消失，趋向缓解，发生黏膜再生，此时的再生黏膜类似于小肠绒毛状黏膜，（有时可见 Paneth 细胞），绒毛状黏膜变低，向大肠黏膜分化。

a ~ c：**缓解期初期的内镜所见** 可见小肠绒毛状黏膜（vili-like appearance）。

d：**病理组织学所见** 可见小肠绒毛状的再生性改变。

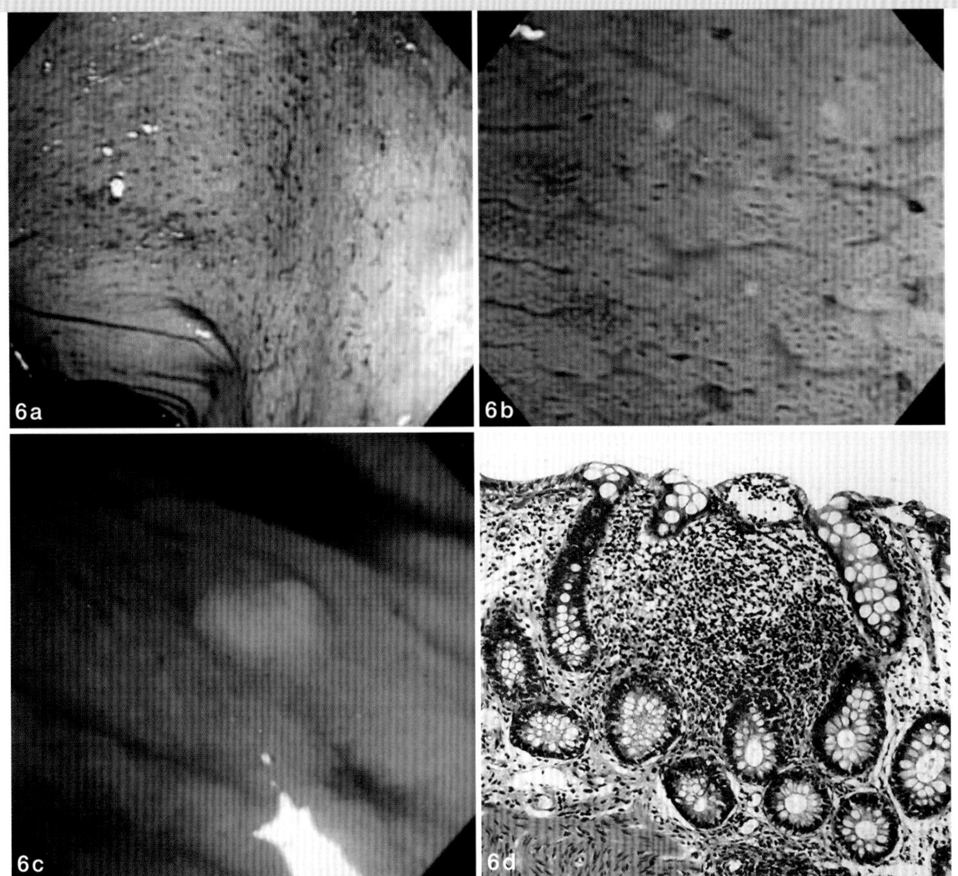

❻ 初期病变：小黄斑

a ~ c：**内镜所见** 溃疡性结肠炎活动黏膜组织的初期病变，可见小黄色斑（small yellowish spots）。

d：**病理组织学所见** 与隐窝炎相同，可见隐窝腺管破坏和炎性细胞浸润，轻型病例的活动部位和交界部位可见后述的跳跃性病变。

大肠

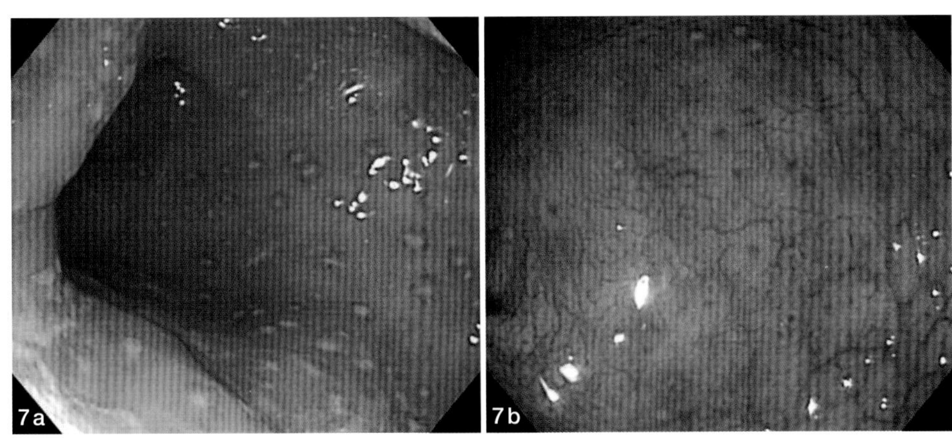

❼ 初期病变：淋巴滤泡性直肠炎

a，b：**内镜所见** 溃疡性结肠炎的活动性黏膜的初期病变，有时可见淋巴滤泡性直肠炎（lymphoid follicular proctitis，LFP），这个改变很好地反映了溃疡性结肠炎的治疗效果。 ➡ 关于 LFP 请参照本书 202 页。

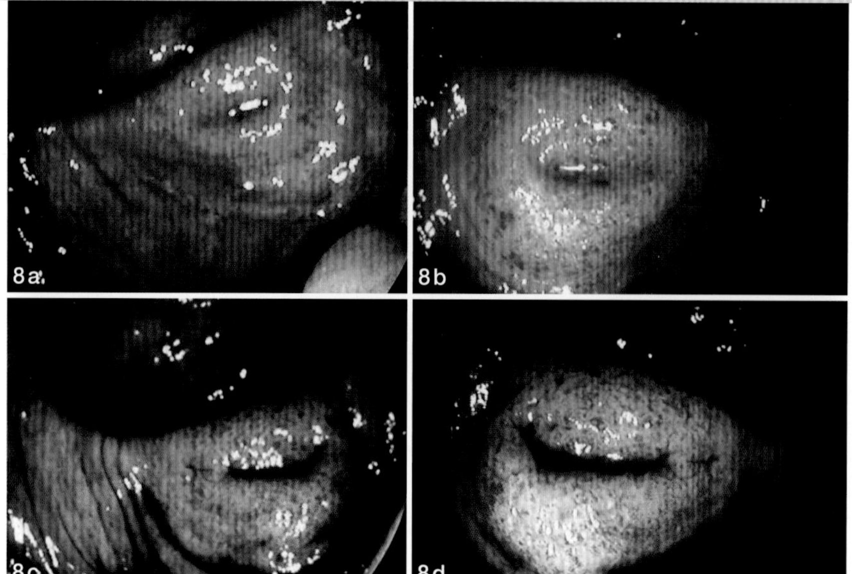

❽ 非典型图像：跳跃性病变（skip lesion）

a ~ d：**内镜所见** 直肠炎型，左侧大肠炎型的阑尾开口部附近，有时可见跳跃性病变（30%左右）。

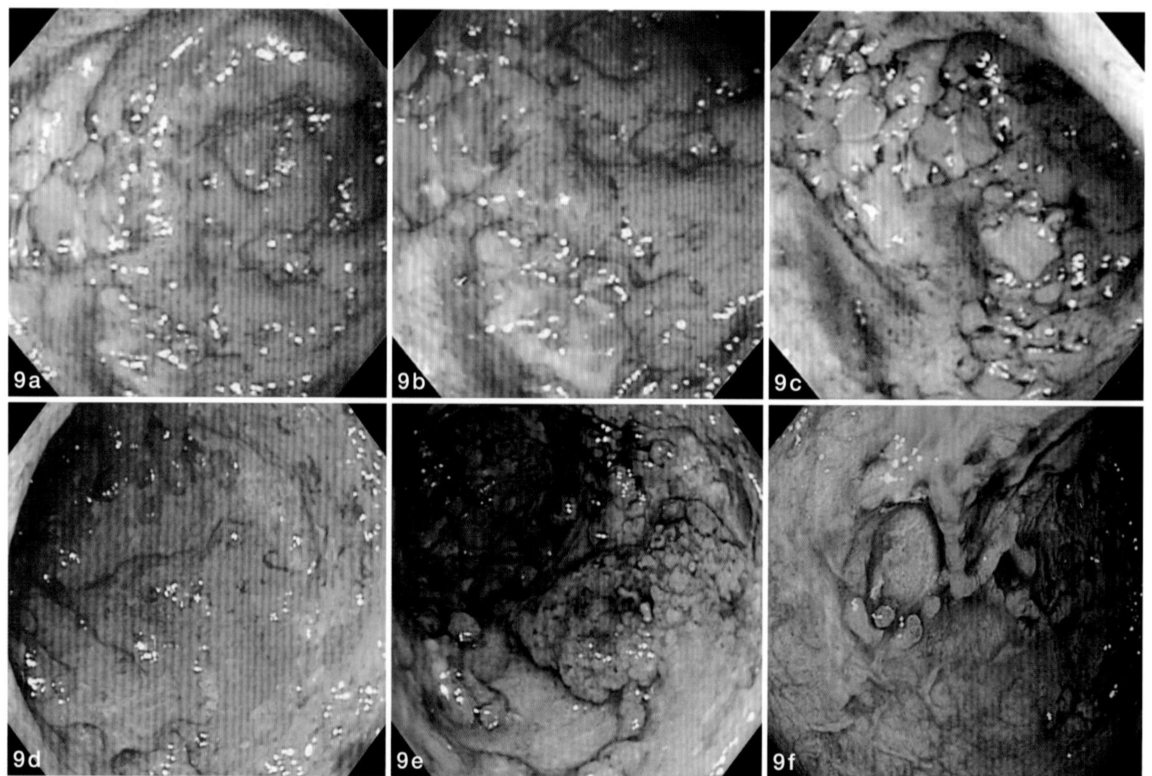

❾ 非典型图像：溃疡性结肠炎合并巨细胞病毒性肠炎

a ~ c：**内镜所见** 呈现激素抵抗性和发热，内镜检查可见不规则深溃疡（a ~ c），考虑为合并巨细胞病毒性肠炎（激素抵抗性患者约30%）。

d ~ f：**治疗后内镜所见** 抗 CMV 治疗 14 天后内镜检查，溃疡改善，溃疡底部上皮细胞化生。

参考文献

[1] 潰瘍性大腸炎・クローン病—診断基準・治療指針. 厚生労働省科学研究費補助金難治性疾患克服研究事業「難治性炎症性腸管障害に関する調査研究班（渡辺班）」平成 22 年度分担研究報告書別冊，pp1-3, 2011.

[2] Fujiya M, et al. : Minute findings by magnifying colonoscopy are useful for the evaluation of ulcerative colitis. Gastrointest Endosc 56 : 535-542, 2002.

[3] 松本主之，他：Crohn 病と潰瘍性大腸炎における大腸初期病変の比較. 胃と腸 40：885-894, 2005.

（齐藤裕辅，藤谷幹浩）

12 Behçet 病·单纯性溃疡

食管 ➡ Ⅰ.37 页　小肠 ➡ Ⅱ.40 页

以眼部、皮肤、口腔内病变、外阴溃疡为主要特征的疾病，称为 Behçet 病；伴有回盲部慢性溃疡，称为肠道 Behçet 病。在疾病过程中，根据有无主症状和副症状分为：①完全型；②不完全型；③可疑 Behçet 病。有肠道 Behçet 病多为不完全型，典型病变是在终末回肠出现单发的、多发的类圆形的深溃疡，组织学无特异表现。

另一方面，没有满足 Behçet 病诊断标准的典型病变称为单纯性溃疡，但是 Behçet 病的表现有时也可以类似多发性溃疡和溃疡性结肠炎，可发生连续性或弥漫性病变。另外，有报道肠道 Behçet 病和缺乏 Behçet 特征的单纯性溃疡的临床转归是不同的。

因此，关于肠道 Behçet 病和单纯性溃疡之间的异同点目前还没有达到共识。总之，二者都有难治性和复发性的临床特征。最近，抗 TNF-α 疗法的有效性正在引起关注。

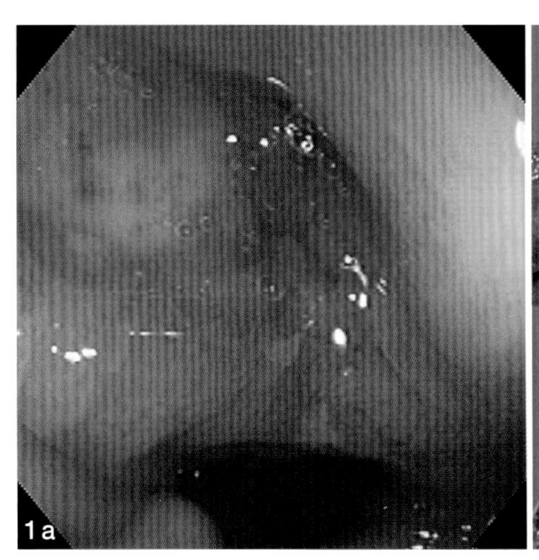

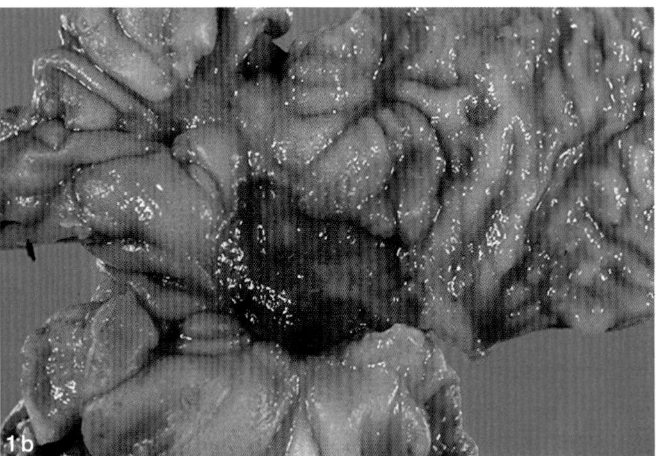

❶ [病例 1] 10 余岁男性，不完全型 Behçet 病，可见回盲部病变

a：常规内镜所见　可见很深的溃疡型病变。

b：回盲部切除标本肉眼所见　回盲瓣可见深的开放性溃疡。

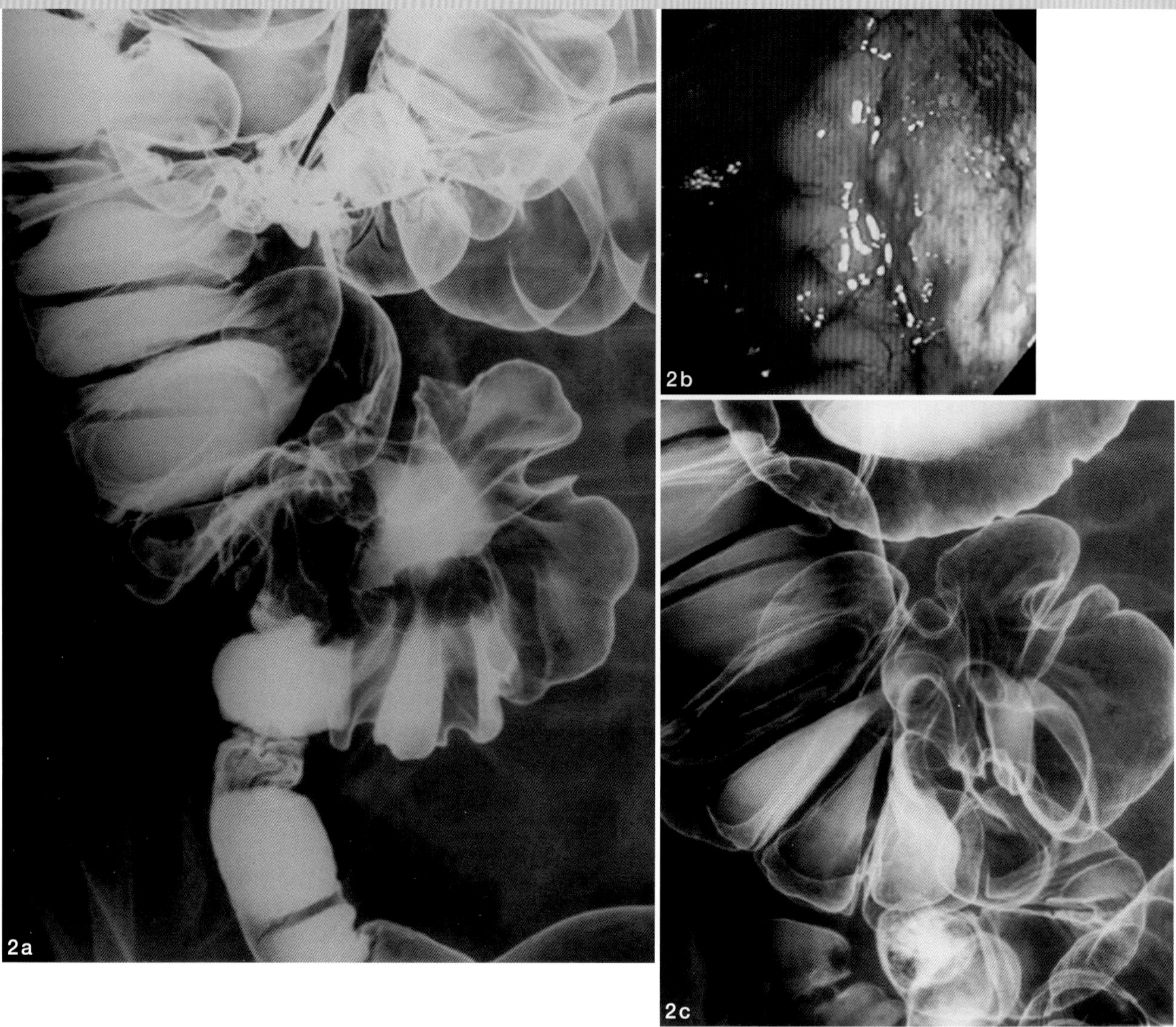

❷［病例 2］60 余岁男性，无 Behçet 特征的单纯性溃疡

a：**灌肠 X 线所见**　终末回肠可见大的、深的钡斑，皱襞集中。

b：**染色内镜所见**　终末回肠可见边缘隆起的深溃疡。

c：**随访中灌肠 X 线所见**　用激素治疗后几乎已形成瘢痕。

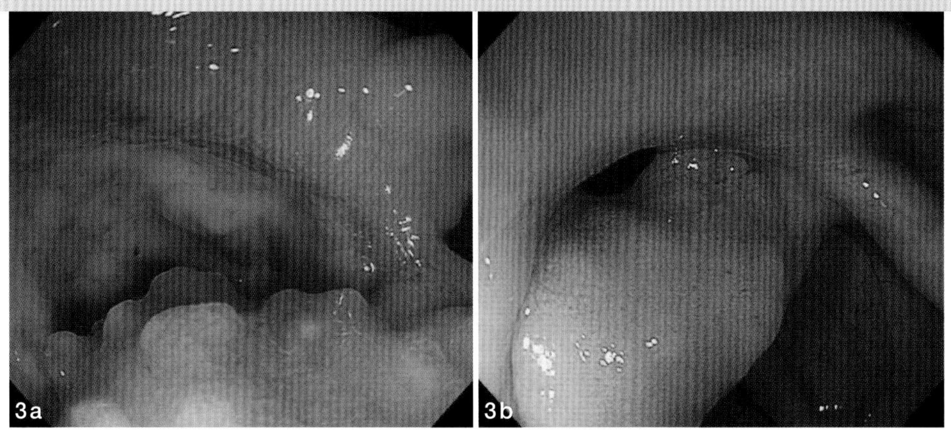

❸ [病例 3] 20 余岁男性，对英夫利昔有效的完全型 Behçet 病

a，b：**常规内镜所见** 终末回肠可见深的开放性溃疡（a），用英夫利昔治疗后缓解，溃疡瘢痕形成（b）。

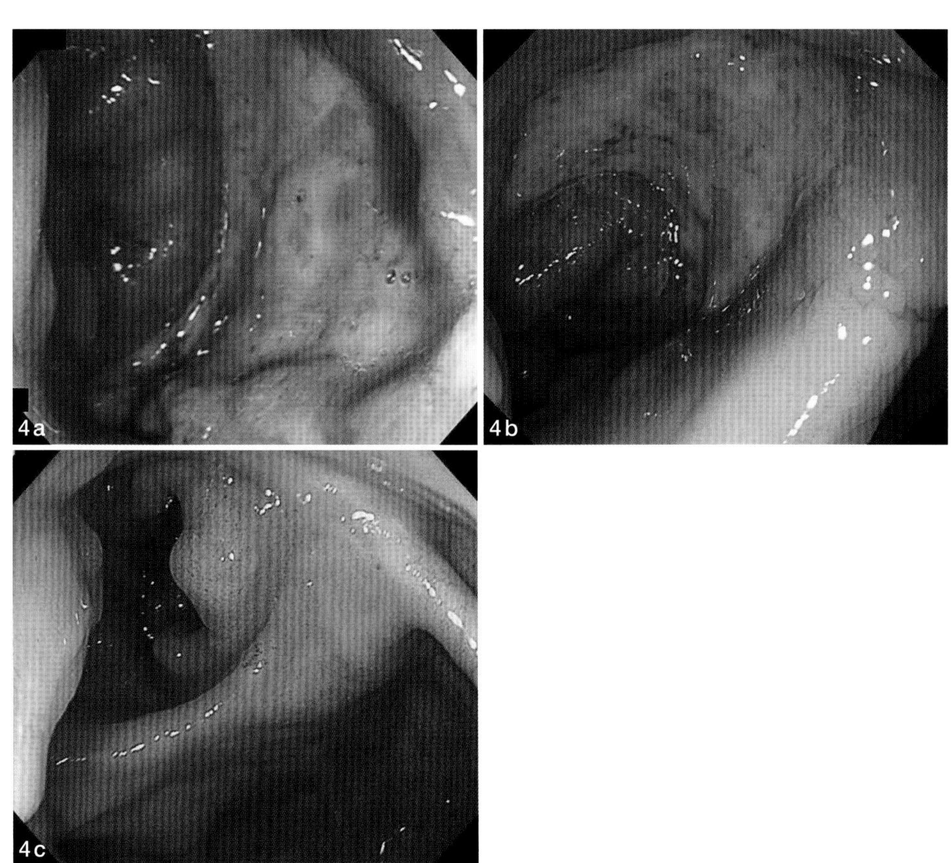

❹ [病例 4] 30 余岁男性，英夫利昔有效的不完全型 Behçet 病

a ~ c：**常规内镜所见** 终末回肠可见巨大溃疡（a），用英夫利昔后病情缓解，溃疡缩小（b），持续使用 18 个月后瘢痕形成（c）。

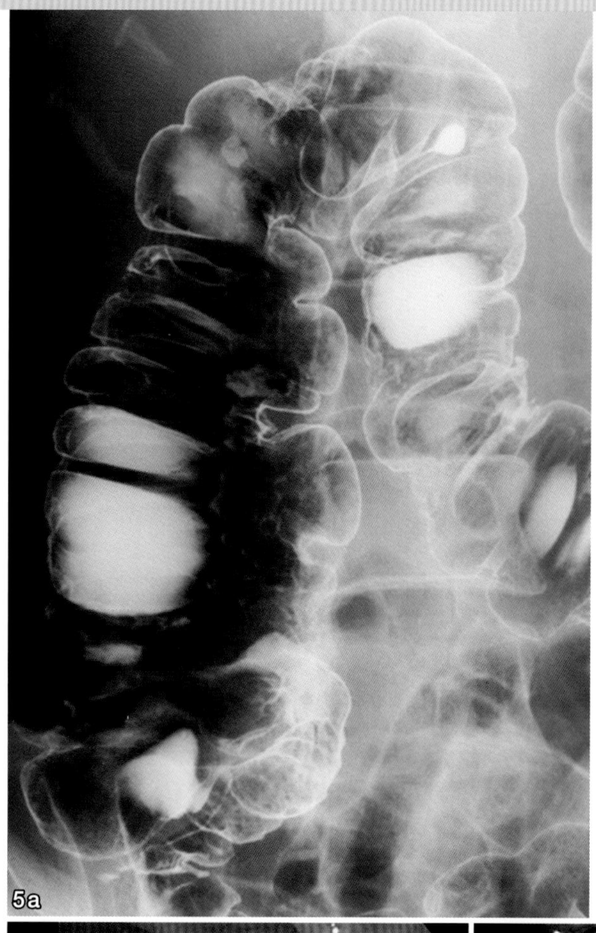

❺［病例 5］60 余岁女性，非典型病变的完全型 Behçet 病

a：**初次灌肠 X 线所见**　右侧大肠可见多发的大小不等的钡斑，升结肠可见纵行溃疡。

b，c：**15 年后内镜所见**　盲肠可见多发性类圆形溃疡（b），升结肠可见多发性不规则纵行排列的溃疡（c）。

d，e：**再过 8 年后的常规内镜所见**　升结肠可见多发性溃疡瘢痕，散在开放性溃疡（d），肝曲部可见纵行溃疡（e）。

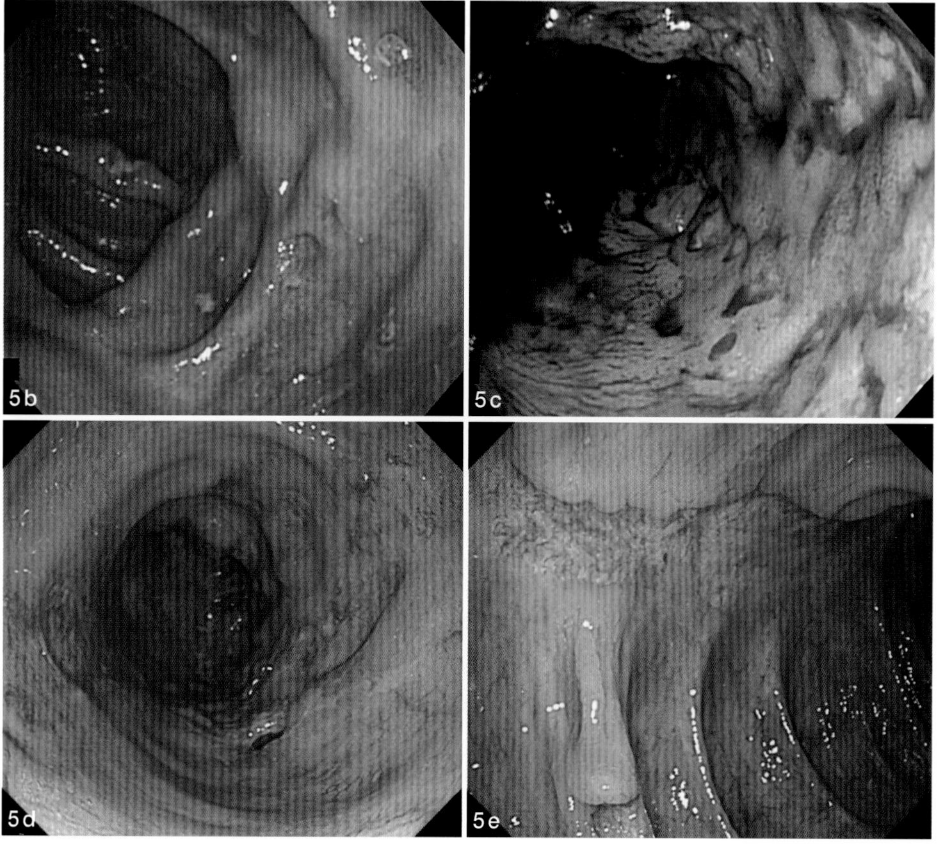

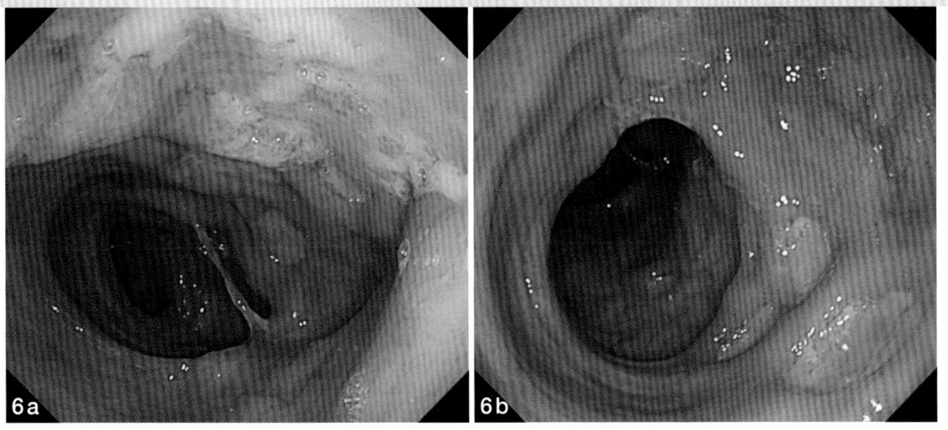

❻ [病例 6] 70 余岁女性，大肠多发性溃疡的不完全型 Behçet 病

a，b：**常规内镜所见**　升结肠内可见累及半周的典型病变（a），横结肠可见多发性类圆形开放性溃疡（b）。

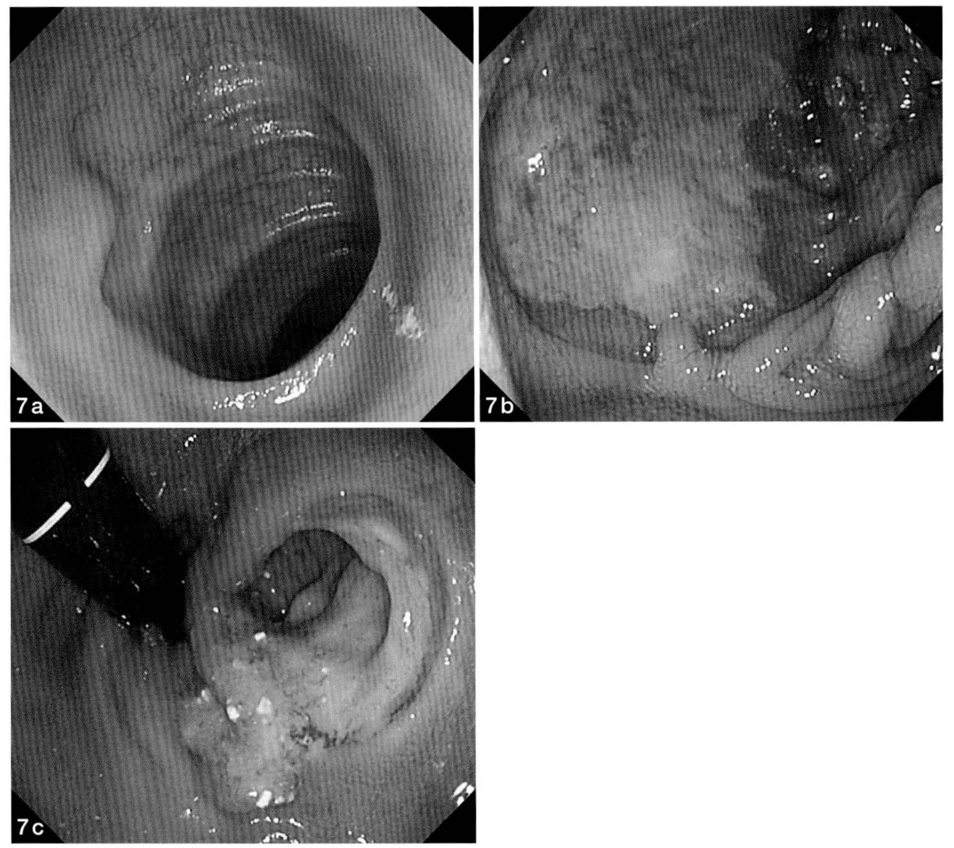

❼ [病例 7] 50 余岁男性，表现为多发性溃疡的单纯性溃疡

完全没有 Behçet 特征。

a ~ c：**常规内镜所见**　终末回肠可见溃疡瘢痕（a），乙状结肠内可见几乎累及全周的溃疡（b），直肠可见穿透性深溃疡（c）。

大肠

参考文献

[1] 飯田三雄，他：腸管 Behcet 病および単純性潰瘍の経過— X 線像の推移を中心として．胃と腸 27：287-302, 1992.

（松本主之）

13 嗜酸粒细胞性胃肠炎

食管 ➡Ⅰ.33 页（嗜酸粒细胞性食管炎） 胃 ➡Ⅰ.144 页 ★小肠 ➡Ⅱ.34 页

一直认为嗜酸粒细胞性胃肠炎的大肠病变（嗜酸粒细胞性胃肠炎）不是一个很少见的病变，它与小肠病变的内镜所见相比有很大不同，可见以弥漫性颗粒状黏膜、白色小结节为主体的病变，以及水肿、红斑、点状出血及糜烂。并且可以通过活检组织学诊断，当引起弥漫性炎症时需要与溃疡性结肠炎进行鉴别诊断。一般未见血便，而且内镜观察与以多发性小糜烂为特点的溃疡性结肠炎的所见是不同的。

其他详细内容请参考“小肠”部分。

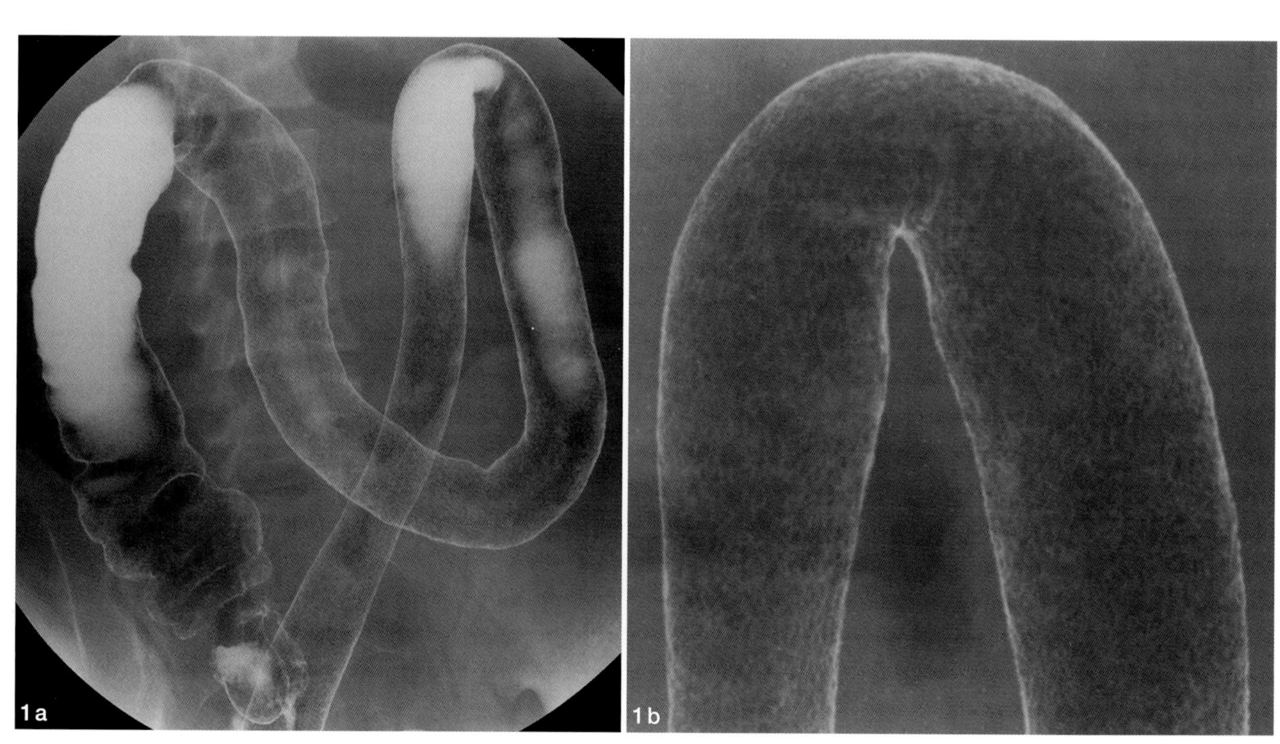

❶［病例 1］20 余岁男性，嗜酸粒细胞性大肠炎

3 年前开始持续软便，诊断为过敏性肠炎，腹泻加重，每日 8～10 次，没有过敏因素，血液检查未见嗜酸粒细胞增多。

a，b：灌肠 X 线所见 全结肠的结肠袋消失，呈铅管样；左侧结肠缩短，可见弥漫性颗粒状黏膜。

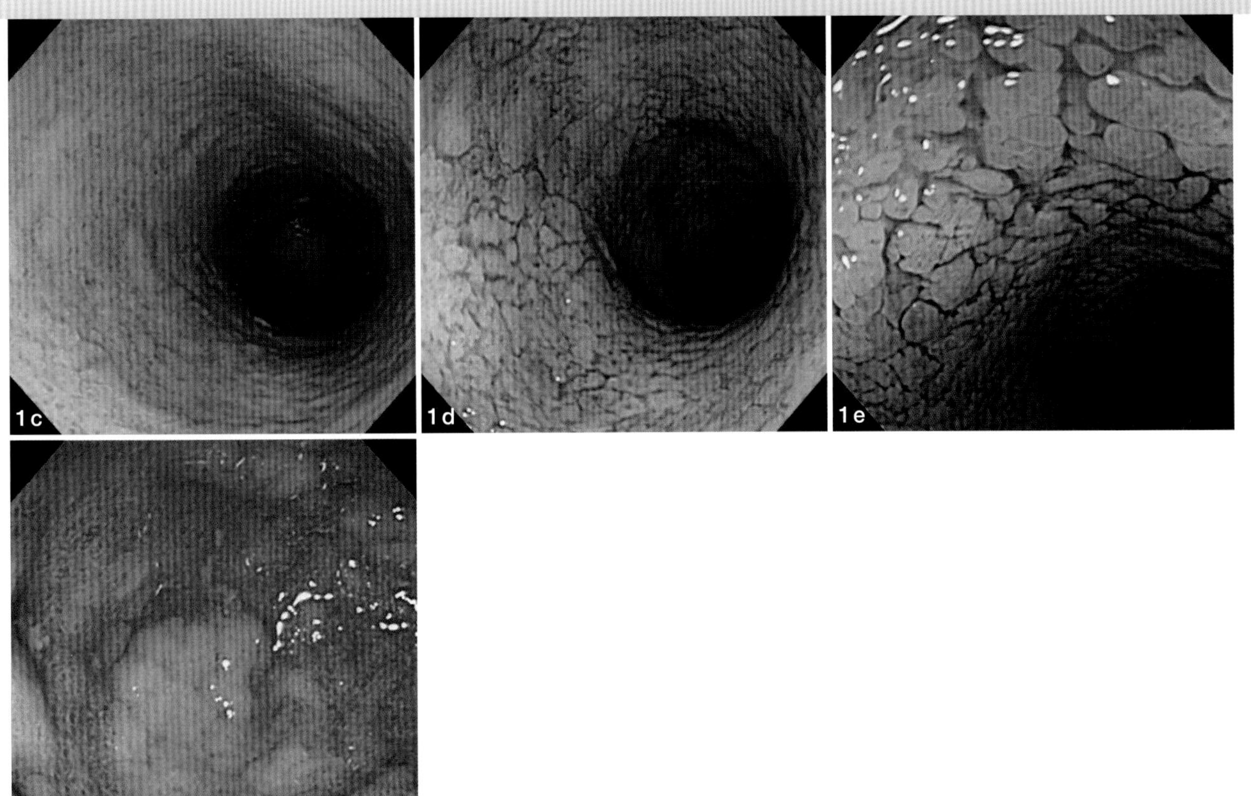

c～f：**内镜所见**　可见弥漫性发红和褪色混合的颗粒状黏膜（c），染色后可见铺石样黏膜更加清晰（d，e）。盲肠发红黏膜和白色小结节混合存在（f）。

大肠

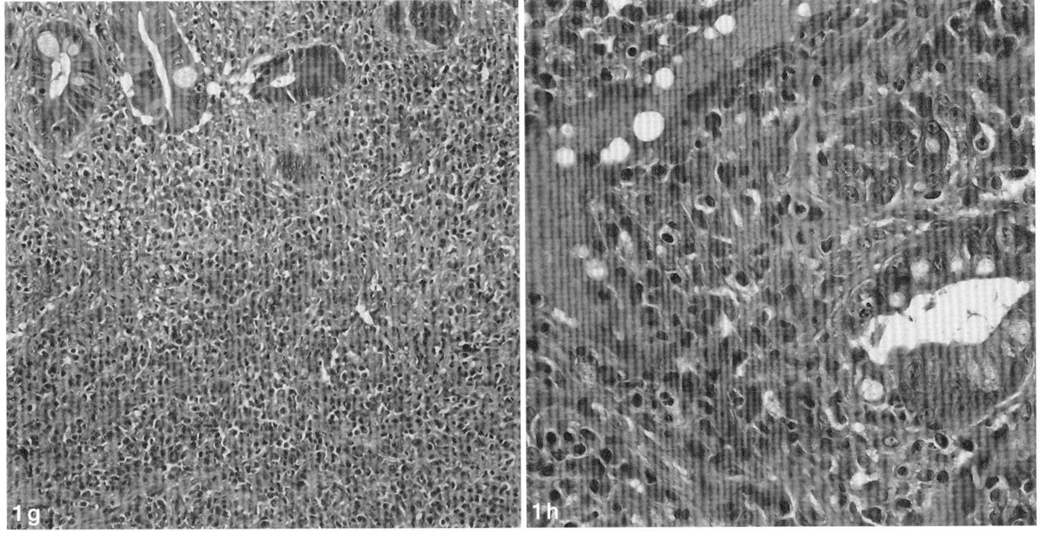

g，h：**病理组织学所见**　多点活检组织，于黏膜固有层可见重度嗜酸粒细胞浸润，本例上消化道和小肠未见病变。

参考文献

[1] 上尾太郎，他：好酸球性胃腸炎．胃と腸 38：553-558, 2003.

[2] 木下芳一，他：好酸球性消化管障害の診断と治療．日消誌 110：953-964, 2013.

[3] 清水誠治：好酸球性胃腸炎．胃と腸 47：814-815, 2012.

（清水诚治）

14 放射性肠炎

小肠 ➡Ⅱ. 46 页

放射性肠炎是对盆腔内恶性肿瘤进行放疗时，照射范围近旁的肠管所发生的病变。根据发病时期及病理，分为早期损伤和晚期损伤。早期损伤（照射后数月以内发生的反应）的病理是对肠管上皮细胞产生的直接作用，因水肿引起的局限性灌注障碍，随着水肿和血流改善使细胞的再生能力得到可逆性恢复。另一方面，晚期损伤（照射后半年以上发生的反应，高发期为 1 年后）是由动脉内膜炎所致的血管壁增厚而引起的微小循环障碍所发生的疾病，当发生纤维化和动脉性硬化时，病变是不可逆的。

放射性肠炎根据临床转归不同、轻重度不同及治疗后的转归不同等有各种分类。代表性的分类为 Sherman 分类，如表 1 所示，是根据轻重度不同进行的分类。

放射性肠炎的临床转归：黏膜水肿充血（新生毛细血管扩张和易出血）→ 黏膜脆弱（苍白黏膜）致溃疡形成 → 狭窄（肠梗阻）→ 穿孔或进展到瘘孔（肠管外脓肿形成）。临床症状早期主要是肛门不适感，排便障碍，数月后能够改善。晚期是照射 15 个月后到达高发期，出现血便。

表 1 Sherman 分类

Grade Ⅰ	散在的黏膜发红和毛细血管扩张，易出血，脆弱，无溃疡，弥漫性发红
Grade Ⅱ	伴有灰色黏附性痂皮状白苔的溃疡形成
Grade Ⅲ	Grade Ⅱ的所见基础上肠管狭窄
Grade Ⅳ	Grade Ⅲ的所见基础上瘘孔形成

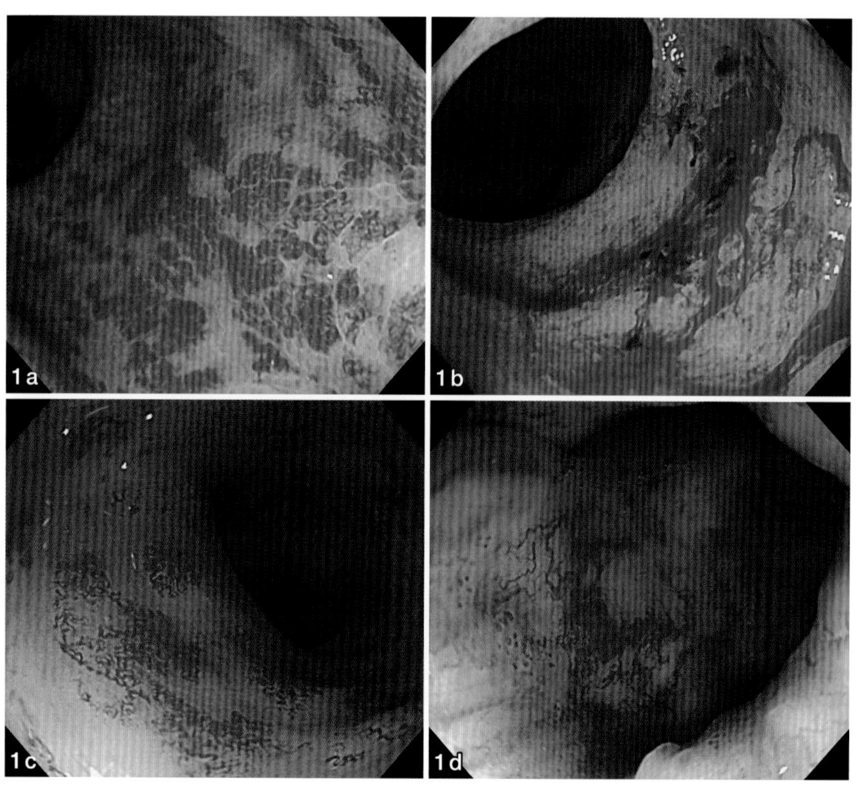

❶ 不同部位的内镜所见（Sherman 分类 Grade Ⅰ）

a：直肠下段，可见弥漫性新生毛细血管扩张。
b：直肠下段，可见扩张的毛细血管呈易出血的状态。
c：乙状结肠，可见散在的、扩张的毛细血管。
d：肛门上缘和肛管，可见新生的毛细血管扩张。

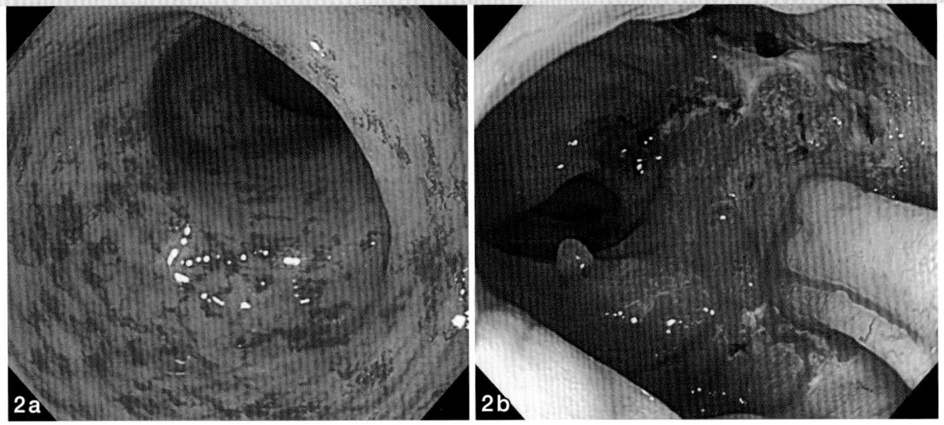

❷ 严重程度不同的内镜所见（Grade Ⅰ，Grade Ⅱ）

a：Sherman 分类 Grade Ⅰ　弥漫性新生的毛细血管扩张（对肛门的鳞状上皮癌放疗后发生的放射性肠炎）。

b：Sherman 分类 Grade Ⅱ　重度的易出血和黏膜脆弱，伴附有白苔的溃疡（对子宫颈癌进行全盆腔的照射和组织内照射后发生的放射性肠炎）。

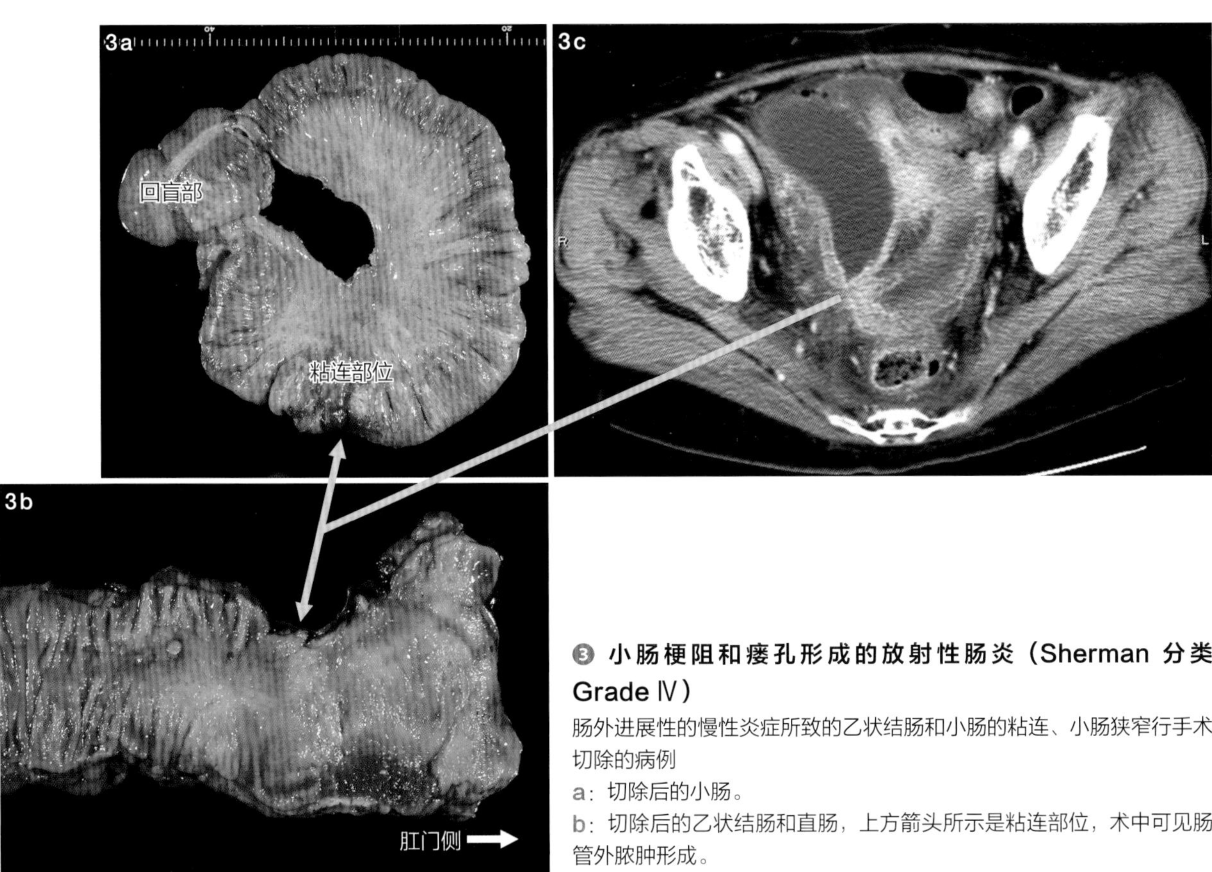

❸ 小肠梗阻和瘘孔形成的放射性肠炎（Sherman 分类 Grade Ⅳ）

肠外进展性的慢性炎症所致的乙状结肠和小肠的粘连、小肠狭窄行手术切除的病例

a：切除后的小肠。

b：切除后的乙状结肠和直肠，上方箭头所示是粘连部位，术中可见肠管外脓肿形成。

c：术前腹部造影 CT 所见，可见肠道粘连。

参考文献

[1] Todd TF : Rectal ulcerative following irradiation treatment of carcinoma of the cervix uteri. Surg Gynecol Obstet 67 : 617–631, 1938.

[2] Haboubi NY, et al. : The light and electron microscopic features of early and late phase radiation-induced proctitis. Am J Gastroenterol 83 : 1140–1144, 1988.

[3] 高島茂樹，他；放射線腸炎の病態と対策. 外科治療 63 : 487–494, 1990.

[4] 千野晶子，他：放射線性腸炎. Gastrointestinal Endosc 52 : 1381–1392, 2010.

[5] Sherman LF : Reevaluation of the Factitial Proctitis problem. Am J Surg 88 : 773–779, 1954.

（千野晶子）

15 淋巴滤泡性直肠炎

小肠 ➡Ⅱ. 135 页（淋巴滤泡性息肉病）

淋巴滤泡性直肠炎（lymphoid follicular proctitis，LFP）是原因不明的局限于直肠内的被覆正常黏膜的淋巴滤泡反应性增生，以前认为是局限于直肠的溃疡性直肠炎（ulcerative proctitis，UP），为慢性溃疡性结肠炎（chronic ulcerative colitis，CUC）的一个亚型。LFP 是 1985 年由 Potet 等以 idiopathic follicular proctitis 最初在学会上报道的，此后 Flejou 等在 1988 年以在直肠上发生淋巴滤泡增生的 20 个病例的临床病理学特征进行的详细研究为基础，提出 UP 和 LFP 应加以区别。LPF 在 40 岁以下人群高发，无性别差异，临床症状主要是与排便相关的间歇性出血，有时可见里急后重、腹痛、便秘、痔疮等，全身状态良好，无发热和体重减轻，通常无腹泻。

LFP 的诊断为排除性诊断，需要与 UP、衣原体直肠炎、低度恶性的淋巴瘤进行鉴别。UP 可以考虑为溃疡性结肠炎的直肠炎亚型的淋巴滤泡呈现的多发状态，内镜可见仅局限于直肠的淋巴滤泡增生，伴小的半球状隆起、颗粒状黏膜、浅糜烂、小溃疡及接触性出血，灌肠可见类圆形颗粒和钡斑；衣原体直肠炎是与性行为感染相关的传染病，影像学上酷似 UP，血中 *C. trachomatis* 抗体升高，有时有必要用 PCR 方法对肠黏膜进行 *C. trachomatis* DNA 测定。LFP、UP 和衣原体直肠炎，在内镜、灌肠 X 线表现均为小半球状隆起，但后两者无糜烂和溃疡。对于与低度恶性淋巴瘤鉴别诊断困难的病例，需要追加免疫组化染色。另外，淋巴滤泡增殖性疾病需要与良性的淋巴滤泡性息肉病相鉴别，前者好发于直肠，是比较大的淋巴滤泡的局限性增生；后者是正常的存在于小肠及大肠的淋巴滤泡异常肿大的状态，根据病变所在及大小可进行鉴别诊断。

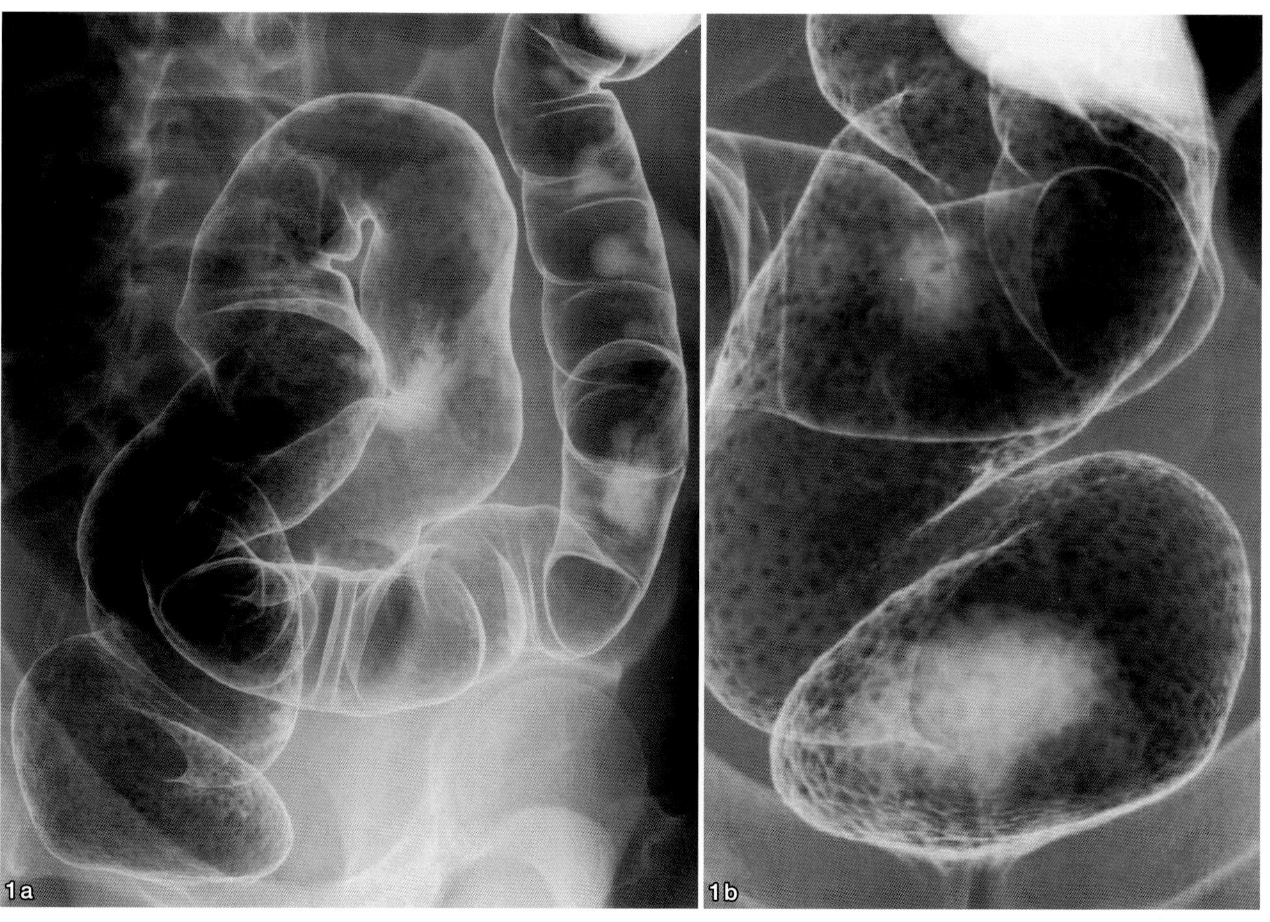

[病例 1] 40 余岁男性

❶ 灌肠 X 线所见

病变几乎局限于直肠，呈弥漫性、散在性、多发性小圆形透亮图像。越朝向肛门侧，透亮图像的密度越上升，未见糜烂所致的细微钡斑。

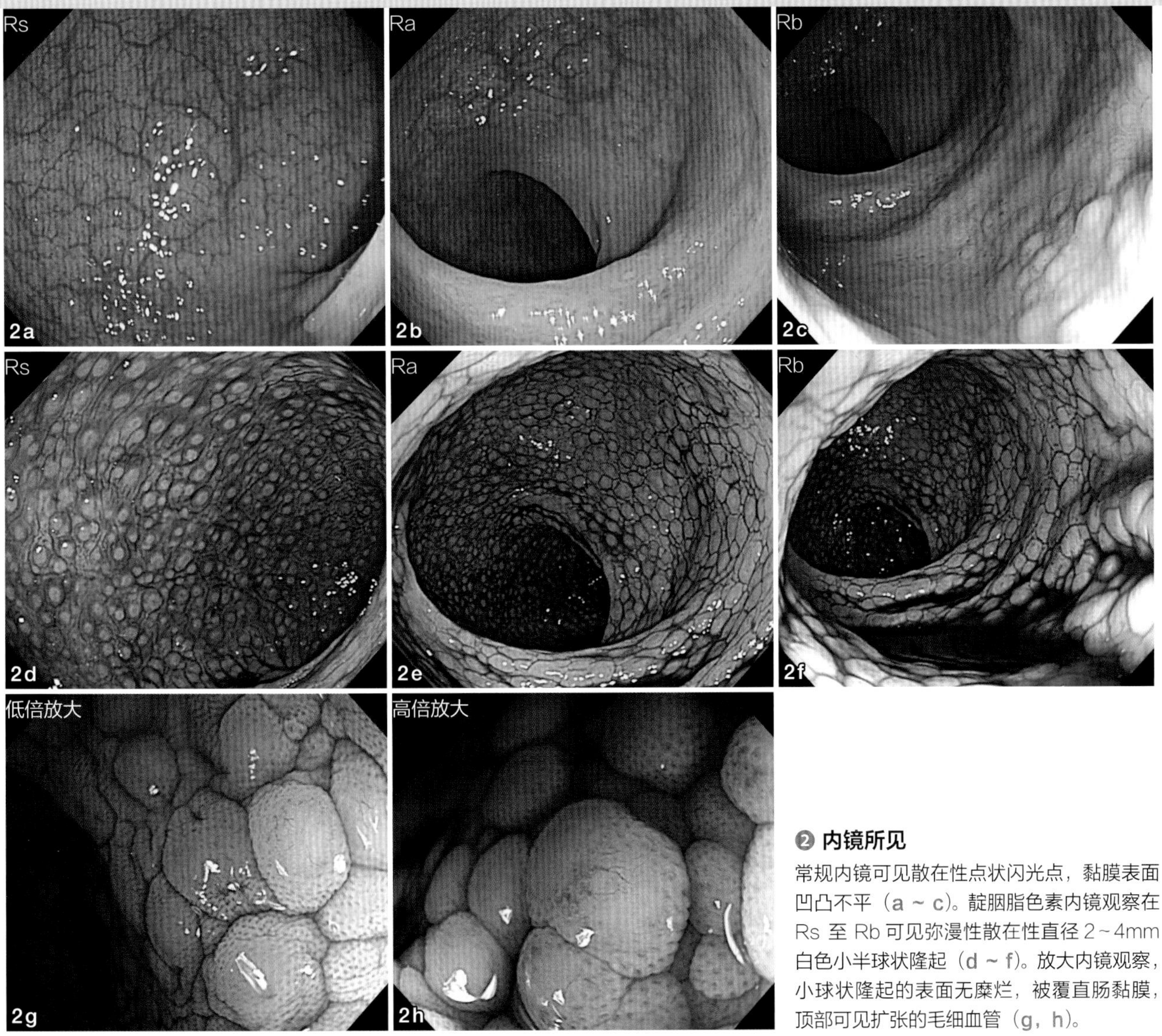

❷ **内镜所见**

常规内镜可见散在性点状闪光点，黏膜表面凹凸不平（a ~ c）。靛胭脂色素内镜观察在Rs 至 Rb 可见弥漫性散在性直径 2 ~ 4mm 白色小半球状隆起（d ~ f）。放大内镜观察，小球状隆起的表面无糜烂，被覆直肠黏膜，顶部可见扩张的毛细血管（g，h）。

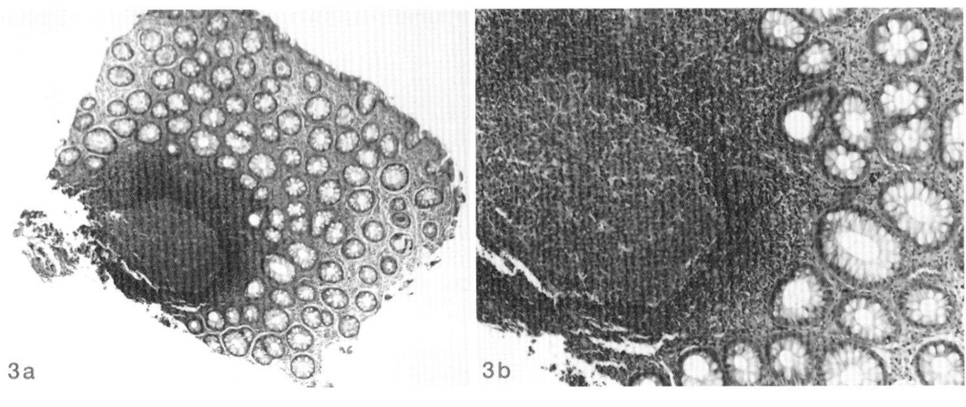

❸ **病理组织学所见**（a：低倍放大图像，b：高倍放大图像）淋巴滤泡增大，边缘带存在明显的生发中心反应性增生。隐窝扭曲，杯状细胞萎缩，无隐窝脓肿，黏膜固有层内几乎未见中性粒细胞及嗜酸粒细胞浸润。隐窝上皮存在，未见黏膜糜烂。

参考文献

[1] Forry JH : Ulcerative Proctitis. N Engl J Med 282 : 1362–1364, 1970.

[2] Fl é jou JF, et al. : Lymphoid follicular proctitis. A condition different from ulcerative proctitis? Dig Dis Sci 33 : 314–320, 1988.

[3] Potet F, et al. : Idiopathic follicular proctitis — An unrecognised entity? Br J Surg 72 : S133, 1985.

[4] Bogomoletz WV, et al. : Newly recognized forms of colitis : collagenous colitis, microscopic (lymphocytic) colitis, and lymphoid follicular proctitis. Semin Diagn Pathol 8 : 178–189, 1991.

[5] Toyoda H, et al. : Successful treatment of lymphoid follicular proctitis with sulfasalazine suppositories. Am J Gastroenterol 95 : 2403–2404, 2000.

[6] 藤田浩史，他：リンパ濾胞性直腸炎．胃と腸 46：1884–1888，2011.

（藤田浩史，平田一郎）

16 急性出血性直肠溃疡

急性出血性直肠溃疡（acute hemorrhagic rectal ulcer，AHRU）是由河野等最初报道，广冈等整理并提出了此疾病的概念。有重症基础病变，特别是脑血管病变的高龄者，当突然发生无痛性大量新鲜出血，接近齿状线或近直肠下段可能出现不规则地图样或带状的，多发或单发横轴肠溃疡，如果能止血，预后较好。脑血管外的基础病变包括肺炎、梗阻性黄疸、糖尿病性酮症酸中毒、肾衰、心衰、肝衰和慢性阻塞性肺疾病、多脏器衰竭等。

AHRU 在有动脉硬化、血供不足的高龄患者，如果呈卧床状态，可引起直肠下段的黏膜血供不足，引起缺血性肠黏膜损伤。患者内镜表现与宿便性溃疡（stercoral ulcer）和巨细胞病毒性肠炎相似，鉴别诊断非常重要。基础疾病的治疗和内镜止血术是有效的治疗方法，并且有侧卧位治疗有效的报道。

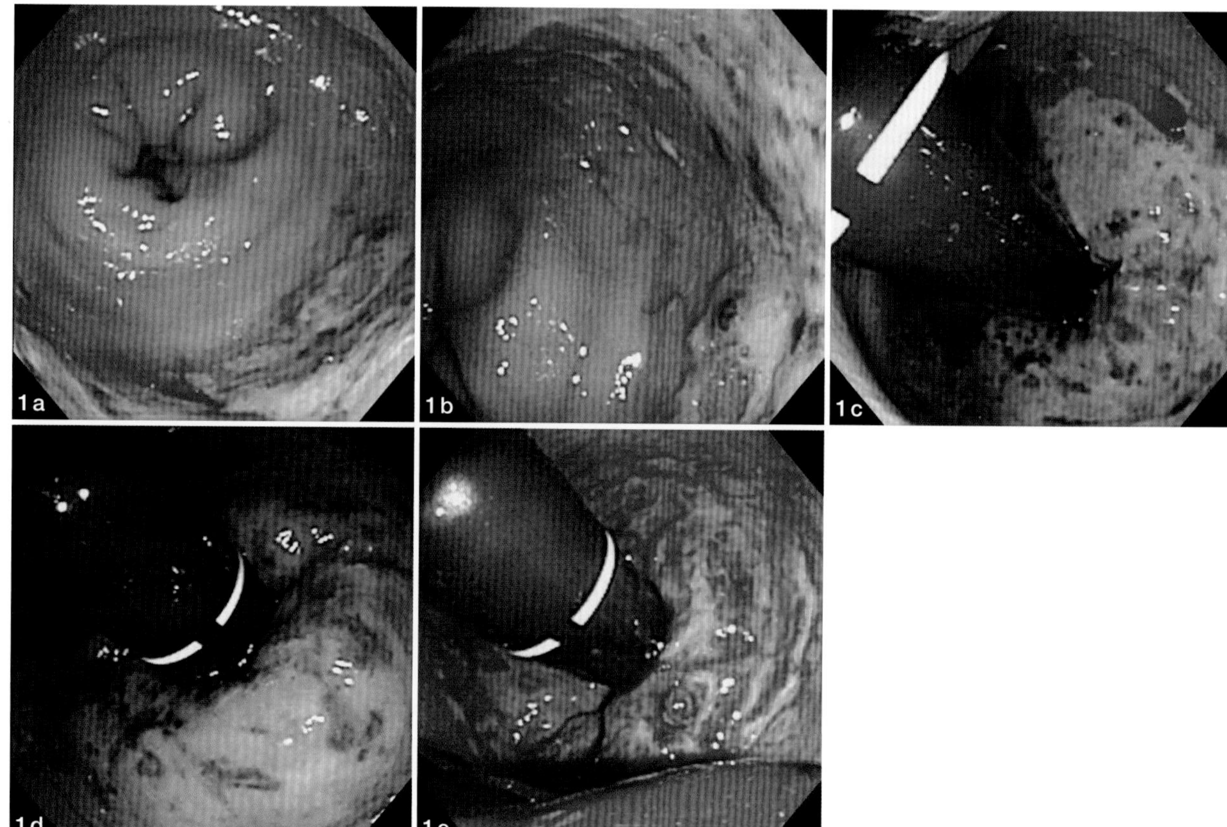

❶［病例 1］60 余岁男性，全周性溃疡引起急性出血性直肠溃疡

a：直肠下段可见环状溃疡。
b：溃疡可见血管露出。
c：反转观察，齿状线上方可见全周性溃疡。
d：接近病变后，可见溃疡累及肛管。
e：6 天后大量出血，可见肛管上有裸露血管，考虑为出血源。

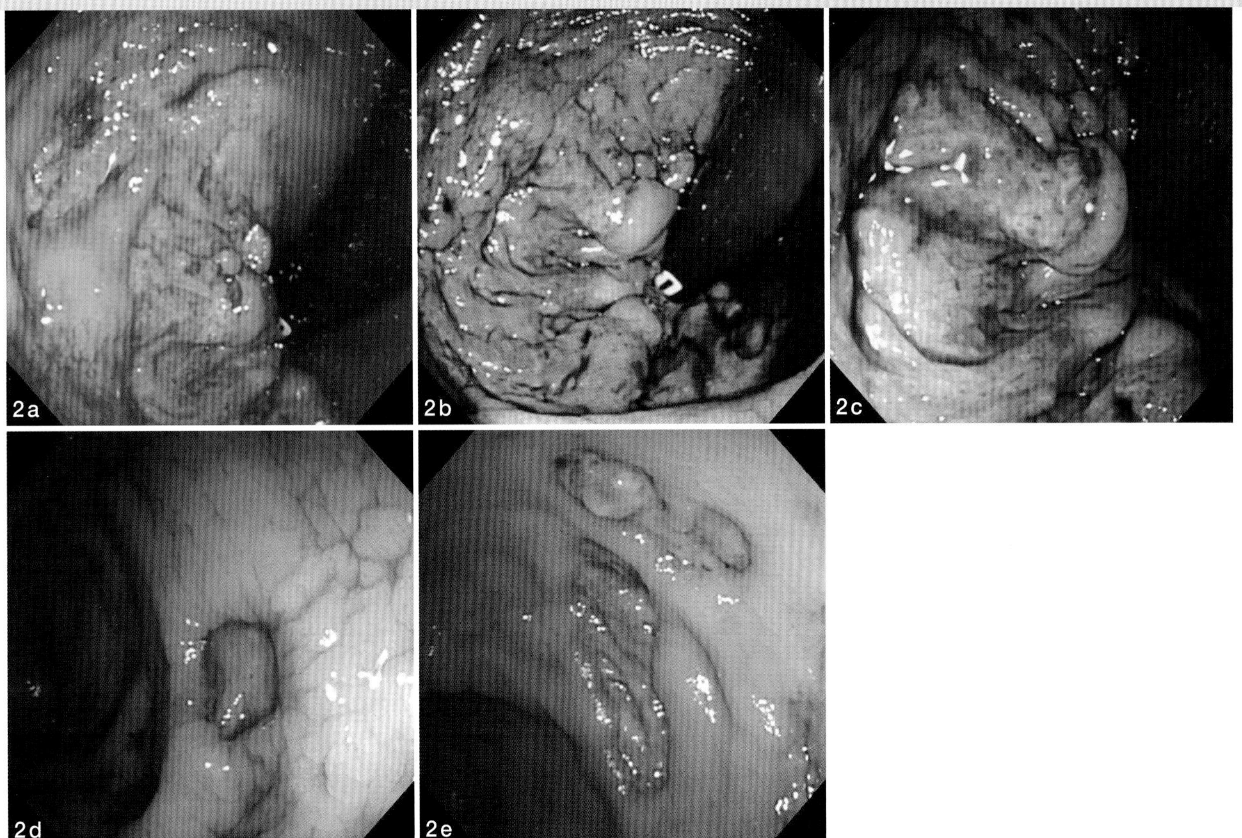

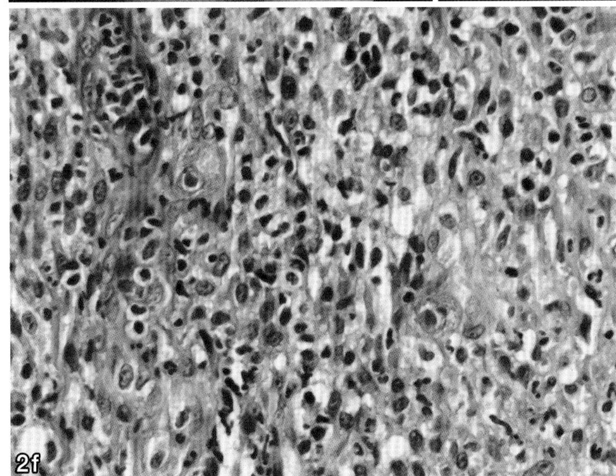

❷［病例 2］70 余岁男性，合并巨细胞病毒性肠炎的急性出血性直肠溃疡

a：反转观察，肛门上方和紧邻口侧可见溃疡，诊断为急性出血性直肠溃疡

b：色素内镜，不规则溃疡呈环状排列。

c：接近后，可见溃疡边缘清晰。

d，e：Ra 可见多发深溃疡。

f：溃疡的活检组织学可见 CMV 阳性的核内包涵体，诊断为合并巨细胞病毒性肠炎的急性出血性直肠溃疡。

大肠

参考文献

[1] 河野裕利，他：脳疾患患者にみられた急性出血性直腸潰瘍の2症例．日本大腸肛門病会誌 33：222–227, 1980.

[2] 広岡大司，他：急性出血性直腸潰瘍—臨床像を中心に．Gastroenterol Endosc 26：1344–1350, 1984.

[3] 中村志郎，他：急性出血性潰瘍 50 例の臨床的検討．Gastroenterol Endosc 39：175–182, 1997.

[4] 中村志郎，他：急性出血性直腸潰瘍の成因に関する研究—側臥位と仰臥位における直腸黏膜血流の検討．Gastroenterol Endosc 38：1481–1487, 1997.

（大川清孝，上田　涉）

1 血管扩张症

胃 ➡ Ⅰ.172 页 小肠 ➡ Ⅱ.50 页

根据岩下明德等的分类，消化道的血管性病变分为：①血管扩张症（血管异形成）；② Dieulafoy 病变；③动静脉畸形（arterio-venous malformation，AVM）。血管扩张症（angioectasia）是由黏膜下层的静脉和黏膜固有层的毛细血管扩张所组成，是数毫米大小的病变，被认为是消化道出血的原因之一，诊断术语不止一个，血管异形成（angiodysplasia）作为同义术语被使用。在日本，酒井等根据内镜所见分为 4 类：①蜘蛛状血管瘤样病变；②局限性血管怒张病变；③血管瘤样病变；④其他。病因推测为随着年龄增加，后天性的黏膜下动静脉短路的变化。日本发病率为 0.5% ~ 3%，女性偏多，右侧结肠偏多。治疗为对症治疗，治疗适应证为出血明显时，采用高周波凝固法很有效。

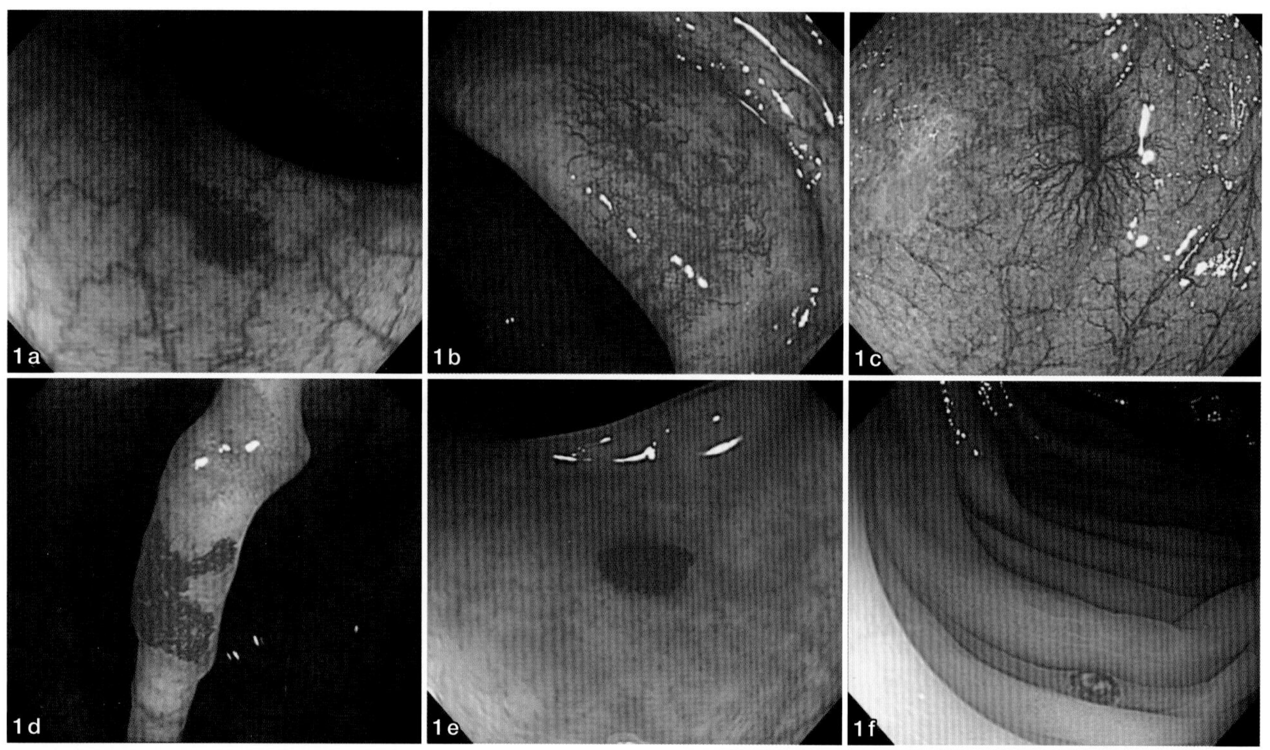

❶ 大肠的血管扩张症的内镜所见

a：斑片状发红，周边可见扭曲的血管。
b：蜘蛛状血管瘤样病变，血管扩张症的典型图像。
c：蜘蛛状血管瘤样病变，一直到前端可见扭曲的血管。
d：可见重度的发红斑，病变的边缘不规则，可看到扭曲的血管。
e：可见重度的发红斑，血管密集度高，界线明显的病变。
f：所谓的血管瘤样病变。

参考文献

[1] 岩下明德，他：腸管の血管性病変の病理学的鑑別診断．胃と腸 35：771–784, 2000.
[2] 酒井義浩，他：大腸の angiectasia と angiodysplasia．胃と腸 35：763–769, 2000.
[3] Boley SJ, et al. : On the nature and etiology of vascular ectasia of the colon. Gastroenterology 72 : 650–660, 1977.
[4] 五十嵐正広，他：小腸·大腸の vascular ectasia —診断·治療．Gastroenterol Endosc 50 : 349–358, 2008.

（五十岚正广）

2 蓝色橡皮疱痣综合征

★ 胃 ➡Ⅰ.175 页 十二 ➡Ⅰ.301 页 小肠 ➡Ⅱ.53 页

海绵状或毛细血管性血管瘤是全身存在的、多发性的血管瘤病。几乎所有病例都发生在皮肤和消化道，日本报道的病例主要以大肠为多见。

本病变大肠的内镜特征是形态上无蒂型或亚蒂型隆起，小病变是单房性的。随着病变扩大，多房性病变增多。小病变多被覆正常黏膜，扁平光滑。随着病变扩大，黏膜变薄，有时黏膜脱落，血管瘤露出，表面凹凸不平，颜色为紫色和蓝紫色。

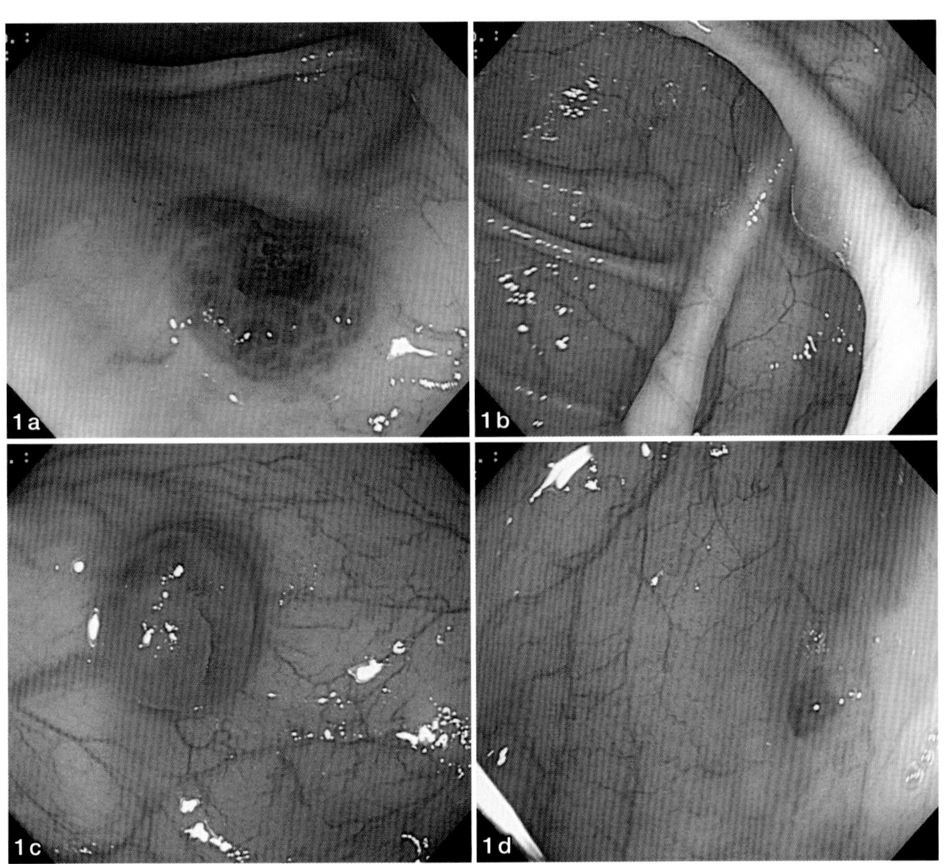

❶［病例 1］40 余岁女性，下消化道内镜所见

盲肠（a）呈青紫色，表面血管扩张，轻微凹陷，多房性平坦隆起。升结肠（b）~横结肠（c, d）被覆正常黏膜的蓝色无蒂型~亚蒂型的黏膜下肿瘤性隆起，形态为单房~多房。

参考文献

[1] 三上　栄，他：Blue rubber bleb nevus syndrome の小腸血管腫に対しクリッピングが有効であった 1 例．Gastrointest Endosc 53：275–282, 2011.

[2] 浅田由樹，他：blue rubber bleb nevus syndrome の 1 例．胃と腸 41：125–131, 2006.

[3] 前田和弘，他：消化管血管腫にポリペクトミーを行った blue rubber bleb nevus 症候群の一例．消化器内視鏡 7：1750–1751, 1996.

（三上　荣）

3 动静脉畸形

食管 ➡Ⅰ.41页 十二 ➡Ⅰ.302页 小肠 ➡Ⅱ.54页

肠管的动静脉畸形（arteriovenous malformation，AVM）分为先天性和后天性，是原因不明的血管性疾病，在日本该病发生在小肠和大肠均多见。Moore 分类的 1 型或 2 型病变是由纤维性肌性扩张的动脉及静脉构成，多发生在黏膜下层和固有肌层，有时到达浆膜层，在诊断上存在比较大的静脉和动脉吻合或有移行非常重要。主要症状为反复出血，血管造影显示早期静脉灌流和肠壁的毛细血管的浓染像及血管外漏出为其主要特征。治疗上，除外科切除外，内镜治疗、动脉栓塞术、动脉注射疗法等也有效果。

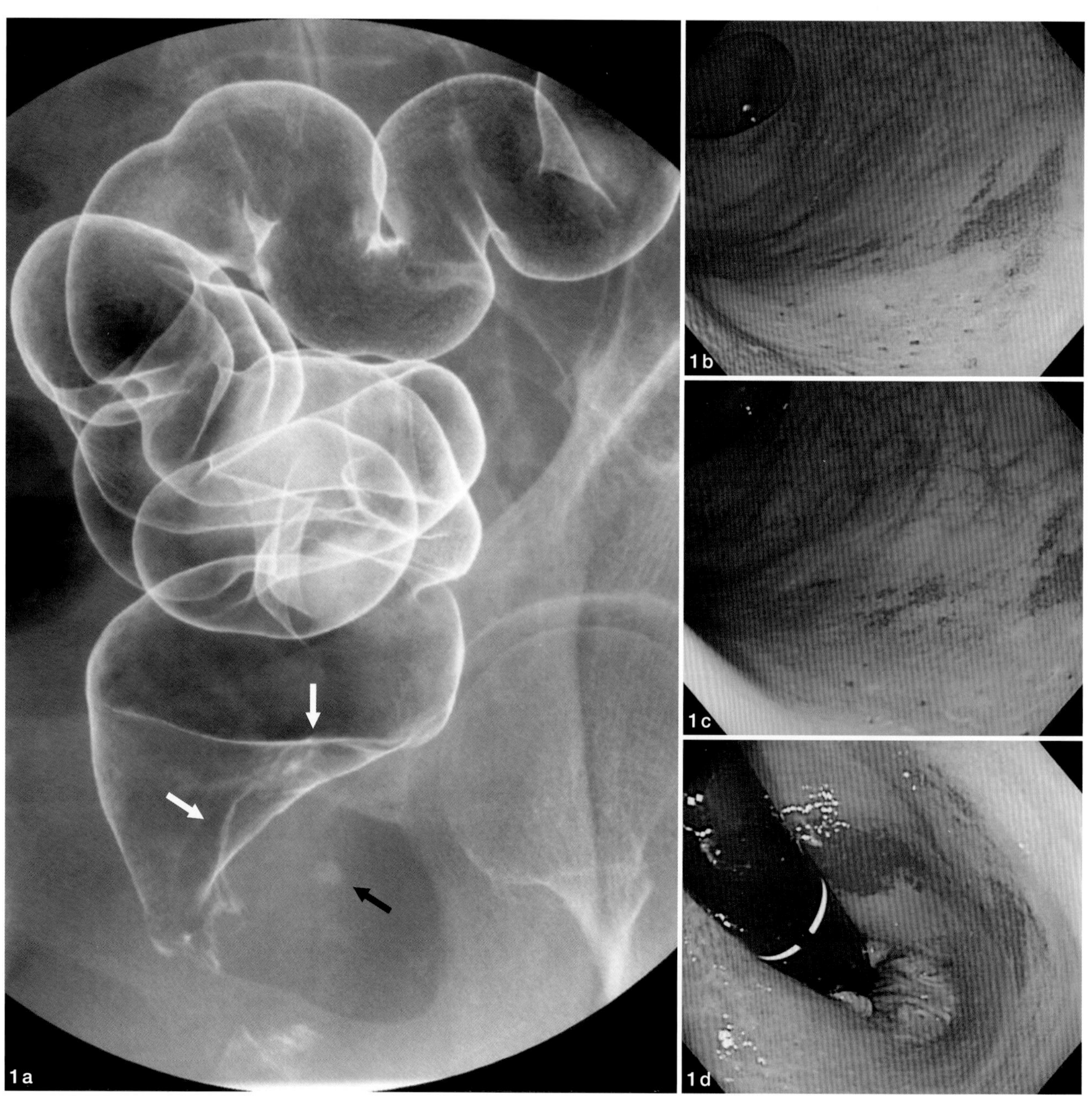

❶ [病例 1] 60 余岁女性

a：灌肠 X 线所见 直肠 Rb 后壁右侧，可见黏膜下肿瘤样隆起型病变（白箭头）和壁外钙化灶（黑箭头）。

b ~ d：结肠镜所见 直肠内界线不清的、淡红色的轻度隆起型病变，病变内可见明显发红（b）。重度发红部位口侧端可见淡红色的轻微隆起型病变，因血管透见不良，病变范围诊断不明确（c）。直肠下段累及约半周病变（d）。

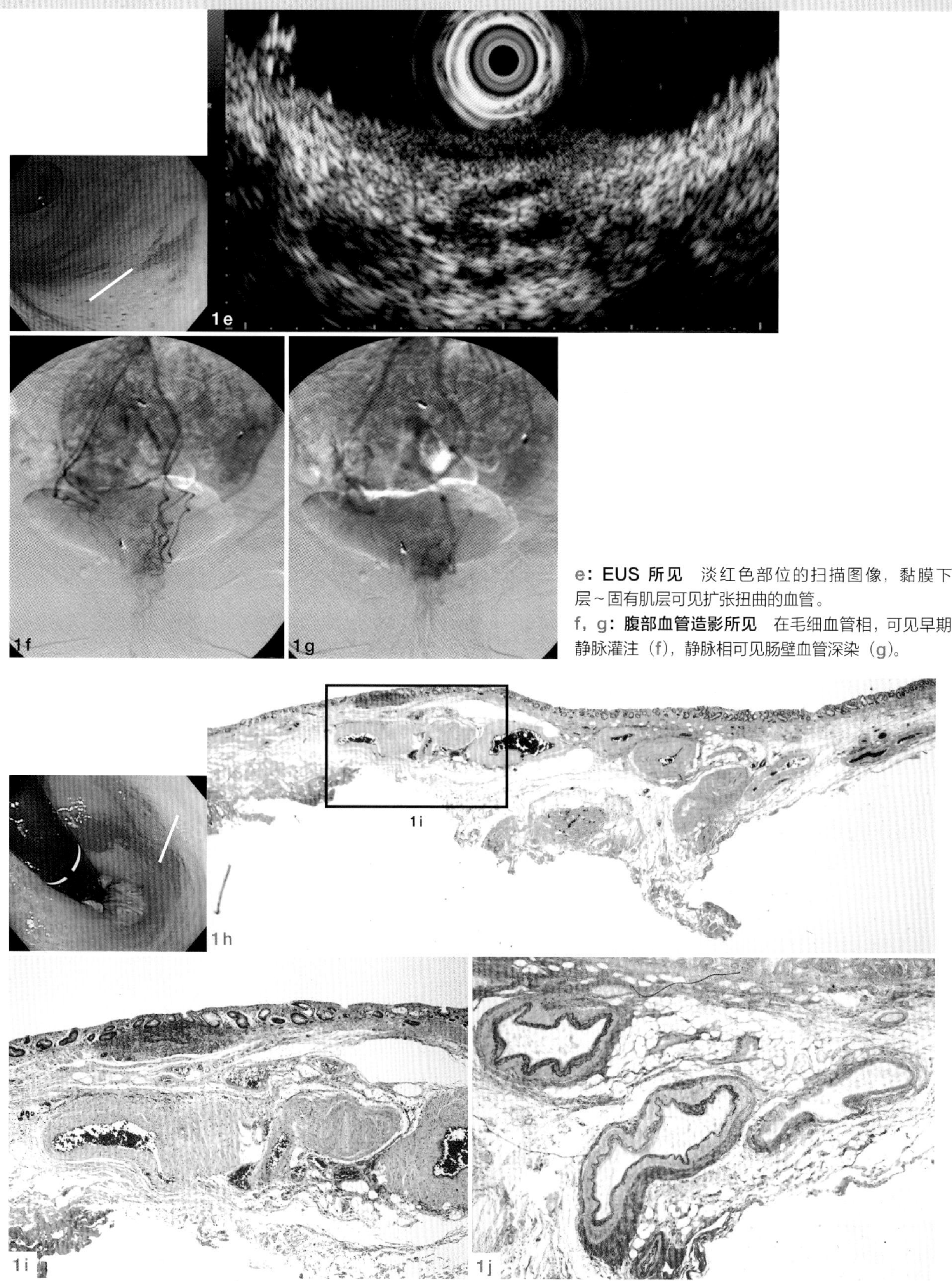

e：EUS 所见 淡红色部位的扫描图像，黏膜下层~固有肌层可见扩张扭曲的血管。

f，g：腹部血管造影所见 在毛细血管相，可见早期静脉灌注（f），静脉相可见肠壁血管深染（g）。

h ~ j：病理组织学所见（h，i：HE 染色，j：弹力纤维染色） 行外科局部切除术，切除标本，以黏膜下层为中心可见扩张血管，动脉和静脉均扩张（h，i），血管壁有纤维性肌性增厚（i，j）。

大肠

参考文献

[1] 小林清典，他：腸管動静脈奇形—自験例 12 例と本邦報告例の解析．胃と腸 35：758-761, 2000.

[2] Moore JD, et al. : Arteriovenous malformation of the gastrointestinal tract. Arch Surg 111 : 381-389, 1975.

[3] 渡邉 真，他：消化管の血管性病変— angiodysplasia, AVM, Rendu-Osler-Weber 病，血管腫，Dieulafoy 潰瘍．胃と腸 40：665-672, 2005.

（齐藤裕辅，小泽贤一郎）

4 门脉高压性肠病

胃 ➡ Ⅰ. 178 页（PHG）　★ 小肠 ➡ Ⅱ. 55 页

大肠（结肠、盲肠、直肠）静脉瘤，在门脉高压性患者中占 10% ~ 20%，约半数位于直肠，乙状结肠和盲肠次之，直肠静脉瘤的基础病变多为肝硬化、肝外门脉闭塞症、特发性门脉高压等。出血的概率在 30% 以下，在日本的直肠静脉瘤出血病例中，多数有既往食管静脉瘤治疗史。

门脉高压性肠病（portal hypertensive colonopathy，PHC）的患者除有静脉瘤出血外，常合并消化道出血，内镜下大肠黏膜面可见树枝状血管扩张、蜘蛛样血管瘤样改变及黏膜内出血。门脉高压性胃症（portal hypertensive gastropathy，PHG）同样在组织学上以无炎性细胞浸润的水肿和黏膜内血管扩展为特征。

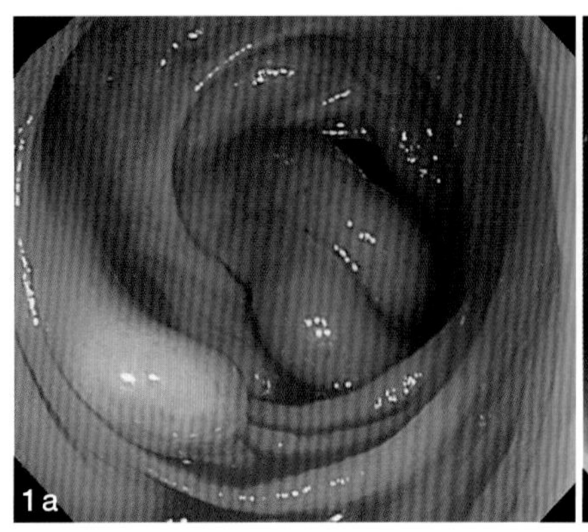
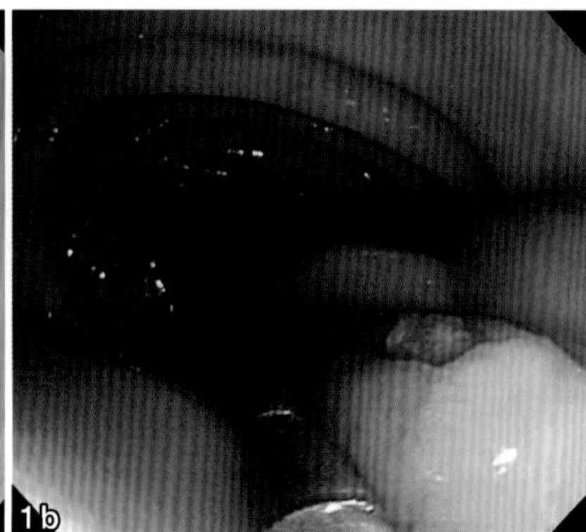
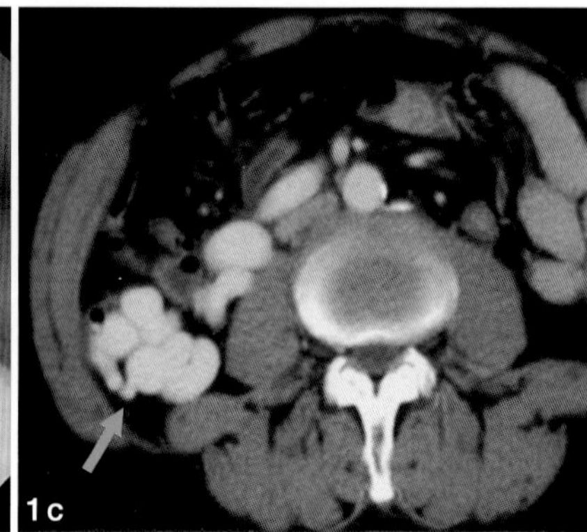

❶ 结肠静脉瘤

a：内镜所见　升结肠静脉瘤。
b：内镜所见　静脉瘤上类似于出血点的糜烂。
c：造影 CT 所见　升结肠周围可见静脉瘤（箭头）。

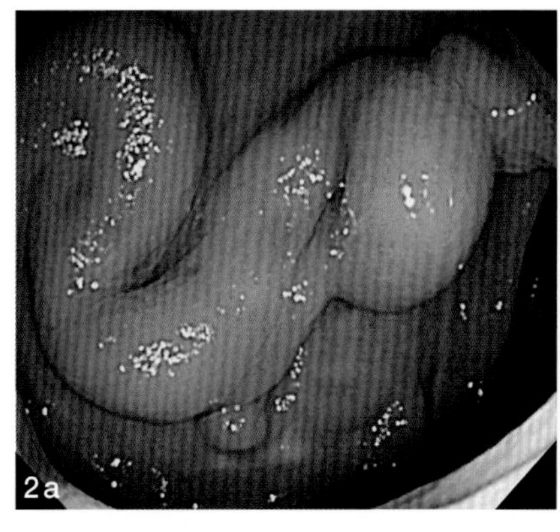
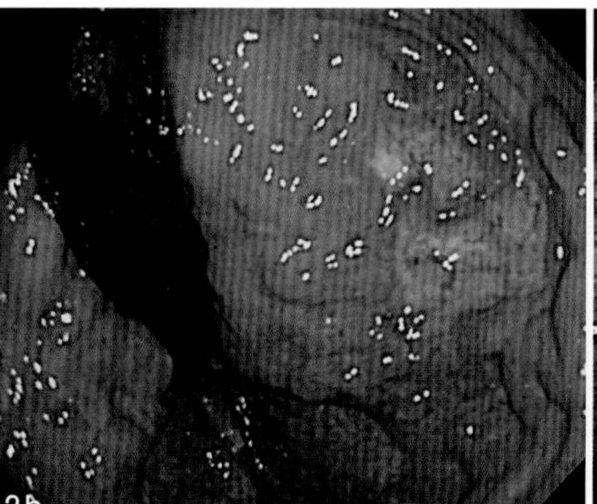
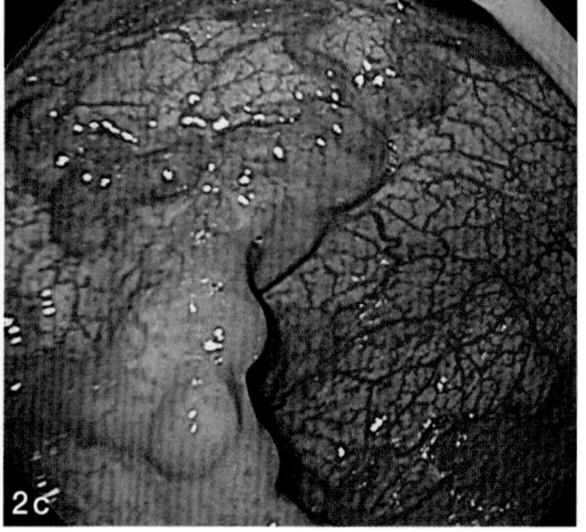

❷ 直肠静脉瘤

a ~ c：内镜所见　直肠壁可见扩张、迂曲、蓝色或灰白色的黏膜下隆起。

参考文献

[1] 萩原　優：直腸静脈瘤．日門脈圧亢進症会誌 8：74–80, 2002.

[2] 水尾仁志，他：直腸静脈瘤の 2 症例．熊谷義也，他（編）：稀な消化管静脈瘤．東京医学社，pp127–131, 1995.

[3] 山本　進，他：門脈圧亢進症性腸症（portal hypertensive colopathy ; PHC）．臨消内科 15：537–543, 2000.

[4] 本山展隆，他：門脈圧亢進症性腸症—大腸黏膜血管病変の検討．Gastroenterol Endosc 40：160–168, 1998.

（井上博人，江森启悟）

5 血管炎 a IgA 血管炎

★ 十二 ➡Ⅰ.303 页 小肠 ➡Ⅱ.57 页

IgA 血管炎（旧名：Schönlein-Henoch 紫斑病）是毛细血管及细动静脉内皮细胞由于过敏性机制而引起的全身性小血管炎，为伴有 IgA1 为主的免疫沉着的血管炎。与包括十二指肠的小肠病变相比，大肠病变中以轻度病变多见，大肠紫斑样病变多见，深的圆形溃疡和纵行溃疡等亦多见。紫斑样病变是因为血管炎引起的血管通透性增强所致的黏膜内出血。其他详细内容请参照“十二指肠”内容。

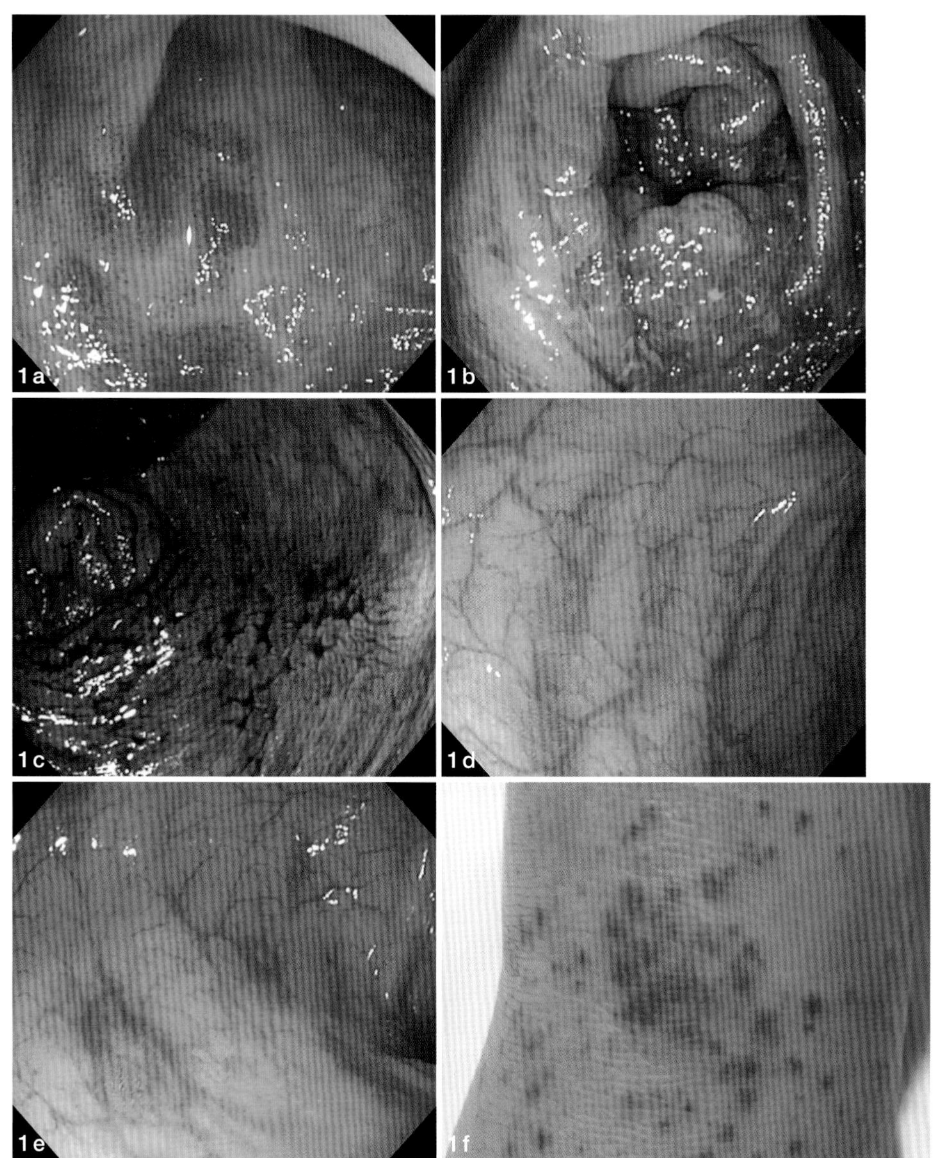

❶ **[症例 1] 20 余岁男性**（与“十二指肠”中的 [病例 3] 是同一病例）

a：终末回肠内镜所见 散见微微隆起的红斑。

b：盲肠至近端升结肠的内镜所见 可见伴有发红的、显著的水肿和散在性小糜烂，考虑为缺血性变化。

c：升结肠色素内镜所见 散见伴有发红的不规则糜烂。

d，e：横结肠至乙状结肠内镜所见 散见紫斑样病变。

f：皮肤所见 双侧足背，下肢伸侧，肘窝、膝关节和两手第一关节可见 5～10mm 的轻微隆起型紫斑。

参考文献

[1] 松井佐織，他：Schhönlein-Henoch 紫斑病．斉藤裕輔，他（編）：大腸疾患診療の Strategy．日本メディカルセンター，pp180-184, 2010.

[2] 大川清孝，他：Schönlein-Henoch 紫斑病．胃と腸 38：559-565, 2003.

（大川清孝，佐野弘治）

5 血管炎 b 嗜酸粒细胞性多发血管炎性肉芽肿病

十二 ➡ Ⅰ.305 页

过敏性肉芽肿性血管炎是以支气管哮喘为主的过敏性疾病，支气管哮喘、嗜酸粒细胞增多和血管炎为其三大主征。该病一直以来被称为 Churg-Strauss 综合征，2012 年修订的 Chapel Hill 分类（CHCC2012）将其改名为此名。

临床症状按以下过程逐步进展，首先是以需要用激素治疗的难治性支气管哮喘为特征的前驱期，然后末梢嗜酸粒细胞增多，多器官嗜酸粒细胞浸润（嗜酸粒细胞增多期）；最后是多发性单神经炎，皮肤、消化道、脑、心、肺、肌肉等全身性血管炎（血管炎期）。消化道病变约占半数，胃、十二指肠、小肠、大肠均可发病。

内镜检查：可见极不规则的溃疡和发红的小溃疡，溃疡边缘黏膜发红，溃疡间的黏膜多见水肿，一般预后良好，消化道穿孔的病例约占 55%，有较高的死亡率。

病理组织学：可见嗜酸粒细胞浸润，常常伴肉芽肿性血管炎。治疗以激素治疗为中心，对激素治疗不敏感和重症的病例可用免疫抑制剂（特别是环磷酰胺），并静脉滴注免疫球蛋白。

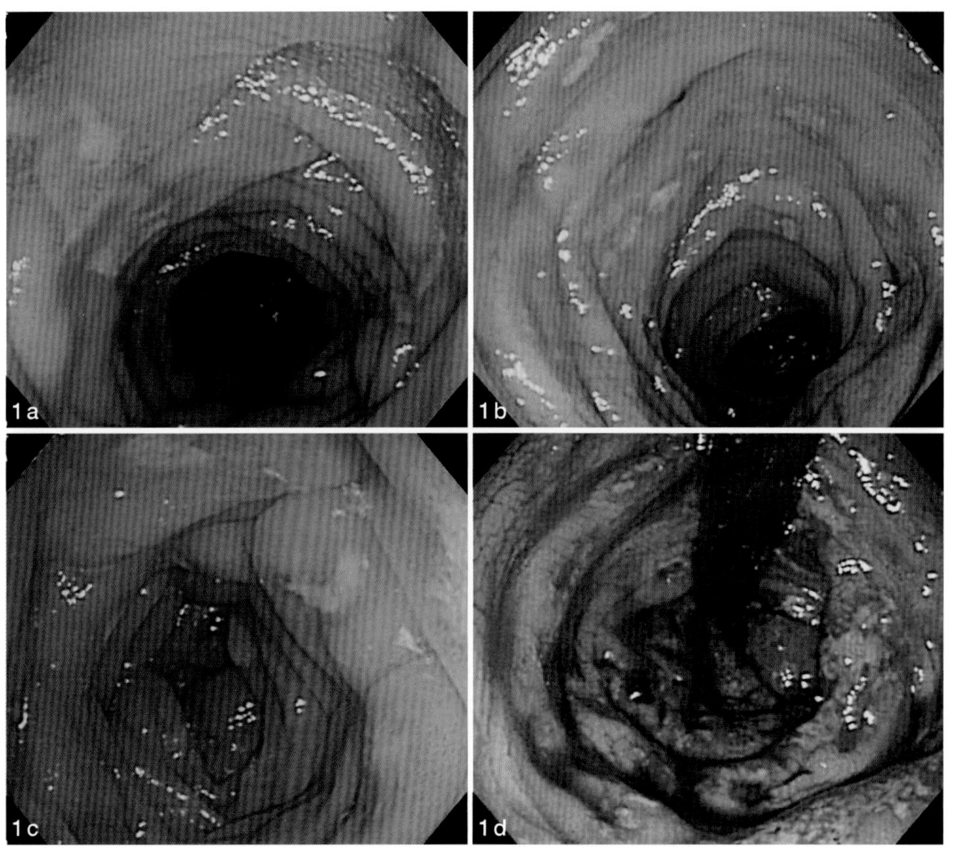

❶［病例 1］70 余岁男性

a ~ d：结肠镜所见　降结肠可见纵行不规则浅溃疡，溃疡边缘黏膜发红。溃疡间黏膜水肿（a）。乙状结肠散在发红的小溃疡和糜烂（b），溃疡间黏膜高度水肿（c）。肛门上缘的直肠有全周性的小溃疡。部分黏膜重度发红（d）。

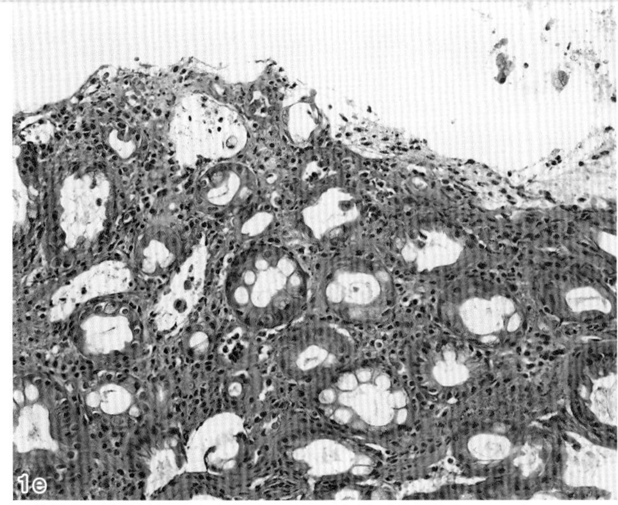

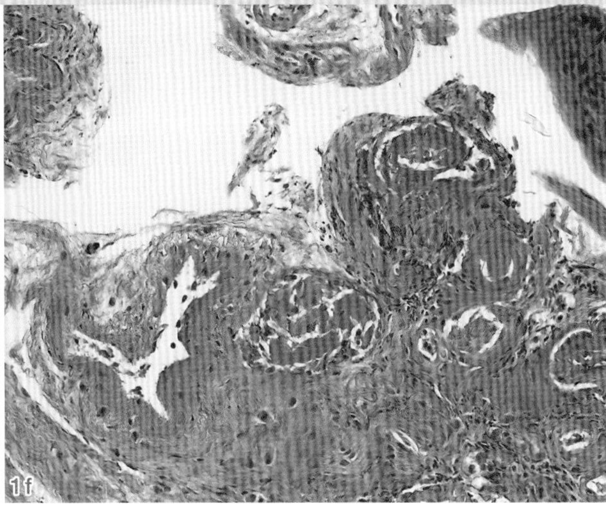

e，f：**病理组织学所见**（HE 染色，×200）可见黏膜表层的隐窝因缺血所致的 ghost-like appearance。间质内毛细血管可见变性的纤维素，嗜酸性中性粒细胞浸润、白细胞浸润的血管炎（e）。黏膜下层的小静脉呈伴有纤维素样变性的坏死性血管炎，血管结构破坏，血管周围嗜酸粒细胞、中性粒细胞和含有破碎核的炎性细胞的浸润（f）。

大肠

参考文献

[1] Churg J, et al. : Allergic granulomatosis, allergic angiitis, and periarteritis nodosa. Am J Pathol 27 : 277-301, 1951.

[2] Churg A : Recent advances in the diagnosis of Churg-Strauss syndrome. Mod Pathol 14 : 1284-1293, 2001.

[3] 青柳邦彦，他：Churg-Strauss 症候群．胃と腸 38 : 567-572, 2003.

[4] 近藤英樹，他：消化管穿孔を来したChurg-Strauss症候群（アレルギー性肉芽腫性血管炎）の1例．胃と腸 32：1257-1264, 1997.

[5] 釣木澤尚実：アレルギー性肉芽腫性血管炎（Churg-Strauss syndrome）．アレルギー 60：145-154, 2011.

（船田摩央，河内修司）

6 直肠 Dieulafoy 溃疡

胃 ➡Ⅰ.161 页 小肠 ➡Ⅱ.62 页

直肠 Dieulafoy 溃疡与胃 Dieulafoy 溃疡一样，在非常狭小的溃疡内部，可观察到粗的裸露血管的病变，一般发生在直肠下段齿状线的附近。与急性出血性直肠溃疡一样，好发于长期卧床的高龄患者，可引起无痛性大量出血。该病病因不明确，考虑为黏膜下存在先天性或后天性的异常粗动脉，以此为背景，加上继发性黏膜损伤而发生的疾病。对于出血的情况，可通过内镜用止血夹止血，或用结扎术止血。

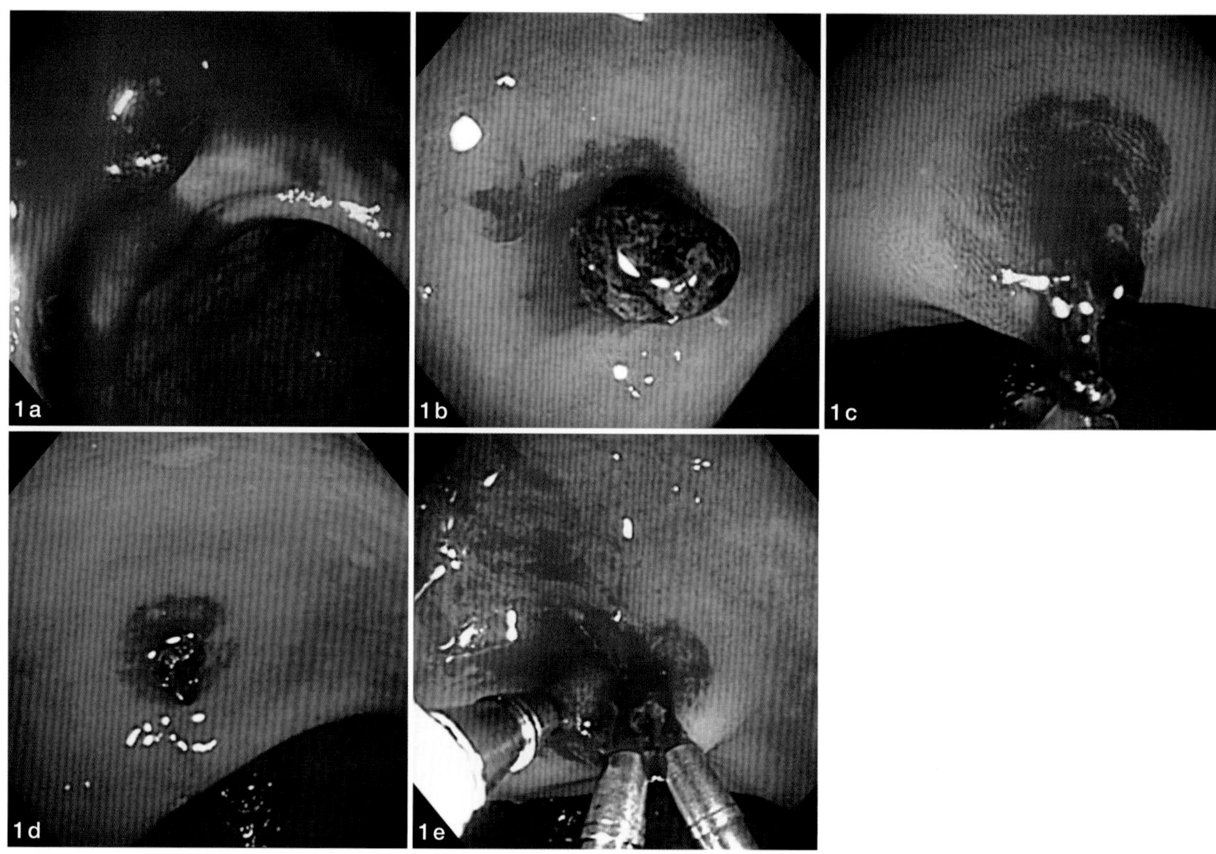

❶ [病例 1] 90 余岁女性

脑梗死入院中，因突然出血大量新鲜血便紧急行内镜治疗。

a ~ e：内镜所见 未见活动性出血，直肠内可见血液潴留（a）。在反复洗净的基础上，直肠下段可见凝血块附着（b）。用钳子去掉凝血块（c），确认血管露出（d），施行止血夹止血术（e）。

参考文献

[1] 阿部 孝，他：直腸 Dieulafoy 潰瘍．老年消病 15：141–144，2003.

[2] 山口加奈子，他：内視鏡によるクリッピングにより止血しえた多発直腸 Dieulafoy 潰瘍の 1 例．Gastroenterol Endosc 48：2651–2655, 2006.

[3] 清水誠治，他：直腸肛門部の炎症性疾患—そのほかの直腸潰瘍性病変．胃と腸 45：1339–1349, 2010.

（清水诚治）

1 淀粉样变性

胃 ➡Ⅰ.179 页 ★ 十二 ➡Ⅰ.310 页 小肠 ➡Ⅱ.66 页

淀粉样变性是不溶解的淀粉蛋白在全身或者局部组织沉积后引起器官障碍所导致的一种疾病。对消化道亲和性高的淀粉蛋白是 AL 型和 AA 型。AL 型是皱襞增厚和黏膜下肿瘤样隆起，AA 型的典型所见是细微颗粒状的粗糙黏膜。此外大肠的淀粉样变性有时伴有溃疡、糜烂和易出血性的黏膜，需要与出血性大肠炎和缺血性大肠炎相鉴别。大肠的淀粉样变性的内镜图像表现是多样的，在诊断上结合病理组织学的检查注意观察非常重要，要考虑到这些表现反映了淀粉样蛋白沉积所致的血流障碍和黏膜糟脆。

其他详细内容参照“十二指肠”相关内容。

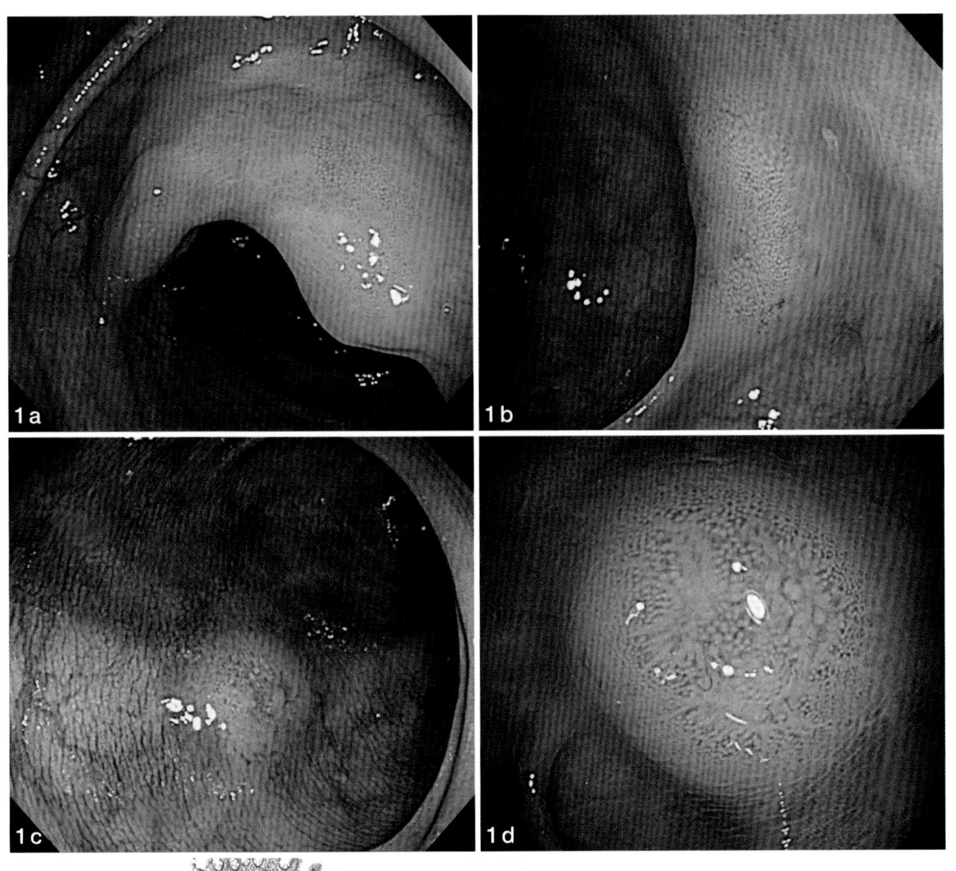

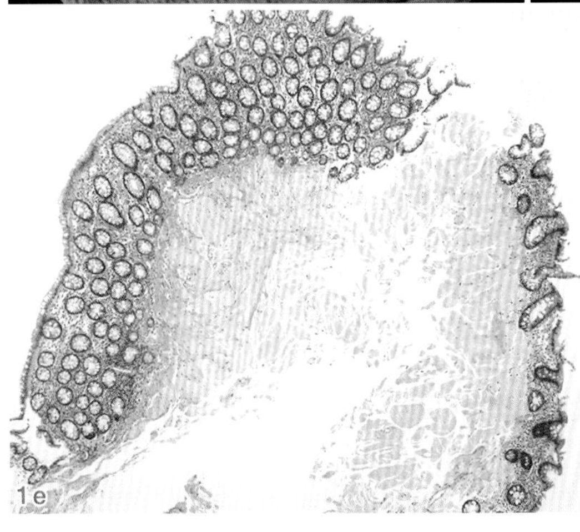

❶ [病例 1] 70 余岁女性，AL 型淀粉样变性

a ~ c：**内镜所见** 升结肠皱襞可见局限性增厚，附近伴白色溃疡瘢痕形成（a）。整个大肠散见黄白色黏膜下肿瘤样隆起（b，c）。

d：c 的内镜近照。

e：**活检组织所见** 黏膜肌层至黏膜下层可见嗜酸性无结构的淀粉样蛋白沉积。本例在十二指肠活检组织中也证明有淀粉样蛋白沉积。

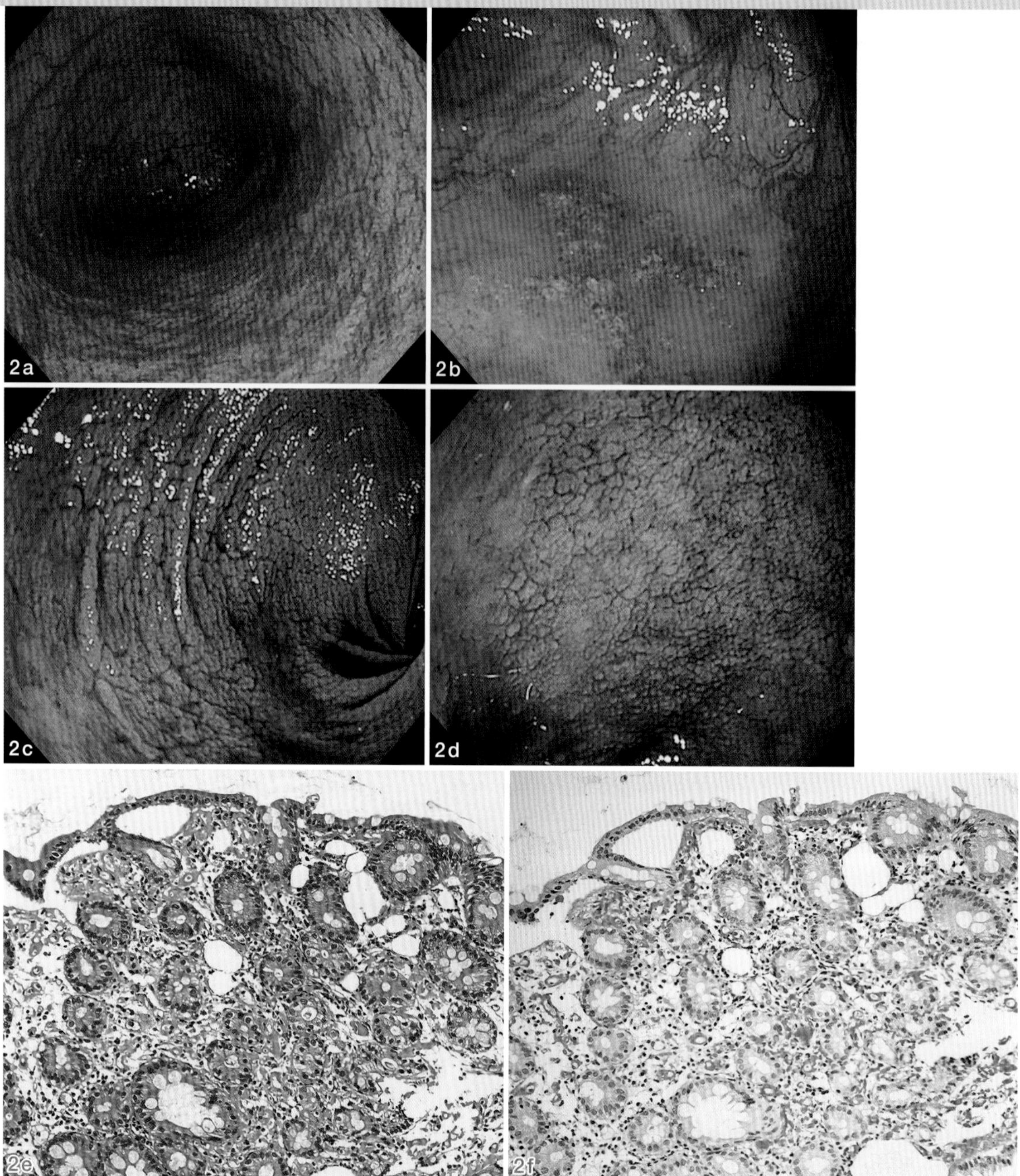

❷［病例 2］60 余岁男性，AA 型淀粉样变性

a ~ d：**内镜所见**　可见轻度的血管透见紊乱，不清晰（a）。盲肠可见淋巴管扩张样的白色黏膜（b）。染色后，整个大肠细微颗粒状的粗糙黏膜更加清晰（c，d）。

e，f：**活检组织所见**　黏膜固有层内可见嗜酸性淀粉样蛋白的沉积（e）。刚果红染色可见血管周围深染的淀粉样蛋白的沉积（f）。本例在胃、十二指肠、空肠、回肠也证明了有淀粉样蛋白的沉积。

参考文献

[1] 多田修治，他：原発性，続発性アミロイドーシス．胃と腸 38：611–618, 2003.

[2] 平橋美奈子，他：消化管に限局した原発性アミロイドーシスの 1 例—長期経過を含めて．胃と腸 37：855–861, 2002.

[3] 三浦康子，他：血便を繰り返したアミロイドーシスの 1 例．胃と腸 23：207–210, 1988.

[4] 椿原秀明，他：縦走潰瘍を形成したアミロイド大腸炎の 1 例．日臨外会誌 71：752–756, 2010.

（藤冈　审，松本主之）

2 系统性红斑狼疮

★ 小肠 ➡ Ⅱ.70 页

系统性红斑狼疮（systemic lupus erythematosus，SLE）常合并消化道疾病，可在全消化道发生，在大肠以多发性溃疡为特征，其发生机制推测与消化道局限性缺血相关。溃疡引起穿孔时需要特别注意，另外因 SLE 本身治疗的影响，有必要考虑到合并巨细胞病毒感染的可能性。

详细请参照“小肠”相关内容。

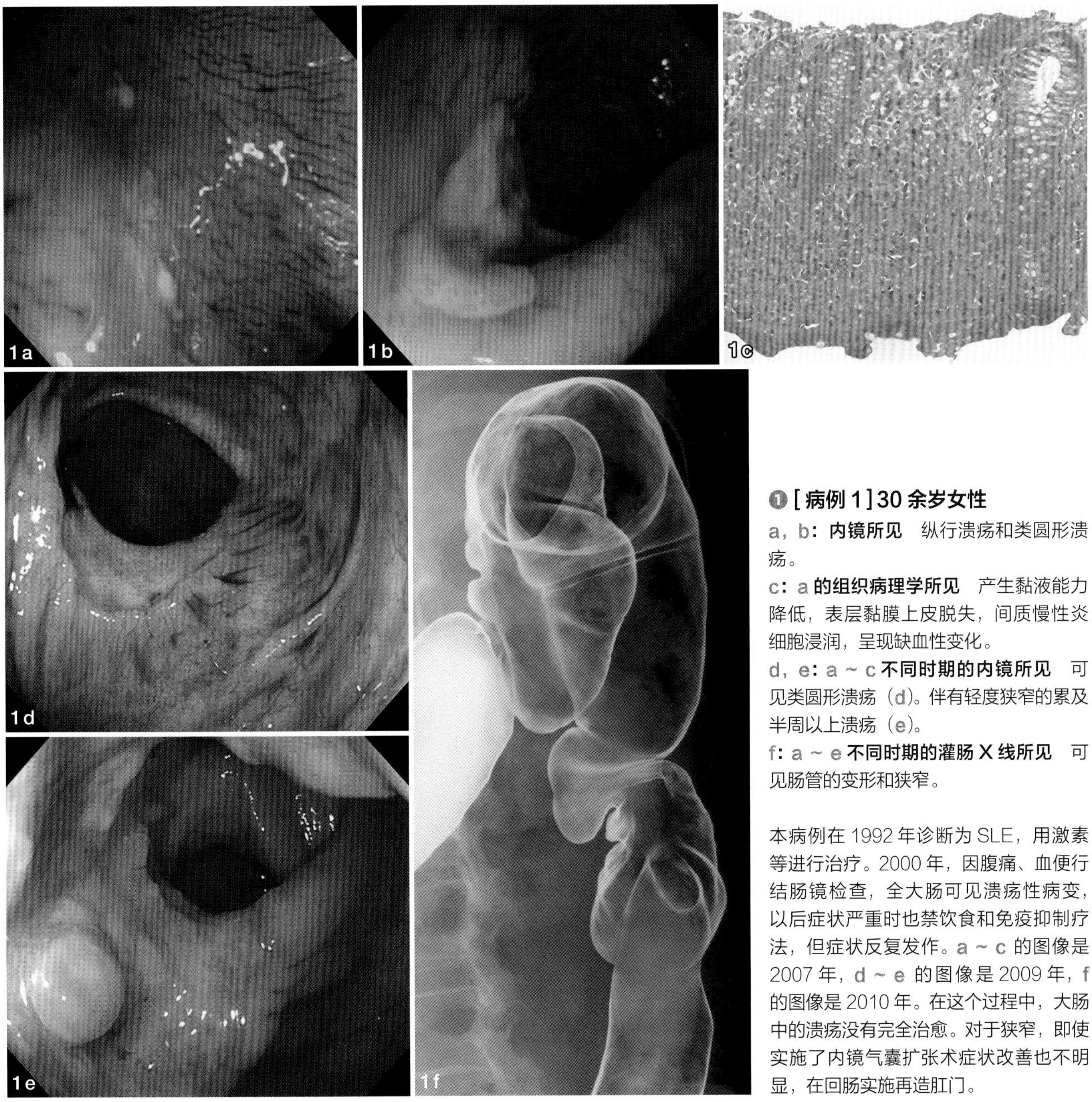

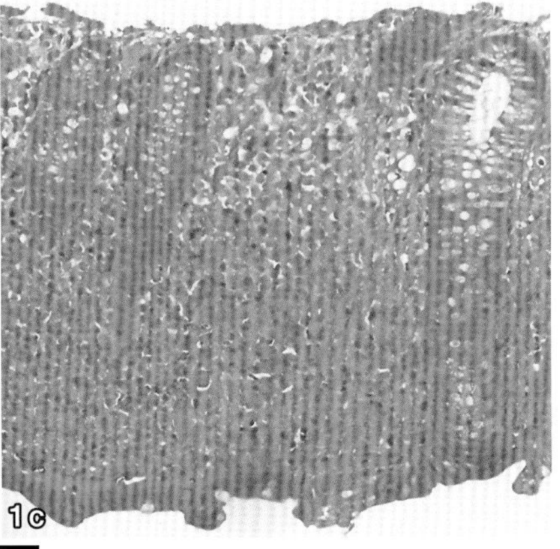

❶［病例 1］30 余岁女性

a，b：**内镜所见** 纵行溃疡和类圆形溃疡。

c：**a 的组织病理学所见** 产生黏液能力降低，表层黏膜上皮脱失，间质慢性炎细胞浸润，呈现缺血性变化。

d，e：**a ~ c 不同时期的内镜所见** 可见类圆形溃疡（d）。伴有轻度狭窄的累及半周以上溃疡（e）。

f：**a ~ e 不同时期的灌肠 X 线所见** 可见肠管的变形和狭窄。

本病例在 1992 年诊断为 SLE，用激素等进行治疗。2000 年，因腹痛、血便行结肠镜检查，全大肠可见溃疡性病变，以后症状严重时也禁饮食和免疫抑制疗法，但症状反复发作。a ~ c 的图像是 2007 年，d ~ e 的图像是 2009 年，f 的图像是 2010 年。在这个过程中，大肠中的溃疡没有完全治愈。对于狭窄，即使实施了内镜气囊扩张术症状改善也不明显，在回肠实施再造肛门。

参考文献

[1] 城　由起彦，他：全身性エリテマトーデス．胃と腸 38：513–519, 2003.

[2] 渡辺憲治，他：全身性エリテマトーデス（SLE）と消化管疾患．臨消内科 24：133–139, 2009.

（伊藤贵博，藤谷幹浩）

3 成人 T 细胞白血病/淋巴瘤（ATLL）

胃 ➡Ⅰ.184 页　十二 ➡Ⅰ.314 页　小肠 ➡Ⅱ.74 页

成人 T 细胞白血病/淋巴瘤（adult T-cell leukemia/lymphoma，ATLL）是因感染 human T-lymphotropic virus type 1（HTLV-1）而引起的 T 淋巴细胞性肿瘤。ATLL 对各器官都有强烈的浸润倾向，临床症状多样。宇都宫等人通过对尸检病例的研究发现，ATLL 44%可以发生消化道病变，小肠（25%），胃（22%），大肠（18%），食管（13%）发病率较高。因此对 ATLL 患者应进行全消化道检查。大肠的 ATLL 肉眼形态多样，根据肠道的淋巴瘤的肉眼分类（隆起型、溃疡型、MLP 型、弥漫型、混合型及其他），弥漫型和 MLP 型占大多数。内镜和影像学所见难以与其他 T 细胞淋巴瘤进行鉴别，有报道该病呈现类似于 Crohn 病和溃疡性结肠炎的表现。确诊需要包括免疫组化在内的组织学诊断及肿瘤组织中检出 HTLV-1 病毒 DNA。

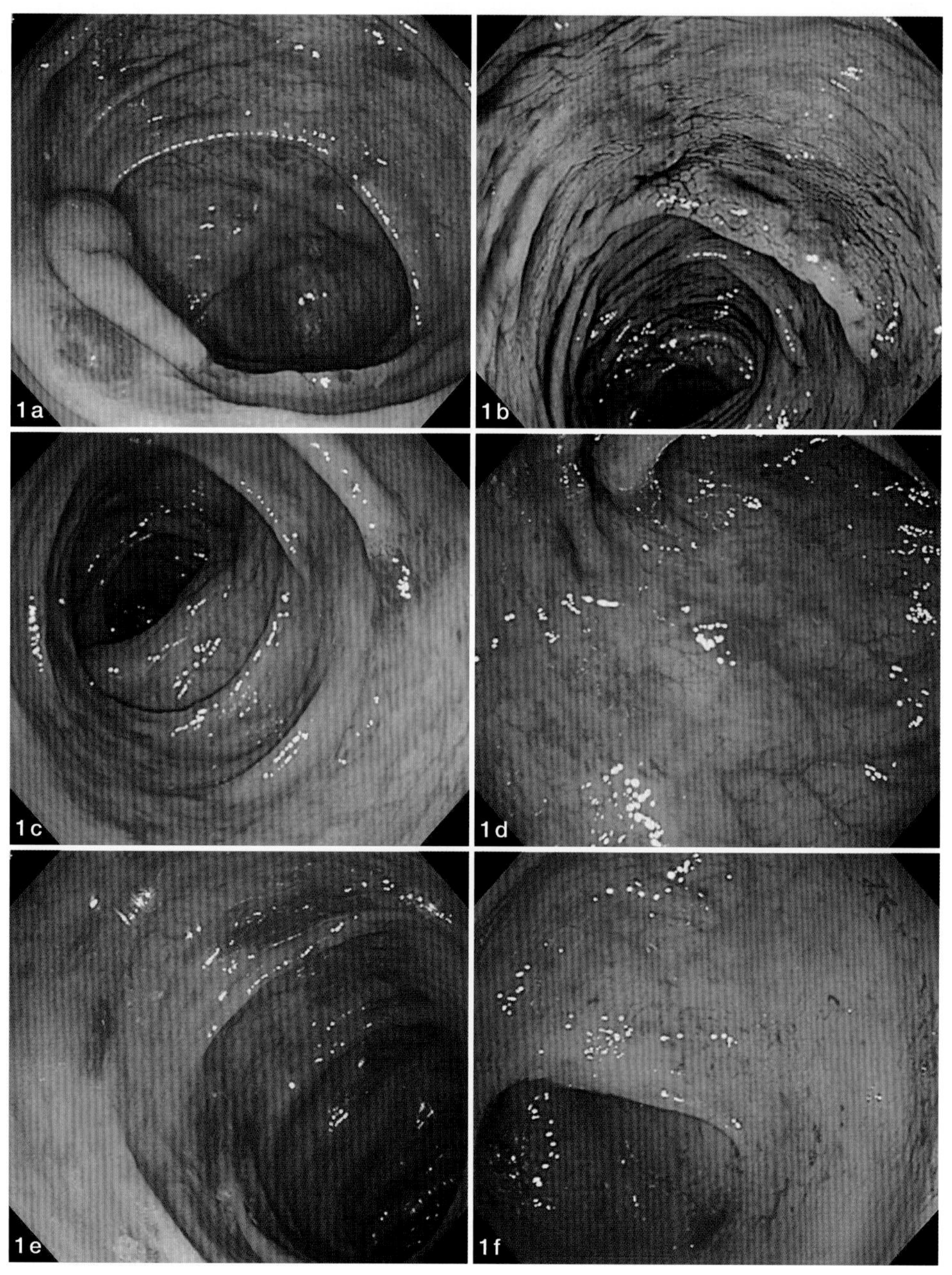

❶［病例 1］60 余岁男性，弥漫型

a ~ f：结肠镜所见　全大肠可见大小不同红斑，以及血管透见不明显的水肿样肿大的黏膜。（a：盲肠至升结肠　b：升结肠，c：横结肠，d：降结肠，e：乙状结肠，f：直肠 Rb）。

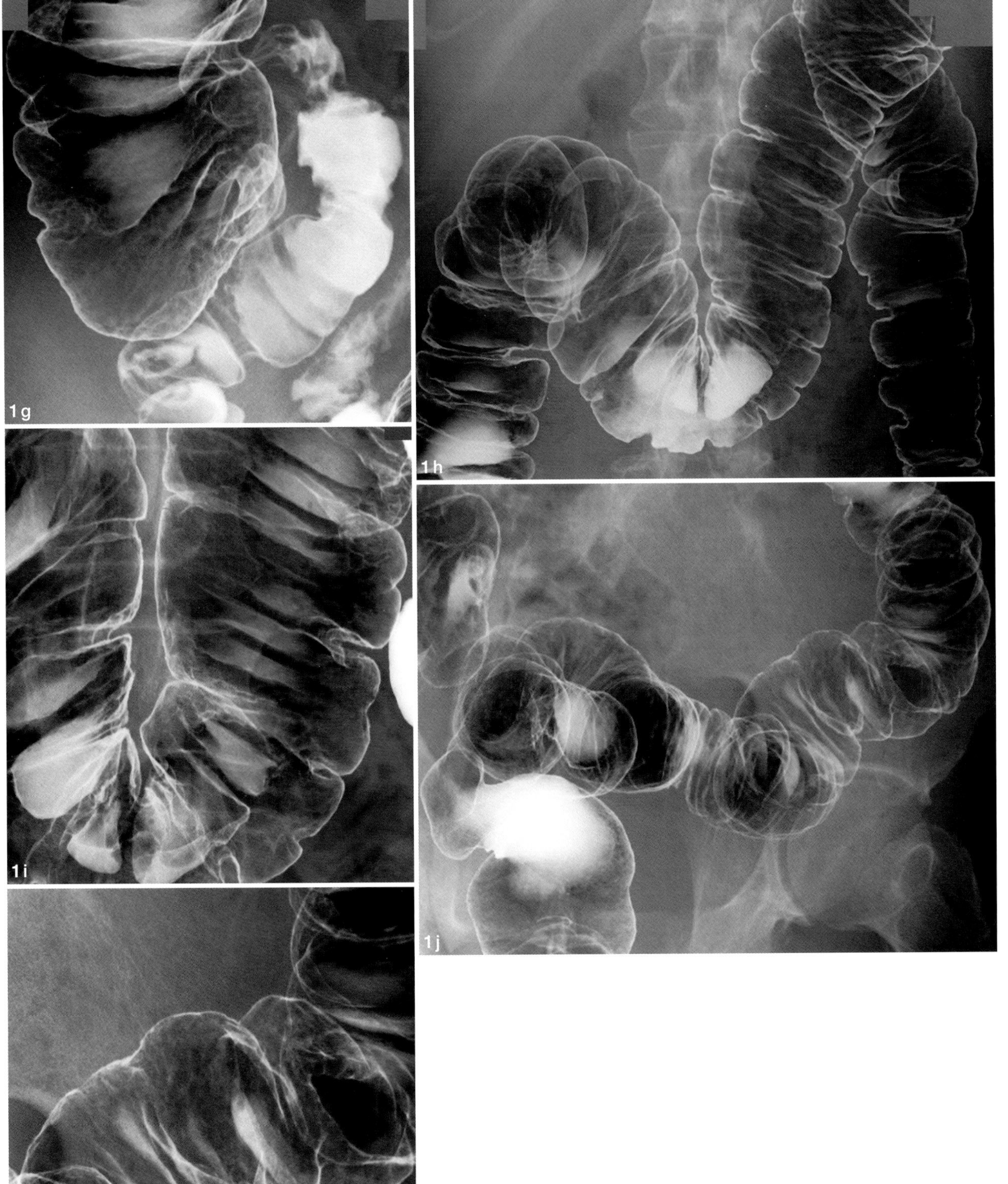

g ~ k：大肠 X 线所见 全大肠弥漫性水肿样改变，散见颗粒状黏膜（g：盲肠，h：升结肠、横结肠及降结肠，i：放大的横结肠，j：乙状结肠及直肠，k：放大的乙状结肠）。

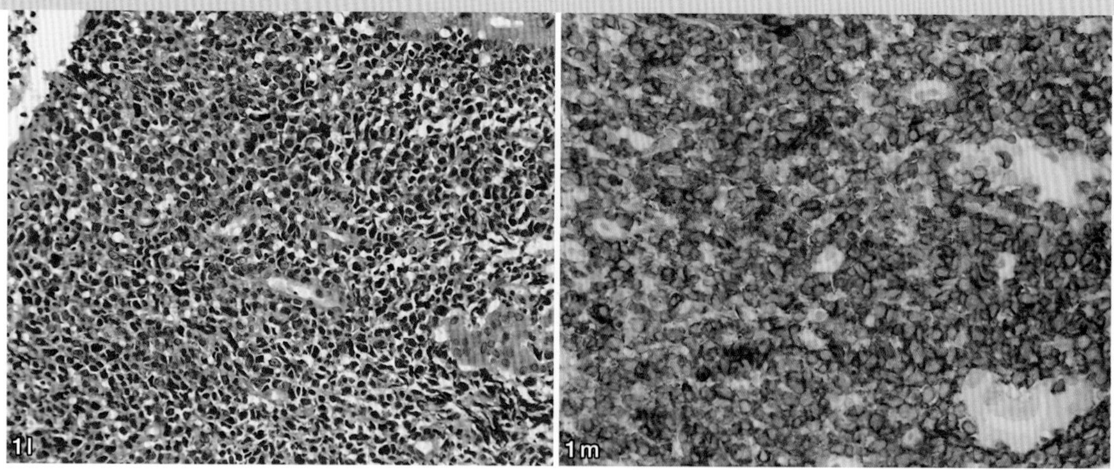

l，m：**活检组织病理组织学所见（横结肠）** 黏膜固有层可见中～大的异型肿瘤细胞弥漫浸润（l），免疫组化肿瘤细胞 CD3 阳性（m）。

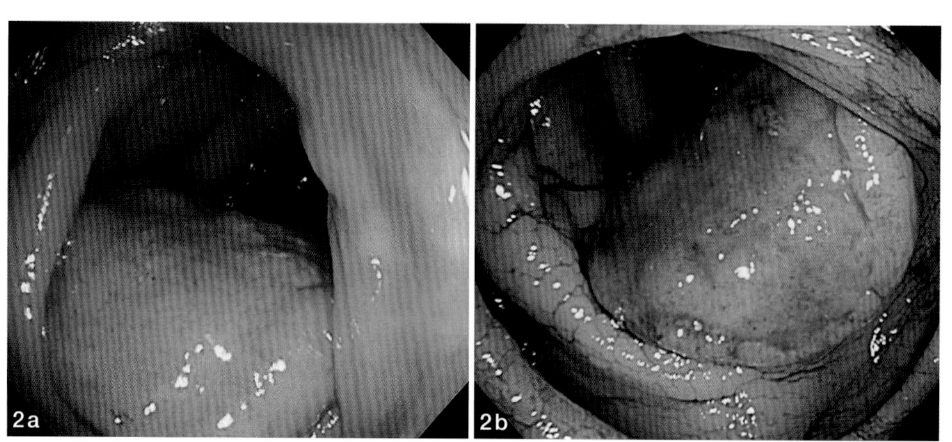

❷［病例 2］50 余岁女性，隆起型

a，b：**结肠镜所见** 升结肠可见两个局限型伴浅凹陷的大的黏膜下肿瘤样隆起，两个病变的活检确认了 ATLL 细胞浸润。

参考文献

[1] 宇都宮與，他：成人 T 細胞白血病における消化管病変の特徴．日本網内系会誌 30：401–418, 1990.

[2] 青崎真一郎，他：ATL の消化管病変の臨床像．胃と腸 34：857–872, 1999.

[3] 岩下生久子，他：代表的な免疫異常における消化管病変の特徴：ATL/L．胃と腸 40：1155–1171, 2005.

[4] 大仁田賢，他：成人 T 細胞性白血病大腸浸潤症例 5 例と本邦報告例の文献的考察．日本大腸肛門病会誌 53：358–363, 2000.

[5] 梁井俊一，他：炎症性腸疾患との鑑別を要した成人 T 細胞白血病リンパ腫の 1 例．胃と腸 46：492–499, 2011.

（梁井俊一，中村昌太郎）

4 HIV 感染/AIDS

食管 ➡ Ⅰ.45 页　胃 ➡ Ⅰ.186 页　十二 ➡ Ⅰ.316 页　小肠 ➡ Ⅱ.76 页

HIV（human immunodeficiency virus）感染并破坏 CD4 阳性的 T 细胞，引起细胞免疫性降低，合并各种感染和恶性肿瘤。

机会性感染病在大肠以 CMV 肠炎多见，CD4 阳性的细胞数 < 50/μL，即使稍多，也能发病。男性 HIV 感染者多数为同性恋。作为传染性疾病，阿米巴性大肠炎多见，与 CD4 阳性的细胞数无关。另外，合并 CMV 肠炎和阿米巴性大肠炎的病例并不少见。

AIDS 相关性肿瘤细胞的大肠病变以 Kaposi 肉瘤最多见，因感染（HHV)-8 所引起。非 Hodgkin 淋巴瘤也多见，与 EB 病毒感染相关。

HAART（highly active antiretroviral therapy）引入以后，伴随着预后的改善及患者的高龄化，非 AIDS 相关的肿瘤有增加的倾向。除此之外，大肠病变中的肛门癌与（HPV）16，18 感染相关。

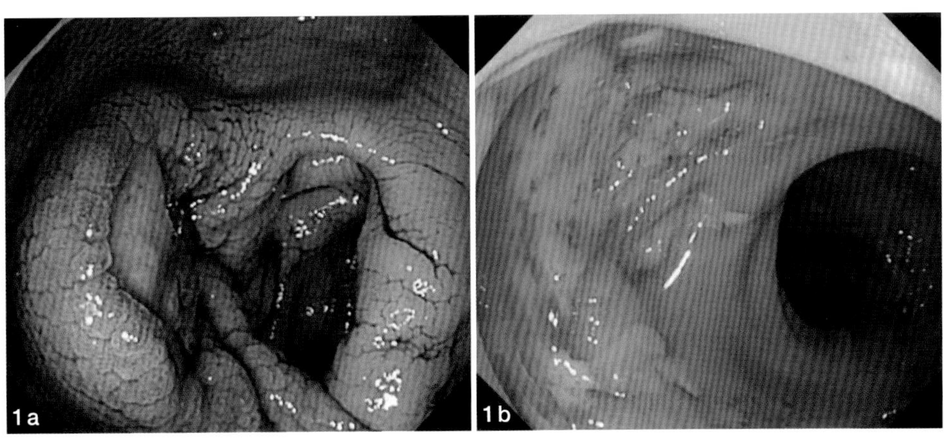

❶ [病例 1，2] HIV 感染者的 CMV 肠炎

a：[病例 1] CD4 4/μL　回盲瓣可见边缘规则的溃疡。

b：[病例 2] CD4 377/μL　直肠可见多个的大深溃疡。

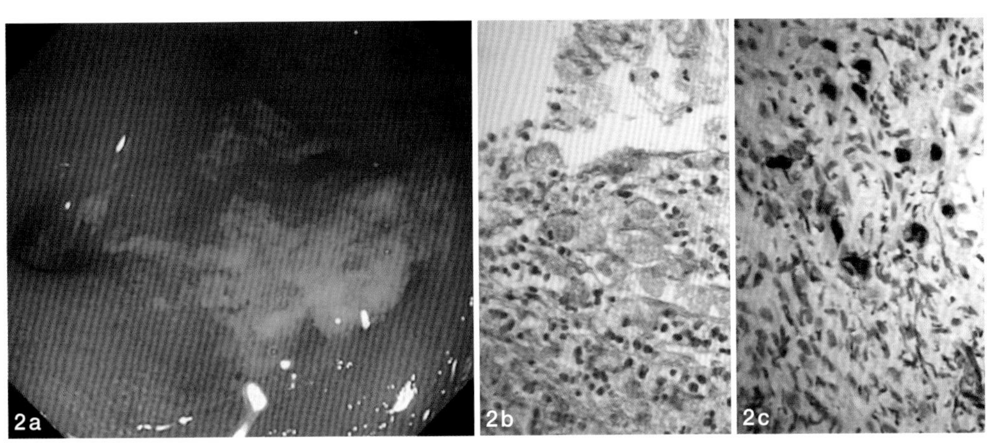

❷ [病例 3] HIV 感染者合并阿米巴和 CMV 病例，CD4 19/μL

a：**内镜所见**　盲肠可见白苔附着的浅溃疡。

b，c：**病理组织学所见**　同部位的活检可见 PAS 阳性染色的阿米巴滋养体（b），CMV 免疫染色间质可见阳性细胞（c）。

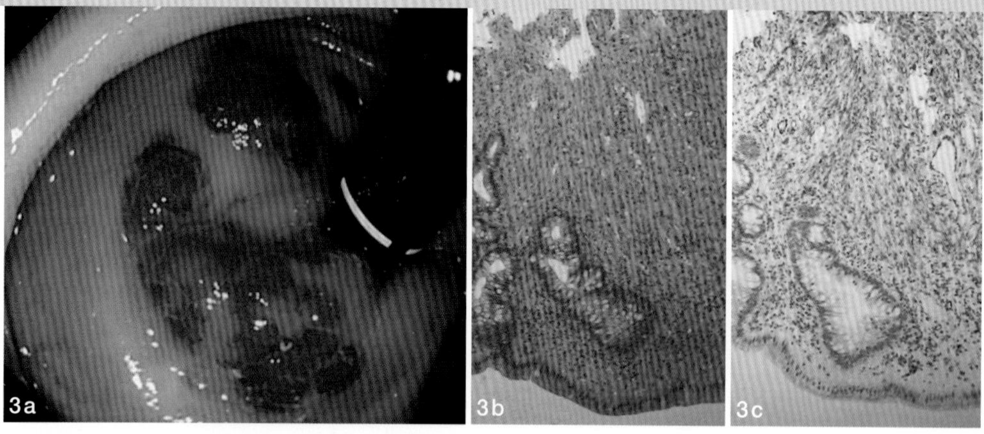

❸ **[病例 4]HIV 感染者的 Kaposi 肉瘤**

a：**内镜所见** 多发性的黏膜下肿瘤样发红扁平隆起。

b，c：**病理组织学所见**（b：HE 染色，c：CD31 免疫组化染色）上皮下可见梭形细胞构成肿瘤，呈束状增生并裂隙形成，CD31 阳性，HHV-8 阳性。

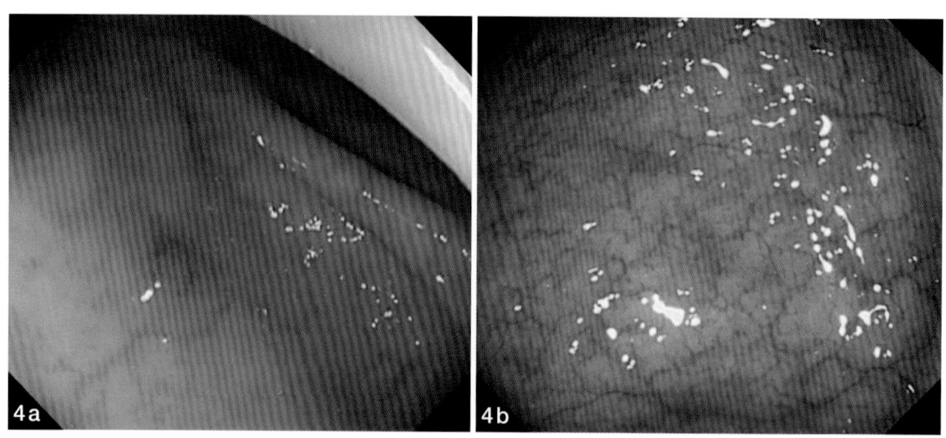

❹ **[病例 5，6]HIV 感染者的恶性淋巴瘤**

a：**[病例 5]**可见发红的黏膜下成分构成的小隆起，活检组织学诊断为弥漫大 B 细胞性淋巴瘤（diffuse large B cell lymphoma）。

b：**[病例 6]**直肠黏膜可见弥漫性、多发性大小不等的小隆起，活检诊断为弥漫大 B 细胞性淋巴瘤（diffuse large B cell lymphoma）。

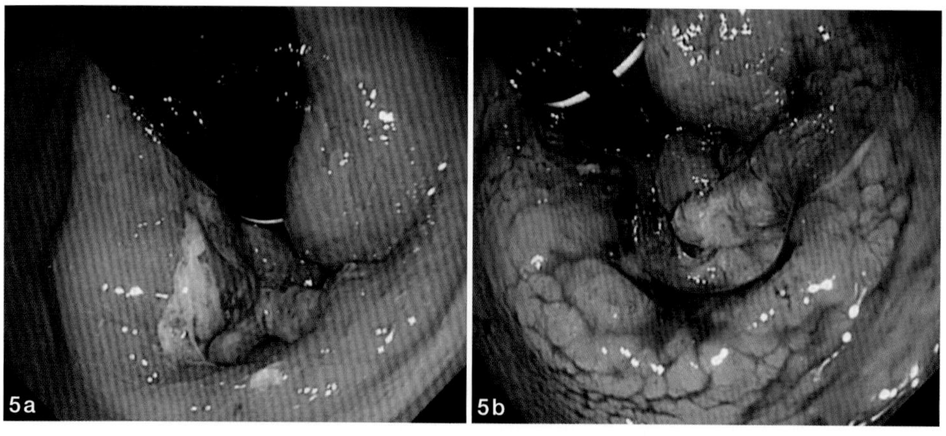

❺ **[病例 7]HIV 感染者的肛管癌**

a，b：从 Rb 至肛管可见伴有围堤形成的溃疡性病变，活检诊断为鳞状细胞癌（squamous cell carcinoma）。

参考文献

[1] 大川清孝，他：HIV 感染症患者の下部消化管病変．胃と腸 46：254-263, 2011.

[2] 藤原　崇，他：HIV と消化管疾患．臨消内科 24：281-293, 2009.

[3] 阿部泰尚，他：HIV/AIDS に関連した悪性腫瘍．日臨 67 増刊 1：783-788, 2009.

[4] 味澤　篤，他：HIV 感染症と悪性腫瘍．日エイズ会誌 9：128-133, 2007.

（桑田　刚，门马久美子）

5 移植物抗宿主病（GVHD）

胃 ➡Ⅰ.188 页　十二 ➡Ⅰ.318 页　小肠 ➡Ⅱ.77 页

移植物抗宿主病（graft-versus-host disease，GVHD）是造血干细胞移植后所发生的供体淋巴细胞对组织所产生的损害。

消化道与皮肤、肝脏一样，都是容易发生排异反应的器官。为了改善消化道 GVHD 的预后，早期诊断和治疗是非常重要的。但是造血干细胞移植后，由于容易合并 GVHD 以外的各种感染和非免疫学机制引起的疾病，仅靠临床症状来确诊非常困难。特别是与巨细胞病毒激活引起的 CMV 肠炎的鉴别非常重要。合并 CMV 肠炎并不少见。为了确诊，内镜检查及活检、病理组织学诊断非常重要。即使内镜下看上去没有什么变化的部位，对其活检后在组织学上也可见小凹上皮的凋亡，进而诊断为 GVHD 的情况并不少见。GVHD 和 CMV 在近端结肠和终末回肠诊断率较高。

GVHD 的内镜所见为黏膜水肿、血管透见低下、斑片状发红、糜烂、溃疡等。大肠黏膜的弥漫性水肿性变化称为剥橘皮样改变或龟甲样改变（orange peel appearance，tortoiseshell pattern），伴有炎性细胞浸润的水肿是 GVHD 的特征性改变。

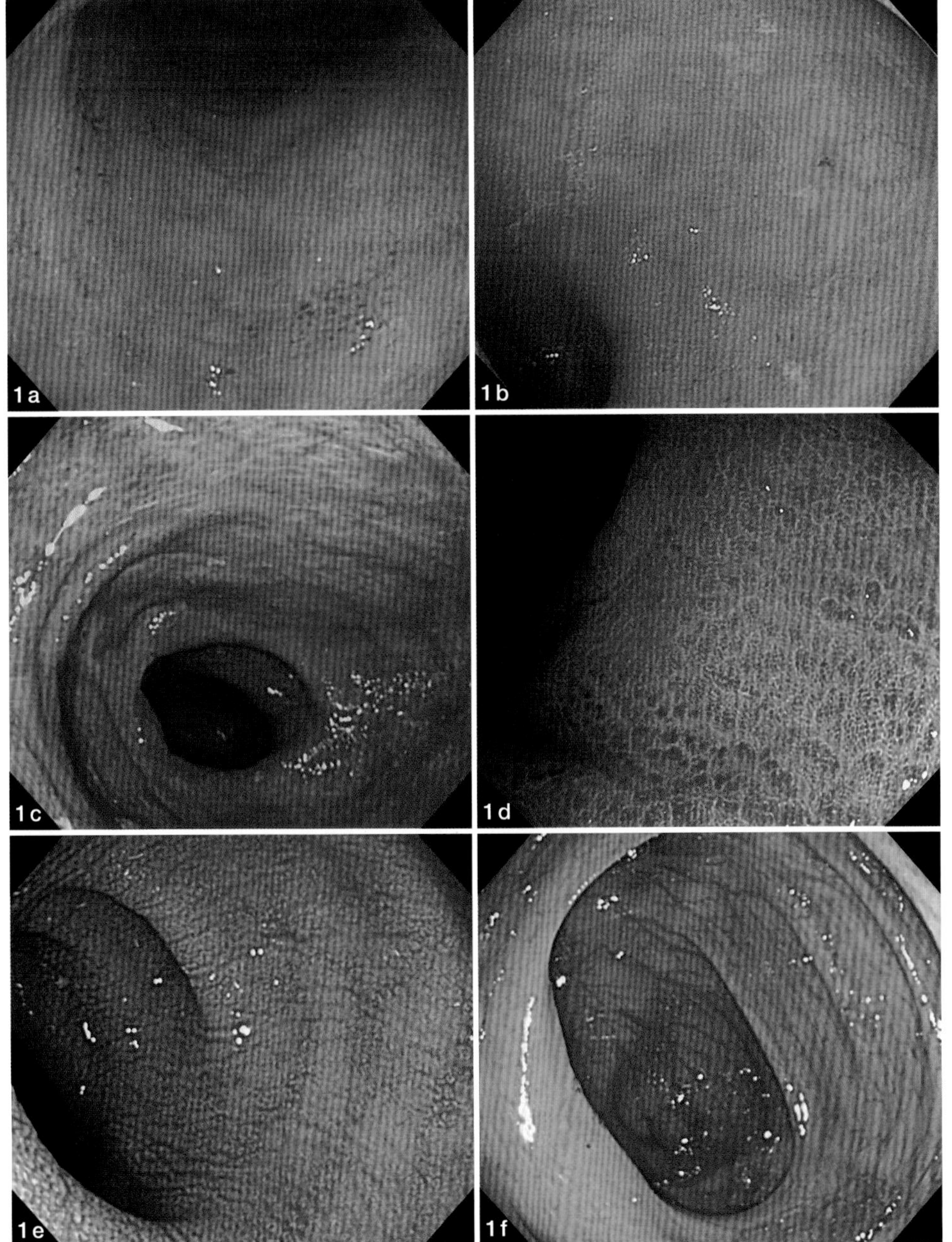

❶ 大肠 GVHD 内镜所见

a，b：［**病例 1**］可见瘀血样发红和多发性水肿（a）。部分可见血管透见，但黏膜浑浊和发红，多发性糜烂形成（b）。

c：［**病例 2**］发红、水肿状的黏膜内可见表浅、广泛的溃疡形成。

d：［**病例 3**］可见弥漫性重度水肿和发红，即使是常规观察，也能确认膨大的隐窝。

e：［**病例 4**］黏膜弥漫性水肿，呈现所谓的剥橘皮样改变。

f：［**病例 5**］外观看上去几乎正常的黏膜，但活检可见伴有碎片的凋亡细胞，因此诊断为 GVHD。

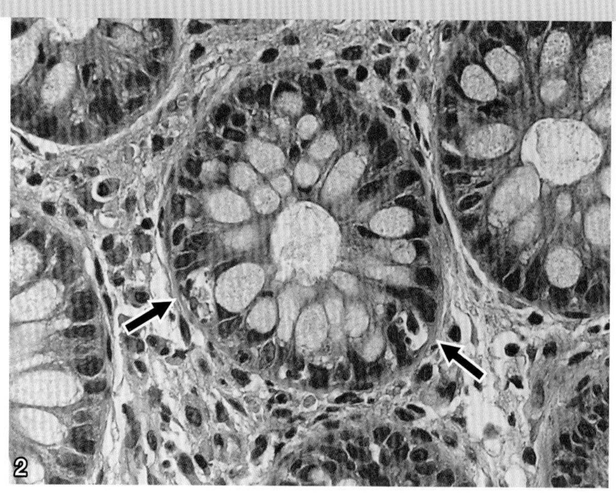

❷ 大肠 GVHD 病理组织学所见

[病例 1] 可见伴有碎片的凋亡细胞（箭头）。

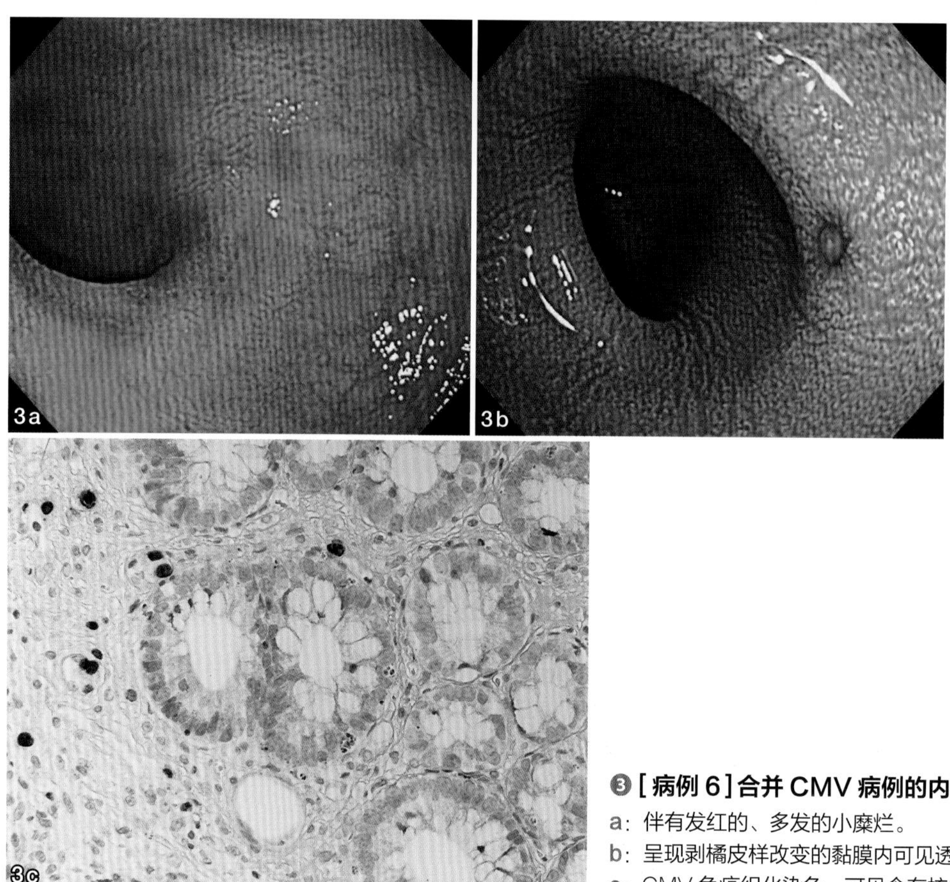

❸ [病例 6] 合并 CMV 病例的内镜所见和病理组织学所见

a：伴有发红的、多发的小糜烂。

b：呈现剥橘皮样改变的黏膜内可见透壁样溃疡。

c：CMV 免疫组化染色，可见含有核内包涵体阳性的细胞。

参考文献

[1] Terdiman JP, et al. : The role of endoscopic evaluation in patients with suspected intestinal graft versus host disease after allogenic bone marrow transplantation. Endoscopy 28 : 680–685, 1996.

[2] 岩男　泰，他：消化管 GVHD．胃と腸 40：1172–1184, 2005.

[3] Ponec RJ, et al. : Endoscopic and histologic diagnosis of intestinal graft–versus–host disease after marrow transplantation. Gastrointest Endosc 49 : 612–621, 1999.

（岩男　泰）

1 大肠软斑病

软斑病（malakoplakia）由 Michaelis 和 Gutman 首先报道，根据其肉眼所见命名，名称来自希腊语的 malakos = soft，plakao = plaque，Hansemann 把它命名为 malakoplakia。本病是慢性肉芽肿性炎症性疾病，肉眼所见为黄色～黄褐色软的斑状隆起，组织学上可见被称为 Hansemann 细胞的巨噬细胞的增生，该细胞胞浆有嗜酸性颗粒，并内有钙和铁的沉着，形成具有层状同心圆结构的包涵体（Michaelis-Gutmann 小体）。病因不明确，可能为大肠菌属的感染及巨噬细胞杀菌功能低下等引起。大肠的软斑病的发病率仅次于泌尿生殖器官。关于此病的报道非常少，欧美仅数十例，日本也不过 10 余例。直肠和乙状结肠是好发部位。常伴发有溃疡性结肠炎、憩室炎、腺瘤性息肉、大肠癌。

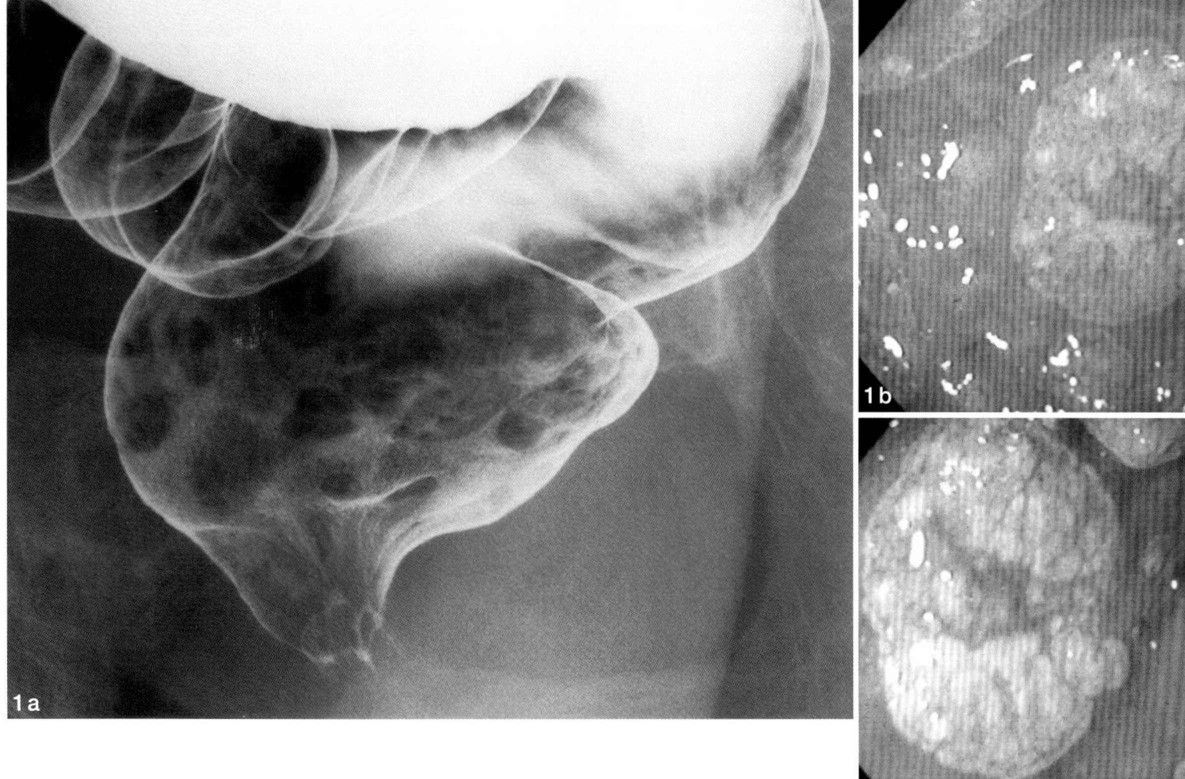

❶ [病例 1] 70 余岁男性

a：灌肠 X 线所见　直肠内散在典型的圆形结节状隆起。

b，c：内镜所见　直肠内可见圆形～卵圆形黄白色、无光泽的小结节病变。

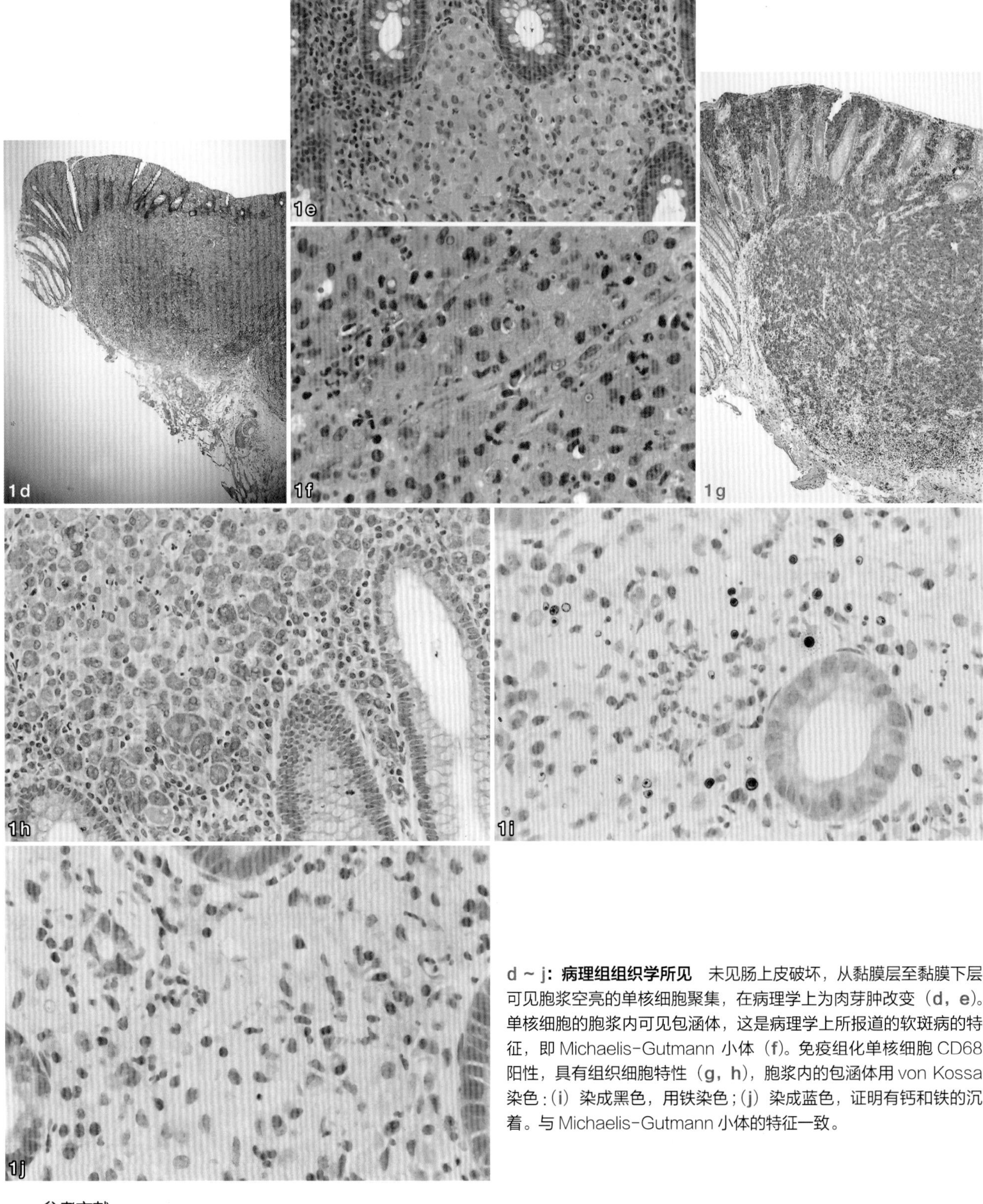

d ~ j：病理组组织学所见 未见肠上皮破坏，从黏膜层至黏膜下层可见胞浆空亮的单核细胞聚集，在病理学上为肉芽肿改变（**d，e**）。单核细胞的胞浆内可见包涵体，这是病理学上所报道的软斑病的特征，即 Michaelis-Gutmann 小体（**f**）。免疫组化单核细胞 CD68 阳性，具有组织细胞特性（**g，h**），胞浆内的包涵体用 von Kossa 染色：（**i**）染成黑色，用铁染色；（**j**）染成蓝色，证明有钙和铁的沉着。与 Michaelis-Gutmann 小体的特征一致。

参考文献

[1] Michaelis L, et al. : Uber Einschlusse in Blassentumoren. Klin Med 47 : 208–215, 1902.

[2] Von Hasemann D : Uber Malakoplakie der Harnblase. Virchows Arch Anat 173 : 302–309, 1903.

[3] Chaudhry AP, et al. : Malakoplakia of the large intestine found incidentally at necropsy : Light and microscopical figure. Dis Colon Rectum 22 : 73–81, 1979.

[4] McClure J : Malakoplakia of the gastrointestinal tract. Postgrad Med J 57 : 95–103, 1981.

[5] 嶋本文雄，他：大腸マラコプラキア．病院病理 16：72, 1999

[6] 大泉弘子，他：大腸マラコプラキアの 1 例．胃と腸 33：97–102, 1998.

[7] Bhaijee F, et al. : Colonic malakoplakia with invasive adenoacarcinoma. Clin Gastroenterol Hepatol 10 : A26, 2012.

（大泉弘子，齐藤雅雄）

2 肠气囊肿病

小肠 ➡Ⅱ.80 页

肠气囊肿病（pneumatosis cystoides intestinalis）是比较少见的疾病，黏膜下层和浆膜下层具有大量含有气体的囊肿样病变（主要为氮气）。关于病因有多种说法，但并不明确。该病命名较混乱，一直没有统一名称，其他的名称包括肠道囊状气肿病（症）、肠道气肿性囊肿症、肠壁囊状气肿症、囊肿状肠道气肿症等。也有根据其形态来命名的，如微小气肿病（micropneumatosis）、假脂肪瘤病（pseudolipomatosis）的。

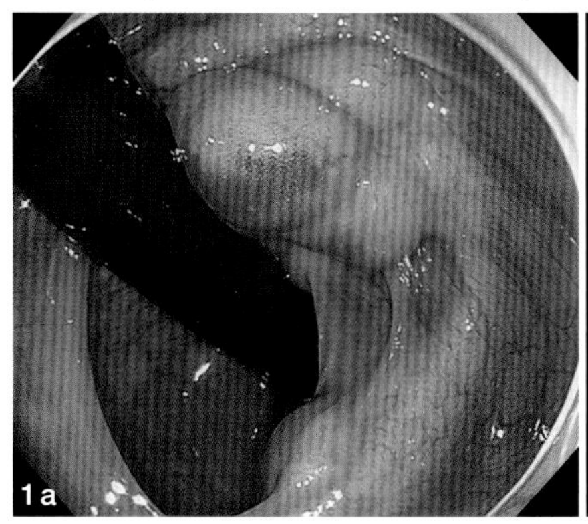

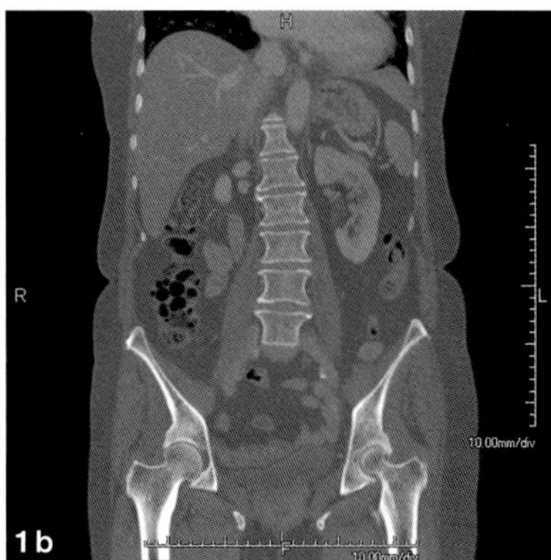

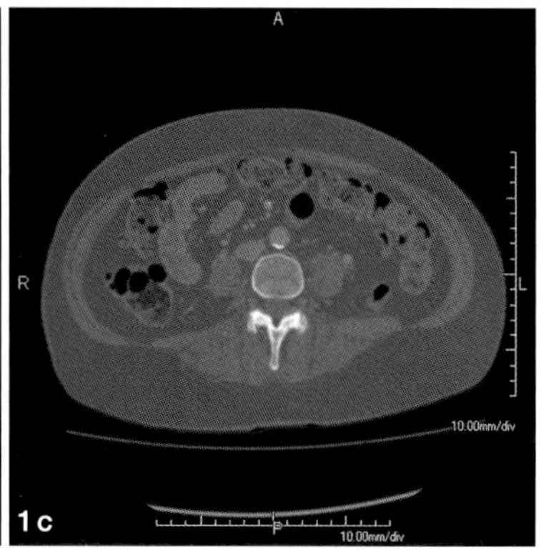

❶［病例 1］60 余岁女性，典型病例

a：内镜所见　升结肠可见黏膜下肿瘤样非常柔软的隆起，此患者有使用有机溶剂的病史。

b，c：CT 所见　升结肠壁内可见大量含气图像。

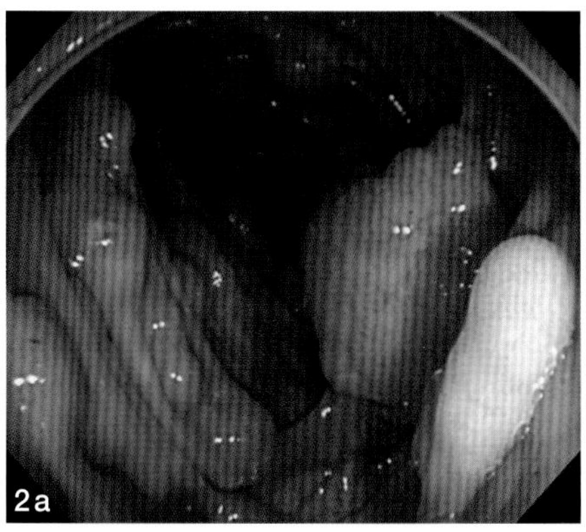

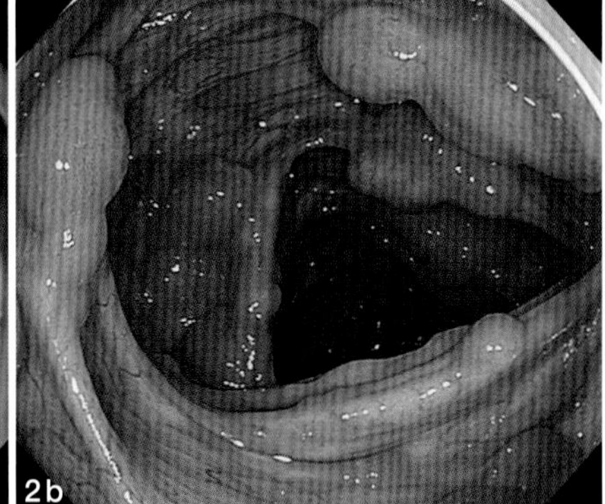

❷［病例 2］40 余岁男性，随访观察的病例

a：内镜所见　升结肠可见较多含气的囊肿。

b：2 年后内镜所见　与前次内镜相比，含气囊肿的数量、大小、位置等发生了改变。

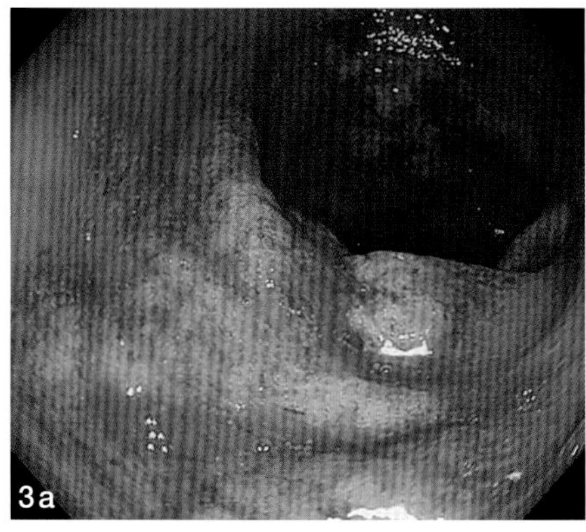

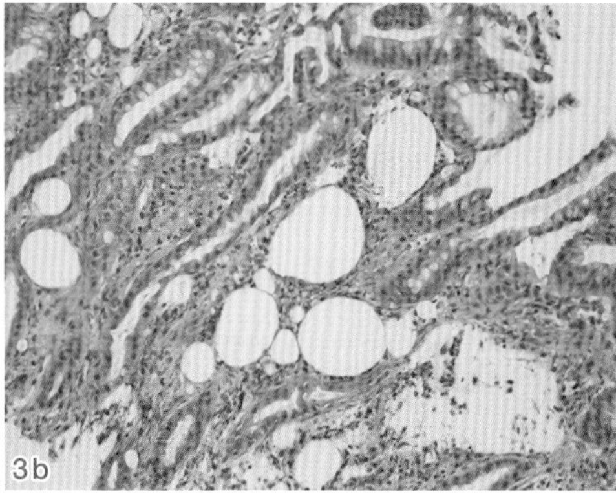

❸［病例 3］60 余岁男性，化疗后可见微小的气肿病（假脂肪瘤）

a：内镜所见　横结肠黏膜可见细小颗粒的聚集，结肠的其他部位也可见局限性的、散发性的颗粒聚集。

b：病理组织学所见　黏膜内可见含有气体的类圆形间隙。

参考文献

[1] DuVernoi JG : Anatomische Beobachtungen der Unter der Aussem und Innern Haut der Gedarme Eingeschlossenen Luft. Phys Med Abhandl Acad Wissenschin Petersb 2 : 182, 1783.

[2] Heng Y, et al. : Pneumatosis intestinalis : a review. Am J Gastroenterol 90 : 1747–1758, 1995.

[3] Pear BL : Pneumatosis intestinalis : a review. Radiology 207 : 13–19, 1998.

[4] 藤澤律子，他：腸管嚢胞様気腫症. 胃と腸 40：657–660, 2005.

[5] Snover DC, et al. : Mucosal pseudolipomatosis of the colon. Am J Clin Pathol 84 : 575–580, 1985.

（花房正雄，饭石浩康）

3 肠道子宫内膜异位症

小肠 ➡Ⅱ.83 页

肠道子宫内膜异位症是子宫内膜组织在肠壁发生增殖，引起各种临床症状的疾病。确诊年龄多为 30 ~ 40 岁，临床症状以与月经周期一致的下腹部疼痛和血便为特征，但不一定出现典型的临床症状。好发于直肠（特别是前壁）和乙状结肠。

关于肠道子宫内膜异位症的分型，泉等将其分为以肿瘤形成为主体的腺肌瘤型（endometrioma）和以肠道狭窄为主的弥漫性子宫内膜异位症型（diffuse endometriosis）。

灌肠 X 线检查可反映出子宫内膜异位症引起黏膜下层、固有肌层的纤维化，可见以从黏膜下肿瘤样隆起的周围沿着肠管的长轴方向垂直走行的皱襞（transverse ridging）聚集像为特征的影像。另外，可见单侧性的长充盈缺损（long filling defect）和伴有锯齿状边缘的病变。当近全周性改变时，可表现为蛇皮样的狭窄。

结肠镜检查多数情况下可以观察到黏膜下肿瘤样隆起，伴有皱襞集中的情况较多，当病变累及黏膜层时，可以观察到红色多发性结节。另外，弥漫性子宫黏膜异位型（diffuse endometriosis 型）有时可引起肠管狭窄甚至肠梗阻。

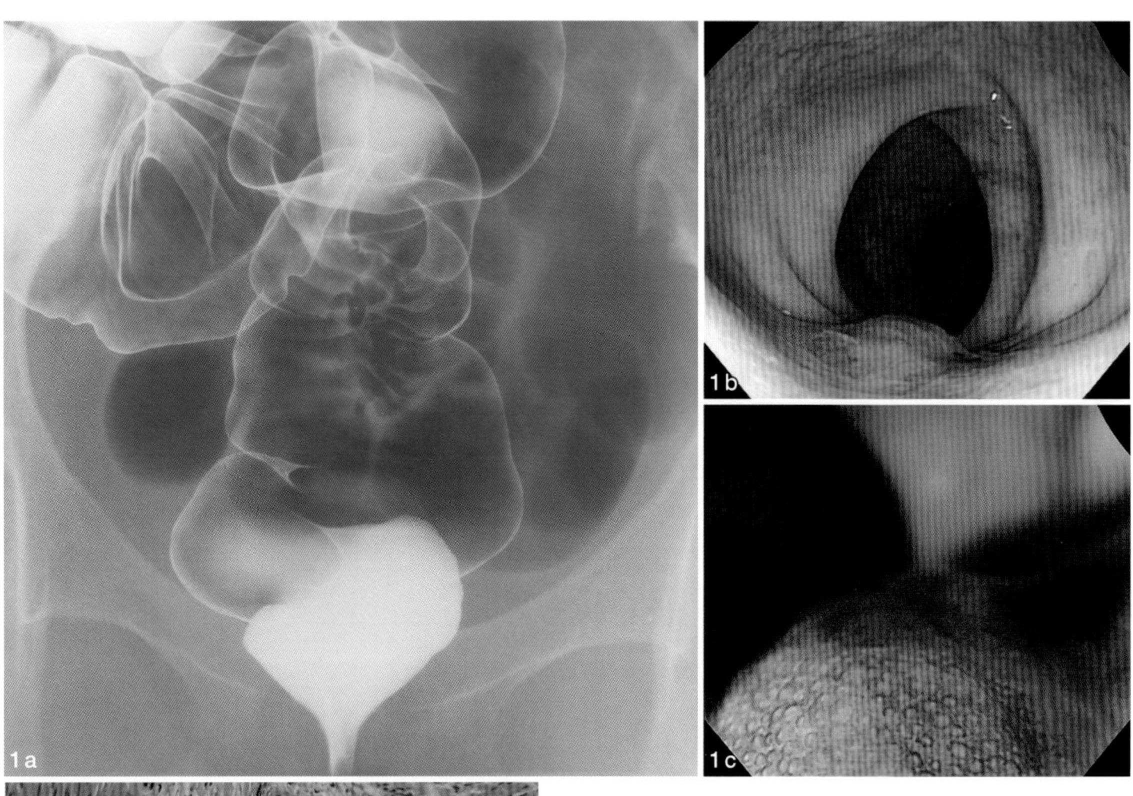

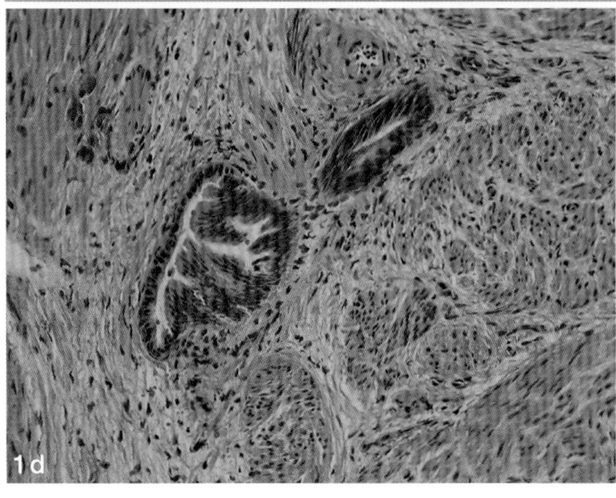

❶［病例 1］20 余岁女性，腺肌症型（endometrioma 型）肠道子宫内膜异位症

主诉：月经期有鲜血便。CA125：26U/mL。

a：灌肠 X 线所见 直肠 Rs 前壁内可见约 35mm 大小的隆起型病变，部分黏膜伴有颗粒状改变，病变周围可见伴有聚集影像的皱襞。

b，c：结肠镜所见 白光内镜观察（b）直肠 Rs 可见微微发红的黏膜下肿瘤样隆起，伴有皱襞的集中。染色放大观察（c），肿瘤表面为正常大肠黏膜，呈现 Ⅰ 型 pit pattern。

d：病理组织学所见 腹腔镜下行粘连剥离术，标本中可见子宫内膜组织。

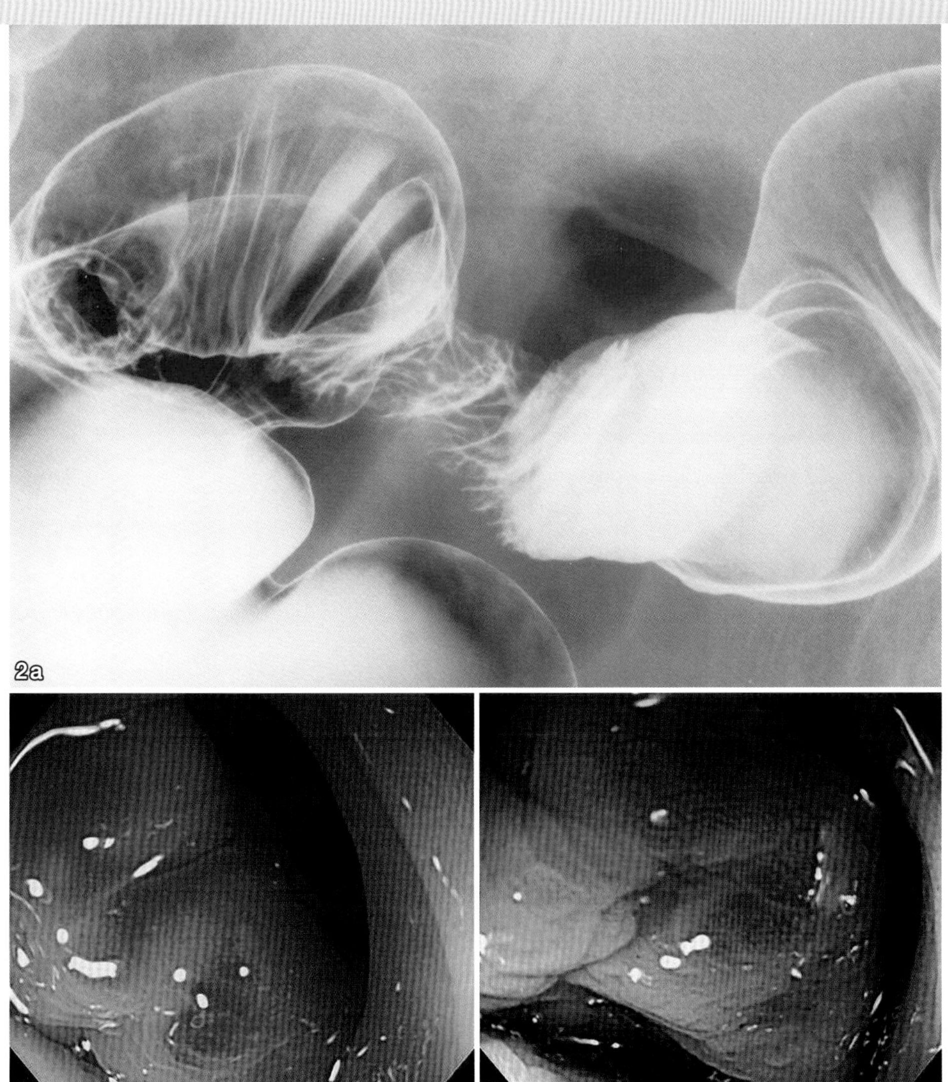

❷［病例 2］30 余岁女性，弥漫性子宫内膜异位症型（diffuse endometriosis）肠道子宫内膜异位症

主诉：下腹部疼痛。CA125：138 U/mL。

a：灌肠 X 线所见　乙状结肠全周性扩张不良引起蛇皮样狭窄。

b，c：结肠镜所见　白光内镜观察（b）可见乙状结肠黏膜微微发红，挤压性狭窄，但内镜尚能通过，靛胭脂染色放大观察（c）狭窄部大肠黏膜为正常黏膜。

参考文献

[1] 泉　泰治，他：直腸，S 字状結腸子宮内膜症の 2 例．日消外会誌 27：932-936, 1994.

[2] McSwain B, et al. : Endometriosis of the colon : report of 14 patients requiring partial colectomy. South Med J 67 : 651-658, 1974.

[3] 佐野村誠，他：腸管子宮内膜症．胃と腸 47：782, 2012.

（佐野村诚，平田一郎）

1 增生性息肉

胃 ➡ I. 191 页

增生性息肉（hyperplastic polyp，HP）在左侧结肠、直肠高发，直径多小于 10mm，特别是小于 5mm 的病变居多。肉眼观察呈无蒂隆起型（Ⅰs）或者平坦隆起型（Ⅱa），息肉表面光滑，颜色变淡或与周围色调一致，送气后病变伸展良好。实施放大观察后，按工藤·鹤田分类，pit Ⅱ 型的较多。现在 HP 在病理组织学上分为：MVHP（microvesicular type HP）、GCHP（goblet-cell rich type HP）、MPHP（mucin-poor type HP）。

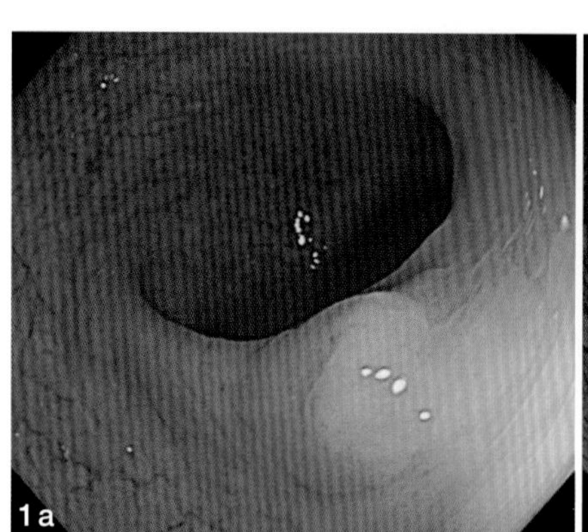

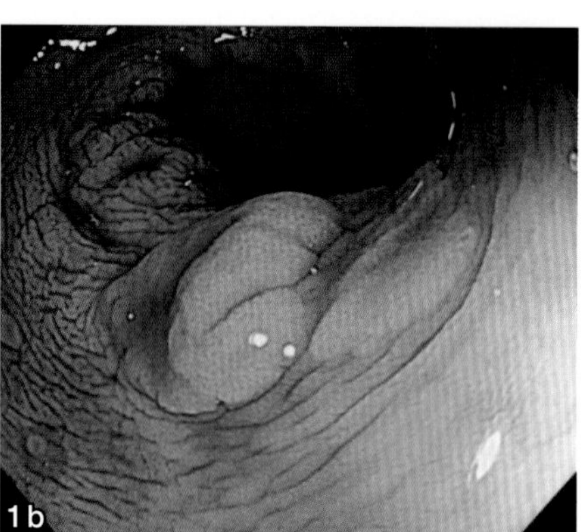

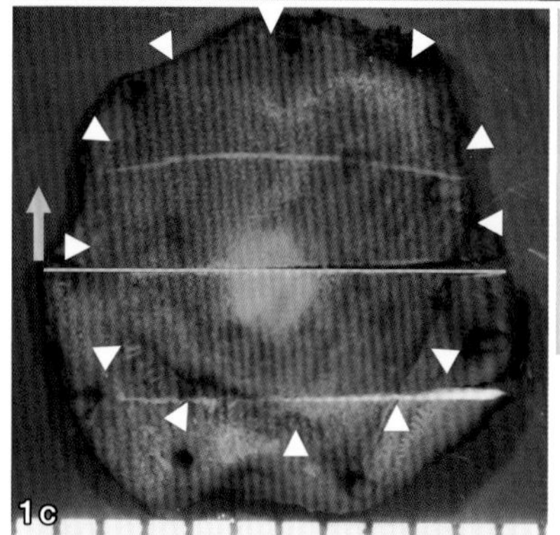

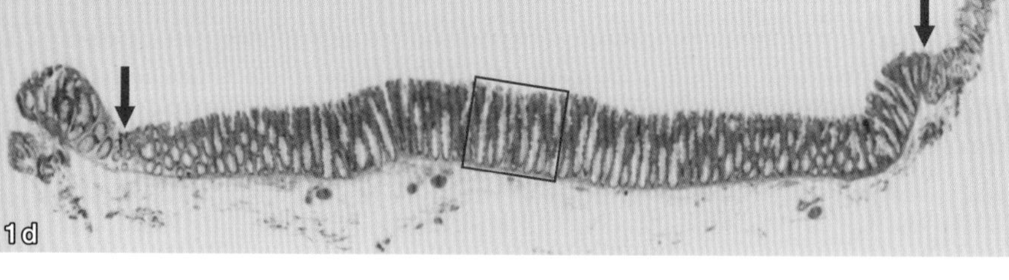

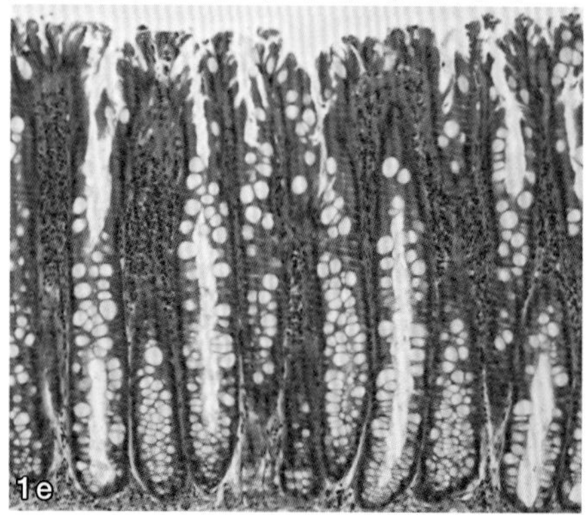

❶ [病例 1] 70 余岁男性，MVHP，乙状结肠，Ⅱa，9mm

a：**常规内镜所见** 颜色变淡，表面光滑的平坦隆起型病变。

b：**靛胭脂染色后所见**

c：**内镜切除标本肉眼所见** 白色箭头显示病变的范围。

d：**c 的黄色部分切片放大所见** 箭头和箭头之间是病变。

e：**d 的红色框的病理组织学所见（中度放大）** 可见锯齿状腺管，垂直增生的是 MVHP。

参考文献

[1] 谷川申，他：大腸鋸歯状病変の内視鏡診断. 胃と腸 46：394-404, 2011.

[2] Fenoglio CM, et al. : Defining the precursor tissue of ordinary large bowel carcinoma : implications for cancer prevention. Pathol Annu 12 Pt 1 : 87-116, 1977.

[3] Waye JD, et al. : Rectal hyperplastic polyps : now you see them, now you don' t-a differential point. Am J Gastroenterol 85 : 1557-1559, 1990.

[4] Torlakovic E, et al. : Morphologic reappraisal of serrated colorectal polyps. Am J Surg Pathol 27 : 65-81, 2003.

（长田修一郎，鹤田　修）

2 大肠腺瘤

胃 ➡Ⅰ.194 页　十二 ➡Ⅰ.321 页　小肠 ➡Ⅱ.87 页

大肠腺瘤被归类为上皮性肿瘤,《大肠处理规约（第 8 版）》中，分为：①管状腺瘤；②管状绒毛状腺瘤；③绒毛状腺瘤；④锯齿状腺瘤。最近作为此类疾病的锯齿状腺瘤 [sessile serrated adenoma/polyp（SSA/P）] 备受注目，这里主要介绍①～③类。

肉眼区别腺瘤和癌很困难。腺瘤性病变的肉眼分类适用于《大肠癌处理规约》的早期癌（浅表型）的亚分类（图❶）。隆起型（0-Ⅰ），细分为 0-Ip、0-Isp、0-Is。表浅型（0-Ⅱ）型与早期胃癌相同，细分为 0-Ⅱa、0-Ⅱb、0-Ⅱc。因为大肠内不存在Ⅲ型早期癌，在此省略。含有两种分型的肿瘤，优先记载面积大的病变，用“+”连接（例如：Ⅱc＋Ⅱa)。另外，早期大肠癌以腺瘤及增生成分居多，在肉眼进行大体分型时，可不考虑病变性质，即不考虑病变是否为癌/非癌、肿瘤/非肿瘤。并且 0 型是小病变的较多，需通过送气使肠壁完全伸展后在内镜下观察。为了进行凹凸的评价，喷洒靛胭脂比较好。

另外，通过放大内镜进行 pit pattern 诊断或通过 NBI/BLI，使用图像强调观察（image enhanced endoscopy，IEE)，鉴别腺瘤和癌是有可能的。

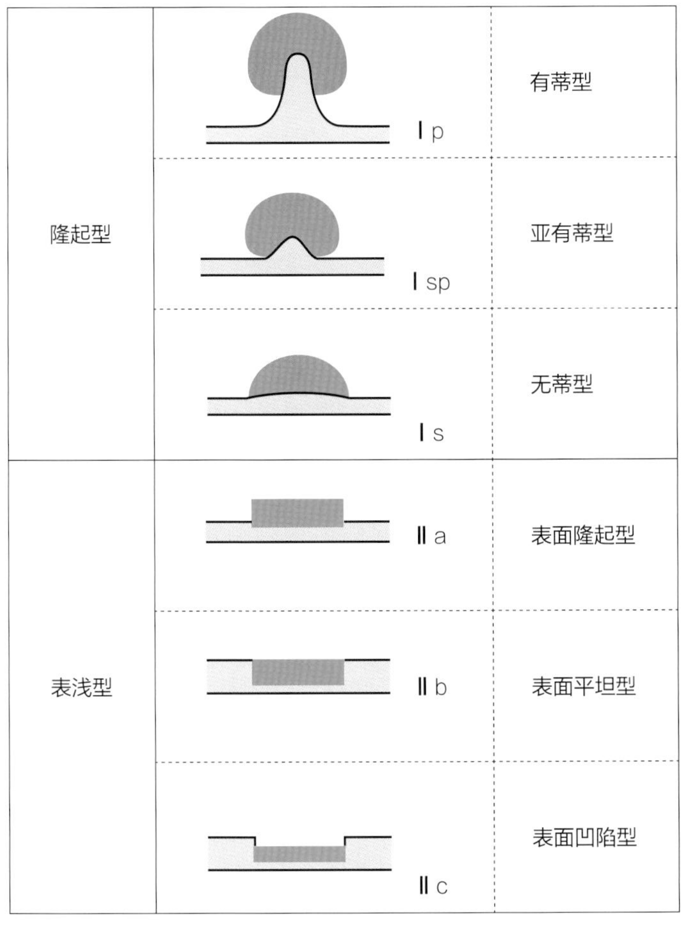

❶ 肉眼型分类：0 型（表浅型）的亚分类
0 型是浸润 M、SM（Tis，T1）的癌，通常考虑为早期癌，腺瘤的肉眼分类也适用于早期癌的亚分类。

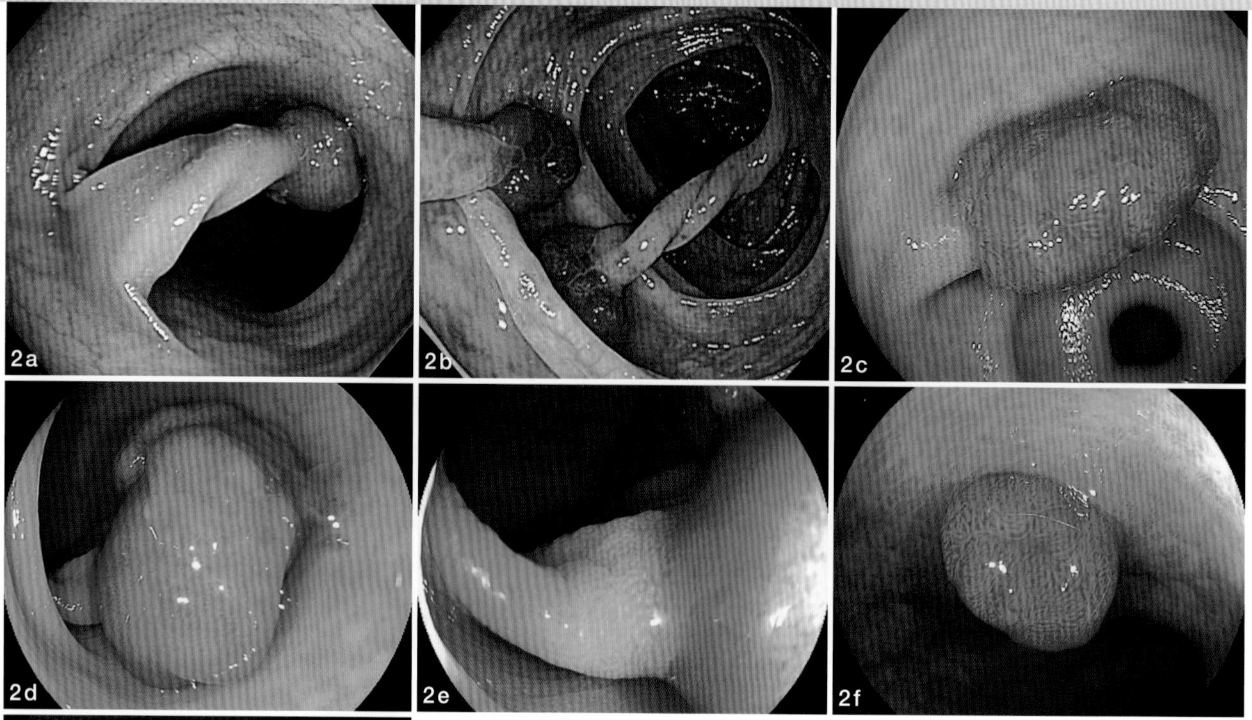

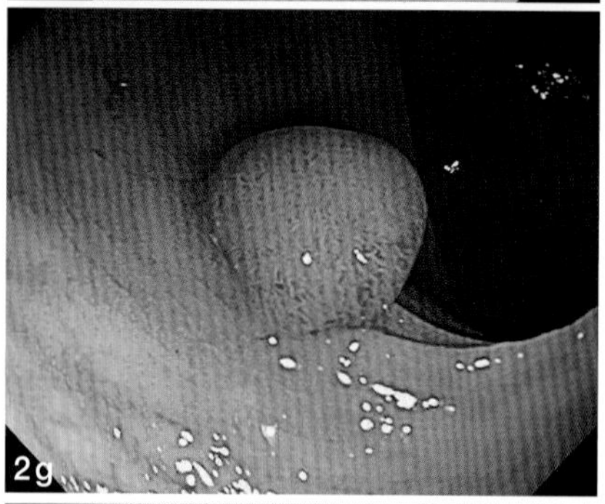

❷ 隆起型（0-Ⅰ）腺瘤

a，b：伴有典型蒂（stalk）的有蒂性病变。

c：亚有蒂型病变（0-Ⅰsp）黏膜的蠕动牵拉形成假蒂（pseudo-stalk）。要进行肉眼型的判定，通过完全送气使肠壁伸展后评价是很重要的，假蒂随着时间的经过消失得很多。

d，e：亚有蒂型病变（0-Ⅰsp）附着部的黏膜蠕动牵拉形成假蒂。病变的基底部不是蒂，而是蠕动形成弯弯的、伸展的黏膜。

f，g：在肠壁上附着的无蒂型病变（0-Ⅰs）。

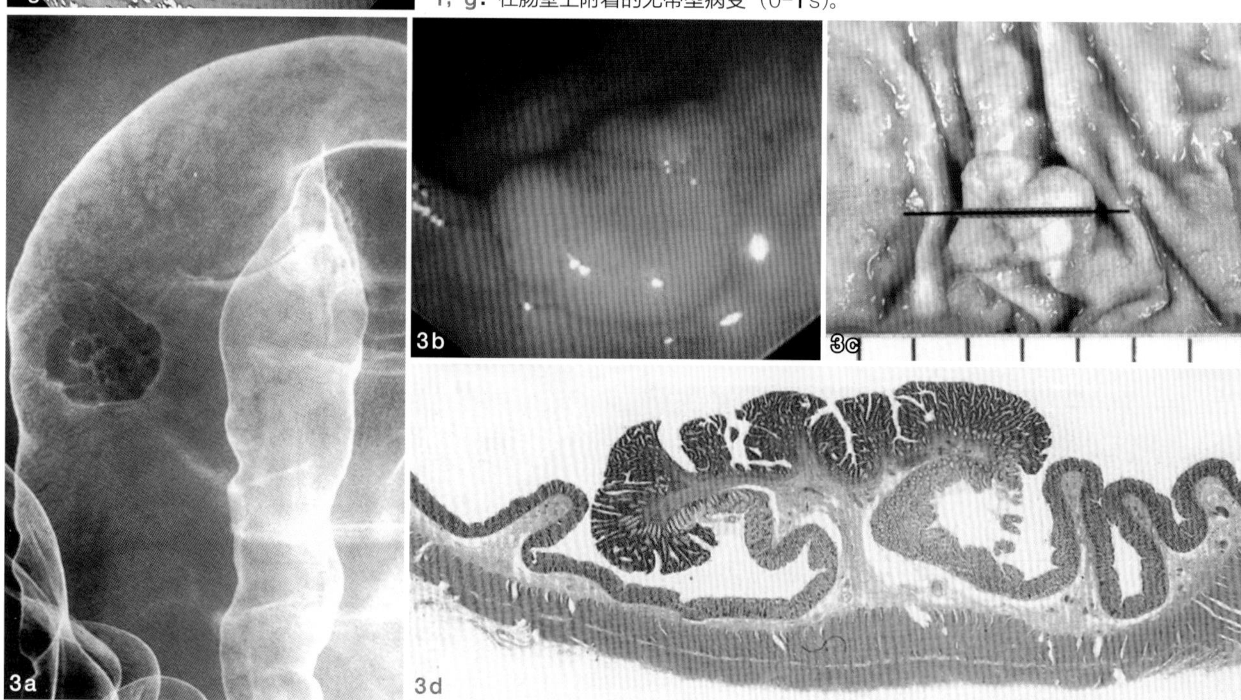

❸ 最大直径 15mm 的无蒂型（Ⅰs）病变

a，b：**灌肠造影（a）及常规内镜所见（b）**是很明显的无蒂型病变。

c：**外科切除标本肉眼所见**　在皱襞上局部存在的病变。如图中实线部分。

d：**病理组织学所见（HE 染色放大图像）**尽管组织学表现为有蒂型病变，是因为组织学处理过程中注水造成的表现，故只根据病理组织学观察来进行病变形态大体分型是不准确的。必须通过内镜观察或切除标本的肉眼观察。

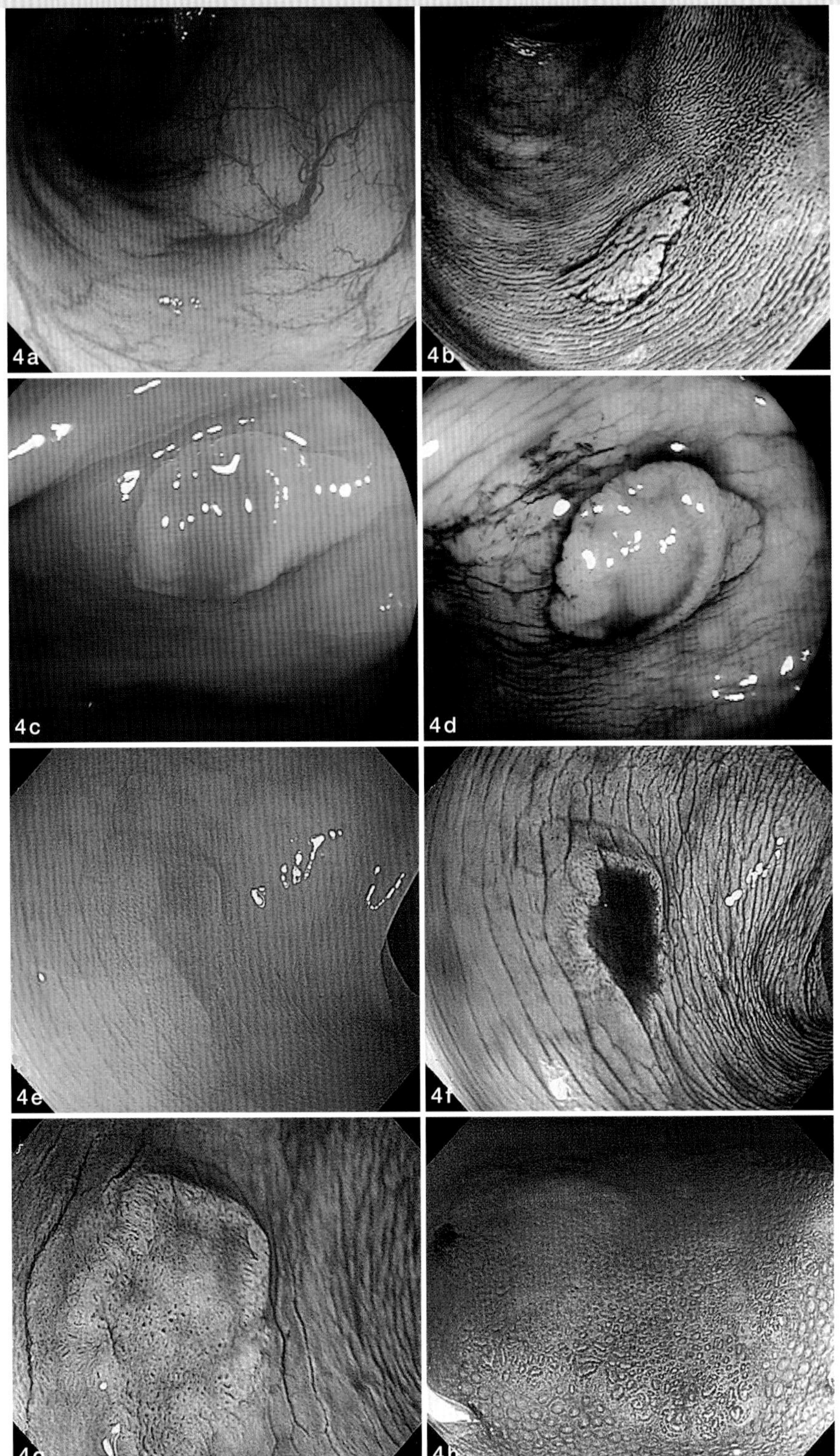

❹ **表面型（0–Ⅱ）腺瘤**

a：**典型的表面隆起型（0–Ⅱa）病变**

b：**同病变的靛胭脂染色图像** 可以确认表面是否凹陷。

c：**复合型（0–Ⅱa＋Ⅱc）病变** 扁平隆起型病变的表面可见发红的凹陷面。

d：**同病变的靛胭脂喷洒图像** 尽管可以确认有凹陷面，但不能看到完整的凹陷边缘，判定为假凹陷。

e：**表面凹陷型（0–Ⅱc）病变** 正常观察下，可见伴有边缘隆起的发红面。

f：**同病变的靛胭脂染色图像** 凹陷面有色素沉积。

g：**除去同病变沉积的靛胭脂的弱放大图像** 小型的椭圆形 pit pattern（Ⅲs）。

h：**同病变的结晶紫染色放大观察图像** Ⅲs 型 pit pattern。

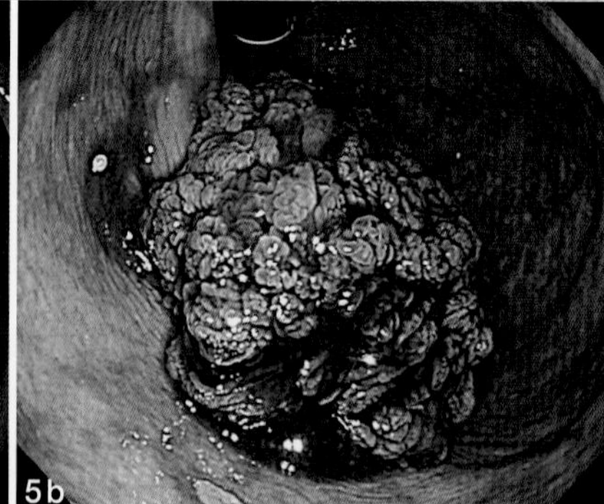

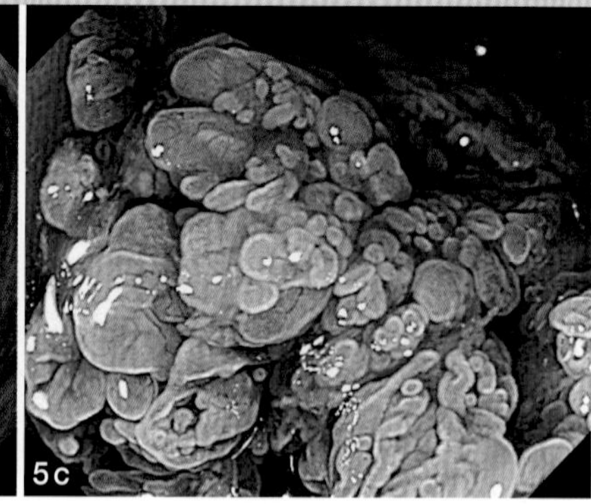

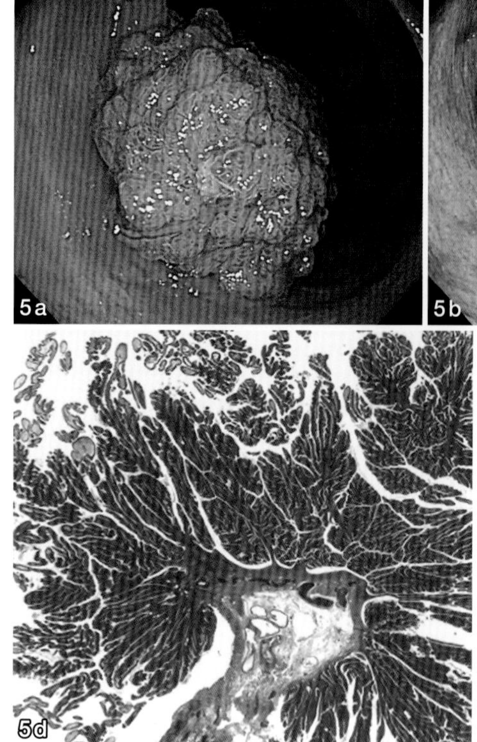

❺ 绒毛状腺瘤

a：**常规内镜所见** 可见呈现绒毛状的亚有蒂型隆起型病变。
b：**同病变的靛胭脂染色所见** 病变表面的黏液附着明显。
c：**同病变的靛胭脂染色放大所见** 可以详细观察到绒毛状结构。
d：**病理组织学所见（HE 染色）** 与绒毛状腺瘤一致。

尽管可以见到组织学上的异型度很低的肿瘤浸润到黏膜下层，大体上仍不能确认为腺癌，与其称作绒毛状腺瘤，villous tumor 则更能准确地表现该类型的肿瘤。世界卫生组织（WHO），在病理组织学上把含 80% 以上的绒毛状类型的大肠肿瘤定义为绒毛状腺瘤，并指出绒毛状腺瘤与其他肿瘤相比，癌变率高。

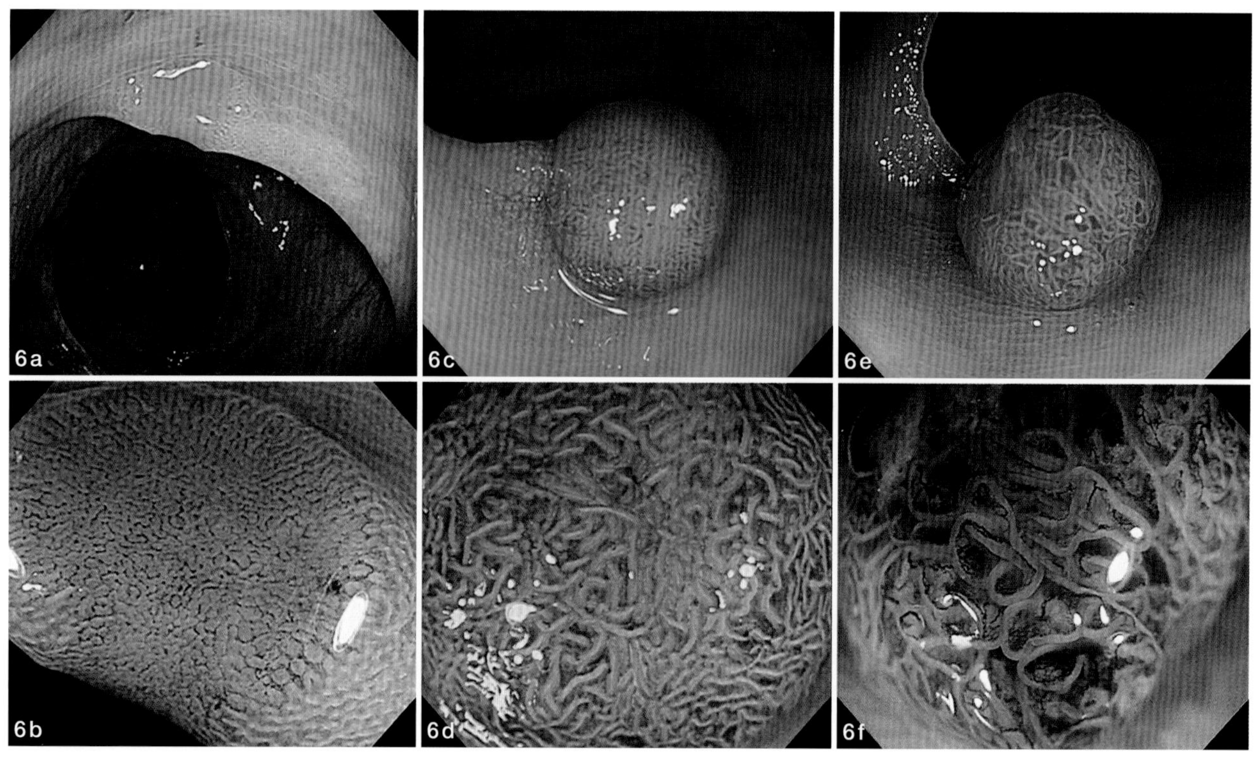

❻ 腺瘤的疾病类型或组织类型在 NBI 放大观察下的不同点

a：**表面凹陷型管状肿瘤的常规内镜所见**
b：**同病变的 NBI 放大观察图像** surface pattern 不明显，可见规则的、微小血管的网状构造，诊断为腺瘤性病变。
c：**无蒂型隆起型管状腺瘤的常规内镜所见**
d：**同病变的 NBI 放大观察图像** 对微小血管较难评估，因为能观察到完整的管状 surface pattern，可诊断为管状腺瘤。
e：**无蒂型隆起型绒毛状腺瘤的常规内镜所见**
f：**同病变的 NBI 放大观察图像** 微小血管结构不完整，因为能观察到完整绒毛状的 surface pattern，可诊断为绒毛状腺瘤。同样，对于大肠肿瘤的 NBI 放大观察，微小血管和 surface pattern 的综合评价是必需的。

参考文献

[1] 大腸癌研究会（編）：大腸癌取扱い規約，第 8 版．金原出版，2013.

[2] Welch JS, et al. : Villous carcinoma of the colon. Dis Colon Rectum 1 : 251–261, 1958.

[3] Hamilton SR, et al. : World Health Organization Classification of Tumors. Pathology and Genetics of Tumors of the Digestive System. IARC Press, Lyon, 2000.

[4] Jackman RJ, et al. : Tumors of the large bowel. WB Saunders, Philadelphia, pp131–145, 1968.

[5] Tanaka S, et al. : Aim to unify the narrow band imaging (NBI) magnifying classification for colorectal tumors: current status in Japan from a summary of the consensus symposium in the 79th annual meeting of the Japan gastroenterological endoscopy society. Dig Endosc 23 : S131–139, 2011.

（田中信治）

大腸

3 锯齿状病变（TSA, SSA/P）

大肠锯齿状病变的历史变迁很混乱，2010 年 WHO 分类提出了呈现锯齿状结构的具有腺瘤性细胞异型性的病变称为 TSA（以前是 serrated adenoma，现在是 traditional serrated adenoma），而有结构异型性的病变称为 SSA/P（sessile serrated adenoma/polyp）。见表 1。

TSA 的发病率在全部息肉中占 1.0% ~ 1.6%，左半结肠多见，形态上以隆起型为主伴有部分平坦的双层隆起型病变，表面构造呈绒毯样或珊瑚状。

SSA/P 主要位于右半结肠，高龄女性多见，发病率为 0.7% ~ 9%。病理诊断有难度，近年来大肠研究会提出了 SSA/P 的病理诊断标准（表 2）。此外，在临床上，伴有黏液附着的淡黄色 ~ 白色的无蒂型病变，放大内镜所见多呈现扩大的Ⅱ型 pit pattern。另外，根据 SSA/P 遗传学的研究，该病考虑为 MSI 阳性的大肠癌的癌前病变，因此得到关注。

表 1　2010 WHO 分类

1. Hyperplastic polyp
   - Microvesicular (MVHP)
   - Goblet-cell rich (GCHP)
   - Mucin-poor (MPHP)
2. Traditional serrated adenoma (TSA)
3. Sessile serrated adenoma/polyp (SSA/P)
4. SSA/P with cytological dysplasia

表 2　SSA/P 病理诊断标准（大肠癌研究会）

- 腺管扩张像
- 腺管分支像
- 腺底部水平方向的扩张像

具备两种以上所见，在病变整体占 10% 以上就可以诊断为 SSA/P

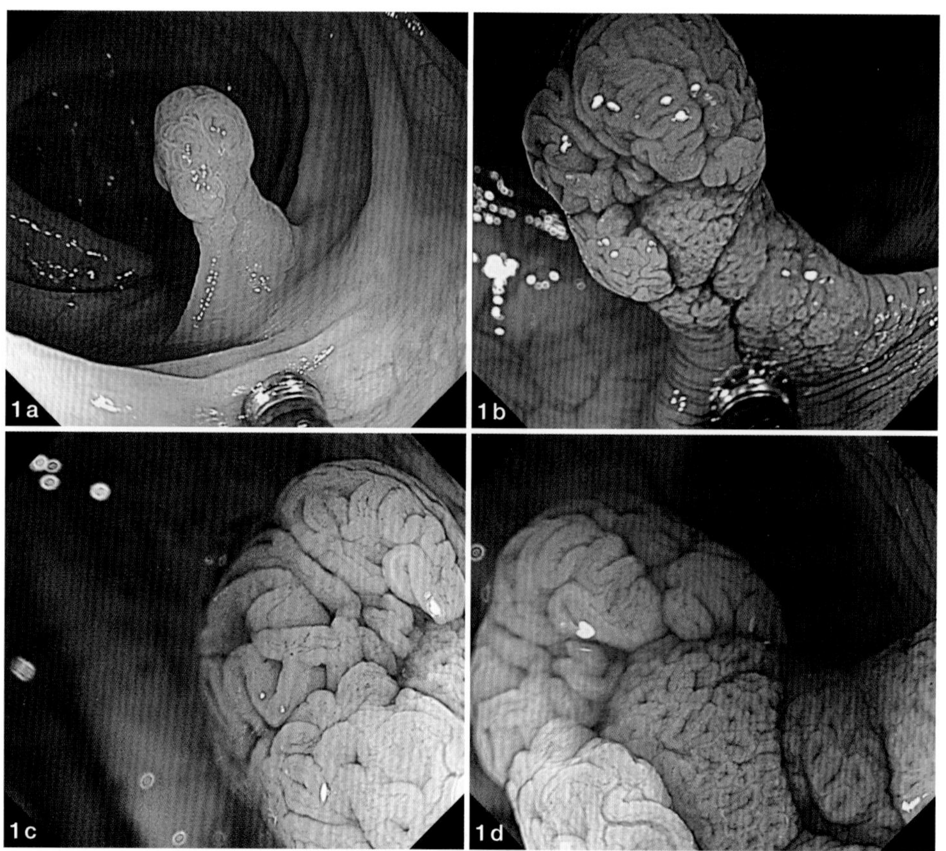

❶ [病例 1] 30 余岁男性，TSA

a：常规内镜所见　横结肠可见肿瘤直径约 11 mm 的有蒂型病变（Ⅰp）。

b ~ d：靛胭脂染色放大内镜所见　病变是由两种 pit pattern 构成（**b**），头部为Ⅳ型 pit pattern，窝间部可见有细微的颗粒状，提示为锯齿状改变（**c**）。蒂部的平坦部分腺管开口部无扩大，呈星芒状，是典型的Ⅱ型 pit pattern（**d**）。

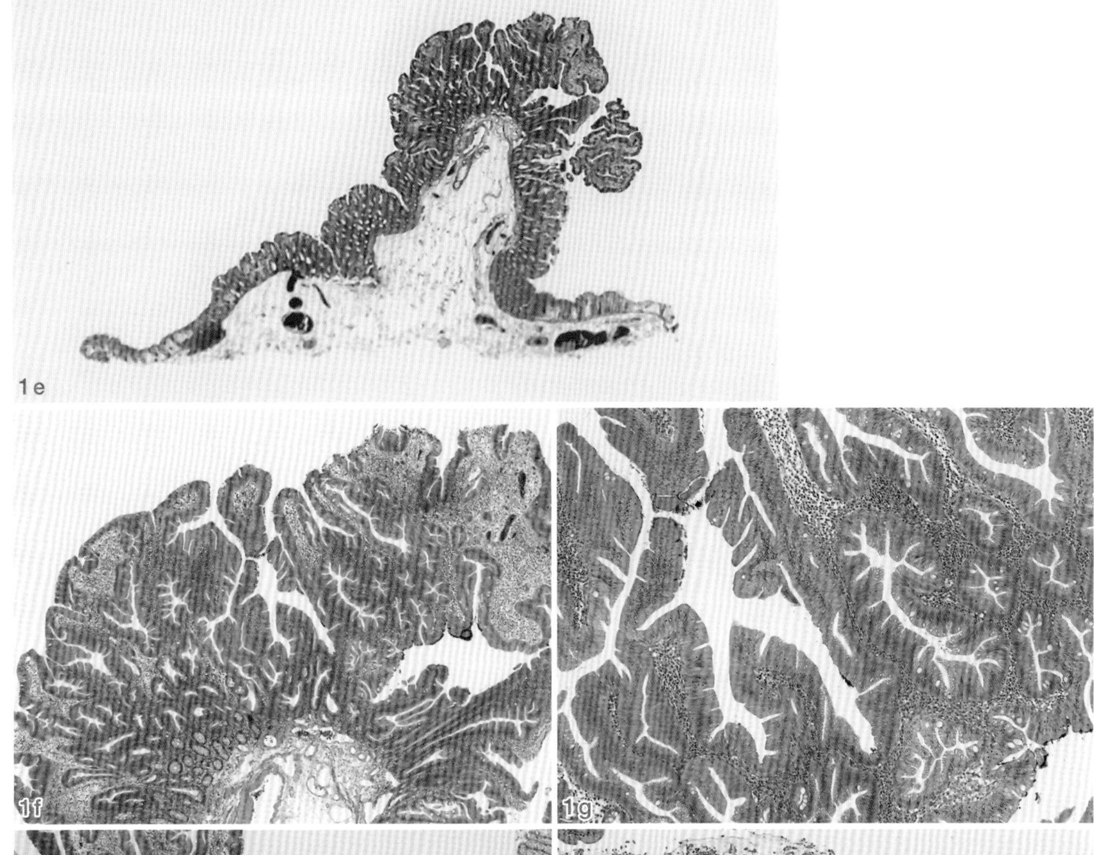

e ~ i：病理组织学所见 低倍镜可见有黏膜肌的隆起型病变，顶部黏膜增厚（**e**）。顶部可见嗜酸性乳头状增生的细胞，可见腺管出芽，是典型的 TSA（**f，g**）。蒂部平坦的部分杯状细胞轻度增生，可见出芽，诊断为 TSA（**h，i**），基因检测 *BRAF*，*k-ras* 基因无突变。

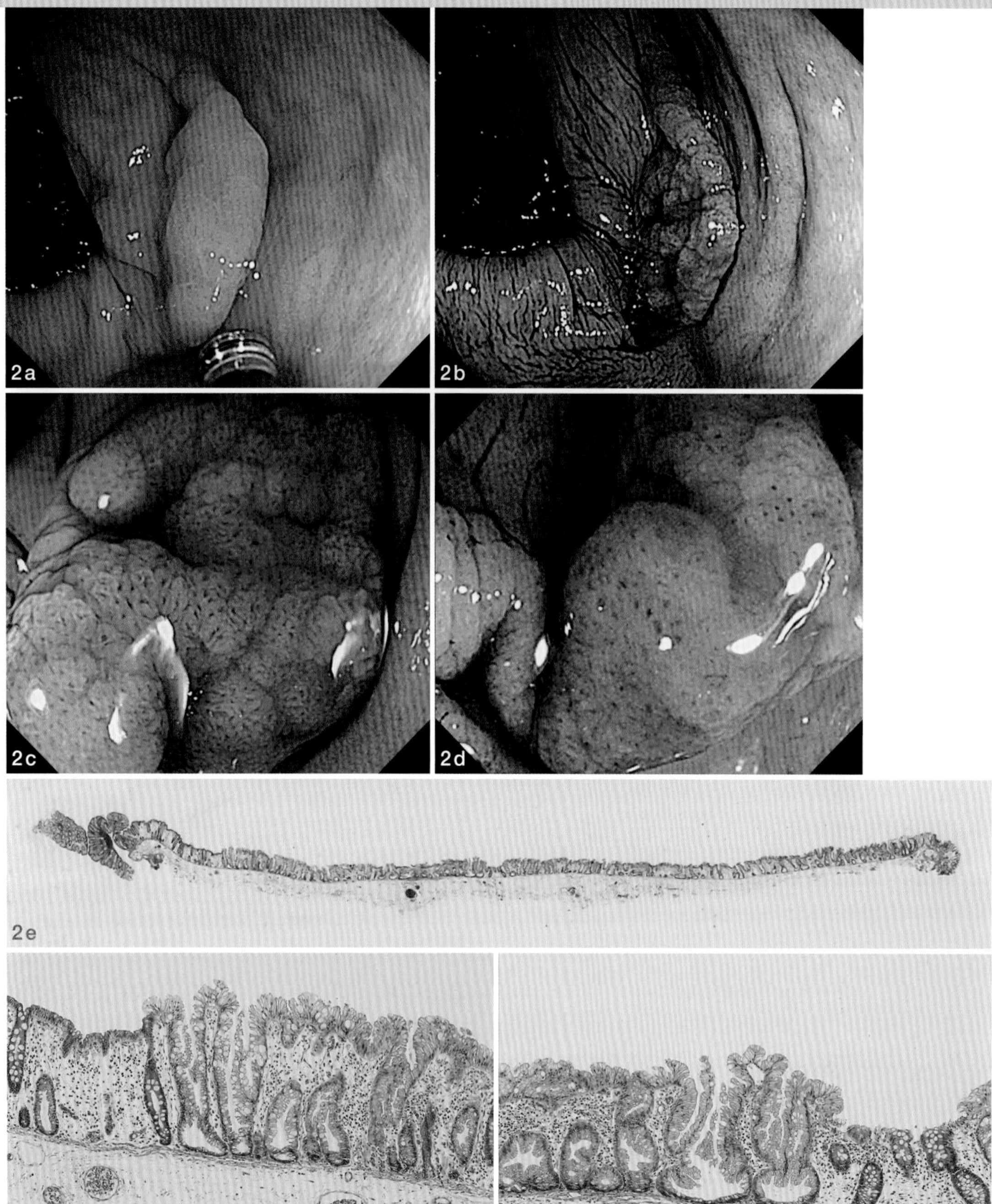

❷［病例 2］80 余岁女性，SSA/P

a：常规内镜所见 升结肠可见白色的直径约 16mm 的无蒂型病变（LST-NG-flat）。

b：靛胭脂染色内镜所见 病变范围清晰，冲水后仍见黏液附着。

c，d：同部位放大内镜所见 黏液附着部分为Ⅱ型 pit pattern。

e ~ g：病理组织学所见 病变无凹凸不平，为均一平坦的病变，黏膜肌完整（e）。腺管底部有靴状的倒 T 字状扩张，可见腺管扭曲和蛇形分支诊断为 SSA/P（f，g）。基因检测显示 *BRAF* 突变阳性，高 CpG 岛甲基化现象（CIMP-high）。

参考文献

[1] Torlakovic EE, et al. : Morphologic reappraisal of serrated colorectal polyps. Am J Surg Pathol 27 : 65-81, 2003.

[2] Leggett B, et al. : Role of serrated pathway in colorectal cancer pathogenesis. Gastroenterology 138 : 2088-2100, 2010.

[3] 八尾隆史，他：大腸 SSA/P の病理組織学的特徴と診断基準. 胃と腸 46：442-448, 2011.

[4] Kimura T, et al. : A novel pit pattern identifies the precursor of colorectal cancer derived from sessile serrated adenoma. Am J Gastroenterology 107 : 460-469, 2012.

[5] Jass JR : Serrated route to colorectal cancer : back street or super highway? J Pathol 193 : 283-285, 2001.

（山野泰穂）

4 侧向发育型大肠肿瘤（LST）

肉眼观察向侧面发育的肿瘤，直径在 10mm 以上的病变，定义为侧向发育型大肠肿瘤（laterally spreading tumor，LST），在发育形态分类上属于平坦型。关于分类，在日本现在命名经常用 Nickname 处理，使病变的肉眼形态以及发育进展让人很容易记起。不只是日本，欧美和其他国家也广泛应用。LST 大体上分为颗粒型（granular type，LST-G）和非颗粒型（non-granular type，LST-NG）。前者分为颗粒均一型 [homogeneous type，LST-G（Homo）] 和结节混合型 [nodular mixed type，LST-G（Mix）]，后者分为平坦隆起型 [flat-elevated type，LST-NG（F）] 和假凹陷型 [pseudo-depressed type，LST-NG（PD）]。不同类型在临床病理学上都有其特征，治疗方法的选择很重要。

每种类型在病理学上有各自的特征。LST-G（Homo）和 LST-NG（F）的癌变率在 40% 以下，LST-G（Mix）和 LST-NG（PD）的癌变率在 75% 左右，具有较高癌变倾向（表 1）。LST-G（Homo）的癌变率与肿瘤直径没有关系，SM（T1）癌变率在 1% 以下，LST-G（Mix）的 SM 癌变率在 22%（表 2），除了浸润深度的诊断外，粗大结节的有无也很重要。LST-NG（PD）的癌变率占 40% 以上，超过 30mm 的半数以上属于 SM 癌（表 2），在进行内镜治疗时正确诊断很重要。

表1 LST 亚分类的病理学特征

	大肠腺瘤	M 癌	SM 癌	合计
LST-G（Homo）	64.1%（287/448）	35.0%（157/448）	0.9%（4/448）	448
LST-G（Mix）	26.2%（75/286）	51.7%（148/286）	22.0%（63/286）	286
LST-NG（F）	60.2%（377/626）	28.9%（181/626）	10.9%（68/626）	626
LST-NG（PD）	23.2%（42/181）	33.7%（61/181）	43.1%（78/181）	181
合计	50.7%（781/1 541）	35.5%（547/1 541）	13.8%（213/1 541）	1 541

表2 LST 亚分类：肿瘤直径大小与 SM 癌发生率关系

	10～19 mm	20～29 mm	30 mm～	合计
LST-G（Homo）	0（0/164）	1%（1/127）	1.9%（3/157）	0.9%（4/448）
LST-G（Mix）	11.4%（5/44）	18.2%（14/77）	26.7%（44/165）	22.0%（63/286）
LST-NG（F）	5.9%（22/372）	14.1%（23/163）	25.3%（23/91）	10.9%（68/626）
LST-NG（PD）	31.2%（24/77）	45.9%（34/74）	66.7%（20/30）	43.1%（78/181）

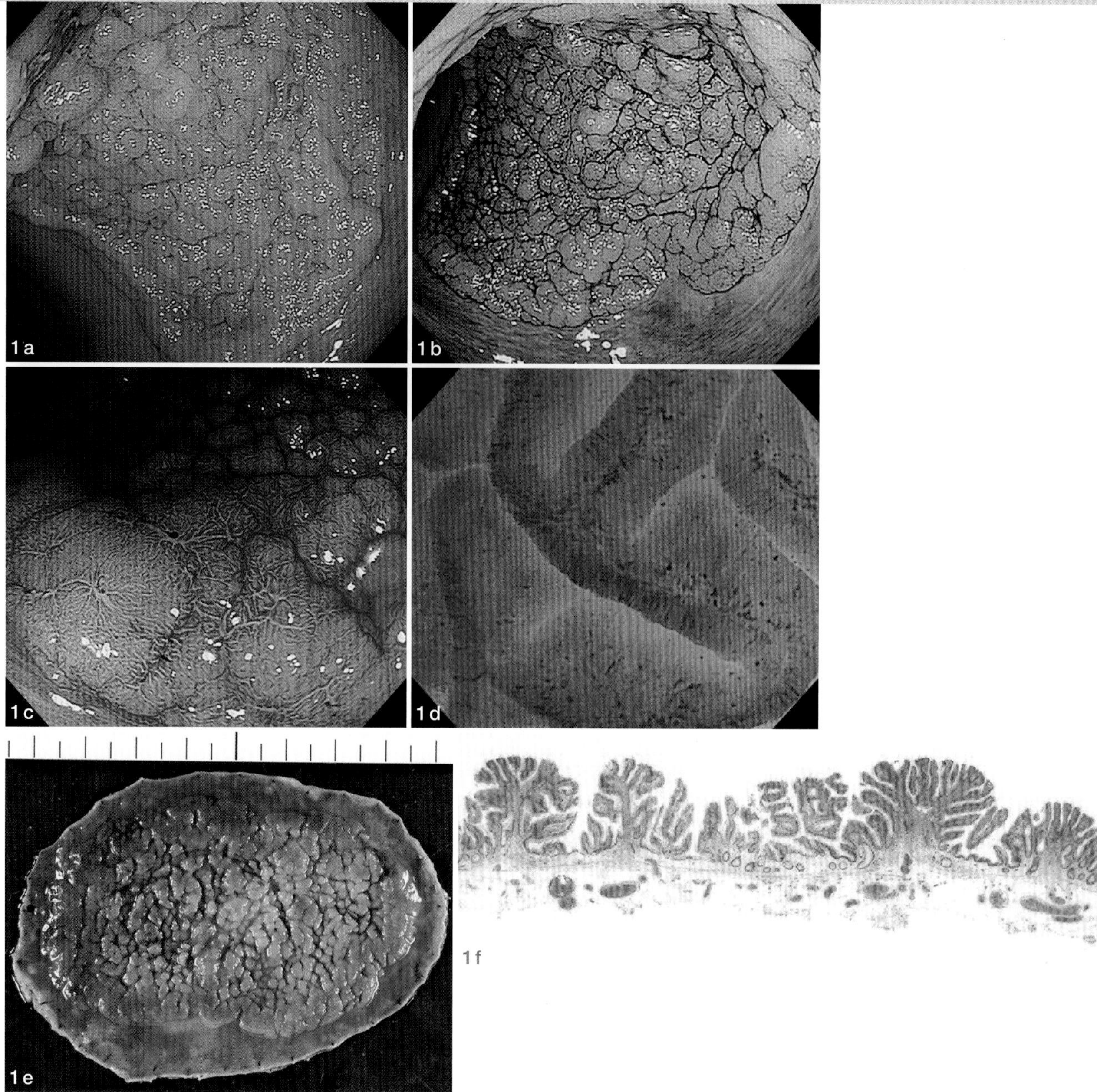

❶ [病例 1] 80 余岁男性，LST 颗粒均一型 [LST-G (Homo)]

a: 结肠镜所见（常规观察） 占直肠的 3/4 环周，确认为 LST。

b: 靛胭脂染色所见 病变均由均一的颗粒构成，诊断为 LST-G（Homo）。

c: 结晶紫染色所见 Ⅳ型 pit pattern 和 $Ⅲ_L$ 型 pit pattern。

d: 放大内镜所见 梭状的腺腔和纺锤形的核（EC2：相当于腺瘤的观察）。

e: 切除标本肉眼所见 通过以上特征诊断为腺瘤，实施了内镜下切除。

f: 病理组织学所见 组织学上是扁平隆起型发育的管状腺瘤，一部分伴随异型结构，未见明显的恶性特征，可见中等程度的异型管状腺瘤。

最终病理诊断： tubular adenoma, low to high grade, HM0, VM0。

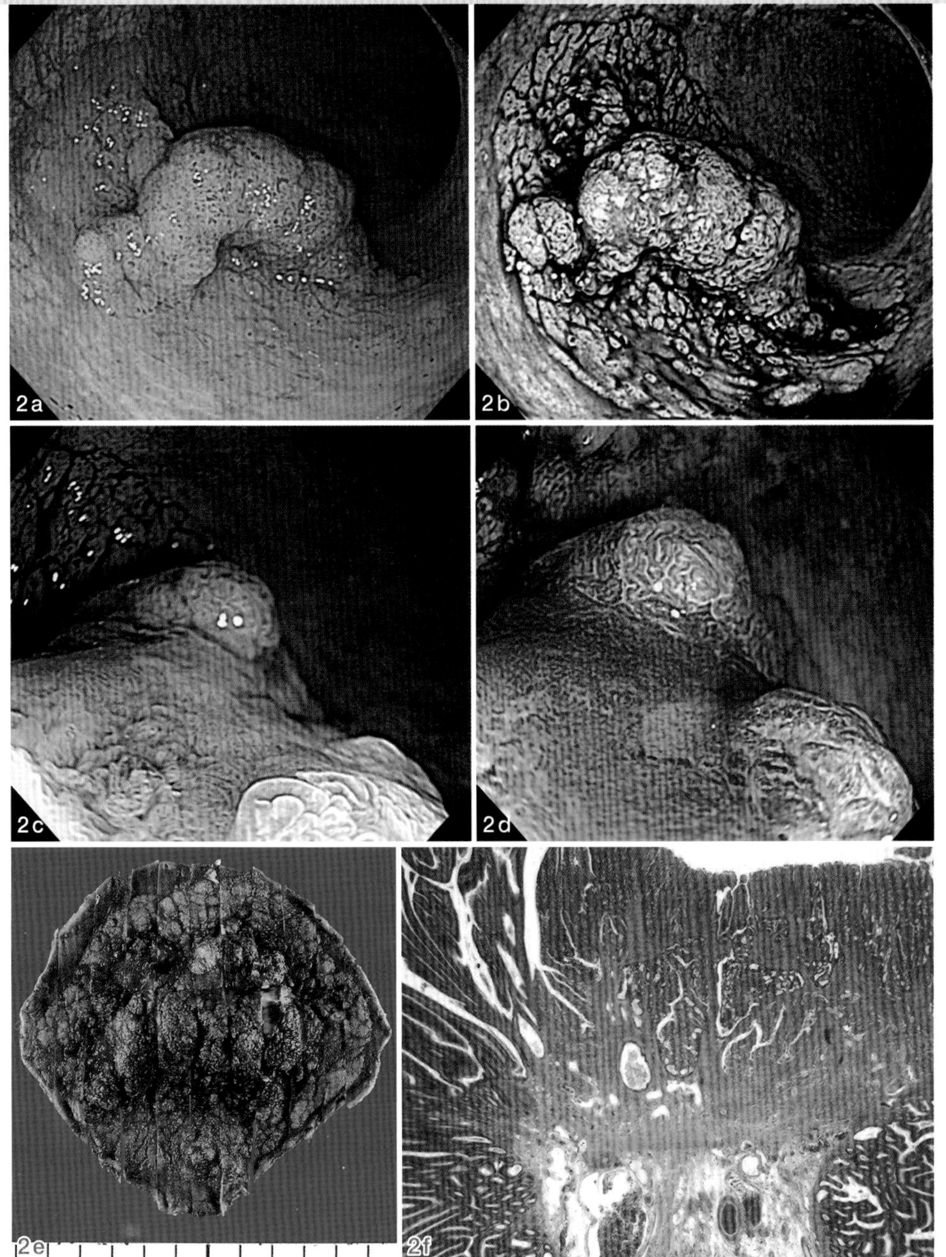

❷ [病例 2] 60 余岁男性，LST 结节混合型 [LST-G (Mix)]

a：结肠镜所见（常规观察） 直肠下部可见约 45mm 大小的伴有轻度发红的隆起型病变。

b：靛胭脂染色所见 以粗大结节为中心，周围可见低颗粒集中，诊断为 [LST-G (Mix)]。

c，d：结晶紫染色所见 主体是 IV 型 pit pattern，粗大结节凹陷部的 pit 边缘不整，内腔狭小，呈现 V$_{I}$ 型，诊断为高度不完整的 pit pattern。

e：切除标本肉眼所见 通过以上特征，诊断为 SM 癌的深度浸润，结合发病部位等综合判断后，优先实施了内镜下切除。

f：病理组织学所见 组织学上过半为腺瘤，可见以结节顶部为中心的高度异型的腺癌。

最终病理诊断： adenocarcinoma (tub1) in adenoma, pT1b (SM 3 600 μm), ly1, v0, HM0, VM0。

大肠

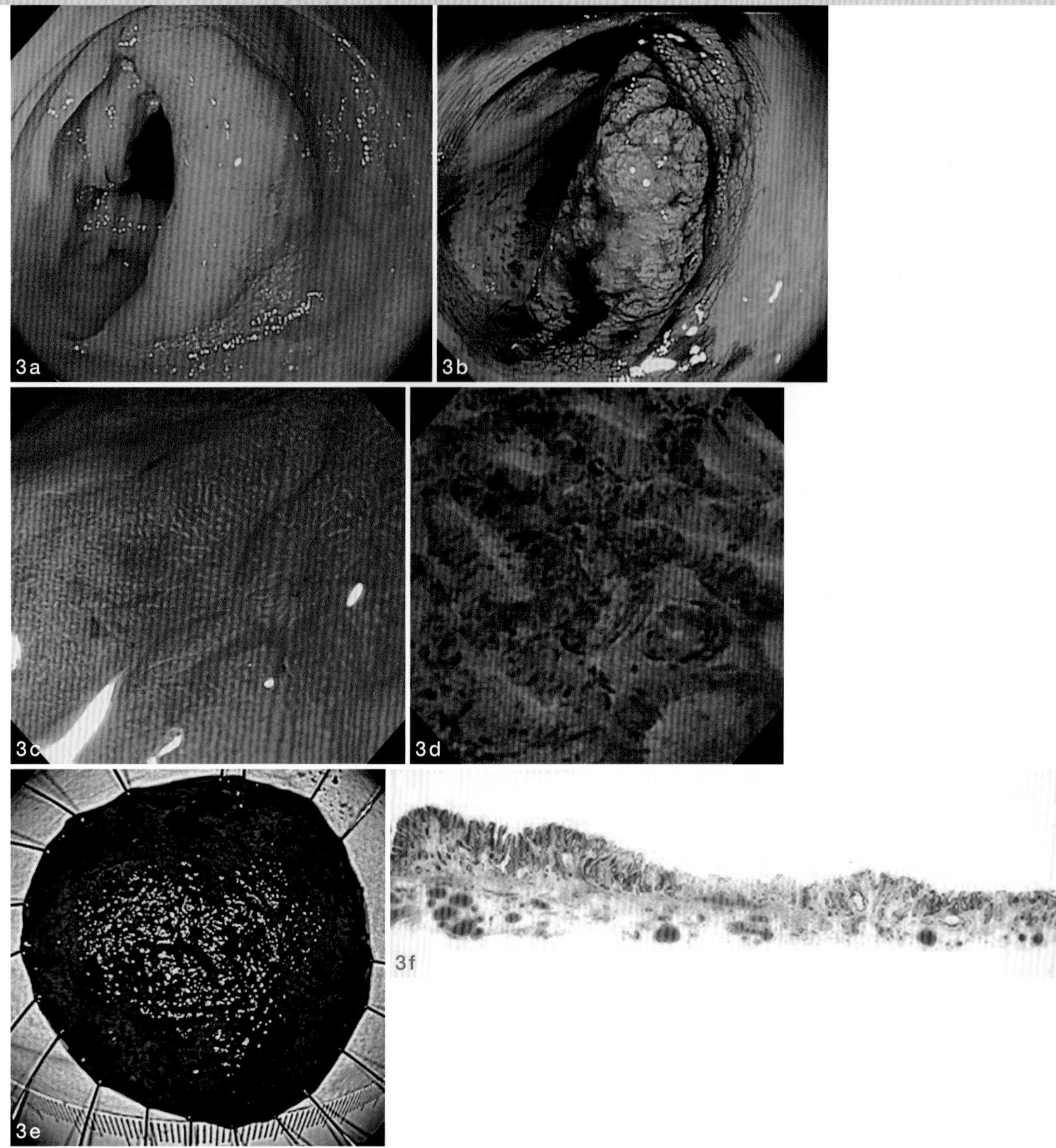

❸［病例 3］60 余岁女性，LST 平坦隆起型［LST-NG（F）］

a：结肠镜所见（常规图像） 脾曲处有一直径约 35mm 平坦发红病变。
b：靛胭脂染色所见 为厚且平坦的病变，未见假凹陷，诊断为［LST-NG（F）］。
c：结晶紫染色所见 $Ⅲ_L$ 型 pit pattern 。
d：放大内镜所见 略微扩张、不完整的腺管和一部分肿大的核（EC3a：疑是黏膜内癌）。
e：切除标本所见 通过以上特征考虑为黏膜内癌，实施了内镜下切除术。
f：病理组织学所见 整体上以细胞异型的略微明显的管状腺瘤为背景，散在高分化腺癌细胞，考虑为腺瘤内癌。
最终病理诊断： adenocarcinoma（tub1）in adenoma, pTis（M）, ly0, v0, HM0, VM0。

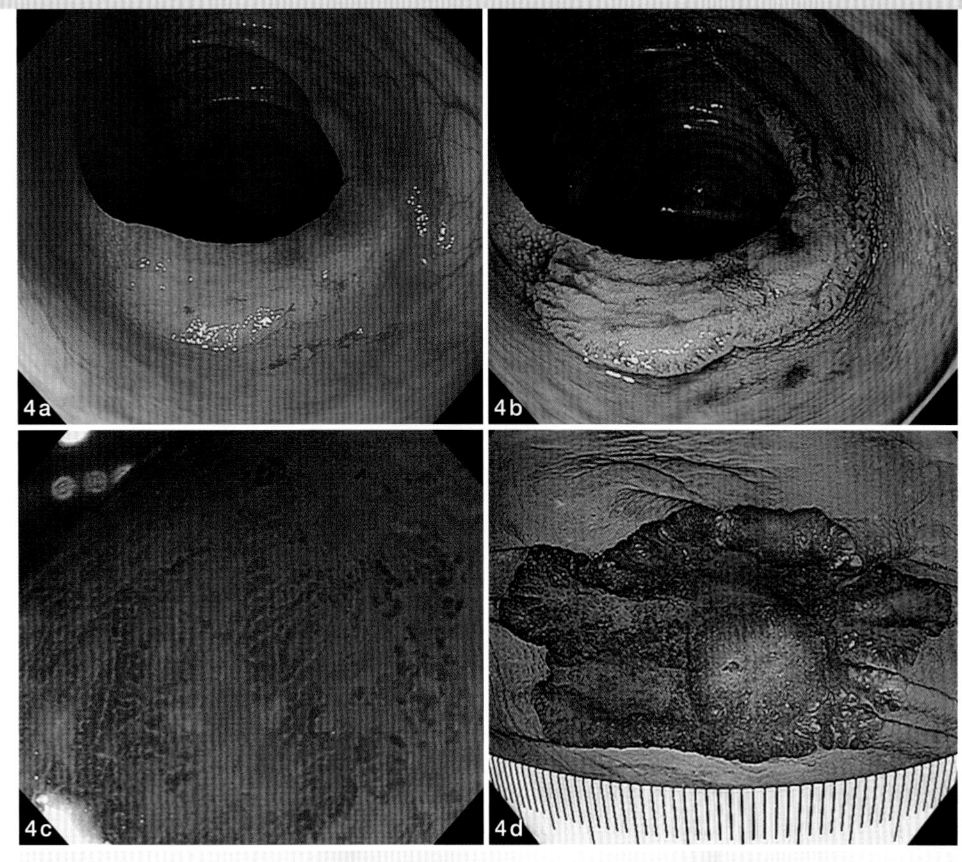

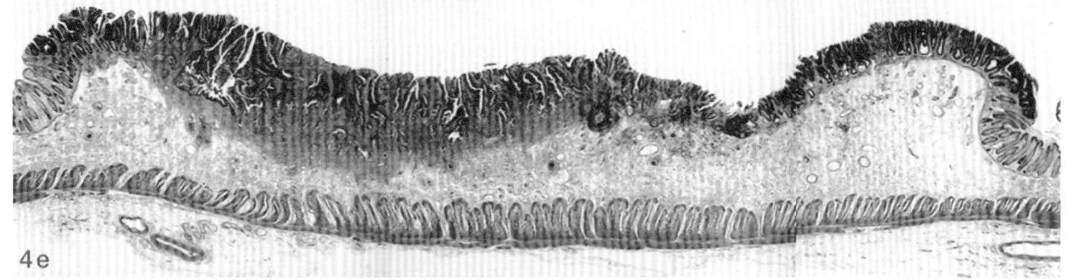

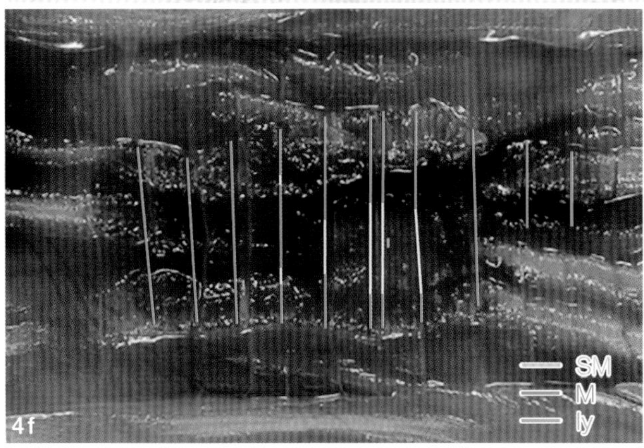

❹[病例 4] 60 余岁女性，LST 假凹陷型 [LST-NG (PD)]

a：结肠镜所见（常规观察） 在横结肠处可见直径约 35mm，周围伴有白斑的红色平坦型病变。

b：靛胭脂染色所见 病变边缘呈花瓣状，病变内部呈现假凹陷，伴有一部分隆起，综合以上特征诊断为 [LST-NG (PD)]。

c：结晶紫染色所见 假凹陷的隆起部位，呈现 V_I，pit 的内腔狭小，边缘不完整，可见高度不完整的 pit pattern，可见一部分无构造领域（V_N 型 pit pattern）。

d：切除标本所见 综合以上特征疑是 SM 深部浸润，实施了外科手术切除。

e：病理组织学所见 高分化型腺癌已经向黏膜内浸润。在内镜观察下，可见隆起部位被 SM 癌深度浸润，之前进展的部分可见中分化型腺癌。

f：绘图所见 病理组织学上可见多中心性，黏膜下层呈现微小浸润。

最终病理诊断： adenocarcinoma (tub1 > tub2) , pT1b (SM 2 375 μm) , ly1, v0, N0。

参考文献

[1] Kudo SE, et al.: Endoscopic diagnosis and treatment of early colorectal cancer. World J Surg 21 : 694–701, 1997.

[2] 倉橋利徳，他：成因と分類— LST (laterally spreading tumor) の最新知見．診断と治療 90 : 1745–1749, 2002.

[3] 工藤進英，他：いわゆる側方発育型大腸腫瘍の定義の歴史．胃と腸 40 : 1721–1725, 2005.

[4] 工藤進英，他：右側大腸に好発する腫瘍の内視鏡的特徴．胃と腸 47：1965–1973, 2012.

[5] Kudo SE, et al. : Diagnosis of colorectal lesions with a novel endocytoscopic classification — a pilot study. Endoscopy 43 : 869–875, 2011.

（工藤进英，丰嶋直也）

5 幼年性息肉

主要发生在儿童（3～5岁），有时发生在成人的非肿瘤性息肉，多发于直肠、乙状结肠，通常为单发，罕见多发。大小为1厘米至数厘米，小的息肉呈亚蒂型，较大的息肉有蒂的较多。有时表现为大便滴血或潜血阳性，息肉有时可从肛门脱出或通过排泄自然脱落。

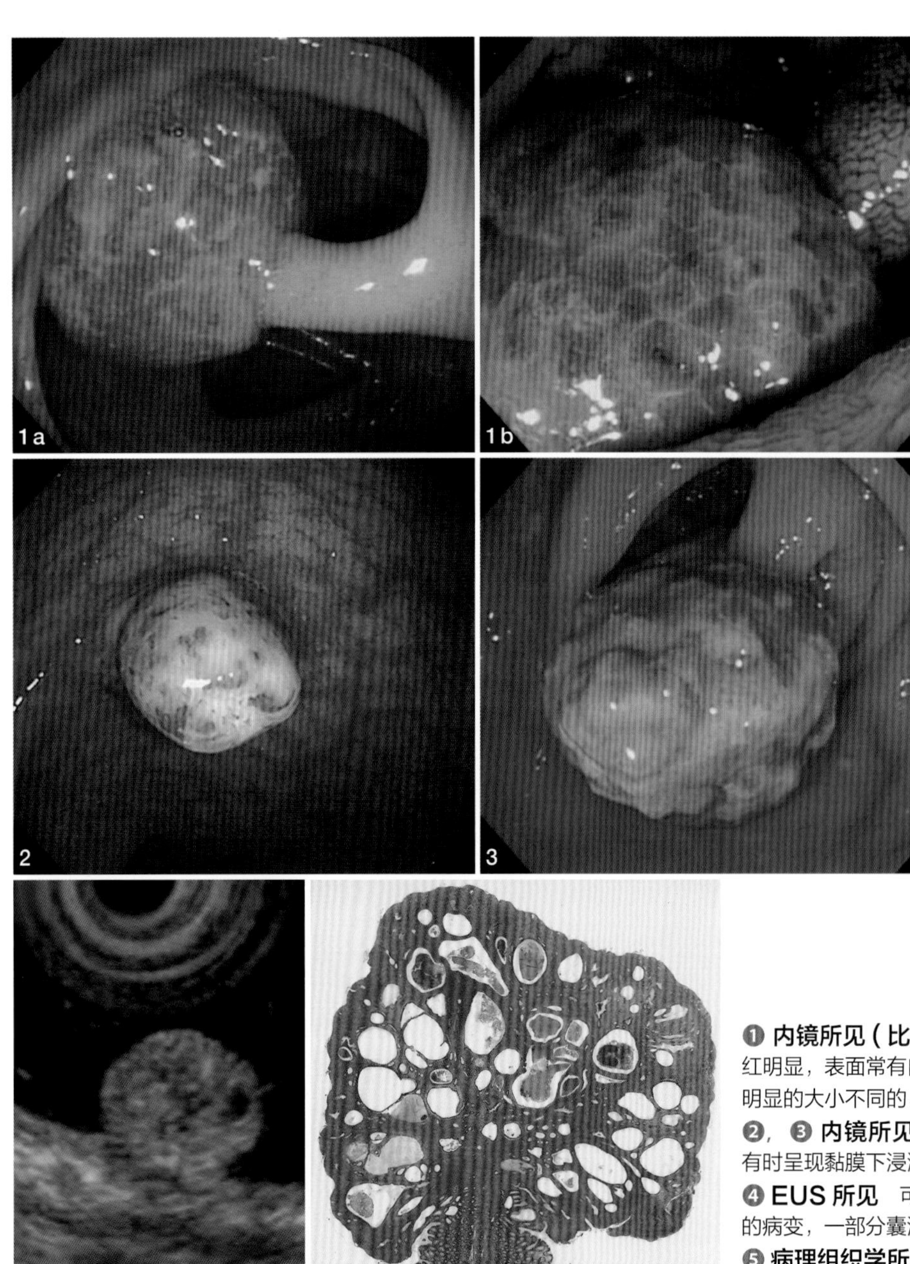

❶ **内镜所见（比较典型病例）** 常规观察下，有蒂，发红明显，表面常有白苔和黏液附着(a)。放大观察下，可见明显的大小不同的、椭圆形的Ⅰ型pit(b)。

❷，❸ **内镜所见** 病变全部被覆白苔（❷），糜烂明显，有时呈现黏膜下浸润癌状的凹凸不平（❸）。

❹ **EUS所见** 可见局限在第1、第2层的不均一低回声的病变，一部分囊泡状扩张的腺管，部分无回声。

❺ **病理组织学所见**（和❶是同一病例）特征如下：异型的，缺乏腺管的囊泡状扩张，缺乏黏膜肌层，间质水肿，炎性细胞浸润和毛细血管的增生扩张。

参考文献

[1] 千野晶子，他：若年性ポリープ·ポリポーシス．日臨（別冊）消化管症候群（下）：221-223, 2009.

[2] 小林清典，他：大腸ポリープの内視鏡的鑑別診断—通常観察の限界と拡大観察の利点．消内視鏡 17：1163-1171, 2005.

[3] 斎藤彰一，他：若年性ポリープ（juvenile polyp）．早期大腸癌 10：267-271, 2006.

（小林广幸，臧原晃一）

6 Peutz-Jeghers 息肉

Peutz-Jeghers 息肉是由消化道的黏膜肌层增生和无异型的腺管增生形成，皮肤、口唇黏膜色素沉淀，有或无消化道息肉家族史的这类息肉称作 Peutz-Jeghers 息肉。多见于大肠，腺管引起黏膜下层的假浸润，有时被误诊为癌。小型的病变是从无蒂型到亚有蒂型，大型的病变是有蒂型的，头部多显示粗大的分支，黏膜表面发红较多，可以观察到Ⅱ型 pit。

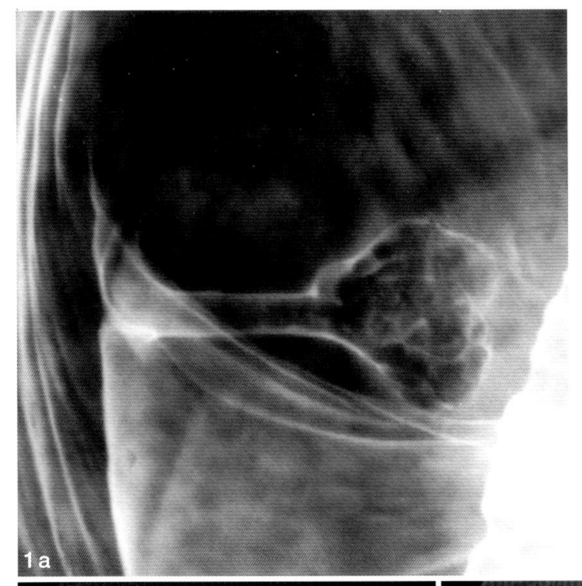

❶ [病例 1] 70 余岁男性

a：**灌肠 X 线所见**　在直肠乙状结肠部可见头部直径约 10mm 的长蒂型息肉。头部表面可见结节状的粗大分支。

b ~ d：**内镜所见**　直肠乙状结肠部可见有长蒂型息肉，头部发红，有轻度分支，头部表面有黏液附着，有光泽，观察到Ⅱ型 pit。

e：**切除标本放大所见**　可见无异型的腺管增生和黏膜肌层增生。

f：**病理组织学所见**　显示腺上皮增生，未见锯齿状变化，未见腺体结构紊乱和细胞异型，可见黏膜肌层的增生。

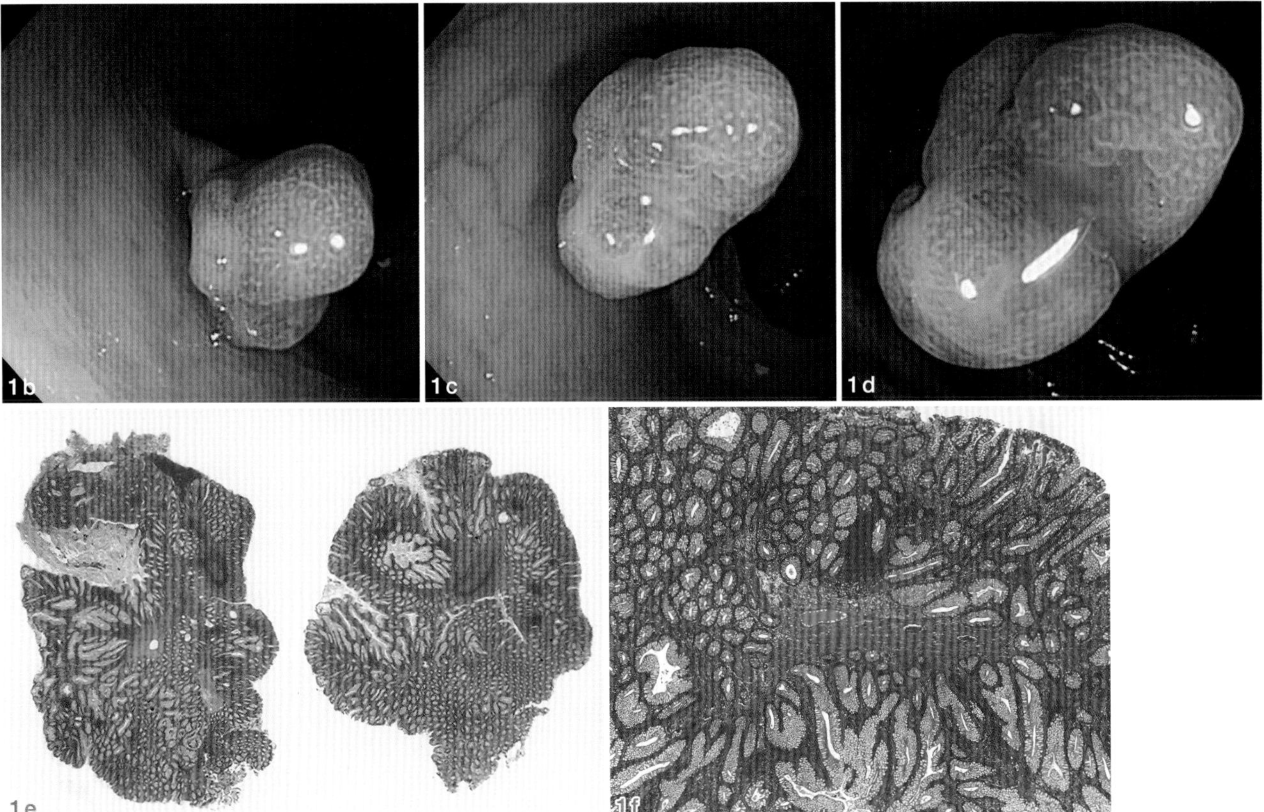

参考文献

[1] 山中賢治，他：横行結腸にみられた不完全型 Peutz–Jeghers 症候群の 1 例．胃と腸 26：1173–1176, 1991.

[2] 武藤徹一郎：Peutz–Jeghers 型ポリープ．胃と腸 31：410, 1996.

（清水诚治）

7 结肠黏膜-黏膜下拉长型息肉

十二 ➡ Ⅰ. 326 页 小肠 ➡ Ⅱ. 88 页

结肠黏膜-黏膜下拉长型息肉是由黏膜、黏膜肌层、黏膜下层构成的细长有蒂型的大肠息肉，是 1994 年由真武提出的概念，以前在组织学上分类十分困难，发病原因不明。黏膜下层呈局限性水肿，由于肠蠕动亢进或肠道内压增加，有伸长的可能。全结肠均可见，通常呈单发性。

内镜检查的形态学特征如下：表面由正常黏膜覆盖，是细长的有蒂型病变，呈蚯蚓状或细绳状或棍棒状的形态，表面发红，伴有糜烂，呈现脑回状或小结节状。

病理组织学上的特征如下：黏膜或黏膜肌层无异型增生，除糜烂以外未在黏膜内见到慢性炎症。黏膜下层呈水肿状，疏松结缔组织或纤维化或者两者都有，扩张的血管或淋巴管多伴有肌纤维。未见正常的固有肌层。

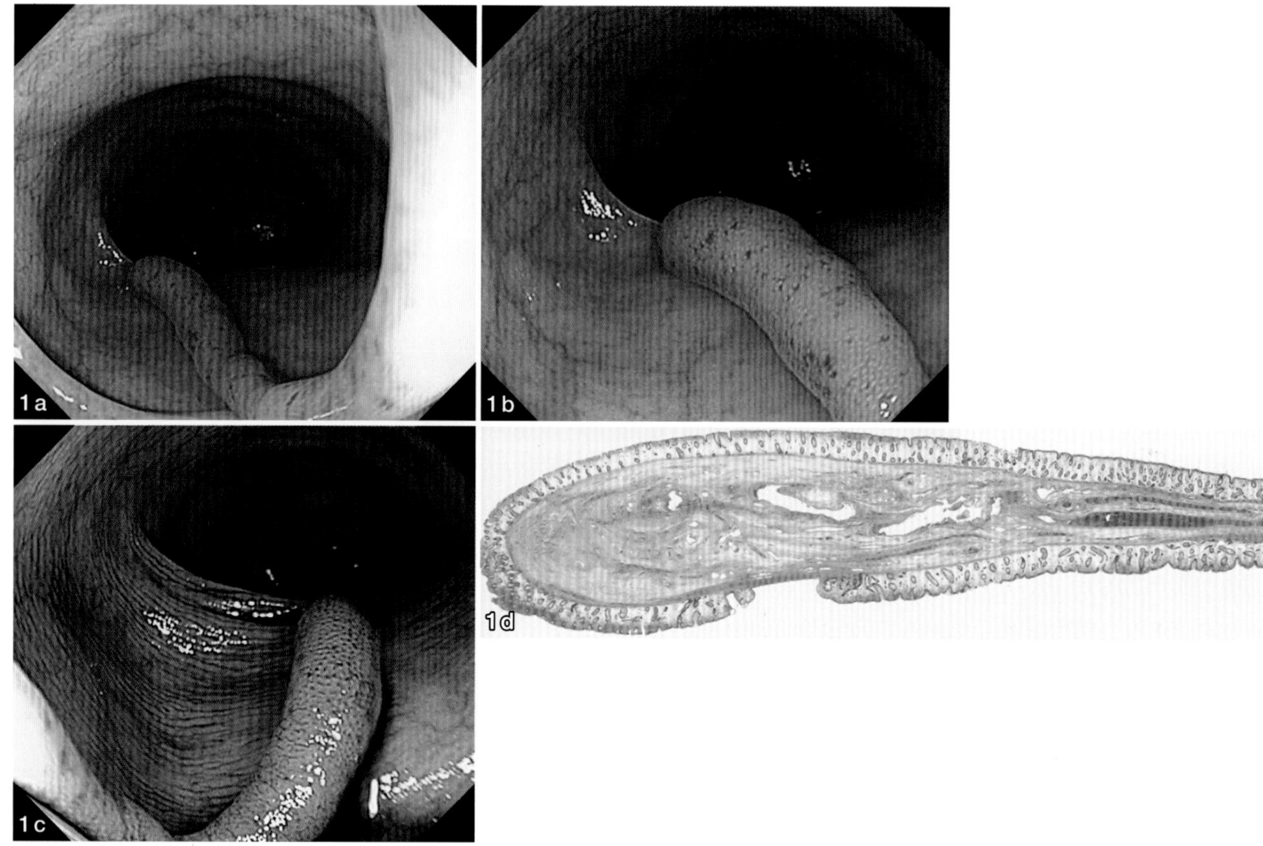

❶ [病例 1] 60 余岁女性

a, b：常规肠镜所见 细绳状的隆起型病变（a），表面可见红斑（b）。

c：靛胭脂染色所见 病变顶部以及边缘凹凸不平，表面被正常黏膜覆盖。

d：病理组织学所见 肿瘤表面被正常黏膜覆盖，黏膜下层有扩张的血管或淋巴管。

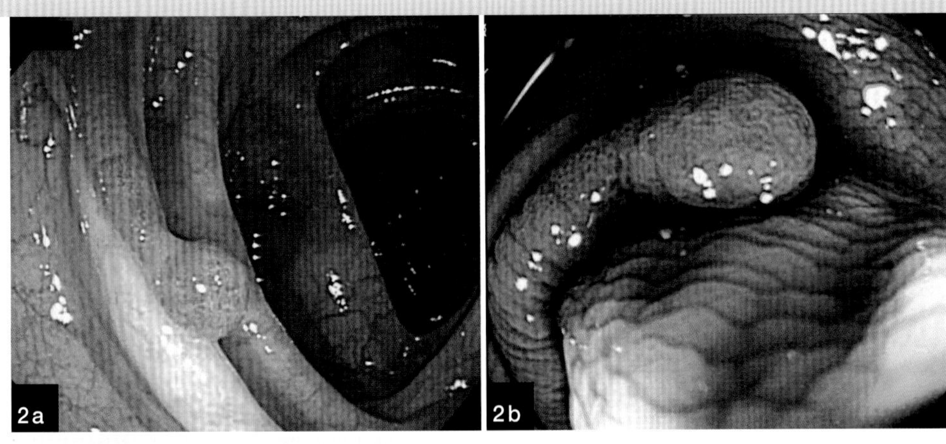

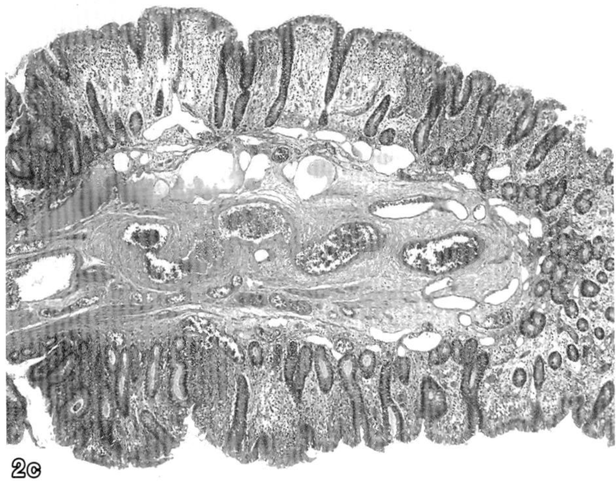

❷［病例 2］70 余岁男性

a，b：**常规肠镜所见**　表面由正常黏膜覆盖，可见发红且细长的隆起型病变。头部显示略微肿大的棍棒状形态。

c：**病理组织学所见**　黏膜或黏膜肌层未见异型增生，黏膜下层有水肿的疏松结缔组织。

大肠

参考文献

[1] 眞武弘明，他：黏膜と黏膜下腫瘍から成る長い有茎性ポリープの 4 例 — colonic muco-submucosal elongated polyp（CMSEP）の提唱. 胃と腸 29：1330–1334, 1994.

[2] Matake H, et al. : Long pedunculated colonic polyp composed of mucosa and submucosa. Proposal of a new entity, colonic muco-submucosal elongated polyp. Dis Colon Rectum 41 : 1557–1561, 1998.

[3] 久部高司：画像診断道場—腫瘍・非腫瘍の鑑別．CMSEP. 胃と腸 47：591–593, 2012.

（久部高司）

8 大肠癌 a 早期癌 ① 隆起型（0-Ⅰ）

0 型（浅表型）大肠癌的肉眼分型分为：①Ⅰ隆起型；②Ⅱ平坦型。隆起型进一步分为：①Ⅰp：有蒂型；②Ⅰsp：亚蒂型；③Ⅰs：无蒂型。白光非放大内镜观察所见，病变颜色不均一，隆起上凹凸不平。NBI 观察见微细血管形态和表面结构不规则，放大内镜观察为Ⅴ型 pit pattern，提示可疑癌。另外，随着病变直径增大，癌变率上升，因此大的病变即使没有以上所见，也有必要归为可疑癌。白光非放大观察肠壁饱满感，可见病变周围正常黏膜伸展不良（皱襞集中，弧形硬化，平盘状隆起），形成明显的深凹陷，Ⅰ型 NPG（non-polypoid growth）样隆起，NBI 观察见微细血管形态和微细表面结构的消失，放大内镜观察高度不规则的V_I或V_N型 pit 的存在，提示是 SM 深度浸润癌（SM 浸润深度 1 000 μm 以上）。但是与平坦型早期癌相比较，隆起型病变这样所见出现频率低，浸润深度的诊断更要注意。

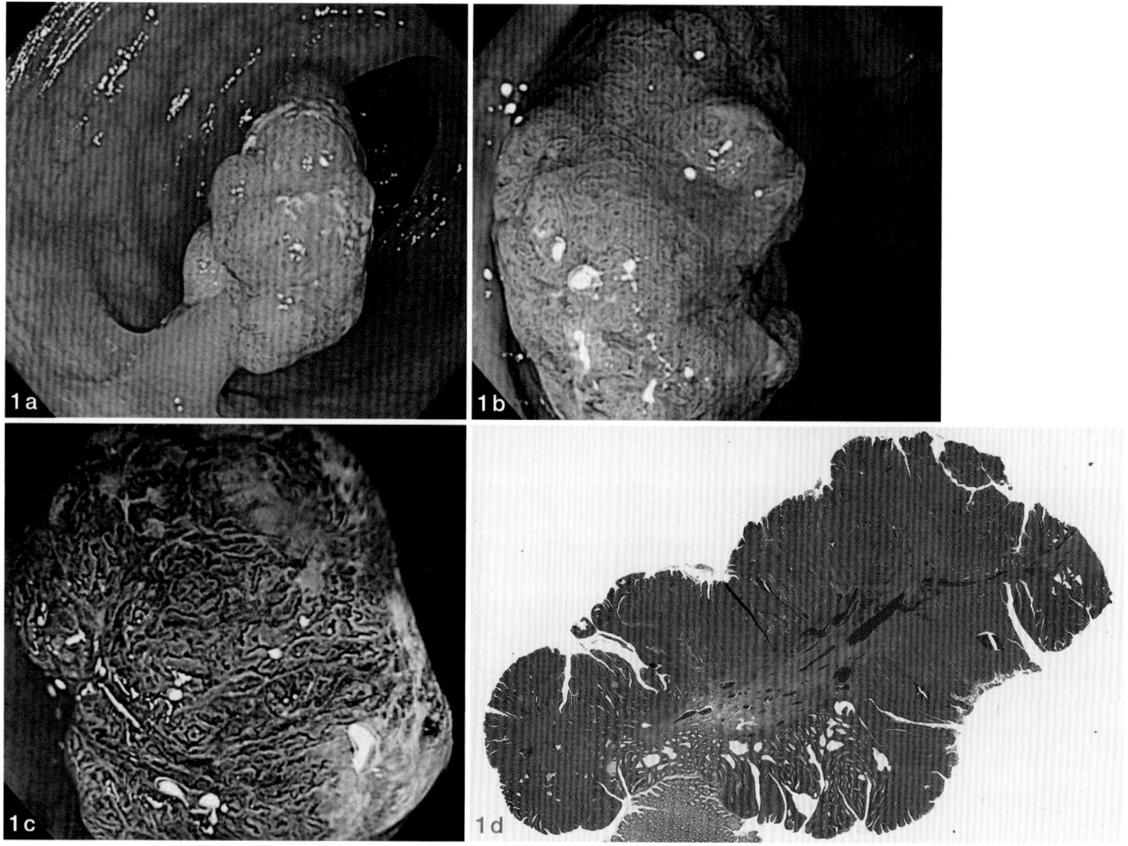

❶ **[病例 1] 70 余岁男性，乙状结肠Ⅰp 型 Tis 癌**

a：**常规内镜所见** 直径约 15 mm 表面凹凸不平的有蒂型病变。

b：**靛胭脂染色所见** 表面凹凸不平更为清晰。

c：**NBI 放大所见** 呈现不规则的微细血管形态和细微表面结构。

d：**病理组织学所见** 黏膜内高～中分化型管状腺癌。

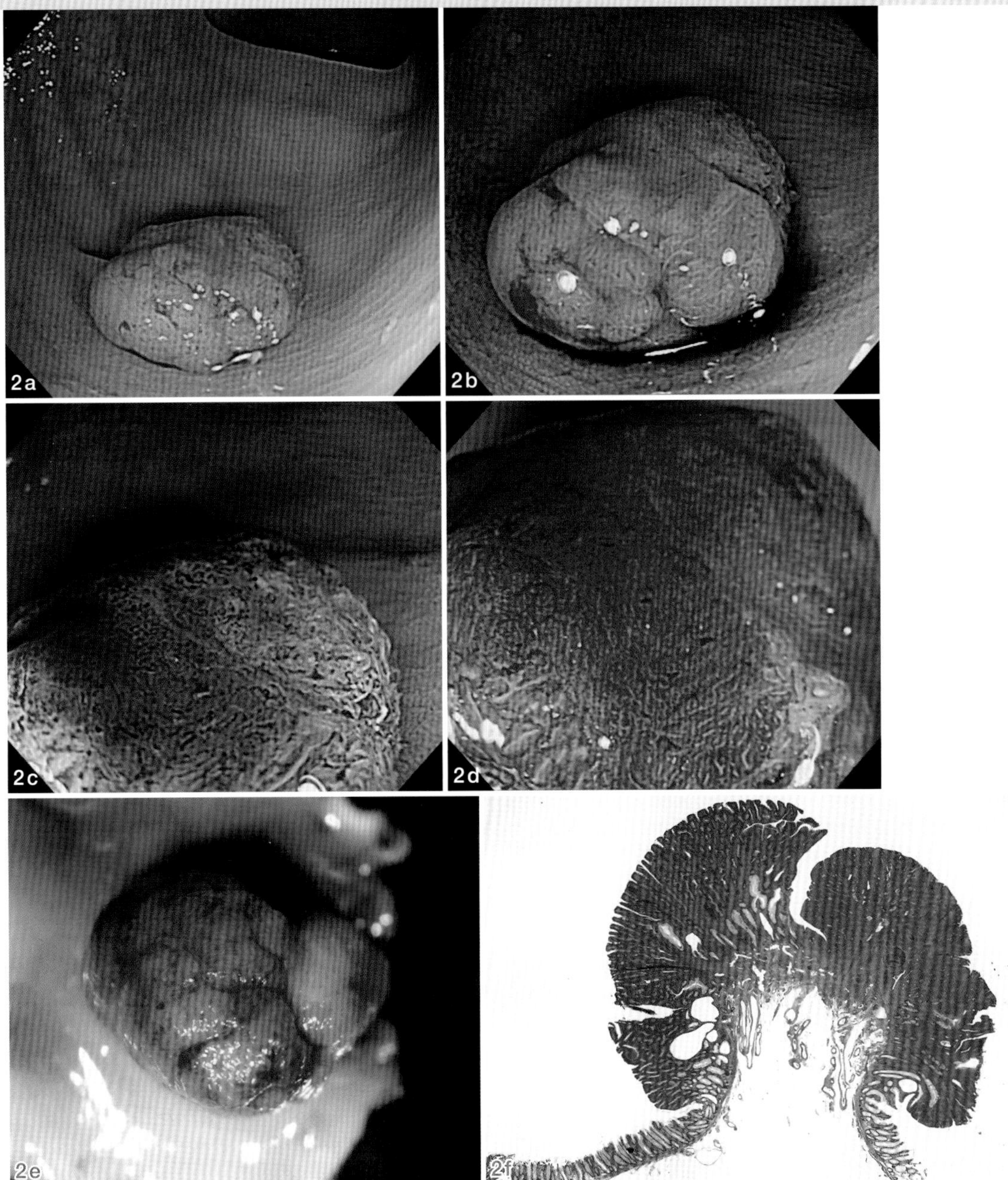

❷［病例 2］60 余岁男性，乙状结肠 Is 型 Tis 癌

a：**常规内镜所见**　表浅凹陷，缺乏可疑 SM 重度浸润癌的表现。
b：**靛胭脂染色所见**　浅的不清晰的凹陷变清晰。
c：**NBI 放大所见**　微细血管形态和微细表面结构均不规则、不清晰。
d：**结晶紫染色 pit pattern 放大观察所见**　呈现高度不规则的 V_I 型。
e：**切除标本肉眼所见**　直径约 10mm 的隆起型病变。
f：**病理组织学所见**　伴有腺瘤成分的 pTis 癌，癌的成分在不规则凹陷部位。

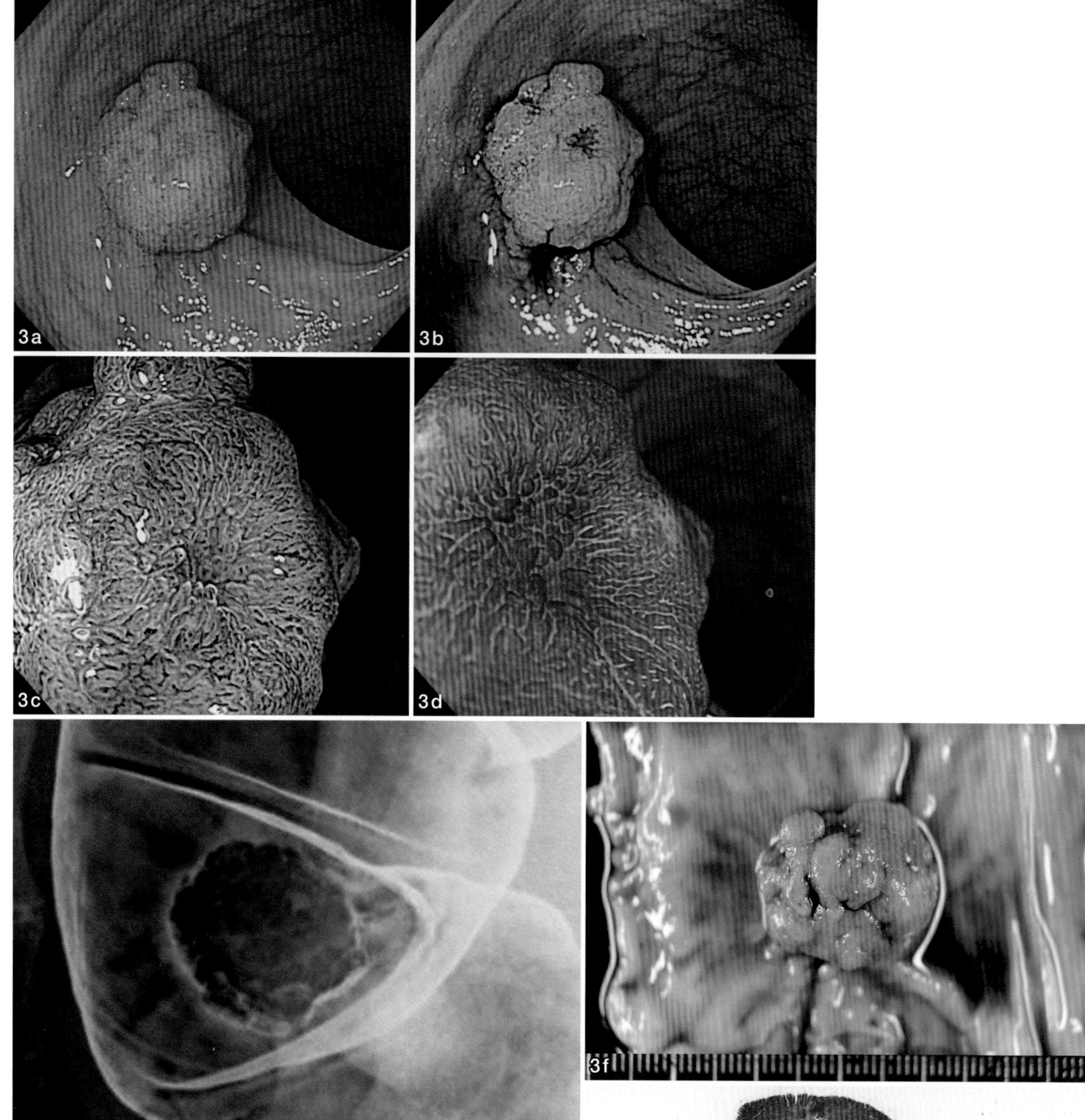

❸ [病例 3] 50 余岁男性，直肠 Ⅰs+ Ⅱa 型 T1b 高度浸润癌

a：常规内镜所见　伴皱襞集中的广基隆起型病变，黏膜下重度浸润癌。
b：靛胭脂染色所见　皱襞集中像更加清晰。
c：NBI 放大所见　呈现微细血管形态和表面结构均不规则，不清晰。
d：结晶紫染色 pit pattern 放大观察可见　轻度不规则的 V_I 型。
e：灌肠 X 线造影所见　隆起型病变周围，可观察到朝向病变的数条皱襞集中。
f：切除标本肉眼所见　病变为直径 22mm 的隆起型病变。
g：病理组织学所见　黏膜下层浸润深度大于 10 000 μm 的黏膜下层重度浸润癌，黏膜表层的腺管结构残存，黏膜下层重度浸润。

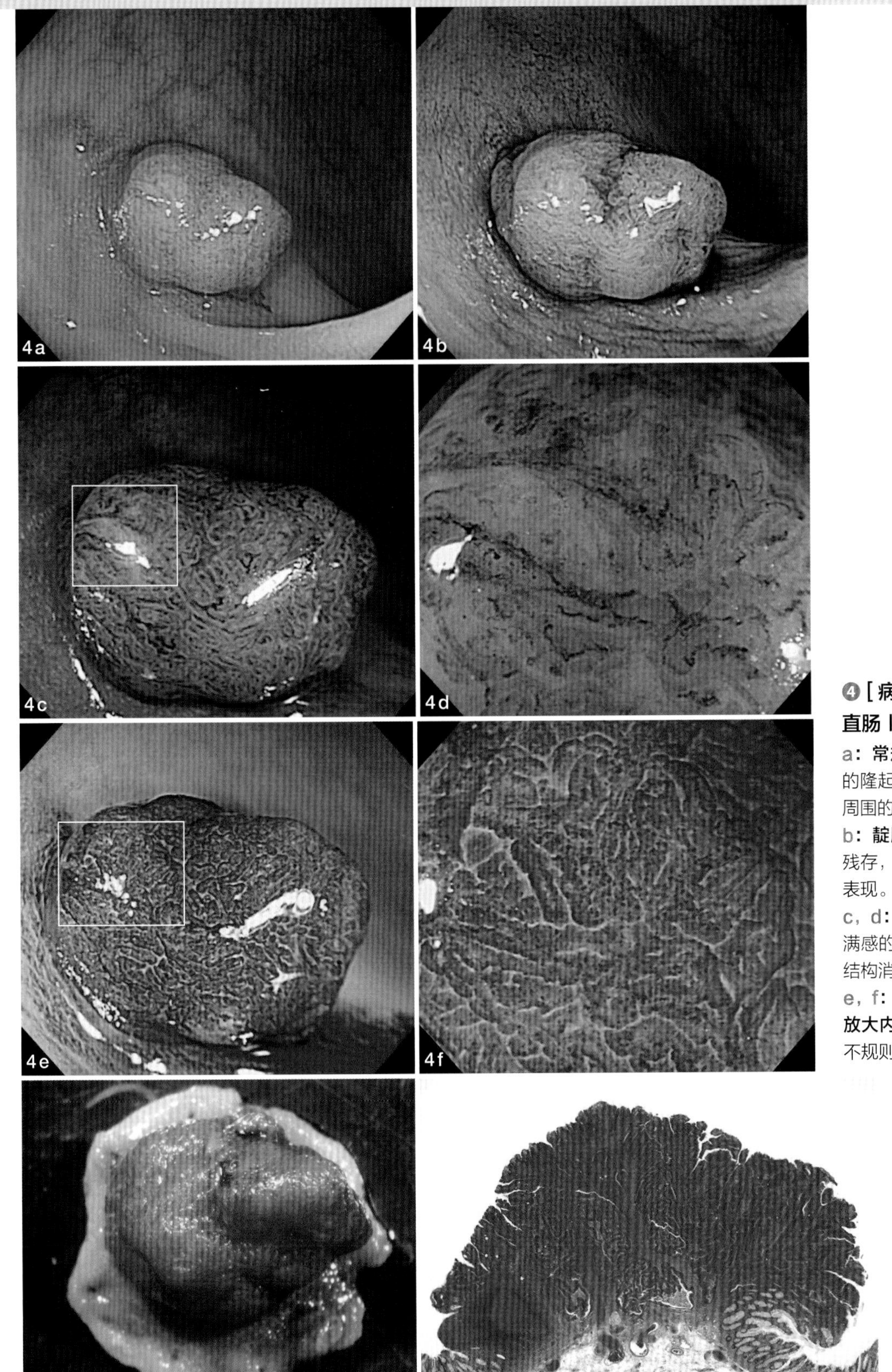

❹ [病例 4] 50 余岁女性
直肠 Is 型 T1b 重度浸润癌

a：**常规内镜所见** 具有饱满感的隆起型病变，未见凹陷和病变周围的伸展不良。

b：**靛胭脂染色所见** 表面结构残存，未见明显的黏膜下浸润的表现。

c，d：**NBI 放大所见** 具有饱满感的区域微细血管形态和表面结构消失。

e，f：**结晶紫染色 pit pattern 放大内镜所见** 同部位可见高度不规则的V_I型 pit 。

g：**切除标本肉眼所见** 直径 10 mm 的隆起型病变。

h：**病理组织学所见** 病变 SM 浸润深度达 3 400 μm 的 SM 重度浸润癌。

参考文献

[1] 大腸癌研究会（编）：大腸癌取扱い規約，第 8 版．金原出版，pp9–10, 2013.

[2] 河野弘志，他：早期大腸癌の精密画像診断—通常内視鏡による診断．胃と腸 45：801–809, 2010.

[3] 大庭さやか，他：早期大腸癌の精密画像診断 5）画像強調・拡大観察— NBI．胃と腸 45：829–840, 2010.

[4] 工藤進英，他：大腸腫瘍の拡大観察—V I 型 pit pattern 分析および診断に関するコンセンサス．胃と腸 41：1751–1761, 2006.

[5] 河野弘志，他：表面型早期大腸癌の内視鏡診断—内視鏡・実体顕微鏡所見を中心に．臨放 40：1342–1353, 1995.

（河野弘志）

8 大肠癌 a 早期癌② 表面隆起型（0-Ⅱa）

0-Ⅱ型大肠癌分为：①Ⅱa：表面隆起型；②Ⅱb：表面平坦型；③Ⅱc：表面凹陷型。侧向发育型肿瘤（LST ➡ 本书 239 页）的一部分包含在Ⅱa 里。Ⅱa 的诊断与 0-Ⅰ型早期癌一样，可以通过白光非放大观察、NBI 观察、pit pattern 观察等，对疑似癌进行诊断。另外，癌的浸润深度也是在观察 0-Ⅰ型 SM 高度浸润癌上，着眼于白光非放大观察、NBI 放大观察、pit pattern 放大观察。一般来说，Ⅱa 病变浸润到 SM 深度的情况多伴随着凹陷的Ⅱa＋Ⅱc，或者由于癌浸润到 SM 深度，引起肠壁增厚的Ⅰs 或Ⅱa＋Ⅰs 的情况较多。Ⅱa 型的肉眼形态，浸润到 SM 深度的情况较少。

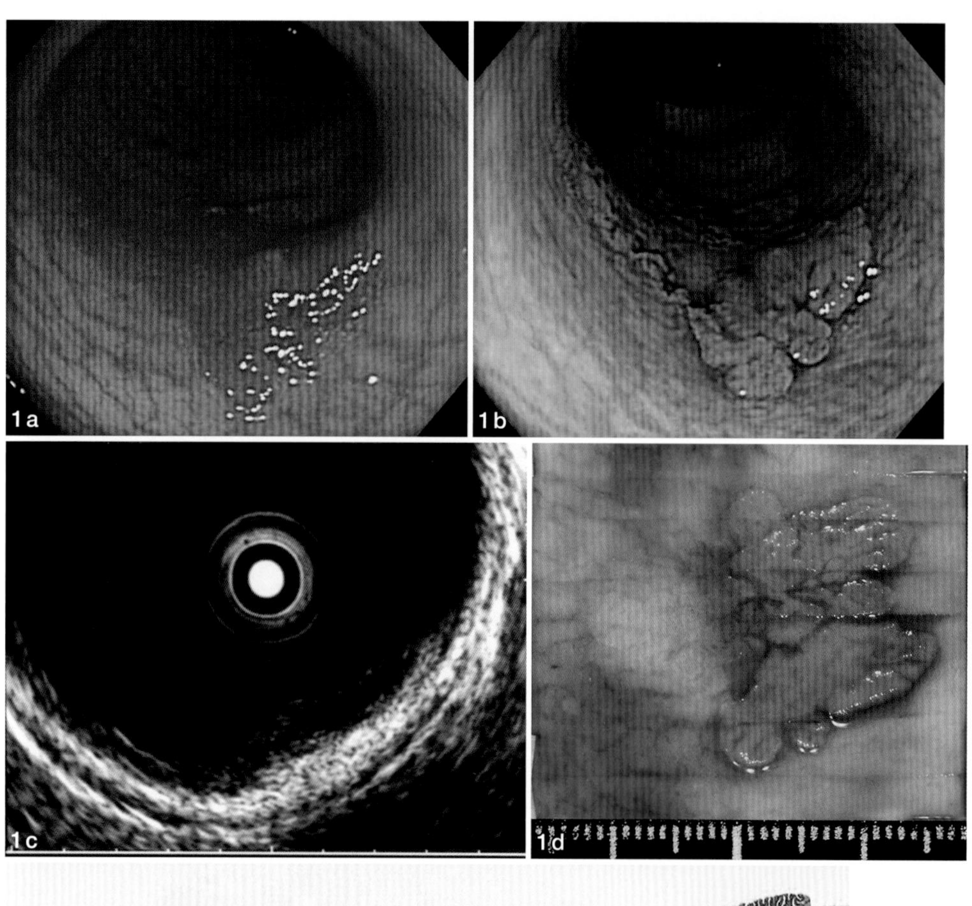

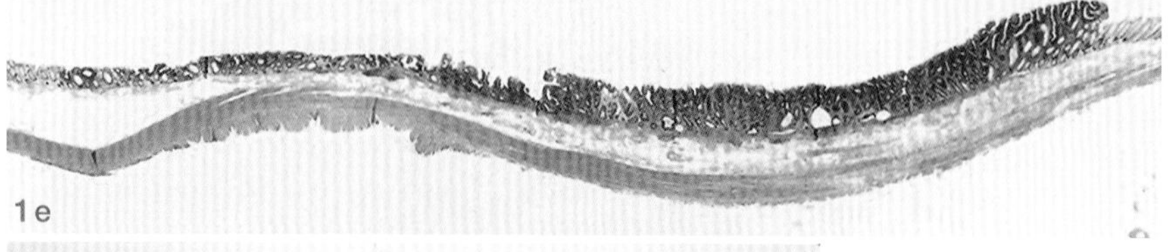

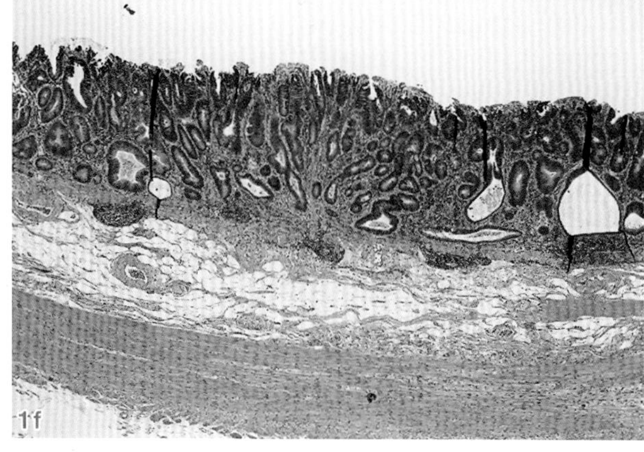

❶［病例 1］60 余岁女性，乙状结肠Ⅱa 型 Tis 癌

a：常规内镜所见 呈直径 30mm，表面凹凸不平的低隆起型病变。

b：靛胭脂染色所见 表面的凹凸不平图像很明显。

c：EUS 所见 使用 20MHz 的细径探头，在 EUS 图像里，病变局限在黏膜内。

d：切除标本肉眼所见 直径 27mm 的扁平隆起型病变。

e，f：病理组织学所见 可见局限在黏膜内的高分化型管状腺癌。

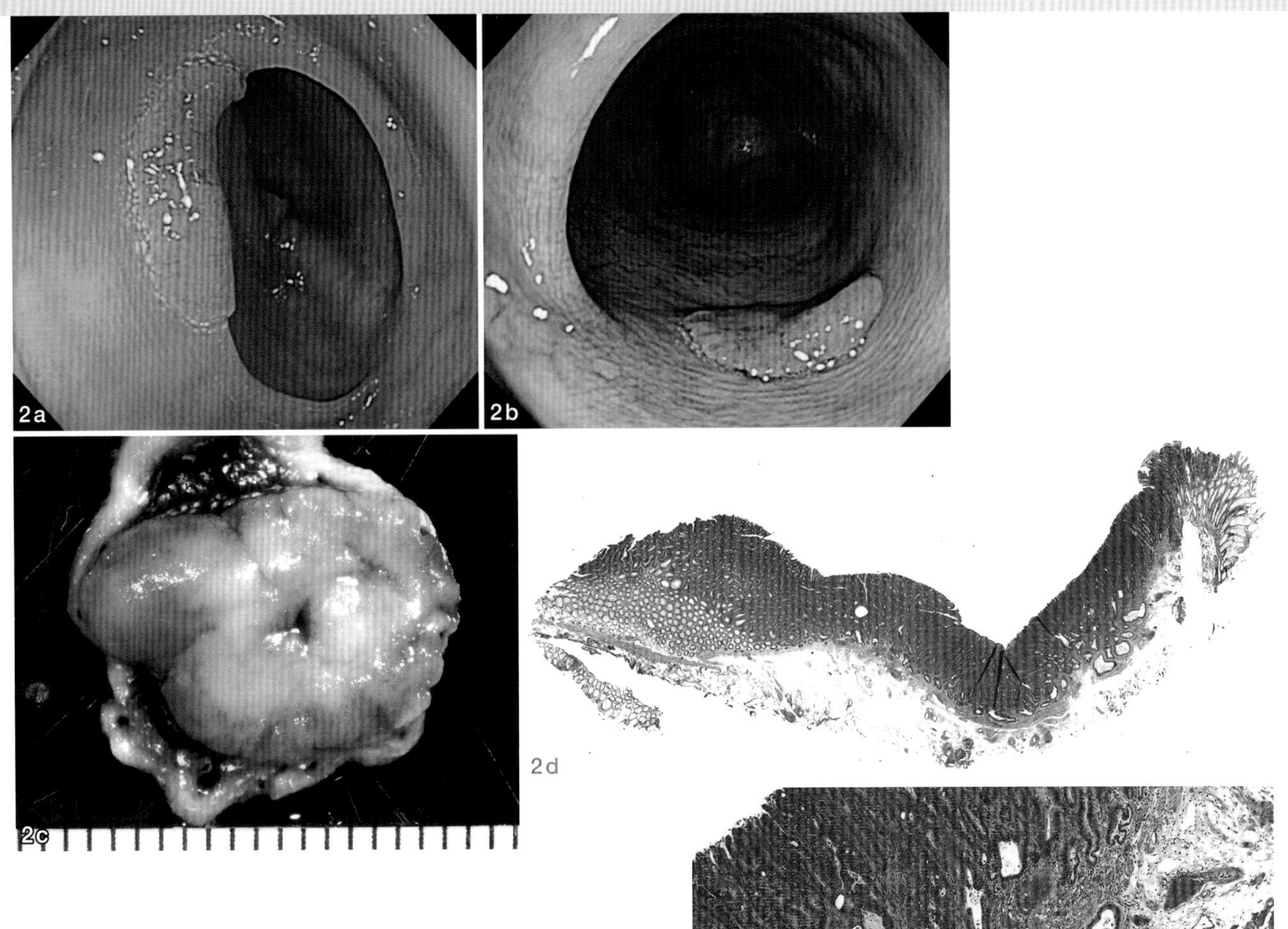

❷ [病例 2] 60 余岁女性，乙状结肠 Ⅱa 型 T1a 轻度浸润癌

a：**常规内镜所见** 呈现表面平滑发红的表面隆起型病变。

b：**靛胭脂染色所见** 病变周围有明显凹陷和伸展不良，未见紧而满的感觉。

c：**切除标本肉眼所见** 直径 12mm 的病变。

d，e：**病理组织学所见** 病变是 SM 轻度浸润的（400μm）高分化型管状腺癌。

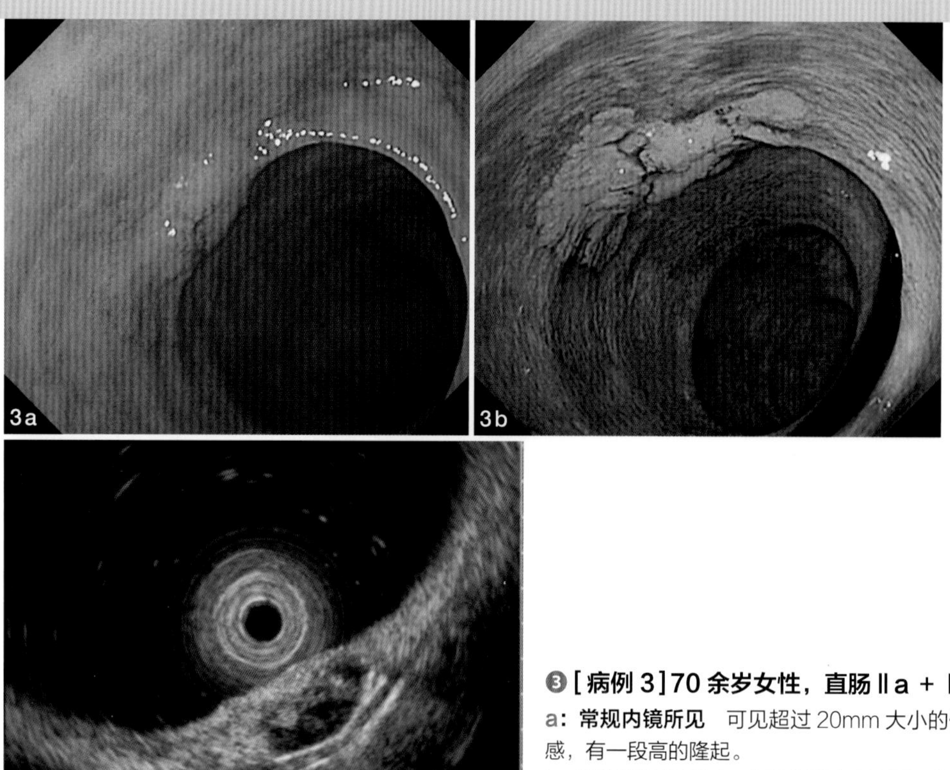

❸ [病例 3] 70 余岁女性，直肠 Ⅱa + Ⅰs 型 T1a 轻度浸润癌

a：**常规内镜所见**　可见超过 20mm 大小的低隆起型病变，病变的中央有紧满感，有一段高的隆起。

b：**靛胭脂染色所见**　未观察到病变周围正常部分有伸展不良。

c：**EUS 所见**　使用 20MHz 的细径探头，在 EUS 图像里，可见 SM 层内部伴有高回声领域的低回声领域，可能是伴有黏液结节的 SM 高度浸润癌。

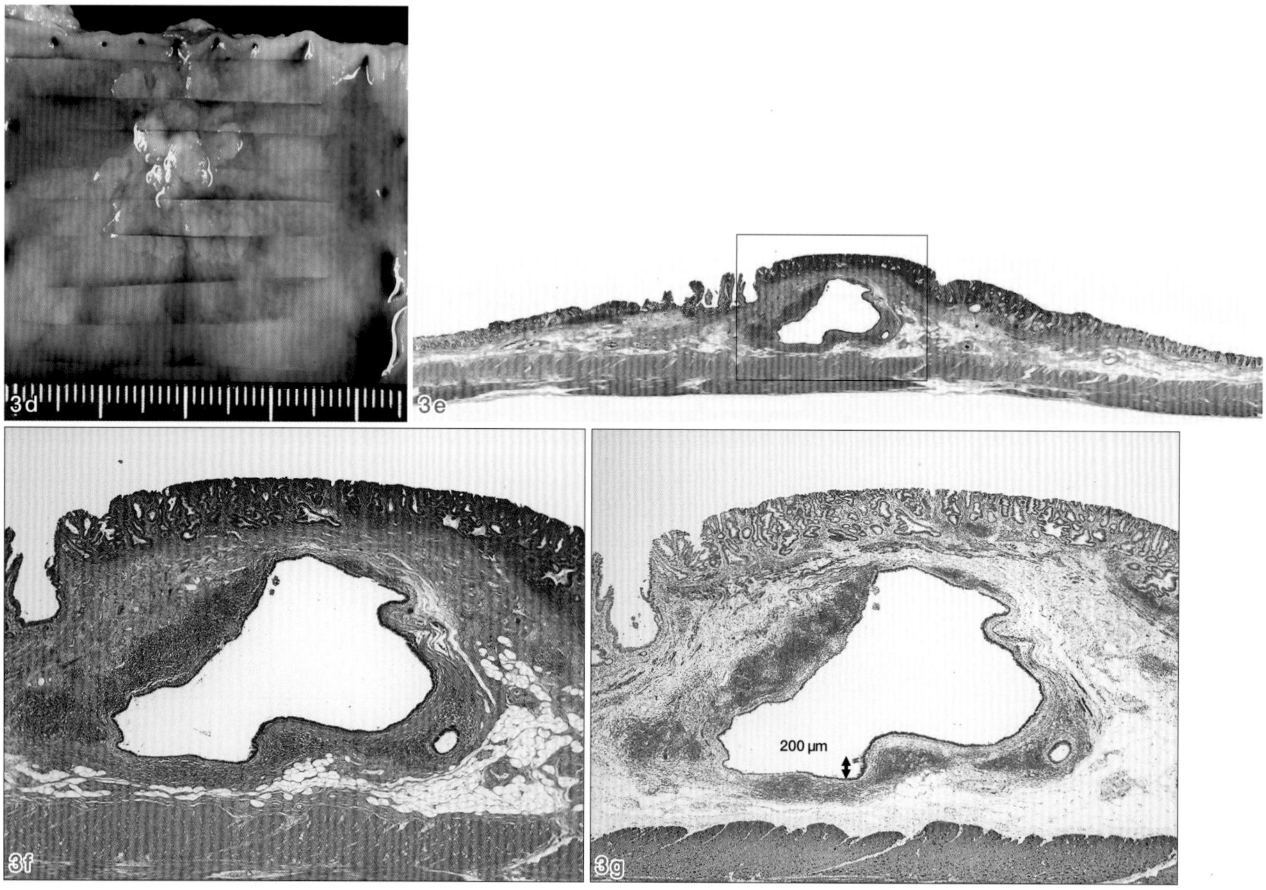

d：**切除标本肉眼所见**　肠切除标本为 21mm 长的浅隆起型病变。

e ~ g：**病理组织学所见**　病变为浸润到黏膜下层的高分化 ~ 中分化型管状腺癌（e，f），desmin 染色（g）癌已经浸润到黏膜肌层下部，浸润到 SM 的 e 范围很小，浸润的深度为 250 μ m。

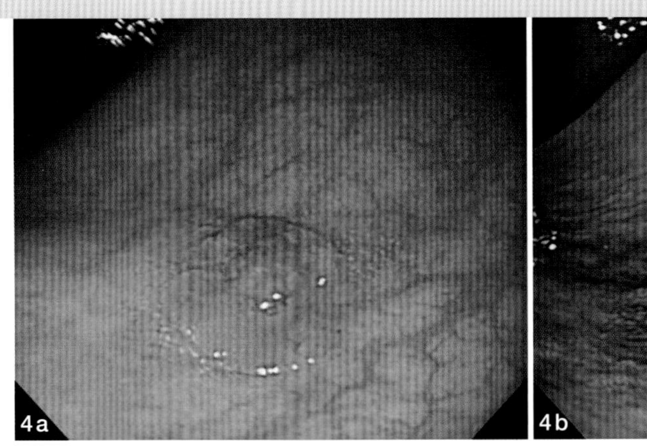

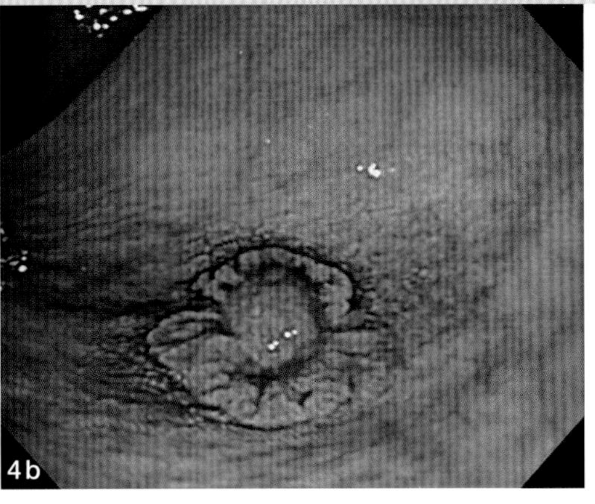

❹ [病例 4] 70 余岁女性，直肠 Ⅱa 型 T1b 高度浸润癌

a：**常规内镜所见**　病变中央有明显发红，有紧而满的感觉，是呈现二次隆起形态的表面隆起型病变。

b：**靛胭脂染色所见**　中央部的二次隆起很明显。

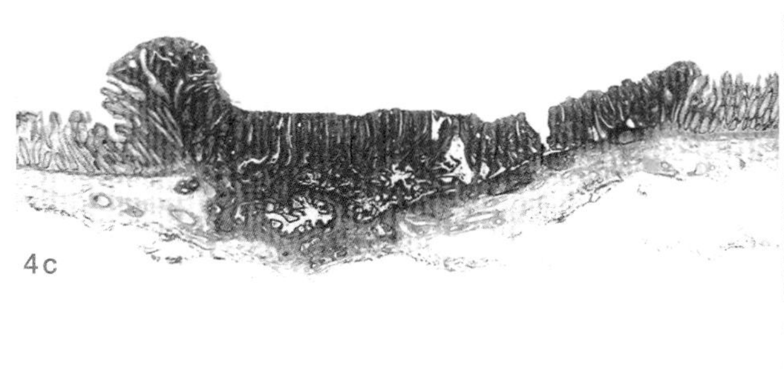

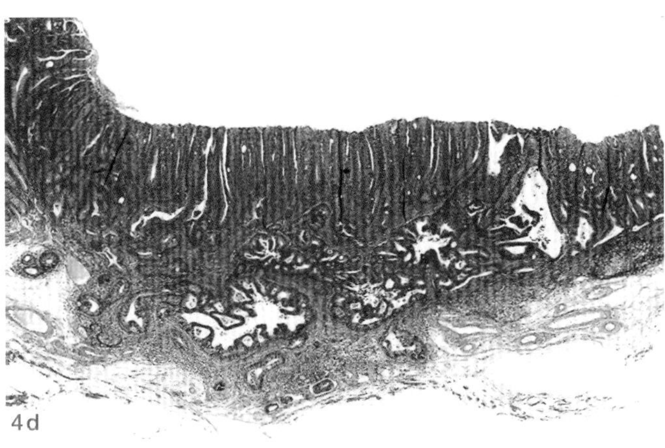

c，d：**病理组织学所见**　病变是浸润到 SM 层的高分化型管状腺癌，浸润深度为 1 700 μm。

参考文献

[1] 大腸癌研究会（編）：大腸癌取扱い規約，第 8 版．金原出版，pp9–10, 2013.

[2] 河野弘志，他：早期大腸癌の精密画像診断—通常内視鏡による診断．胃と腸 45：801–809, 2010.

[3] 大庭さやか，他：早期大腸癌の精密画像診断 5）画像強調・拡大観察— NBI．胃と腸 45：829–840, 2010.

[4] 工藤進英，他：大腸腫瘍の拡大観察—V I 型 pit pattern 分析および診断に関するコンセンサス．胃と腸 41：1751–1761, 2006.

（河野弘志）

8 大肠癌 a 早期癌③复合型（0-Ⅱa+Ⅱc）

根据《大肠癌处理规约》几种肉眼形态混合的情况（复合型），应记录范围大的病变类型。另外，早期大肠癌形态的构成成分，包括腺瘤成分和增生性成分，在决定肉眼形态时，不要考虑组织发生和癌/非癌、肿瘤/非肿瘤的不同，肉眼评价病变的整体。

不能将 0-Ⅱa + Ⅱc 和 0-Ⅱc + Ⅱa 混同，0-Ⅱa + Ⅱc 是扁平隆起为主体的其表面伴有凹陷的病变，其用房屋来比喻的话，二楼是凹陷；另一方面，0-Ⅱc + Ⅱa 是凹陷为主体的病变，凹陷周围伴有隆起，其凹陷用房屋来比喻的话，一楼是凹陷。

另外，不要误解 LST（laterally spreading tumor），pseudo-depressed type 和 0-Ⅱa + Ⅱc 的不同，LST 是“最大径 10 mm 以上的侧向（表层）扩大型肿瘤性病变”，在食管和胃被使用的表层扩大型肿瘤绝不是提示肉眼形态的用语。LST 亚分类和肉眼分型的关系参照图❶所示。

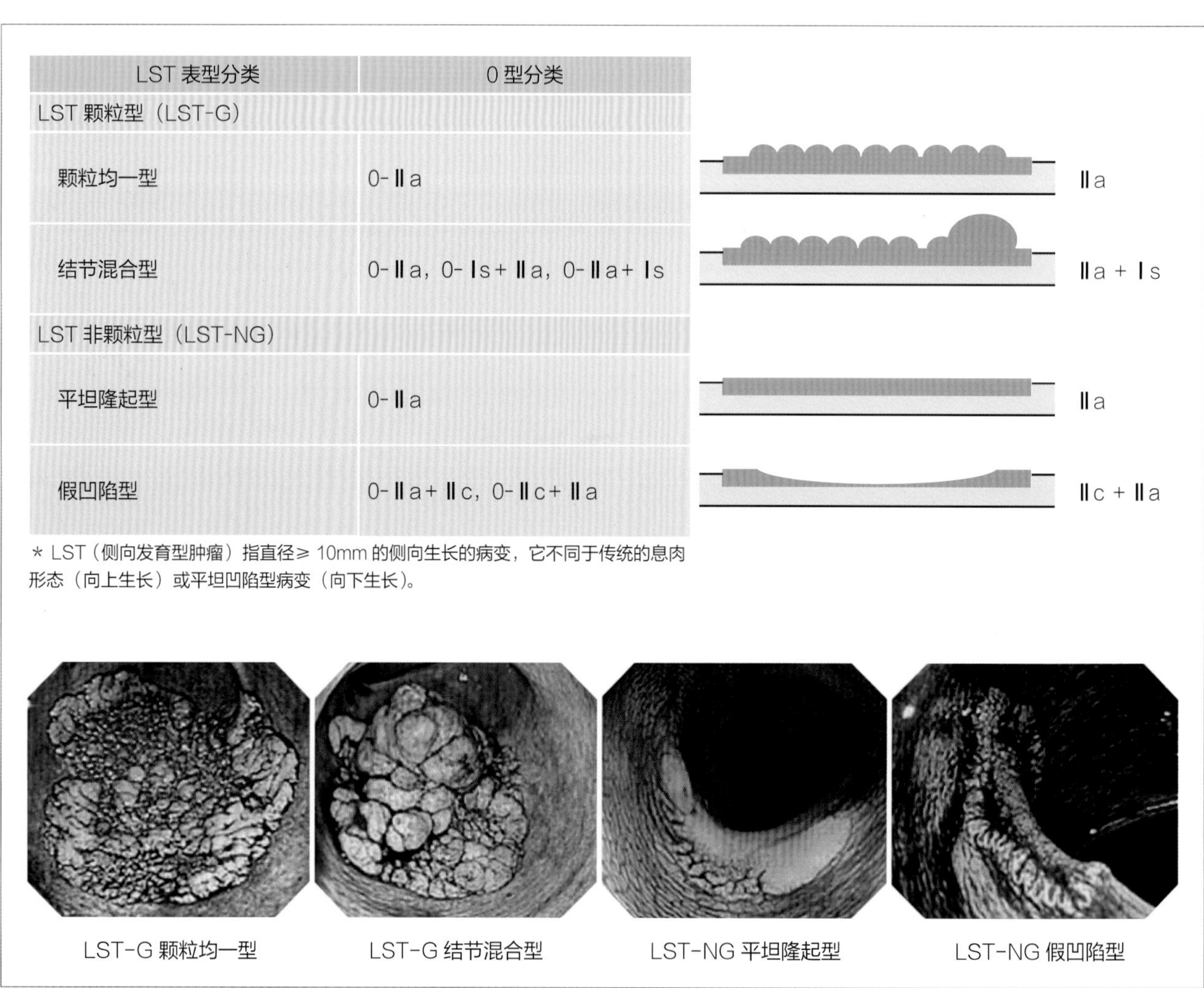

LST 表型分类	0 型分类
LST 颗粒型（LST-G）	
颗粒均一型	0-Ⅱa
结节混合型	0-Ⅱa，0-Ⅰs+Ⅱa，0-Ⅱa+Ⅰs
LST 非颗粒型（LST-NG）	
平坦隆起型	0-Ⅱa
假凹陷型	0-Ⅱa+Ⅱc，0-Ⅱc+Ⅱa

＊LST（侧向发育型肿瘤）指直径≥ 10mm 的侧向生长的病变，它不同于传统的息肉形态（向上生长）或平坦凹陷型病变（向下生长）。

LST-G 颗粒均一型　LST-G 结节混合型　LST-NG 平坦隆起型　LST-NG 假凹陷型

❶ LST（laterally spreading tumor）的亚分类和肿瘤的肉眼分型的关系

LST 的各亚分类和《大肠癌处理规约》的肉眼型不能混同使用，LST 并不是肉眼分型的一种用语。

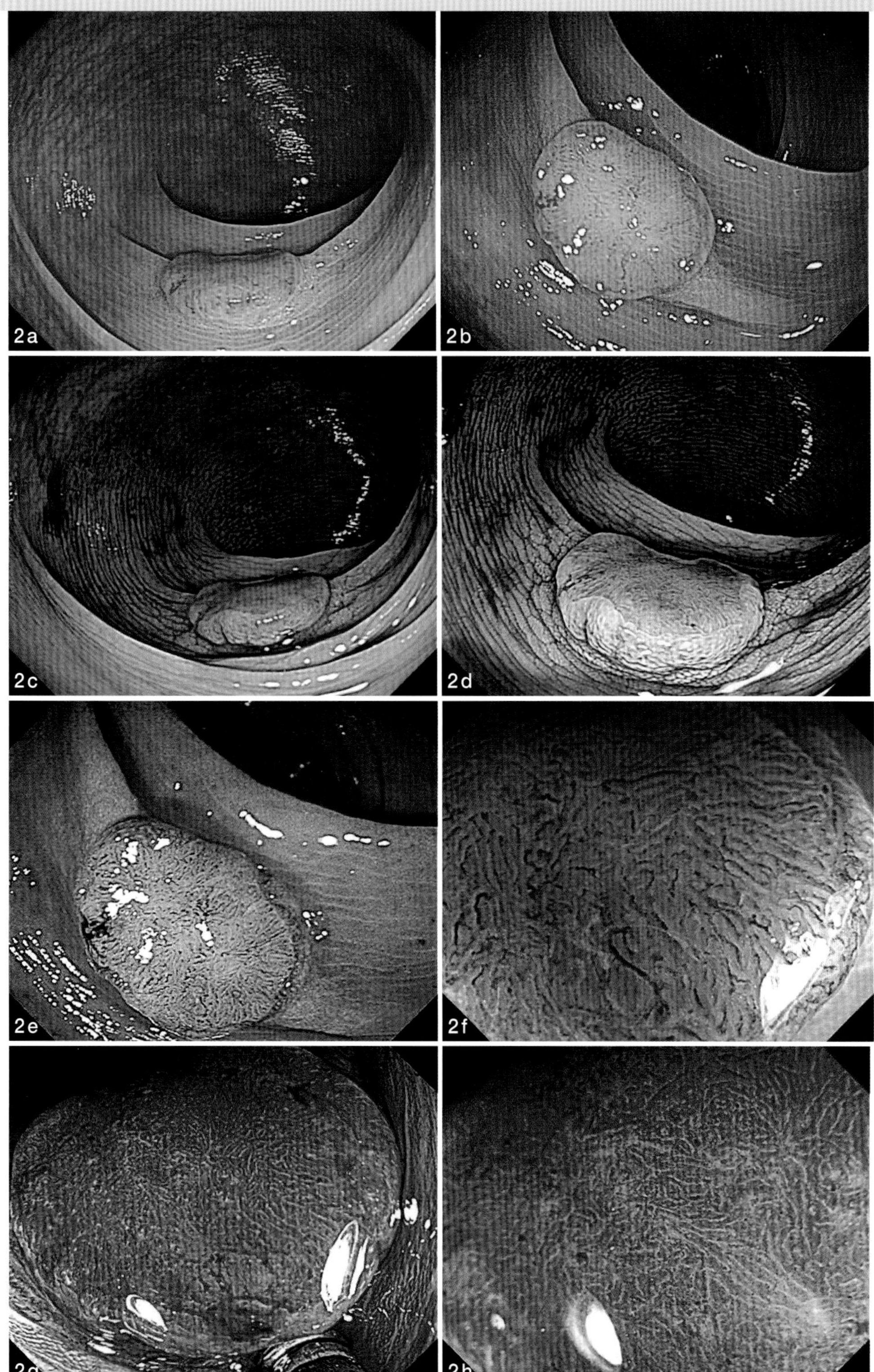

❷ [病例 1] 最大直径 10 mm 的 0- Ⅱa + Ⅱc 型 SM 深部浸润癌

a，b：常规内镜所见 直径 10 mm 大的扁平隆起型病变（a）。表面有类圆形凹陷（b）。

c，d：靛胭脂染色所见 凹陷面的边缘光滑，病变的隆起部位被覆非肿瘤性黏膜。

e：NBI 非放大观察所见

f：凹陷面 NBI 放大所见 微小血管不规则，扭曲，口径不同，不连续．surface pattern 不清晰。

g：结晶紫染色，非放大观察所见

h：凹陷面的同部位放大所见 有 surface pattern，仔细观察 pit 时，大小不同，走行紊乱，边缘不规则，轮廓不清晰，pit 内腔狭窄，surface pattern 降低，可以诊断为 V_I 型高度不规则的 pit pattern。

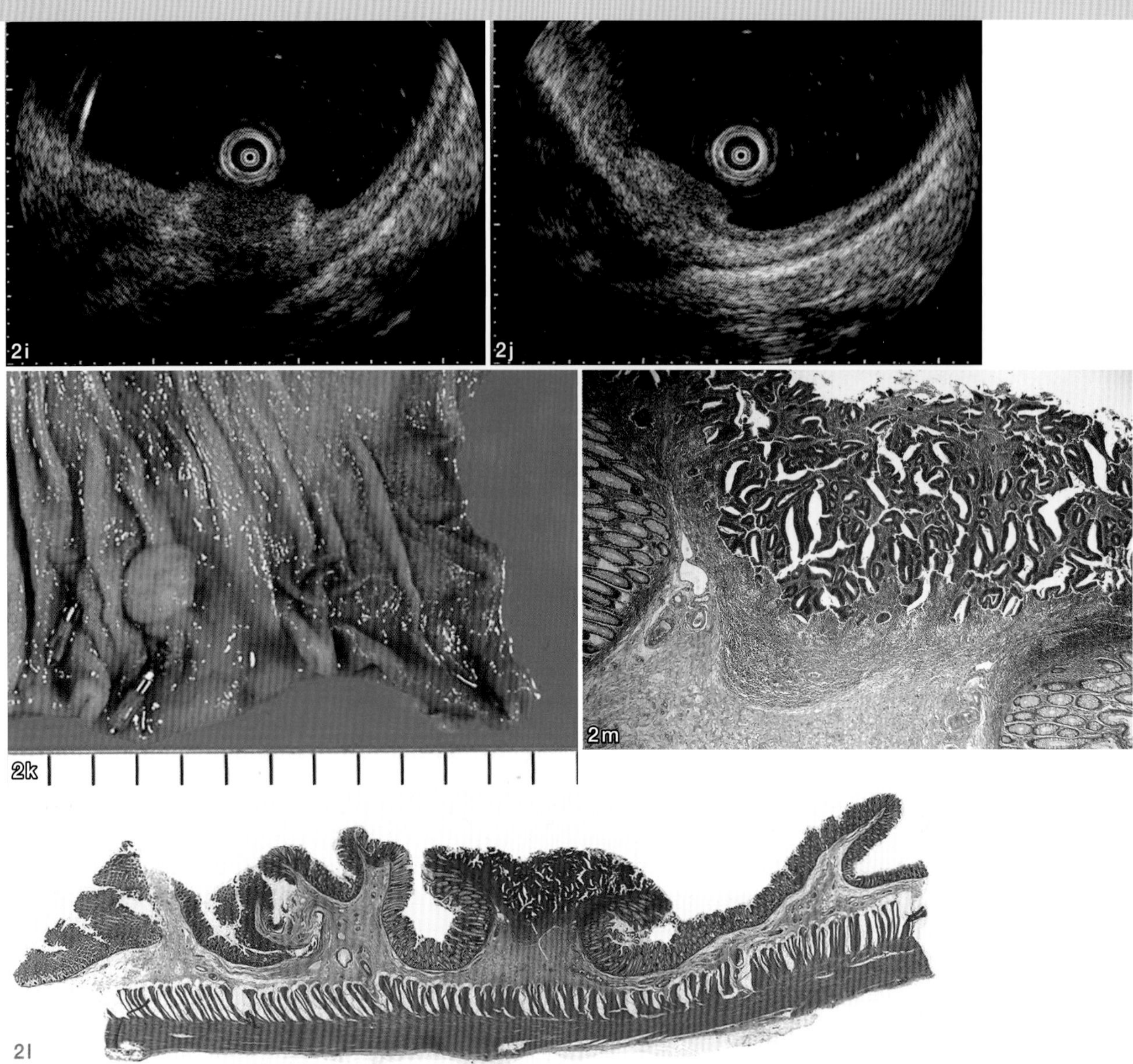

i，j：EUS 所见（20 MHz 细径超声探头） 黏膜下层重度浸润所见。

k：外科的切除病变肉眼所见

l：病理组织学所见（HE 染色低倍镜观察） 伴有 NPG 增殖的 SM 深部浸润癌，SM2，浸润深度达 1 500 μm，黏膜下纤维组织增生明显。

m：病理组织学所见（HE 染色低倍镜观察） Well differentiated adenocarcinoma, pT1b(SM 1 500 μm),ly0, v0 ，未见淋巴结转移。

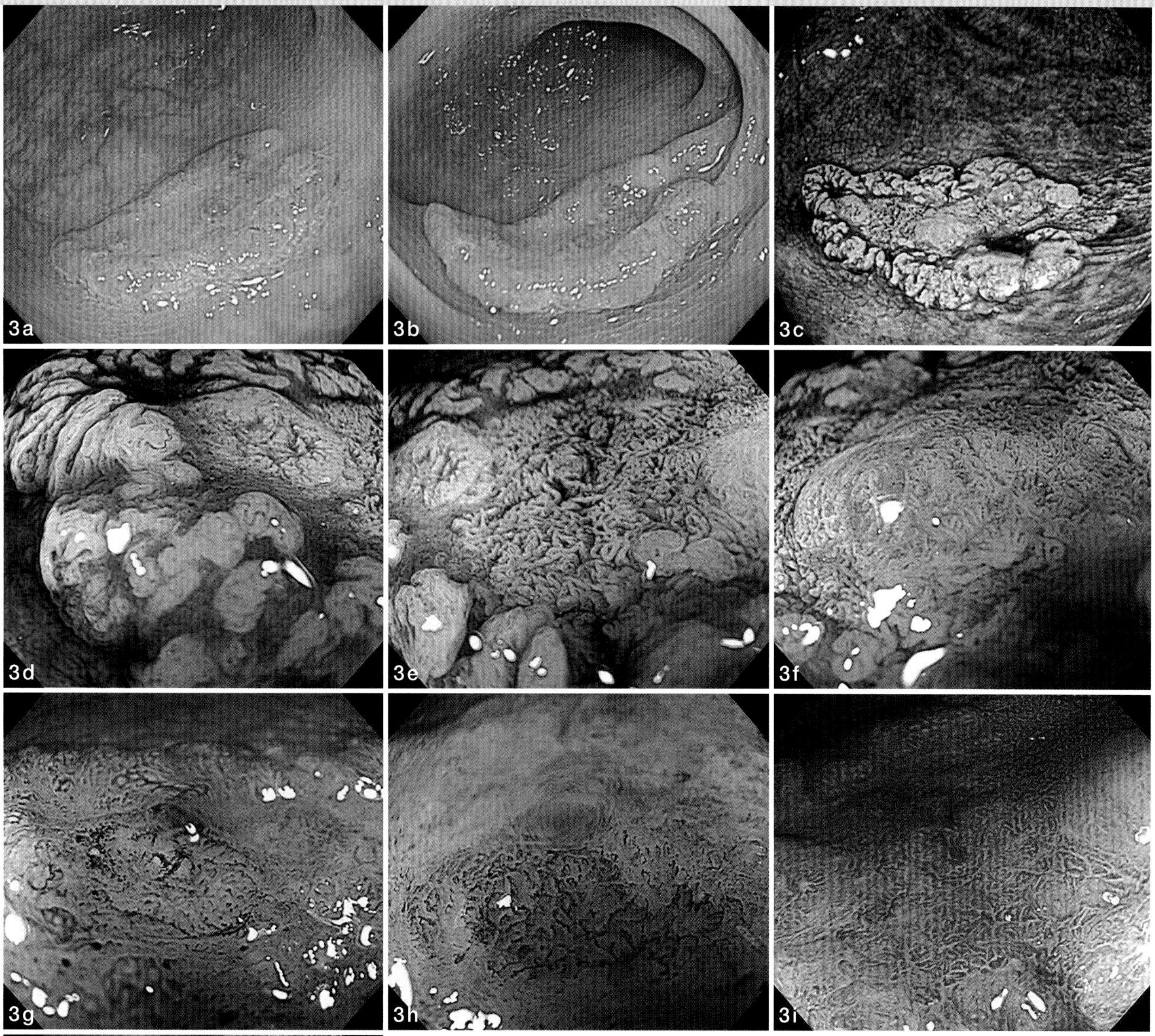

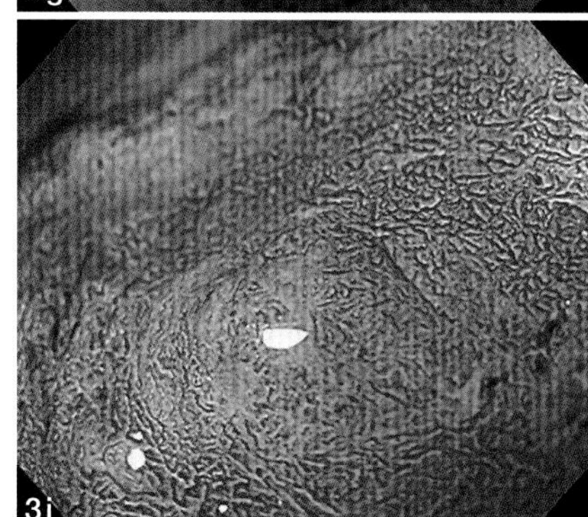

❸[病例 2]最大直径 25mm 的 0-Ⅱa+Ⅱc 型 SM 癌（LST-NG，假凹陷型）

a，b：常规内镜所见 伴有 25mm 大的凹陷的扁平隆起型病变（a）。吸气后，边缘隆起的变形明显，中心部位以外感觉柔软（b）。

c：靛胭脂染色 凹陷部的边缘部分不清晰。

d ~ f：靛胭脂染色放大观察 病变的隆起和凹陷明显（d）。凹陷内有不规则的 pit pattern（e）。凹陷内有发红的小隆起，pit 构造不清晰（f）。

g，h：NBI 放大观察所见 凹陷面微细血管具有不连续性，可见不规则的 surface pattern（g）。凹陷内发红的微小隆起的 surface pattern 消失，不连续，不规则的蛇形血管密集（h）。

i，j：结晶紫染色放大观察所见 凹陷面的 pit pattern 保存但不规则，V_I 型轻度不规则的 pit pattern（i）。凹陷内发红的微小隆起部 pit 的轮廓不清晰，V_I 型重度不规则的 pit pattern（j）。

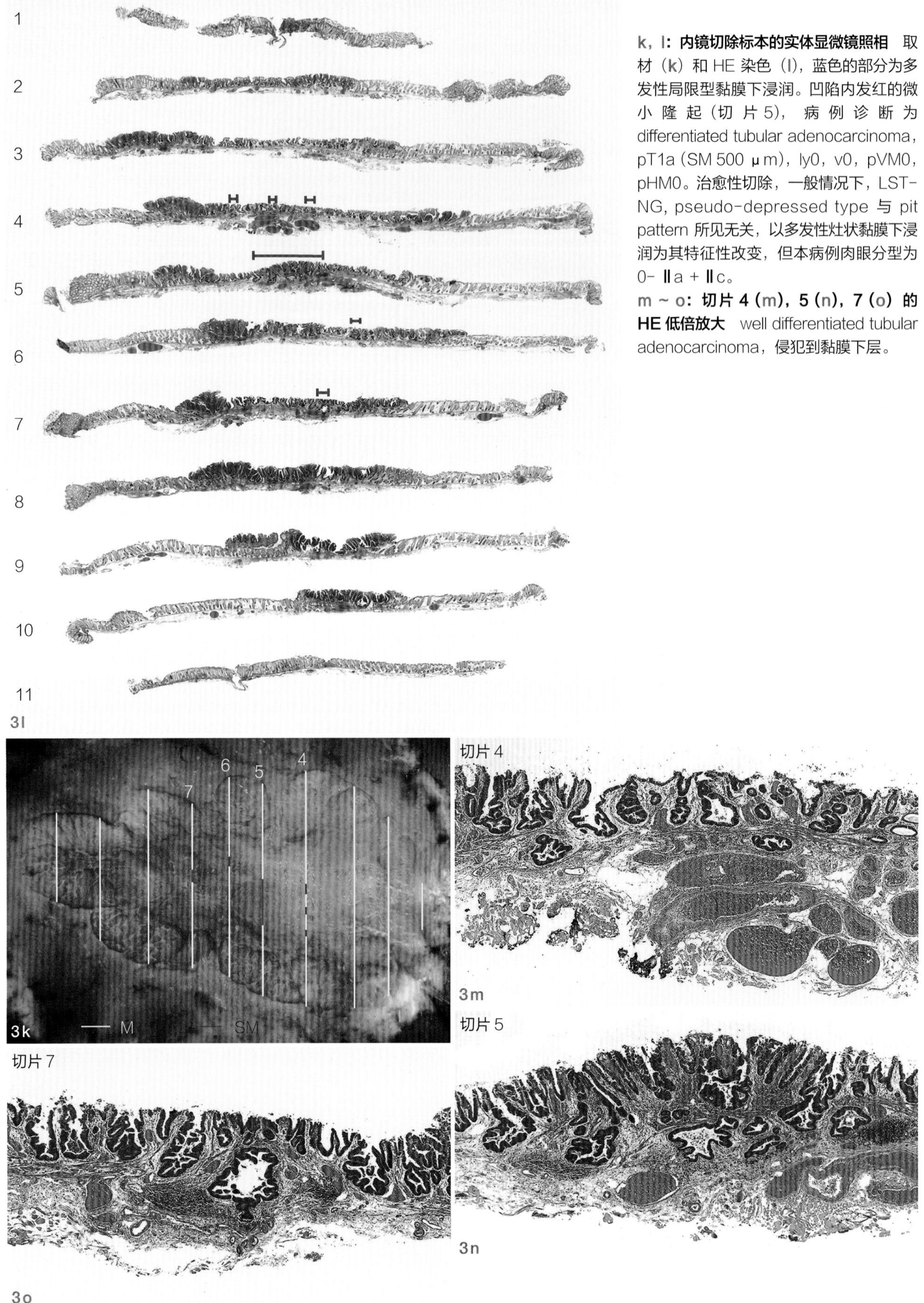

k，l：内镜切除标本的实体显微镜照相 取材（**k**）和 HE 染色（**l**），蓝色的部分为多发性局限型黏膜下浸润。凹陷内发红的微小隆起（切片 5），病例诊断为 differentiated tubular adenocarcinoma，pT1a（SM 500 μm），ly0，v0，pVM0，pHM0。治愈性切除，一般情况下，LST-NG，pseudo-depressed type 与 pit pattern 所见无关，以多发性灶状黏膜下浸润为其特征性改变，但本病例肉眼分型为 0-Ⅱa＋Ⅱc。

m～o：切片 4（m），5（n），7（o）的 HE 低倍放大 well differentiated tubular adenocarcinoma，侵犯到黏膜下层。

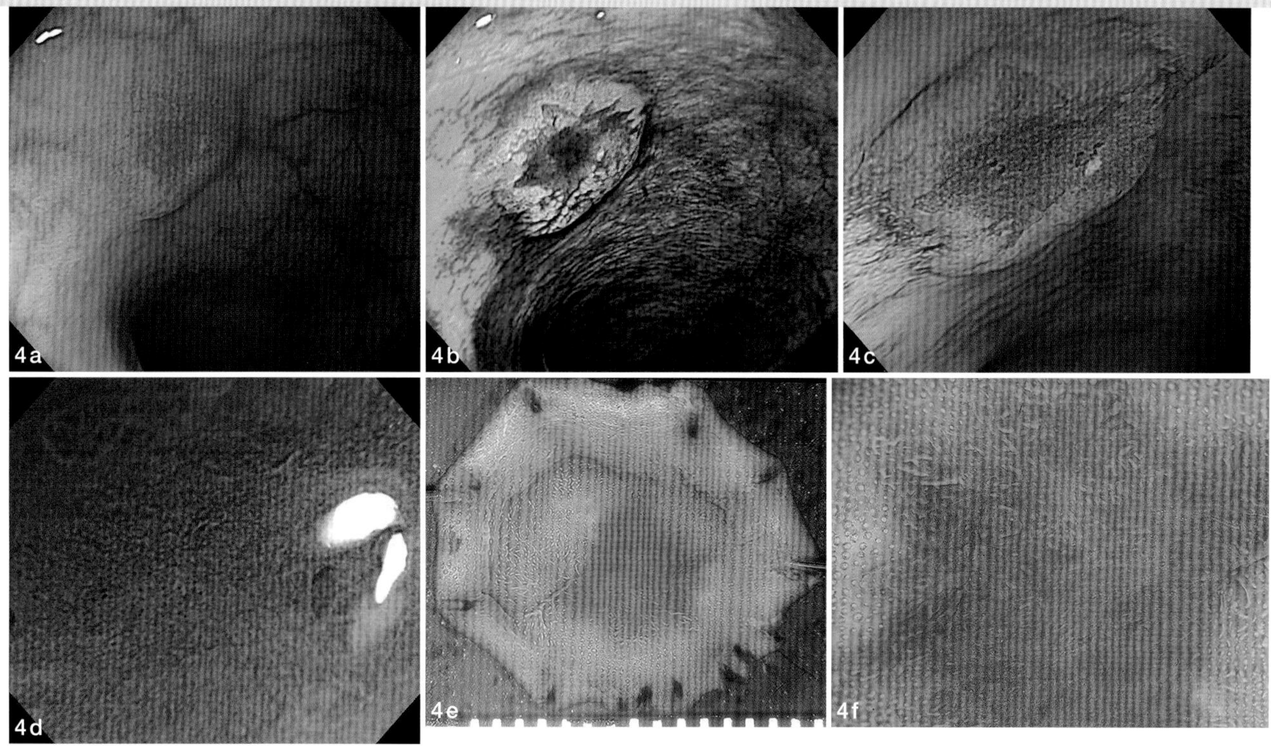

❹ [病例 3] 最大直径 10 mm 的 0-Ⅱa + Ⅱc 型黏膜内癌

a：常规内镜所见　直径 10 mm 的中心部发红的扁平隆起型病变。

b：靛胭脂染色可见　不规则凹陷。

c：结晶紫染色非放大观察所见

d：同部位放大所见　凹陷面的 pit pattern 大小显著不等，V_I 型轻度不规则型 pit pattern 。

e：内镜切除标本的实体显微镜所见

f：同部位放大所见　凹陷部 pit pattern 大小不等，排列紊乱，与放大内镜所见一致，V_I 型轻度不规则型 pit pattern。

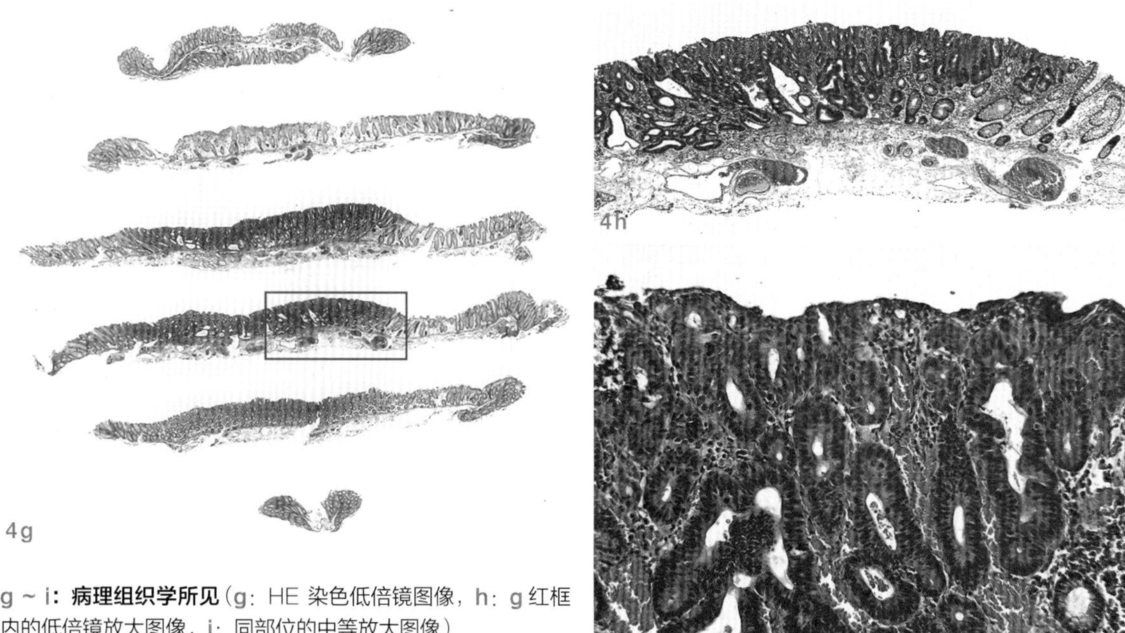

g ~ i：病理组织学所见（g：HE 染色低倍镜图像，h：g 红框内的低倍镜放大图像，i：同部位的中等放大图像）

病变是局限于黏膜内的高分化腺癌，病变的部分隆起黏膜为非肿瘤性，在进行肉眼诊断时，要考虑到非肿瘤性的成分进行整体形态的肉眼诊断。

参考文献

[1] 大腸癌研究会（編）：大腸癌取扱い規約，第 8 版．金原出版，2013.

[2] Kudo S, et al. : Nonpolypoid neoplastic lesions of the colorectal mucosa. Gastrointest Endosc 68 (Suppl): 3–47, 2008.

（田中信治）

8 大肠癌 a 早期癌 ④表面凹陷型（0-Ⅱc）

大肠表面凹陷型肿瘤，自 1977 年作为家族性大肠息肉病的一种病变被工藤报道以来，已经被广泛接受。

表面凹陷型肿瘤，是指与周围没有明显差距的一种凹陷。

与隆起型及表面隆起型相比，凹陷型早期癌在肿瘤很小的阶段就可以向肿瘤深部浸润。

另外，在遗传学上主要是 *p53* 基因突变，而 *K-ras* 和 *APC* 基因很少突变，突变率低与通常的大肠癌发癌学说（adenoma-carcinoma sequence）不同，考虑为 *de novo* 途径。

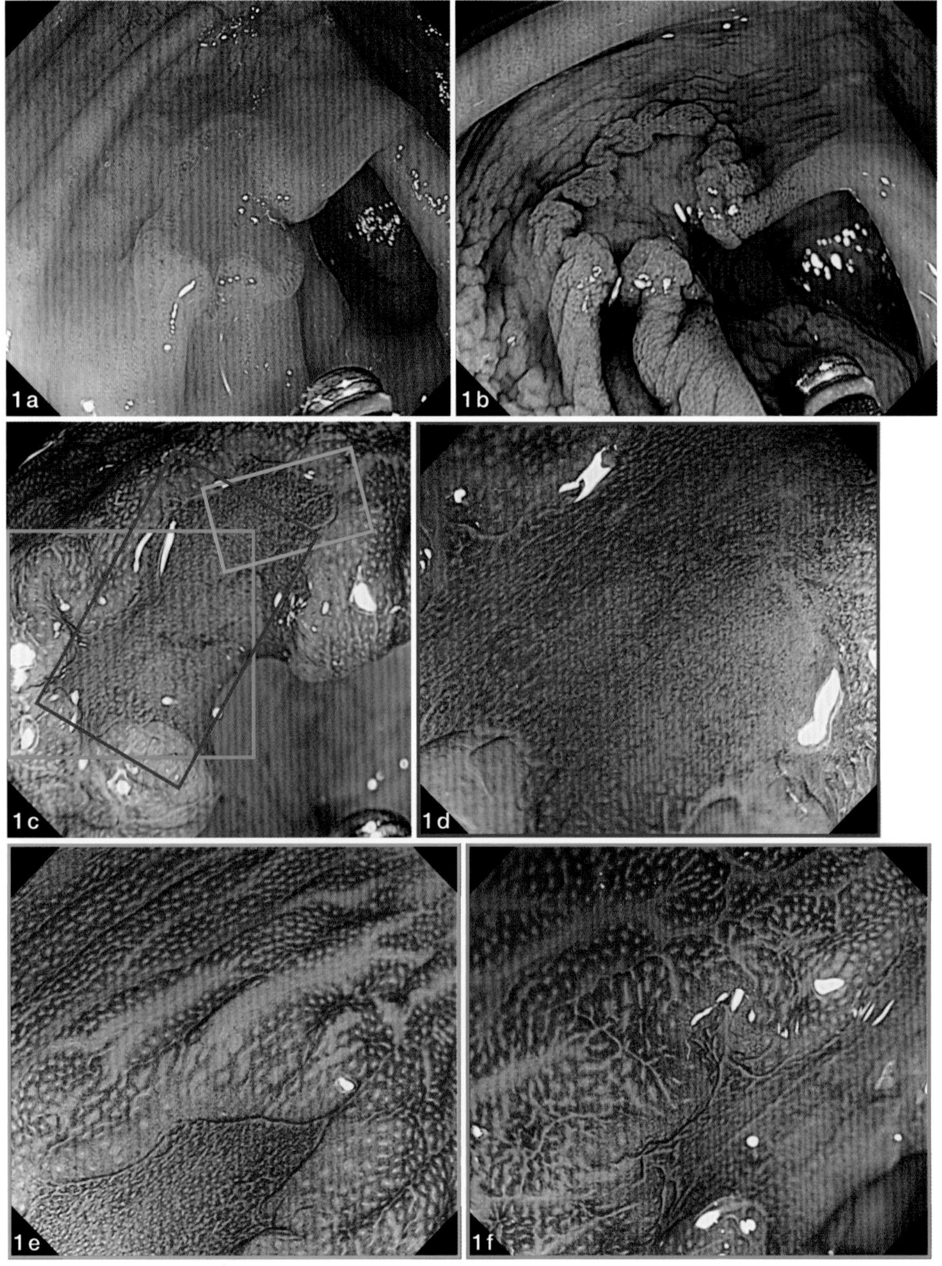

❶ [病例 1] 50 余岁男性，主诉：大便潜血阳性

a，b：结肠镜检查所见 盲肠可见直径 12 mm 的 0- Ⅱc 病变。

c ~ f：色素染色放大内镜所见（d：c 红框部，e：同部位蓝框部，f：同部位绿框部），结晶紫染色，病变凹陷部可见密集的小型的 pit。

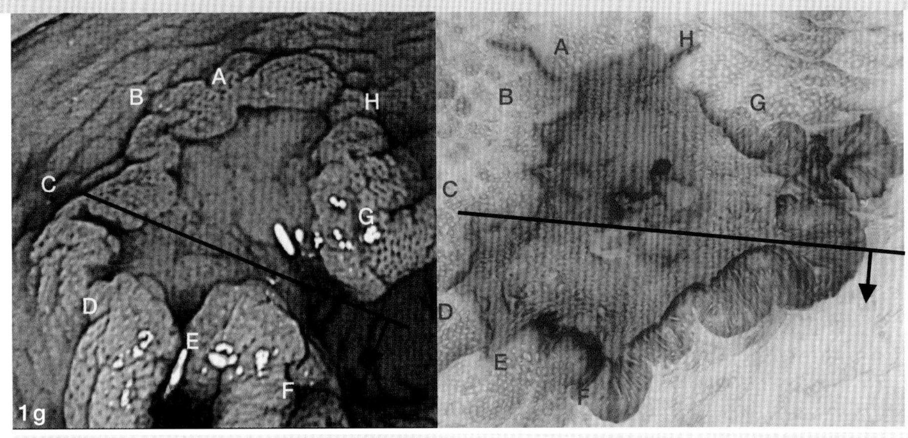

g：实体显微镜图像与内镜图像对比，黑线为切线。
h：g 的黑线切面处标本的整体图像。

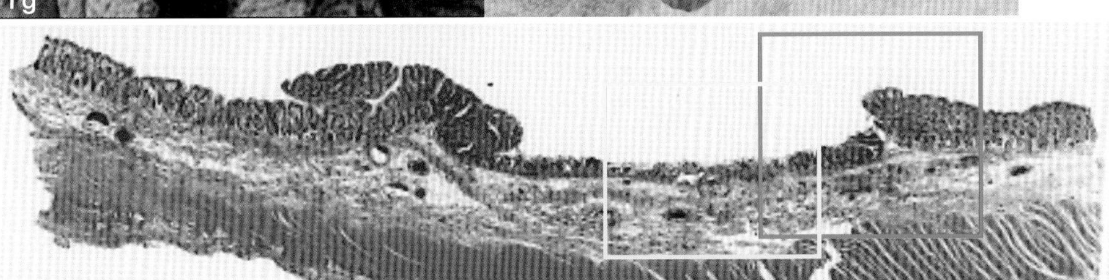

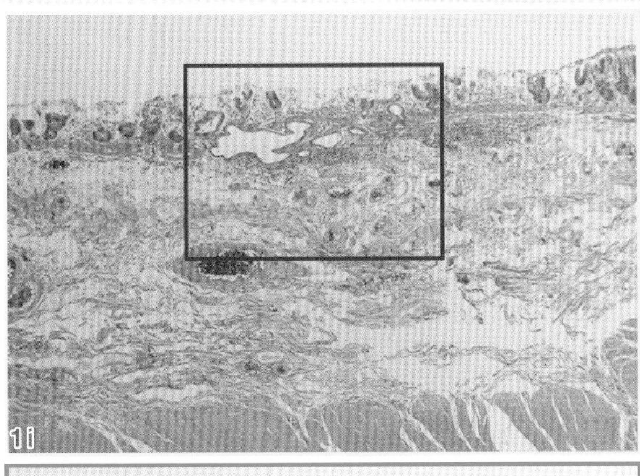

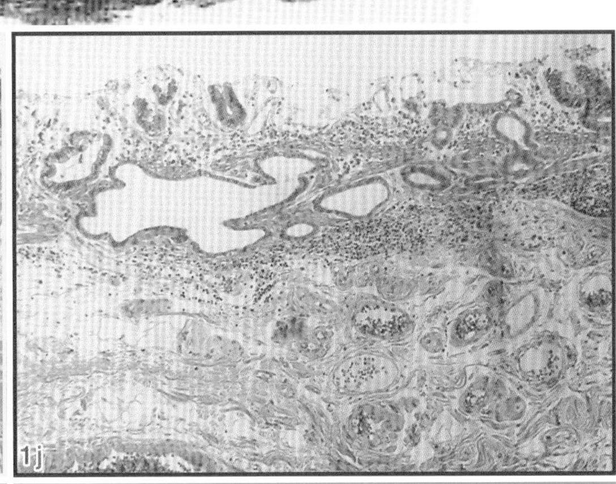

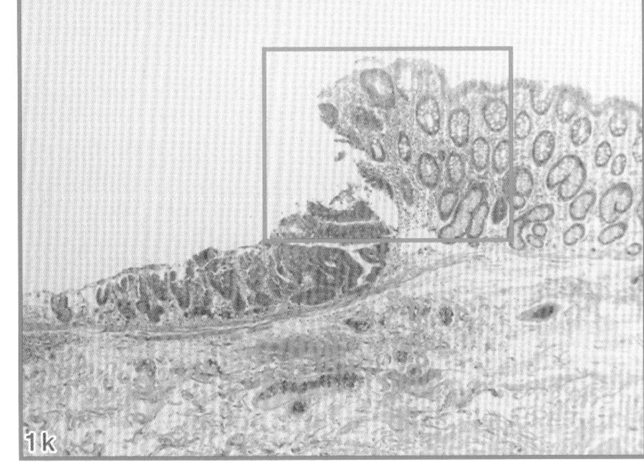

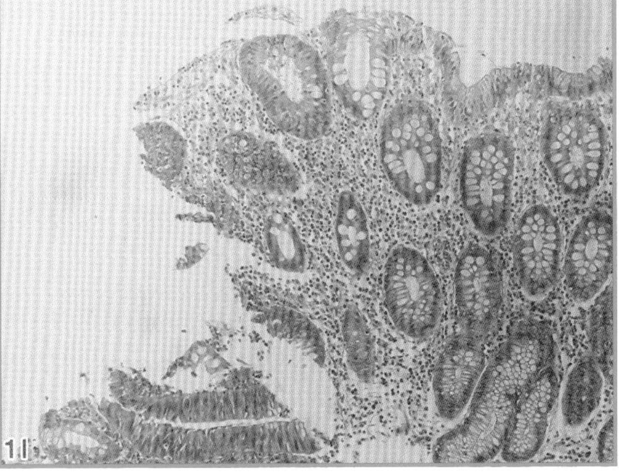

大肠

i～l：病理组织学所见（i：h 的黄框部，j：i 的红框部，k：h 的绿框部，l：k 的蓝框部）边缘大部分为正常黏膜，可见少许腺瘤成分，（i，j）。癌局限于黏膜内（k，l）。

最终病理诊断： Cecum, 0- Ⅱ c, 11mm × 9mm, adenocarcinoma (tub1) with adenoma, pTis (M), ly0, v0, ow (-), aw (-), ew (-), lymph nodes ; n201 : 0/10, n202 : 0/4.

参考文献

[1] 狩谷　敦，他：Ⅱc 型早期大腸癌が認められた家族性ポリポーシスの 1 例．胃と腸 12：1359–1364, 1977.

[2] 工藤進英，他：平坦・陥凹型早期大腸癌の内視鏡診断と治療—微小癌の内視鏡診断を中心に．胃と腸 24：317–329, 1989.

[3] 工藤進英，他：陥凹型および陥凹型由来早期大腸癌．Gastroenterol Endosc 42：15–20, 2004.

[4] 山野泰穂，他：Ⅰ 大腸 SM 癌における「小さな大腸癌」の特徴（内科の立場から）(2) 内視鏡治療の注意点．INTESTINE 16：307–313, 2012.

[5] Fujimori T, et al. : Non- involvement of ras mutations in flat colorectal adenomas and carcinomas. Int J Cancer 57 : 51–55, 1994.

（高木　亮，山野泰穂）

8 大肠癌 b 进展期癌

食管 ➡Ⅰ.70页 胃 ➡Ⅰ.212页

根据《大肠癌处理规约》，进展期大肠癌的肉眼形态分为以下4种类型：对于很难归类于1～4型任意一型的病例，认为是“5型：不能分类”。

1型：肿瘤型

1型是肿瘤型，向管腔内突出的、界线明显的形成肿物的癌。占进展期癌的16.7%，发病率低于2型，居于第2位，因隆起表面没有溃疡形成，有的病例依据肉眼形态和表面性质诊断进展期癌困难，有必要和0-Ⅰ型早期癌进行鉴别。内镜下和灌肠X线图像上可见从周围向隆起的基底部有集中的皱襞，灌肠检查可见台状的侧边变形时诊断为进展期癌。

2型：溃疡局限型

2型是溃疡周围有界线明显的围堤形成的溃疡局限型癌，在大肠癌中发病率最高，占全进展期74.9%，小型的2型进展期癌需要和0-Ⅱa+Ⅱc型早期癌进行鉴别，中央部有无溃疡是和与1型进展期癌的鉴别点。病变占大肠内腔的全周或近全周，灌肠X线检查呈现特征性的apple core sign，相当于apple core的部分是中央形成溃疡的部分，口侧和肛侧边缘部可见隆起部分（环堤）是2型的特征性所见。内镜检查，狭窄部分可见深而广的溃疡，其肛门侧可见环堤。切除标本切开展开后，能够很好地理解2型是边缘的围堤和中央的溃疡构成的类型。和切除标本进行对比，能够很好地理解X线影像表现。

3型：溃疡浸润型

3型是溃疡浸润型，占进展期大肠癌的6.3%，发病率低，病变起始部位不明显，无明显环堤形成，因溃疡周围黏膜下层癌浸润，呈现黏膜下肿瘤样隆起和狭窄，对于大的病变，X线检查的诊断对于掌握病变整体非常有用。

4型：弥漫浸润型

4型是未见明确的肿块和溃疡形成，大肠全层弥漫性浸润的癌，占进展期大肠癌的0.3%，极其少见。发病部位，乙状结肠、降结肠及直肠多见，缺乏黏膜面的变化，以向大肠壁的浸润增殖为中心，便血等症状很难发现。早期诊断困难，诊断时已经发生腹膜播散和淋巴结转移的概率高，所以预后不良。内镜检查因病变部分的肠壁增厚，管腔重度狭窄，所以内镜插入困难，不仅病变部位的观察不充分，活检部位的确定和活检也困难，因此对本类型疾病的确诊时，活检诊断的作用有限。4型大肠癌的病理组织学上分为lymphagiosis（LA）型、scirrhous（SC）型、muconodular（MN）型、inflammatory（IF）型（如**表1**），LA型占75.0%，SC型占12.5%，MN型占6.3%，IF型占6.3%，LA型最多见。鉴别诊断是Crohn病，溃疡型结肠炎，缺血性肠病，放射性大肠炎，乙状结肠肠系膜脂膜炎，转移性大肠癌等。对于4型癌，肠管的短缩和不规则的直线化显著，另外，狭窄的边缘多见向内腔凸起的黏膜下肿瘤样隆起，是与炎症性疾病的鉴别点。

表1 进展期大肠癌的病理组织学分类（共4型）

型	组织学特征
LA（lymphagiosis）型	高分化～中分化型腺癌，显著的淋巴管浸润所致的癌性淋巴管病（lymphanginosis carcinomatosa），呈现进展期的特征，可见皱襞增厚和颗粒状或铺路石样隆起
SC（scirrhous）型	印戒细胞癌和低分化型腺癌，伴有重度间质纤维化的浸润，类似于胃的硬癌
MN（muconodular）型	黏液癌是伴随着黏液结节形成广泛浸润的癌
IF（inflammatory）型	高分化型腺癌是伴有显著的炎性细胞浸润和纤维化增殖进展的癌

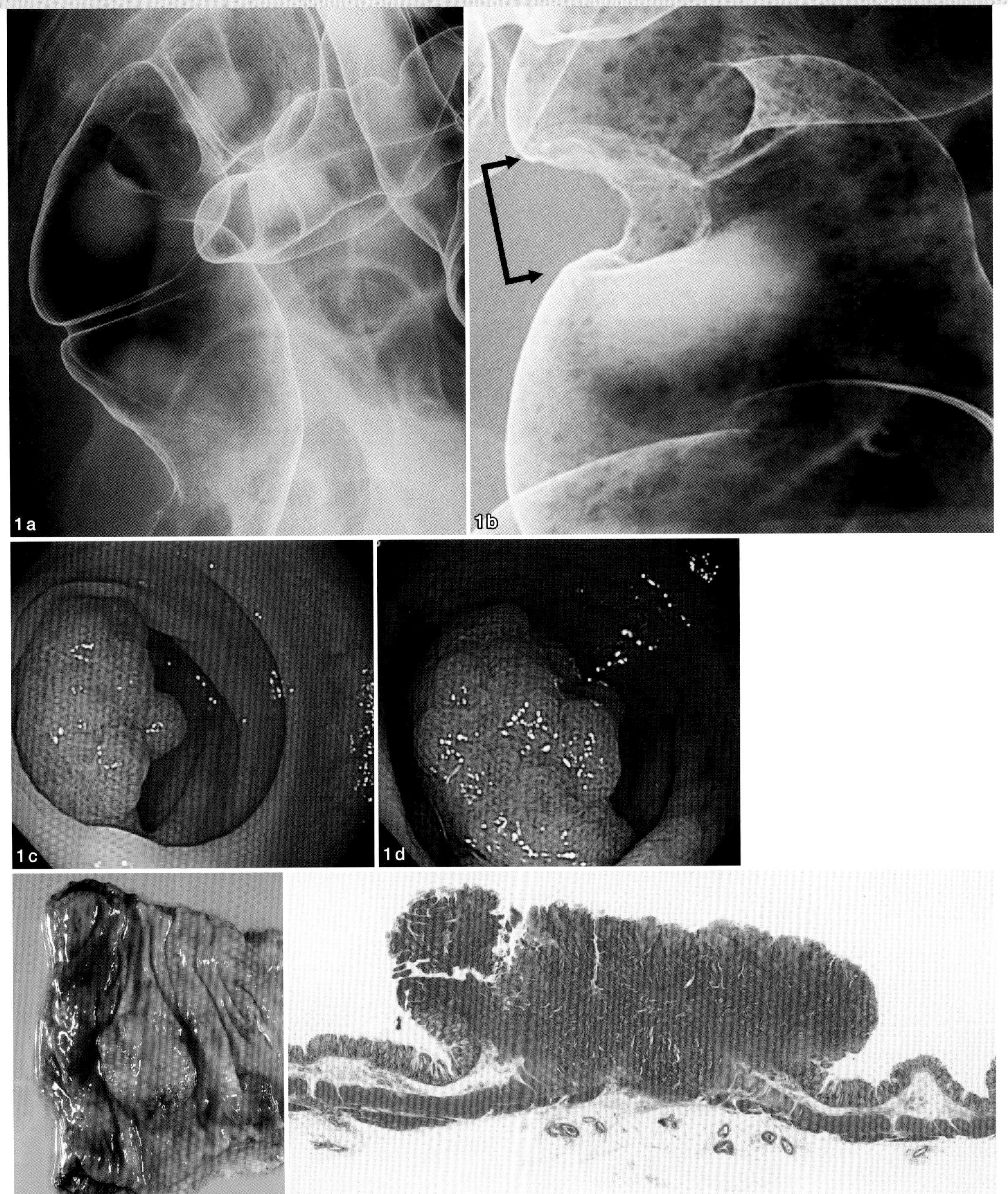

❶ [病例 1] 60 余岁男性，1 型进展期大肠癌

a，b：灌肠 X 线所见 正面像（a），直肠 Ra 可见界线清晰的直径 3cm 的隆起型病变。侧面像（b），可见深的不规则凹陷变形（箭头），诊断为浸润深度超过 T2-MP 的 1 型进展期癌。

c，d：内镜所见 常规内镜所见（c），屈曲部有陡峭的多结节隆起型病变，注气量改变后形态无变化，呈现僵硬的状态。靛胭脂染色（d）结节表面性状清晰，无明显凹陷。结节间距没有改变，呈现硬的状态，基部宽，无凹陷面和溃疡性改变。

e：新鲜切除标本肉眼所见 直肠 Ra 可见具有陡峭隆起的 1 型病变，表面呈多结节改变。

f：病理组织学所见（整体图像） 大小不规则腺管及筛状的高 ~ 中分化型管状腺癌，浸润的最深部位为低分化型腺癌，部分区域可见肿瘤芽（Grade 3），肿瘤细胞在固有肌层广泛浸润，部分侵及浆膜下层。

最终病理诊断： well to moderately differentiated adenocarcinoma of the rectum. type1，33mm × 24mm × 9mm，tub1 > tub2 > por，pT3-SS，ly2，v2，pN0。

大肠

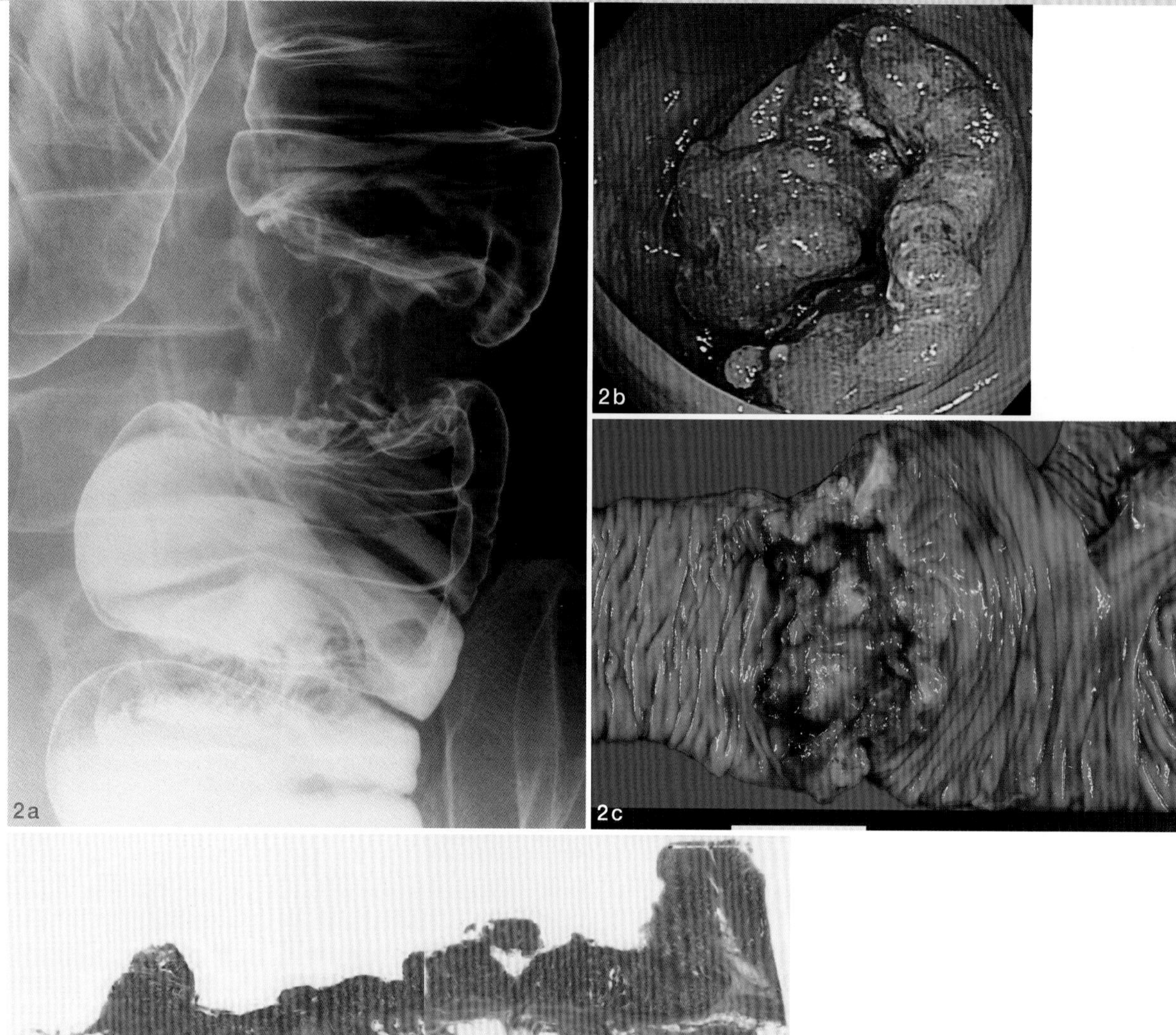

❷ **[病例 2] 60 余岁男性，2 型进展期大肠癌**

a：灌肠 X 线所见 升结肠不规则缩窄，口侧和肛侧管腔都有凸起的结节状隆起，局限性环堤形成，典型的 apple core sign 表现，为全周性 2 型病变。

b：内镜所见 几乎占全周的围堤样隆起，其口侧可见溃疡型改变。

c：新鲜切除病变肉眼所见 距回盲部 4cm 升结肠可见占全周的溃疡局限型的 2 型进展期癌。

d：病理组织学所见 筛状及大小形状不规则的、腺管状的中分化型管状腺癌为主体，也可见高分化型管状腺癌和低分化型管状腺癌，部分区域可见较多的肿瘤芽（Grade3），肿瘤细胞在浆膜下层广泛浸润，局部接近浆膜。

最终病理组织学诊断： moderately differentiated tubular adenocarcinoma without adenoma of the ascending colon. type 2，88mm × 43mm，circ，tub2 > tub1 > por，pT3-SS，ly2，v3，pN2 (5/26)。

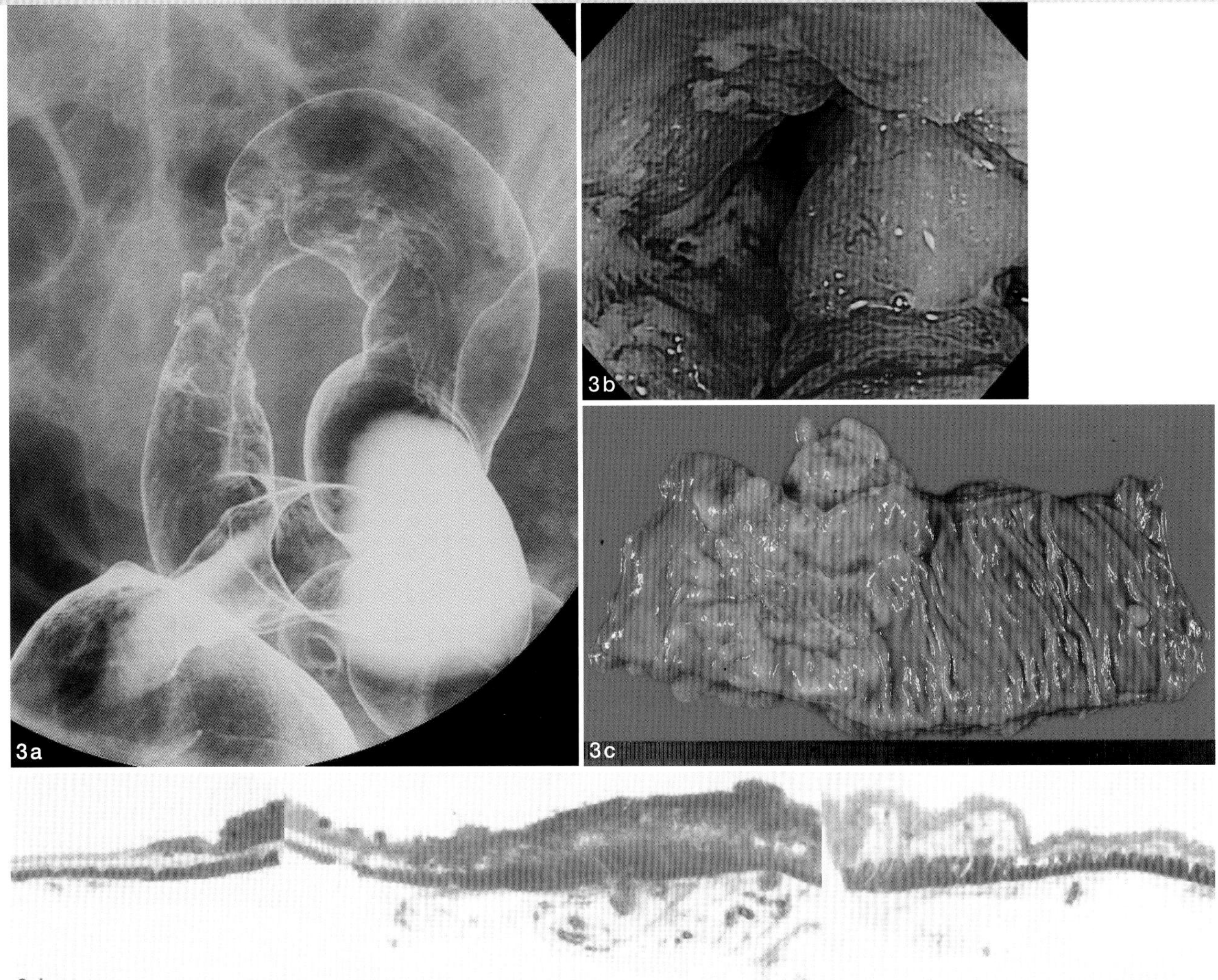

❸ [病例 3] 70 余岁女性，3 型进展期大肠癌

a：**灌肠 X 线所见** 乙状结肠可见伴有边缘不规整的狭窄，部分可见不规则毛刺症，口侧和肛侧未见环堤样隆起形成。口侧可见向管腔内的凸起改变。

b：**内镜所见** 狭窄部的肛门侧，伴有覆白苔的、发红的浅溃疡型变化，肛门侧和正常黏膜的交界部可见显著的血管扩张。

c：**新鲜切除标本肉眼所见** 乙状结肠可见发红浅溃疡和其周围平缓的结节状隆起，界线不清晰，几乎占肠管全周的 3 型病变。

d：**病理组织学所见** 呈现筛状构造的中分化型腺癌和实性低分化型腺癌，可见以黏膜下层为中心的、界线不清晰的癌浸润，并可见淋巴管浸润，部分区域可见浆膜下层脉管浸润。

最终病理组织诊断： moderately to poorly differentiated adenocarcinoma without adenoma of the sigmoid colon. type 3，75mm×60mm，mod > por > tub1，pT3-SS，ly3，v2，pN1（+）。

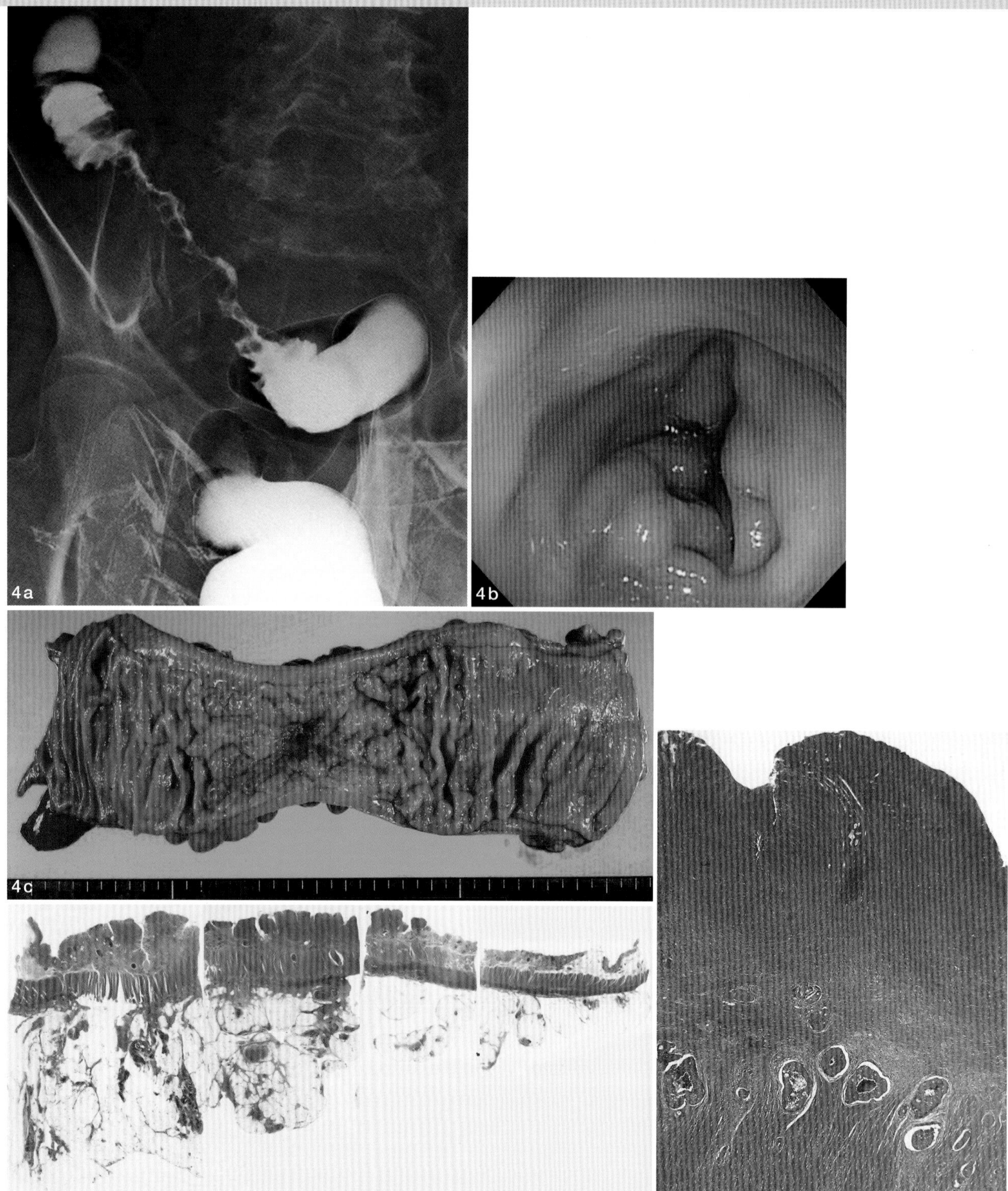

❹［病例 4］70 余岁女性，4 型进展期大肠癌（LA 型）

a：**灌肠 X 线所见** 乙状结肠约 20cm 长的全周性管腔狭窄，部分有颗粒状改变，口侧和肛侧都呈现横行的皱襞增厚，伸展不良。

b：**内镜所见** 全周性狭窄，颗粒状黏膜，横行的皱襞，缺乏上皮性改变。

c：**新鲜切除标本肉眼所见** 约 10cm 范围内，结节和颗粒密集，在中央部有直径 10mm 的凹陷和直径 5mm 的溃疡形成。

d，e：**病理组织学所见** 肿瘤的大部分是实性低分化型腺癌，重度的脉管浸润，广泛的伴有淋巴管浸润的癌（d），低分化腺癌是部分呈现硬癌的组织学特点。病变中央部有小溃疡形成的部分是中分化型腺癌，溃疡的边缘部向实性的低分化型腺癌移行，未分化型癌和低分化型癌混合分布（e）。

最终病理组织诊断： moderately to poorly adenocarcinoma，type 4，100mm × 55mm，pT3-SS，ly3，v1，pNX。

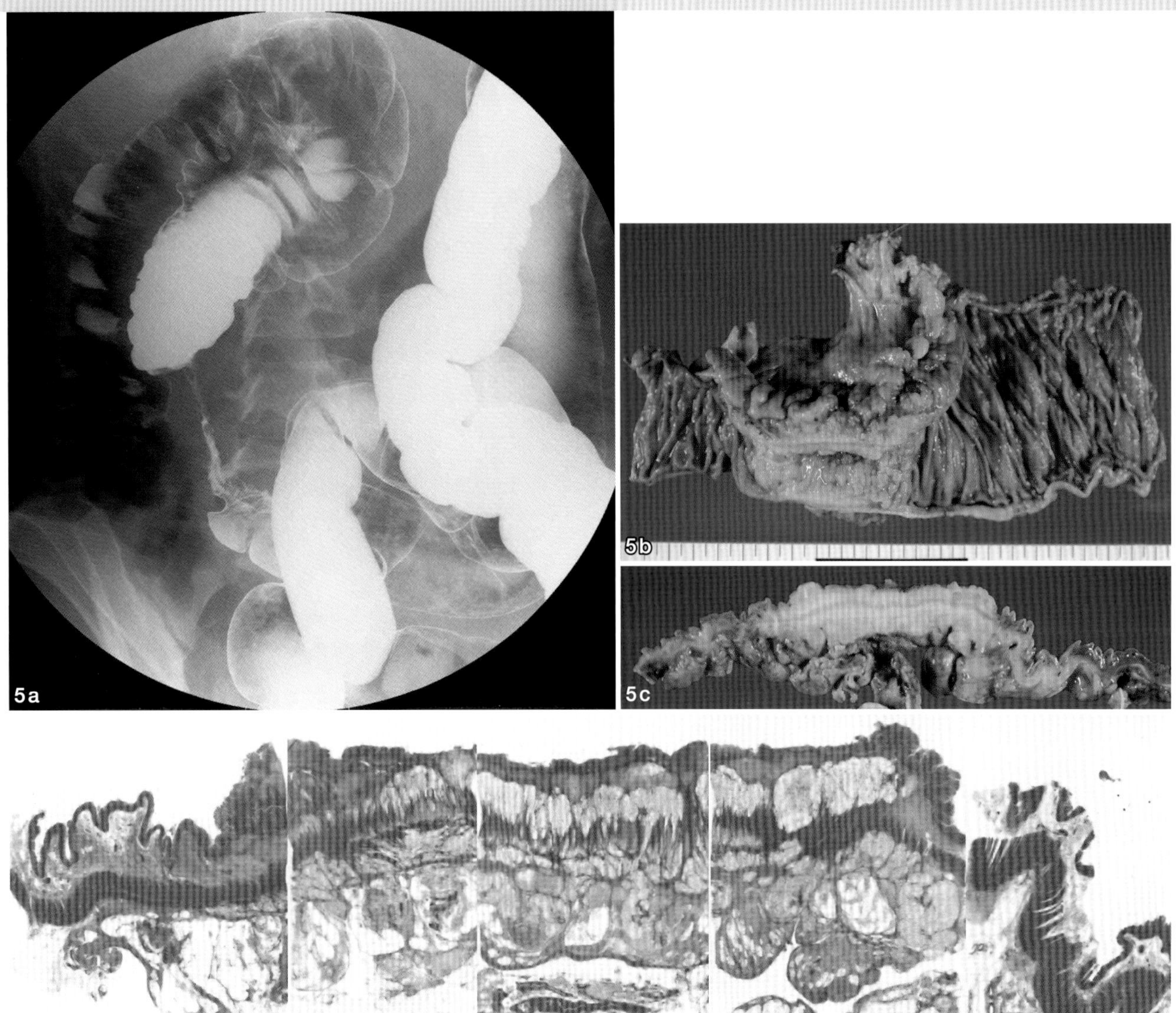

❺［病例 5］80 余岁女性，4 型进展期大肠癌（MN 型）

a：**灌肠 X 线所见**　横结肠可见显著全周性狭窄，口侧和肛侧均未见明显的围堤形成，管腔狭窄部和正常部之间的界线明显。

b，c：**切除标本肉眼所见**　横结肠未见明显的溃疡形成和围堤形成，可见全周性管壁增厚。

d：**病理组织学所见**　黏膜内可见印戒细胞癌呈实性增殖，局部混有低分化型腺癌，肠管壁内大量黏液潴留或印戒细胞癌的髓样增殖所致的重度全周性增厚，有重度的淋巴管浸润和沿淋巴管播散的癌。

最终病理组织诊断： signet-ring cell adenocarcinoma of the transverse colon. type 4，110mm × 60mm，sig，pT4a-SE，ly3，v3，pN3（16/16），Cy1。

大肠

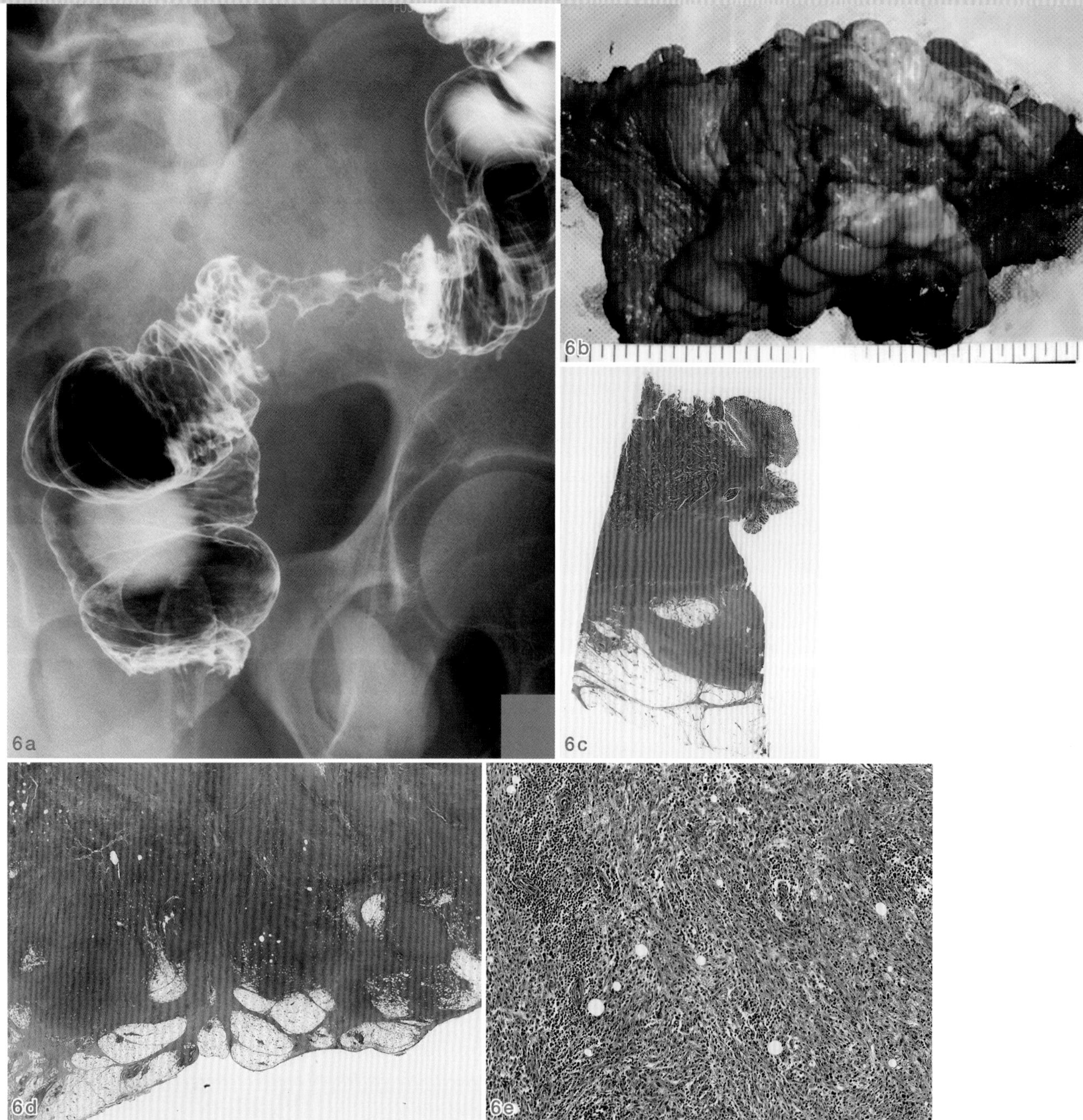

❻［病例 6］60 余岁男性，4 型进展期大肠癌（IF 型）

a：灌肠 X 线所见 乙状结肠有全周性管腔狭窄，表面和边缘凹凸不平，狭窄管腔的口侧和肛侧伴有结节状变化和横行皱襞纠集。

b：新鲜切除标本肉眼所见 未见明确溃疡形成，全周性壁增厚和口侧及肛侧的皱襞增厚和纠集。

c ~ e：病理组织学所见 可见不规则的腺管构成中分化型腺癌的浸润，癌巢周围可见重度炎性细胞浸润，肌层的深部也可见炎性细胞浸润，炎性细胞浸润和肉芽组织形成在肌层以下更为明显，呈现低分化型腺癌增殖模式，CK 阴性的炎性细胞及纤维母细胞显著增生，广泛的肉芽组织形成。

最终病理诊断： moderately adenocarcinoma，type 4，90mm × 50mm，pT4b-SI，ly2，v2，pNX。

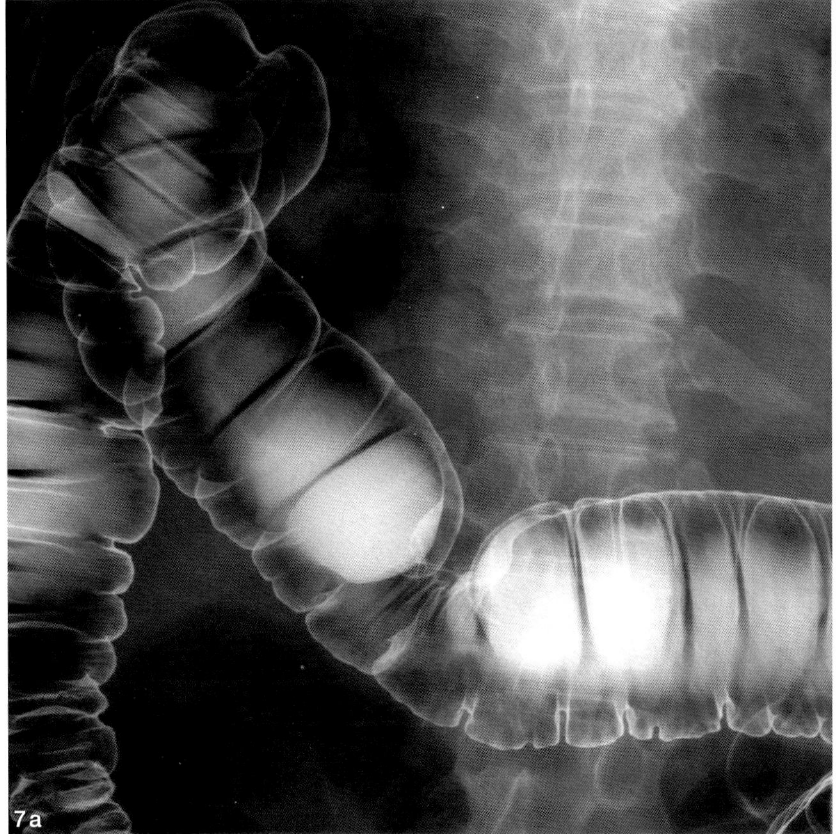

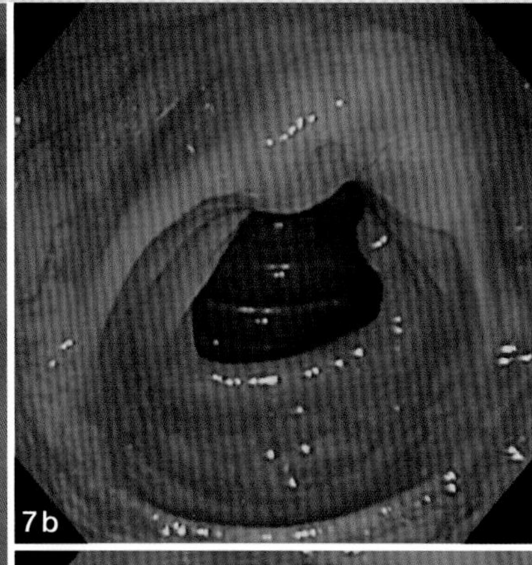

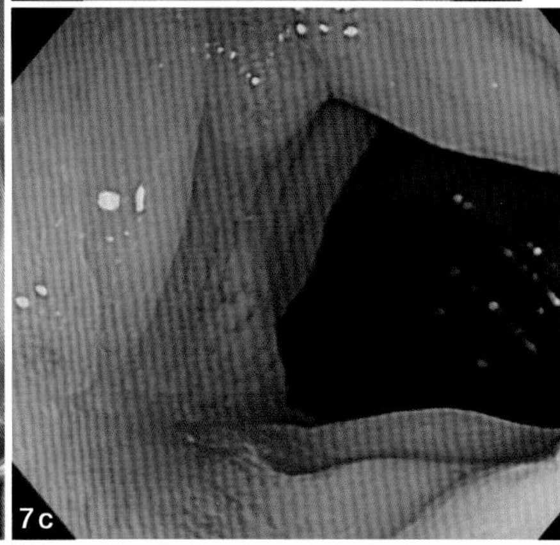

大肠

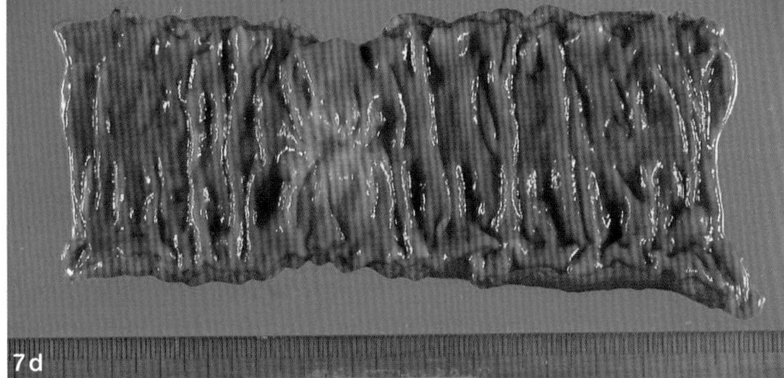

❼ [病例 7] 70 余岁男性，5 型进展期大肠癌

a：灌肠 X 线所见　横结肠伴黏膜集中的约 2cm 的偏侧性伸展不良。黏膜集中的部分，纵轴方向有沟状钡斑，其口侧和肛侧边缘可见黏膜下肿瘤样隆起。

b，c：内镜所见　显著的黏膜集中和黏膜下肿瘤样隆起，中央部可见纵行的沟状凹陷，接近病灶，仅在纵行的浅凹陷内可见细微的不规则腺管构造，诊断为浸润至黏膜下层的大肠癌。

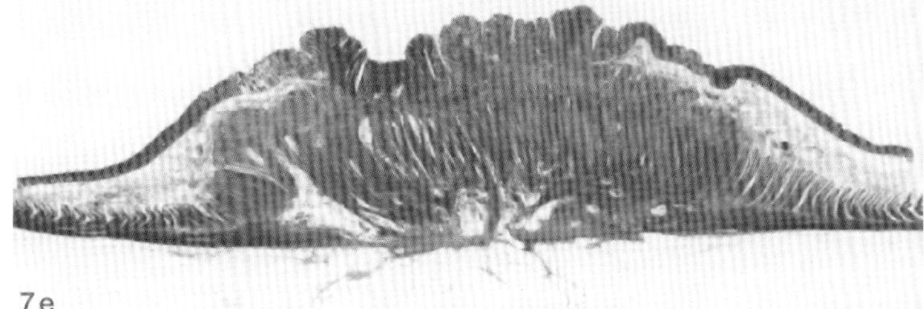

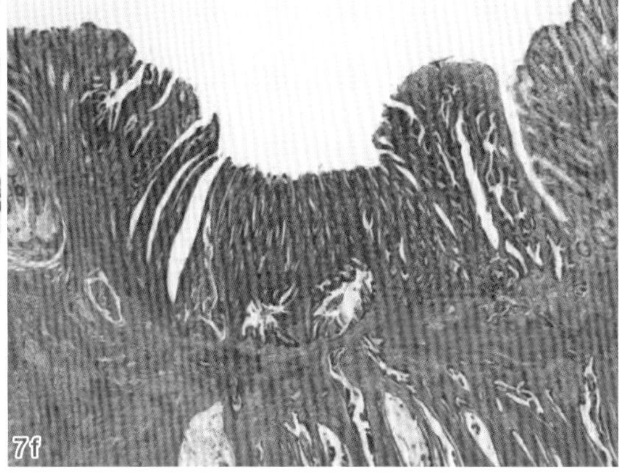

d：新鲜切除标本肉眼所见　显著的黏膜集中，纵行浅凹陷，周围呈黏膜下肿瘤样隆起。

e，f：病理组织学所见　小型的Ⅱc 形成，黏膜内为高分化型管状腺癌，黏膜下层～浆膜下层可见广泛的管腔结构不等的腺癌浸润，即高到中分化～低分化型腺癌，伴有显著的固有肌层增厚，局部增厚的肠壁内可见黏液潴留。

最终病理学诊断： well to moderately differentiated adenocarcinoma，type 5（Ⅱc + Ⅲ），33mm × 18 mm，pT4a-SE，ly2, v2, pN0。

参考文献

[1] 大腸癌研究会（編）：大腸癌取扱い規約，第 8 版．金原出版，pp9–10, 2013.

[2] 日本消化器がん検診学会全国集計委員会：平成 22 年度消化器がん検診全国集計資料．2012.

[3] 二村　聡，他：4 型大腸癌の病理学的特徴．胃と腸 37：137–151, 2002.

[4] 平川克哉，他：4 型大腸癌の臨床病理学的特徴と X 線・内視鏡診断．胃と腸 37：152–164, 2002.

[5] 小林清典，他：4 型大腸癌と炎症性腸疾患の鑑別診断．胃と腸 37：165–175, 2002.

（入口阳介，山村彰彦）

8 大肠癌 C 结肠癌，异型增生

长期的炎症性肠病合并癌和异型增生的发病率高，特别是溃疡性结肠炎，病程 10 年的发病率是 1.6%，20 年 8.3%，30 年 18.4%，荟萃分析报道有非常高的累积发癌率。与经过腺瘤到癌的 adenoma-carcinoma sequence 相反，因炎症引起基因突变，异常累积，经过被称为 dysplasia 的黏膜内肿瘤到大肠癌的途径，该途径被称为 inflammation-dysplasia-carcinoma sequence。合并大肠癌的危险因素有病程的长短、病变范围、大肠癌的家族史、合并有原发性硬化性胆管炎、幼年发病等。炎症的黏膜内发生的病变，多界线不清且平坦，所以难以发现，并且从早期开始就是向深部浸润的倾向。推荐通过内镜检查来进行癌症的筛查。内镜下的危险因素是：内镜下长期处于活动期的重度炎症、炎性息肉、管腔狭窄、肠管短缩等。近年来，早期癌，特别是被认为诊断困难的平坦病变的发现例数也在增加。

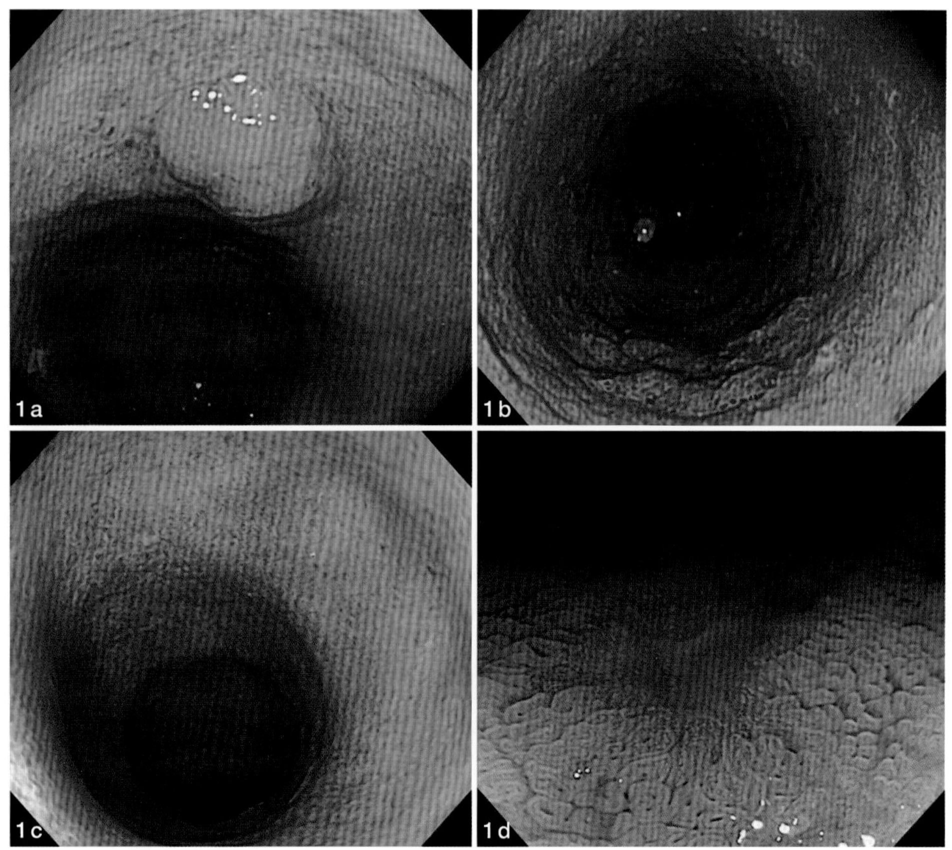

❶ 浅表型结肠癌内镜所见

a：隆起型病变（息肉样隆起）。
b：隆起型病变（扁平和颗粒状隆起）。
c：平坦型病变。
d：凹陷型病变。

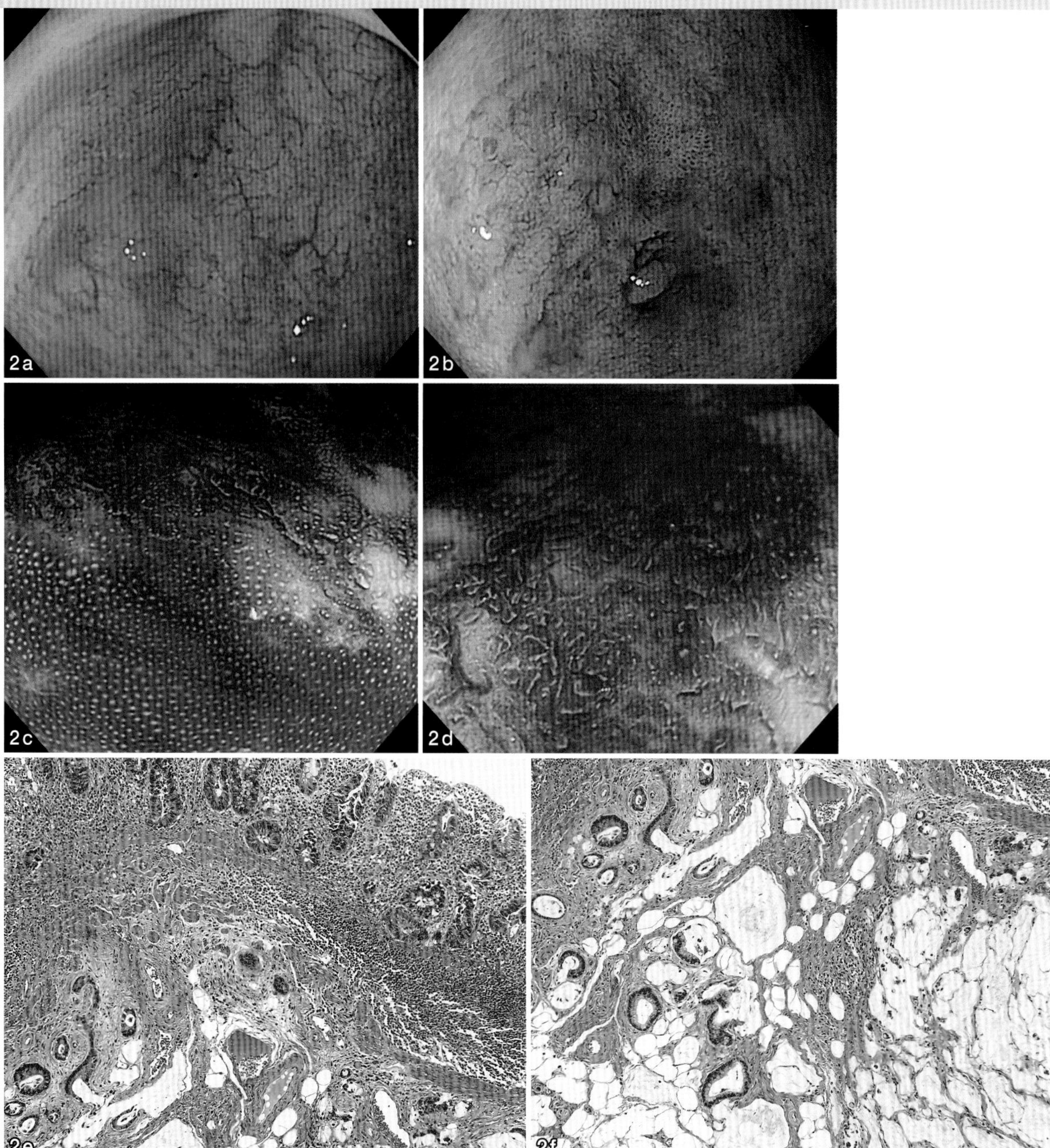

❷［病例 1］50 余岁女性，平坦增厚型病变

a：**常规内镜所见** 乙状结肠黏膜浑浊呈红色。

b：**色素内镜所见** 黏膜显著增厚，与周围没有明显的差别。

c：**放大内镜所见** 周围黏膜可见几乎全是类圆性的 pit，在病变的移行部混有管状的 pit，中央部 pit 排列明显紊乱。

d：**放大内镜所见** 腺管大小不同，密度降低，排列显著紊乱。

e，f：**病理组织学所见** 黏膜内异型性低的高分化型腺癌及 dysplasia，黏膜下层深部可见黏液癌浸润。

大肠

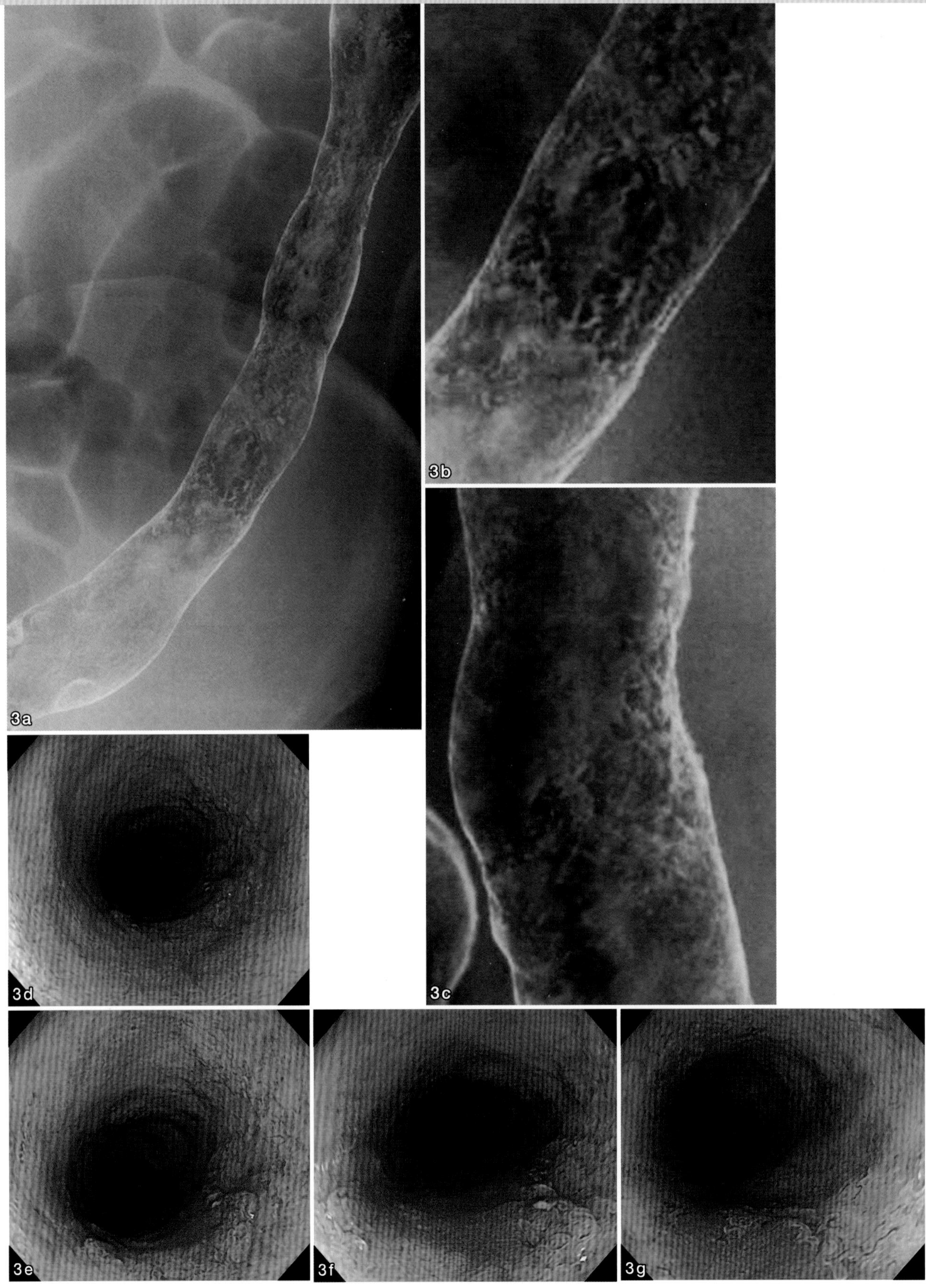

❸ [病例 2] 50 余岁男性，表面隆起 + 凹陷型病变

a ~ c：灌肠 X 线所见　结肠袋消失，呈铅管状，多发息肉样隆起，降结肠可见伴有边缘不规则的、浅凹陷的低隆起型病变。

d ~ g：常规内镜所见　整体可见轻微性隆起，发红的、具有广泛凹陷的 Ⅱa + Ⅱc 病变（浸润深度为 pTis-M）。

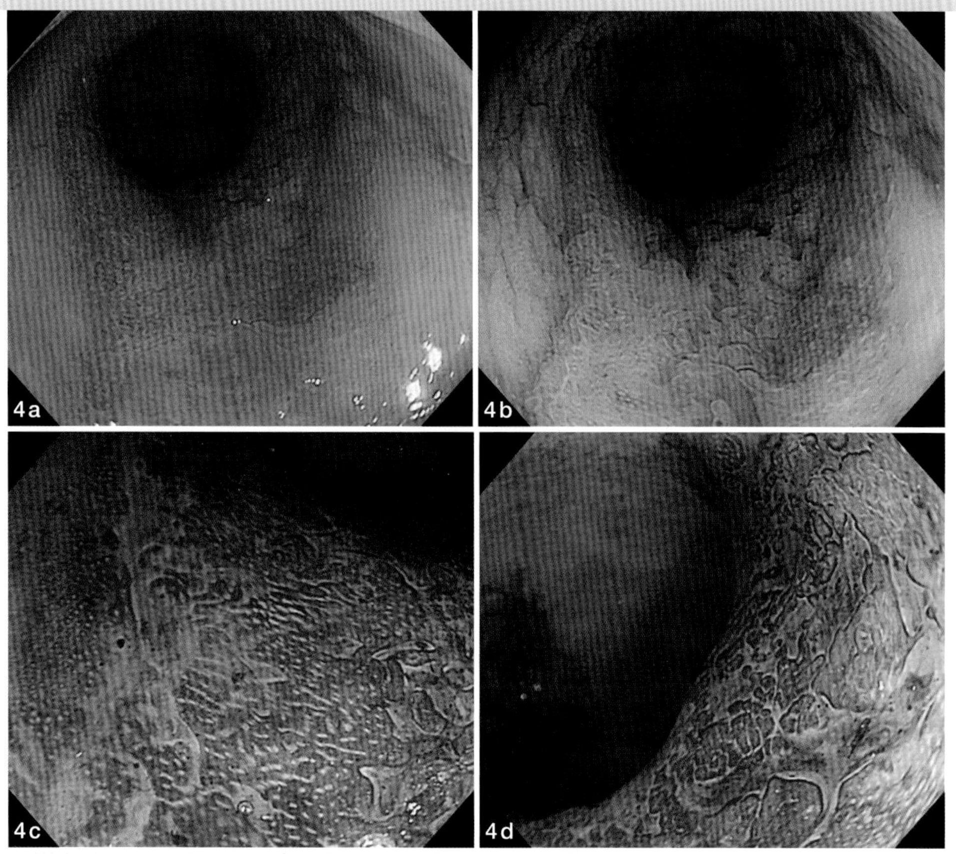

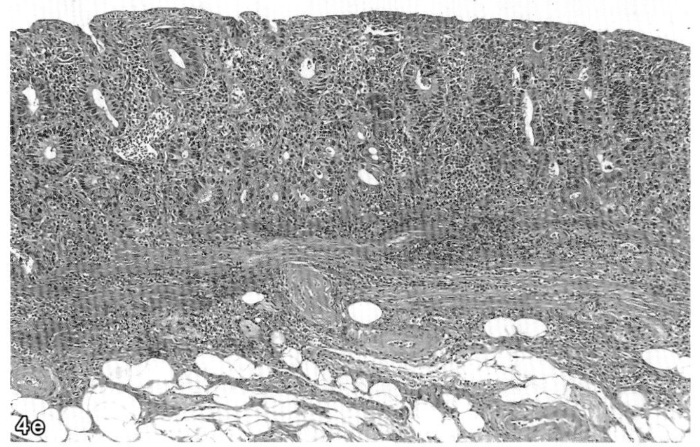

❹ [病例 3] 20 余岁男性，平坦型病变

a：**常规内镜所见**　Rb 至 Ra 广泛黏膜发红。

b：**色素内镜所见**　发红区域可见粗糙的黏膜和扩张的血管网。

c：**放大内镜所见**　发红区域可见一致的排列不规则 $Ⅲ_L$ 型 pit，可见和非病变部位的类圆形 pit 的移行部位。

d：**放大内镜所见**　显示不规则分支的树枝状的 $Ⅳ_B$ 型 pit，部分可诊断为 $Ⅴ_I$ 型 pit。

e：**病理组织学所见**　中心部位为高分化型腺癌，浸润深度为 pTis-M。

参考文献

[1] Eaden JA, et al. : The risk of colorectal cancer in ulcerative colitis. A meta-analysis. Gut 48 : 526-535, 2001.

[2] Velayos FS, et al. : Predictive and protective factors associated with colorectal cancer in ulcerative colitis : a case-control study. Gastroenterology 130 : 1941-1949, 2006.

[3] 岩男　泰，他：Colitic cancer/dysplasia の早期診断—拡大内視鏡を中心に. 胃と腸 43 : 1303-1319, 2008.

[4] 岩男　泰，他：UC 関連早期大腸癌. 胃と腸 45 : 849-858, 2010.

（岩男　泰）

9 类癌

食管 ➡ Ⅰ.90 页　胃 ➡ Ⅰ.226 页　十二 ➡ Ⅰ.331 页　小肠 ➡ Ⅱ.92 页

大肠中的类癌几乎都发病在直肠特别是下部直肠。虽然命名为上皮性肿瘤但是因为从深层小内分泌细胞开始发生，多数都是无蒂型或亚蒂型的黏膜下肿瘤形态，有蒂型病变比较少见。单发性的 10mm 以下的小病变居多，内镜检查中比较典型的病变为正常黏膜覆盖的、黄色的小黏膜下肿瘤。几乎所有肿瘤都局限在黏膜下浅层，所以可进行内镜切除。对于 10mm 以上的病变，因为表面或已形成溃疡（凹陷）或内部形成石灰化恶性病变（淋巴结转移，肝转移等），有可能是恶性肿瘤，所以需要在术前进行详细检查，必要时进行外科手术。另外，虽然比较少见，但即使很小的病变，也有可能浸润到黏膜下层深部，也可能存在不适于内镜切除的情况。因此，尽管病变较小也需要用 EUS 进行鉴别诊断和浸润深度诊断，当肿瘤判断为恶性时更需要进行腹部 CT 或 MRI 检查。

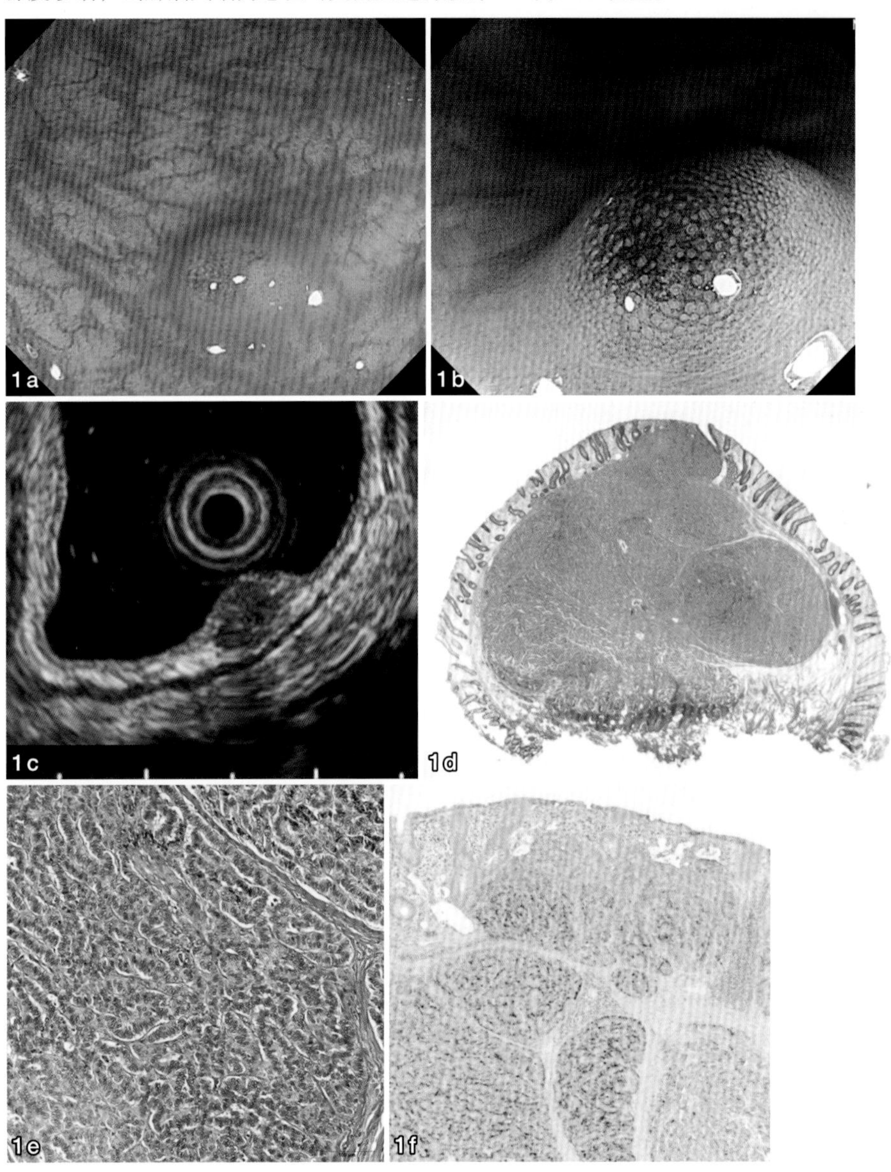

❶ [病例 1] 50 余岁男性，典型病例

a：**白光所见**　直肠中存在直径 6mm，偏黄色调的、扁平的黏膜下肿瘤样隆起。

b：**NBI 放大所见**　可观察到正常 Ⅰ 型 Pit。

c：**EUS 所见**　从第 2 层到第 3 层附近存在与周围边界比较明确的、内部均匀低回声的椭圆形肿瘤（直径 5mm）。

d：**内镜切除标本放大所见**　黏膜下层（部分黏膜内）有与周围边界清晰的肿瘤。

e，f：**病理组织学所见**　HE 染色中显示出明显的、比较典型的栅状到蝴蝶结状分布的癌细胞（e）免疫染色为嗜铬粒蛋白（f）突触体染色阳性。

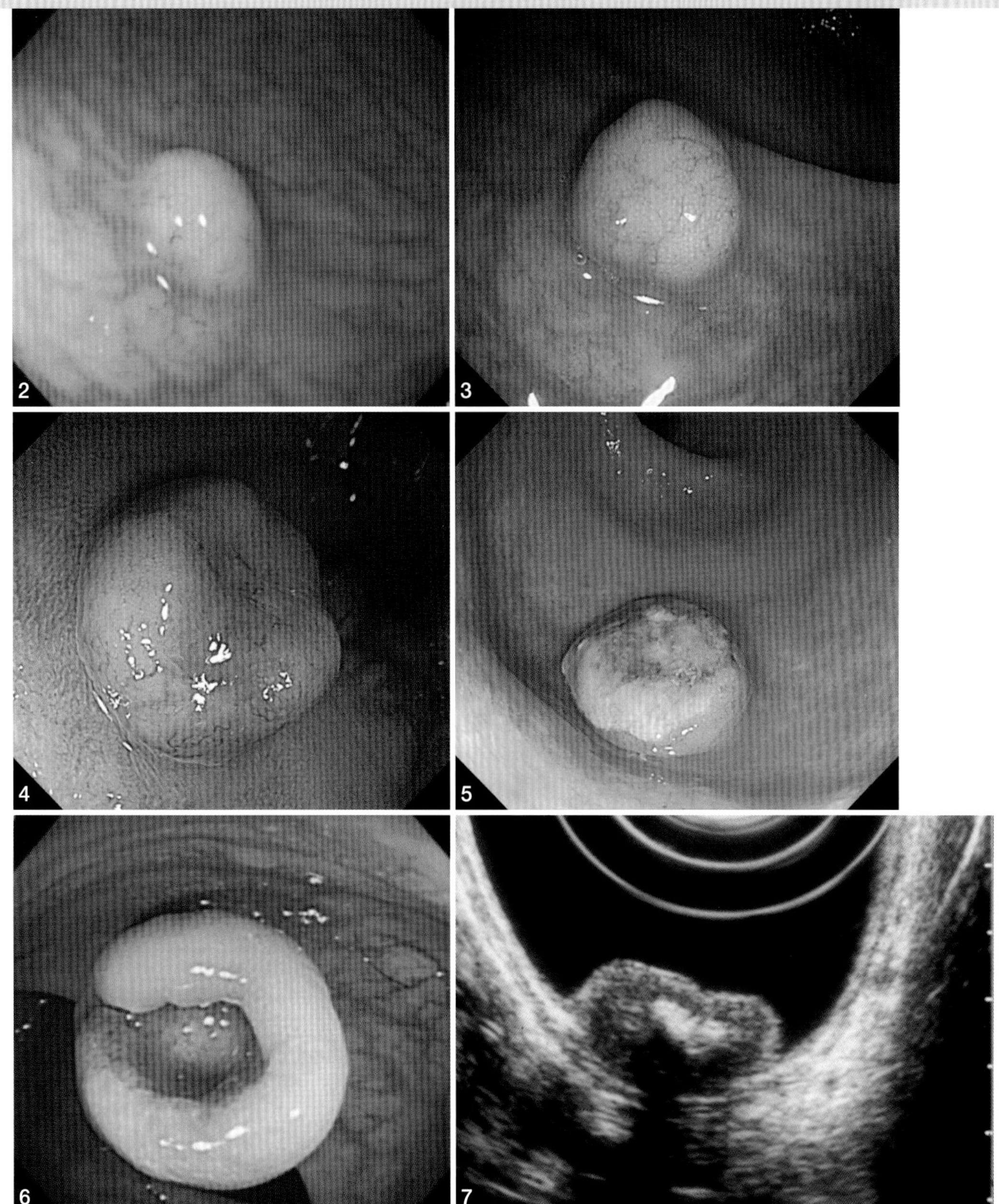

❷ **[病例 2] 白光所见** 隆起较明显（无蒂型）的黄色类癌（比较典型的病例，直径为 5mm）。
❸ **[病例 3] 白光所见** 亚有蒂型的黄色类癌（直径 7mm）。
❹ **[病例 4] 白光所见** 伴随凹陷的类癌。本病例中类癌表面正常黏膜有扩张血管（直径 9mm 左右）。
❺ **[病例 5] 白光所见** 形成溃疡的类癌（非典型病例，直径 13mm 左右）。
❻ **[病例 6] 白光所见** 有蒂型的中心凹陷类癌（非典型病例，淋巴结转移呈阳性，直径 14mm）。
❼ **[病例 7] EUS 所见** 类癌内部伴随石灰化，内部呈均匀低回声，回声中央伴随后方衰减（淋巴结转移呈阳性，直径 14mm）。

参考文献

[1] 小林広幸，他：直腸カルチノイド腫瘍の画像診断―X 線・内視鏡・EUS：転移例と非転移例の比較を中心に．胃と腸 40：163–174, 2005.

[2] 斉藤裕輔，他：大腸カルチノイド腫瘍の全国集計―大腸カルチノイド腫瘍の治療方針．胃と腸 40；200–213, 2005.

[3] 浦岡尚平，他：杯状の形態を呈した直腸カルチノイド腫瘍の 1 例．胃と腸 42；1537–1542, 2007.

[4] 岩下明徳，他：直腸カルチノイド腫瘍の臨床病理学的検索―転移例と非転移例の比較を中心に．胃と腸 40：151–162, 2005.

[5] 吉井新二，他：石灰化を伴った直腸カルチノイド腫瘍の 1 例．Gastroenterol Endosc 49：2978–2983, 2007.

（小林广幸，臧原晃一）

10 杯状细胞类癌

杯状细胞类癌是向类癌类和腺癌类两方面发展的比较罕见的癌症种类，最易发生在阑尾。典型阑尾类癌（银亲和性类癌和嗜银性类癌）的恶性程度比较高，进展性病例预后不良。

与早期肿瘤相比，临床上伴随浸润的阑尾腔体狭窄，阑尾炎症状更明显，术后切除标本的病理组织学诊断结果也多如此。比较罕见的是，像本病例这样术前诊断出浸润到盲肠的病例或是因肿瘤的盲肠外浸润造成肠梗阻症状病例也都存在。另外，十几年或几年前进行过阑尾切除手术的患者也有散发情况。在进展性病例中肿瘤细胞向黏膜下深层浸润，被覆上皮呈正常外观，肿瘤露出部分形成糜烂。另外，脉管侵袭、神经周围浸润、淋巴结转移、阑尾外的浸润发生率都较高。因此，在治疗时多推荐包含淋巴结清扫的回盲部切除和右半结肠切除。

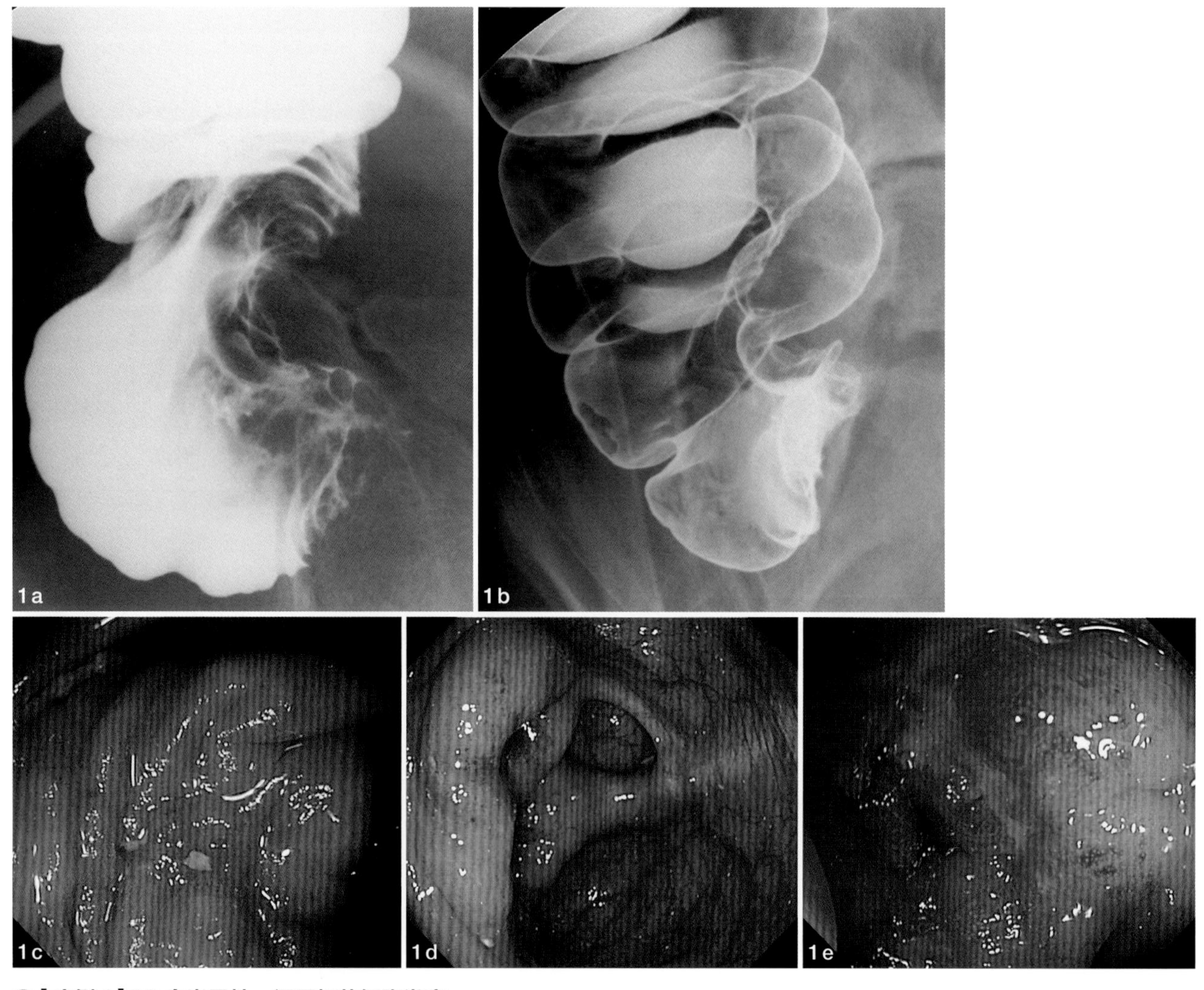

❶ [病例 1] 80 余岁男性，阑尾杯状细胞类癌

来院原因是腹痛和腹泻。腹部 X 线检查结果为小肠梗阻。内镜检查确认后在本院第一外科进行了右半结肠切除 +D3 清扫手术。5 年后再发。

a，b：大肠造影所见（a：压迫像，b：双重造影像）阑尾口附近以及回盲瓣上唇存在不规整钡斑，回盲瓣紧张，钡斑未向回肠移动（a）。阑尾口附近的黏膜表面有颗粒状结节，此处向回盲瓣上唇伸展不良。回盲部上唇有边缘不规则小溃疡（b）。

c ~ e：下部消化道内镜所见 回盲瓣上唇肛侧有小溃疡（c）。虽然回盲瓣黏膜呈现正常状态，但整体紧张较硬（d），内镜难以插入回肠（回盲瓣口的黏膜发红是因镜体产生的损伤）。阑尾口周围因黏液而湿润，黏膜面为结节状伴随边缘不规整的溃疡和发红（e）。阑尾开口部以及回盲瓣的溃疡部（c）的活检结果为低分化型腺癌。

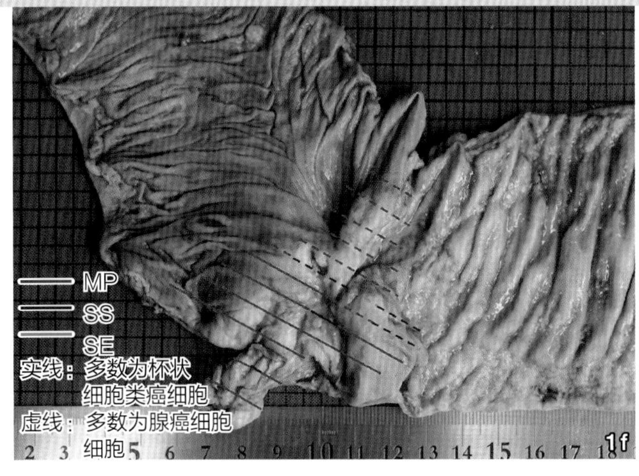

f：标本所见 阑尾整体肿大，从阑尾到回盲瓣上唇，壁肥厚。黏膜面大部分被正常上皮覆盖，阑尾口附近及回盲瓣上唇有溃疡。

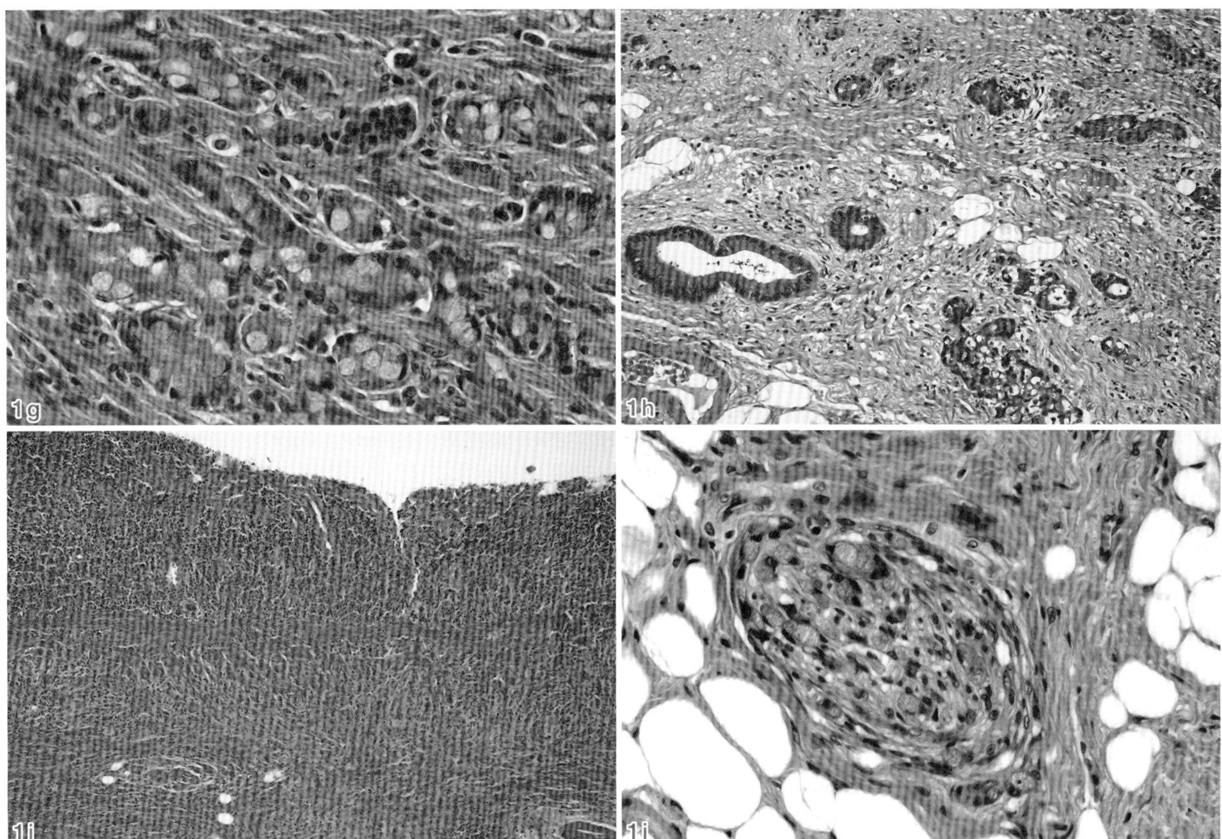

病理组织学所见

g：由杯状细胞相似细胞构成的部位。淡透明的胞体和存在偏心核的肿瘤细胞形成索状或小集块状。

h：以从盲肠到回肠末端的黏膜下层为中心，混杂着形成腺管的类似腺癌细胞。

i：肿瘤露出部，阑尾口附近和回肠的一部分有肿瘤露出，多数被正常黏膜覆盖。

j：神经周围浸润，向其他部位脉管以及淋巴结也有转移。

参考文献

[1] 岩下明徳，他：虫垂杯細胞カルチノイド（Goblet cell carcinoid）. 癌の臨 27：268-275, 1981.

[2] 岩下明徳：虫垂の杯細胞カルチノイド—杯細胞カルチノイドは本当にカルチノイドの 1 variant か？. 外科 58：1366-1370, 1996.

[3] 渡邉法之，他：急性虫垂炎症状を呈した虫垂原発 goblet cell carcinoid の 2 例．日臨外会誌 72：911-915, 2011.

[4] Gagne F,et al. : Tumeurs de l' appendice associant des caracteres histologiques de carcinoide et d' adenocarcinome. Ann Anat Pathol 14 : 393-406, 1969.

[5] Subbuswamy SG, et al. : Goblet cell carcinoid of the appendix. Cancer 34 : 338-344, 1974.

[6] 芦塚伸也，他：虫垂杯細胞カルチノイドの 1 例．胃と腸 44：1940-1942, 2009.

（芦塚伸也，稻津东彦）

1 脉管性肿瘤 a 血管瘤

咽喉 ➡ Ⅰ.4 页 食管 ➡ Ⅰ.96 页 胃 ➡ Ⅰ.231 页 小肠 ➡ Ⅱ.94 页

血管瘤是黏膜下由增生的、血管构成的、界线不清的良性肿瘤。消化道的任何部位均可发生，日本报道的病例是以小肠和大肠为多见。主要存在于黏膜层及黏膜下层，有时也累及固有肌层和浆膜层。关于其性质，目前有学者认为其为新生物、错构瘤或者是组织畸形等几种学说，考虑其增殖与炎症、感染、缺血等相关，但是其本质现在还不明确。根据增生血管的形状和种类分为毛细血管瘤、海绵状血管瘤、静脉性血管瘤、蔓状血管瘤、肉芽组织型血管瘤（化脓性肉芽肿）、类上皮血管瘤等，在消化道前两种占大部分。

多因血便等出血症状就诊时被发现，但也有无自觉症状而仅因便潜血检查阳性偶然进行大肠镜检查时才被发现。好发于直肠至乙状结肠的左侧结肠，外观形态为有蒂型的息肉样形态和表面光滑的黏膜下肿瘤形态。多是红色调或者是蓝色调，但有时也呈与正常黏膜同样的色调。鉴别诊断包括脂肪瘤和淋巴管瘤等。脂肪瘤呈黄色调，淋巴管瘤呈白色调并有光泽和透光感，因此普通内镜观察在一定程度上鉴别也是可能的。

治疗一般采用外科切除的方法，也可根据形态进行内镜切除。另外，较小的血管瘤在无症状的情况下可随访观察。

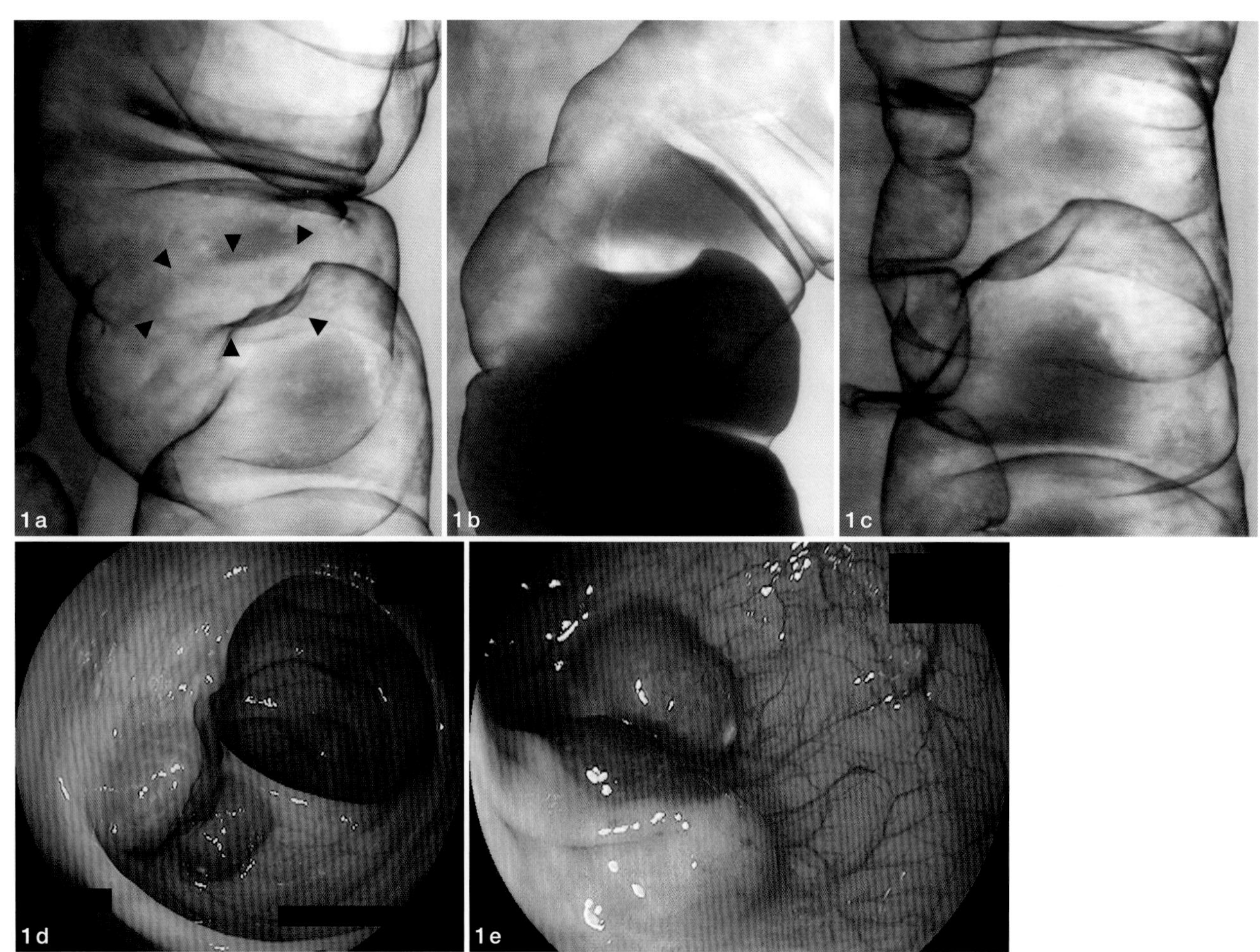

❶ [病例 1] 40 余岁男性，海绵状血管瘤

a～c：灌肠 X 线所见 降结肠可见表面光滑的平缓隆起型病变（a，箭头）。周围因钡潴留容易识别病变（b）。斜位观察病变更为清晰（c）。
d，e：结肠镜所见 降结肠可见暗蓝紫色的双峰性黏膜下肿瘤。肿瘤表面光滑，两瘤之间附近有鲜红色斑。

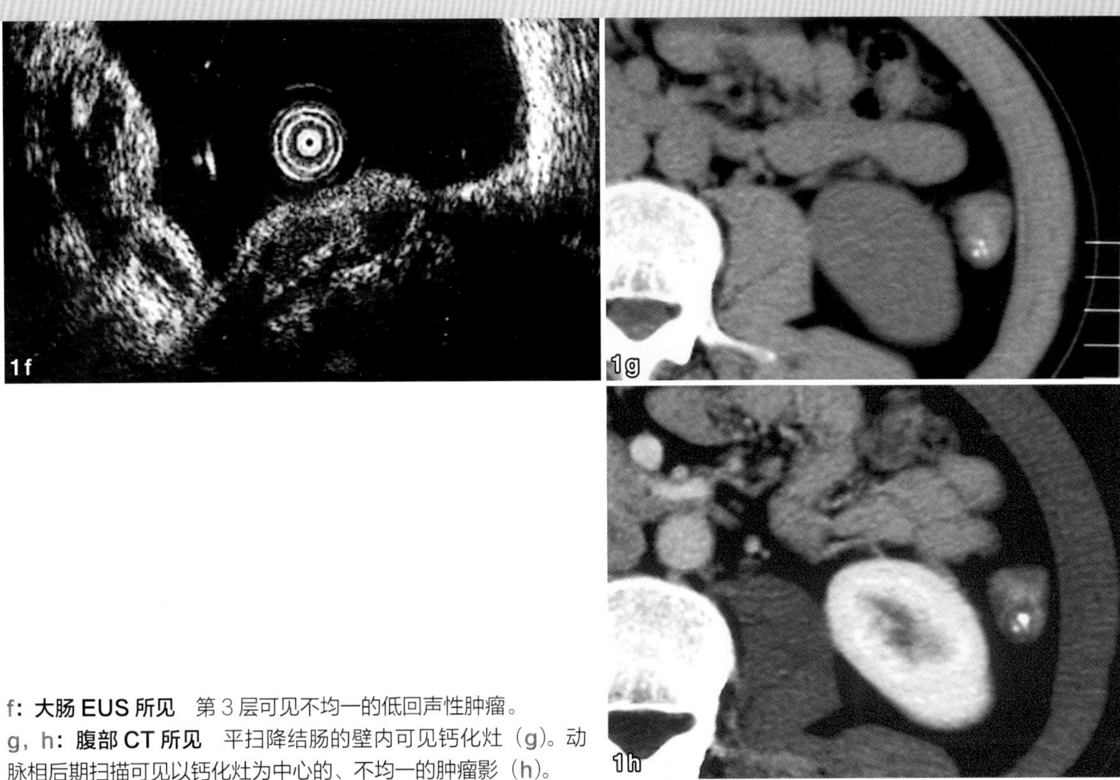

f：**大肠 EUS 所见** 第 3 层可见不均一的低回声性肿瘤。

g，h：**腹部 CT 所见** 平扫降结肠的壁内可见钙化灶（g）。动脉相后期扫描可见以钙化灶为中心的、不均一的肿瘤影（h）。

大肠

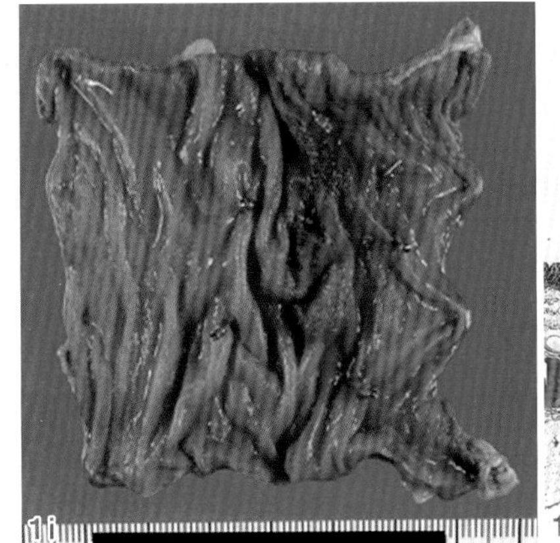

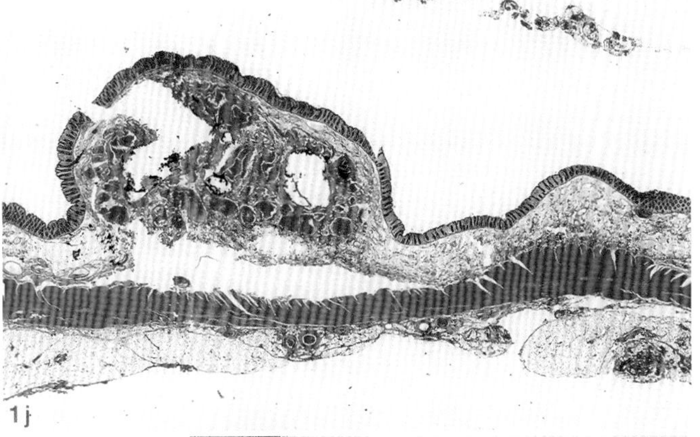

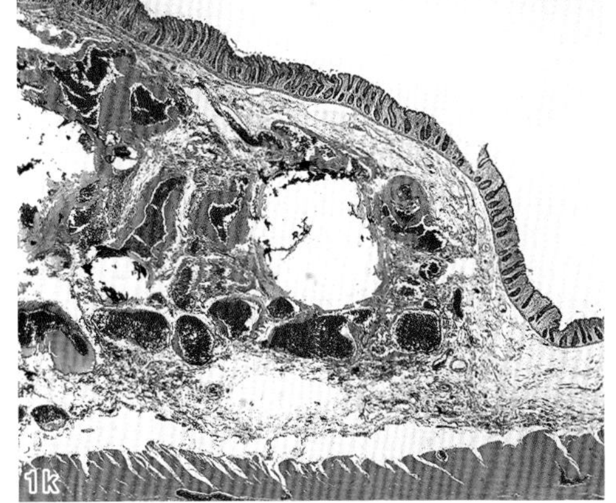

i：**切除标本肉眼所见** 可见 20mm × 14mm 大小的地图样发红，伴有暗蓝紫色的结节性病变。表面被覆正常黏膜，呈界线不清软的黏膜下肿瘤形态。

j，k：**病理组织学所见** 黏膜下层 1 层内皮细胞衬覆的血管扩张增生（j），可见部分血管壁玻璃样变性和钙化，诊断为海绵状血管瘤（k）。

参考文献

[1] 古賀秀樹，他：消化管脈管系腫瘍（血管腫・リンパ管腫）の診断と治療．胃と腸 39：612-627, 2004.

[2] Boley SJ, et al. : Vascular lesions of the colon. Adv Intern Med 29 : 301-326, 1984.

[3] Lyon DT, et al. : Large-bowel hemangiomas. Dis Colon Rectum 27 : 404-412, 1984.

[4] 藤田 穣，他：便潜血検査を契機に発見された下行結腸海綿状血管腫の 1 例．臨消内科 19：135-140, 2004.

[5] 古賀秀樹，他：大腸血管腫．別冊日本臨床 消化管症候群（下）：180-182, 2009.

（藤田 穰，春间 贤）

1 脉管性肿瘤 b 淋巴管瘤

食管 ➡ Ⅰ.97 页 十二 ➡ Ⅰ.336 页 小肠 ➡ Ⅱ.95 页

淋巴管瘤考虑为淋巴管系组织畸形的良性黏膜下肿瘤，在消化道中大肠好发于右侧结肠。几厘米的病变多见，但也有超过 10cm 以上的病变。多数无症状，但有时会出现腹痛、腹泻、便血，罕见的大病变可出现肠套叠。

在病理组织学上基于囊肿内腔的大小和腔壁的性状的 Wegener 的分类分为：①单纯性；②海绵状；③囊肿状。在大肠囊肿状淋巴管瘤最多。

如果无症状随访即可。如果较大、出现症状可行内镜切除（巨大的淋巴管瘤可行外科切除）。

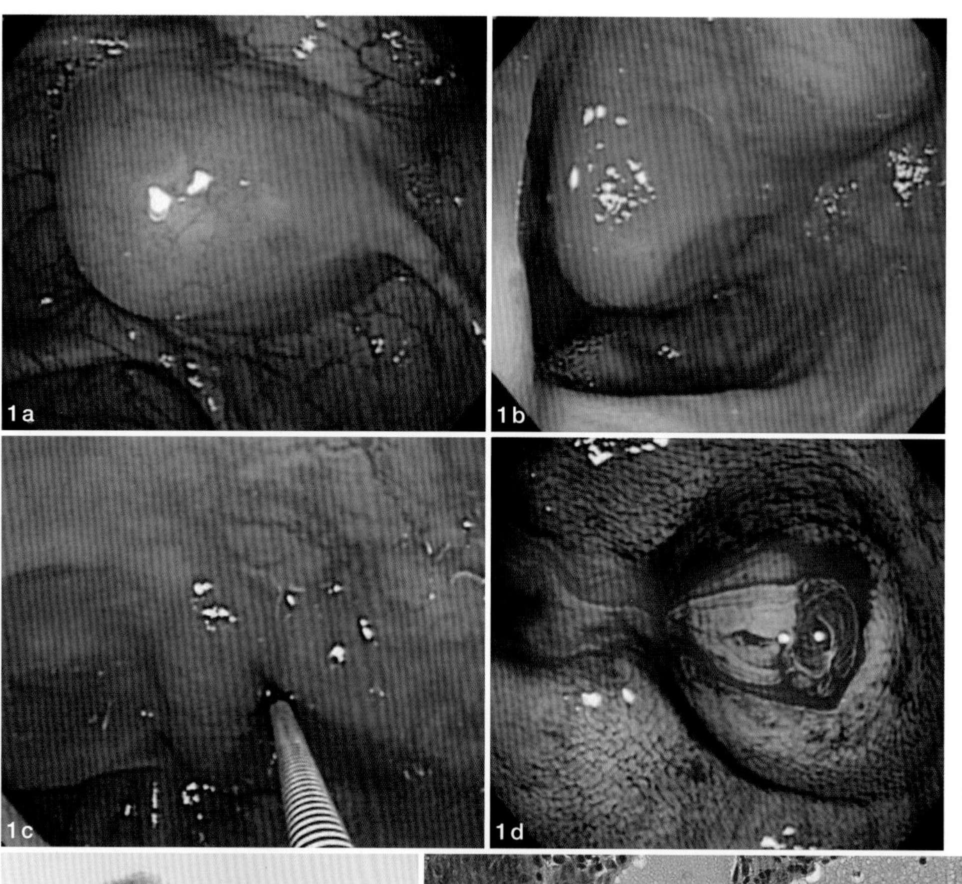

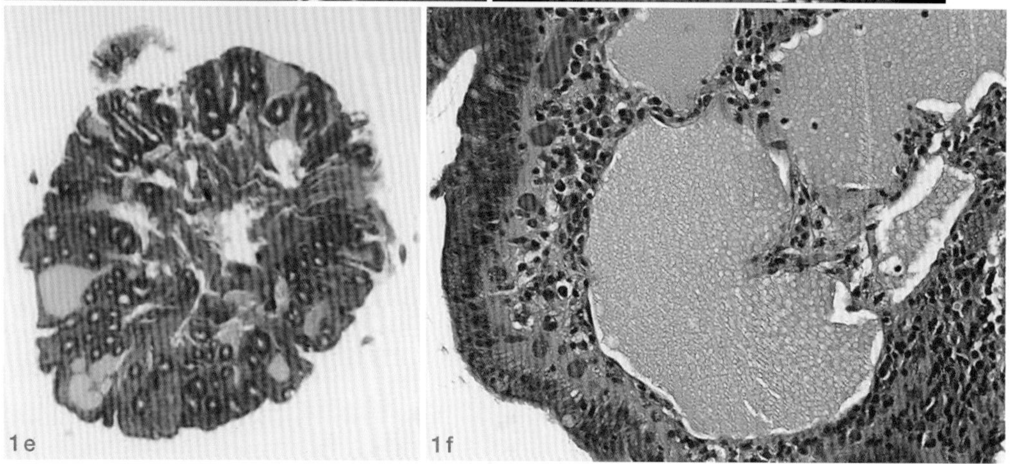

❶［病例 1］60 余岁男性，典型病例

a～d：内镜所见 典型病例为半球状的、淡蓝色～苍白色的有透过性的黏膜下肿瘤（a），调节空气量容易引起变形（b：squeeze sign 阳性），用活检钳触碰病变非常柔软［c：cushion sign（pillow sign）阳性］。当活检时多见透明的淋巴液流出（d）。

e，f：病理组织学所见（e：低倍镜图像，f：高倍镜图像）活检组织中黏膜固有层内可见扩张的淋巴管增生。

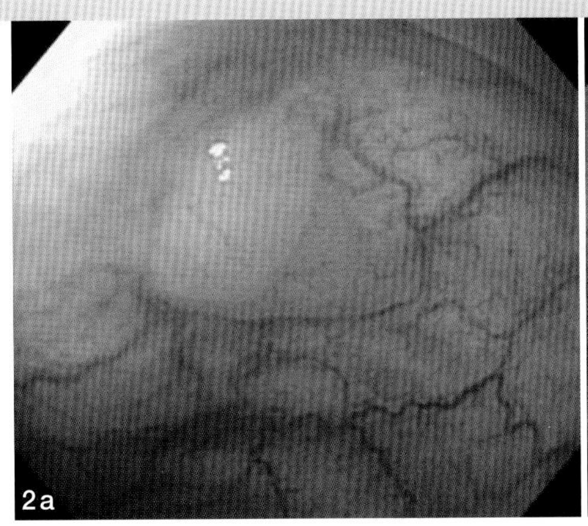

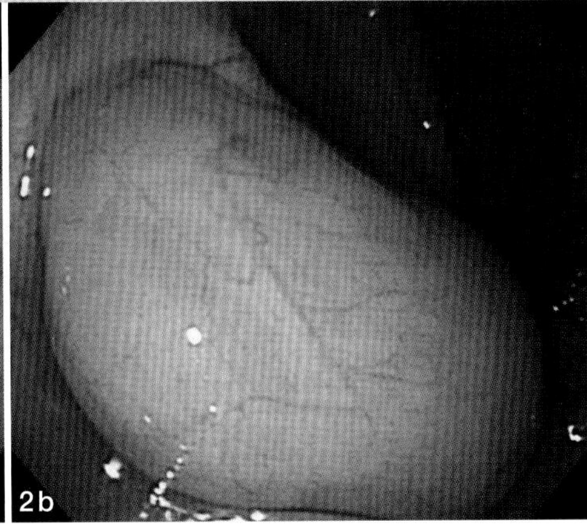

❷［病例 2］50 余岁女性

a：半球状的小病变。

b：亚蒂型病变。

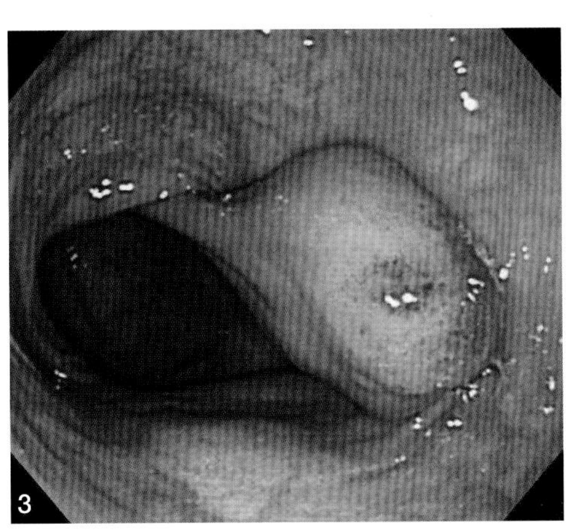

❸［病例 3］70 余岁女性

伴有发红的和有蒂型的病变比较少见。

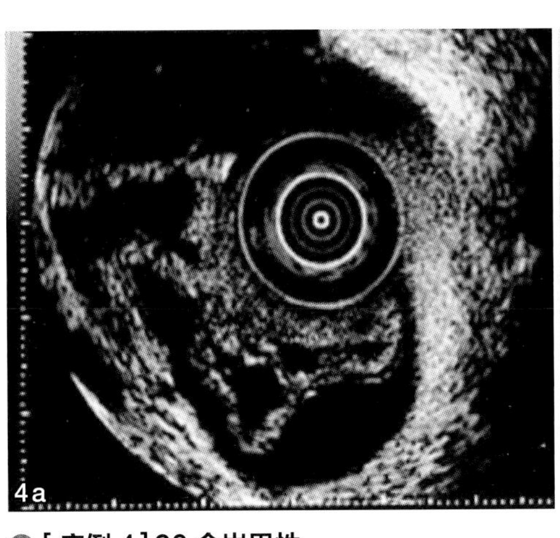

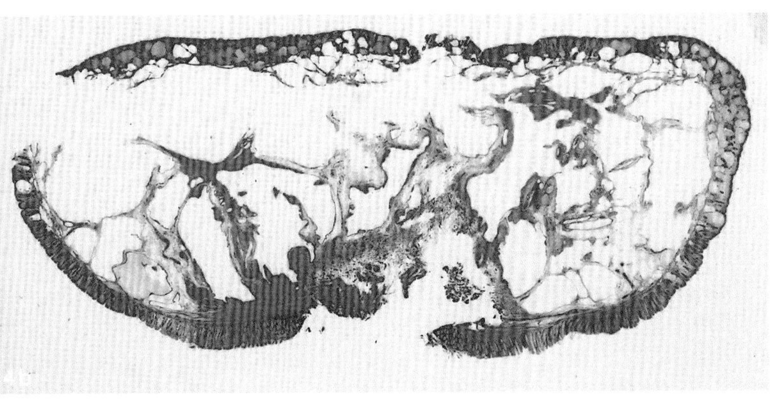

❹［病例 4］60 余岁男性

a：**EUS 所见** 多见第 3 层（黏膜下层）有壁的、多房性的低回声肿瘤。

b：**病理组织学所见（海绵状淋巴管瘤）** 黏膜下层可见由薄的纤维结缔组织和内皮细胞衬覆的囊壁所构成的多房性的淋巴管的增生。

参考文献

[1] Matsuda T, et al. : A Clinical Evaluation of Lymphangioma of the Large Intestine: A Case Presentation of Lymphangioma of the Descending Colon and a Review of 279 Japanese Cases. J Nippon Med Sch 68 : 262–265, 2001.

[2] 古賀秀樹，他：消化管脈管系腫瘍（血管腫・リンパ管腫）の診断と治療．胃と腸 39 : 612–627, 2004.

[3] 木村哲夫，他：腸リンパ管腫．日臨（別冊）消化管症候群（第 2 版）：190–191, 2009.

（小林广幸，渕上忠彦）

1 脉管性肿瘤 c 化脓性肉芽肿

食管 ➡Ⅰ.99 页 胃 ➡Ⅰ.232 页 十二 ➡Ⅰ.337 页 小肠 ➡Ⅱ.96 页

化脓性肉芽肿是1897年Poncet等首次以Botryomyocosis humaine病报道。1904年由Hartzell命名为pyogenic granuloma，是皮肤和口腔好发的结缔组织来源的良性隆起型肉芽肿性病变。消化道比较少见。多数发病原因不明，但考虑与外伤、慢性刺激及感染等因素有关。内镜可见发红的有蒂型至亚蒂型，或广基性的病变，因表面伴有糜烂·溃疡，常常被识别成被覆白苔的隆起型病变，容易出血。病理组织学是显著的毛细血管增生和扩张伴炎性细胞浸润，多呈分叶状，也称为lobular capillary hemangioma，因病理组织学的特征是毛细血管扩张性肉芽肿，所以易出血。另外，如不完全切除，常常复发。

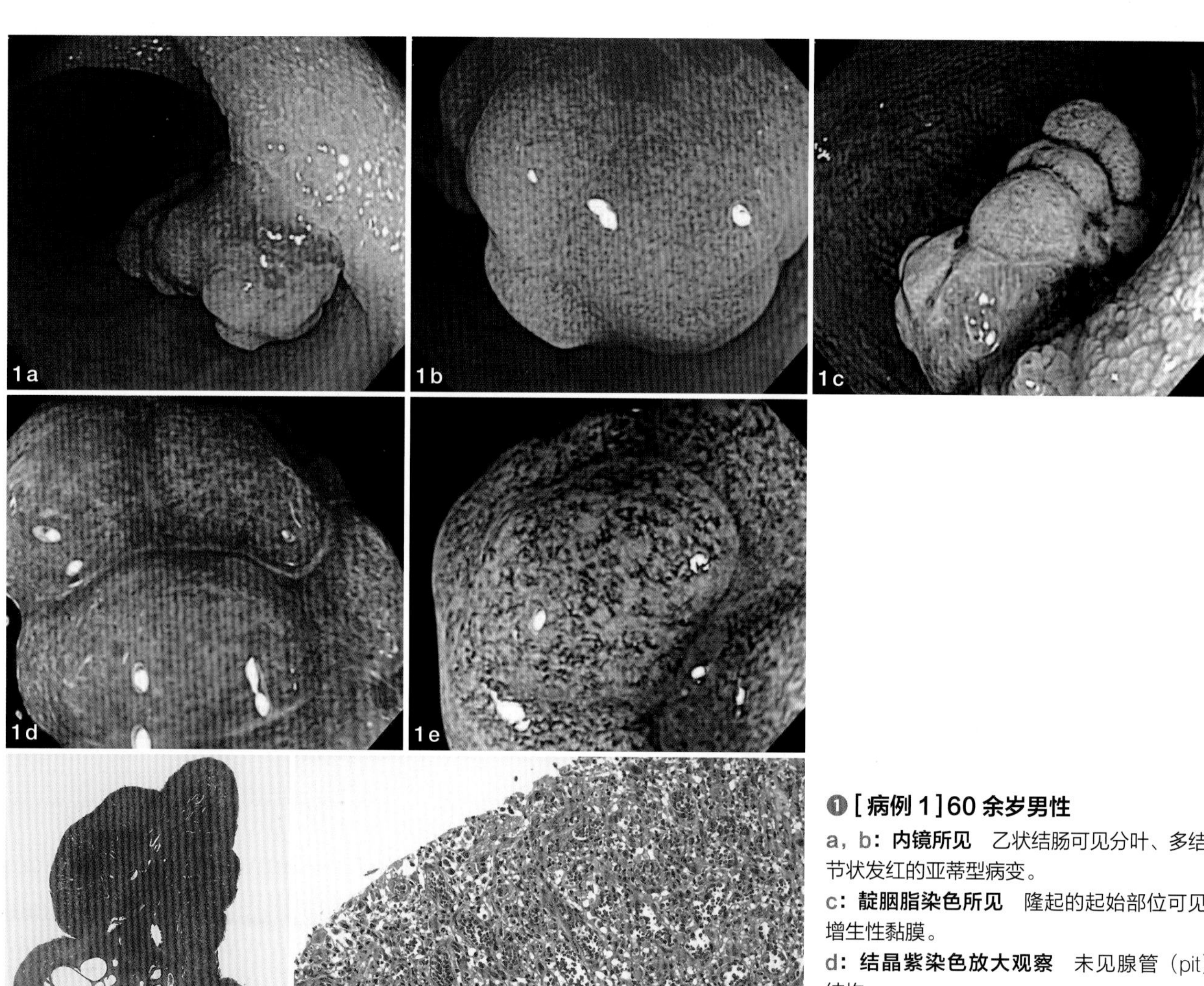

❶［病例1］60余岁男性

a，b：内镜所见 乙状结肠可见分叶、多结节状发红的亚蒂型病变。

c：靛胭脂染色所见 隆起的起始部位可见增生性黏膜。

d：结晶紫染色放大观察 未见腺管（pit）结构。

e：NBI放大可见 扩张的血管增生和不规则走行。

f，g：病理组织学所见 肉芽组织以中性粒细胞为主的炎性细胞浸润，毛细血管扩张和增生。

参考文献

[1] Poncet A, et al. : Botryomyocose humaine. Revista de Chirurgie (Paris) 18 : 996, 1897.

[2] Hartzell MB : Granuloma Pyogenicum (Botryomyocosis of French Authors) . J Cutan Dis Syph 22 : 520–525, 1904.

[3] 内山　正，他：当科で過去20年間に経験したpyogenic granulomaの臨床統計的観察．日口外会誌 34：203–208, 1988.

[4] Okuyama T, et al. : Lobular capillary hemangioma of the esophagus. Acta Pathol Jpn 33 : 1303–1308, 1983.

[5] 佐藤　匠，他：口腔のPyogenic granuloma. 京大口科紀要 19：45–56, 1979.

（小田丈二，入口阳介）

2 脂肪瘤

食管 ➡ Ⅰ.103 页 胃 ➡ Ⅰ.235 页 十二 ➡ Ⅰ.339 页 小肠 ➡ Ⅱ.97 页

消化道脂肪瘤中大肠的脂肪瘤发生率最高，多见于升结肠和盲肠等右侧结肠。多数单发，罕见多发的被称为脂肪瘤病。较小的一般无症状，但大的脂肪瘤有时可引起腹痛和肠套叠引起的梗阻症状。

诊断主要为影像学诊断。脂肪瘤是无蒂型至亚蒂型的表面光滑的黏膜下肿瘤，灌肠造影检查呈现洋梨样的典型图像。内镜检查色调呈正常～黄色调，柔软，容易变形，用活检钳压迫易凹陷（cushion sign）为其特征。另外，活检时可见脂肪漏出（naked fat sign）。EUS 检查为均一的高回声。CT 检查可见为表面光滑的低吸收肿瘤。当肠套叠反复发生时，肿瘤表面粗糙、凹凸不平、发红，需要与上皮性肿瘤相鉴别。脂肪瘤是由成熟的脂肪细胞的增生和含有少量血管的结缔组织所组成。当其引起肠套叠时，需要切除。

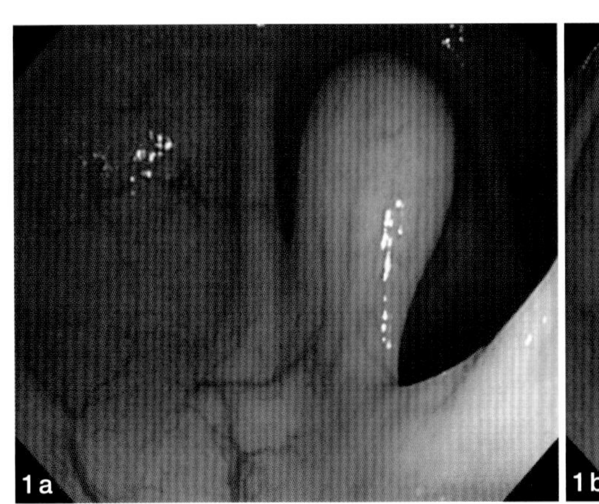

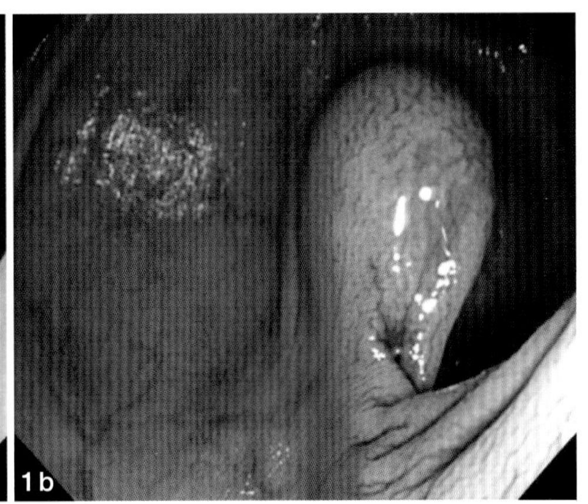

❶ 脂肪瘤的典型图像

a：**升结肠的脂肪瘤** 表面平滑呈黄色调，柔软。

b：**靛胭脂染色所见** 被覆正常黏膜。

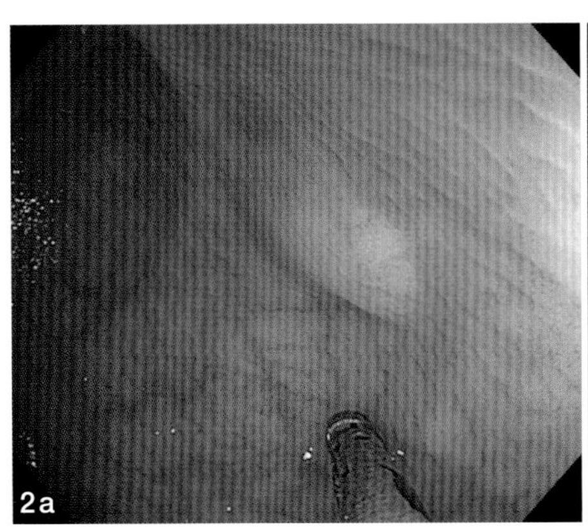

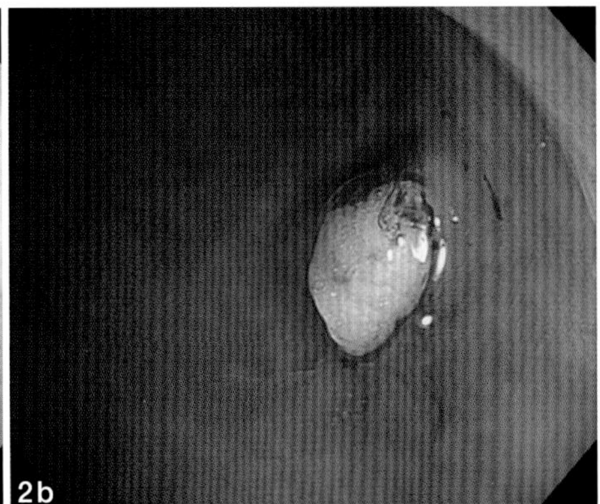

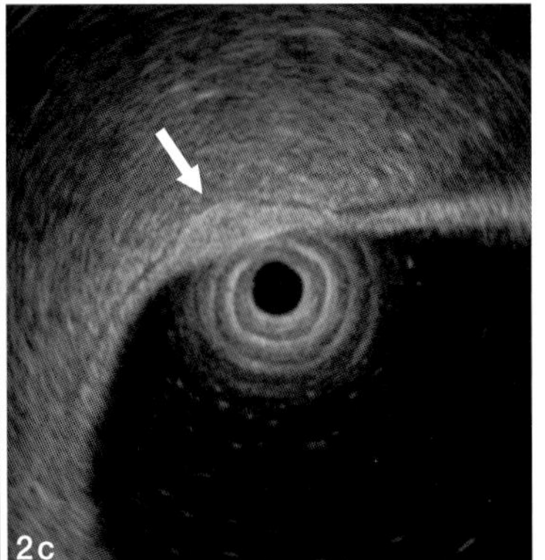

❷ 小脂肪瘤

a：**内镜所见** 轻度隆起的黏膜下肿瘤。

b：**内镜所见** 可见在活检部位脂肪组织漏出（naked fat sign）。

c：**EUS 所见** 显示出比较高回声的肿瘤（箭头）。

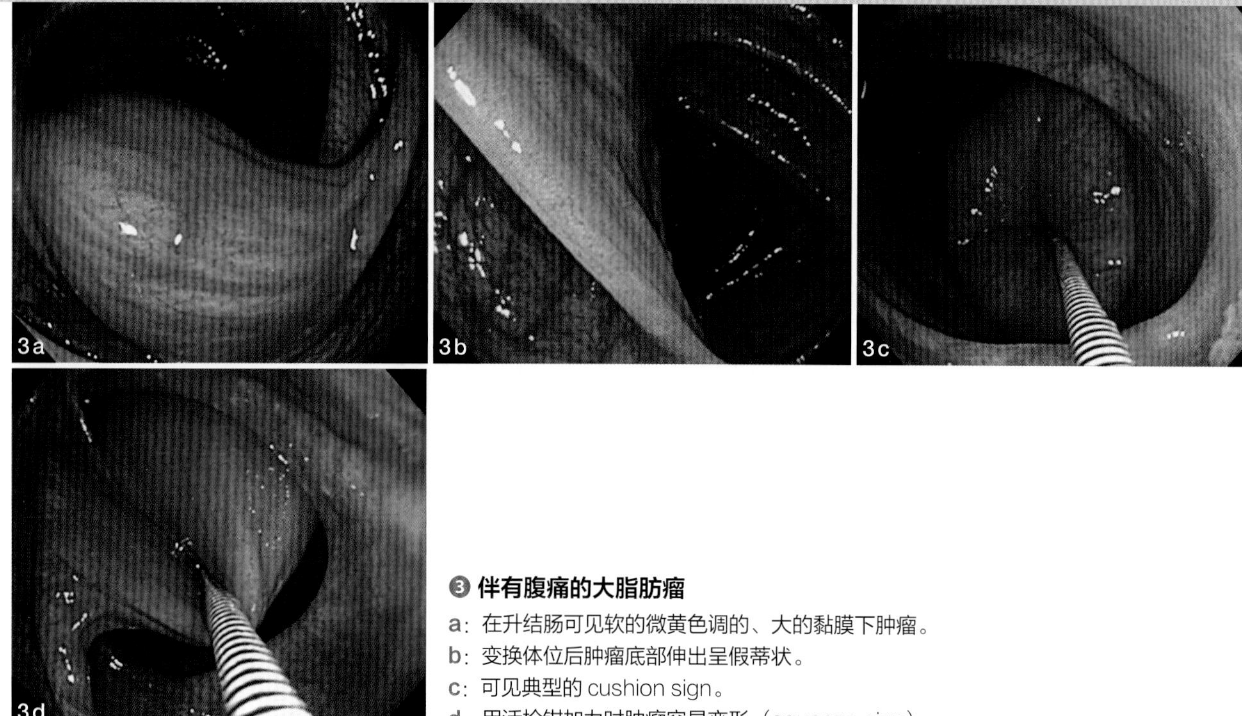

❸ **伴有腹痛的大脂肪瘤**

a：在升结肠可见软的微黄色调的、大的黏膜下肿瘤。
b：变换体位后肿瘤底部伸出呈假蒂状。
c：可见典型的 cushion sign。
d：用活检钳加力时肿瘤容易变形（squeeze sign）。

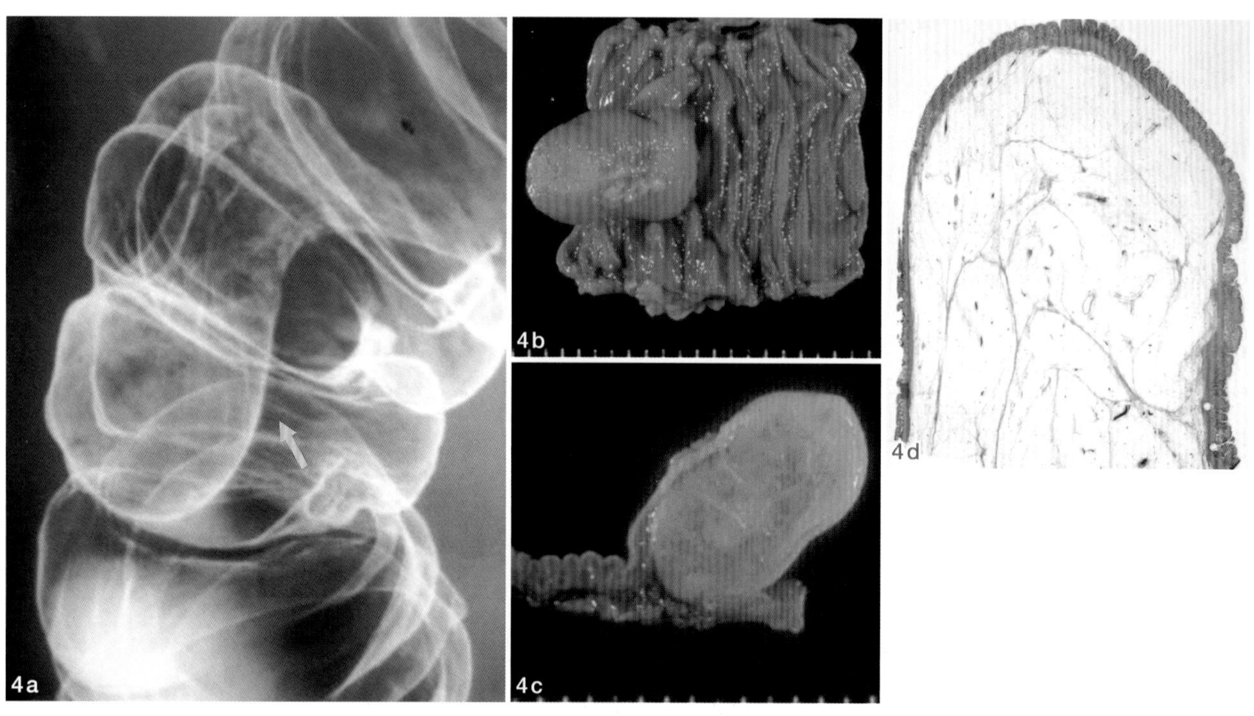

❹ **升结肠脂肪瘤的切除病例**

a：**灌肠造影所见** X线透过性好的肿瘤即显示出洋梨样肿瘤（pear-like shaped tumor）（箭头）。
b，c：**切除标本肉眼所见** 切面可见充满脂肪组织（c）。
d：**病理组织学所见** 肿瘤位于黏膜下层，由成熟的脂肪组织构成。

参考文献

[1] 五十嵐正広，他：消化管黏膜下腫瘍のX線診断—下部消化管．胃と腸 39：429–445, 2004.

[2] 平田一郎，他：消化管脂肪腫の診断と治療．胃と腸 39：601–611, 2004.

（五十岚正广）

3 炎性纤维样息肉

食管 ➡Ⅰ.104 页 胃 ➡Ⅰ.237 页 小肠 ➡Ⅱ.98 页

炎性纤维样息肉（inflammatory fibroid polyp，IFP）是一种发生于消化道的原因不明的伴有嗜酸粒细胞浸润的肉芽肿性病变，1920 年由 Konjetzny 以胃的“polypoid fibroma”最初报道。肉眼所见呈亚蒂或有蒂型的黏膜下肿瘤。表面糜烂和溃疡，顶部多呈龟头样外观。好发部位为胃和小肠，大肠比较少见。关于病因炎症学说占主要地位，但其实性质不明。

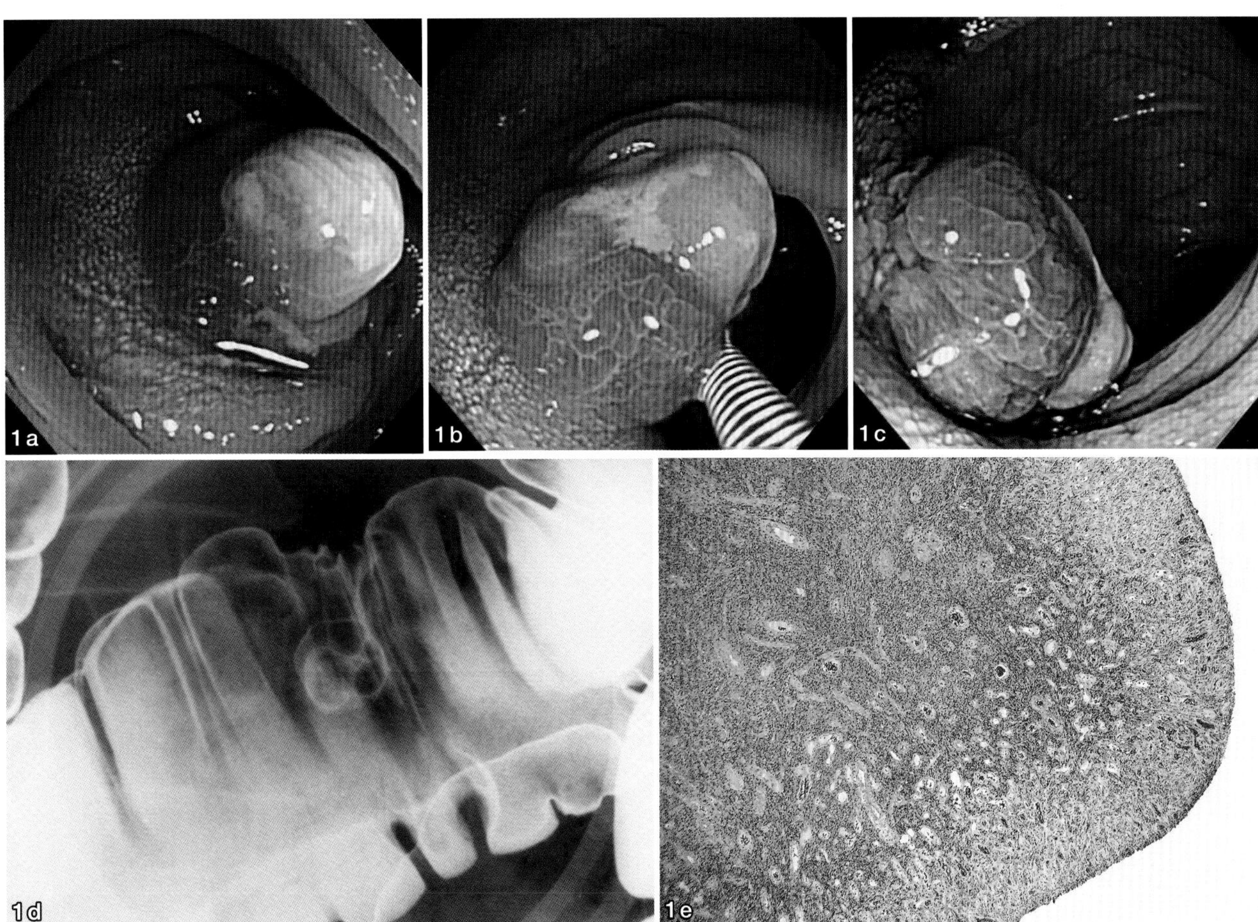

❶ [病例 1] 50 余岁女性

a ~ c：**内镜所见** 横结肠可见亚蒂型隆起型病变，中心部可见附着黏液的有光泽的隆起（a，b）。边缘部位可见发红的鱼鳞状黏膜（c）。

d：**灌肠 X 线所见** 横结肠可见 13mm 大小的亚蒂型隆起型病变形成两段隆起。

e：**病理组织学所见** ①纤维母细胞、纤维细胞、胶原纤维构成的结缔组织增生；②嗜酸粒细胞、淋巴细胞等炎性细胞浸润，有时伴淋巴滤泡形成；③细小动脉、毛细血管、淋巴管等脉管增生扩张；④小血管周围的纤维性结缔组织呈同心圆状排列（onion skin 样）特征。

参考文献

[1] Helwig EB, et al. : Inflammatory fibroid poly of the stomach. Surg Gynecol Obstet 96 : 355–367, 1953.

[2] Konjetzny GE : Uber magenfibrome. Beitr Klin Chir 119 : 53–61, 1920.

[3] Johnstone JM, et al. : Inflammatory fibroid polyp of the gastrointestinal tract. Histopathology 2 : 349–361, 1978.

（本庶 元，清水诚治）

4 浆细胞瘤

胃 ➡Ⅰ.239 页 十二 ➡Ⅰ.341

大肠的浆细胞瘤是罕见的髓外浆细胞瘤，日本报道的病例较少。从盲肠到直肠发生率几乎相同。常形成大的肿瘤，是腹痛和出血的原因，也有病例为无症状的小隆起。多数病例采取外科切除治疗，但对于病情进展的病例推荐使用化疗。

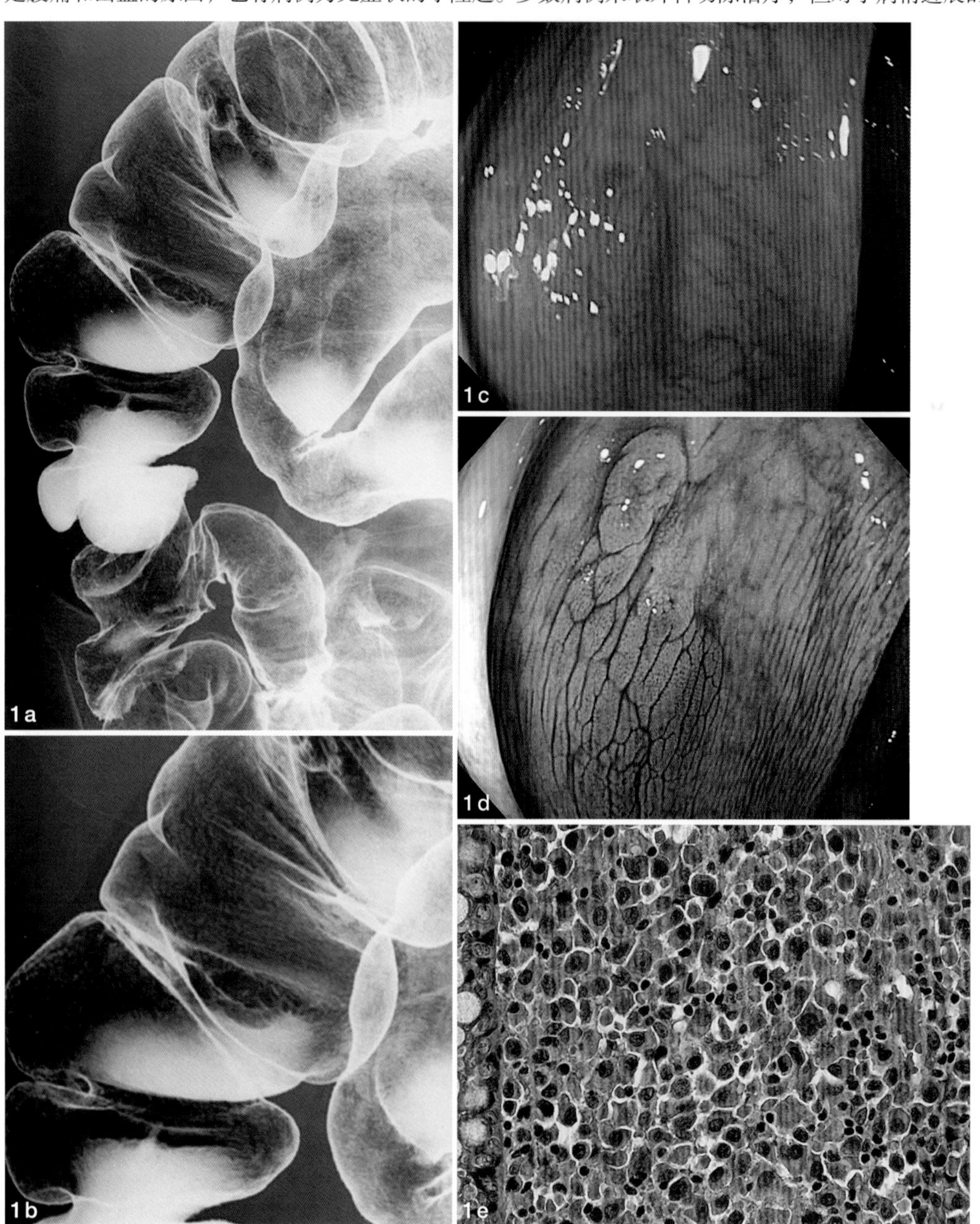

❶ [病例 1] 40 余岁男性

a，b：**灌肠 X 线所见** 升结肠可见表面伴有颗粒状变化长径约 1cm 的隆起型病变。

c，d：**内镜所见** 血管透见消失轻微隆起、轻度发红的隆起型病变，病变范围不清。

e：**活检标本病理组织学所见** 黏膜内可见胞浆嗜酸性异型浆细胞弥漫性浸润。这些异型细胞免疫表型是 CD20（-），CD79a（+），κ（-），λ（+），诊断为髓外浆细胞瘤。

参考文献

[1] Wing EJ, et al. : Solitary obstructing plasmacytoma of the colon. JAMA 233 : 1298–1299, 1975.

[2] 田島隆行，他：大腸原発髄外性形質細胞腫に腹腔鏡下回盲部切除術を行った 1 例．日消外会誌 43：277–281, 2010.

[3] Nakagawa Y, et al. : Minute primary extramedullary plasmacytomas of the large intestine. Endoscopy 43 : E105–E106, 2011.

（中村昌太郎，松本主之）

5 GIST

食管 ➡ Ⅰ. 106 页 ★ 胃 ➡ Ⅰ. 241 页 十二 ➡ Ⅰ. 342 页 小肠 ➡ Ⅱ. 99 页

Gastrointestinal stromal tumor（GIST）是固有肌层内 Cajal 细胞增殖形成的肿瘤病变，肿瘤细胞膜上的 KIT 或 PDGF-Rα 蛋白的异常被认为是主要原因。

推测 GIST 的年发病率为每 100 万人中 20 人/年，大肠 GIST 占消化道 GIST 的 4% ~ 10%，较罕见。发病年龄在 55 ~ 60 岁之间，男性居多，初期症状有血便、肛痛、排便困难等。在直肠中下段较多见。转移以肝脏转移及腹膜播种为主，淋巴转移较少见。

膨胀性增殖的黏膜下肿瘤形态需要与平滑肌瘤、神经性肿瘤、类癌、黏膜下肿瘤样的癌等进行鉴别诊断。

确诊必须活检。如果有溃疡形成可以在内镜下进行活检。但肿瘤表面被覆黏膜时，可在超声内镜下行穿刺吸引法（EUS-FNA）活检，或在麻醉下进行经肛门的针吸活检。HE 染色确认是梭形或类上皮型的肿瘤细胞，然后进行 KIT（CD117）、CD34、α-SMA、S-100 等的免疫组化染色来判断。

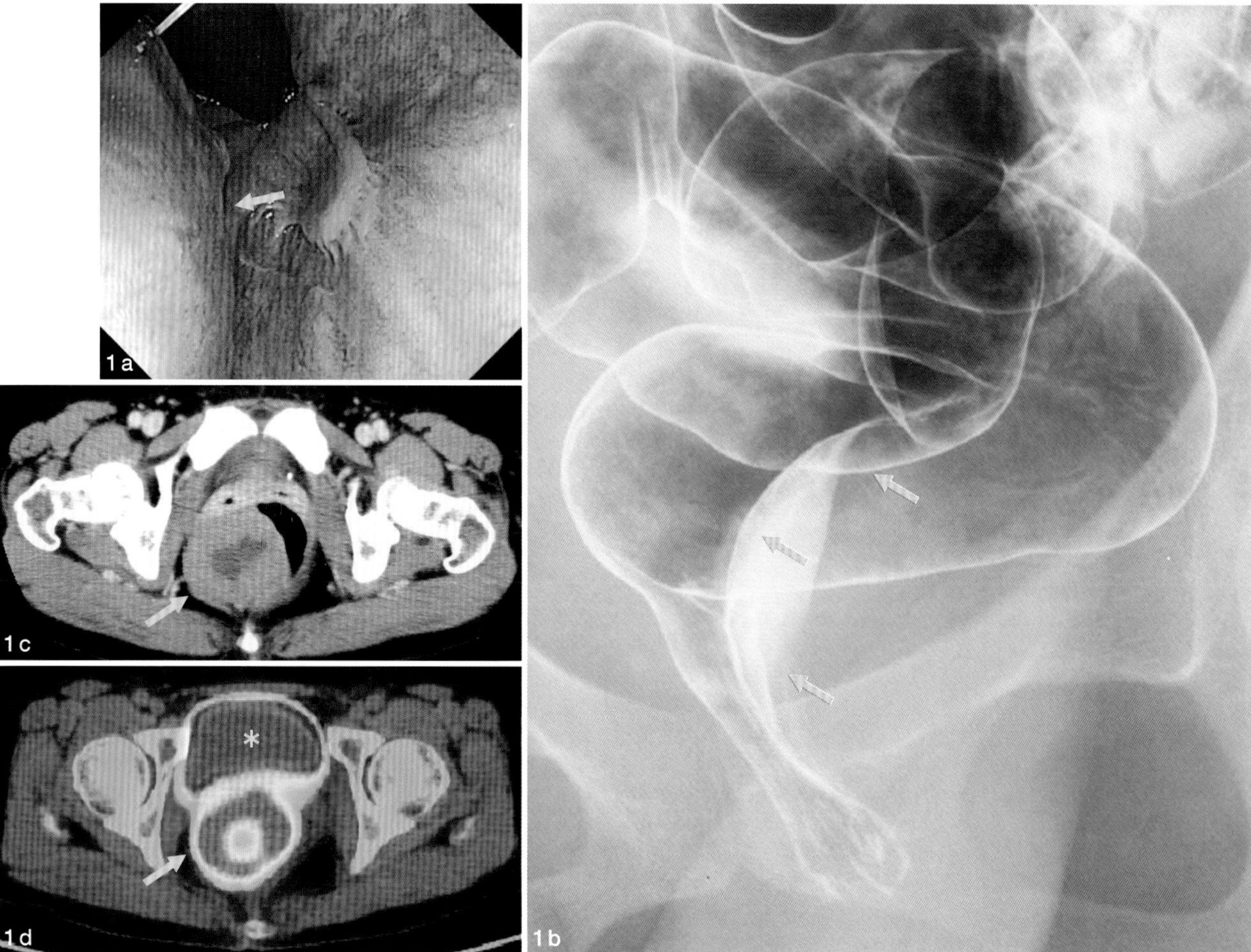

❶ [病例 1] 30 余岁女性，较大的直肠 GIST

a：**内镜所见** 直肠下段可见有光滑黏膜的黏膜下肿瘤。表面被覆正常黏膜，呈由外向直肠内部凸出的形态（箭头）。

b：**灌肠 X 线造影所见** 直肠下段的右侧后壁有向腔内凸出的表面光滑的肿瘤（箭头）。

c：**CT 所见** 直肠下段的右侧后壁可见 8cm 大的肿瘤（箭头），外侧呈高密度区，内侧呈低密度区。

d：**PET-CT 所见** 肿瘤内可见强的 FDG 吸收（箭头：肿瘤，＊：膀胱）。

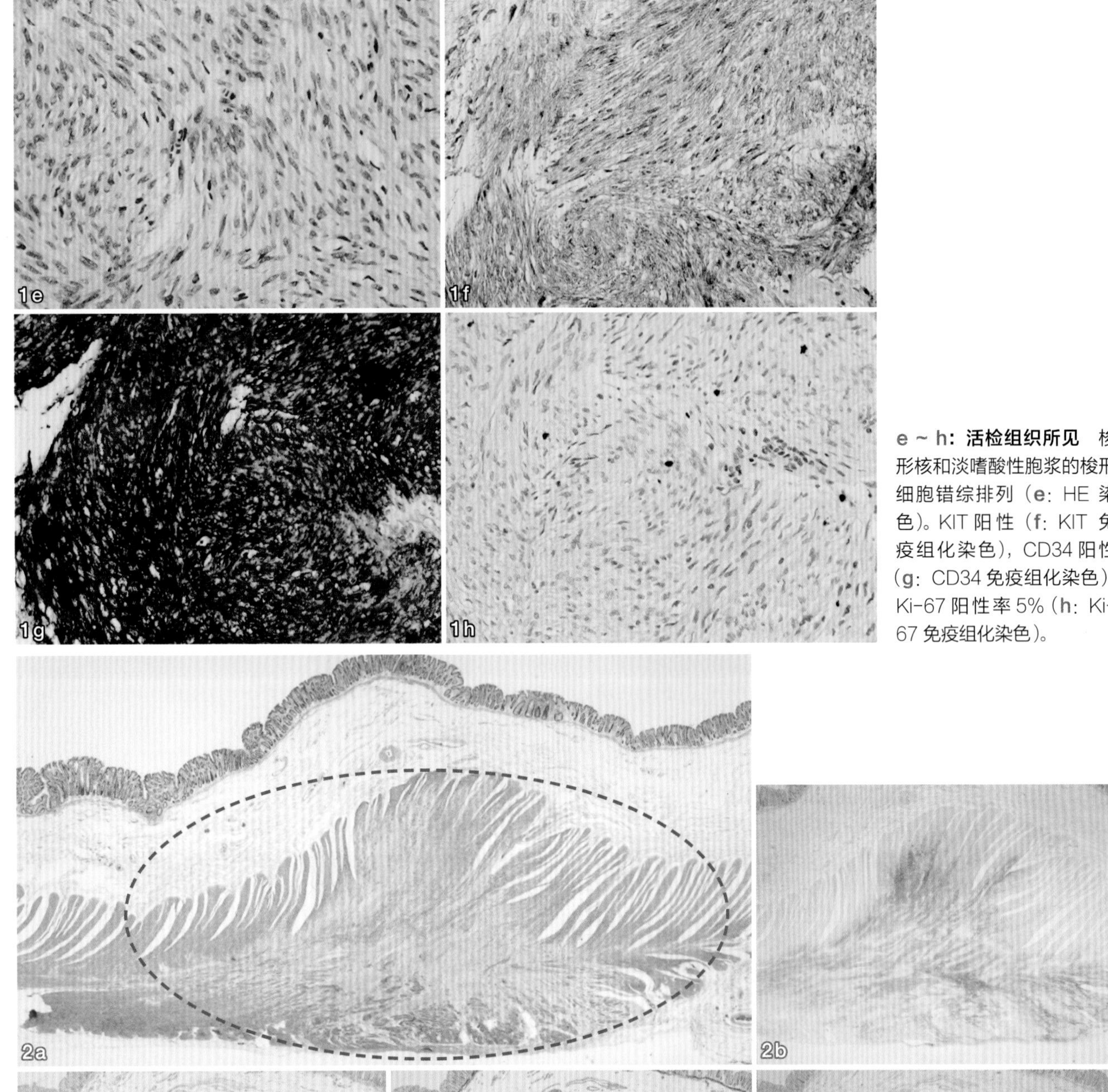

e ~ h：活检组织所见 梭形核和淡嗜酸性胞浆的梭形细胞错综排列（e：HE 染色）。KIT 阳性（f：KIT 免疫组化染色），CD34 阳性（g：CD34 免疫组化染色），Ki-67 阳性率 5%（h：Ki-67 免疫组化染色）。

❷［病例 2］80 余岁男性，直肠癌切除标本内偶然发现的 GIST

触及 4mm 大小的硬结。a：梭形的肿瘤细胞错综生长（HE 染色）。b：KIT 阳性（KIT 免疫组化染色）。c：CD34 阳性（CD34 免疫组化染色）。d：α-SMA 阴性（α-SMA 免疫组化染色）。e：S-100 阴性（S-100 免疫组化染色）。

参考文献

[1] Miettinen M, et al. : Gastrointestinal stromal tumors, intramural leiomyomas, and leiomyosarcomas in the rectum and anus : a clinicopathologic, immunohistochemical, and molecular genetic study of 144 cases. Am J Surg Pathol 25 : 1121-1133, 2001.

[2] Miettinen M, et al. : Gastrointestinal stromal tumors : Pathology and prognosis at different sites. Semin Diagn Pathol 23 : 70-83, 2006.

[3] 松田圭二，他：直腸 GIST．胃と腸 46：174-177, 2011.

（松田圭二，渡边聪明）

6 神经系统肿瘤 a 神经源性肿瘤

食管 ➡ Ⅰ. 108 页 胃 ➡ Ⅰ. 245 页 小肠 ➡ Ⅱ. 103 页

大肠的神经源性肿瘤根据病理组织学形态分为：①神经鞘瘤（schwannoma）；②神经纤维瘤（neurofibroma）；③神经节细胞瘤（ganglioneuroma，a：polypoid 型，b：polyposis 型，c：diffuse 型）。其发病率低，是非常罕见的肿瘤，报道的病例数顺序是① > ② > ③，其概要如**表 1** 所示。

①神经鞘瘤：是 Schwann 细胞来源的、被覆包膜的黏膜下肿瘤，无特征性的影像学所见。肿瘤界线清晰，瘤细胞呈实性生长，内部性状较均一，但当间质呈黏液变性即 Antoni B 成分多时，内部性状则不均一，与变性的 GIST、肌源性肿瘤的鉴别诊断较难。EUS 的无超声区域和 MRI 的 T2 增强影像的高信号强度区域提示有囊肿、黏液变性，是鉴别本肿瘤比较有用的特征性影像学所见。

②神经纤维瘤：疏松的纤维组织在黏膜下层以其为中心生长发育，细胞纤细呈细波浪状，肿瘤多数界线不清。另外，常常合并有 1 型神经纤维瘤病（neurofibromatosis-1，NF-1，von Recklinghausen 病）。

③神经节细胞瘤：是由神经节细胞、梭形细胞和神经纤维构成的肿瘤性病变。diffuse 型合并 NF-1 和多发性内分泌肿瘤病（multiple endocrine neoplasm，MEN）的概率高，由于透壁性生长肿瘤界线不清。另外，polypoid 型和 polyposis 型是以黏膜固有层为中心生长发育，由于呈“上皮下”肿瘤的形态，类似幼年息肉、SMT 及增生性病变。多数发生在远端大肠，一般不并发 NF-1 和 MEN。有关内镜所见的详细研究较少，多记载为黏膜下肿瘤或表面光滑的上皮下肿瘤。与 SMT 不同，由于肿瘤位于被覆的上皮下，有时可见黏膜内的腺管间距扩大疏松，当见到呈特异性形态的上皮下发育的肿瘤时，有必要注意鉴别诊断神经性肿瘤。

除 NF-1 外，多发肿瘤极为罕见。另外，①较多发生恶变，是 24%，除了 NF-1，②和③不发生恶变。

表 1 大肠神经源性肿瘤概要

组织学类型	来源	被膜	发生部位	恶变
神经鞘瘤	末梢神经 Schwann 细胞	(+)	黏膜下层 固有肌层	(+)
神经纤维瘤	末梢神经 Auerbach 神经丛	(-)	黏膜下层 固有肌层	(±)
神经节细胞瘤	末梢神经 Auerbach 神经丛 Meissner 神经丛	(-)	黏膜固有层（polypoid 及 polyposis 型） 黏膜下层～浆膜（diffuse 型）	(-)

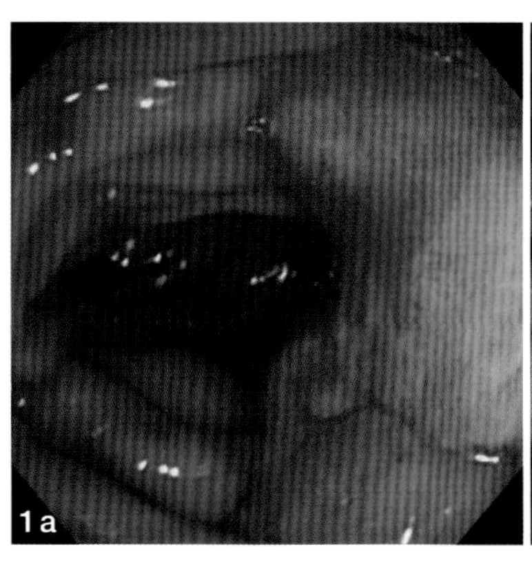

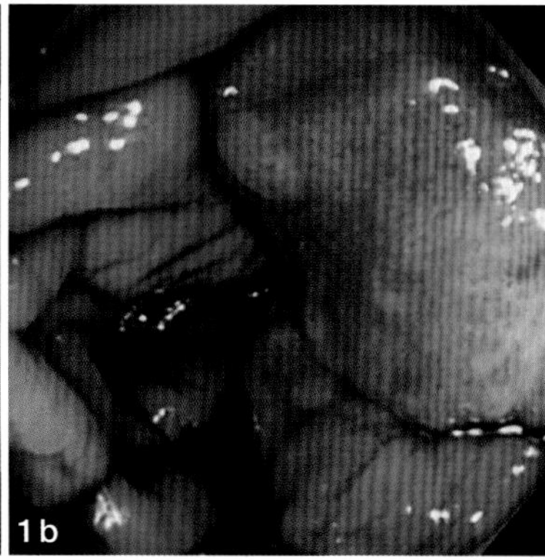

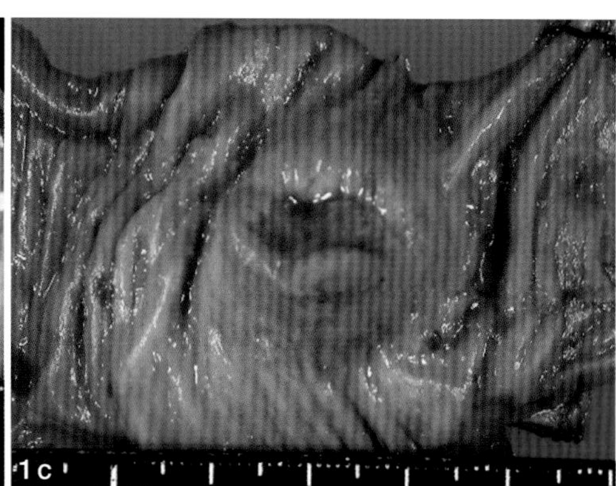

❶ [病例 1] 60 余岁男性，大肠神经鞘瘤

a，b：内镜所见 乙状结肠可见黏膜缺损伴黏膜下肿瘤，(a)。染色内镜未见上皮性改变（b）。

c：切除标本大体所见 上皮缺损伴黏膜下肿瘤。

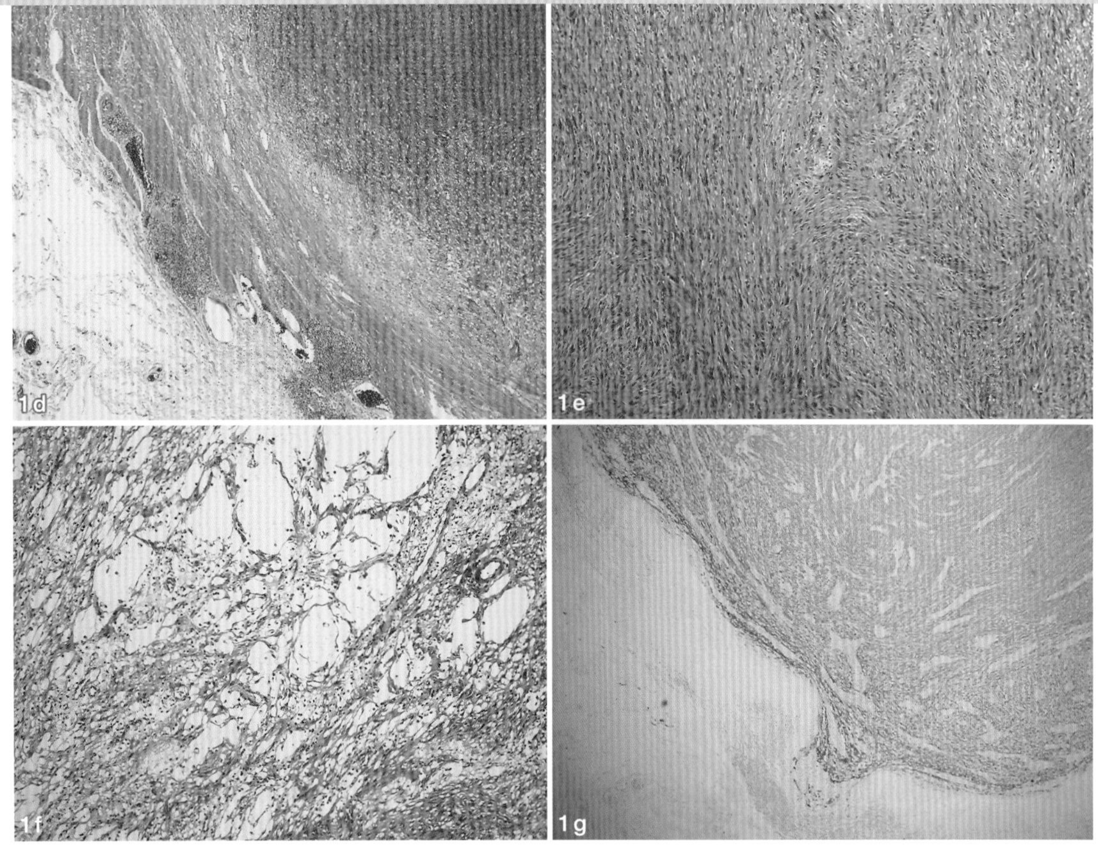

病理组织学所见

d：以黏膜下层及固有肌层为中心生长发育的被覆包膜的结节性病变。肿瘤边缘可见淋巴细胞聚集。

e：细胞密度高，长椭圆形核呈栅栏状及列兵样排列的 Antoni A 型。

f：细胞密度低，间质黏液水肿样的 Antoni B 型。

g：免疫组化仅 S-100 蛋白呈强阳性表达，肿瘤是 α-SMA 、CD34 及 c-kit 阴性。

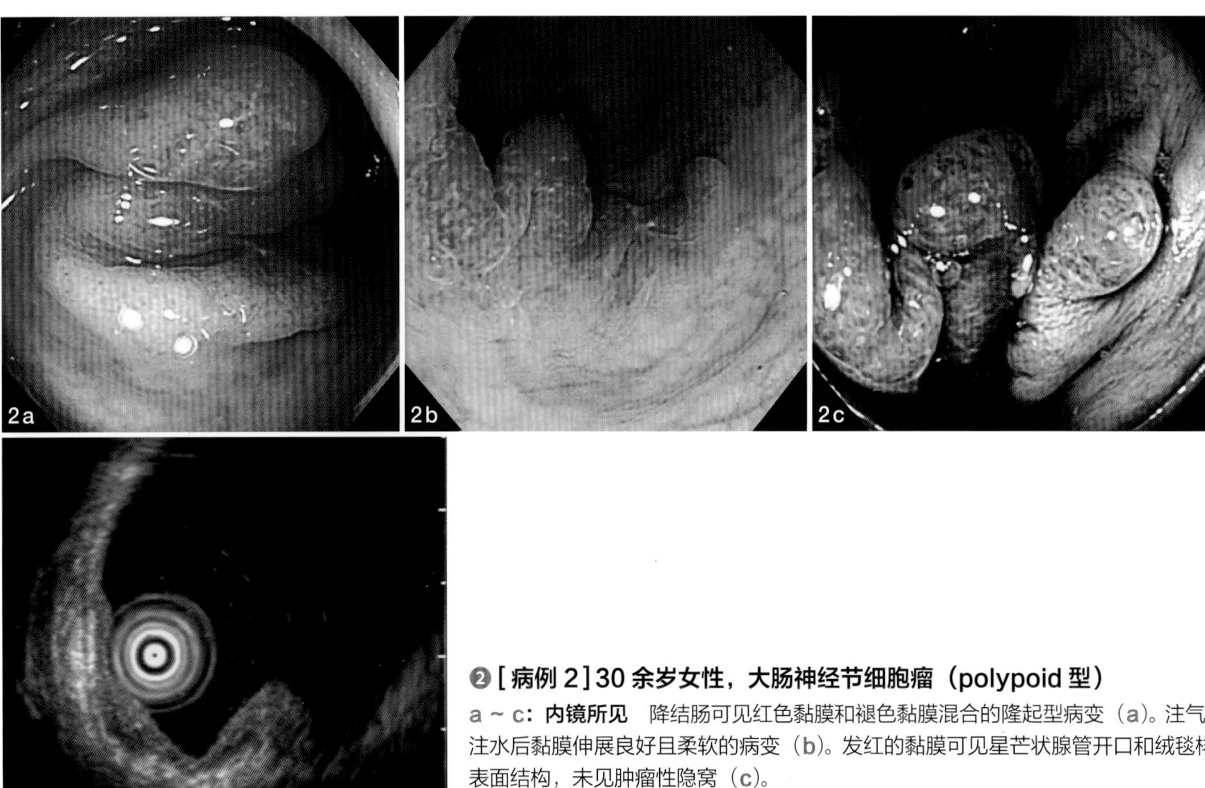

❷ [病例 2] 30 余岁女性，大肠神经节细胞瘤（polypoid 型）

a ~ c：**内镜所见** 降结肠可见红色黏膜和褪色黏膜混合的隆起型病变（a）。注气、注水后黏膜伸展良好且柔软的病变（b）。发红的黏膜可见星芒状腺管开口和绒毯样表面结构，未见肿瘤性隐窝（c）。

d：**EUS 所见**（20 MHz，细径探头）在第 2 层和第 3 层的上层，可见呈低回声的肠壁增厚图像。

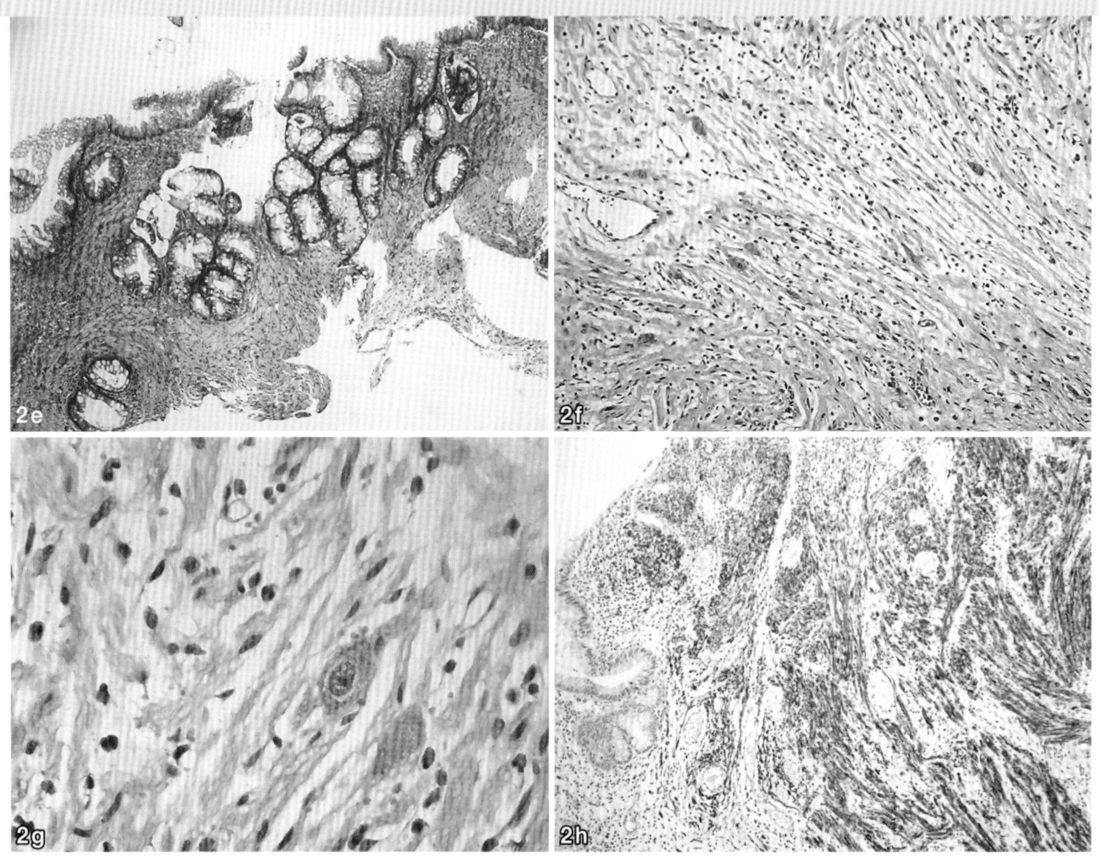

e ~ h：诊断性 EMR 标本的病理组织学所见 被覆上皮呈增生性改变，上皮下可见梭形细胞增生（e）。上皮下神经纤维和梭形细胞紧密地排列（f）。神经节细胞散在其中（g）。免疫组化 S-100 蛋白强阳性表达（h）。

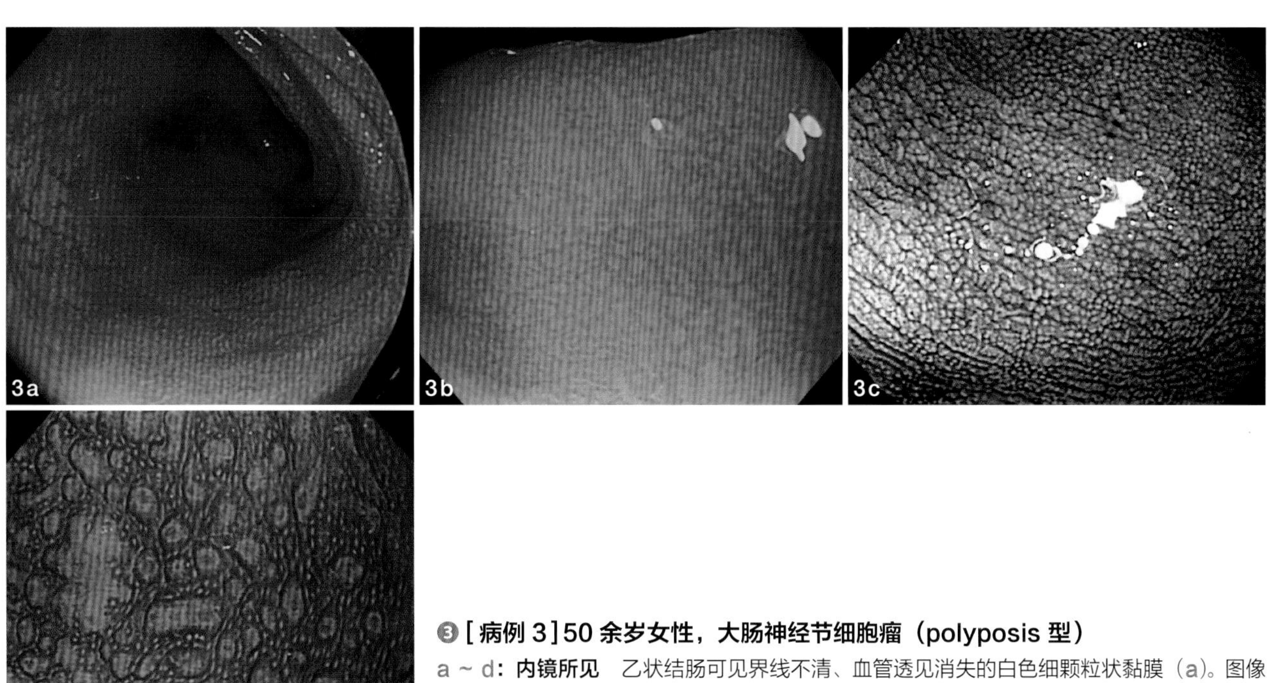

❸［病例 3］50 余岁女性，大肠神经节细胞瘤（polyposis 型）

a ~ d：内镜所见 乙状结肠可见界线不清、血管透见消失的白色细颗粒状黏膜（a）。图像左侧边缘可见正常的黏膜。接近黏膜可见各种大小组成的白色细颗粒紧密排列（b）。靛胭脂染色呈明显的细微颗粒状构造，无名沟稍微不清晰（c）。结晶紫染色后放大观察，正常隐窝间可见旋涡样结构，局部可见融合倾向（d）。

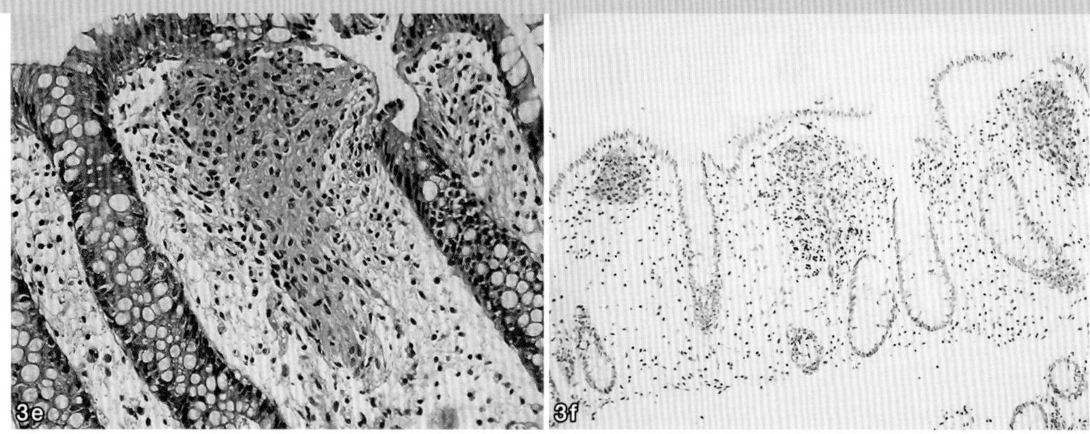

e，f：病理组织学所见 隐窝间距增大，隐窝间部的上皮下神经纤维疏松地排列（e)。在增大的疏松水肿状的隐窝间可见免疫组化“S-100 蛋白呈强阳性的细胞”（f)。检查的范围内未见神经节细胞，但神经纤维局限于黏膜固有层内，且未见被膜，最终诊断为 polyposis 神经节细胞瘤。

通过以上结果，可认为放大内镜所观察的黏膜呈旋涡样，相当于神经纤维引起了上皮的伸展。

参考文献

[1] 小沢俊文，他：嚢胞変性をきたした上行結腸神経鞘腫の 1 例．日消誌 98：167–173, 2001.

[2] Kris MS, et al. : Ganglioneuromas of the gastrointestinal Tract — Relation to Von Recklinghausen Disease and Other Multiple Tumor Syndromes. Am J Surg Pathol 18 : 250–257, 1994.

[3] 近藤　豊，他：内視鏡下黏膜切除術を施行した大腸 Ganglioneuroma の 1 例．Gastroenterol Endosc 37 : 2794–2798, 1995.

[4] 小沢俊文：下行結腸に生じた神経節細胞腫の 1 例．日消誌 105：543–549, 2008.

[5] 藤本佳也，他：横行結腸に発生した神経鞘腫の 1 例．日本大腸肛門病会誌 60：286–291, 2007.

（小泽俊文，海上雅光）

6 神经系统肿瘤 b 颗粒细胞瘤

食管 ➡ I.110 页 胃 ➡ I.247 页

全身各器官都可能发生的肿瘤，5% ~ 9% 发生于消化道，消化道中发生的大多数在食管，大肠少见。大肠颗粒细胞瘤（granular cell tumor，GCT），约七成发生在右侧结肠，多数为单发，多发病例只占 8.5% ~ 12%。GCT 整体的恶性率约占 2%，日本目前未见大肠 GCT 的恶性病例的报道。

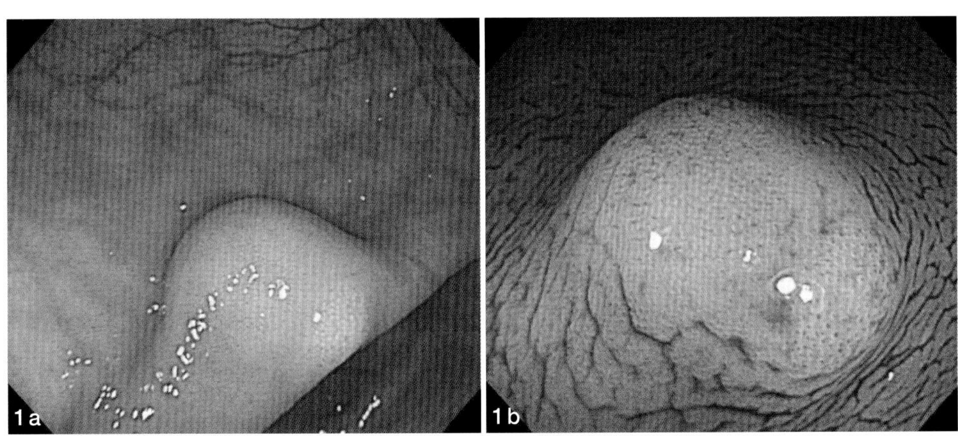

❶ 内镜所见

a：**普通内镜所见** 多见表面光滑半球状的黏膜下肿瘤，呈黄白色调，肿瘤非常硬。大小约 10mm 的肿瘤较多。

b：**靛胭脂染色所见** 染色后多数情况下隆起的黏膜表面未见溃疡和糜烂形成。

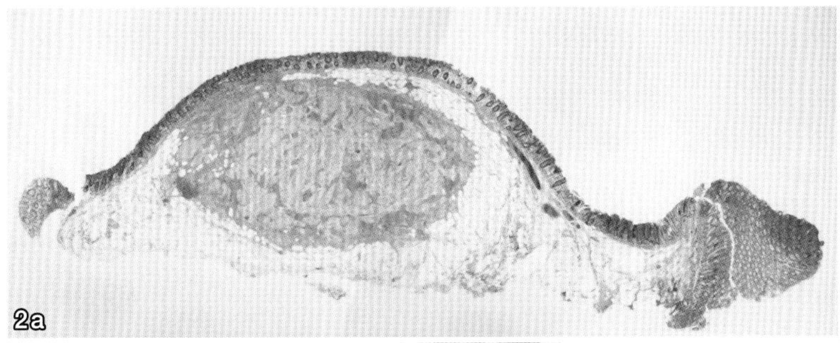

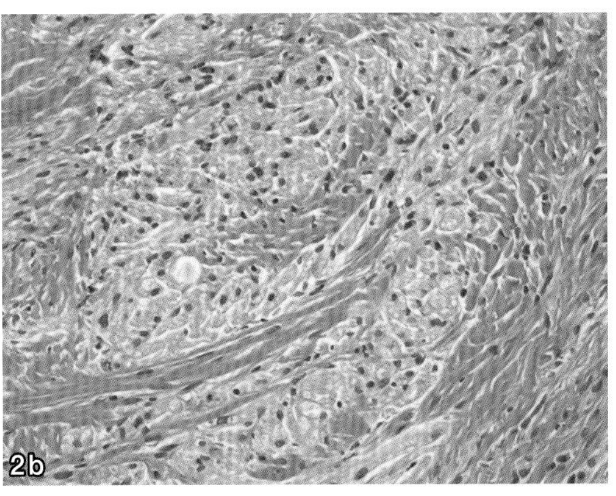

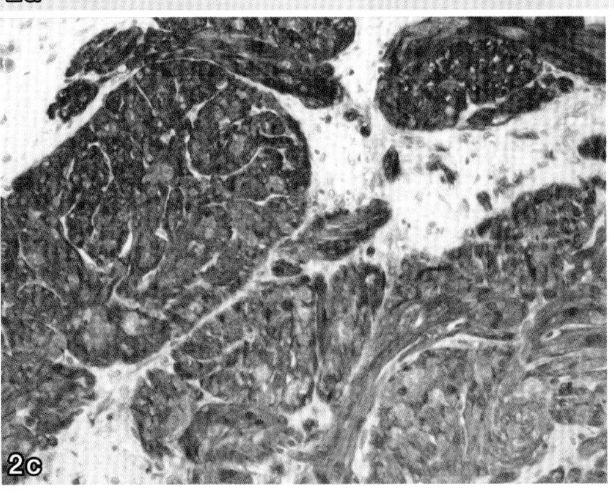

❷ 病理组织学所见

a：**❶ HE 染色的低倍镜图像** 肿瘤的大部分是在上皮下，以黏膜下层为主体生长。

b：**a 的放大图像** 肿瘤由比较大的类圆形至多角形细胞呈小巢状增殖组成，细胞的胞浆是嗜酸性的微细的颗粒状，细胞核呈小圆形。

c：**免疫组化染色** 肿瘤细胞 S-100 蛋白阳性。

参考文献

[1] 浦野 薫，他：内視鏡的ポリペクトミーを施行した盲腸，上行結腸多発顆粒細胞腫の 1 例．Gastroenterol Endosc 38：1968-1970，1996.

[2] 長島雅子，他：大臼歯様外観を呈した盲腸顆粒細胞腫の 1 例．胃と腸 40：1073-1078，2005.

[3] 石浜活義，他：大腸顆粒細胞腫（Granular Cell Tumor）の 1 例．山形医学 21：63-70，2003.

[4] 高木靖寛，他：大腸顆粒細胞腫の診断と治療．早期大腸癌 12：45-49，2008.

（前山泰彦，鹤田 修）

7 阑尾黏液囊肿 a 腺瘤

阑尾黏液囊肿（mucocele of the appendix）是由 Rokitansky 于 1842 年首先报道的。阑尾黏液囊肿这个术语与其背景中的病理学原因无关，是因阑尾腔内黏液潴留使阑尾呈囊肿样肿大的状态而得名。病理组织学上分为：①黏液性增生（mucosal hyperplasia）；②黏液性囊腺瘤（mucinous cystadenoma）；③黏液性囊腺癌（mucinous cystadenocarcinoma）。Higa 等报道了 73 例阑尾黏液囊肿，其中增生 18 例（25%），囊腺瘤 46 例（63%），囊腺癌 9 例（12%）。增生与大肠的增生性息肉类似，是非肿瘤性病变；囊腺瘤是阑尾黏膜柱状上皮腺瘤化的结果；囊腺癌与大肠的黏液腺癌相同，黏液上皮细胞具有重度异型性，呈肿瘤性增生，有时潴留的黏液在腹腔内溢出，引起致命的腹膜假黏液瘤。

病因为炎症、肠道扭曲扭转、回盲部肿瘤、子宫内膜异位症等可引起阑尾根部的非感染性阻塞，内腔黏膜持续产生黏液而引起。症状为非特异性，多无症状，当囊肿增大对周围组织产生压迫后方产生右下腹痛、腹部不适、腹部肿瘤触之感、排便不畅等非特异性症状。

腹部单纯 X 线检查，6% ～22% 的病例可见囊壁钙化像，灌肠 X 线造影检查可见和阑尾开口部一致的盲肠部位呈黏膜下肿瘤样图像、盲肠的壁外性推挤像及阑尾的非造影等。内镜检查呈现黏膜下肿瘤的半球样隆起，隆起顶部推测为阑尾开口部的凹陷（volcano sign）。有时，阑尾内容物黏液可从开口向肠管内流出。EUS 检查以第 3 层为中心，内部呈现低回声为主的黏液潴留伴高回声区域。CT 检查显现和阑尾有连续性的低密度的囊肿样病变，增强 CT 显示均一囊肿壁造影效果，MRI 检查 T2 增强像显示高信号的囊肿样肿瘤，但是影像学上腺瘤合并早期腺癌的诊断非常困难，有时血清学显示 CEA 及 CA19-9 升高。

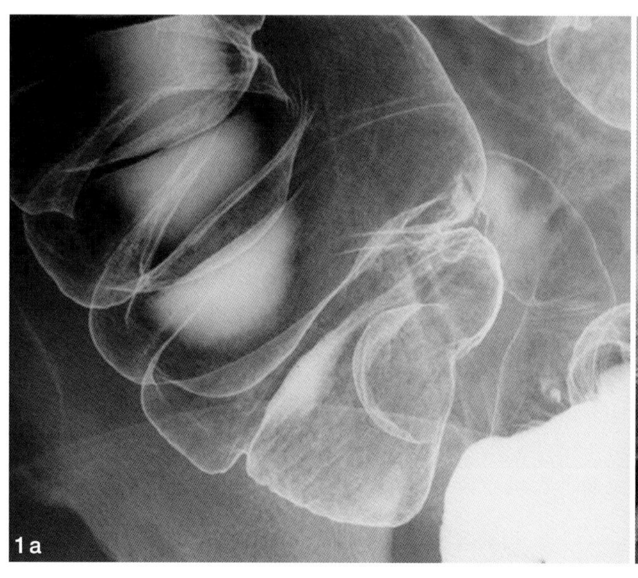

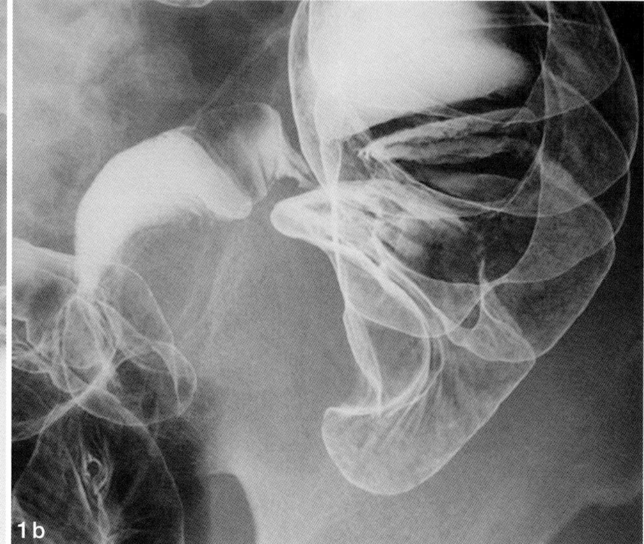

[病例 1] 80 余岁男性，阑尾黏液性囊腺瘤

❶ 灌肠 X 线所见

a：双侧造影显示阑尾未被造影，盲肠（阑尾开口部附近）可见表面光滑的半球状的黏膜下肿瘤样隆起。

b：俯卧位双侧造影可见壁外性推挤像，末段回肠也被推挤。

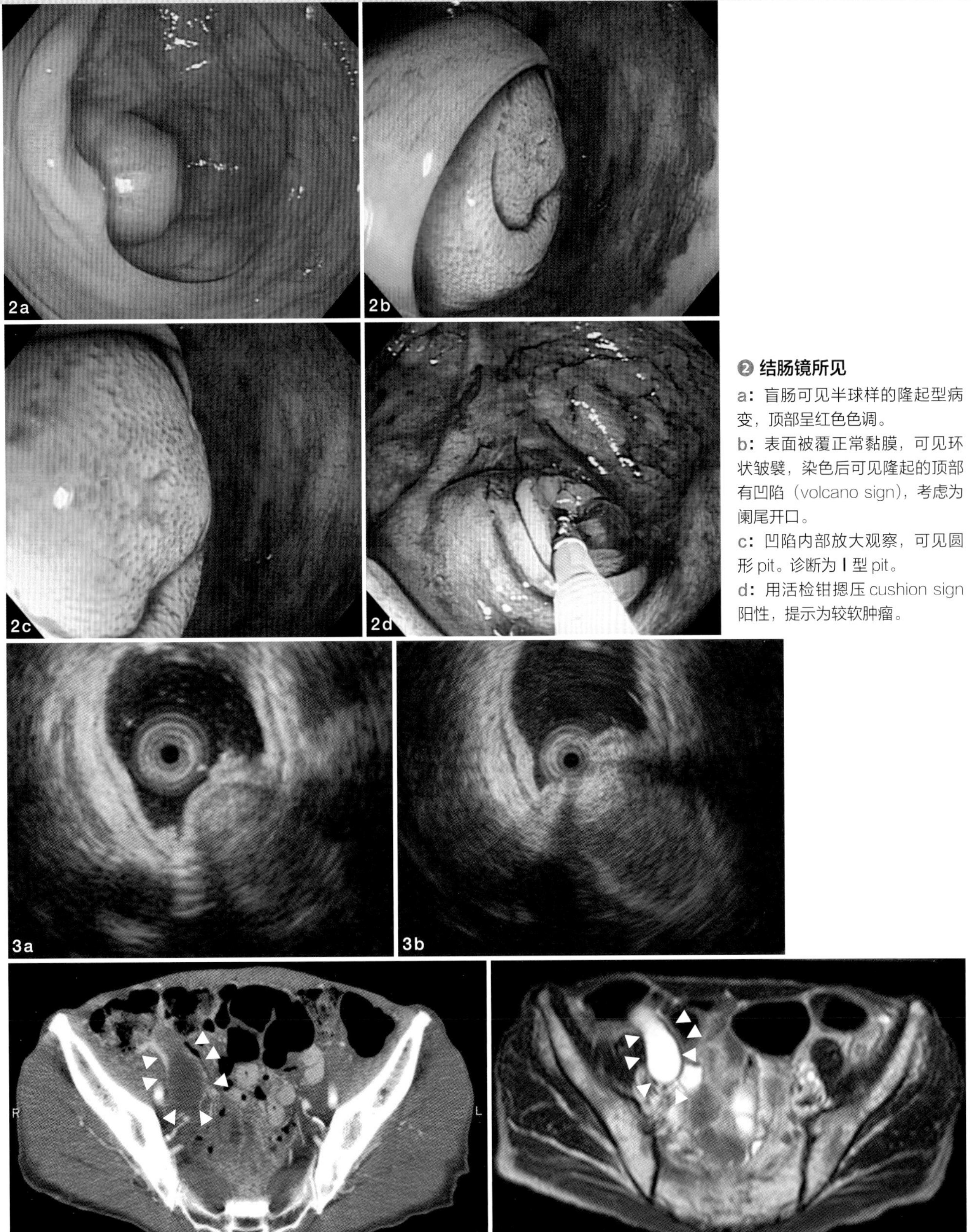

❷ **结肠镜所见**

a：盲肠可见半球样的隆起型病变，顶部呈红色色调。

b：表面被覆正常黏膜，可见环状皱襞，染色后可见隆起的顶部有凹陷（volcano sign），考虑为阑尾开口。

c：凹陷内部放大观察，可见圆形 pit。诊断为Ⅰ型 pit。

d：用活检钳揿压 cushion sign 阳性，提示为较软肿瘤。

大肠

❸ **EUS 所见** a，b：可见病变以第 3 层为中心，内部以低回声为主体，部分有高回声区域。

❹ **CT 所见** 考虑阑尾部位可见内部呈低密度的囊肿样病变（箭头）。

❺ **MRI 所见** T2 增强图像呈现高信号（箭头）。

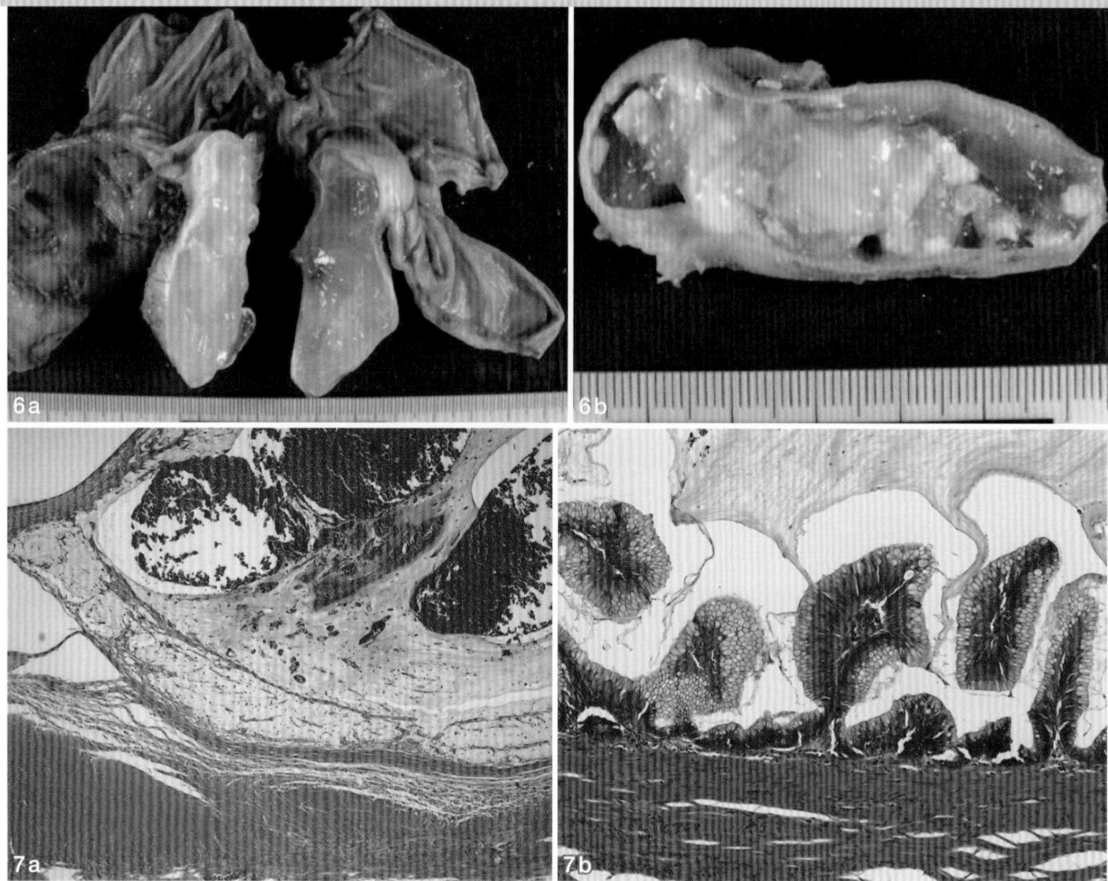

❻ 切除标本肉眼所见

a：实施回盲部切除术，阑尾肿大，50mm×20mm 大小。

b：内腔充满黄色胶胨样物。

❼ 病理组织学所见

a：上皮脱落，黏液潴留。

b：胞浆富含黏液的肿瘤细胞呈乳头状增生，细胞轻度异型性，未见恶性所见，诊断为黏液性囊腺瘤。

参考文献

[1] Rokitansky KF : A manual of pathology anatomy Vol.2 English translation of the Vienna edition（1842）. Blanchard and Lea, Philadelphia, p89, 1855.

[2] Higa E, et al. : Mucosal hyperplasia, mucinous cystadenoma, and mucinous cyst adenocarcinoma of the appendix ; a re-evaluation of appendical "mucocele". Cancer 32 : 1525-1541, 1973.

[3] Carr NJ, et al. : Adenocarcinoma of the appendix. Hamilton SR, et al.（eds）: World Health Organization Classification of Tumours — Pathology and Genetics of Tumours of the Digestive System. IARC Press, Lyon, pp95-98, 2000.

[4] 馬島辰典，他：虫垂粘液嚢腫 6 症例の臨床病理学的検討. 日本大腸肛門病会誌 57：407-411, 2004.

[5] Hamilton DL, et al. : The volcano sign of appendiceal mucocele. Gastrointest Endosc 35 : 453-456, 1989.

（川崎启祐，臧原晃一）

7 阑尾黏液囊肿 b 腺癌

原发性阑尾癌是比较罕见的疾病，包括尸检切除阑尾的病例在内的发病率统计，在欧美为 0.01% ～0.08%，在日本是 0.03% ～0.19%，在全部大肠癌中占 0.22%。

阑尾癌的病理组织学分为：① mucinous adenocarcinoma type；② colonic adenocarcinoma type；③ mixed type。在日本 144 例的研究中，mucinous adenocarcinoma type 占 55.6%，colonic adenocarcinoma type 占 38.9%。

阑尾癌术前诊断困难，原因是阑尾阻塞诊断为急性阑尾炎后紧急手术的病例多。另外，未达到进展癌前很少有症状。

像本例一样肿瘤直径变大，内镜检查阑尾开口部确认肿瘤的病例少见。

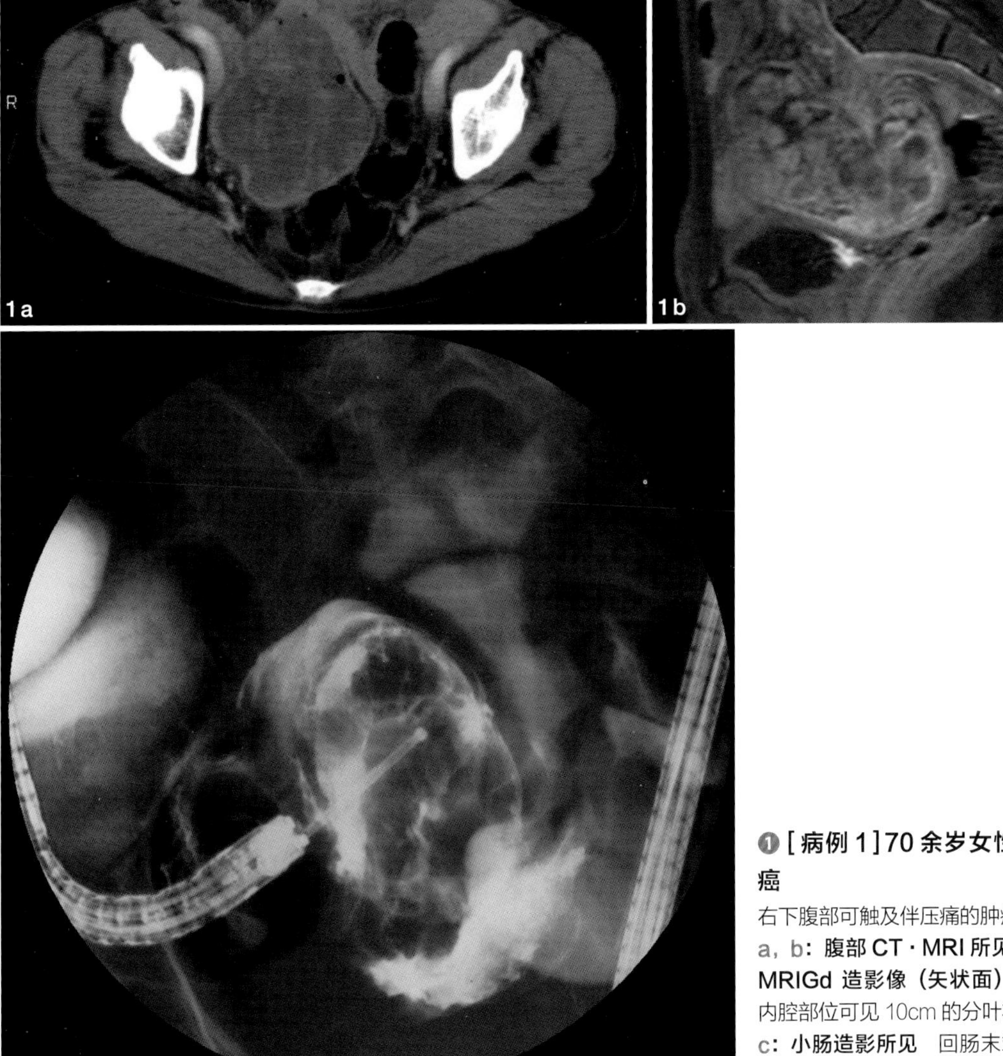

❶ [病例 1] 70 余岁女性，阑尾黏液性囊腺癌

右下腹部可触及伴压痛的肿瘤。

a，b：腹部 CT・MRI 所见 [a：造影 CT 像，b：MRIGd 造影像（矢状面）] CT、MRI 考虑回肠内腔部位可见 10cm 的分叶状肿瘤。

c：小肠造影所见 回肠末端可见肿瘤，病变口侧未见扩张。

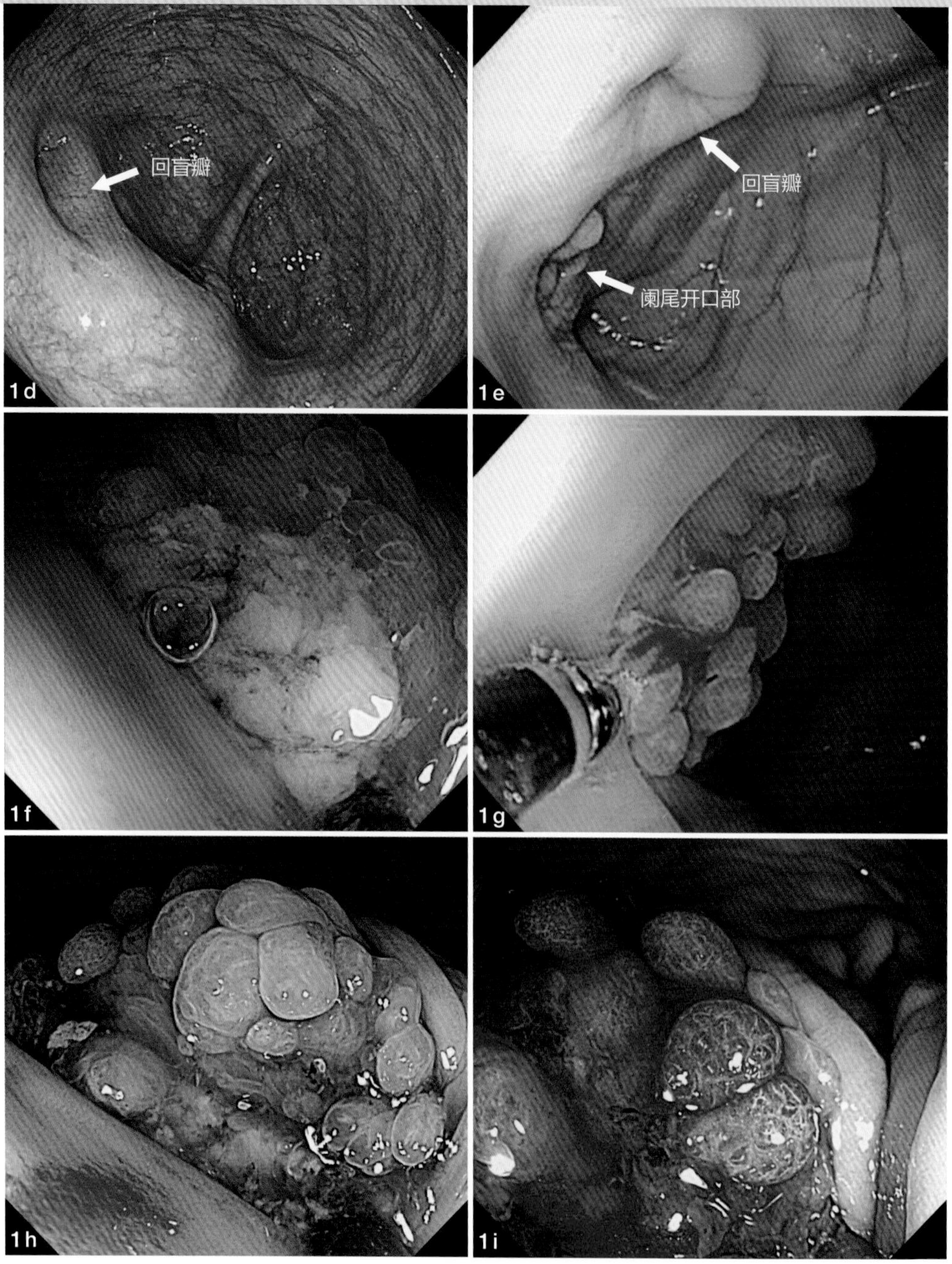

1d 回盲瓣

1e 回盲瓣 阑尾开口部

1f

1g

1h

1i

d ~ i：**内镜所见**　阑尾开口部可见具有大小不同的颗粒状、绒毛状结构的病变，并见黏液附着（d ~ g）。同部位放大观察可见乳头状不规则腺管，诊断为阑尾原发性上皮性肿瘤（h，i）。回盲瓣内镜通过困难。

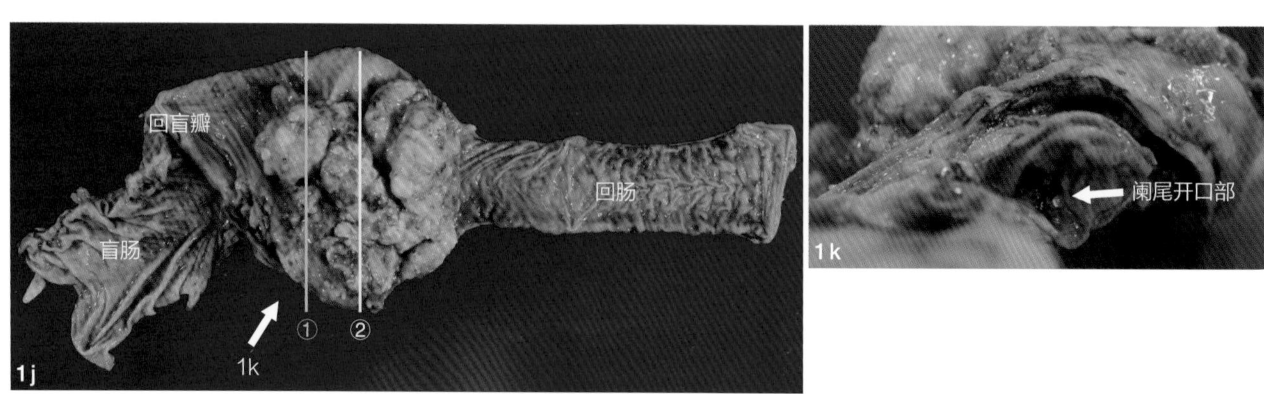

j，k：**切除标本肉眼所见**　实施回盲部切除术。盆腔内肿瘤与小肠粘连形成整体，回肠末端可见分叶状富含黏液的肿瘤（j）。切除标本的下方侧面白箭头所示，这里和阑尾开口部（k）是连续的。如①② 那样切开，制作切片。

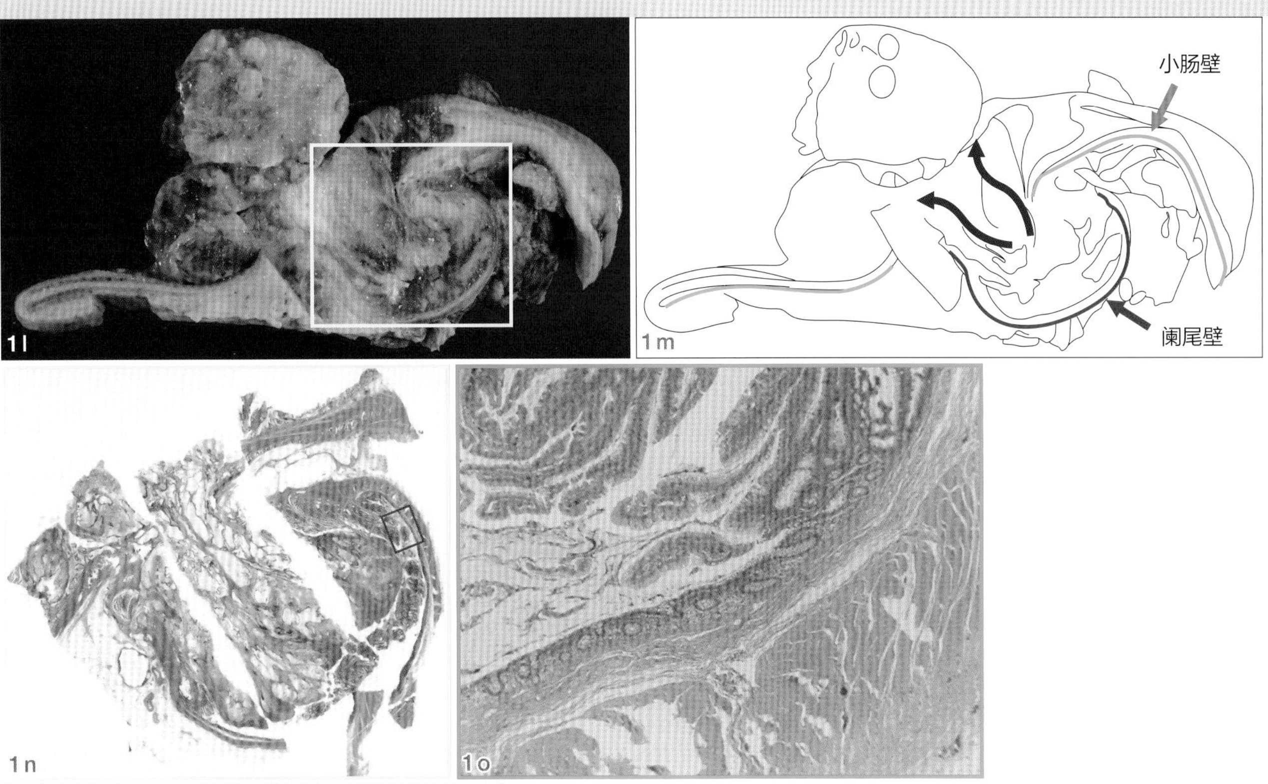

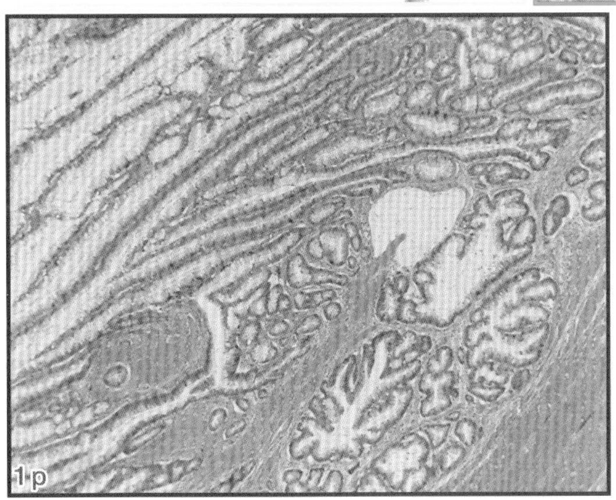

l ~ n：**标本①**（l，m：切片及模式图，n：l 红框部分的低倍图像） 阑尾的肿瘤破坏小肠壁，向小肠直接浸润。

o，p：**病理组织学所见**（o：n 红框部分，p：同部位蓝框部分） 阑尾里可见具有绒毛结构的肿瘤，阑尾壁破坏向周围伸展。

标本②为小肠病变，可见伴有黏液产生的低分化型腺癌，肿瘤为阑尾原发，向壁外生长，浸润至回肠，侵达黏膜面，形成较大肿瘤。

最终组织学诊断： mucinous cyst adenocarcinoma of the appendix，type 5，size：105mm × 103mm × 50mm，muc，pT4b-SI，INF b，ly2，V1，pN0，pPM0，pDM0，pRM0。

参考文献

[1] Steinberg M, et al. : Primary adenocarcinoma of the appendix. Surgery 61 : 644–660, 1967.

[2] Collins DC : 71,000 Human appendix specimens. A final report, summarizing forty years study. Am J Proctol 14 : 365–381, 1963.

[3] 河野良寛，他：原発性虫垂癌の 13 例．臨外 37：1601–1604, 1982.

[4] 岩崎　甫，他：原発性虫垂癌．日臨外医会誌 37：66–72, 1979.

[5] 高島正樹，他：長期虫垂炎症状を呈した虫垂粘液嚢胞腺癌の 1 例．日臨外医会誌 60：767–771, 1999.

（高木　亮，山野泰穂）

8 直肠良性淋巴滤泡性息肉

直肠良性淋巴滤泡性息肉是黏膜下层正常的淋巴滤泡局限性增生所致，也称为 rectal tonsil、benign lymphoma、pseudolymphoma。原因不明，但是慢性刺激所致的炎症学说占主流。中老年女性较多见，好发于直肠下段。日本已报道病例中单发例多见，大小 0.5 ~ 4.5cm。呈黏膜下肿瘤形态，有时表面血管扩张伴糜烂。EUS 所见：在第 2 ~ 3 层可见均一的低回声肿瘤像。

鉴别诊断包括类癌和恶性淋巴瘤等。在内镜下与这些疾病的鉴别点为：直肠良性淋巴滤泡性息肉，多是色调微白，表面可见扩张血管从病变顶部向边缘呈车轴样走行，内镜下活检及内镜摘除的病理学检查在鉴别诊断中是非常有用的，与恶性淋巴瘤的鉴别必须辅助免疫组化染色。

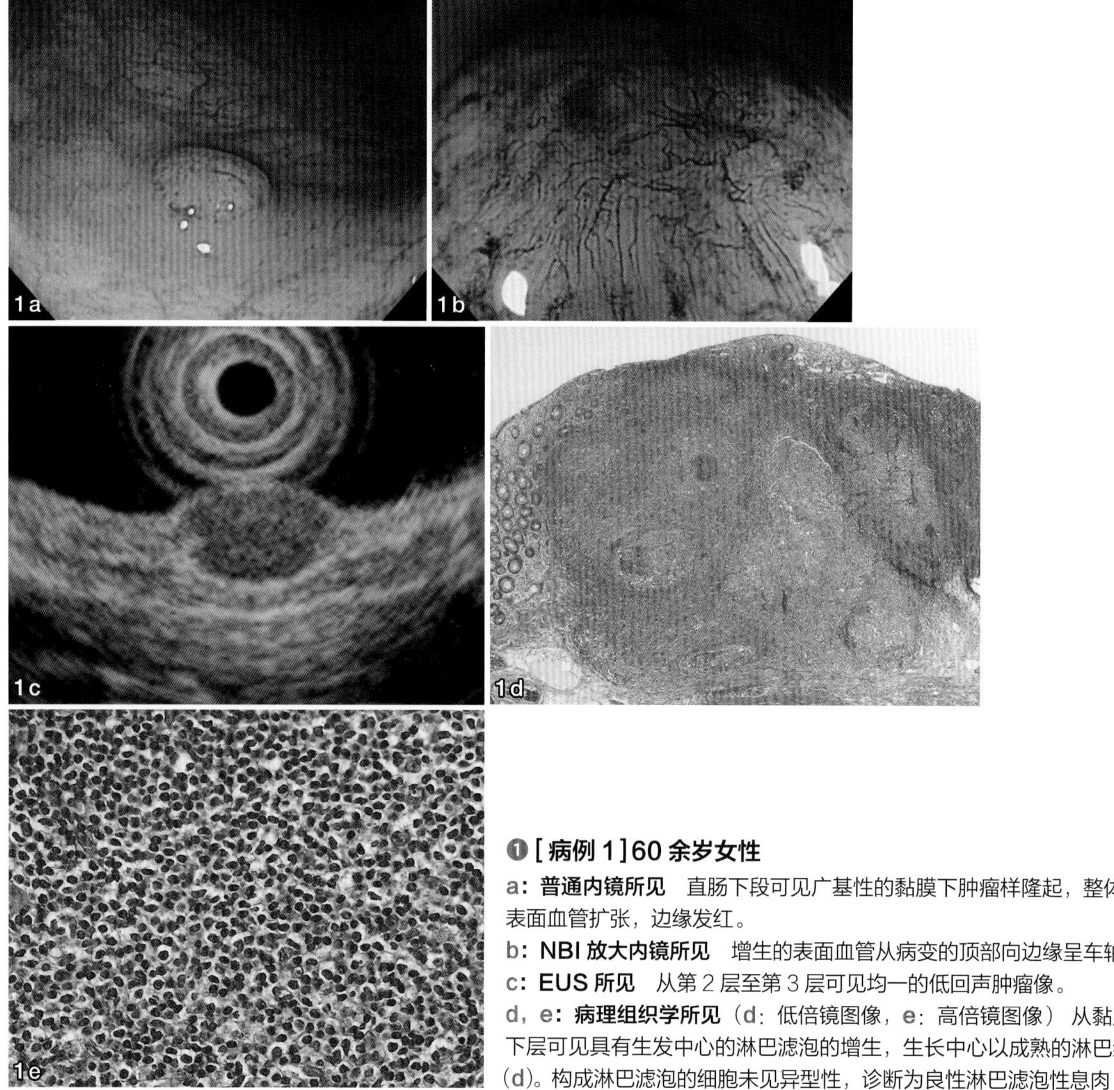

❶ [病例 1] 60 余岁女性

a：**普通内镜所见**　直肠下段可见广基性的黏膜下肿瘤样隆起，整体呈白色调，表面血管扩张，边缘发红。

b：**NBI 放大内镜所见**　增生的表面血管从病变的顶部向边缘呈车轴样走行。

c：**EUS 所见**　从第 2 层至第 3 层可见均一的低回声肿瘤像。

d，e：**病理组织学所见**（d：低倍镜图像，e：高倍镜图像）从黏膜层至黏膜下层可见具有生发中心的淋巴滤泡的增生，生长中心以成熟的淋巴细胞为主体（d）。构成淋巴滤泡的细胞未见异型性，诊断为良性淋巴滤泡性息肉（e）。

参考文献

[1] 追矢秀人，他：内視鏡的に MALT リンパ腫との鑑別に苦慮した多発直腸良性リンパ濾胞性ポリープの 1 例．消内視鏡 15：1271–1276, 2003.

[2] 大湾朝尚，他：多発性の大腸良性リンパ濾胞性ポリープの 2 症例．日本大腸肛門病会誌 50：490–496, 1997.

（小林清典，迎　美幸）

9 恶性淋巴瘤

食管 ➡Ⅰ.113页 胃 ➡Ⅰ.249页，253页 十二 ➡Ⅰ.346页，349页，353页 小肠 ➡Ⅱ.104页，106页，110页，114页

大肠恶性淋巴瘤在大肠恶性肿瘤中占0.1%～0.7%，消化道的淋巴瘤占3%～10%，是少见疾病。组织学上MALT淋巴瘤最多，弥漫大B细胞性淋巴瘤（diffuse large B-cell lymphoma，DLBCL）、T细胞淋巴瘤、滤泡性淋巴瘤也比较多。肉眼形态多样，组织学在某种程度上具有相关性，治疗上和小肠的淋巴瘤同样，根据组织学类型、临床病理分期及病变范围来决定。

MALT淋巴瘤：多数病例以隆起型为特征（图❶）。隆起表面比较光滑，呈黏膜下肿瘤样，广泛的小结节聚集，有时呈弥漫型（图❷）。有些隆起型的直肠的MALT淋巴瘤对抗生素治疗有反应。与局限性淋巴滤泡增生（直肠扁桃）及淋巴滤泡性直肠炎的鉴别诊断很重要。

滤泡性淋巴瘤：多是MLP（multiple lymphomatous polyposis）型相当的多发性小隆起（图❸）。也有形成肿瘤的病例（图❹）。局限于直肠的病例和MALT淋巴瘤同样，与淋巴滤泡性直肠炎的鉴别很困难。

其他：大多数DLBCL形成溃疡和大的肿瘤，需要与进展期癌相鉴别（图❺）。套细胞淋巴瘤多是MLP型，与滤泡性淋巴瘤的鉴别很重要，常常形成大的肿瘤（图❻）。T细胞淋巴瘤是弥漫型的，需要与MALT淋巴瘤相鉴别，伴有不规则糜烂和小溃疡的情况多见（图❼）。

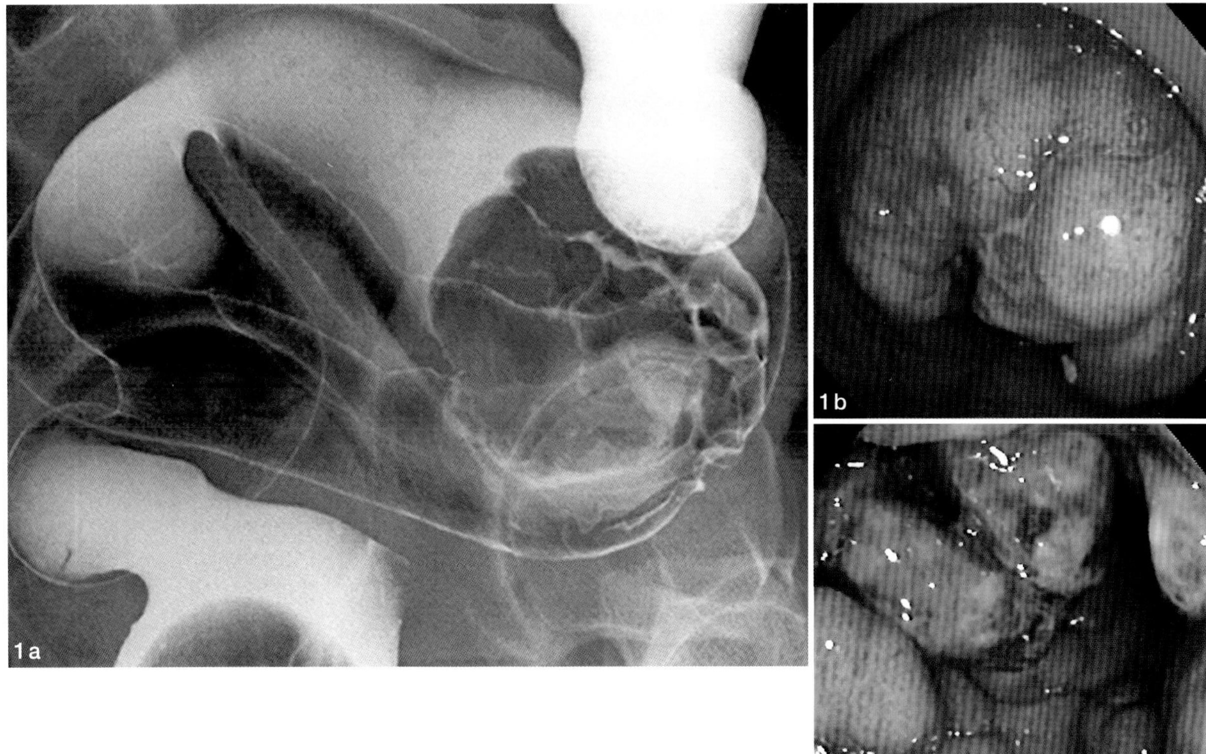

❶［病例1］40余岁男性，MALT淋巴瘤（隆起型）

a：X线所见 乙状结肠可见界线清晰的约6cm大小的隆起型病变，肿瘤呈多结节及分叶状，表面比较平滑。

b，c：内镜所见 乙状结肠可见表面平滑的、分叶状的、大的黏膜下肿瘤样隆起（b）。病变的口侧端的多结节状的隆起，部分被覆白苔（c）。

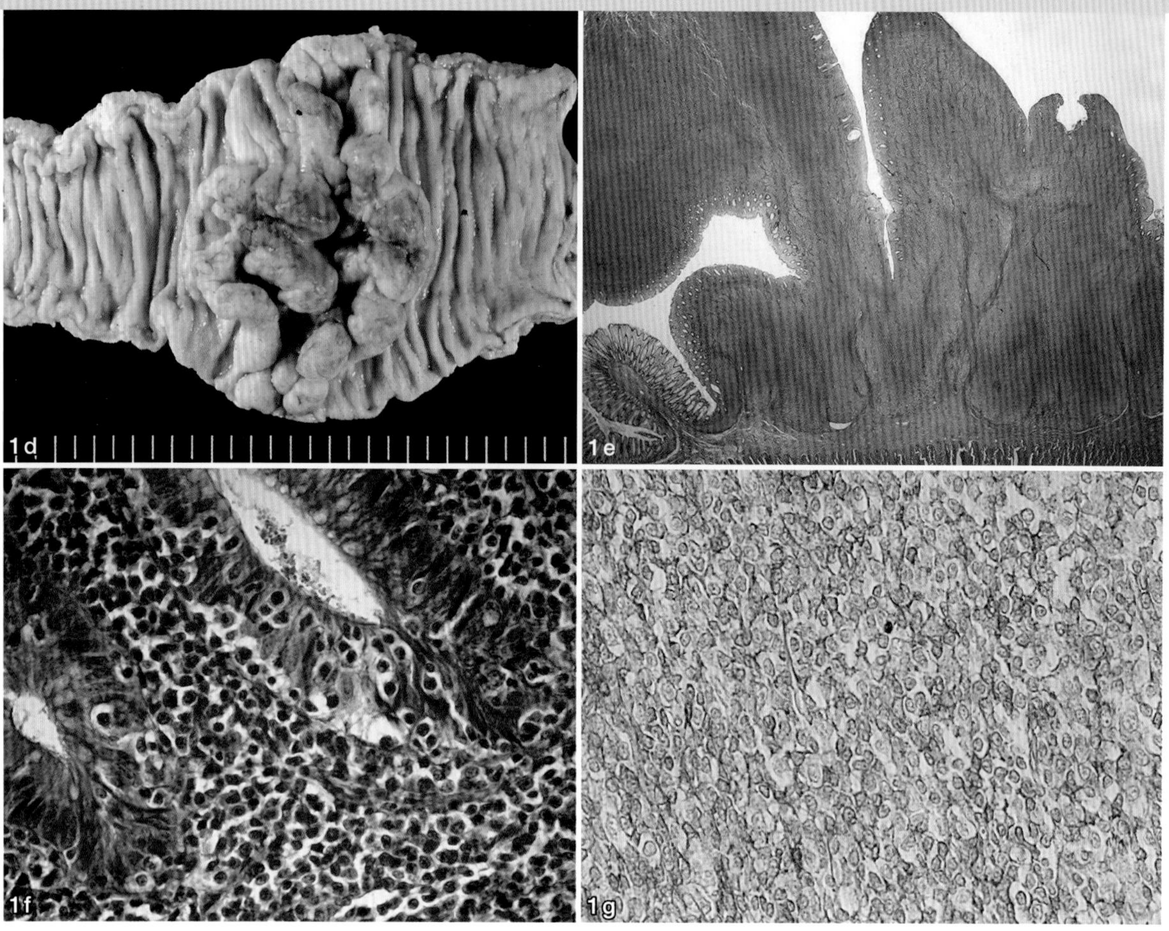

d：切除标本肉眼所见 乙状结肠可见长约 6cm 大小的分叶状及多结节状肿瘤。

e ~ g：病理组织学所见 从黏膜层至黏膜下层深部，可见中度大小的异型细胞呈弥漫性浸润（e，f），也可见淋巴上皮性病变。（f）。免疫组织化学染色显示 CD20 阳性（g）。

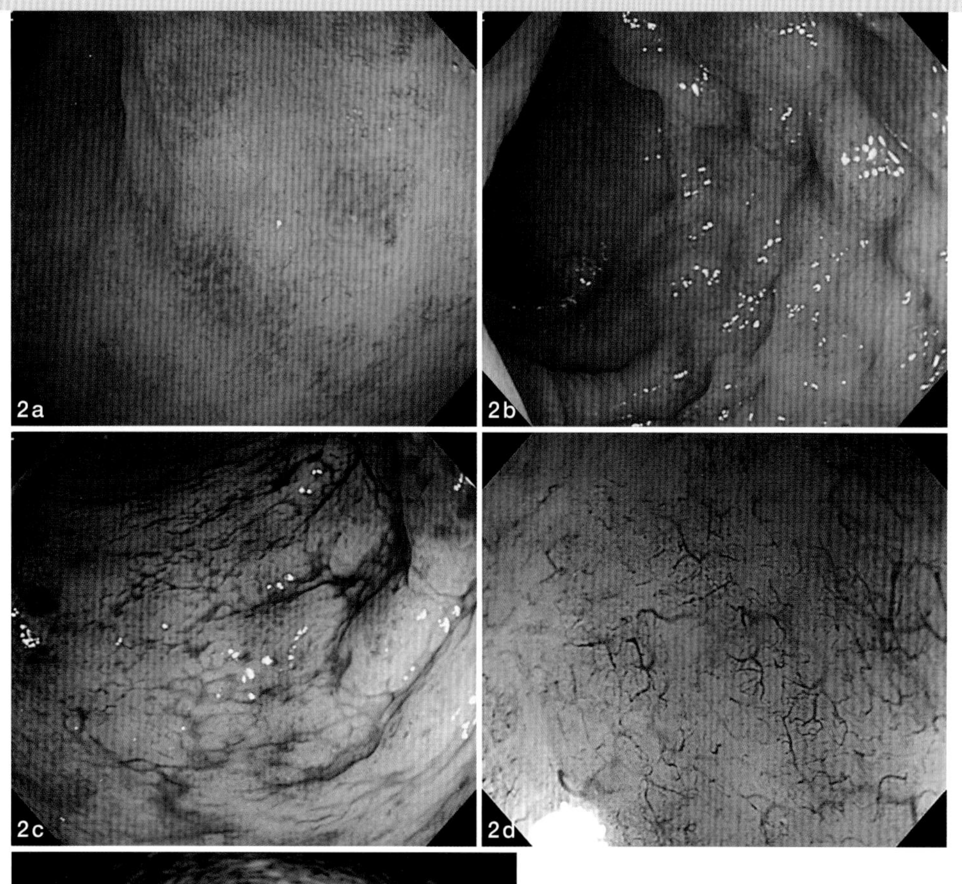

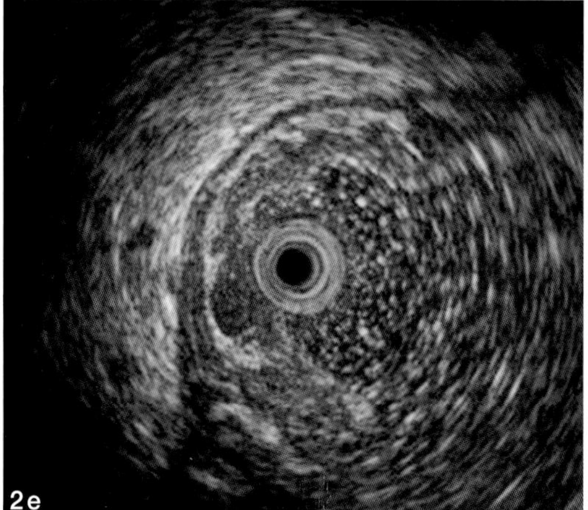

❷［病例 2］60 余岁男性，MALT 淋巴瘤（弥漫型）

a～d：内镜所见 乙状结肠可见伴有红斑的境界不清的粗糙黏膜（a）。吸气后可见黏膜下肿瘤样的小结节呈串珠样聚集（b，c）。NBI 放大观察，未见腺管结构，可见显著异常的小血管（d）。

e：EUS 所见 第 2～第 3 层深层可见低回声肿瘤。

f，g：X 线所见 乙状结肠可见伴有小钡斑的粗糙黏膜。

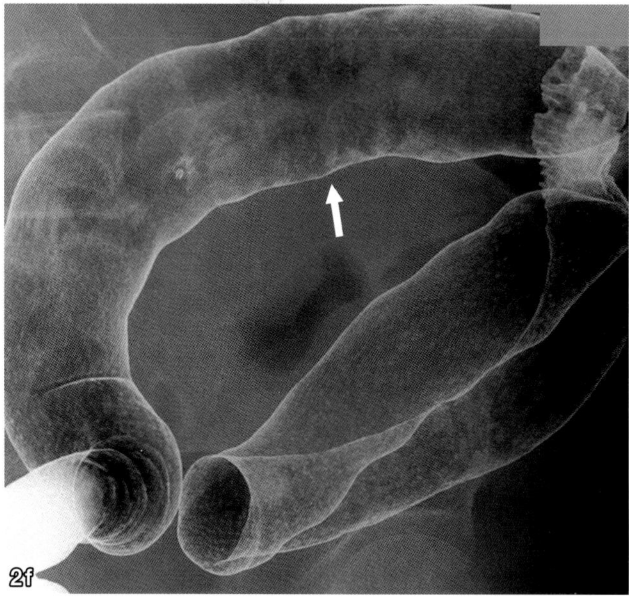

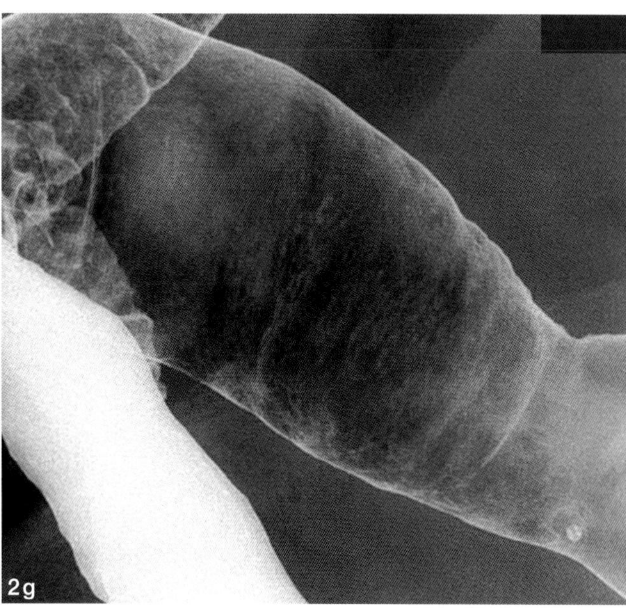

大肠

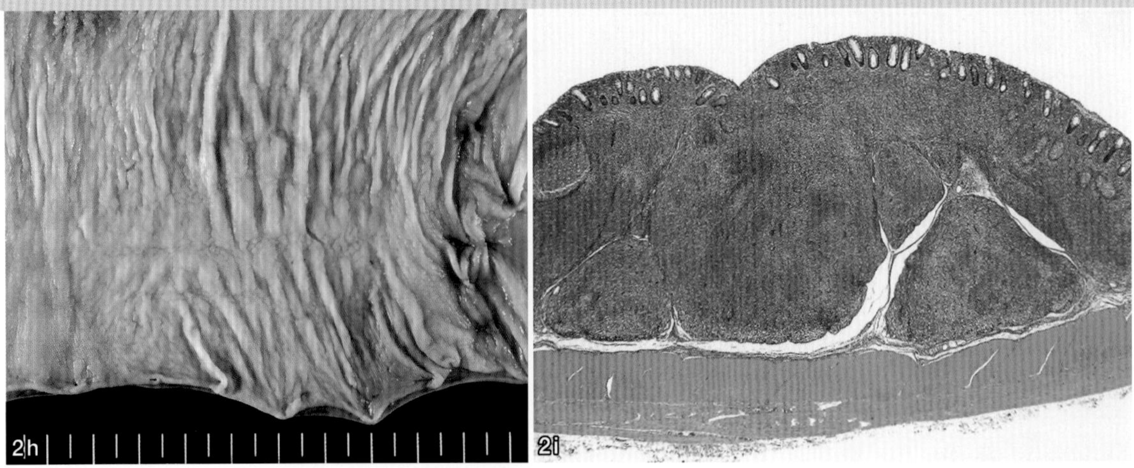

h：切除标本肉眼所见　乙状结肠可见界线不清的皱襞肿大和不均一的黏膜增厚。

i：病理组织学所见　黏膜下层的深部可见密集的肿瘤细胞浸润。

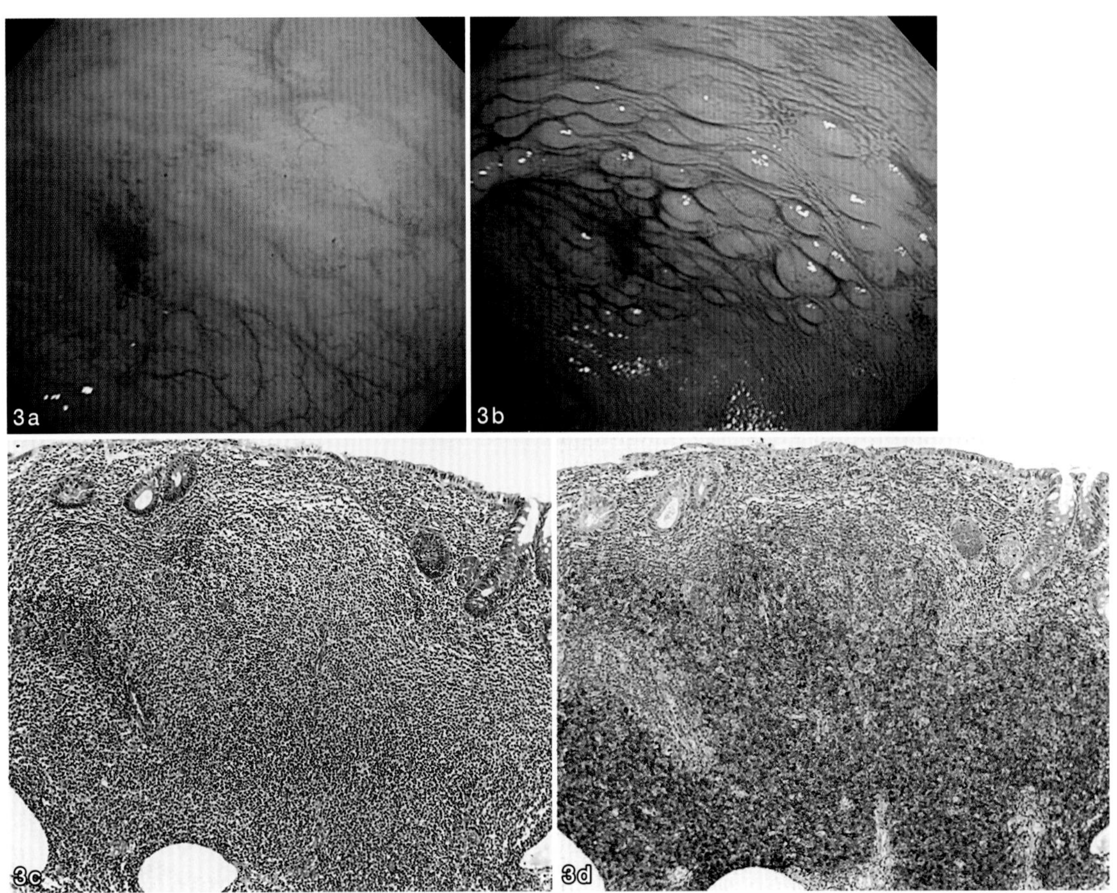

❸［病例 3］60 余岁女性，滤泡性淋巴瘤（MLP 型）

a，b：内镜所见　直肠 Rb 可见表面平滑的多发性小隆起。

c，d：EMR 标本的病理组织学所见　从黏膜深层至黏膜下层异型的淋巴细胞似淋巴滤泡样构造形成伴浸润（c）。肿瘤细胞 CD10 染色阳性（d）。

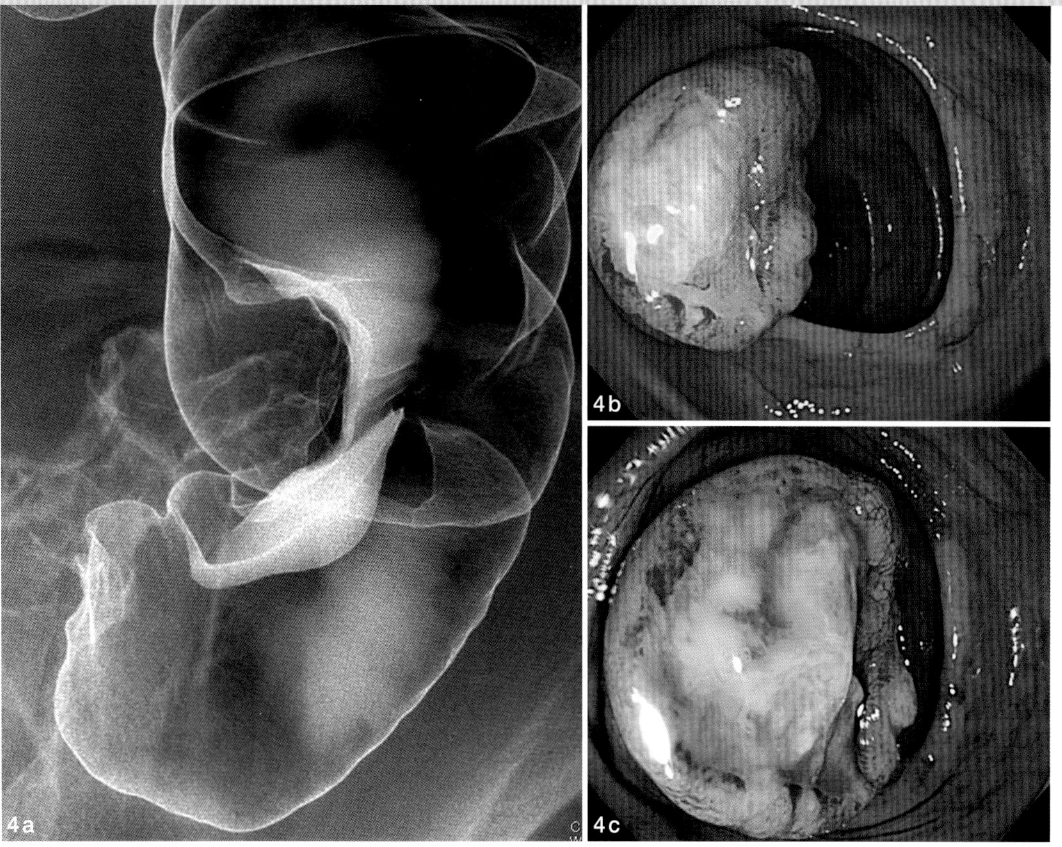

❹ [病例 4] 60 余岁女性，滤泡性淋巴瘤（隆起型）

a：X 线所见　回盲瓣可见伴凹陷形成的长径约 2cm 的隆起型病变。

b，c：内镜所见　回盲部上唇可见伴有浅溃疡形成的黏膜下肿瘤样隆起型病变。

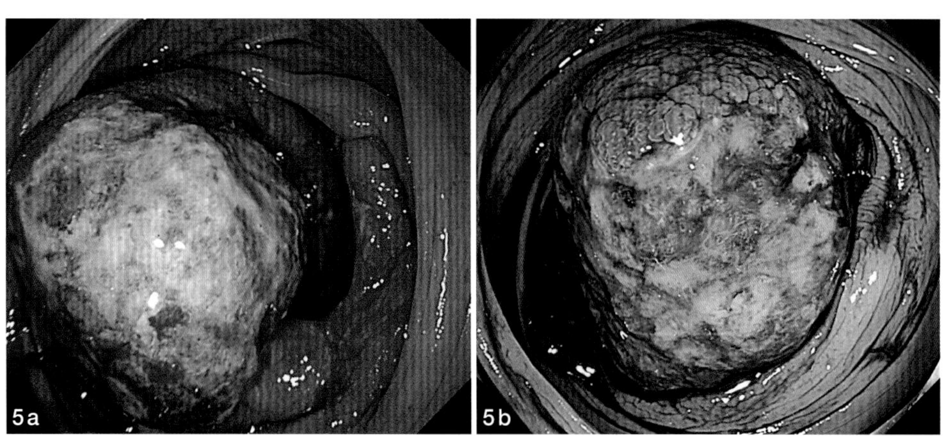

❺ [病例 5] 50 余岁男性，弥漫大 B 细胞性淋巴瘤

a，b：内镜所见　升结肠可见巨大溃疡型肿瘤，溃疡边缘可见被覆正常黏膜的黏膜下肿瘤样隆起。

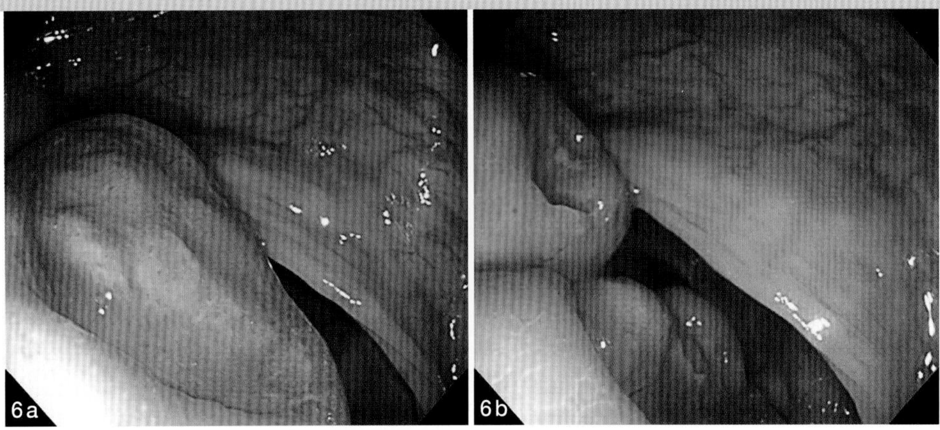

❻ [病例 6] 70 余岁男性，套细胞淋巴瘤

a，b：**内镜所见** 升结肠可见伴有多发浅溃疡的、大小不一的黏膜下肿瘤样隆起。

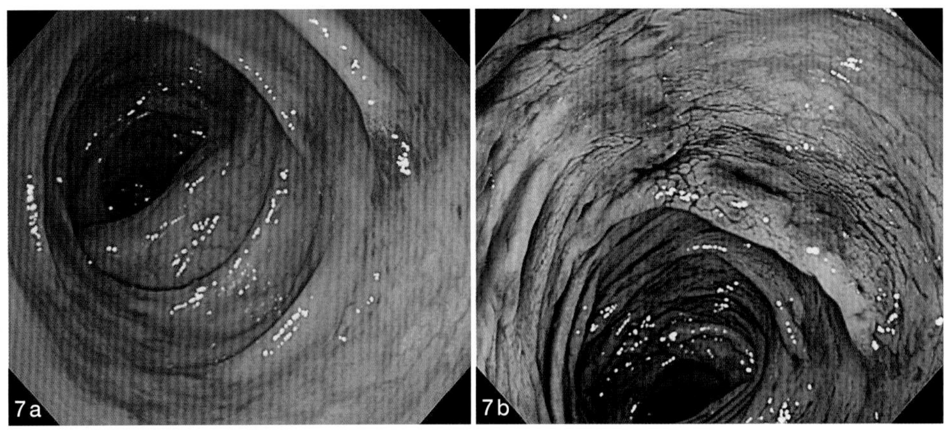

❼ [病例 7] 60 余岁男性，T 细胞淋巴瘤（成人 T 细胞白血病 / 淋巴瘤）

a，b：**内镜所见** 全大肠可见弥漫性发红、糜烂、颗粒状黏膜。

参考文献

[1] Nakamura S, et al. : Primary gastrointestinal lymphoma in Japan : A clinicopathologic analysis of 455 patients with special reference to its time trends. Cancer 97 : 2462–2473, 2003.

[2] 中村昌太郎，他：直腸悪性リンパ腫の臨床病理学的特徴. 胃と腸 45：1359–1370, 2010.

[3] Matsumoto T, et al. : Primary low–grade, B–cell, mucosa– associated lymphoid tissue lymphoma of the colorectum : Clinical and colonoscopic features in six cases. Gastrointest Endosc 48 : 501–508, 1998.

[4] 中村昌太郎，他：小腸・大腸悪性リンパ腫の内視鏡診断. Gastroenterol Endosc 51：3–9, 2009.

[5] Niino D, et al. : Regression of rectal mucosa–associated lymphoid tissue（MALT）lymphoma after antibiotic treatments. Pathol Int 60 : 438–442, 2010.

（中村昌太郎，松本主之）

10 转移性肿瘤·直接浸润

食管 ➡Ⅰ.119 页 胃 ➡Ⅰ.258 页 十二 ➡Ⅰ.358 页 小肠 ➡Ⅱ.120 页

转移性大肠肿瘤·直接浸润的发生率为 0.1% ~1%，原发性胃癌发生的转移最多，其次是卵巢癌及胰腺癌等。转移方式多以腹膜播散为主，但也有通过血行或淋巴管来自于腹腔外器官的转移。直接浸润的早期病变部位发生在原发癌灶邻近的大肠。

关于病变的形态，腹膜播散和源于邻近器官癌直接浸润的早期病变，可使肠道扩张不良呈压迫像和轻度的纠集像。随着病变的进展，病变处狭窄及闭塞，并伴有纠集样改变，掌握全肠道的灌肠 X 线造影对诊断很有用（图❶）。另一方面，通过血行或淋巴管转移的病变，发病部位各种各样，形态上呈局限性黏膜下肿瘤样隆起，随着疾病的进展，多伴有皱襞集中和溃疡形成（牛眼像）。虽然少见但也有多发性的Ⅱc 病变（胃印戒细胞癌）、弥漫性浸润（乳腺癌）及肿瘤形成（肾透明细胞癌）等，有时呈现原发器官（组织形态）比较特异的转移形态，这有助于推测原发灶。

另外，大肠黏膜如无糜烂和溃疡形成，活检诊断困难。当病变是单发时，与大肠的原发性弥漫性浸润癌的鉴别诊断就较困难。

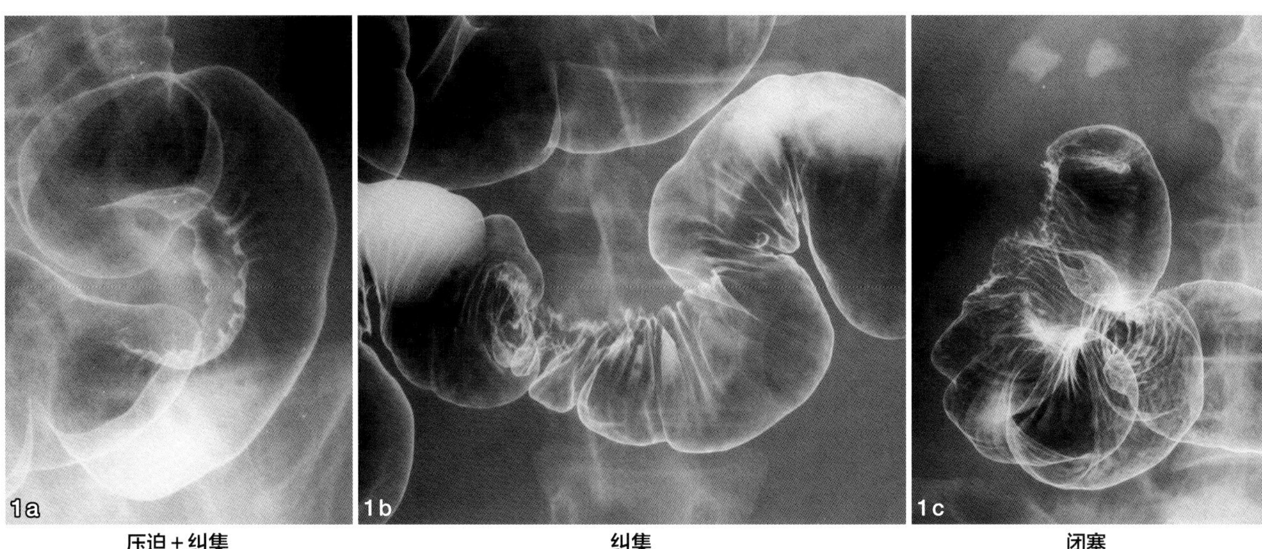

压迫＋纠集　纠集　闭塞

❶ 有代表性的转移性大肠癌的 X 线影像

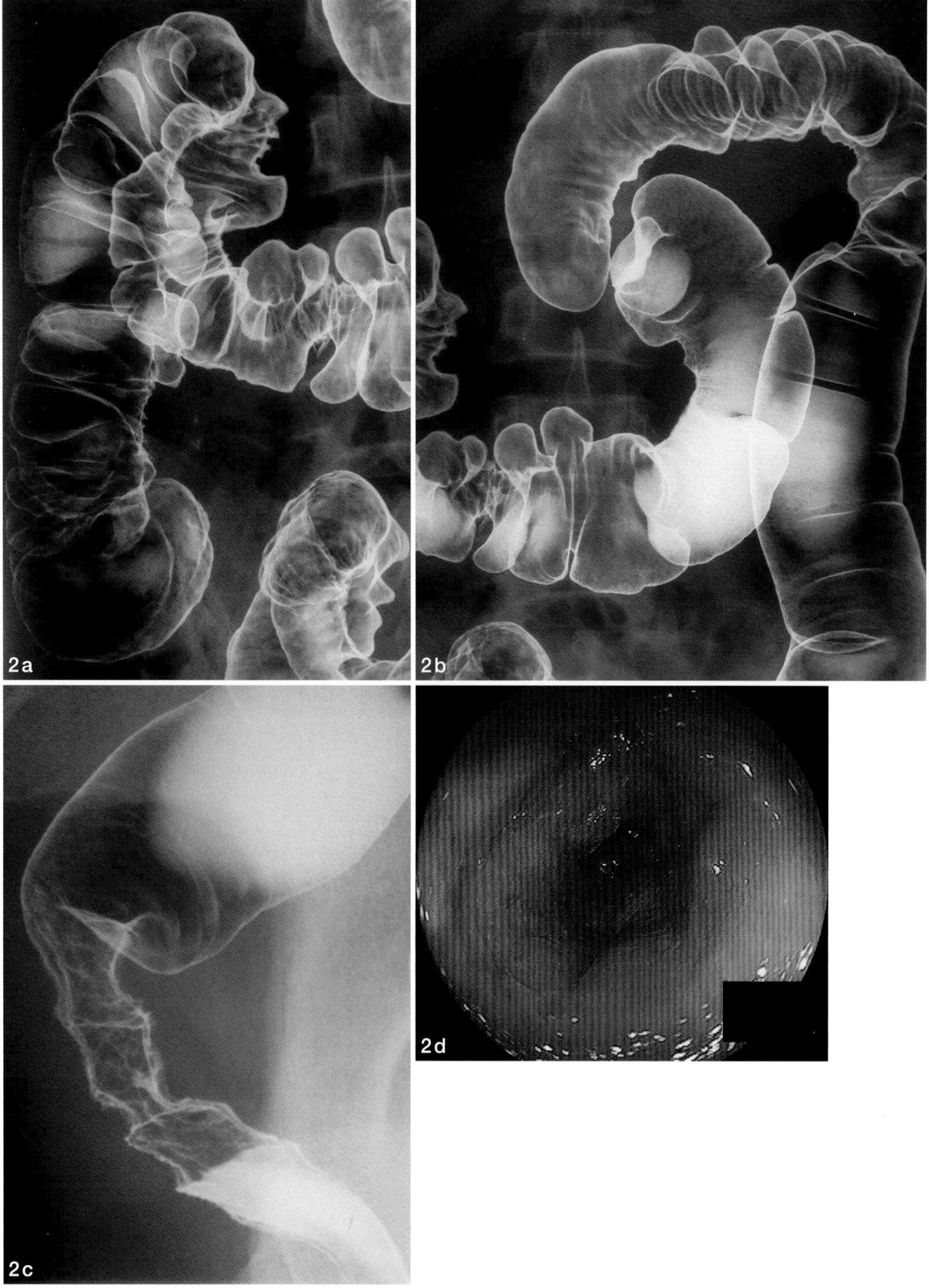

❷［病例 1］40 余岁女性，胃癌（印戒细胞癌）的多发性转移病例（腹膜播散性转移）

因腹痛，食欲不振被介绍入院。

a～c：**灌肠 X 线所见** 从升结肠到降结肠，可见部分不连续的单侧皱襞牵拉的纠集像，病变多发无连续性，部位不同狭窄的程度（在横结肠，部分是全周性）不同（a，b），在直肠可见伴有重度狭窄的全周性弥漫性浸润像（c）。

d：**结肠镜所见** 直肠狭小，内镜通过乙状结肠困难，但直肠黏膜无明显的糜烂及溃疡形成（活检：癌阴性）。上消化道内镜检查，胃体部可见原发癌灶，为 4 型进展期癌（活检：印戒细胞癌）。本例的影像学，仅直肠病变与原发性弥漫性浸润型大肠癌的鉴别诊断很困难。

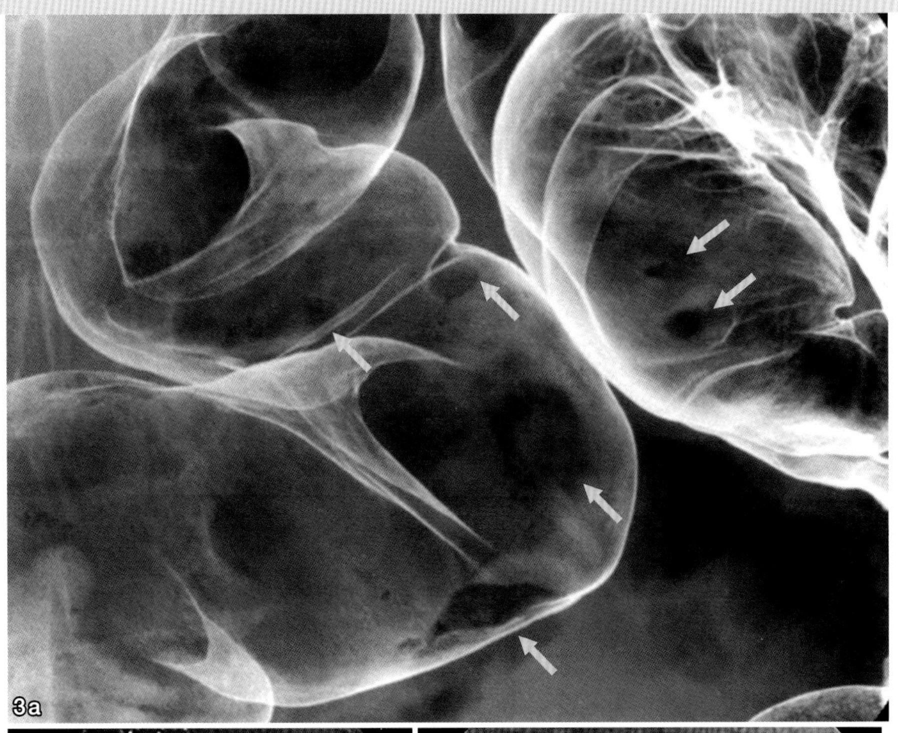

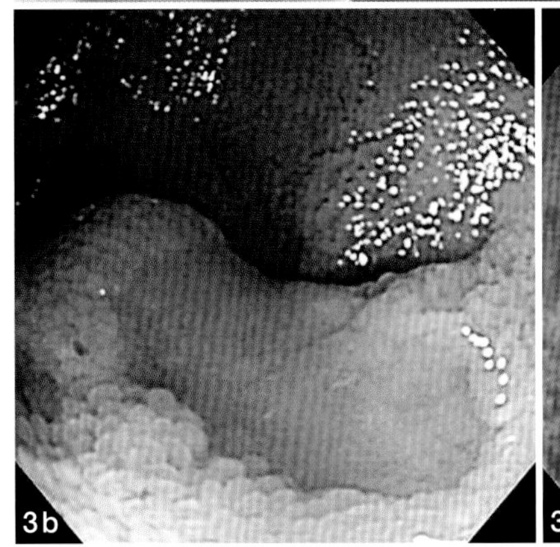

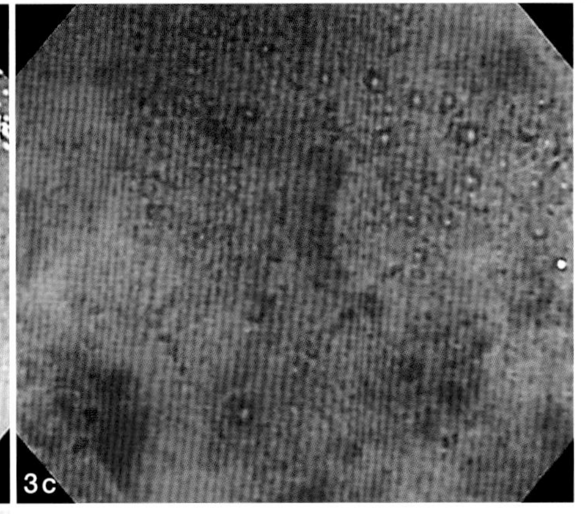

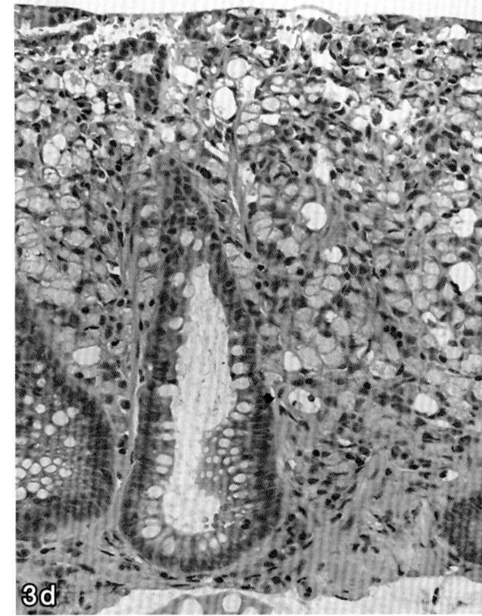

❸［病例 2］60 余岁女性，胃癌（印戒细胞癌）的多发性转移病例（淋巴管行性转移）

8 年前因进展期胃癌（印戒细胞癌）全胃切除。

a：灌肠 X 线所见　全大肠可见多发性直径 5～20mm 的小隆起（箭头）。隆起表面光滑，与周围黏膜相比小隆起的钡剂附着不良，在大病变的内部可见较淡的钡剂斑。

b：色素内镜所见　从回肠末端到全部大肠可见约 40 个直径为 5～20mm 的浅表型病变（IIc 至 IIa），染色后观察与周围黏膜的界线清晰。

c：放大内镜所见　病变部的结晶紫染色放大观察，与一般的大肠上皮性肿瘤不同，未见无间质反应（V_N 型 pit）的腺管构造，散在无构造的类似正常的 I 型 pit。

d：病理组织学所见　局限于黏膜固有层的印戒细胞癌，虽然可见腺管明显减少，但是表面上皮保存不变。

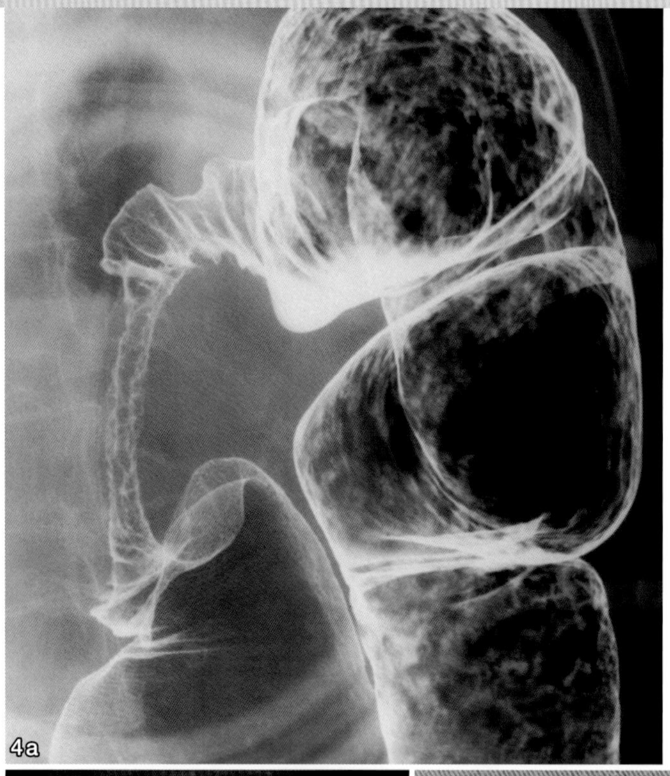

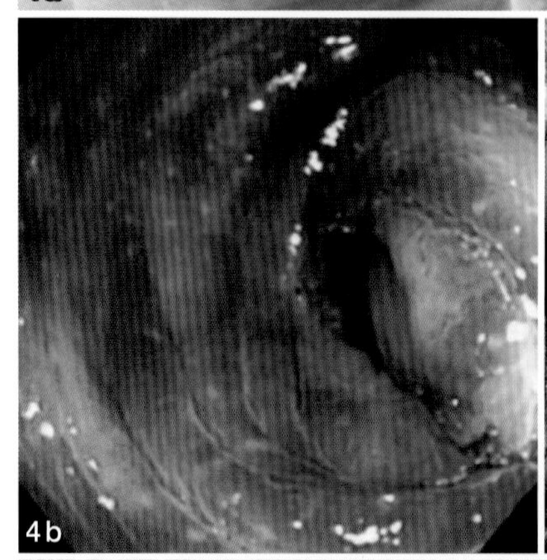

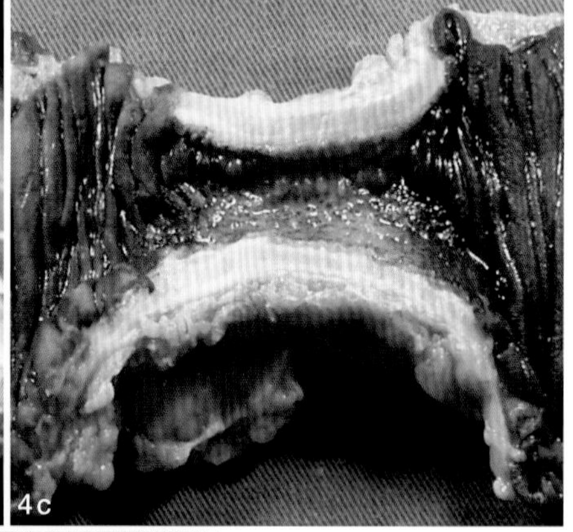

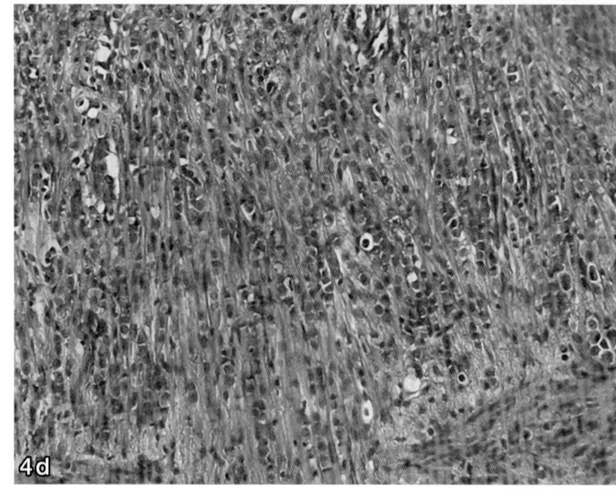

❹ [病例 3] 70 余岁女性，乳腺癌的转移病例（血行性转移）

6 年前因右乳腺癌手术。

a：灌肠 X 线所见 从横结肠的脾曲部开始可见长约 13cm 的边缘呈细小绒毛状的全周性狭窄。狭窄部黏膜面呈大小不等的小颗粒状，口侧及肛侧未见环堤形成而呈风琴状改变。

b：结肠镜所见 从狭窄部开始至肛门侧的大肠黏膜为黑色调，呈结肠黑便病的改变，从狭窄部的口侧不能观察大肠情况，狭窄部位活检的病理诊断为 Group Ⅰ。

c：切除标本肉眼所见 切除标本中狭窄部位的黏膜面光滑，可见部分黏膜呈细颗粒状，大肠壁显著增厚，周围黏膜呈黑色调(melanosis coli)。

d：病理组织学所见 狭窄部几乎被覆正常黏膜，从黏膜下层到腹膜可见小圆形细胞呈弥漫性浸润考虑为硬癌。大肠癌的组织学形态与 6 年前乳腺癌的病理组织学（乳腺浸润型导管癌的硬癌）一致，诊断为乳腺癌大肠转移。

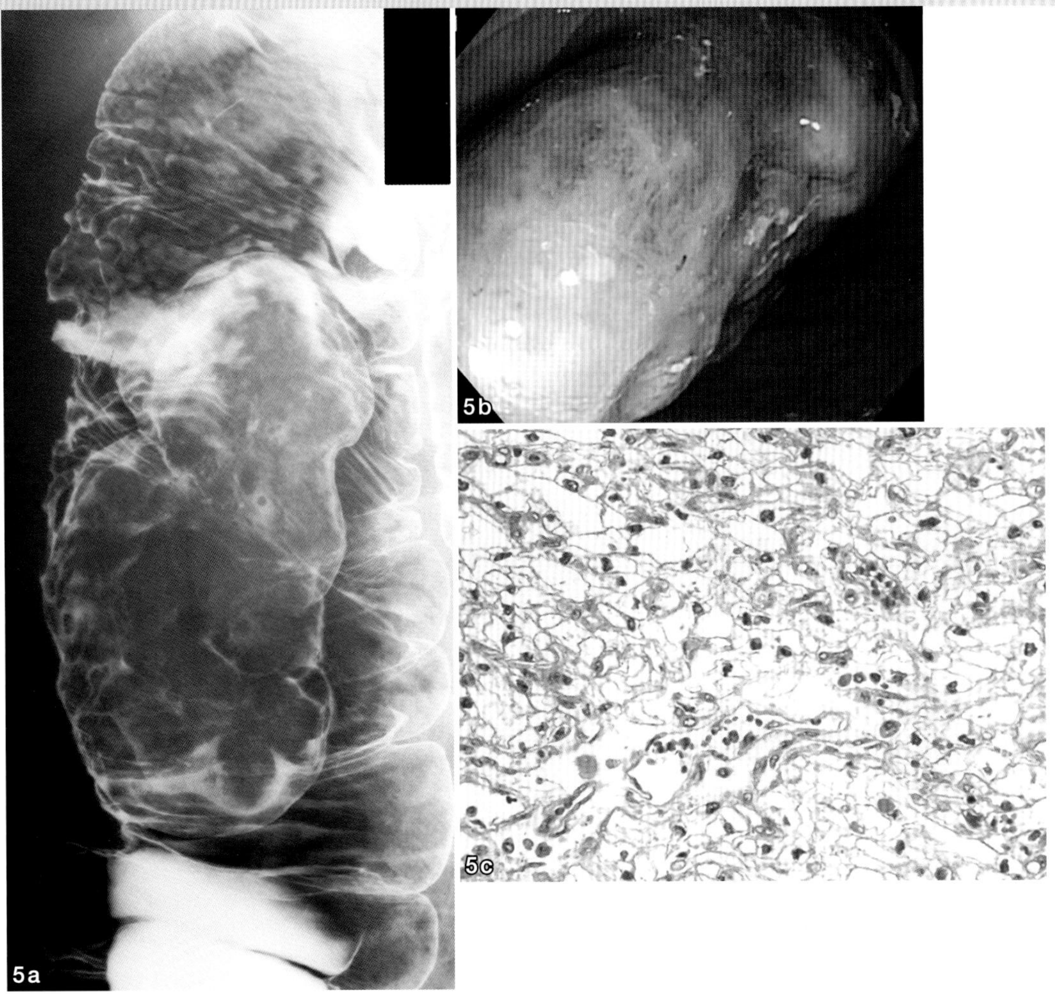

❺ [病例 4] 70 余岁男性，肾癌（透明细胞癌）的转移病例（直接浸润）

a：**灌肠 X 线所见**　右肾癌的术前检查时发现升结肠有表面凹凸不平的、可移动的巨大肿瘤。

b：**结肠镜所见**　表面有坏死物附着的巨大肿瘤，整体观察较为困难。

c：**病理组织学所见**　实施右肾 · 右半结肠切除术，确诊为肾癌 (clear cell carcinoma) 及肾癌大肠直接浸润。

大肠

参考文献

[1] 石川　勉，他：転移性大腸癌の形態診断 –X 線像の解析を中心に．胃と腸 23：617–630, 1988.

[2] 小林広幸，他：転移性大腸癌の形態学的特徴 –X 線像を中心として．胃と腸 38：1815–1830, 2003.

[3] 渡　二郎，他：転移性大腸癌の診断における注腸 X 線検査の再評価 –CT 検査および内視鏡検査との診断能の比較．臨放 41：211–216, 1996.

[4] 松永心祐，他：多発する表面型病変を形成した胃癌転移性大腸癌の 1 例．胃と腸 38：1862–1868, 2003.

[5] 服部信幸，他：乳癌が大腸に転移した 1 例．胃と腸 37：199–203, 2002.

（小林广幸，渕上忠彦）

1 家族性腺瘤性息肉病

胃 ➡Ⅰ.262 页 十二 ➡Ⅰ.362 页 小肠 ➡Ⅱ.124 页

家族性腺瘤性息肉病（familial adenomatous polyposis，FAP）是大肠多发性腺瘤，为常染色体显性遗传性疾病，原因是第 5 号染色体的 APC 基因发生胚系突变。作为大肠腺瘤病的一种，已明确有常染色体隐性遗传的 *MUTYH* 相关的大肠腺瘤病（*MUTYH*-associated polyposis，MAP）。

FAP 可发生多种形态的大肠腺瘤，经典的 FAP 的诊断标准是大肠有 100 个以上的腺瘤，粗分为达数千个的密生型和非密生型，前者是由于引起了 *APC* 特定部位的变异（编码：1309）。另一方面，通过对 *APC* 基因的研究，肉眼 100 个腺瘤以下的或者几十个大肠腺瘤的家系已经明确，被称为 attenuated FAP（AFAP），但是即使是 AFAP 也可多发微小腺瘤。

FAP 大肠病变如不进行治疗，一定会转化为大肠癌，因此必须考虑预防性的大肠切除术。但是结肠切除，选择回肠直肠吻合术治疗方法时，残存直肠发生癌成为难题，所以，严密的随访观察非常必要。对于这个问题，近年来选择全大肠切除·回肠与肛门吻合术成为可能。另一方面，尽管 AFAP 可以在高龄者被诊断，但有时并不伴有大肠癌，因此对于大肠病变治疗方针的选择，要考虑到患者的背景及 *APC* 基因变异等，应慎重决定治疗方针。

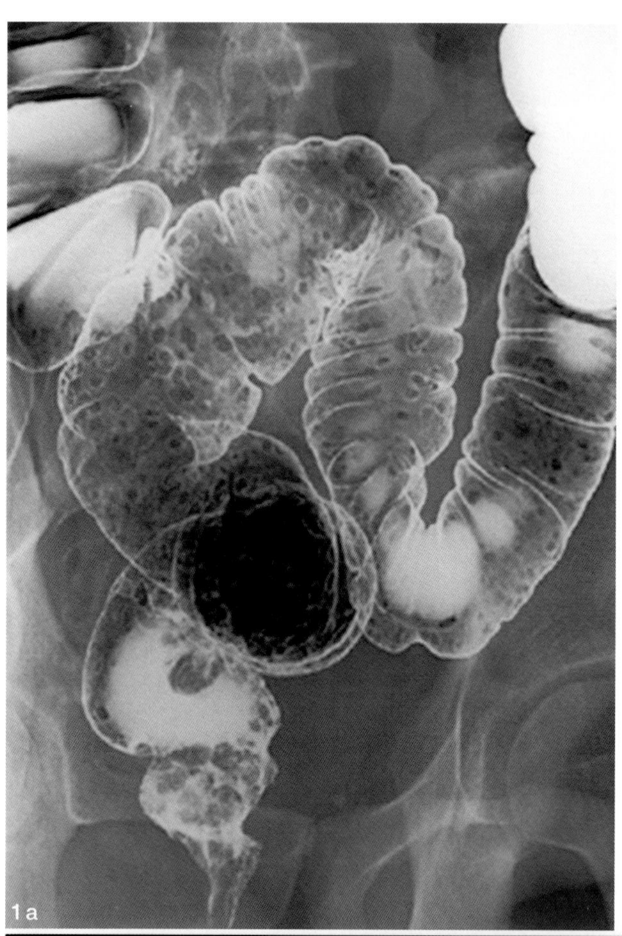

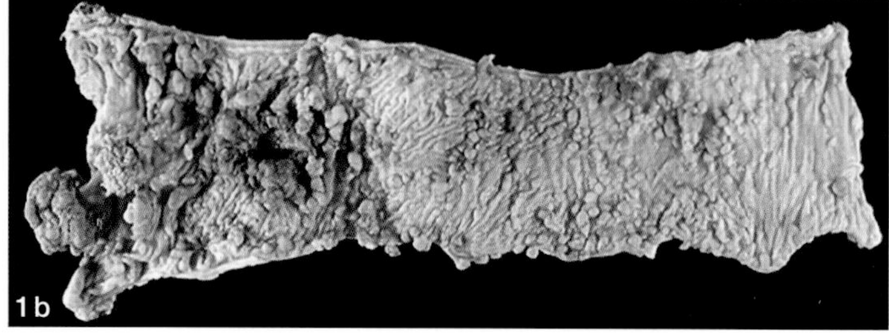

❶ [病例 1] 30 余岁男性，合并直肠癌的典型病例（密生型）

a：灌肠 X 线所见 直肠可见阴影缺损，乙状结肠多发性小透亮影像。

b：切除标本肉眼所见 直肠可见 2 型进展癌，全大肠亚蒂型至无蒂型隆起密集生长。

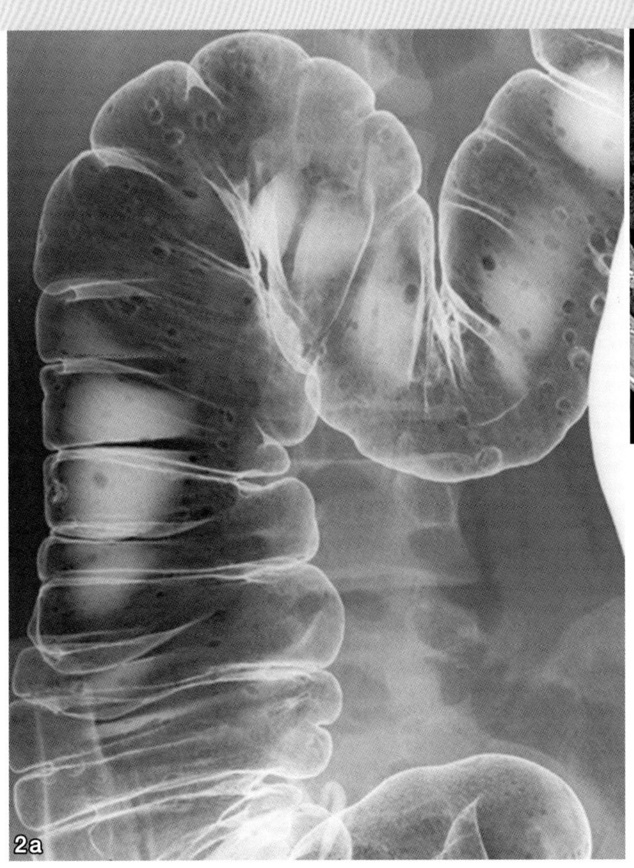

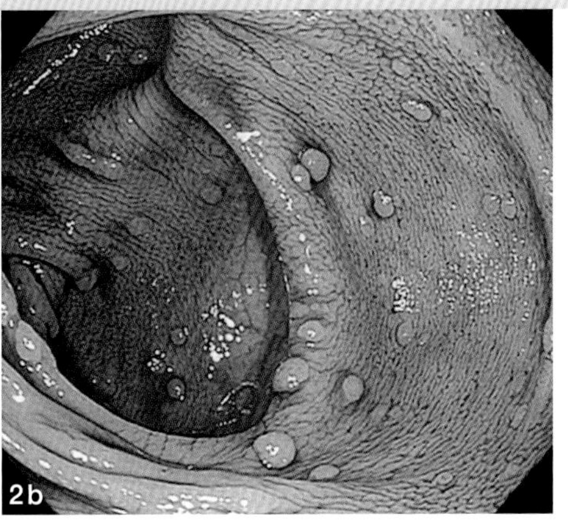

❷ [病例 2] 20 余岁女性，非密生型病例

a：**灌肠 X 线所见**　从升结肠至横结肠散在小的透亮影像。

b：**色素内镜所见**　横结肠多发性无蒂型小隆起。

大肠

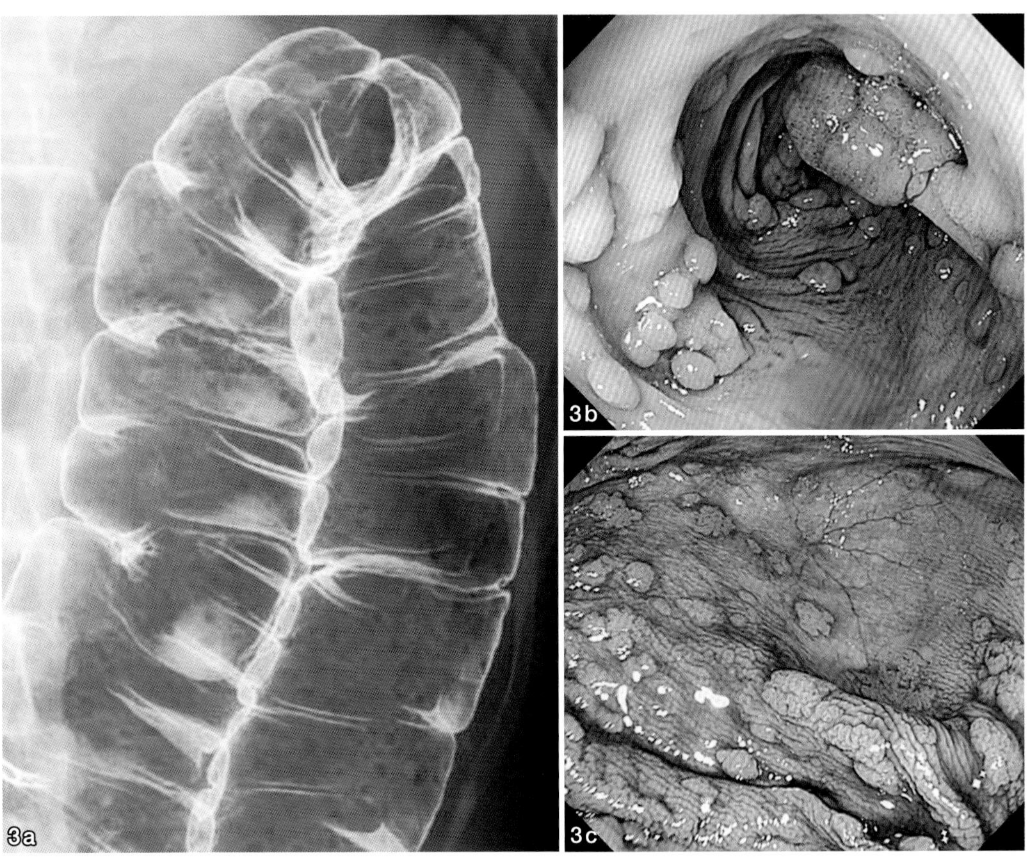

❸ [病例 3] 10 余岁女性，非密生型病例

a：**灌肠 X 线所见**　从横结肠至降结肠多发小透亮影像，横结肠可见扁平结节集簇样病变。

b，c：**色素内镜所见**　降结肠可见无蒂型多发性隆起和有蒂型息肉（b）。横结肠色素染色后微小扁平多发性隆起更为清晰（c）。

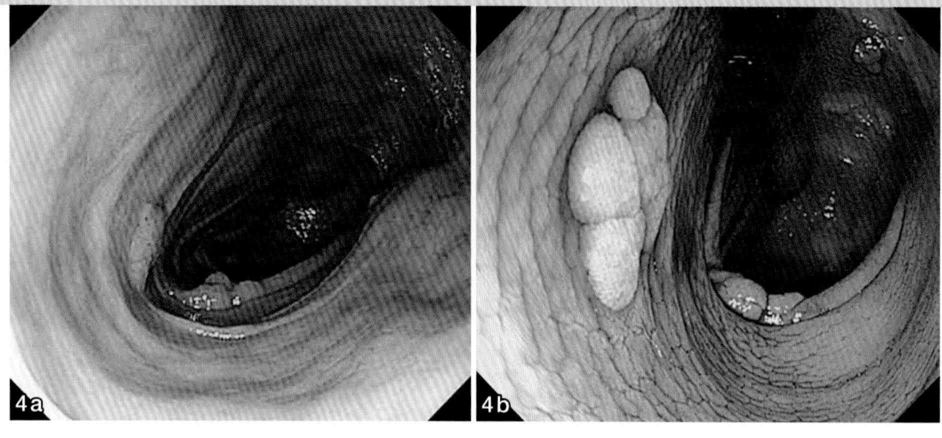

❹［病例 4］10 余岁男性，AFAP 病例

a：**普通内镜所见**　横结肠散在扁平状小隆起。

b：**色素内镜所见**　散在无蒂型隆起。

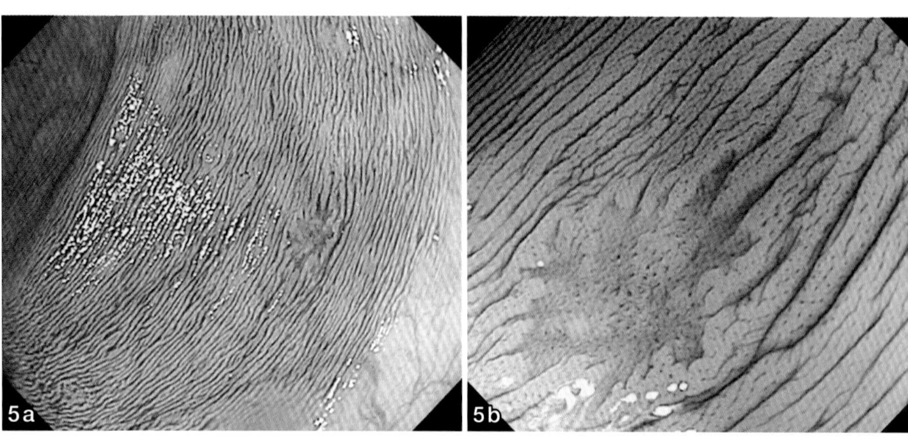

❺［病例 5］50 余岁男性，AFAP 病例

a：**色素内镜所见**　横结肠可见星芒状凹陷型病变，整个大肠可见多发性相似病变。

b：**放大内镜所见**　病变界线清晰，有凹陷，可见小型的 $Ⅲ_L$ 样 pit。

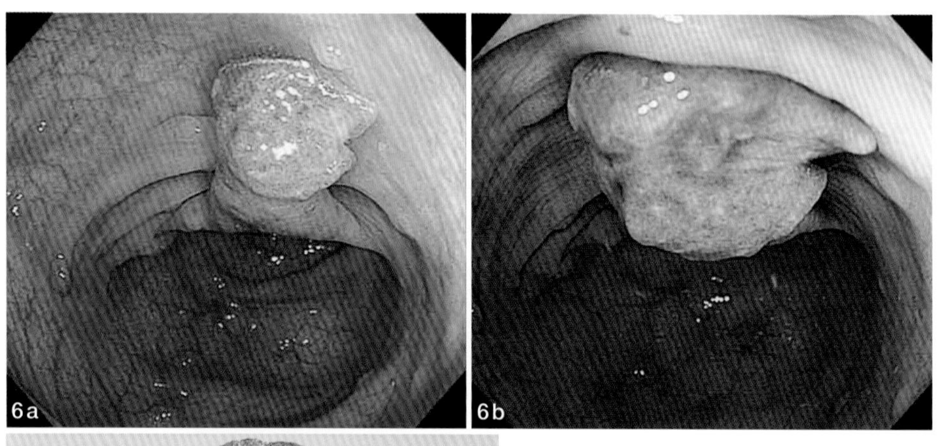

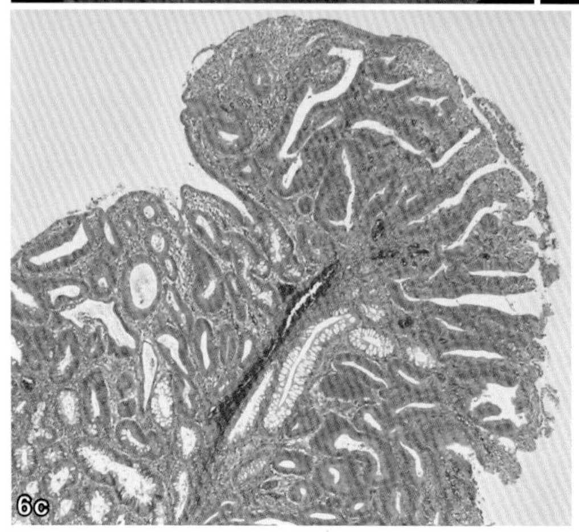

❻［病例 6］30 余岁男性，合并大肠癌的病例

a：**普通内镜所见**　乙状结肠可见有蒂型息肉，周围散在小隆起。

b：**色素内镜所见**　病变中央部表面细微结构不清晰，大小血管醒目。

c：**病理组织学所见**　中等异型性的管状腺瘤内可见高分化型管状腺癌。

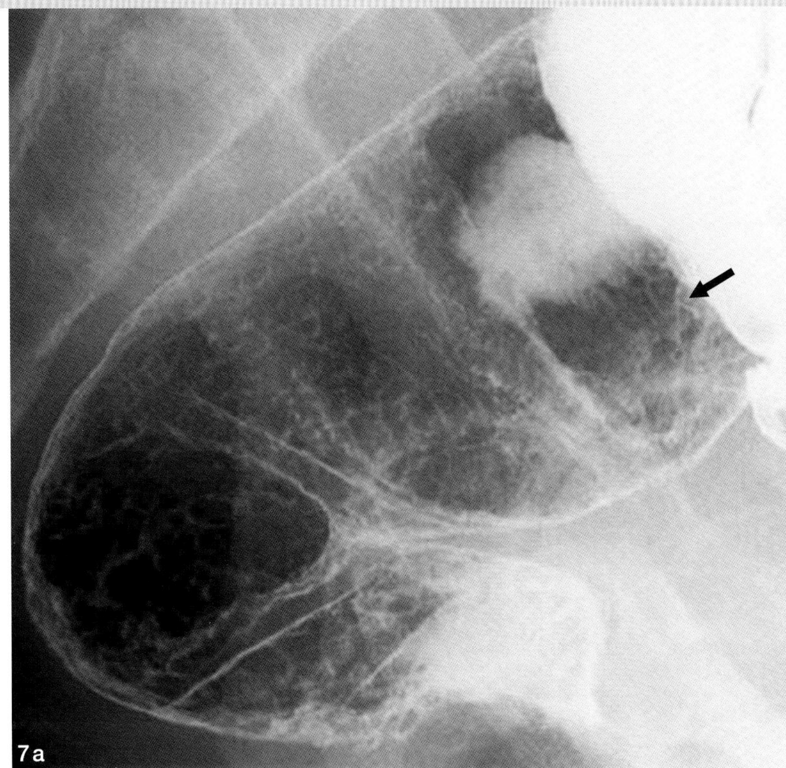

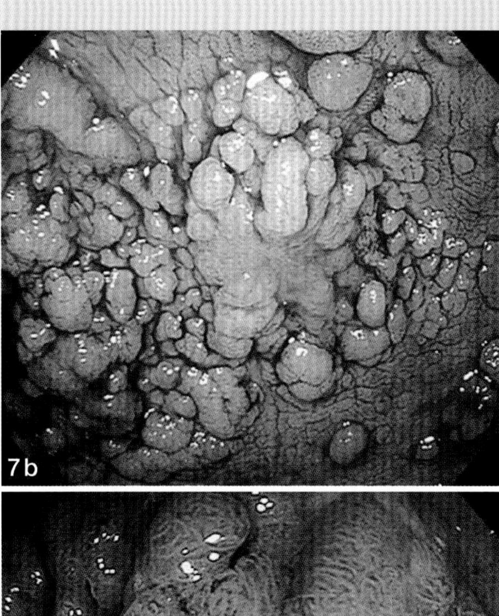

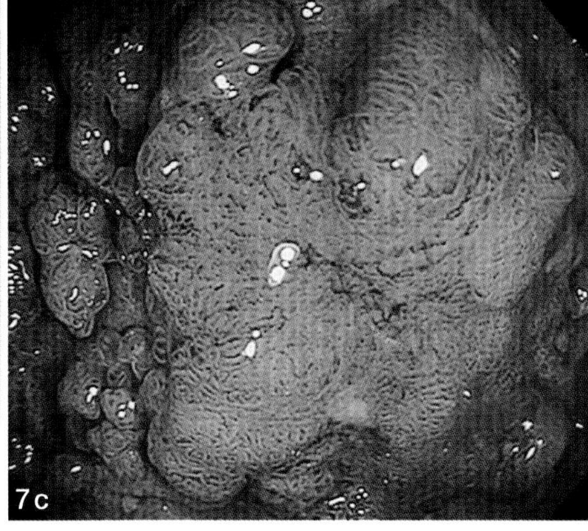

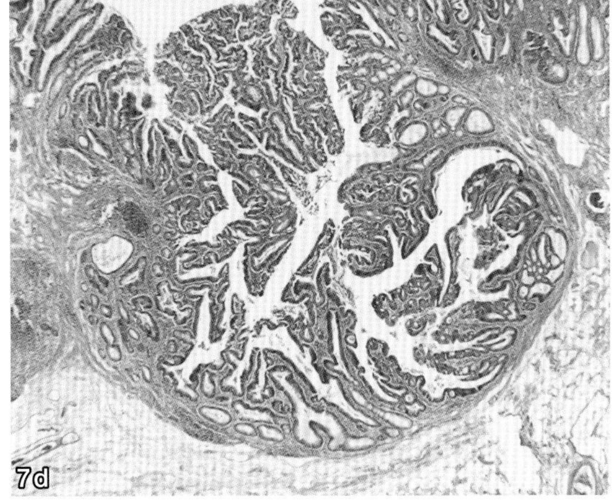

❼ [病例 7] 50 余岁男性，合并直肠癌病例

a：灌肠 X 线所见 直肠内可见大小不同的隆起型病变密集生长。Ra 左侧壁可见界线不清的结节集簇样病变（箭头）。

b：色素内镜所见 Ra 前左侧壁可见结节集簇样病变，其中心伴有发红的凹陷。

c：NBI 放大内镜所见（低倍镜） 凹陷部表面构造不清晰、口径不同的异常血管增生显著。

d：病理组织学所见 中等异型的管状腺瘤的中央部可见高～中分化型管状腺癌。癌细胞浸润至黏膜下层，黏膜下浸润深度为 300 μm。可见淋巴管浸润。

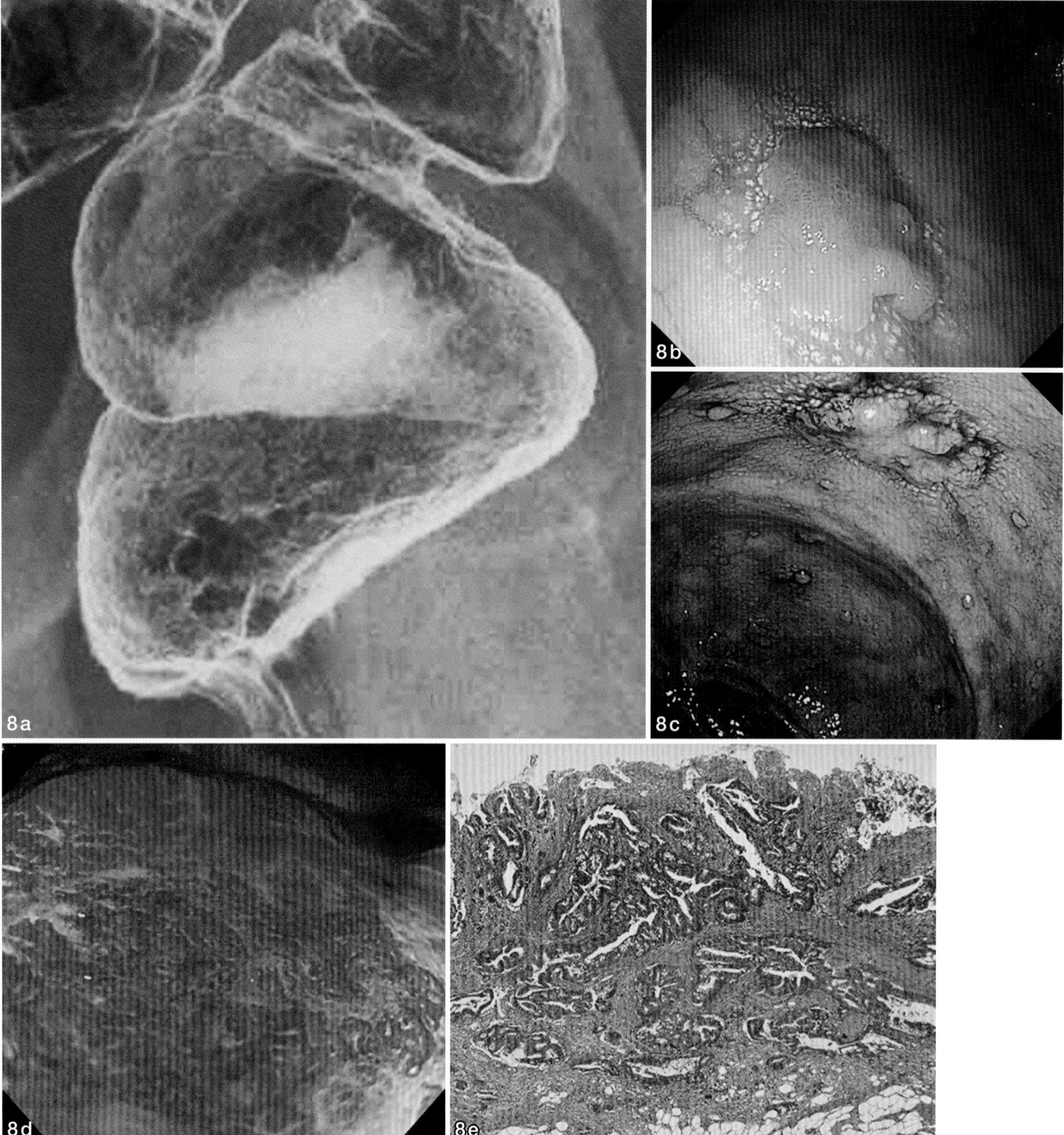

❽ [病例 8] 40 余岁女性，合并残存直肠癌病例

a：**灌肠 X 线所见** Rb 后壁可见透亮影像。

b：**普通内镜所见** Rb 可见微发红的扁平隆起，伴白斑。

c：**色素内镜所见** 主病变周围伸展不良的 0- Ⅱ a + Ⅱ c 型病变，周围散在小隆起。

d：**主病变中央部放大内镜所见** 可见分支状的大小不同、边缘不整、高度不规则的 V_I 型 pit。

e：**病理组织学所见** 黏膜下层深部可见高 ~ 中分化型管状腺癌浸润。

参考文献

[1] Vasen HF, et al. : Guidelines for the clinical management of familial adenomatous polyposis. Gut 57 : 704–713, 2008.

[2] Sieber OM, et al. : Multiple colorectal adenomas, classic adenomatous polyposis, and germ-line mutations in MYH. N Engl J Med 348 : 791–799, 2003.

（松本主之，饭田三雄）

2 Peutz-Jeghers 综合征

胃 ➡Ⅰ.264 页 十二 ➡Ⅰ.364 页 ★ 小肠 ➡Ⅱ.125 页

Peutz-Jeghers 综合征在大肠的发病率高，仅次于小肠，约 65% 可见大肠息肉。息肉的数量和大小不确定，各病变的形态和消化道其他部位几乎是同样的。小的无蒂型或亚蒂型的息肉多见，大的息肉具有分叶倾向的芋头样头部和长蒂。

到 60 余岁大肠癌的发生率是 20% ~30%。建议患者从 20 岁起每 2 年进行一次结肠镜检查。其他详细内容参照“小肠”的相关部分。

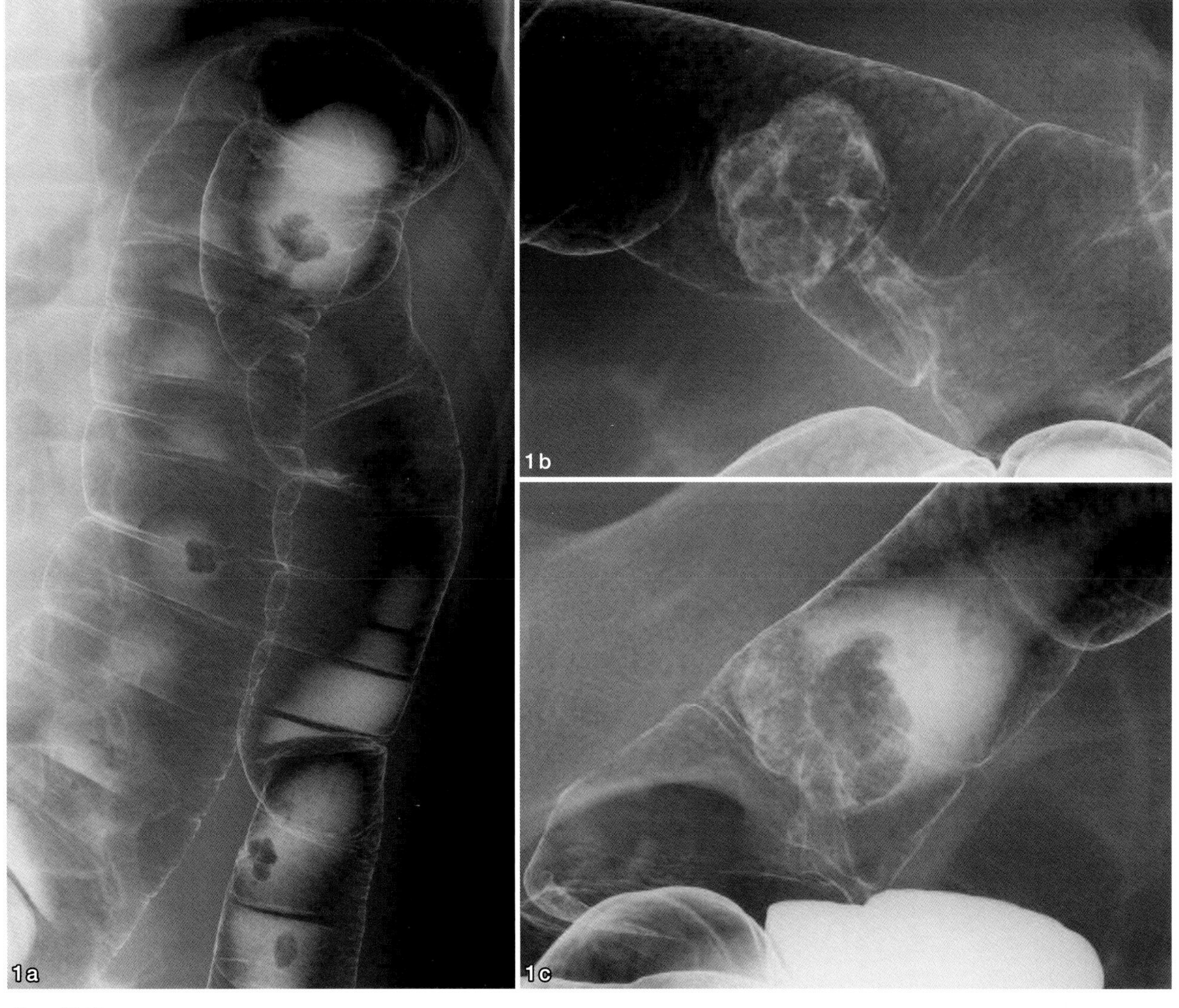

❶ X 线所见

[病例 1] 10 余岁男性

a ~ c：大肠多发性亚蒂型～有蒂型息肉。

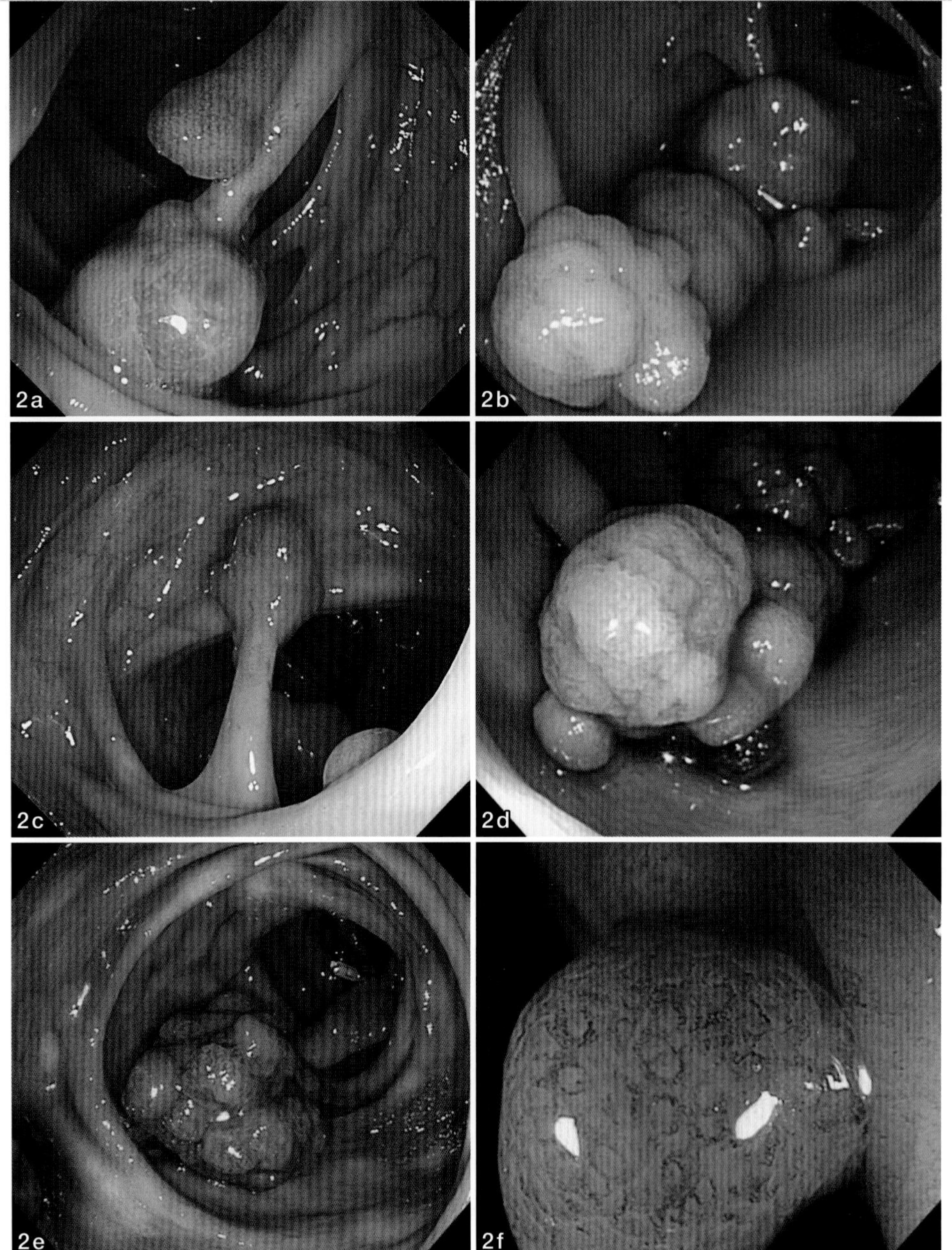

❷ 内镜所见

[病例 2]40 余岁女性

a ~ c：大肠多发性有蒂型息肉。

d ~ f：大的息肉多有蒂，头部呈分叶状（d，e）。NBI 观察可见增生的表面结构，未见不规则和异常血管（f）。

参考文献

[1] 権田　剛，他：Peutz-Jeghers 症候群．臨消内科 23：1309-1315, 2008.

[2] van Lier MG, et al. : High cancer risk in Peutz-Jeghers syndrome : a systematic review and surveillance recommendations. Am J Gastroenterol 105 : 1258-1264, 2010.

（浅野光一，松本主之）

3 幼年性息肉病

★ 胃 ➡ Ⅰ.269 页

1964 年由 McColl 等首次提出了应该与大肠腺瘤病相区别的新的疾病概念“幼年性息肉病（juvenile polyposis coli）”。本病分为 2 型，即伴有先天性畸形（水头病、心房中隔缺损等）的非遗传性型和无畸形的遗传性型（常染色体显性遗传）。病因考虑是 *SMAD4/DPC4*（18q21.1）和 *BMPR1A*（10q22-q23）等基因发生突变。

本病幼年者多，主要症状是血便、贫血、肠套叠、腹痛、蛋白漏出性胃肠病等。

本病大肠息肉的好发部位是直肠，其肉眼所见和组织学所见与孤立性幼年性息肉（ ➡ 本书 244 页）相同。息肉的大小是数毫米至数厘米，息肉表面多是光滑呈红色调的，且有黏液附着，其形状是无蒂型至有蒂型、分叶、结节状、奇异的形状（葡萄串状、芋头状、海草状）等。息肉的组织学是以无异型性的腺管和囊状扩张的腺管、伴有水肿及炎性细胞浸润的间质增生等为特征的错构瘤，未见像 Peutz-Jeghers 综合征息肉那样的树枝状增生的黏膜肌。另外，分叶状的大息肉内部多混有腺瘤和癌的成分，需要非常警惕。有报道幼年性息肉病并发腺瘤和癌的概率高，并发率各是 25%、18%。

其他详细内容参照“胃”的相关部分。

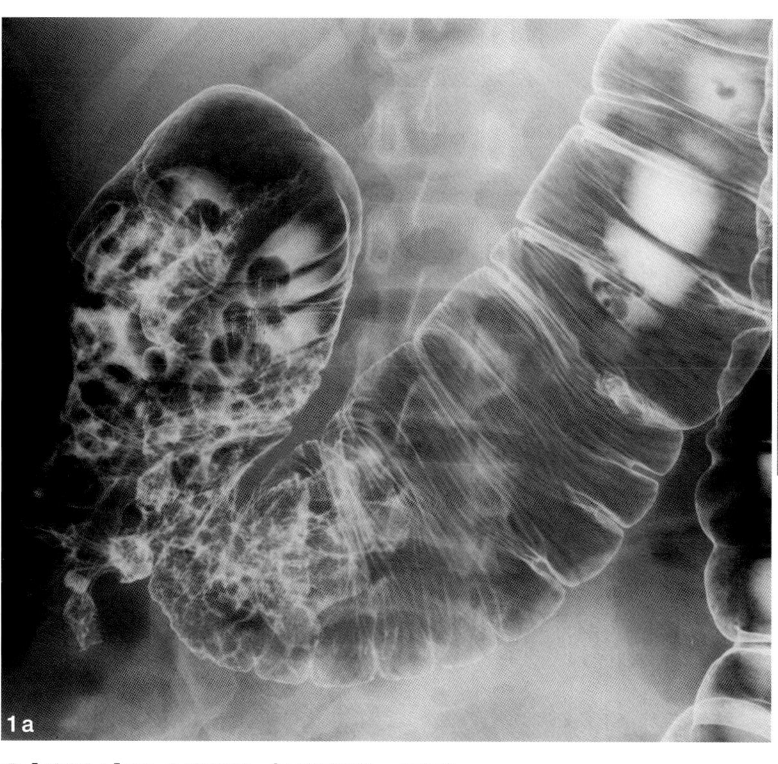

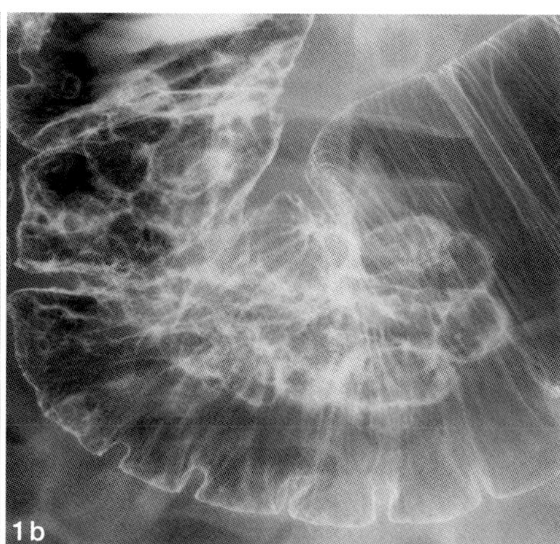

❶［病例 1］20 余岁男性（下腹部痛，血便）

证明有 *DPC4* 基因突变（exon 1～11 测序分析）。

a：灌肠 X 线所见　左侧横结肠可见 2 个有蒂小息肉。口侧的息肉呈分叶状。右侧横结肠可见芋头状的大息肉（直径 60mm 大）。从右侧横结肠至升结肠可见大小不等的透亮像，提示息肉密集生长。

b：灌肠 X 线所见　右侧横结肠的芋头状息肉的放大影像片。

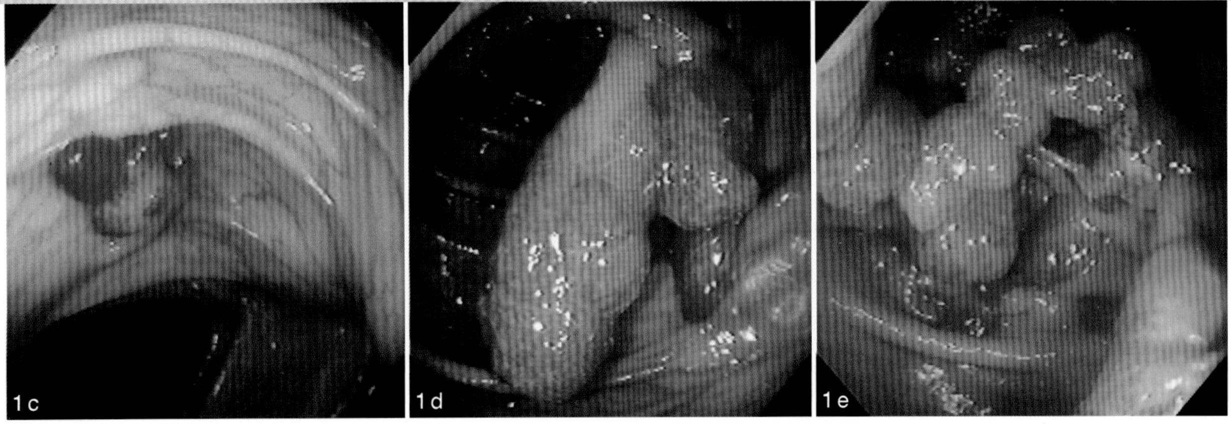

c：内镜所见（左侧横结肠） 灌肠X线所见（a）中左侧横结肠口侧的分叶状息肉的内镜所见。息肉表面呈红色调（息肉的形态和孤立性息肉是同样的所见）。

d：内镜所见（右侧横结肠） 灌肠X线影像（b）的较大芋头状息肉的内镜所见。有蒂型息肉的头部呈现大小不同的结节伴有红色调。

e：内镜所见（肝曲部） 可见葡萄串状的息肉。

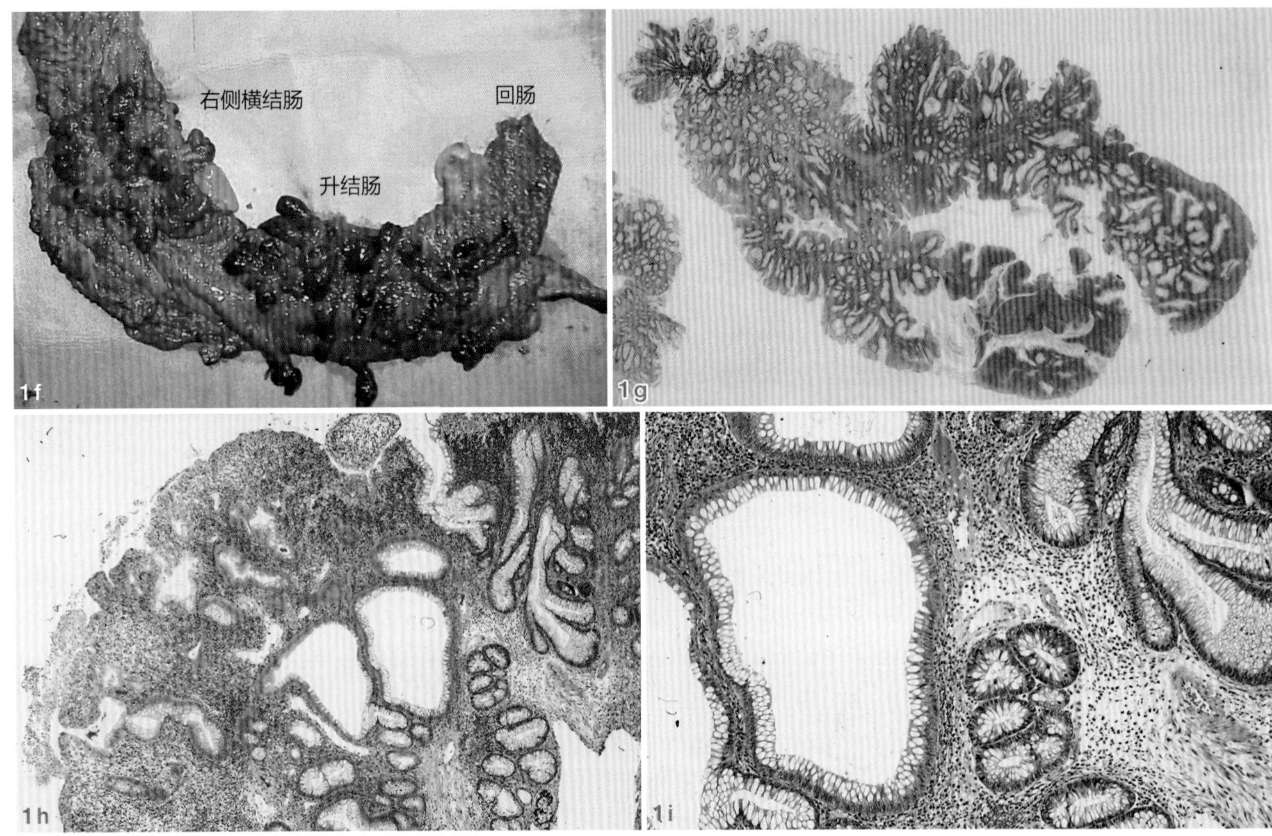

f：切除标本肉眼所见 因右侧横结肠息肉顶部反复发生肠套叠，实施右半结肠切除。从右侧横结肠至升结肠可见发红的、大小不同的亚蒂型至有蒂型息肉密集地生长。右侧横结肠的息肉呈现芋头状。

g～i：病理组织学所见 右侧横结肠息肉的病理组织学影像。可见囊状扩张的未见异型性的腺管增生、间质水肿、黏膜内出血及显著的炎性细胞浸润。

参考文献

[1] McColl I, et al.: Juvenile polyposis coli. Proc R Soc Med 57: 34–35, 1964.

[2] Howe JR, et al.: Mutations in the SMAD4/DPC4 gene in juvenile polyposis. Science 280: 1086–1088, 1998.

[3] Howe JR, et al.: Germ-line mutations of the gene encoding bone morphogenetic protein receptor 1A in juvenile polyposis. Nature Genet 28: 184–187, 2001.

[4] 平田一郎：大腸ポリープ・ポリポーシス—若年性ポリポーシスの病態と診断．飯田三雄（編）：図説消化器病シリーズ 8 大腸癌，大腸ポリープ．メジカルビュー，pp 213–218, 2001.

（平田一郎，泉屋　隆）

4 Cronkhite-Canada 综合征

★ 胃 ➡ Ⅰ. 266 页 十二 ➡ Ⅰ. 367 页 小肠 ➡ Ⅱ. 131 页

多发于 60 余岁男性，主要症状为腹泻，伴消化道息肉病、皮肤色素沉着和毛发脱落、味觉障碍等，是一种非遗传性疾病。病因尚不清楚，认为可能与压力、自身免疫功能相关。

如所示的病例，地毯状密集生长的多发性息肉，多分布在全大肠，也可见亚蒂型息肉。息肉间黏膜的组织学形态与息肉的黏膜相同是其特征之一。根据临床症状和特征性的多发性息肉的所见，诊断并不困难。

病理组织学所见，可见黏膜固有层水肿、炎性细胞浸润等炎症所见，消化道的炎症性改变是本病的根源。有可能需要较长期的治疗，且大肠腺瘤、大肠癌的并发率高，分别达 18.9% 和 25%，希望定期随访检查。

其他详细内容参照“胃”的相关部分。

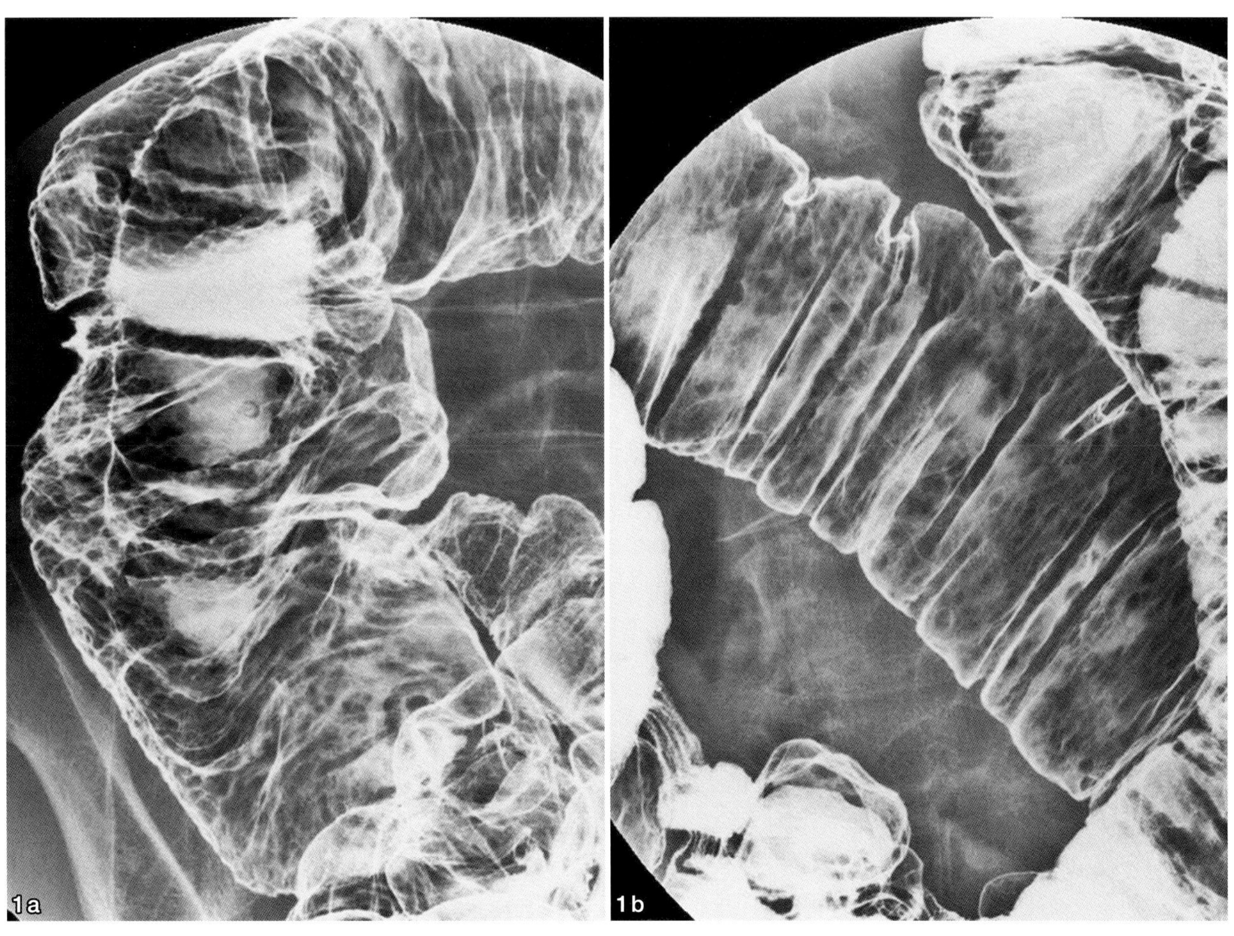

❶ [病例 1] 80 余岁女性（与“胃”相关部分的 [病例 1] 及“十二指肠”、“小肠”相关部分的 [病例 2] 是同一病例）

a，b：灌肠 X 线造影所见　从升结肠至横结肠可见很多圆形～类圆形的透亮图像。

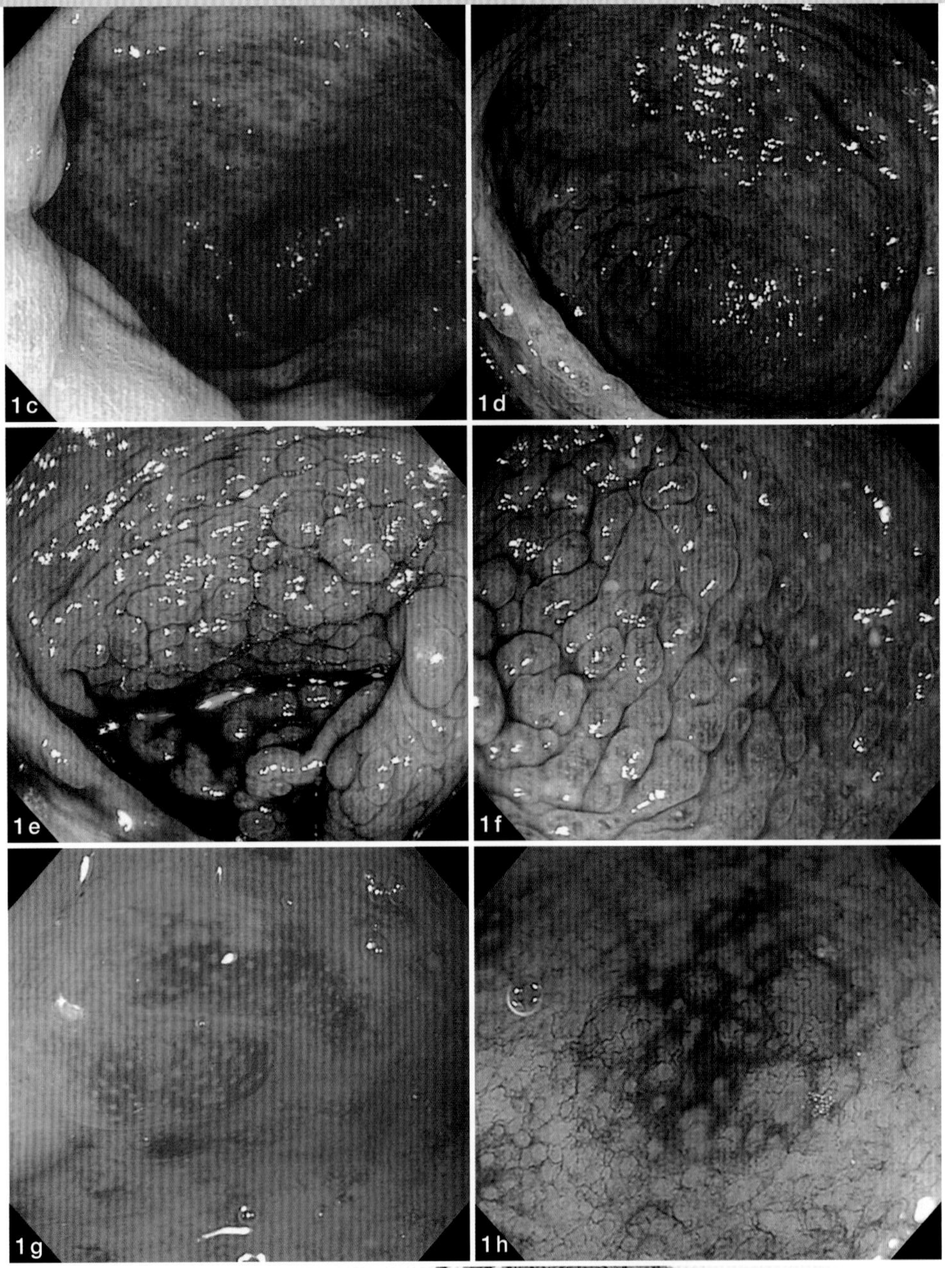

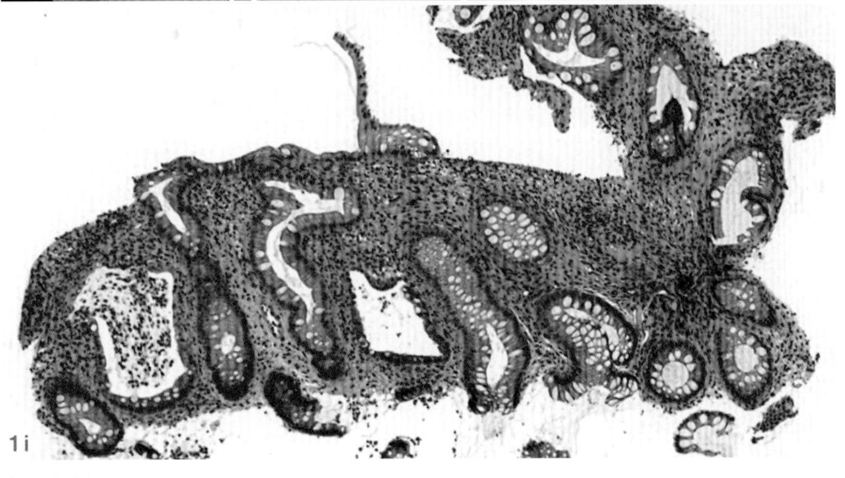

c～h：内镜所见 普通光镜下观察盲肠底部散在发红的斑状黏膜（c）。靛胭脂染色可见多个和发红部位黏膜一致的圆形小隆起（d）。横结肠密集分布发红的圆形小隆起（e，f）。放大内镜（g）和NBI放大观察（h）隆起的毛细血管清晰可见，由于充血表面呈红色。

i：息肉活检组织学所见 可见异型性缺乏的腺管增生和腺管的囊性扩张、黏膜固有层水肿和炎性细胞浸润。

参考文献

[1] 後藤明彦：Cronkhite-Canada症候群．本邦110例の疫学的検討．日外宝64：3-14, 1995.

[2] 今村哲理，他：Cronkhite-Canada症候群の消化管ポリープの経過．胃と腸28：1295-1303, 1993.

[3] 喜多和代，他：ストレスを契機にして発症したCronkhite-Canada症候群の1例．Prog Dig Endosc 66：88-89, 2005.

（富永素矢，齐藤裕辅）

5 Cowden 病

★ 食管 ➡ Ⅰ.55 页 胃 ➡ Ⅰ.273 页 十二 ➡ Ⅰ.368 页 小肠 ➡ Ⅱ.130 页

Cowden 病是以皮肤、口腔黏膜病变为特征的疾病。合并消化道息肉病的概率高，因全身各脏器发生以错构瘤为主的肿瘤性病变而呈丰富多彩的临床表现。一般大肠息肉的大小为数毫米左右，呈白色调～周围黏膜相同色调。从直肠到乙状结肠多为密集生长，组织学上为增生性或错构瘤性的多发性息肉。虽然认为大肠癌的患病风险同健康人群几乎相同，但是近年也有报道，*PTEN* 基因突变的大肠癌发生率较高，有必要定期随访观察。

其他详细内容参照“食管”的相关部分。

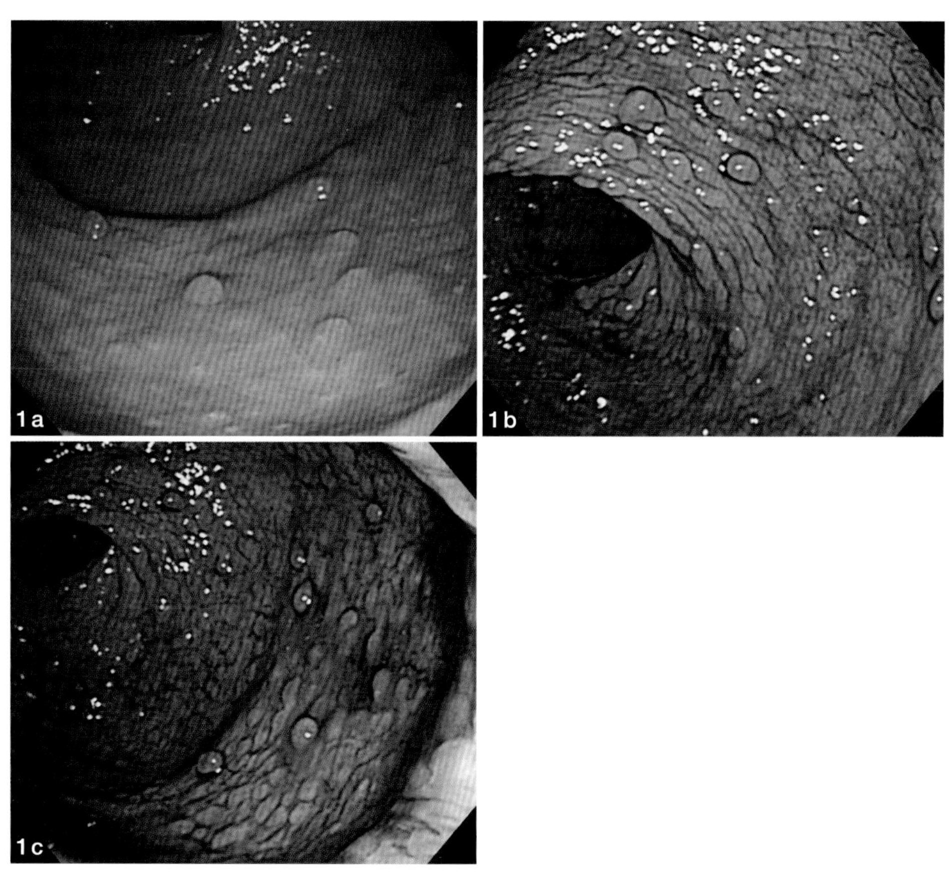

❶ **结肠镜所见**

a～c：[**病例 1**] 直肠内数毫米大的息肉密集生长。组织学为增生性息肉。

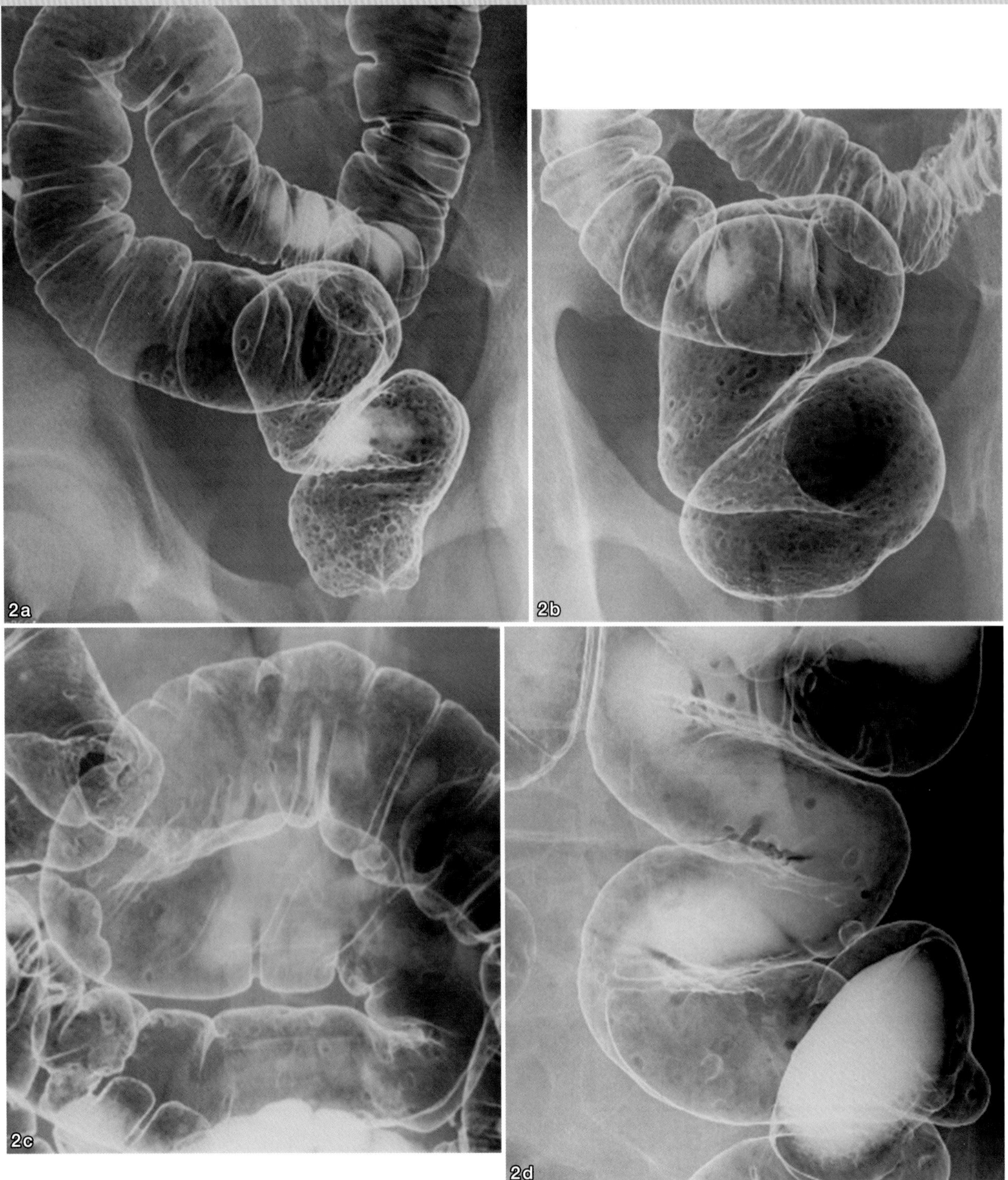

❷ X 线所见

a，b：［病例 2］ 直肠内数毫米大的息肉密集生长。
c，d：［病例 2］ 横结肠（c）及降结肠（d）散见数毫米大的息肉。

参考文献

[1] Heald B, et al. : Frequent gastrointestinal polyps and colorectal adenocarcinomas in a prospective series of PTEN mutation carriers. Gastroenterology 139 : 1927–1933, 2010.

[2] 廣瀬靖光，他：過誤腫性ポリポーシス— Cowden 病の長期経過．胃と腸 45：2085–2092, 2010.

（广濑靖光，鱼住 淳）

1 肛管尖锐湿疣

尖锐湿疣是通过性行为感染人乳头状瘤病毒（human papilloma virus，HPV）6 型、11 型而形成病毒性疣赘的疾病。

尖锐湿疣本身是良性疾病，但 HPV16 型、18 型等高危型参与感染时可以发生恶变。肛管尖锐湿疣的病例合并 HIV 感染的概率较高，发现此病变时，一定要检查有无 HIV 的感染。感染后疣赘成为肉眼可能观察到的大小，需经历 3 ~ 8 个月的时间，其形态多是针头至拇指头大小的多发性隆起，不规则隆起聚集或融合，呈乳头状、鸡冠状、绒毛状、菜花状等形态。颜色从灰白色至暗茶褐色等各种色调。

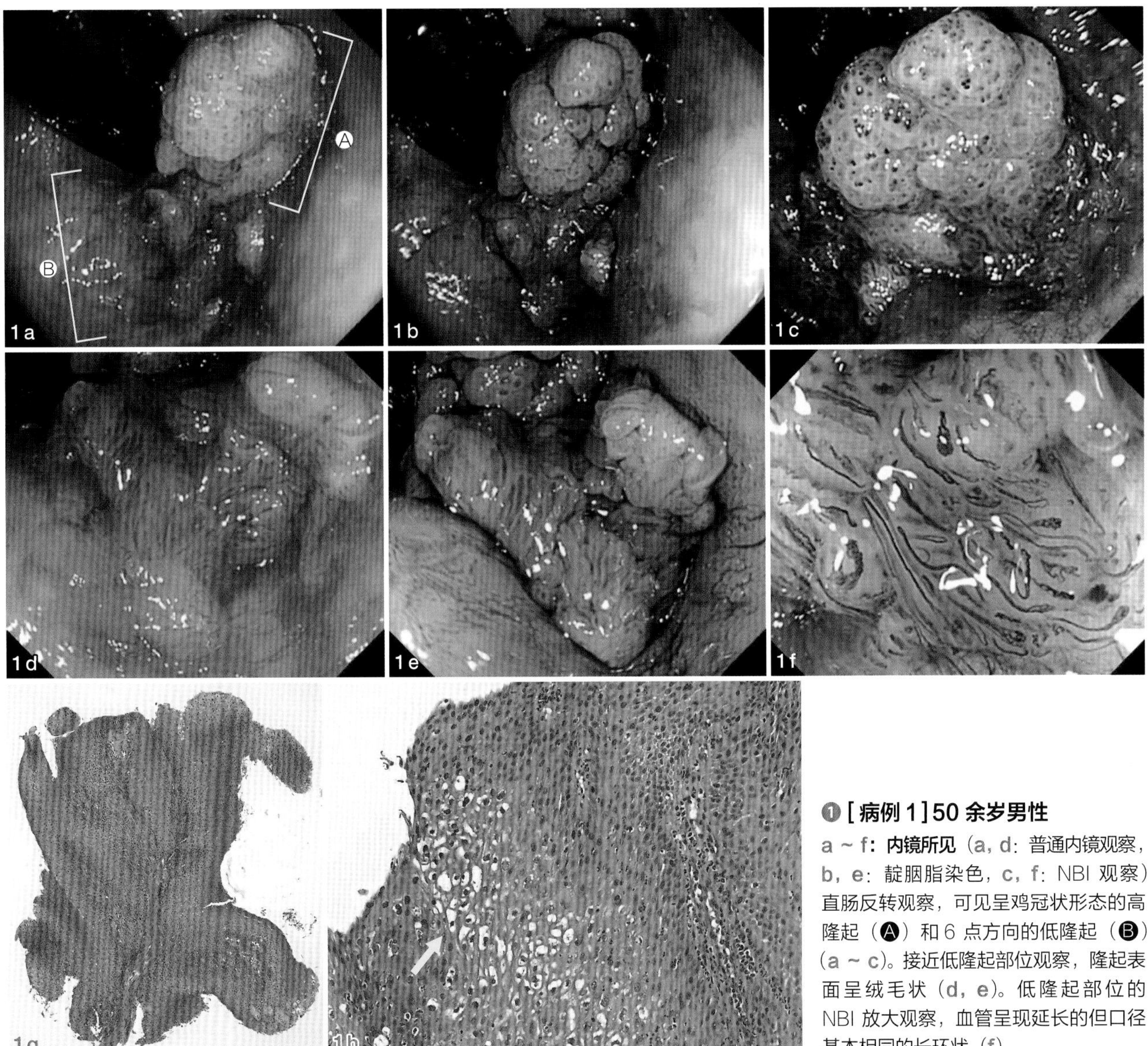

❶ [病例 1] 50 余岁男性

a ~ f：内镜所见（a，d：普通内镜观察，b，e：靛胭脂染色，c，f：NBI 观察）直肠反转观察，可见呈鸡冠状形态的高隆起（Ⓐ）和 6 点方向的低隆起（Ⓑ）（a ~ c）。接近低隆起部位观察，隆起表面呈绒毛状（d，e）。低隆起部位的 NBI 放大观察，血管呈现延长的但口径基本相同的长环状（f）。

g，h：病理组织学所见　病理组织学上，复层鳞状上皮以血管性间质为轴心呈乳头状增殖，表层至中层可见细胞核增大，核周围空亮的挖空细胞（箭头）。

参考文献

[1] 指山浩志，他：肛門部尖圭コンジローマ症例の HPV タイプについての検討. 日本大腸肛門病会誌 62：466-470, 2009.

（藤原　崇，堀口慎一郎）

2 肛管癌

肛管存在多种上皮组织，所以可发生多种类型的癌。

腺癌：肛门腺来源的腺癌和合并痔漏的腺癌是管外性发育和增殖的癌，多为黏液癌。

鳞状细胞癌： 来源于肛管的移行带上皮和肛门上皮，分为角化型和非角化型。

腺鳞癌： 既有腺癌成分又有鳞癌成分，起源于移行带具有分化能力的细胞。

基底细胞样鳞状细胞癌： 由类似皮肤基底细胞的小型细胞构成的特殊型鳞状细胞癌，起源于移行带上皮。

恶性黑色素瘤： 皮肤的色素细胞起源发生的肿瘤（➡ 本书 330 页）。

Paget 病： 汗腺导管上皮起源发生，Paget cell 在真皮内恶变，向表皮内移动形成的病变。PAS、CK7 等染色阳性。

Bowen 病： 进展缓慢的真皮内的鳞状细胞癌，伴有空泡形成的多核巨细胞是其特征。

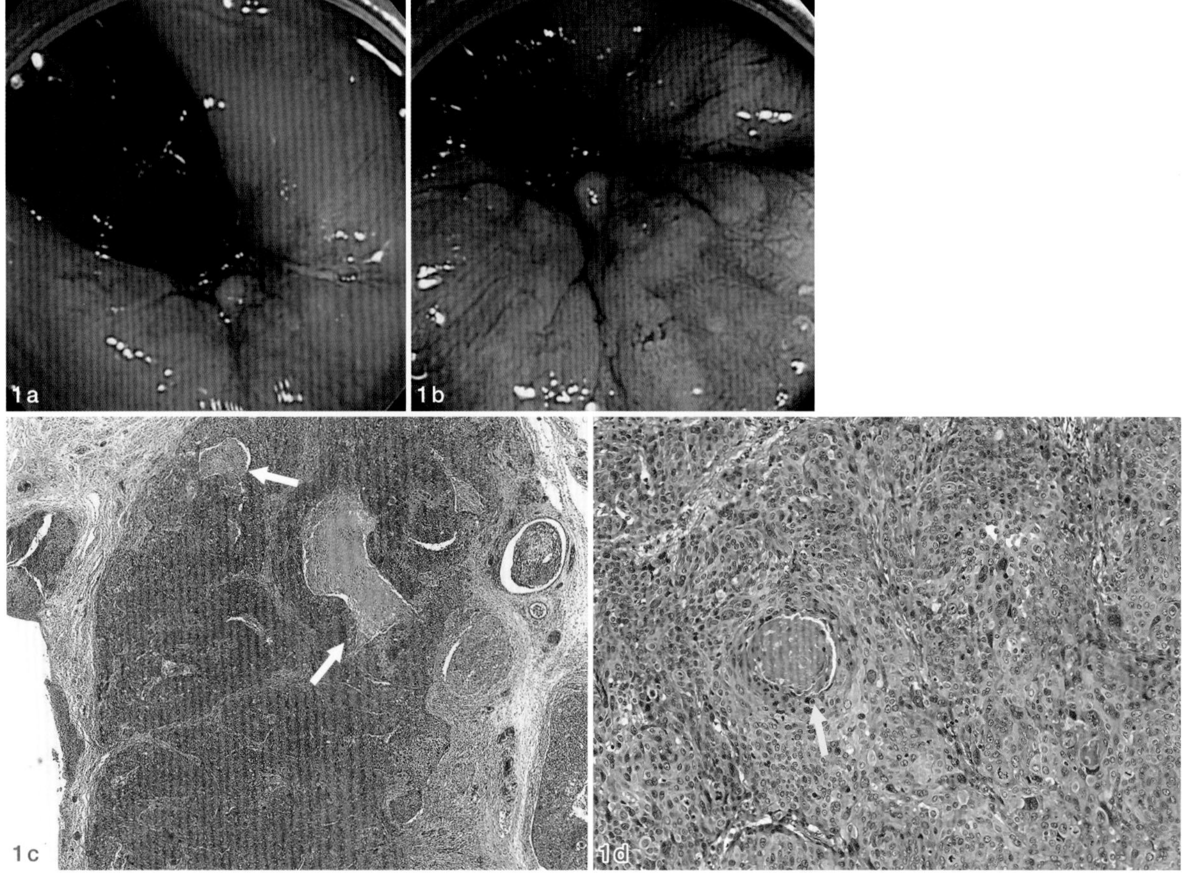

❶ [病例 1] 60 余岁女性，鳞状细胞癌

a，b：内镜所见　表面轻度发红，部分可见糜烂（a），染色后可见表面凹凸不平（b）。

c，d：活检组织学所见（HE 染色）　鳞状细胞癌浸润，部分向肛管内部延伸（c，白箭头）。可见层状构造和角化物（黄箭头）（d）。

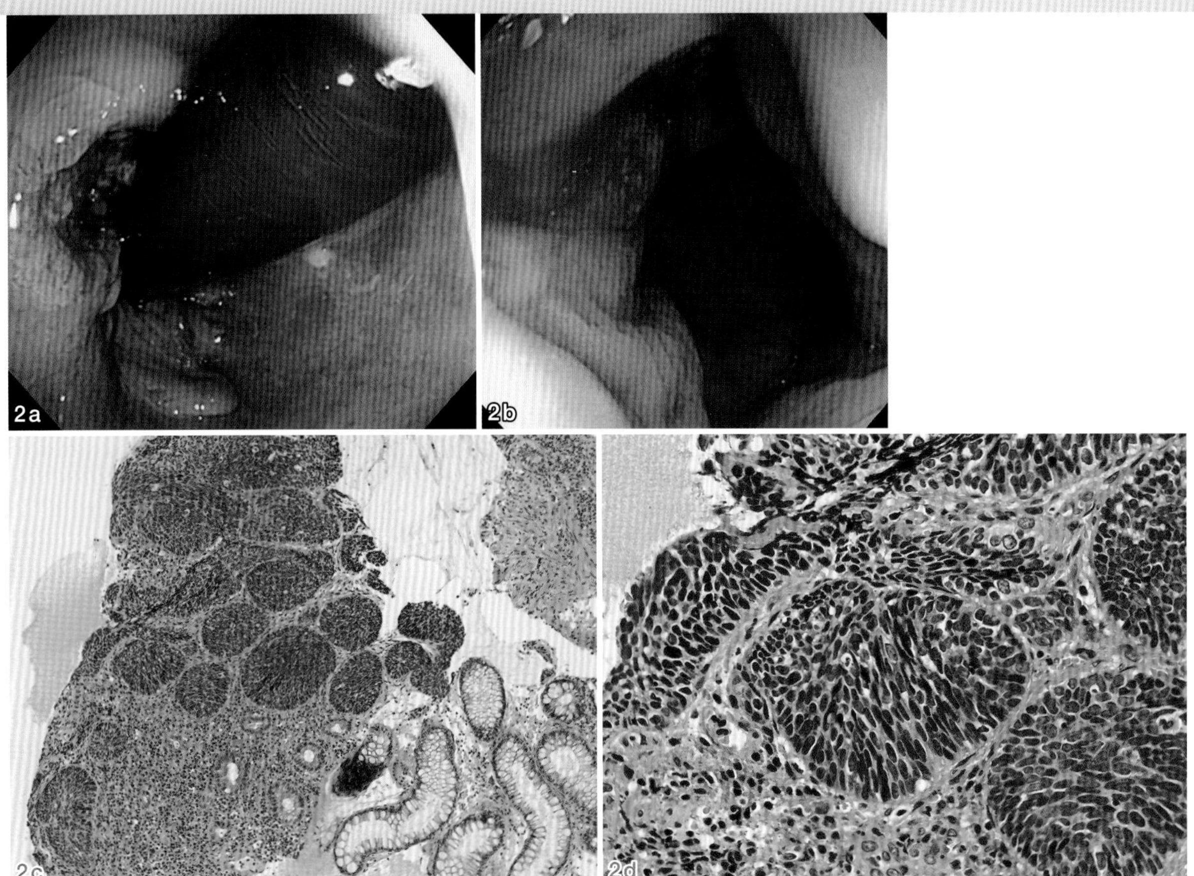

❷［病例 2］50 余岁女性，基底细胞样鳞状细胞癌

a：**内镜所见** 肛管上段可见不规则溃疡（反转像）。

b：**内镜所见** 肛管上段可见溃疡，但和反转像相比视野不好。

c，d：**活检组织学所见（HE 染色）** 类似基底细胞的小型细胞呈实性或条索状增殖，有不规则的腺样及小囊肿样结构形成（c）。细胞呈梭形，核形状、大小基本一致，呈实性生长（d）。

参考文献

[1] 藤原　章，他：肛門管癌の病理．胃と腸 22：279–290, 1987.

[2] 松田圭二，他：直腸肛門部の巨大 basaloid carcinoma の 1 例．胃と腸 38：1326–1331, 2003.

[3] 高野正博，他：直腸肛門部の腫瘍性疾患—直腸肛門部の上皮性腫瘍．胃と腸 45：1350–1358, 2010.

（山名哲郎）

3 恶性黑色素瘤

食管 ➡Ⅰ.117 页　十二 ➡Ⅰ.357 页　小肠 ➡Ⅱ.118 页

直肠肛门恶性黑色素瘤在全部恶性黑色素瘤中不到 2%，占直肠肛门恶性肿瘤的 0.5% ~2%，是罕见疾病。确诊时 20% 已有腹股沟淋巴结转移，7% ~25%已发生远处转移，5 年生存率为 3% ~22%，预后不良。典型病变是伴有色素沉着的平滑隆起型病变，发生在近齿状线的直肠肛管移行部至肛管。日本的统计学数据显示，隆起型最多见，占 75%，其他还有溃疡型、表面型和黏膜下肿瘤型。

色素性恶性黑色素瘤肉眼呈褐色，肿瘤细胞内的黑色素颗粒是组织学诊断的根据。本病的 20% ~25%是无色素性病变，内镜学和组织学上与低分化型腺癌、未分化型癌、GIST、肌源性肿瘤、转移性肿瘤、低分化型鳞状细胞等鉴别诊断困难，HMB-45、S-100、Melan A 免疫组化染色阳性有助于组织学确诊。

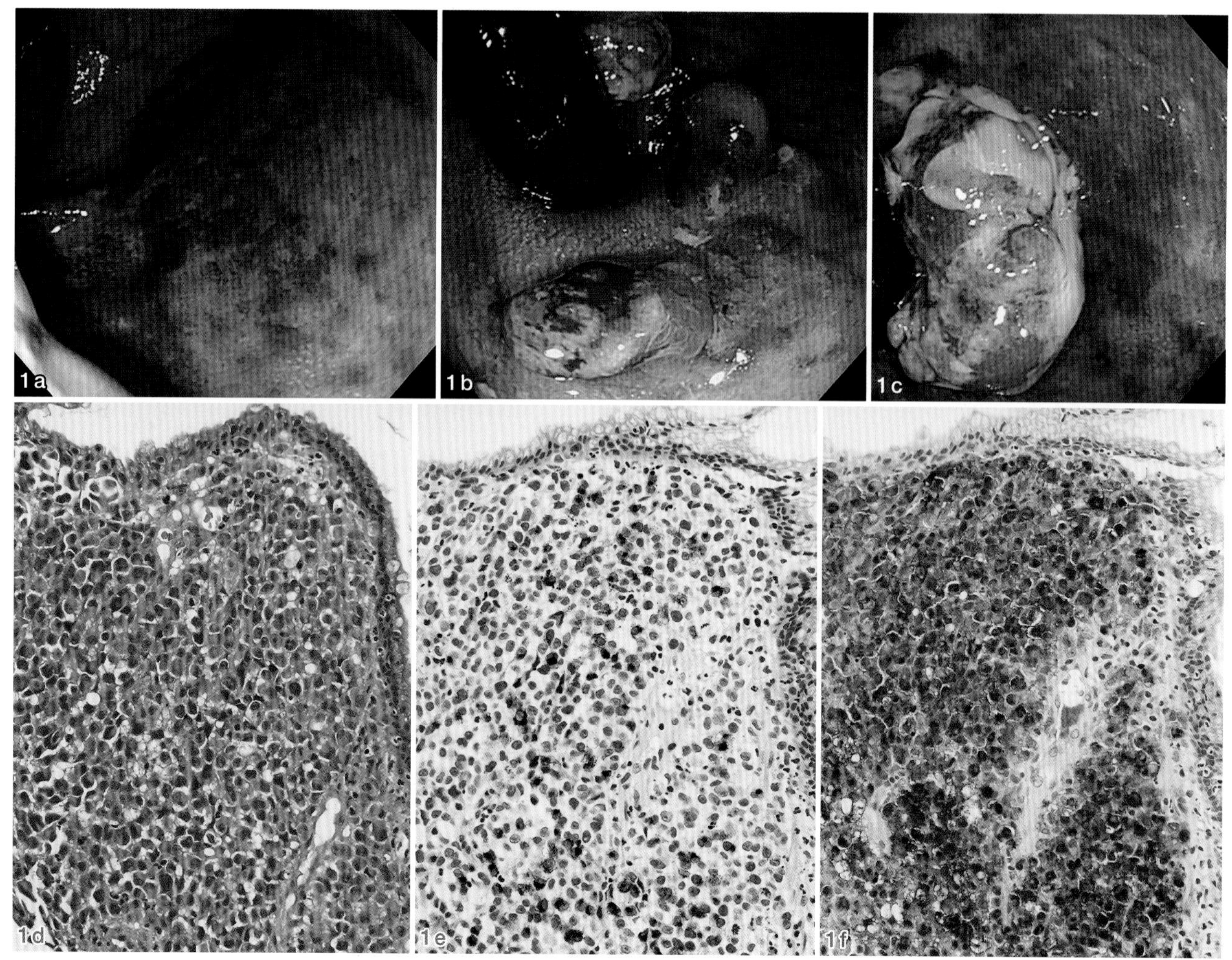

❶ [病例 1] 70 余岁女性

a ~ c：普通内镜所见　因肛门出血和肛门肿瘤进行结肠镜检查，直肠下段可见平坦的、深浅不一的褐色黏膜（a）。直肠内反转观察可见直肠肛管褐色的多发性隆起（b）。肛管的多结节状隆起被覆白苔，有轻微褐色（c）。

d ~ f：活检组织学所见　结节的活检组织学图像，HE 染色（d）黏膜固有层可见异型细胞增殖，细胞呈大的、不规则的圆形细胞核和弱嗜酸性的胞浆，即使是缺乏含有黑色素颗粒的细胞，HMB-45（e）和 S-100（f）染色阳性，也可诊断为恶性黑色素瘤。

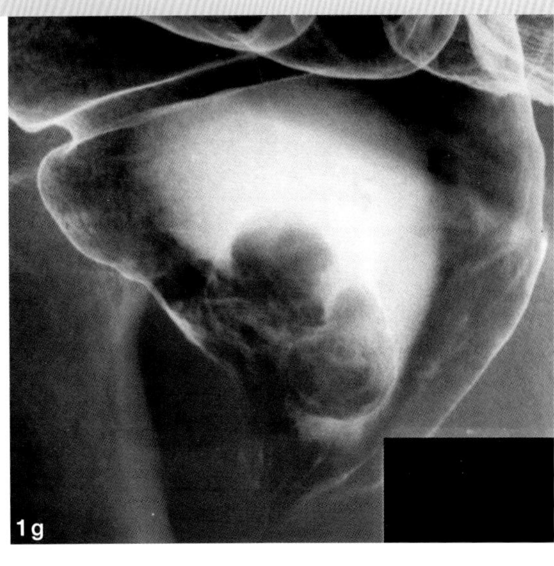

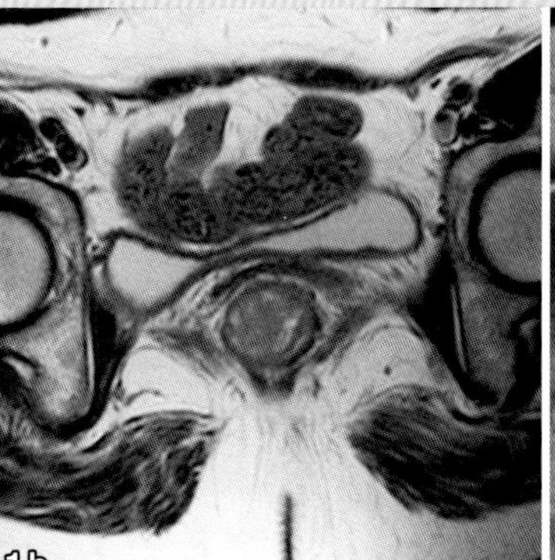

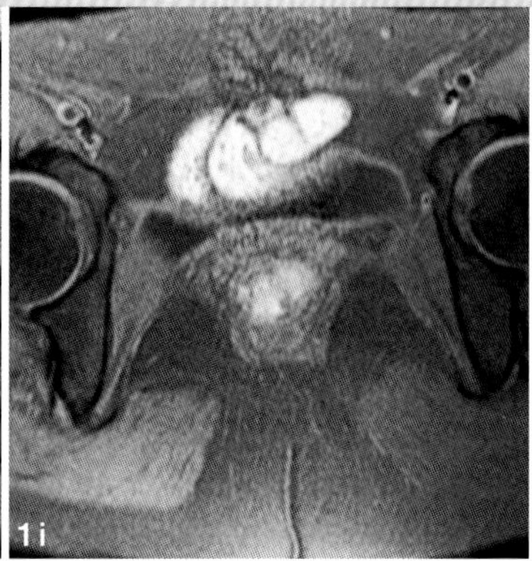

g：**灌肠造影所见** 直肠肛管移行部可见锐利的多结节透亮像。
h，i：**盆腔 MRI 所见** 直肠肛门移行部肿瘤，T1 增强影像（h）是高信号，T2 增强影像（i）是低信号，与色素性恶性黑色素瘤的 MRI 所见一致。

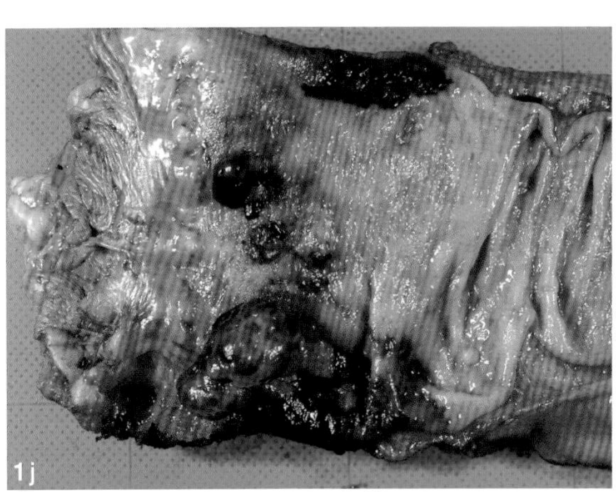

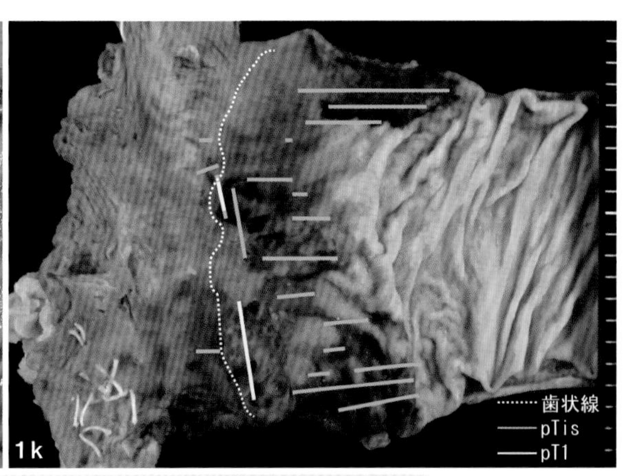

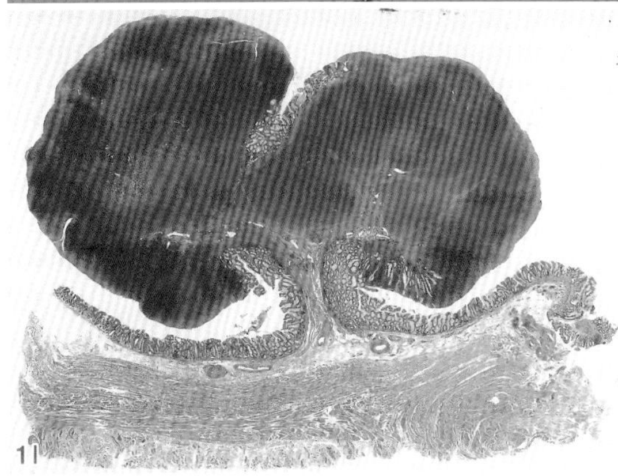

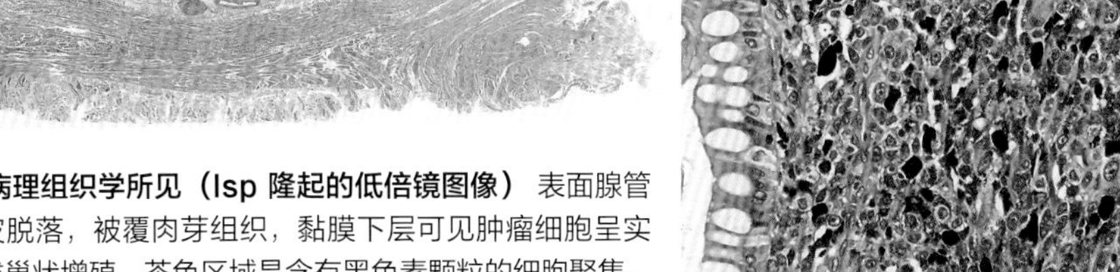

j：**新鲜切除标本肉眼所见** 诊断为局限于直肠肛门的原发性恶性黑色素瘤，行经腹会阴联合直肠切除术（D3）。新鲜切除标本从直肠下段至肛管可见黑褐色的多发性结节状隆起和平坦黏膜。
k：**固定后标本和标记** 直肠肛门部恶性黑色素瘤，诊断为 Rb-P，0-Ⅰsp + Ⅱb，pT1b（4 500 μm），pN0，ly0，v0，pPM0，pDM0，pRM0，stage Ⅰ（《大肠癌处理指南》）。结节部位可见肿瘤细胞是黏膜下层深度浸润，黑褐色平坦黏膜为黏膜内病变。

l：**病理组织学所见（Isp 隆起的低倍镜图像）** 表面腺管上皮脱落，被覆肉芽组织，黏膜下层可见肿瘤细胞呈实性或巢状增殖，茶色区域是含有黑色素颗粒的细胞聚集。
m：**病理组织学所见（黏膜内伸展的高倍镜图像）** 黑色素颗粒丰富、异型性强的细胞和核仁明显、具有多角形核的黑色素瘤细胞密集增生。
本例手术 4 年后发生脑、肺、肝、胃、全身淋巴结转移，化疗（DTIC 疗法，DAV 疗法）无效，复发 8 个月后死亡。

参考文献

[1] Singer M, et al. : Anal melanoma. Clin Colon Rectal Surg 19：78–87, 2006.
[2] Stefanou A, et al. : Anorectal melanoma. Clin Colon Rectal Surg 24：171–176, 2011.
[3] Meguerditchian AN, et al. : Anorectal melanoma : diagnosis and treatment. Dis Colon Rectum 5：638–644, 2011.
[4] 桑田　剛，他：潰瘍型を呈した無色素性直腸肛門部悪性黒色腫の 1 例．胃と腸 47：403–412, 2012.

（筱原知明，小山恒男）

4 Crohn 病合并肛门病变

Crohn 病 食管 ➡ Ⅰ.35 页 胃 ➡ Ⅰ.152 页 十二 ➡ Ⅰ.297 页 小肠 ➡ Ⅱ.36 页 ★ 大肠 ➡ Ⅱ.181 页，183 页

Crohn 病容易合并肛门病变。肛门病变分为 3 类：原发于肛门的 Crohn 病、继发性难治性病变及与 Crohn 病无关的普通型病变，前者是指原发灶位于直肠肛门部的 Crohn 溃疡病。因这些原因产生的二次病变为继发性难治性病变，因此和 Crohn 病相关的病变特点为存在原发灶，有病变范围和病变部位，以此和与 Crohn 病无关的普通型病变进行鉴别。

在进行肛门病变检查时，不仅是肛门附近，广泛的细致观察是非常必要的。基本操作为患者左卧位，放松，肛周皮肤向外侧牵拉至肛缘展开，如果疼痛强烈，可根据需要在麻醉状态下观察。进行腹部手术时要积极观察。

肛门病变的日本命名是以厚生劳动省研究班分册《关于 Crohn 病肛门病变全部》为标准命名。另外，除图❽外，肛门的全部图像是上腹侧位图像。

原发灶

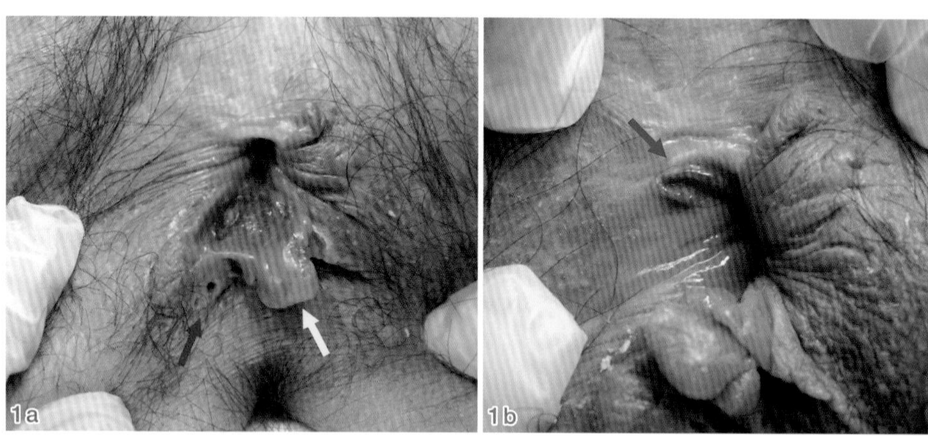

❶ 肛裂（anal fissure）

5~7 点方向有范围宽的深溃疡，溃疡累及皮肤，伴有 皮赘（skin tag，黄箭头）和 肛周瘘口（perianal fistula，红箭头）形成（a）。本病例在 11 点方向也可见肛裂（蓝箭头）(b)。肛裂发生于肛管内，延伸至内括约肌，边缘形成裂隙样深溃疡，但多无疼痛，有疼痛时要可疑合并脓肿形成。普通型肛裂线状、较细，好发于前后壁，特征是裂隙局限于肛门上皮内。

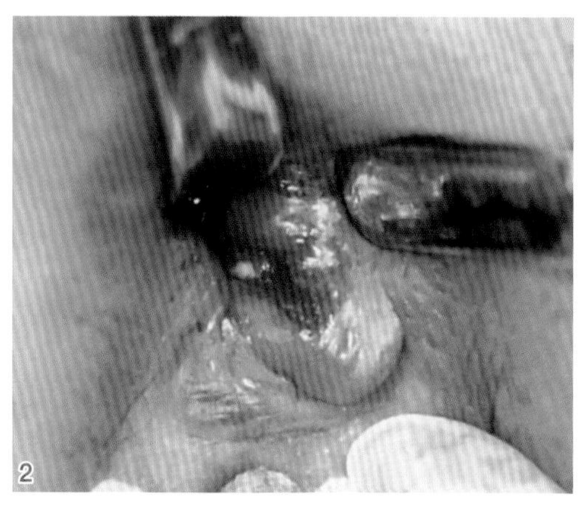

❷ 溃疡性水肿型皮赘（ulcerated edematous pile）

可见表面伴有溃疡的水肿型皮赘，溃疡为肛管相连的纵行溃疡，皮赘考虑为皮下的淋巴液水肿形成。

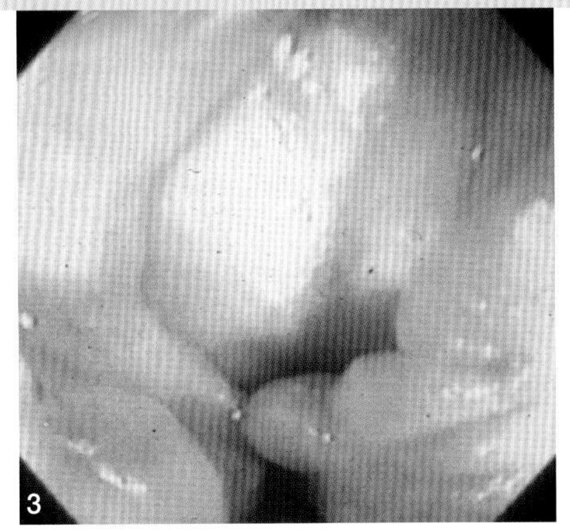

❸ **深溃疡（cavitating ulcer）**
结肠镜观察，可见肛管有圆形或类圆形深溃疡，已达深度括约肌，伴疼痛。

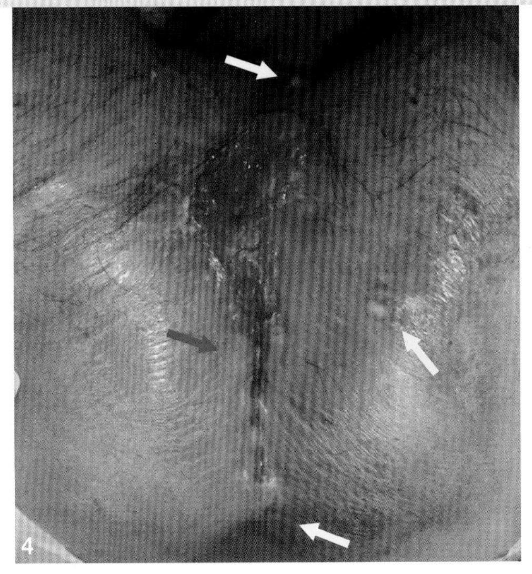

❹ **浸润型溃疡（aggressive ulceration）**
肛门为蓝箭头所示部位，肛周皮肤可见广泛深溃疡，浸润型溃疡是疼痛性深溃疡的急性病变，女性有时阴道前庭和会阴体（perineal body）周围也可见溃疡形成。本病例是继发性病变，可见 3 个痔瘘形成（黄箭头）。

大肠

继发性难治性病变

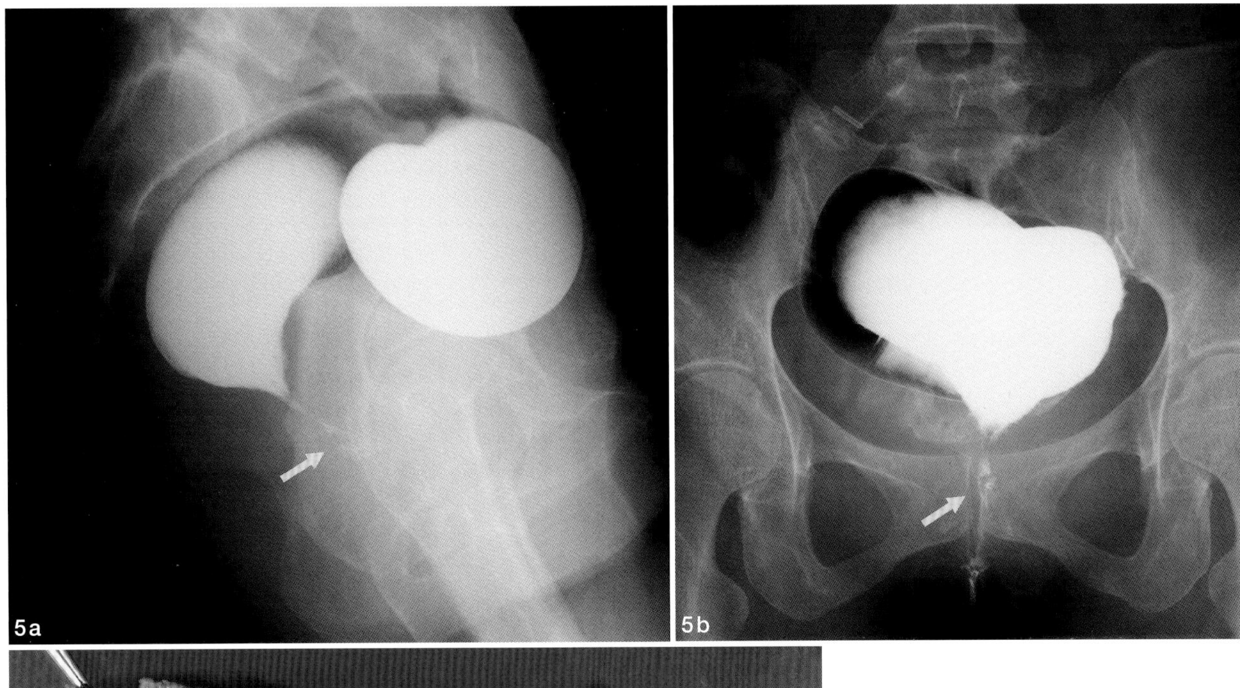

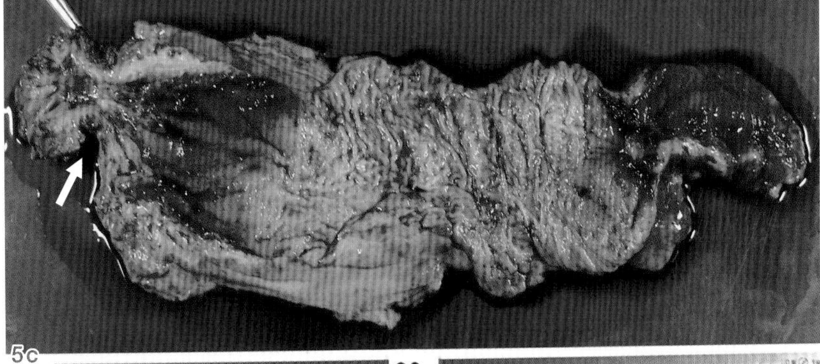

❺ **肛门 / 直肠狭窄（anal /rectal stricture）**
a，b：灌肠造影所见　直肠下段可见肛管狭窄（黄箭头）和口侧直肠扩张。本例因通过障碍实施直肠切除术。
c：切除标本肉眼所见　直肠下段肠壁纤维性增厚，内腔明显狭窄（白箭头）。
狭窄是因慢性的肛门或直肠周围脓肿、痔瘘、溃疡、炎症引起。

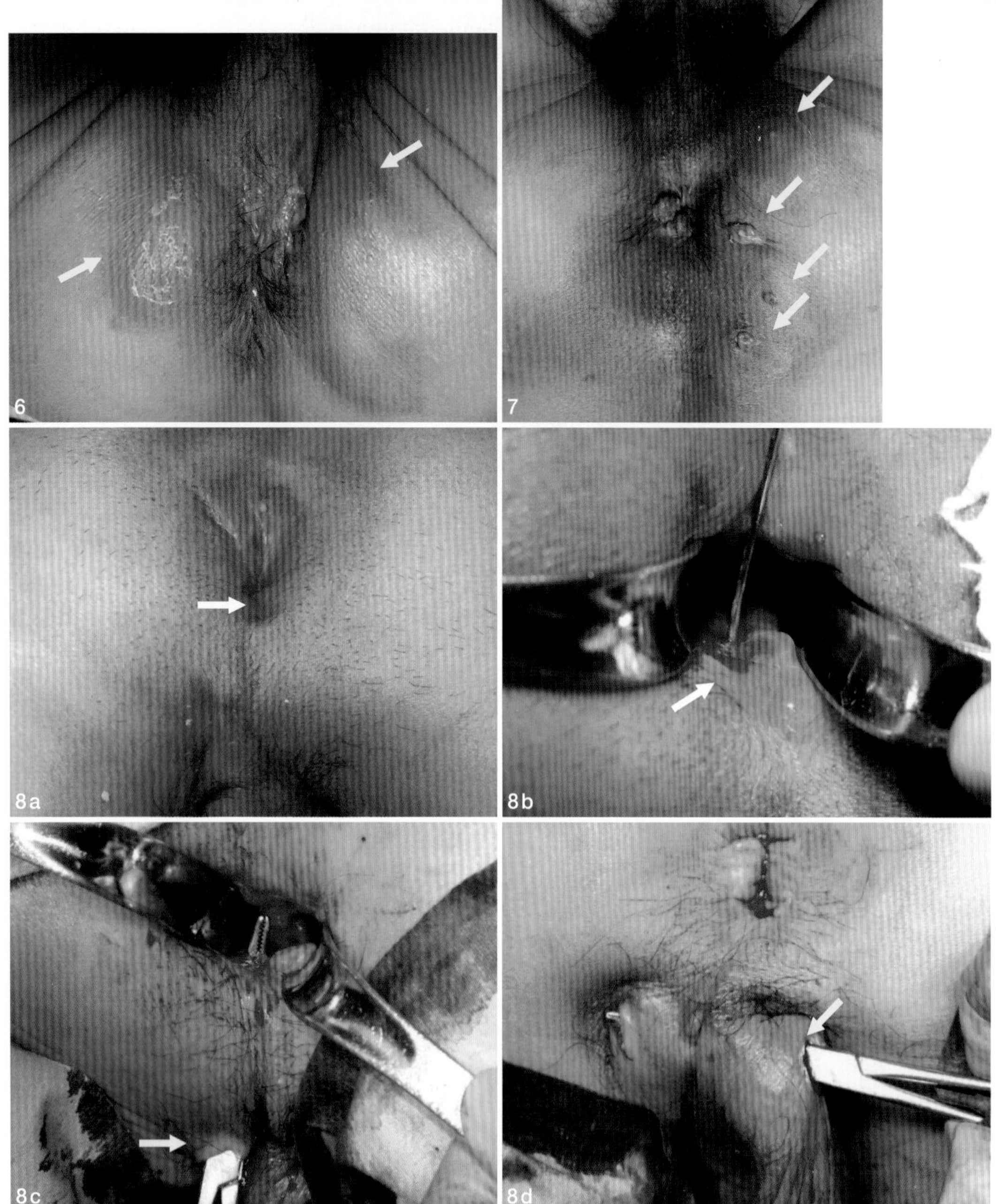

❻～❽ **肛周脓肿 / 痔瘘（perianal abscess/fistula）**（❽俯卧位，和❼是不同病例）

是 Crohn 病的肛门病变中发生率最高的病变。

❻ 肛门左右的皮肤发红，轻度隆起（黄箭头），触诊右侧发红部位，有硬结伴波动感，行切开排脓术。肛周脓肿（perianal abscess）是原发灶已达括约肌内，感染的分泌物向周围渗出产生的病变。

❼ 可见多发的肛周痔瘘（黄箭头）。可见肛门的前壁侧及 5 点方向离开肛缘侧有二次瘘口。

❽ 显示继发性难治性病变的肛周痔瘘，首次开口为肛管或直肠下段的原发灶（此病例的肛裂为 ❽ **ab** 白箭头）。此病例在前壁有多发二次开口，开口间互相贯通（❽ **cd** 黄箭头）。通常型的肛周痔瘘是因隐窝腺感染所致，首次开口在齿状线，多数为单发，位于后壁。

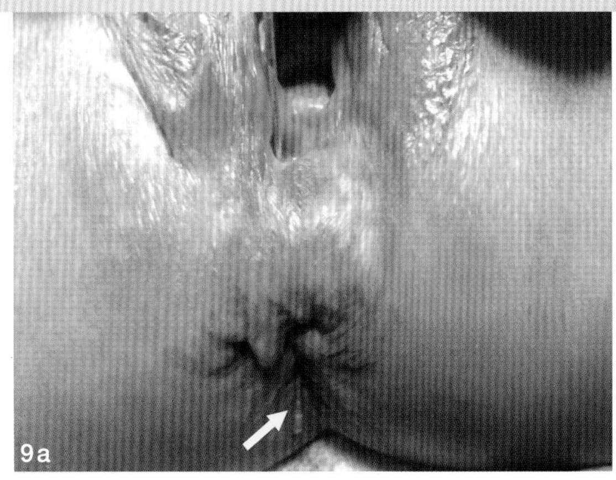

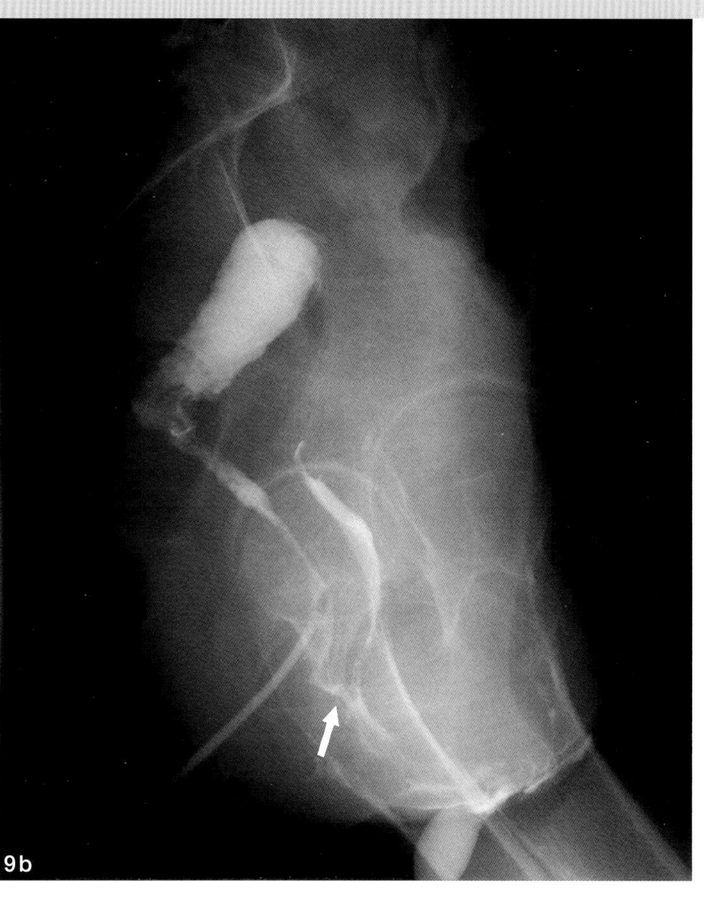

⑨ 肛门/直肠阴道瘘（ano-/recto-vaginal fistula）

a：可见阴道口有和肛管相通的二次开口，能够插入探棒（黄箭头）。

b：**灌肠造影所见** 直肠下段狭窄，肛管和瘘孔（白箭头）及阴道。

肛门/直肠阴道瘘是直肠前壁的溃疡和阴道后壁贯通，直肠阴道间隔近中央部发生的病变，由于肛门腺体的感染，病变发生在齿状线，沿表层或括约肌走行，并进一步形成巴氏腺脓肿，从而形成直肠阴道瘘。

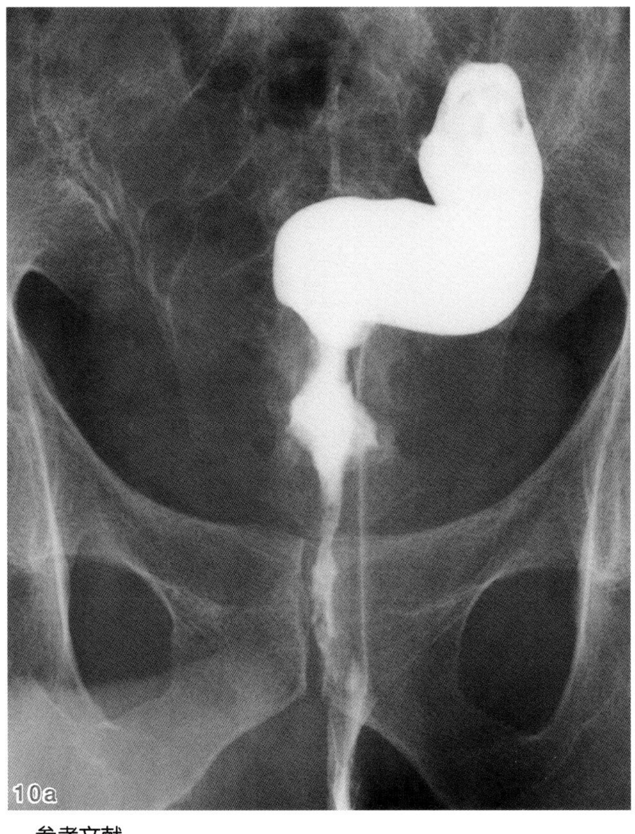

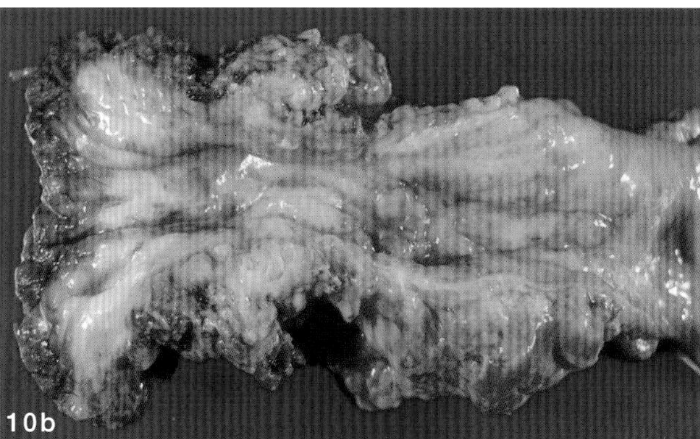

⑩ 癌（carcinoma）

a：**灌肠造影所见** 可见直肠下段狭窄，空直肠内可见黏液分泌。细胞学诊断可疑腺癌。活检诊断为腺癌，实施直肠切除术。

b：**切除标本肉眼所见** 累及 13cm 长的全周性 4 型肿瘤，病理组织学所见 mucinous adenocarcinoma，a，ly3，v0，周围淋巴结可见癌转移。

参考文献

[1] Hughes LE, et al. : Perianal disease in Crohn's disease. Allen RN (ed): Inflammatory bowel disease, 2nd ed. Churchill Livingstone, pp351-361, 1990.

[2] 厚生労働科学研究費補助金 難治性疾患克服研究事業「難治性炎症性腸管障害に関する調査研究」班（渡辺班）平成 23 年度分担研究報告書 別冊：クローン病肛門部病変のすべて—診断から治療まで，2011.

（小金井一隆）